カラー
スポーツ・運動 栄養学大事典

健康生活・医療に役立つ

著 マッカードル　F. カッチ　V. カッチ
監訳 井川正治　中屋　豊

西村書店

This is a translation of
Sports & Exercise Nutrition
Second Edition

William D. McArdle
Professor Emeritus, Department of Family, Nutrition, and Exercise Science
Queens College of the City University of New York
Flushing, New York USA

Frank I. Katch（retired, Santa Barbara, CA）
International Research Scholar
Faculty of Health and Sport
Agder University College
Kristiansand, Norway

Instructor and Board Member
Certificate Program in Fitness Instruction
University of California at Los Angeles（UCLA）Extension, Los Angeles, California USA

Former Professor and Chair of Exercise Science
University of Massachusetts
Amherst, Massachusetts USA

Victor L. Katch
Professor, Department of Movement Science
Division of Kinesiology
Associate Professor, Pediatrics
School of Medicine
University of Michigan
Ann Arbor, Michigan USA

Copyright © 2005 Lippincott Williams & Wilkins
Japanese edition copyright © 2018 Nishimura Co., Ltd.
Published by arrangement with Lippincott Williams & Wilkins, USA

All rights reserved.
Printed and bound in Japan

本書に記載された医薬品の具体的な適応，用法，副作用については，出版時の最新情報に基づき確認するよう努力を払っていますが，医学は日進月歩で進んでおり，情報は常に変化しています．読者は，薬物の使用にあたっては，必ず製薬会社の医薬品情報をご確認ください．著者および編者（監訳者，訳者），ならびに出版社は，本書中の誤り，省略，および内容について保証するものではありません．また，本書の情報を用いた結果生じたいかなる不都合に対しても責任を負うことは一切ありません．

◆監訳者序文◆

　本書は，競技のための栄養学に焦点を絞ったものではなく，運動全般に光をあてた新分野に注目し運動栄養学という分野を確立したいと考えたマッカードルとカッチ兄弟により書かれた力作です。マッカードル博士は米国の運動科学の第一人者であり，米国有数の大学で多くの学生の博士課程の指導に当たった研究者です。F. カッチ博士は無類のスポーツ好きの研究者で，永年走り続けているジョガーでもあります。

　本書は，6部で構成されており，第1部は栄養素の基礎，第2部はエネルギー論，第3部はスポーツ栄養学，第4部は体温調節，第5部は運動能力を向上させる要因，第6部は身体組成，ウェイトコントロール，摂食障害について記述されています。
　本書で扱われているトピックスを一部紹介すると，以下のようなものがあります。
　メタボリックシンドロームの診断基準。フードガイドピラミッドの有用性やその限界についての議論。持久性トレーニングのための高脂肪食と低脂肪食の比較。赤血球生成を調節するために腎臓で産生されるホルモン，エリスロポエチンの遺伝子組換え製剤エポエチン（日本においても認可されている）のエルゴジェニック効果と健康への影響についての論議。1日で行うグリコーゲンローディングの方法と効果。トレーナーやコーチが，摂食障害が見られる競技者を見分ける際の助けとなる拒食症や過食症の特徴や兆候についての幅広い情報。サプリメントの領域でクレアチンに次いで，リボースが潜在的なエルゴジェニック効果を有するかどうか，など。
　さらに，各章には健康と運動，栄養に関するCASE STUDYがあり，「糖尿病の実態」「オーバーユース障害」「メタボリックシンドロームの識別」「減量のための運動処方」など，興味深いテーマを取り上げています。

　運動栄養学という学問領域は，栄養強化，エネルギーバランスと身体組成，最適な成長，健康と長寿，ピークの生理機能，安全性の6つのコア領域からなり，各領域には特定のトピックスがあります。運動栄養学は生理学，化学，運動生理学，生化学，医学，栄養学などの多くの学問領域からなる学際的な学問として確立されようとしています。
　本書によって，スポーツ・健康系や栄養系の学生，研究者だけでなく，スポーツ選手やスポーツドクター，スポーツ栄養士，運動指導者はもちろん，理学療法士などのリハビリテーション関係者，医師など多くの方々の運動栄養学に関する理解が深まり，実践の場で活かしていただけることを，訳者一同心より願っています。

　　　　　　　　　　　　　　　　　　　　　　　　　　　　監訳者代表　井川正治

◆訳者一覧◆

◆監訳者

井川　正治　日本体育大学体育学部健康学科 教授

中屋　　豊　徳島大学名誉教授

◆訳　者

井川　正治　はじめに，第12〜15章

金澤　寛明　静岡県立大学 教授　年表

中屋　　豊　第1〜6章

亀井　明子　国立スポーツ科学センタースポーツ科学部 先任研究員　第7〜9章

寄本　　明　京都女子大学家政学部食物栄養学科 教授　第10章

桜井　　弘　京都薬科大学名誉教授　第11章

安井　裕之　京都薬科大学分析薬科学系代謝分析学分野 教授　第11章

吉川　　豊　神戸女子大学家政学部健康スポーツ栄養学科 教授　第11章

中山　明弘　元 東レリサーチセンター 研究員　第11章

泉井　　亮　元 弘前大学医学部生理学第一講座 教授　第13, 14章

◆序　文◆

　本書の初版が刊行された際，運動栄養学という新しい分野を創出するために，運動科学を取り入れた分野と「スポーツ栄養」の研究コースが統合されることを期待していました。運動（エクササイズ）という言葉はスポーツという言葉よりも幅が広く，スポーツ栄養学より運動栄養学のほうが多くの内容を包括しています。運動栄養学は，今や主流である運動実技の人間科学を学ぶ大学院生のためのプログラムの1つとして発展してきました。1分野として確立されれば，この新分野はゆるぎのない1つの学問として認められるでしょう。

　この分野の進化の過程は，完全とは言えません。運動栄養学は運動とスポーツ実技のための堅実な研究を基礎として拡大されてきましたが，より一層，運動生理学と統合されていくことが求められています。特に栄養学にかなった実技，規則的な身体活動，すべての年齢の人々の健康などとの関係は，相互に関連し合うこれらの研究から明らかです。

　運動科学と栄養学の学生は，運動栄養学に特化されたコースを求めています。能力があり資格をもった人材が活躍し始め，学術的なひとつのコースとして，運動栄養学の講義が行われるようになりました。本書が運動栄養学のさらなる発展のために，学生のみならず指導者の良きバイブルとなることを願っています。

ウィリアム・マッカードル
フランク・カッチ
ビクター・カッチ

◆目　次◆

監訳者序文　iii
訳者一覧　iv
序　文　v

はじめに　xiii
年　表　xvii

第1部　食物栄養：構造，機能，消化，吸収，同化作用

第1章　三大栄養素　3

原子：自然界の物質を構成するブロック ……… 3
炭素：多面的な能力をもつ構成要素 ……… 3

炭水化物
炭水化物の性質 ……… 3
炭水化物の種類と供給源 ……… 4
推奨される炭水化物摂取量 ……… 12
身体における炭水化物の役割 ……… 15

脂質
脂質の性質 ……… 18
脂質の種類と供給源 ……… 18
推奨される脂質摂取量 ……… 27
身体における脂質の役割 ……… 30

タンパク質
タンパク質の性質 ……… 31
タンパク質の種類 ……… 33
推奨されるタンパク質摂取量 ……… 34
身体におけるタンパク質の役割 ……… 36
タンパク質代謝の動力学 ……… 37

第2章　微量栄養素と水　40

ビタミン
ビタミンの性質 ……… 40
ビタミンの種類 ……… 41
身体におけるビタミンの役割 ……… 42
栄養素の必要量の決定 ……… 42
コレステロール以外の作用：
ホモシステインと冠動脈疾患 ……… 48

ミネラル
ミネラルの性質 ……… 50
ミネラルの種類と供給源 ……… 50
身体におけるミネラルの役割 ……… 51
カルシウム ……… 54
リン ……… 64
マグネシウム ……… 65
鉄 ……… 65
ナトリウム，カリウム，塩素 ……… 70
DASH食 ……… 71

水
体内の水 ……… 73
体内の水の機能 ……… 73
水の出納：水分摂取と排泄 ……… 74
身体的な活動や環境の因子は，重要な役割を
演じる ……… 75

第3章　食物栄養の消化と吸収　76

消化と吸収，食物栄養の同化に関する生物学と化学の基礎
加水分解と縮合：消化と合成の基礎 ……… 76
酵素：生物学的な触媒 ……… 77
細胞膜を通過する栄養素の運搬 ……… 79
酸-塩基濃度とpH ……… 83

栄養素の消化と吸収
消化管 ……… 85
消化の過程 ……… 89

第2部 運動およびトレーニングにおける栄養の生物エネルギー

第4章 生物エネルギーにおける栄養の役割 　101

- 栄養-エネルギーの相互関係 …… 101

エネルギー変換に関する概論
- エネルギー：運動のための能力 …… 101
- 酸化と還元 …… 104

リン酸結合エネルギー
- アデノシン三リン酸：エネルギー通貨 …… 105
- クレアチンリン酸：エネルギーの貯蔵器 …… 107
- 細胞内酸化 …… 108
- エネルギー代謝における酸素の役割 …… 110

三大栄養素からのエネルギー放出
- 炭水化物からのエネルギー放出 …… 114
- 脂肪からのエネルギー放出 …… 120
- 脂肪は炭水化物の炎で燃える …… 122
- 脂質生成 …… 123
- タンパク質からのエネルギー放出 …… 123
- 代謝ミル …… 124
- エネルギー代謝の調節 …… 124

第5章 運動およびトレーニングにおける三大栄養素の代謝 　126

- 運動時のエネルギー構成 …… 126
- 運動中の炭水化物の動員と利用 …… 127
- 運動中の脂肪の動員と利用 …… 133
- 運動中のタンパク質の利用 …… 136

第6章 食物と運動時のエネルギーの測定 　138

食物エネルギーの測定
- カロリー：エネルギー測定の単位 …… 138
- 食物のエネルギー総量 …… 138
- 食物の正味のエネルギー価 …… 139
- 食事のエネルギー価 …… 142

ヒトのエネルギー消費量の測定
- 身体から産生されるエネルギー …… 143
- 呼吸商 …… 147
- 呼吸交換比 …… 150

第3部 身体活動の活発な人のための最適栄養：情報に基づく健康的な選択

第7章 身体活動の活発な人のための栄養 　155

- エネルギーバランス …… 155
- 望ましい食べ方の原則 …… 157
- フードガイドピラミッド …… 158
- "食事指針"の活用 …… 161
- 健康的な食べ方と規則的な身体活動の重要性の拡大 …… 163
- 地中海料理のピラミッド，ベジタリアンの食事のピラミッド …… 165
- 個別アセスメント …… 165
- 身体活動が活発な人の三大栄養素必要量 …… 166
- ビタミンとパフォーマンス：アスリートのジレンマ …… 173
- ビタミンサプリメント：競技力を向上させるか？ …… 173
- 運動，フリーラジカルと抗酸化物質：身体活動の活発な人を守る微量栄養素 …… 175
- 運動，感染症，がん，免疫反応 …… 178
- ミネラルとパフォーマンス …… 180
- 運動と食事摂取 …… 183
- 食べても太らない …… 187

第8章 激しいトレーニングや試合のための栄養学的検討 　190

- 試合前の食事 …… 190
- 液体やパウダータイプの食事やパッケージされた栄養バー …… 193
- 激しい運動の前，最中，後の炭水化物摂取 …… 194
- 貯蔵グリコーゲンを補給する：次の激しい

トレーニングや試合のために燃料を補給
　する ……………………………………… 197
グリセミックインデックスと運動前の食事 … 201
グルコース，電解質，水分摂取 …………… 201
推奨される経口水分補給用飲料：
　スポーツドリンクを評価する …………… 203
持久力トレーニングとパフォーマンスの
　ための高脂肪食対低脂肪食 ……………… 205

第9章　栄養市場における賢い選択の方法　208

食品の広告宣伝と包装 ……………………… 208
政府の"監視"機関 ………………………… 211
食品表示 ……………………………………… 216
1日の基準値 ………………………………… 220
基準となる1日の摂取量 …………………… 220
栄養素量の記述 ……………………………… 220
食品添加物 …………………………………… 222
ベビーフード ………………………………… 222
健康強調表示 ………………………………… 223
成分表示 ……………………………………… 223
経済効果 ……………………………………… 225
食品中の栄養素割合の決定 ………………… 225
栄養素密度 …………………………………… 225
米国人は何を食べるか ……………………… 228
ファストフードレストランで
　よく食事をする活動的な人 ……………… 231

第4部　熱ストレスにおける体温調節と体液平衡

第10章　運動時の体温調節，体液平衡，水分補給　239

体温調節機構
体熱平衡 ……………………………………… 239
視床下部による体温調節 …………………… 240
暑熱ストレス下における体温調節：熱放散 … 240
暑熱下の体温調節における衣類の影響 …… 242

暑熱下運動時における体温調節
運動中の核心温 ……………………………… 243
暑熱下の水分喪失：脱水症 ………………… 243
水分の補充：水分補給 ……………………… 245
低ナトリウム血症：
　体液中のナトリウム濃度の低下 ………… 250
暑熱ストレスの評価 ………………………… 254
熱中症：過度の暑熱ストレスによる合併症 … 256

第5部　運動能力を向上させる要因

第11章　薬物や化学物質による運動能力の向上　261

複雑さと矛盾が増大する領域 ……………… 261
新たな問題が起こり始めている …………… 262
批判的な評価の必要性 ……………………… 264
エリートアスリートのサプリメントの
　使用と乱用 ………………………………… 266
アナボリックステロイド …………………… 268
クレンブテロールおよびその他のβ_2アド
　レナリン作動薬：アナボリックステロ
　イドにかわりうるものであるか？ ……… 274
成長ホルモン：
　遺伝子工学がスポーツの領域に ………… 276
DHEA：懸念される傾向 …………………… 277
アンドロステンジオン：良性の
　プロホルモン栄養補助食品か，
　それとも有害な薬物か？ ………………… 280
アンフェタミン類 …………………………… 282
カフェイン …………………………………… 284
チョウセンニンジンとエフェドリン ……… 288
アルコール …………………………………… 290
パンガミン酸 ………………………………… 295
緩衝溶液 ……………………………………… 295
リン酸塩の投与 ……………………………… 297
抗コルチゾール化合物：
　グルタミンとホスファチジルセリン …… 298
β-ヒドロキシ-β-メチル酪酸 ……………… 299
新たな手法：
　ホルモンによる血液ドーピング ………… 300

将来に向けて ……………………………… 301

第12章 栄養による運動能力の向上　303

炭水化物摂取の調節 ……………………… 303
同化効果のためのアミノ酸サプリメントと
　食事変容 ……………………………… 308
L-カルニチン …………………………… 311
ビーポーレン ……………………………… 312
ホウ素 ……………………………………… 312
クロム ……………………………………… 313
コエンザイム Q_{10}（ユビキノン） ……… 315
クレアチン ………………………………… 315
リボース：
　クレアチンの次のサプリメント？ …… 322
イノシンとコリン ………………………… 322
中鎖トリアシルグリセロールによる
　脂質サプリメント …………………… 324
ヒドロキシクエン酸：
　潜在的な脂肪燃焼物質？ …………… 325
バナジウム ………………………………… 326
ピルビン酸 ………………………………… 326
グリセロール ……………………………… 327

第6部　身体組成，ウェイトコントロール，摂食障害

第13章 身体組成の評価と　　　　　スポーツ特異性　331

身体組成の評価
身長-体重表の限界 ……………………… 331
過体重と肥満の新しい基準 ……………… 334
肥満の特異的健康リスク ………………… 335
ヒトの身体組成 …………………………… 337
脂肪の少ない身体，運動，月経不順：
　体重に関する特異な視点 …………… 340
身体組成を測る実験室での共通の方法 … 341
水中体重測定（アルキメデスの原理）… 341
皮脂厚の測定 ……………………………… 347
周囲寸法の測定 …………………………… 349
脂肪分布：
　ウェスト周囲寸法とウェスト/ヒップ比 … 350
生体電気抵抗分析法 ……………………… 351
近赤外分光測定法 ………………………… 354
CT，MRI，
　二重エネルギーX線吸収測定法 …… 354
BOD POD（体脂肪測定装置）………… 355
スポーツ種別の体脂肪の測定 …………… 356
一般人の身体組成の平均値 ……………… 357
体重の目標設定 …………………………… 357

チャンピオンアスリートの体格
エリートアスリート ……………………… 359

第14章 エネルギーバランス，　　　　　エクササイズ，　　　　　ウェイトコントロール　374

世界規模の伝染病 ………………………… 374
遺伝子の体重制御における役割 ………… 377
身体の活動：体制御の重要要素 ………… 379
体重減少：アスリートに特有のジレンマ … 380
エネルギーバランス式の減量への応用 … 381
エネルギーバランス式を援用した
　ダイエット …………………………… 381
適切な食事計画：バランスよく少量で … 386
ダイエットの成功を最大限にする ……… 386
体重コントロールのための運動 ………… 389
運動量の増加により成功の可能性を
　最大にする：運動行動の変容 ……… 392
食事制限プラス運動量増加 ……………… 393
スポット減量は有効でない ……………… 394
減量における運動の効果の性別による
　差異の可能性 ………………………… 394
減量時の食事と運動の身体組成への影響 … 396
レスリング選手や他のパワーアスリートに
　推奨される減量 ……………………… 397
体重増加：活動的な人特有のジレンマ … 399

第15章 摂食障害　405

体重への過度の傾注 ……………………… 405
筋異形症：理想的男性像の変化 ………… 414

過度の運動－運動中毒 415
臨床的な摂食障害 416
原因か効果か？
　摂食障害における運動の役割 421
摂食障害が運動能力に与える影響 421
摂食障害が骨密度に与える影響 422
アスリートにおける摂食障害の管理 423
コーチとトレーナーの摂食障害に関する
　常識的なガイドライン 424

摂食障害の治療方法 425
アスリートは中から変わらなければ
　ならない 426
将来の研究 426

文　献　429
和文索引　462
欧文索引　468

はじめに

　食品は，除脂肪体重を維持するための必須要素と構成要素の源を提供し，新しい組織を合成し，骨格構造を最適化し，使用されている細胞を修復し，酸素の運搬と使用を最大化し，血流量と電解質のバランスを最適化し，すべての代謝過程を調節する．"良い栄養"は，栄養不足が原因の病気，たとえば，チアミン（ビタミンB）の欠乏により生じる脚気や，ビタミンAの欠乏や一般的な栄養不良から起こる眼球乾燥症，夜盲症，角膜潰瘍化，盲目など明らかにビタミン不足から起こる固有の病気を防ぐだけでなく，もっと多くのことを行う．また，特定の栄養素の必要性および耐容性の個人差，およびそのような要因に対する遺伝的役割についての認識も包含している．栄養不足という臨床学的に病気が発現する前段階は，身体の構造や機能と運動能力に悪い影響を与える可能性が考えられる．

　適切な栄養はまた，身体能力の基礎となる．それは生物学的仕事のための燃料と，食物のもつエネルギーを取り出し利用するための化学物質を供給する．驚くことではないが，古代オリンピックの時代から現代まで，運動能力を強化するために，考えられるあらゆる食事療法が用いられてきた．B.C. 776年の最初のオリンピックからコンピュータ化された現代まで，競技者は何を食べていたか，みてみよう．詩人，哲学者，文筆家，古代ギリシャとローマの医者は，試合の準備にあたって競技者にさまざまな戦略を与えている．競技者はさまざまな動物の肉（雄牛，ヤギ，巨大な牡牛，シカ），チーズと小麦，干しイチジク，特別な調合薬や酒類などをたくさん食べた．その後の2000年間，トップアスリート（19世紀のボート選手，競歩選手を除く）の食事の好みについて少々信頼できる情報が存在する．1936年のベルリンオリンピックでの世界的アスリートによる食物消費の予備的評価が発表されている．Schenkのレポートによると[1]

　ベルリンオリンピックに出場したアスリートはしばしば肉を重要視し，決まって一食に2つのステーキ，時には家禽類の肉を平均して毎日0.5 kg近く食べていた．試合の前の食事は通常，1〜3つのステーキと卵に肉汁からつくられたソースが添えられていた．別のアスリートは炭水化物の重要性を強調し，イギリス，フィンランド，オランダのアスリートはポリッジ（オートミールや穀類を水または牛乳で煮た粥）を食べ，米国人はコーンフレークなどのシリアルに牛乳をかけて食べ，イタリア人やチリ人はパスタを，日本チームのメンバーは毎日米を食べていた．

　1996年のオリンピックでは197カ国から12,000人の選手が参加し，500万食（約210万Lの瓶詰め飲料水を含む50万kgの食物）を消費した．興味深いことにアンチョビ（302 kg）の5倍のササゲ豆（1512 kg）が食べられ，スパゲッティ（3561 kg）の7分の1のニンニク（469 kg）が食されていた．アスリートは主食以外に，主食より多くのリンゴ（122,470 kg）を食べ，ほかにも牛肉（108,862 kg），鳥肉（68,039 kg），牛乳（31,751 kg），モモ（25,673 kg），パスタ（23,587 kg），米とジャガイモ（15,422 kg）を食べた．このオリンピックの間，ある国は特別な食事法を取り入れ，一方，発展途上国のアスリートは食べるものは自由選択に任され，それはしばしば宗教的しきたりと結びついていた．大多数のアスリートはおそらく，ビタミンやミネラルを含む補助食品（サプリメント）を摂取しており，たとえば大概は含量の少ない刺激剤，鎮静剤，同化作用剤，利尿薬，ペプチド，糖タンパク質ホルモン，類似食品（大豆でできた肉等），アルコール，マリファナ，知覚緩和剤，コルチコステロイド（抗炎症薬），β遮断薬（β受容体の作用を阻止する物質）で，β_2作用薬と血液ドーピングは，国際オリンピック委員会によって禁止されている．

　今日，世界には，栄養と身体機能の関連についての最新流行の理論や，誤った情報や，"インチキ療法"があふれている．過去100年のオリンピックにおける成績は紛れもなく向上したが（図1），まだ誰も，目ざましい身体的業績と食物の間の万人に共通な結びつきを立証した者はいない．アスリートは，勝利がもたらす栄光と何百万ドルもの契約を信じて，競技に有利に働くと考える薬物をどんなものでも求めている．競走で少しでもタイムを落としたい，できるだけ高くジャンプしたいという熱望が，違法ドラッグを含む栄養と複合薬的サプリメントを試したいという考えに変わるのである．

　身体能力を高める"聖杯"を求める研究は，ここ数十年間，限界がない．アスリートやトレーナーは古代文明においても，競技成績の向上を追及していた．客観的証拠には欠けるが，自然あるいは超自然が有利に働く何物かをもたらすことを信じて，栄養物質の摂取

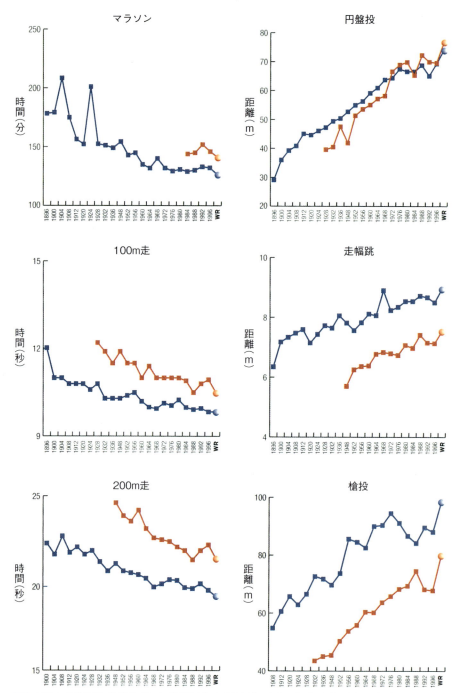

図1 アテネ（1896年）からアトランタ（1996年）の100年間のオリンピックの記録．男子は青，女子は赤で示した．最後の記録は1997年11月9日の世界記録の値である．

や儀式を常に行っていた．2500年を経て，科学的方法が，健康的な生活や最適な身体能力に対する最も効果的なアプローチとして，徐々に独断的な考えや宗教的儀式に取って代わってきた．発展しつつある運動栄養学の分野は，薬学，解剖学，物理学，化学，衛生学，栄養学や体づくりなどのパイオニアのアイデアを使用して，学問としての分野を確立してきた．

運動栄養学を理解することで，栄養の重要性を認識し，体格や身体能力や運動トレーニングの反応を高めるための栄養サプリメントや特別食の改良に関する有効性を批判的に評価することができる．栄養代謝の相互作用についての知識は，激しい運動やトレーニングの準備・実行・回復段階の基礎となる．驚くべきことではないが，世界的なベストアスリートを含めた多く

の肉体的に活動的な人は，栄養学的情報を，知識のある教育を受けたコーチやトレーナー，医者や運動栄養学のプロなどよりはむしろ，ロッカールームでの話題や，雑誌や新聞の記事・広告，ビデオの広告情報，トレーニング仲間，健康食品の店，成功したアスリートの著書などから手に入れている。最高のパフォーマンスやトレーニングのために費やす多くのエネルギーと膨大な時間が，不十分で逆効果の，時には害のある栄養摂取の実践になってしまう。

我々は本書が，競技アスリートだけではなく，規則的な身体活動や運動トレーニングにかかわるすべての人々にとって，科学的情報の"最先端"となり続けることを希望する。我々はカリフォルニア大学サンディエゴ校の生物学の教授，Paul Saltmanがアトランタオリンピック前の1996年7月17日に米国医師会でのプレゼンテーションで述べた次の意見に賛同する。

> コーチやトレーナー，すべてのアスリートは，食物と栄養素の生化学的，生理学的基礎を理解し，この知識を"現実の世界"へ，競争に耐える効果的なトレーニング計画の管理に適応しなければならない。それはこの基本原理によって制限されることはなく，この原理に基づいて自由に行うことができる。

未来の運動栄養：新たな枠組み

そしてもし私たちが自分の過去に無知だったとしたら，もし私たちが自分の物語や多くのことをしてくれた人たちに対して無関心だったとしたら，私たちは単に愚かなばかりか無礼である。（1996年5月12日，第146回ベロイト大学卒業式。ピュリッツァー受賞者 David McCollough）

年表は，ルネッサンス以降の，医学，生理学，運動，栄養学の密接な相互関連を示している。彼らの重要な業績は，我々が運動栄養学と呼ぶ学問の対象分野を発展させ，統合して，原理的説明を与えた。

運動栄養学は（短大や大学で）栄養学の中の一部分とする人もいるが，我々はこれを改めるべきと考える。まず，我々は，この分野の名称をスポーツ栄養学（sports nutrition）から運動栄養学（exercise nutrition）に変えることを提唱する。exerciseという言葉はsportsという言葉より多くのことを含み，"スポーツマン"ではない活動的な人々にも適応される。学術的なプログラムは，理論的な内容を核として，これからも増え続ける身体的に活動的な人々にとって実用的なものとなるであろう。このようなカリキュラムは，栄養学，運動科学やキネシオロジー分野にも含まれてはおらず，非常にユニークなものである。図2は，運動栄養学を構成する研究の6つのコア領域を示しており，各領域には特定のトピックが記載されている。

運動栄養学の重点的な取り組みは学際的（2つ以上の学問分野にまたがる）になった。それは，別々であるが関連した栄養と運動の知識を統合するものである。現在，多くの分野では，学際的研究アプローチを

栄養強化	健康と長寿
● 運動のための任意の栄養と最適の栄養 ● 環境によるストレス ● 個人差 ● 軍事教練 ● 宇宙飛行力学	● 食のパターン ● 運動のパターン ● 栄養-運動の相互作用 ● 再生 ● 死と病的状態 ● 疫学
エネルギーバランスと身体構成	ピークの生理機能
● 新陳代謝 ● 運動の力学 ● 査定 ● 体重コントロール/太っている ● 身体のサイズ，形，プロポーション	● タンパク質，炭水化物，脂肪の必須条件 ● 酸化ストレス ● 疲労と不調 ● 組織の修復と成長 ● 微量栄養素の必要性 ● 性別による影響
最適な成長	安全性
● 正常と異常 ● 骨，筋肉，他の組織 ● 寿命 ● 認知行動への影響 ● 長期にわたる運動の遂行 ● スポーツ特有の対応	● 食に対する失調症 ● エルゴジェニック物質 ● 熱ストレスと水分置換 ● 栄養物の乱用 ● 運動・ストレス・栄養素の相互作用 ● 食物の質

図2　運動栄養学の研究や学習のための6つのコア領域。

とる．生化学者は化学者や生物学者ほど，それぞれの分野について深く学ぶわけではないが，化学者や生物学者よりも，幅広く研究を行う．同じような特徴をもつ者として，生物物理学者，電波天文学者，分子生物学者がいる．

　栄養に関するものと運動に関するもの，これら2つの分野を結びつける歴史的先例が存在する．たとえば，化学者のLavoisierは，呼吸作用の研究のために運動を利用したが，おそらく彼の発見が化学以外の分野に衝撃を与えるとは考えもしなかっただろう．A. V. Hillは優秀な数学者で生理学者であったが，彼の専門分野である数学，生理学がそれぞれ分かれてではなく，筋収縮についての秘密を解く助けとなった筋肉の研究に統合されたことによって，ノーベル医学生理学賞を受賞した．

　運動栄養学の学際的研究において，学生は運動と栄養のどちらも専門としないかわりに，両方の分野を学ぶ．我々の学問的教育の概念は1950年代の終わりのFranklin Henryの考えと一致している．それは，独自のメリットを追求するにふさわしい，正式な指導のコースに包括的に取り入れられた情報の体系である．

　運動栄養学は生理学，化学，運動生理学，生化学，医学，栄養学からのデータを統合している．運動栄養学の学生は本格的な化学者，運動生理学者，栄養学者でないかもしれないが，彼らの学際的トレーニングは，その学習を進める上で，より広くより多くの的確なバランスの取れた見方を与える．腎臓生理学者はその機能を限定するために腎臓を摘出して研究し，運動をストレスとして与え（ストレッサー）研究する．一方，運動科学者は腎臓機能に与える運動の影響について研究する．運動栄養学者は，熱ストレス下での身体活動のような特殊な状況下で，食事と運動が腎機能にどのように影響するかを調べるだろう．

　我々は，異なる分野を統合する新たな教材を提供し，運動栄養学がさらなる高みに向かっていくことを願っている．

年　表

レオナルド・ダ・ヴィンチ
Leonardo da Vinci
（1452-1519）
解剖学者として，心臓と循環器系のすばらしい解剖図を描いた。その図では，それまでのガレノスが教えていた心臓で空気と血液が直接交わるという説を否定し，空気は気管支を通って肺に達し，肺動脈と会うことを示している。

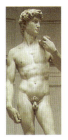

ミケランジェロ・ブオナローティ
Michelangelo Buonarroti
（1475-1564）
写実的な彫刻，ダビデ像は，科学的な解剖学をもとに理想的な身体の比率でつくられている。

ダビデ像

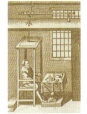

サントリオ・サントリオ
Santrio Santrio
（1561-1636）
30年以上にわたり，正確に体重の変化を記録し続け，代謝の概念を定義した。*De Medicina Statica Aphorismi*（『医学静力学理論』，1614年）を出版した。

Santrioの体重計で，自分の体重を測り続けた。

1450　　　　　1500　　　　　1600

アルブレヒト・デューラー
Albrecht Dürer
（1471-1528）
Quadrate Man（『人体均衡論四書』）で人体の部位ごとの比率が年齢により異なることを示した。

アンドレアス・ヴェサリウス
Andreas Vesalius
（1514-1564）
De Humani Corporis Fabrica（『ファブリカ〈人体の構造に関する7巻の書〉』，1543年）は，彼自身による人体解剖の結果をまとめたものであり，それまで支配的であったガレノスの解剖所見を否定した。

ウィリアム・ハーヴェー
William Harvey
（1578-1657）
心臓は一種のポンプであり，血液は閉じた血管系を循環していることを証明した。

ジョヴァンニ・アルフォンソ・ボレリ
Giovanni Alfonso Borelli
（1608-1679）
運動を説明するのに数学的な考えを用いた *De Motu Animaliu*（『動物の運動』，1680，1681年）を発刊した。それには，"肺が空気で満たされるのは，横隔膜が下方に移動して胸腔の容積が増大するからである"と書かれてある。また，ガレノスが主張していた"空気は心臓を冷却するために取り込まれる"という考えが誤りであることを証明し，呼吸は循環器系に作用するのではなく，肺胞に空気を満たし呼吸のために必要なものであることを示した。

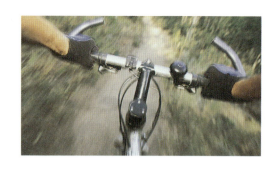

ロバート・ボイル
Robert Boyle
(1627-1691)
燃焼と呼吸には空気（酸素）が必要であることを証明した。また，Boyle の法則として知られている，温度が一定の場合，気体の体積（V）は圧力（P）に反比例すること [$P_1V_1 = P_2V_2$] を発見した。

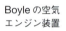
Boyle の空気エンジン装置

ルネ・アントワーヌ・フェルショー・ド・レオミュール
René-Antoine Ferchault de Réaumur
(1683-1757)
鳥の胃に食物片を入れた金属チューブを入れて間隔をおいて内容の変化を調べる実験により，胃液分泌が食物の消化に関わることを証明した（*Digestion in Birds*〈『鳥類の消化』〉，1752 年）。

ジェームズ・リンド
James Lind
(1716-1794)
船員の食事に柑橘類を加えることにより，壊血病を防げることを実験し，証明した。

ジョゼフ・プリーストリー
Joseph Priestley (1733-1804)
密閉した容器内で加熱された酸化第二水銀から脱フロジストン気（＝酸素）が発生することを発見した（*Observations on Different Kinds of Air*〈『異なった種類の空気の発見について』〉，1773 年）。

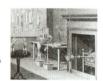
Priestley の実験室

1620 — **1700** — **1735**

スティーヴン・ヘールズ
Stephen Hales
(1677-1761)
Vegetable Statics（『植物静力学』，1727 年）で，燃焼の際に，固形物や液体にどのような化学変化が起こるかや，筋の収縮に対する神経系の制御について述べている。

Hales の燃焼装置

ジョゼフ・ブラック
Joseph Black
(1728-1799)
発酵作用により産生される気体から二酸化炭素を分離した（*Experiments Upon Magnesia Alba, Quicklime, And Some Other Alcaline Substances*『マグネシアアルバ〈炭酸マグネシウム〉，生石灰，およびいくつかのアルカリ物質に関する実験』，1756 年）。

ラザロ・スパランツァーニ
Lazzaro Spallanzani
(1729-1799)
心臓や胃，肝臓などの組織は酸素を消費し，二酸化炭素を放出すること，また生物は肺なくして生きることができないことを証明した。

ヘンリー・キャヴェンディッシュ
Henry Cavendish
(1731-1810)
金属と酸が結合する際に水素がつくられることを発見した（*On Factitious Air*〈『人為的な空気』〉，1766 年）。水が水素と酸素の化合物であることを証明した（*Experiments in Air*〈『気体の実験』〉，1784 年）。

アントワーヌ＝ローラン・ド・ラヴォアジエ
Antoine-Laurent de Lavoisier
(1743-1794)
筋の働きを，酸素の取り込み量，脈拍数，呼吸数の増加を測定することにより，量的に評価し，代謝面から研究した。動物は呼吸することにより，まわりの空気から酸素を取り込むこと，そして呼吸により熱が発せられるのは酸素自体が酸化のもとになっていることを証明した（第6章参照）。

A.F.フルクロワ
A.F. Fourcroy
(1755-1809)
動物と植物で窒素が同じ比率で存在していることを証明した。

ジョセフ・ルイ・プルースト
Joseph Louis Proust
(1755-1826)
定比例の法則（物質の化学的不変性，すなわち物質が化学反応するとき，反応に関与する物質の質量の割合は，常に一定であるという法則。また，化学反応において元素の転換は起こらないので，これは化合物を構成する成分元素の質量の比は常に一定であることも意味する）を提唱した。このことは，その後の酸素消費の代謝評価を含む，多くの栄養の分析を可能にした。

1740　　　1755　　　1775

カール・ヴィルヘルム・シェーレ
Carl Wilhelm Scheele
(1742-1786)
Priestleyとは全く別に酸素（火の空気〈fire-air〉）を発見し，また"悪い空気"（フロギストン空気，のちの窒素）を用いた有名なミツバチ実験 (Chemical Treatise on Air and Fire〈『空気と火について』〉, 1777年) を行った。Scheeleのミツバチは，石灰水を入れた密閉された容器内でも"火の空気"のために死ななかった。

クロード・ルイ・ベルトレー
Claude Louis Berthollet
(1748-1822)
動物の組織にはアンモニアが含まれていないこと，しかし発酵によりアンモニアが産生されるとき，水素と窒素が結合することを証明した。だが，BertholletはLavoisierの熱産生の理論"物質の不完全な酸化で放出される熱量は，物質の総熱量と産生された物質のもつ熱量の差"には反対であった。

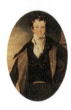
ハンフリー・デービー
Humphrey Davey
(1778-1829)
当時わかっていた栄養に関係する化学データをまとめた。その中には彼が発見した47の元素が含まれている (Elements of Agricultural Chemistry〈『農芸化学の元素』〉, 1813年)。また，血液が酸素を保持する能力を熱と光で説明しようと試みた。

19世紀の代謝と生理学

あまりに早いLavoisierの死（1794）により，栄養学と医学における実りある研究は未完のままに終わった。次の半世紀で，科学者たちは炭水化物，脂質，タンパク質の化学組成の解明や，エネルギー平衡式をさらに明らかにしていった。

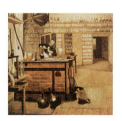
Daveyの化学実験室。ここで47の元素が分離された

ジョセフ・ルイ・
ゲイ-リュサック
Joseph-Louis
Gay-Lussac
（1778-1850）
水素原子と酸素原子の比率によって，動物と植物の構成物質を20種類に分類した。その中の1つの化合物，サッカリン（saccharine，甘い物質の意）はのちに，炭水化物であることがわかった。また，高地でも海面でも空気中の酸素濃度が一定であることを証明した。

フランソワ・
マジャンディ
François
Magendie
（1783-1855）
実験生理学の創設とその最初の学術雑誌（*Journal de Physiologie Expérimentale*〈『実験生理学雑誌』〉）を発刊した。脊髄前根が運動を制御し，後根が知覚に関わることを発見した。食べ物を窒素を含むものとそうでないものに分類し（*Précis élémentaire de Physiologie*〈『基礎生理学』〉，1816年），身体組織に取り込まれる窒素は空気からでなく，食べ物からであることを示した。

ミシェル=
ウジェーヌ・
シュヴルール
Michel Eugène
Chevreul
（1786-1889）
脂質は脂肪酸とグリセリンがエステルを形成していることを発見した（*Chemical Investigations of Fat*〈『脂肪の化学的研究』〉，1823年）。マーガリンという名称を使い始め，またラードがステアリン酸とオレイン酸からなることを示した。Gay-Lussacとともにステアリン酸のロウソクの製法の特許をとった（これは今でも使われている）。

ジェラルダス・
ヨハネス・ムルダー
Gerardus Johannes
Mudler
（1802-1880）
生理化学（physiological chemistry）の分野を創設した（*General Physiological Chemistry*〈『一般生理化学』〉，1854年）。アルブミン様分子を"タンパク質 proteine"と名づけ，研究した。栄養の質の向上における社会の役割を強く主張した。タンパク質の必要最低限の摂取量を規定した（労働者は1日120 g，その他の人は60 g）。

1778 — 1800

ウィリアム・プラウト
William Prout（1785-1850）
栄養素を近代的な炭水化物，脂質，タンパク質の3つにはじめて分類した。ヒトを疲労するまで運動させて吐き出される二酸化炭素量を計測した（*Annals of Philosophy*, 2：328，1813年）。歩行時に二酸化炭素の産生は増加するが，ある一定の状態に達するとそれ以上は産生されないことを示した（"ガス交換平衡の近代的な概念"）。胃液の中に塩酸が含まれることを発見した。純粋な尿素をはじめてつくり出した。*Treatise on Chemistry, Meteorology, and the Function of Digestion*（『化学と気象学，消化機能の話』，1834年）の中で，牛乳（ミルク）を完璧な食品と絶賛した。

ウィリアム・バーモント
William Beaumont
（1785-1853）
ヒトの消化を *in-vivo*（生体内）と *in-vitro*（試験管内，生体外）で研究した（第3章参照）。

ジャン・バティスト・
ブサンゴー
Jean Baptiste Boussingault
（1802-1884）
"農芸化学"の父。動物とヒトのエネルギーバランスにおけるカルシウム，鉄と摂取栄養（特に窒素）の作用を定義した。

ユストゥス・フォン・リービッヒ
Justus von Liebig
(1803-1873)
当時，最も有名な化学者であった。"多くの労働や運動するヒトや動物は，大量のタンパク質摂取を必要とする"という説を科学的根拠なしに断言した（1850年代の他の研究者の実験により，彼の説は否定された）。

 クロード・ベルナール
Claude Bernard
(1813-1878)
全時代を通して，最も偉大な実験生理学者。彼の生体制御生理学は，のちの科学者のいかに代謝と栄養が運動に影響を及ぼすかということの理解に役立っている。

 エドワード・ヒッチコック Jr.
Edward Hitchcock, Jr.
(1828-1911)
アマースト大学の教授で，人体計測による身体構築の評価および科学的筋力トレーニングや検査のパイオニアである。

 カール・フォン・ヴォイト
Carl von Voit
(1831-1908)
Liebigのタンパク質が主たるエネルギー源であるという主張の誤りを，タンパク質の消耗が運動の強度や持続時間の増大につながらないことにより立証した。

1800　　　1820　　　1830

アンリ・ヴィクトル・ルニョー
Henri Victor Regnault
(1810-1878)
閉鎖循環式スパイロメーターを発明し，呼吸商（VCO_2/VO_2）を測定した。身体の大きさと代謝の間の相関（熱産生）を確立した。

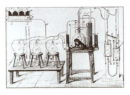

小動物用呼吸チャンバー

エドワード・スミス
Edward Smith
(1819-1874)
閉鎖循環式スパイロメーターを用いて，強制運動時のエネルギー代謝を測定した。Liebigの筋の収縮力の唯一のエネルギー源はタンパク質であるという主張に反証した。

エデュアルド・ブリューゲル
Eduard Pflüger
(1829-1910)
血液中のガス分圧のわずかな変化が酸素の解離と毛細血管の膜を通しての輸送に関わることをはじめて示した。このことにより，単に血流だけでは組織が用いる酸素量を調節することができないことを証明した。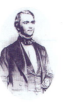

マックス・フォン・ペッテンコーファー
Max Joseph von Pettenkofer
(1818-1901)
完全な呼吸熱量計によってヒトや動物の代謝を研究した。科学的な公衆衛生学（空気特性，土壌性質，地下水，構造の水分含量，建物の換気，衣服の機能，病気の伝播，水質など）を創始した。また，クレアチニン（尿中のアミノ酸）を発見し，生物学関連の雑誌 Zeitschrift für Biologie（1865年, Voitとともに），衛生学関連の雑誌 Zeitschrift für Hygiene（1885年）を創刊した。

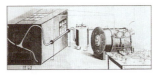

Pettenkoferの呼吸熱量計（1863年）。上の図は装置全体。左の図は切断面でヒトを入れて実験を行っているのがわかる。新鮮な空気はポンプにより密閉空間に入れられ，呼気は集められて，二酸化炭素量を測定できるようにしている

ネイザン・ツンツ
Nathan Zuntz（1847-1920）
携帯型代謝計を用いて，高度に伴う動物やヒトのガス交換の変化をはじめて評価した。炭水化物が脂質合成の前駆体であること，また炭水化物と脂質を同じように消費すべきではないことを証明した。彼は430編もの論文を書いているが，それは血液と血液ガス，循環系，呼吸のメカニズムと化学，一般的な代謝や特別な食べ物の代謝，エネルギー代謝や熱産生，消化などについてである。

マックス・ルーブナー
Max Rubner
（1854-1932）
等力価法則（ある食物によって産生される体内熱量は，同じ熱量をもつ他の食物と相互に交換可能である）や三大栄養素の熱量（タンパク質と炭水化物が 4.1 kcal/g，脂質が 9.3 kcal/g）を発見。また，彼の体表面積の法則では安静時の熱産生量は体表面積に比例し，食事をとることでエネルギー代謝が更新すること（特異動的作用）を示した。

フレデリック・ガウランド・ホプキンズ
Frederick Gowland Hopkins
（1861-1947）
アミノ酸の一種のトリプトファンを分離し，その構造を決定した（1929年にノーベル医学生理学賞を受賞）。

1835　　　　1850　　　　1860

オースチン・フリント，Jr.
Austin Flint, Jr.
（1836-1915）
多くの著述を残した生理学者で，運動生理学のエネルギー科学やその後の運動栄養学で歴史に名を残す重要なトピックスにかかわる。彼が書いた教科書の987ページに及ぶ概論（*The Physiology of Man: Designed to Represent the Existing State of Physiological Science as Applied to the Functions of the Human Body*〈『ヒトの生理学』〉，1877年）には，運動，循環，呼吸，栄養に関するフランス，ドイツ，イギリス，米国の文献の要約が掲載されている。

ウィルバー・オリン・アトウォーター
Wilbur Olin Atwater
（1844-1907）
2600種の米国の食物の化学組成に関する本を出版（1896年）。それはヒトのカロリー研究おける近代の食物消費のデータベースとして，いまだに用いられている。エネルギー保存の法則がヒトの体内での物質変化や無生物をも支配していることを示した。

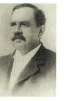
ラッセル・ヘンリー・チッテンデン
Russel Henry Chittenden
（1856-1943）
安静時と労作時における最低限タンパク質必要量を科学的に再検討し，一般の成人男性でも男性の運動選手であっても，タンパク質の摂取を体重kg当たり1g未満にしても，決して肉体の衰弱は起こらないことを明らかにした（*Physiological Economy In Nutrition, With Special Reference To The Minimal Proteid Requirement Of The Healthy Man. An Experimental Study*〈『栄養学における生理経済学，特に健康な男性における必要最小限のタンパク質の摂取に関して』〉，1897年）（第9章参照）。

フランシス・ガノ・ベネディクト
Francis Gano Benedict
（1870-1957）
発育に伴う観察，飢餓状態，運動選手，菜食主義者について，エネルギー代謝の徹底的な研究を行った。"標準代謝表"を考案し，健康な人と患者の性，年齢，身長，体重，エネルギー代謝との相関を示した。

オットー・フリッツ・マイヤーホフ
Otto Fritz Meyerhof
（1884-1951）
1922年にA. V. Hillとともに細胞内エネルギー代謝に関わる特徴的な中間経路があることを明らかにしてノーベル医学生理学賞を受賞した。

1870　　　　1900

アウグスト・クローグ
August Krogh（1874-1949）
1920年，カエルの骨格筋の安静時と動作時における毛細血管の血流調節のメカニズムの研究でノーベル医学生理学賞を受賞した。彼の300もの科学論文は，運動生理学における栄養と代謝に関連するものである。

アーチボルド・ビビアン・ヒル
Archibald Vivian（A. V.）Hill
（1886-1977）
筋の収縮における化学的，力学的現象の発見により，Meyerhofとともに1922年ノーベル医学生理学賞を受賞した。

第1部 食物栄養：
構造，機能，消化，吸収，同化作用

第1章　三大栄養素　　3

第2章　微量栄養素と水　　40

第3章　食物栄養の消化と吸収　　76

第1章

三大栄養素

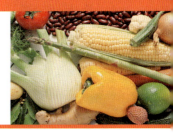

　栄養素の炭水化物，脂肪，タンパク質は，安静時や身体活動中における生体機能を維持するためのエネルギーを供給する。**三大栄養素**と呼ばれるこれらの栄養素は，生物学的なエネルギーの他に，生体の構造や機能を統合し，それを維持している。本章では，三大栄養素のそれぞれの構造や機能，および食物供給源に焦点を当てる。

原子：
自然界の物質を構成するブロック

　自然界には，103 の異なった原子あるいは元素が認められている。人体の 3％ が窒素，10％ が水素，18％ が炭素，65％ が酸素である。これらの原子は，栄養素の化学的な構成に重要な役割を果たし，また体内で生物学的に機能している物質の構成単位を形成している。

　2つ以上の原子の結合は分子を形成する。特定の原子の集まりおよびその配列から，それらの特徴ある性質ができ上がる。グルコースは異なった3種類の原子24個が，分子の中で決まった配列をすることにより，グルコースとなる。水素と酸素が結合して水をつくるときのように，化学的な結合では，原子の間で電子を共有している。陰性と陽性の荷電を引っ張り合う力が，分子内に原子をとどめておく，あるいは"化学的なセメント"として結合を助けている。2つあるいはそれ以上の分子が化学的に結合すると，さらに大きなかたまり（物質）になる。物質は，分子間の相互作用の力によって，気体，液体，固体のいずれかの形をとる。電子を取り除いたり，付与したり，交換したりして変化させることによりエネルギーを産生し，その一部が細胞機能の動力源となる。

炭素：多面的な能力をもつ構成要素

　水とミネラルを除くすべての栄養素は炭素を含んでいる。ほとんどすべての生体の構成要素は，炭素を含んだ化合物（**有機物**）から構成されている。炭素原子は他の炭素原子と化学結合を共有し，そして他の構成要素とも結合し，大きな炭素鎖の分子をつくる。炭素，水素，酸素の特異的な結合は，脂肪や炭水化物をつくる。そして，窒素や何らかのミネラルの付加によりタンパク質分子をつくる。水素，酸素，あるいは窒素と結合した炭素原子は，生体の精巧な構造をつくる原子のブロックとしても役立つ。

炭水化物

炭水化物の性質

　すべての生細胞は単糖類，二糖類，多糖類などの有機分子に分類される炭水化物を含んでいる。動物からの少量のグリコーゲンとラクトースを除くと，植物だけが，人間が食事からとる炭水化物の供給源である。名前から想像されるように，炭水化物は炭素と水を含んでいる。炭素，水素，酸素の原子の化合が炭水化物（糖）分子を形づくっており，一般式 $(CH_2O)_n$ で表され，n は 3～7 個の炭素に相当し，水素と酸素の単結合をもつ。5～6 個の原子をもつ炭水化物が，栄養学者たちにとって最も興味がある。

　図1-1 は最も典型的な糖である**グルコース**の化学構造で，他の炭水化物とともに光合成により合成される。グルコースは 6 個の炭素，12 個の水素，そして 6 個の酸素原子からなり，化学式は $C_6H_{12}O_6$ である。それぞれの炭素原子は，炭素を含む他の原子と結合する

炭水化物の種類と供給源

炭水化物には，単糖類，二糖類とオリゴ糖類，多糖類の3つのカテゴリーがある（分類法により，二糖類とオリゴ糖を分けて4種類のこともある）。分子内で結合している単糖の数が，それぞれの炭水化物のタイプを区別する。表1-1に，炭水化物の分類を示す。

▼単糖類

単糖分子は炭水化物の基本単位である。200以上の単糖類が自然界において確認されている。それらの環状構造における炭素原子の数が種類を決定している。この数を表すギリシャ語，"ose"が語尾につくことが，それらが糖類であることを表している。例えば，3個の炭素原子をもつ単糖はトリオース，4個の炭素原子をもつ単糖はテトロース，5個の炭素原子をもつ単糖はペントース，6個の炭素原子をもつ単糖はヘキソース，7個の炭素原子をもつ単糖はヘプトースである。ヘキソースであるグルコース，フルクトース，ガラクトースは，栄養学上重要な単糖類である。グルコースはデキストロースもしくは血糖とも呼ばれ，食物中に自然に存在する。炭水化物の複合体の消化はグルコースを生成する。さらにグルコースは糖新生によっても生成され，（主に肝臓で）特定のアミノ酸の炭素骨格から，そしてグリセロール，ピルビン酸，乳酸から糖を合成する。小腸はグルコースを吸収し，(a) 直接，細胞によりエネルギーとして摂取されたり，(b) グリコーゲンとして筋中や肝臓に貯蔵され，その後消費されたり，(c) エネルギー貯蔵のために脂肪へと変換される。

フルクトース（レブロースもしくは果糖とも呼ばれる）は単糖類の中で最も甘く，ハチミツもしくは果物中に最も多く生じる。フルクトースは，米国の平均エネルギー摂取量の約9%を占めている。小腸はフルクトースを直接血中へ吸収し，肝臓ではゆっくりとグルコースに変換される。ガラクトースは自然界において自然に生じることはなく，むしろ哺乳類の乳腺における乳糖（ラクトース）の形態をとっている。体内においてガラクトースはエネルギー代謝のためグルコースに変換される。

▼二糖類とオリゴ糖類

2つの単糖分子が結合して二糖類を形成する。単糖類と二糖類はともに糖もしくは**単純糖質**と呼ばれる。

それぞれの二糖類は主要構成物としてグルコースを

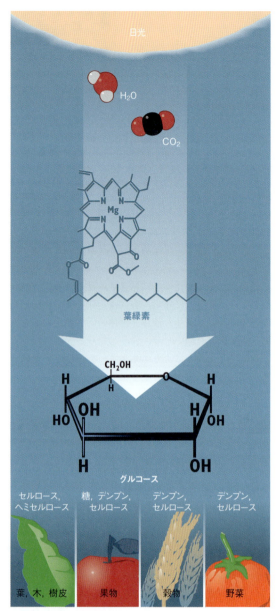

図1-1 太陽光エネルギーが水と二酸化炭素と葉緑素に反応して光合成で形成される単糖分子のグルコースの三次元環状構造。この分子はHとOの原子がついた五角形の皿の形をしている。植物を乾燥させた成分のおよそ75%は炭水化物である。光合成により，毎年1000億トンの炭水化物がつくられる。

ための4つの結合部位をもっている。他の炭素と結合していない炭素結合は水素（1個だけの結合部位），酸素（2個の結合部位）あるいはヒドロキシルと呼ばれる酸素-水素複合体（OH）を受け入れるため"遊離"の状態にある。その他の**フルクトース**と**ガラクトース**という2つの単糖類は，グルコースと同じ化学式をもつが，微妙に異なる炭素-水素-酸素結合を示す。これにより，フルクトース，ガラクトース，グルコースは異なった生化学的特徴をもち，独自の異なった機能を

担っている。

表1-1 炭水化物の一般的な分類

単糖類[a,b]		オリゴ糖類		多糖類		
五単糖 $C_5H_{10}O_5$	六単糖 $C_6H_{12}O_6$	二糖類 $C_{12}H_{22}O_{11}$	ペントサン $(C_5H_6O_4)n^2$	ヘキソサン $(C_6H_{10}O_5)n^2$		混合多糖類
アラビノース リボース キシロース デオキシリボース	フルクトース ガラクトース グルコース マンノース	ラクトース マルトース スクロース トレハロース	アラバン キシラン	セルロース グリコーゲン イヌリン マンナン デンプン （アミロース，アミロペクチン）		アガー ペクチン キチン ヘミセルロース カラゲニン 野菜ガム

[a]三炭糖，四炭糖も含まれる
[b]単糖類の誘導体
　糖アルコール類：グリセロール，イノシトール，マンニトール，ソルビトール
　アミノ糖：ガラクトサミン（ガラクトースから形成。軟骨，腱，大動脈に存在），グルコサミン（グルコースから形成。結合組織に存在）
　糖酸：アスコルビン酸（ビタミンC，体内では形成されない），グルコン酸（グルコースから形成），グルクロン酸（グルコースから形成。他の化合物の解毒および排泄を助ける。結合組織に存在）

含んでいる。栄養学的に重要な二糖類を以下にあげる。

- **スクロース**は食事からとる二糖類として最も一般的で，グルコースとフルクトースからなり，米国における総摂取カロリーの25%以上を占める。スクロースは炭水化物を含んでいる多くの食物中，特にビート，サトウキビ，黒糖，ソルガム，メープルシロップ，ハチミツ中に存在している。ハチミツがグラニュー糖よりも甘いのは，フルクトースをより多く含んでいるからで，栄養学的にはエネルギー源以外にこれといった利点はない。
- **ラクトース**は牛乳中でのみ自然形態がみられ（乳糖とも呼ばれる），グルコースとガラクトースからなる。二糖類では最も甘さが少なく，人工的に加工して貯蔵が可能であり，炭水化物が豊富で，高カロリーの液体流動食に使われる。世界中のかなり多くの人が乳糖不耐症を呈するが，これは消化の際に必要なラクトースをグルコースとガラクトースに分解する酵素のラクターゼが十分存在していないために起こる。
- **マルトース**は2つのグルコース分子からなり，ビール，シリアル，発芽種子中に生じる。モルトシュガーとも呼ばれ，人が食事から摂取する炭水化物内容においてほんのわずかしか占めていない。
- **オリゴ糖**（オリゴ〈oligo〉はギリシャ語で少しという意味）は，3～9個の単糖類残基の結合により形成されている。オリゴ糖の主要食事源は野菜，特にマメ類である。

糖の他の名前

単糖類と二糖類，もしくはこれら単純糖質を含む製品は，いくつかの異なる名前で呼ばれている。BOX1-1に，加工食品中もしくはそれらの製造工程において

> **BOX 1-1 糖をさす用語**
>
> | | |
> |---|---|
> | 砂糖 | ハチミツ |
> | スクロース | コーンシロップ |
> | 黒砂糖 | 自然甘味料 |
> | 菓子用の砂糖（粉砂糖） | 高フルクトースコーンシロップ |
> | | ナツメヤシ糖 |
> | 未精製ブラウンシュガー | モラセス |
> | | メープルシロップ |
> | 転化糖 | デキストリン |
> | グルコース | デキストロース |
> | ソルビトール | フルクトース |
> | レブロース | マルトース |
> | ポリデキストロース | キャラメル |
> | ラクトース | 果糖 |
> | マンニトール | |

加えられる，自然に存在している糖の名称を示した。食品表示（第9章参照）においてはこれらすべての単純糖質は糖として1つのカテゴリーに含まれる。

糖は食物に香りと甘さを与える

舌の先端の受容体は，さまざまな糖，そしていくつかの炭水化物ではない物質さえも認識する。糖はその程度により，1gあたりの甘さが異なる。例えばフルクトースは，酸性下もしくは冷却下でスクロースのおよそ2倍ほどの甘さがある。スクロースはグルコースの30%あまりの甘さで，ラクトースはスクロースの半分以下の甘さである。甘さに違いがあるために，いくつかの糖は多くの食品のおいしさをよりアップさせ，そしてこのことが食体験を魅力的なものにしている。表1-2に，糖とそのかわりとなる甘味料の甘さ，そしてそれらの典型的な食事源を示す。

表 1-2　単純糖質および代用甘味料の相対的な甘さ

甘味料の種類	相対的甘さ（スクロース＝1）	食品源
糖類		
ラクトース	0.2	乳製品
マルトース	0.4	もやし
グルコース	0.7	コーンシロップ
スクロース	1.0	グラニュー糖
転化糖	1.3	飴，ハチミツ
フルクトース	1.2〜1.8	果物，ハチミツ，ある種のソフトドリンク
糖アルコール		
ソルビトール	0.6	ダイエット用飴
マンニトール	0.6	ダイエット用飴
キシリトール	0.75	シュガーレスガム
代用甘味料		
チクロ	30	米国では現在使用されていない
アスパラテーム	200	ダイエット用ソフトドリンク，ダイエット用果物ジュース，無糖チューイングガム，ダイエット用甘味料，ダイエット用混合飲料，プリン，ゼラチン，デザート
アセサルファーム-K	200	
サッカリン	500	
スクラロース	600	

▼多糖類

　多糖類という名称は，10〜1000個の単糖類残基がグリコシド結合で連なった状態をさす。多糖類は動物性と植物性に分類される。炭水化物をエネルギーのために貯蔵している細胞は，単糖を結びつけることで，さらに多くの複合多糖類の状態にしている。これは，同等のエネルギーの単糖分子を多く貯蔵した結果起こる細胞内の浸透圧効果を減少させる。

植物性多糖類

　デンプンと食物繊維は，食事性多糖類における2つの共通した形態である。

デンプン　デンプンは植物における炭水化物の貯蔵形態であり，食事性多糖類において最もよくみられる形態である。デンプンは細胞質内において大きな顆粒として存在しており，種子，コーン，パン，シリアル，スパゲッティ，パイのもととなるいろいろな穀物に豊富に含まれている。デンプンは，植物が将来摂取するためのエネルギーを貯蔵する役割を果たし，エンドウマメをはじめとするマメ類，ジャガイモ，根菜類に大量に存在している。植物デンプンは，米国の食事において重要な炭水化物源となっており，総炭水化物摂取量の約50%を占めている。しかし，日々のデンプン摂取は20世紀になって以来約30%減少しているが，これに反して単純糖質の摂取は総炭水化物摂取量の30〜50%に増加している。**複合炭水化物**の名称は，一般に食事性デンプンをさす。

●**形により差が生じる**●　デンプンは2つの形態で存在している。アミロースはグルコースの長く直線的な鎖がらせんコイルを形成し，アミロペクチンは，高度に分岐した単糖類が連なっている（図1-2）。それぞれのデンプン形態の相対的比率は，個々の植物種におけるデンプンの特徴を決定している。例えば，どちらか一方の形態の優位は，デンプンを含んでいる食物の消化の良さを決定づける。アミロペクチンポリマーの側鎖は，消化酵素にさらされる表面積がグルコースが直鎖状に結合したデンプンより大きくなっている。アミロペクチンの量が比較的多いデンプンは，消化と吸収が速い。それに比べアミロースを多く含むデンプンは，化学分解（加水分解）の速度が遅い。第7章と第8章では，激しい運動の前，間，後の食事における異なる炭水化物の形態の重要性について詳しく解説する。

食物繊維：意外な"栄養素"　繊維は非デンプンで，構造的には多糖類として分類され，セルロースが含まれて，地球上で最も豊富な有機分子である。小腸バクテリアの活動による発酵と小腸吸収に続く代謝反応に最終的に組み込まれるにもかかわらず，繊維性物質はヒト消化酵素により加水分解されない。繊維はもっぱら植物中に存在し，それらは葉，幹，根，種子そして果物の外皮を形成している。繊維は物質的化学的特徴，そして生理的作用が大きく異なる。それらは多くが，セルロース，ガム（水に溶解もしくは分散し，ゲル化・増粘効果を与える物質），ヘミセルロース（5〜6個の炭素を含む糖。水に不溶性だが，アルカリ下では可溶），ペクチン（糖と酸によってゲルを形成する。特に新鮮なリンゴでサクサクした触感を与える），そして，植物細胞壁に硬さを与える（植物成熟度に応じ

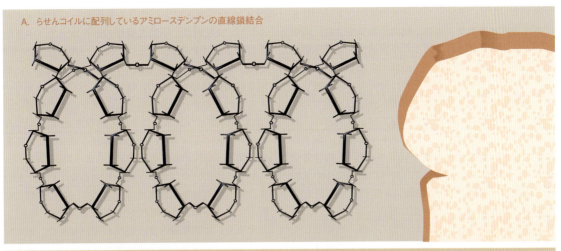

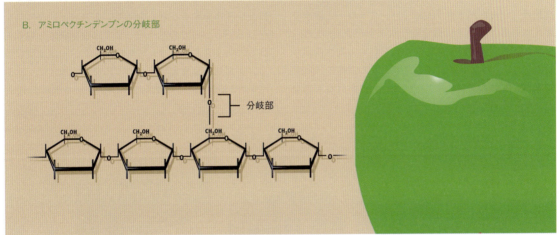

図1-2 2つの形の植物性デンプン。**A.** アミロースデンプンにおけるグルコース残基が分岐しないで直線鎖結合（グルコシド結合）。**B.** 高度に分岐しているアミロペクチンデンプン分子の分岐部。アミロペクチンの構造は直線状にみえるが、らせんコイルの形で存在している。

て硬度が高くなる）非炭水化物のリグニンとして、細胞壁内に存在している。

● **健康的意義** ● 食物繊維（特に精白していない穀物[71,82]）を多く摂取することと、肥満、2型糖尿病、高脂血症、高血圧、腸疾患、心疾患の発生の減少とが関連しているという疫学的研究によって、食物繊維は研究者から、また一般誌においてかなり注目を集めた[6,47,75,84,95]。食物繊維の含まれていない動物性食品を多くとり、食物繊維が製造工程（精白）を経ることで失われている西洋的な食事は、精白、精製されていない複合炭水化物が多い昔ながらの食事を多く摂取している国よりも、工業国において腸疾患が多いことの原因の一端を担っている。例えば米国人の典型的な食事では、1日あたりの食物繊維摂取量は約12～15gで、これは、50歳までの男子で38g、女子で25g、50歳以上の男子で30g、女子で21gという米国科学アカデミー食物栄養委員会の最新の勧告を大きく下回っている[34]。対照的に、アフリカやインドにおける食物繊維の摂取量は、40～150g/日である。

繊維はかなりの水分を保有し、このことが大腸にある食物残渣を"量的にかさばらせ"、便の重量と容積を40～100％増加させる。かさばらせる効果は、（a）腸壁の細胞をひっかく作用があり、（b）有害な化学物質と結合してその影響を減弱させ、または作用を抑制し、（c）食物残渣（発がん性を有する可能性のある物質も）が消化管を通過する時間を短縮することによって、胃腸機能を改善すると思われる。直腸がんの発症頻度とリスクにおける食物繊維の予防効果はいまだ決定的ではなく、熱く議論されているトピックスである[14,39]。しかし、最近の2つの研究、1つは米国人の科学者、もう1つはイギリスのチームによるものであるが、それらは繊維質の食物、特に穀物、シリアルそして果物の摂取が有意な予防効果を与えることを示した[11,91]。

食物繊維、特に、オート麦（押しオート麦、オートブラン、エンバク粉）、マメ類、大麦、玄米、エンドウ

マメ，ニンジン，オオバコ，種々の果物（すべてにさまざまなファイトケミカル，抗酸化物質を含む）の中のペクチンやグアーガムのような**水溶性・粘滑性繊維**の摂取の増加は，血清コレステロールをわずかに低下させる[5,32,54]。2型糖尿病の患者において，米国糖尿病学会の推奨量（24 g。8 g は水溶性，16 g は不溶性）を超える1日食物繊維摂取量（50 g。25 g は水溶性，25 g は不溶性）は，血糖コントロールを改善し，高インスリン血症と血漿脂質濃度を低下させる[19]。血中脂質が上昇している男性に対して，日々の食事に100 gのオートブランを加えると，血清コレステロールが13％減少し，血中リポタンパク質の割合も改善した[56]。食物繊維が多く含まれるオートシリアルは，中年もしくはさらに高齢の男性において，血中トリグリセリド，高比重リポタンパク質（HDL）コレステロール濃度を悪化させることなく，低比重リポタンパク質（LDL）コレステロールの粒子径と粒子数を良い方向へ変化させる[27]。日々の食事におけるグアーガム繊維の摂取の増加は，コレステロールプロフィールにおける有害な

LDL成分の低下によってコレステロールを減少させる[12,32]。対照的に，**不溶性繊維**のセルロース，ヘミセルロース，リグニン，そしてセルロースが豊富なブランは，コレステロールを低下させる効果はない[13]。米国食品医薬品局（FDA）は1997年1月に，オートミールとその他のオート麦主体のシリアルの製造業者は，"飽和脂肪酸とコレステロールの摂取を減らす" よう忠告する表示をすれば，その製品が心臓病のリスクを軽減する可能性があると明記できるように法制化した。

いくつかのメカニズムが働いているようだが，どのようにして食物繊維が血清コレステロールに有利な影響を与えるかは，いまだわかっていない（図1-3A）。おそらく，食物繊維を多く摂取している人は，運動をよくする，タバコを吸う本数を少なくする，栄養学的に良い食事をするなどを含めて，より健康的な生活を送っているからであろう[122]。食事に食物繊維を取り入れるということは，コレステロールや飽和脂肪酸を多く含んだ食事を変えていくことになる。加えて，水溶性繊維は，小腸におけるコレステロール吸収を阻害

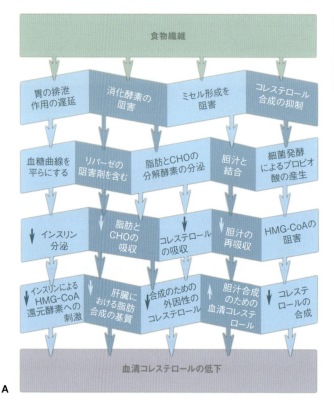

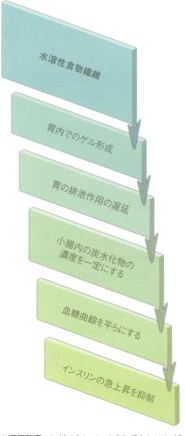

図1-3 **A.** 食物繊維が血清コレステロールを下げる機序。CHO：炭水化物，HMG-CoA還元酵素：ヒドロキシ-3-メチルグルタリル-補酵素A還元酵素。**B.** 食事中の水溶性食物繊維が血糖を低下させる機序。(McIntosh M, Muller C. A diet containing food rich in soluble and insoluble fiber improves glycemic control and reduces hyperlipidemia among patients with type 2 diabetes. Nutr Rev 2001；59：52. より改変)

し，コレステロール代謝を減少させる。糞便中におけるコレステロールと結合した繊維の排泄を促進するために，これらの作用は肝臓における脂質産生を抑制する（基質となるグルコースの減少，アクチベーターとしてのインスリンの減少）。心臓病と肥満の予防は，食後の小腸におけるゆっくりとした栄養素吸収によるインスリン分泌の有意な減少という繊維の調節的な役割と関連しているかもしれない（図 1-3B）[72]。およそ 69,000 人の中年看護師が，シリアルの繊維を 1 日あたり 5 g ずつ増やすと（1/2 カップのブランフレークシリアルには 4 g の繊維が含まれる），冠動脈疾患のリスクが 37% 減少するという変化を示した[121]。食物繊維は微量栄養素を含み，なかでもマグネシウムは 2 型糖尿病のリスクを減少させる[97]。マグネシウムはおそらく身体のインスリン感受性を増加させ，このことによって血糖上昇に必要なインスリン産生レベルを減少させるのだろう。

健康全般における高繊維食の効果は，食物中に含まれる他の栄養素からももたらされる。このことからも，人は，日々の食事から食物中の多様な繊維を摂取すべきであり，繊維サプリメントから摂取すべきではない。市販のサプリメントから摂取するよりも，食物からの繊維摂取は，他の重要な栄養素の摂取を確実なものにする。現代の栄養に関する有識者は，米国農務省のフードガイドピラミッド推奨にそった 1 日 20～40 g の繊維（年齢による）（割合としては不溶性：水溶性が 3：1）を含むよく構成された食事を推奨している（第 7 章参照）。第 9 章では，栄養表示法が，包装された食品に食物繊維の内容を表示するように定めていることに注目している。多くの繊維を含む一般的な食品の例としては，玄米 2/3 カップ（3 g），調理ずみニンジン 1/2 カップ（3 g），小麦 1 カップ（3 g），オートミール 1 カップ（4 g）小麦粉 1 カップ（5 g），全粒粉のピタブレット 1 個（5 g），グレープフルーツ 1/2 個（6 g），Cracking オートブラン（6 g），レンズマメ（7 g），レーズンブラン（7 g）などがある。高繊維のブランシリアル，Fiber One と All-Bran With Extra Fiber 1/2 カップには，14～15 g の食物繊維が含まれている。

表 1-3 に，年齢，性別で推奨される 1 日あたりの繊維摂取量と，一般的な小麦，小麦製品，ナッツ，種子，野菜やマメ類，果物，焼き菓子の総繊維含有量を表示した。頻繁に便秘を起こす人は（腸蠕動が頻繁ではない，もしくは全くない），日々の繊維摂取を多くすべきである。小麦やマメ類の外皮，果物や野菜の皮は比較的多くの繊維を含んでいる。野菜や果物の汁に果肉（搾った後の残り）を加えることは，ビスケット，パン，その他の家庭で調理された食事の繊維量を増加さ

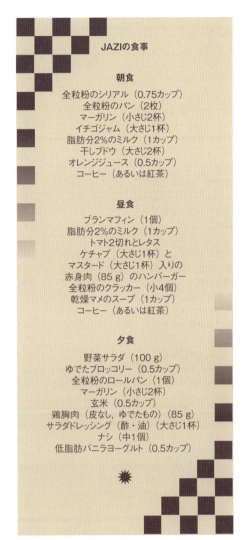

図 1-4 食物繊維 31 g を含む朝食，昼食，夕食のサンプルメニュー（2200 kcal）。食事のコレステロールの総含量は 200 mg 以下で，総カルシウムは 1242 mg である。

せるにあたり重要である。

図 1-4 は 31 g の繊維（21 g は不溶性繊維）を含む 1 日 2200 kcal のメニューを示したものである。この食事計画は，脂肪のカロリーは摂取カロリー全体の 30%（飽和脂肪酸は 10%），タンパク質は 16%，炭水化物は 54% となっている。食物繊維が平均以下しかない食事内容で，10 g 増加すると冠動脈疾患のリスクが 20% 減少する。毎日 5 品目の野菜および果物と 6～11 品目の穀類（特に全粒穀類）を組み合わせることで，食物繊維摂取の推奨量を満たすことが可能である。全粒穀物は健康状態に良い影響を与える多くの繊維，ビタミン，ミネラル，そしてさまざまなファイトケミカルを含んでいるため，精白された穀物より栄養的に効果が高い[76]。過度の繊維摂取（特に高繊維食と種皮の組み合わせは大量のフィチン酸を含んでいる）は，栄養制

表 1-3 年齢，性別の食物繊維推奨摂取量と，穀物，ナッツ，種子，野菜，マメ類，果物，焼き菓子からの総食物繊維（G)[a]の供給源

食品	サービング	食物繊維/サービング	食品	サービング	食物繊維/サービング
穀物			**野菜**		
オートブラン	1 カップ	16.4	ブロッコリー（生）	1 カップ	2.9
精製された小麦粉（漂白）	1 カップ	3.4	クロマメ	28 g	2.5
スパゲッティ（全粒粉）	1 カップ	5.0	インゲンマメ（生，調理ずみ）	1 カップ	2.5
ペンネ（全粒粉）	1 カップ	10.0	アーティチョーク（生）	28 g	2.3
ブランマフィン	1	4.0	ニンジン	1	2.3
全粒粉	1 カップ	15.1	ベイクドポテト	1	2.3
発芽小麦（焼いたもの）	1 カップ	15.6	トマト（生）	1	1.8
クスクス	1 カップ	8.7	タマネギ（薄切り，生）	1 カップ	1.8
ポップコーン（調整ずみ）	1 カップ	1.3	レンズマメ（揚げたもの）	28 g	1.1
米ぬか	28 g	21.7	チリビーンズ	28 g	0.9
キビ	1 カップ	17.0	**果物**		
ひきわりトウモロコシ	1 カップ	4.5	アボカド	1	22.9
大麦（全粒，調理ずみ）	1 カップ	4.6	ローガンベリー（新鮮なもの）	1 カップ	9.3
粗挽き小麦	1 カップ	25.6	洋ナシ（バートレット）	1	4.6
ライ麦（脱穀していない粉）	1 カップ	17.7	イチジク	2	4.1
ワイルドライス	1 カップ	4.0	ブルーベリー	1 カップ	3.9
全粒ブランのシリアル	1/2 カップ	8.5	イチゴ（新鮮なもの）	1 カップ	3.9
大麦	1 カップ	31.8	リンゴ（生）	1	3.5
オートミール（調理ずみ）	1 カップ	4.1	オレンジ（ネーブル）	1	3.4
グレープナッツ（シリアルの一種）	1 カップ	10.0	グレープフルーツ（新鮮なもの，小房に分けたもの）	1	3.0
マカロニ（調理ずみ，強化ずみ）	1 カップ	2.2			
米（白米）	28 g	1.5	バナナ	1	2.3
アーモンド（乾燥）	28 g	3.5	パイナップル（厚切り）	1 カップ	2.3
ピーナッツバター	大さじ 1	1.0	ブドウ（トンプソン，種なし）	1 カップ	1.9
マカダミアナッツ（乾燥）	28 g	1.5	モモ（新鮮なもの）	1	1.5
低脂肪グラノーラ	1 カップ	4.5	プラム（小）	1	0.6
チェリオス（シリアルの一種）	1 カップ	5.0	**焼き菓子**		
ナッツと種子			全粒粉のトースト	1 枚	2.3
カボチャの種（焼いたもの，塩なし）	28 g	10.2	ワッフル（自家製）	1 枚	1.1
栗（焼いたもの）	28 g	3.7	パンプキンパイ	1 枚	5.4
ピーナッツ（乾燥，塩なし）	28 g	3.5	オートミールパン	1 枚	1.0
ヒマワリの種（乾燥）	28 g	2.0	バゲット	1 枚	0.7
クルミ（細かくしたもの）	28 g	1.6	デニッシュペストリー（プレーン）	1 枚	0.7
野菜とマメ類			フィッグバークッキー	1 枚	0.6
インゲンマメ（乾燥，調理ずみ）	1 カップ	19.5	チョコレートチップクッキー（自家製）	1 枚	0.2
ライマメ	1 カップ	16.0	白パン	1 枚	0.6
ササゲ（生，調理ずみ）	1 カップ	12.2	ライ麦の黒パン	1 枚	1.7
ミックスベジタブル（コーン，ニンジン，マメ）	1 カップ	7.2	ライ麦パン	1 枚	1.9
穂軸つきのコーン	1	3.2	7 種類の穀物のパン	1 枚	1.7

推奨食物繊維摂取量（g）

小児 1〜3 歳	19
小児 4〜8 歳	25
少年 9〜13 歳	31
少年 14〜18 歳	38
少女 9〜18 歳	26
男性 19〜50 歳	38
男性 51 歳以上	30
女性 19〜50 歳	25
女性 51 歳以上	21

米国農務省のデータより。
[a]食品成分表（上の表にある食品を含む）による食品の中の生の繊維の量を，粉にして，低温のオーブンで乾燥して一定の重さにし，脂肪を取り除いた後で，灰化した食品を酸およびアルカリで抽出し乾燥させたものの中の有機質の部分をさす。脂肪を除去した試料はそれから熱した硫酸の中で沸騰させ，熱湯水ですすぎ，再び水酸化ナトリウム液中で沸騰させ，生の繊維の成分をつくった

限を受けている人には推奨できない。なぜなら，これらの化合物は通常主要ミネラルのカルシウム，リンそして鉄を含む微量ミネラルの小腸での吸収を抑えるからである。

動物性多糖類

グリコーゲンは哺乳類の筋や肝臓においてみられる貯蔵多糖類で，不整形で，植物のデンプンにおけるアミロペクチンとよく似た枝分かれした多糖類ポリマーから成り立っている。この高分子は，**糖新生**の間にグルコースから合成され，数百～数千にわたってグルコース分子がソーセージのように互いにつながっており，新たなグルコースが結合できるようにいくつかの分岐点がある。図1-5は，グリコーゲン合成はすでに存在しているグリコーゲンポリマーに新たに加えられた単体のグルコースがつながることによって生じるということを示している。

図1-6は，栄養状態の良い体重80kgの男性は約500gの炭水化物を貯蔵していることを表している。このうち，最も多く保存されているのは筋グリコーゲンで約400g，90～110gは肝臓グリコーゲンとして存在しており(最大濃度は肝臓重量の3～7%で存在している)，血糖として存在しているのは2～3gしかない。グリコーゲンもしくはグルコースはそれぞれ1gあたり4kcalのエネルギーをもっているから，健常者では1500～2000kcalの炭水化物エネルギーを貯蔵している。総エネルギー量はおよそ32kmを激走するのに必要なエネルギーと等しい。

グリコーゲンの動態 いくつかの因子が，グリコーゲンの分解とその後の合成の量と速度を決定している。筋グリコーゲンは運動中，活動筋の主要炭水化物エネルギー源としての役割を果たしている。筋グリ

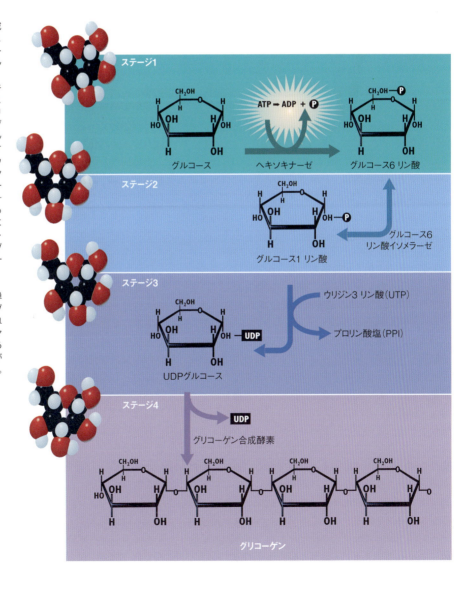

図1-5 グリコーゲン合成は4段階で行われる。**ステージ1.** ATPはグルコースにリンを付与し，グルコース6リン酸をつくる。この反応は酵素のヘキソキナーゼが関与している。**ステージ2.** グルコース6リン酸イソメラーゼによりグルコース6リン酸はグルコース1リン酸に異性化する。**ステージ3.** 酵素のウリジン転移酵素はウリジン3リン酸(UTP)とグルコース1リン酸と反応しUDP-グルコースを形成する(UTP→UDPというようにリン酸が離れて)。**ステージ4.** UDP-グルコースをグリコーゲンの多量体鎖の一方の端へつける。これは，UDPを放出するとともに，近接するグリコーゲンの単位との間の新しい結合(グリコシド結合として知られている)を形成する。各々のグルコースがつけ加えられるたびに，ATP 2 molがADPとリン酸に変換される。

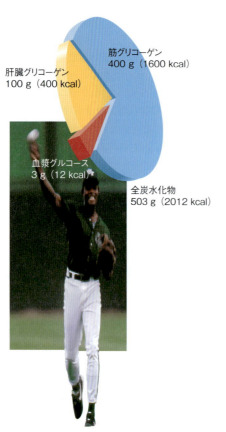

図1-6 体重80kgの男性における炭水化物エネルギーの分布。

コーゲンとは対照的に，肝臓グリコーゲンはグルコースに再変換され，（特定の**ホスファターゼ**によるコントロールを受けて）血中から運動中の筋に運ばれる。**グリコーゲン分解**はこの再転換プロセスである。これにより，筋外グルコースに速やかに供給される。（a）食事制限と（b）激しい運動のどちらかで肝臓と筋のグリコーゲンを使い果たすと，糖新生経路を通じて，主にアミノ酸などの他の栄養素の構成成分からのグルコース合成が刺激される。

ホルモンは循環血液のグルコース（血糖）のレベルを制御し，肝臓，筋のグリコーゲン貯蔵の調節に重要な役割を果たしている。血中グルコース濃度の上昇は膵臓β細胞において新たな**インスリン**の分泌を生じさせ，末梢組織における余分なグルコースの取り込みを実行させる。このフィードバックメカニズムは，さらなるインスリンの分泌を抑制する。これは，血糖の適切な生理学的濃度を維持するためである。逆に，血糖が通常の値より低くなると，正常血糖レベルに戻すためにすぐに膵臓α細胞がインスリン拮抗ホルモンである**グルカゴン**を分泌する。この"インスリン"拮抗ホルモンは，血中グルコース濃度を上昇させるために肝臓におけるグリコーゲン分解と糖新生を刺激する。

身体は比較的少量のグリコーゲンしか貯蔵できず，よって，1回の食事は貯蔵可能限度に大きな影響を与える。例えば24時間絶食，もしくは低炭水化物，正常カロリー（等カロリー）食は，貯蔵グリコーゲンを大きく減少させる。対照的に，高炭水化物，等カロリー食を何日か維持すると，身体の炭水化物貯蔵量が通常のバランスの良い食事の約2倍多くなる。身体のグリコーゲン貯蔵最大限度量の平均は，体重1kgあたり約15g，これは体重70kgの男性で1050g，一般的な体重56kgの女性で840gに相当する。

推奨される炭水化物摂取量

図1-7に，いくつかの食品の炭水化物量を示した。炭水化物を多く含む食品には，シリアル，クッキー，キャンディ，パン，ケーキがある。炭水化物のパーセンテージは，水分量を含めて食品の総重量から求められるので，果物や野菜はそれほど豊富な炭水化物源ではないようである。しかし，これらの食品を乾燥させたものは，ほとんど純粋な炭水化物である。このことから，この"乾燥"食品は，ハイキングや長い旅などの運動中の補給用食品として携行するにあたって，軽くて理想的である。図の下の部分はさまざまな食品群における炭水化物量を示す。

世界的な基準からすると，炭水化物は最も一般的なカロリー源である。例えば，アフリカにおいては総カロリー摂取量の80%近くが炭水化物由来であり，カリブ海の国々でも65%に達している。典型的な米国人の食事においても炭水化物が40〜50%を占めている。デスクワーク中心の体重70kgの人では，約300gの1日炭水化物摂取がカロリーに転換されている。一般的な身体活動（肉体労働）に従事している人は1日の総カロリーの60%（400〜600g）の炭水化物を摂取すべきで，しかもそれは主に精白していない，繊維が豊富な果物，穀類，野菜で摂取すべきである。この炭水化物の量的補充は身体活動レベルを上昇させるための原動力として摂取される。激しい運動中では，炭水化物摂取はエネルギー収支に基づく摂取総カロリーの70%まで増加させるべきである。

食事中の栄養価の高い炭水化物源は果物，穀類，野菜であるが，多くの人はそれらの食物を摂取していない。事実，米国人が摂取する炭水化物の約50%は単純糖質からであり，主にスクロース，フルクトースが多く入ったコーンシロップ（酵素反応で商業的にフルクトース構造を強調したコーンスターチでできている）からである。単純糖質の摂取は年間，グラニュー糖にして約32kgに相当し（1日あたり小さじ18杯分），

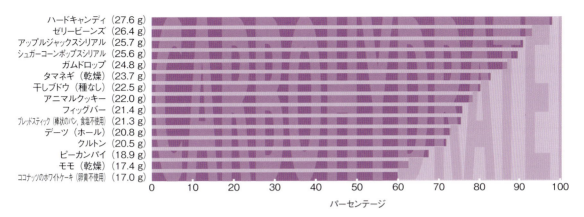

図1-7 食物のタイプにより分類された一般的な食物の炭水化物のパーセンテージ。挿入されたグラフはパーセントで表示されているオンス(28.3 g)あたりの炭水化物のg数。

コーンシロップにして約23 kgに相当する。100年前には，年間の単純糖質の摂取量は，平均して1人あたりわずか1.8 kgしかなかった。

過剰な発酵性炭水化物（特にスクロース）の摂取は虫歯の原因となっている。しかし食事からの糖，糖尿病，肥満，冠状動脈・心疾患（心臓発作）への寄与についてはいまだ論争の域を出ていない（次項参照）。スクロースの代替品であるフルクトースは，グラ

ニュー糖の80%程度甘くなっているが，カロリーは低い。加えて，フルクトースは膵臓のインスリン分泌を刺激しない。このように，フルクトースの摂取は血糖と血中インスリン濃度の安定を助ける。第8章で，運動前のフルクトース補充についてさらに言及している。

▼食事中の炭水化物についての いくらかの混乱

典型的な食事における高いグリセミック負荷（炭水化物量とグリセミックインデックスを組み合わせた指標〈第8章参照〉）の，肥満，2型糖尿病，脂質異常，冠動脈疾患のリスクに与える悪影響が，特にデスクワークを中心にしている人について懸念されている[25,69,70,81,90,104,111,113,120]。より速く吸収されるように加工された炭水化物（これらはグリセミックインデックスが高い）の過剰で頻繁な摂取は，特に体脂肪が過剰な人に代謝プロフィールの変化と疾病リスクの増加をもたらす。例えば，高炭水化物・低脂質食を摂取すると脂質分解は減少して脂質合成は増加するが，その程度はやせている人より太っている人のほうが大きい[73]。6年以上にわたって行った女性の食事パターンの経過観察では，デンプンを含む食事（ジャガイモ，低繊維，精米された米，パスタ，精白パン，ノンカロリーのソフトドリンクとともに）を摂取している女性は，これらの食品の摂取を少なくし，繊維を多く含んだ全粒小麦，シリアル，果物，野菜を多く摂取した女性と比べて糖尿病に罹患する割合が2.5倍であることを示した[97]。糖尿病になった被検者は，最も一般的で米国で1600万人以上の人が苦しんでいる2型糖尿病を発症した。2型糖尿病における高血糖状態は，(a)末梢組織におけるインスリンの効果の減少（**インスリン抵抗性**），(b)血糖を調節するための膵臓によるインスリン合成不全（**相対的インスリン欠乏**），(c) a，b両方の要因が重なり合った結果起こる。

食事により誘発されるインスリン抵抗性/高インスリン血症に先立って，**メタボリックシンドローム**の徴候が現れる。メタボリックシンドロームは，表1-4に示す基準が3つもしくはそれ以上該当すると定義される[10,85,101]。基本的にこのシンドロームは4つの因子が同時に出現する。

1．グルコースとインスリンの代謝の障害
2．過体重と腹部脂肪蓄積
3．軽度の血清脂質の異常
4．高血圧

これらの人は，心臓血管疾患，糖尿病，そしてあらゆる原因による死亡のリスクが高くなることが示された[61]。米国における年齢調整別メタボリックシンドローム有病率は25％，あるいは約4700万人の男女であると見積もられた[36]。パーセンテージは20～29歳の6.7％から，60～69歳の43.5％に増加した。有病率は，メキシコ系米国人とアフリカ系米国人で特に高い。

すべての炭水化物が生理的に同じとは限らない

炭水化物源の消化率が異なることから，おそらく炭水化物摂取と糖尿病の関連を説明できるだろう。低繊維の加工されたデンプン（および単純糖質）は，すばやく消化され，比較的速く血中に取り込まれる（グリセミックインデックスが高い）。これに対して，ゆっくり放出される高繊維の精白されていない複合糖質は，血糖の上昇を最小限にする。精白，加工されたデンプンの摂取による血糖の急激な上昇は，インスリン需要を増加させ，膵臓によるインスリンの過剰産生を刺激し，その結果，高インスリン血症が著明になり，血漿トリアシルグリセロール濃度を増加させ，脂質合成を増加させる。このような食品の長期間の摂取は，最終的に身体のインスリンに対する感受性を低下させる（インスリン抵抗性）。これにより，血糖レベルをコントロールするためにさらに大量のインスリンの産生が必要となる。2型糖尿病は，膵臓が血糖を調節するのに十分なインスリンを産生できなくなった結果生じる。対照的に，繊維を豊富に含むグリセミックインデックスの低い炭水化物食は，食後の血糖とインスリン反応を低めに保つ傾向があり，血中脂質プロフィールの改善，インスリン感受性の増加をもたらす[40,79,83,92,114]。

血糖値の上昇は酸化によるダメージと炎症を促進し，血圧を上昇させ，血栓形成を刺激し，血流を低下させるため，グリセミックインデックスの高い食事の恒常的な摂取は，循環器疾患のリスクを増加させる。外因性インスリンを必要としている1型糖尿病患者の低血糖食の摂取は，血糖コントロール，HDLコレステ

表1-4　メタボリックシンドロームの臨床診断基準

リスク因子	診断の値
・腹部肥満[a]	
（腹囲）[b]	
男性	>102 cm
女性	>88 cm
・トリアシルグリセロール	≧150 mg/dL
・HDL コレステロール	
男性	<40 mg/dL
女性	<50 mg/dL
・血圧	≧130/≧85 mmHg
・空腹時血糖	≧110 mg/dL

[a]過体重と肥満はインスリン抵抗性とメタボリックシンドロームを伴っている。しかし，BMIの高値より，腹部肥満のほうが代謝性のリスク因子とより高い相関がある。したがって，単なる腹囲の測定がメタボリックシンドロームの体重の要因を特定するのに推奨される
[b]腹囲が境界域ある男性では（例えば，94～102 cm），多くの代謝リスク因子をもっている。このような患者ではインスリン抵抗性の遺伝的な関与が大きく，腹囲が診断基準を満たす人と同様に，生活習慣を変えることが推奨される

ロール濃度，血清レプチン濃度，安静時エネルギー摂取量，任意の食事摂取，窒素出納に対してより有利な生理的適用を生じる[2,15]。

肥満に対する役割？

人口の約25％が，速く吸収される炭水化物の摂取によって過度のインスリンを産生している。このような食事をずっと摂取し続ければ，これらのインスリン抵抗性集団は肥満のリスクを増加させる。インスリンの異常な量が，(a) 細胞内へのグルコース取り込みの促進，(b) 肝臓におけるグルコースから脂肪組織内に体脂肪として貯蔵されることになるトリアシルグリセロールへの変換を促進するために体重増加が起こる[38]。

グリセミックインデックスの高い炭水化物の摂取による血糖の急激な増加に反応してのインスリンの急上昇は，血糖をしばしば異常に減少させる。この**リバウンド低血糖**は，過食を起こさせる空腹シグナルを発する。この低血糖による高血糖という繰り返しのシナリオは，かなり強力なインスリン抵抗性とその結果生じる糖負荷によるインスリンの急激な上昇を示している座りがちな生活をしている肥満の人に深刻な影響を及ぼす。身体をよく動かす人に関して，継続的，軽度〜中等度の運動は以下に示す3つの効果をもたらす。

1．体重コントロールに有意な影響を及ぼす。
2．血漿由来脂肪酸の酸化を刺激し，これが肝臓における脂肪酸の利用を減少させ，血漿におけるLDLコレステロールとトリアシルグリセロールの濃度の増加を鈍らせる。
3．インスリン感受性を改善し，このことがグルコース摂取に対するインスリン要求量を減少させる。

2型糖尿病と肥満のリスクを減少させるために，さらに吸収が遅く，精白されていない複合糖質食品を摂取することは，血糖の急速な変動を生じない，ゆっくりと放出される型の炭水化物をとるということである。米，パスタ，パンが炭水化物源であるのなら，それらは，精白されていない玄米，全粒パスタ，全粒パンを選ぶべきである。同様な食事内容の改善は，激しい身体トレーニングや持久力の必要な競技を行う人にも利益をもたらす。彼らの1日の食事における炭水化物摂取量は800 gくらいにすべきである（8〜10 g/kg体重。第7章参照）。

身体における炭水化物の役割

炭水化物は，エネルギー代謝と運動パフォーマンスに関係する4つの重要な働きをもつ。

▼エネルギー源

炭水化物は主としてエネルギー燃料として，特に高い強度の運動時にその役割を果たしている。血中グルコースと肝臓や筋のグリコーゲン分解に由来するエネルギーは，最終的に筋の収縮要素やその他多くの"静的な"生物活動における動力源となる。

炭水化物は激しい運動や厳しいトレーニング下で，脂肪やタンパク質に比べて劇的な消費と枯渇を示す。運動をよくする人では，適切な日々の炭水化物摂取は身体の比較的制限されているグリコーゲン貯蔵を維持する。対照的に，細胞が貯蔵できるグリコーゲン容量の限度を超えると，余剰の食事性炭水化物カロリーは脂肪に変換されて貯蔵される。

▼代謝に影響を及ぼし，タンパク質を節約する

炭水化物の供給は，代謝混合物のエネルギーへの異化に影響を与える。表1-5は，40時間絶食もしくは7日間の飢餓でエネルギー摂取を減少させることによる影響を，血漿グルコースと脂肪分解構成物で示している。ほとんど2日の絶食後，血糖は35％減少したが，さらに延長した絶食の期間中，さらなる低下はみられなかった。同時に，循環している脂肪酸とケトン（不完全な脂肪分解の副産物であるアセト酢酸，β-ヒドロキシ酪酸）レベルは急速に増加し，7日間の絶食ののち，血漿ケトンは劇的に上昇した。

適切な炭水化物の摂取は，組織タンパク質を貯蔵する。通常，タンパク質は組織維持，修復，成長において，もしくはそれほどではなくても栄養学的エネルギー源として重要な役割を果たしている。貯蔵グリコーゲンは，(a) 飢餓，(b) エネルギー摂取減少もしくは低炭水化物食，(c) 激しい運動の際にすぐに枯渇

表1-5 40時間の絶食およびそれに続く7日間の飢餓時の血液中のグルコース，脂肪酸，ケトン体濃度

栄養素 (mmol/L)	正常	40時間絶食	7日間の飢餓
グルコース	5.5	3.6	3.5
脂肪酸	0.3	1.15	1.19
ケトン体	0.01	2.9	4.5

Bender DA. Introduction to nutrition and metabolism. London: UCL Press, 1993. より改変

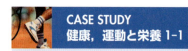

CASE STUDY
健康, 運動と栄養 1-1

糖尿病, 2003年の実態

　米国では毎年, 少なくとも100万人が糖尿病, 主に2型糖尿病と診断され, 増え続けている。この個人の健康とスポーツ栄養学の項では, 個人というよりは集団に適応される一般的な特徴について記す。どのようにして米国の1820万人の成人や小児が, 身体が十分にインスリンを産生できない（インスリン産生不全), あるいは適切に利用できない（インスリン抵抗性）ことにより糖を代謝できない糖尿病に侵されているかの統計をまとめている。慢性的に血糖が高くなると, 以下のような医学的な合併症が生じる。

1. **心臓病**：糖尿病による死亡の最も多い原因である。成人糖尿病患者の心臓死の頻度は, 非糖尿病患者の2～4倍多くなる。
2. **脳卒中**：糖尿病患者は非糖尿病患者に比べて2～4倍, 脳卒中のリスクが高くなる。
3. **高血圧**：成人糖尿病患者の約73％が, 140/90 mmHg以上の高血圧であるか, 高血圧をコントロールするために薬剤を服用している。
4. **失明**：糖尿病は20～74歳において生じる失明の, 最も多い原因である。糖尿病性網膜症で, 毎年12,000～24,000人が新たに失明している。
5. **腎臓病**：糖尿病は治療中の末期腎臓病の最も多い原因で, 新規に発症するものの43％を占める。2000年には41,046人の糖尿病患者が末期腎症の治療を受け始めており, 129,183人が透析や腎移植を受けている。
6. **神経症**：60～70％の糖尿病患者が, 軽いものから重度のものを含めた神経系の障害をもっている。これは足や手の感覚障害や痛みを生じ, 食物の消化を遅くし, 手根管症候群やその他の神経障害を起こす。重度の糖尿病性神経症は下肢切断の重要な原因となる。
7. **切断**：米国では, 外傷によらない下肢の切断の60％以上が糖尿病により起こる。1997～1999年に, 約82,000件の下肢切断が行われている。
8. **歯の病変**：歯周病は非糖尿病患者より糖尿病患者においてよくみられる。若い糖尿病患者では2倍この病気に罹患しやすい。約1/3の糖尿病患者が, 歯周ポケットが5 mm以上の重度の歯周病に罹患している。
9. **妊娠合併症**：妊娠前および妊娠初期のコントロールが不良となる糖尿病では, 妊娠の5～10％で先天性の大きな障害の, 15～20％で自然流産の原因となる。妊娠中期, 後期のコントロール不良は母体や子に危険をもたらす巨大児の出産の原因となる。
10. **その他の合併症**：コントロールできていない糖尿病ではしばしば代謝のバランスが崩れ, 生命に危険を及ぼす糖尿病性ケトアシドーシスや高浸透圧（非ケトン性）昏睡を起こす。糖尿病の患者は他の多くの病気に罹患しやすい（例えば, 肺炎やインフルエンザ）。いったん罹患すると, 糖尿病患者は, 非糖尿病患者に比べて予後が悪い。

糖尿病の統計学

- 糖尿病は, 米国では死亡原因の6位である。
- 米国では1300万人の人が糖尿病と診断されていると推定されるが, さらに520万人は糖尿病を有しているものの, 診断されずにいる。
- 糖尿病は20～74歳における, 新たな失明の最も多い原因である。
- 20歳以上でIndian Health Serviceを受けているネイティブアメリカンとアラスカ先住民の14.9％が糖尿病である。平均して, ネイティブアメリカンとアラスカ先住民は, 同じ年齢の白人の非ラテン系米国人に比べて2.3倍糖尿病にかかりやすい。
- 20歳以上の黒人の非ラテン系米国人の1.4％が糖尿病である。平均して, 黒人の非ラテン系米国人は同じ年齢の白人の非ラテン系米国人に比べて1.6倍糖尿病にかかりやすい。
- 20歳以上の白人の非ラテン系米国人の8.4％が糖尿病である。
- 20歳以上のラテン系米国人の8.2％が糖尿病である。平均して, ラテン系米国人は同じ年齢の白人の非ラテン系の米国人に比べて1.5倍糖尿病にかかりやすい。
- 20歳以上のハワイの先住民と日系およびフィリピン系のハワイ住民は, ハワイ在住の白人の2倍糖尿病にかかりやすい。
- 糖尿病が原因で直接および間接的に医療にかかった2002年の出費は1320億ドルと推定されている。直接医療に要した費用だけでも918億ドルで, 232億ドルが糖尿病の管理, 246億ドルが慢性の糖尿病による合併症に, さらに441億ドルが糖尿病による他の一般の病気発症の管理のためにかかっている。
- 体重を5～7％減らすことにより, また週におよそ150分, 中等度の強度の運動を行うことにより, 各個人は糖尿病を発症するリスクを50～70％低減することができる。
- 1人あたりの1年間の医療費は, 糖尿病患者で13,243ドル, 非糖尿病患者で2560ドルである。糖尿病の人とそうでない人の年齢, 性, 人種/民族で補正すると, 糖尿病患者では非糖尿病患者に比べて医療費が2.4倍多くかかる。

する。貯蔵グリコーゲンと血漿グルコースレベルの減少は，タンパク質（アミノ酸），脂肪（トリアシルグリセロール）の一部分であるグリセロール分子からの糖新生の引き金となる。この糖新生による変換は，貯蔵グリコーゲンの枯渇に伴い炭水化物利用を増大する（血漿グルコースレベルの維持）という代謝的選択をもたらす。しかし代償として，身体のタンパク質区分，特に筋タンパク質が損傷を受ける。極端な場合には，糖新生は除脂肪組織を減らし，タンパク質分解によって生じる窒素を含んだ副産物を排泄しなければならない腎臓に溶質負荷を与える。

▼代謝の引き金/ケトーシスの予防

炭水化物異化代謝の構成物質は，脂質異化代謝の"引き金"となる基質としての役割を果たしている。不十分な炭水化物代謝，例えば細胞内へのグルコース輸送の制限（糖尿病におけるインスリン合成もしくはインスリン感受性の極度の低下時のように），もしくは不適切な食事，特にかなりの低炭水化物食，もしくは長時間の運動は酸化よりも脂肪動員をより多く引き起こす。このことは，不完全な脂肪分解と**ケトン体**と呼ばれるアセトン様副産物（主にアセト酢酸とヒドロキシ酪酸）の蓄積をもたらす。過剰なケトン形成は体液の酸性度を増加させ，アシドーシスあるいは脂肪分解に関しては**ケトーシス**と呼ばれる有害な状態になる。第5章で，脂質異化の引き金となる炭水化物についての議論をさらに行う。

▼中枢神経系の燃料

中枢神経系は，適切に機能するために炭水化物が必要である。通常の条件下あるいは数日間の絶食においても，脳は燃料としてほぼ例外なく血糖に頼っている。糖尿病のコントロールが悪い場合，飢餓もしくは低炭水化物摂取下では，脳は約8日後，代替燃料として比較的大量の脂肪（ケトン体として）を代謝することによって適応する。適応は慢性的な低炭水化物-高脂質食下で骨格筋でも起こり，運動中に脂質利用が増加する。このことは筋グリコーゲンを節約することとなる[63,80]。

肝臓における糖新生は，主として安静時もしくは運動時の正常血糖レベルを維持し，常に 100 mg/dL（5.5 mM）である。長時間にわたる激しい運動で肝グリコーゲンは枯渇し，活動筋は利用できる血糖を消費し続けるため，血糖は最終的に正常値を下回る。血液中の糖の低下あるいは**低血糖**の徴候には，脱力感，空腹，めまいがある。血糖の減少は，最終的には運動能力を低下させる。このことは部分的ではあるが，長時間の運動に関連した"中枢性の"疲労を説明できる。継続的で重篤な低血糖（例えば，外因性インスリンの大量投与による）は，意識喪失の引き金となり，脳へ不可逆的な損傷を与える。血糖は通常2つの主な理由，すなわち，グルコースの重要な役割である(a) 神経組織代謝，(b) 赤血球のエネルギー燃料として，狭い範囲内で調節されている。

まとめ

1. 原子はすべての物質の基礎をなし，食物栄養素や生物学的活性物質の構成に主要な役割を果たしている。
2. 炭素，水素，酸素そして窒素は，身体のほとんどの生物学的活性物質の構成単位である。炭素と酸素と水素の特異的な結合が，炭水化物と脂質を形成する。タンパク質は，炭素，酸素，水素，窒素，ミネラルの結合によって形成されている。
3. 単純な糖質は3〜7個の炭素原子鎖，それに水素と酸素が2：1の割合で結合し成り立っている。グルコースは最も一般的な単糖で，6個の炭素鎖を含む（$C_6H_{12}O_6$）。
4. 炭水化物は4種類存在している。すなわち，単糖類（グルコースやフルクトースのような糖），二糖類（スクロースやラクトース，マルトースのような2つの単糖が結合したもの），オリゴ糖（3〜9個のグルコース残基），多糖類である。多糖類には10あるいはそれ以上の単糖で形成されるデンプンや植物性の繊維，動物における長いグルコースポリマーのグリコーゲンが含まれている。
5. グリコーゲン分解はグリコーゲンをグルコースに再変換するが，糖新生はアミノ酸の炭素骨格から優先的にグルコースを合成する。
6. デンプンの基本構造は2つで，(a) アミロース（長く連なった単糖から成り立っている）と，(b) アミロペクチン（高度に分岐した単糖の連結から成り立つ）である。デンプンを含む食品の"消化率"は，1つまたはもう1つのデンプン構造の優位性に依存している。
7. 繊維は非デンプンの植物由来の多糖類で，ヒトの消化酵素では分解されない。専門的には栄養素ではないが，水溶性・不溶性食物繊維は胃腸機能に健康面での好影響を与え，心臓血管疾患のリスクを減少させる。
8. 心臓病と肥満の予防は，食後の小腸における栄養素吸収を遅くさせることによってインスリン分泌を有意に減少させるという，食物繊維の調節性役割と関係しているようである。
9. 米国人は通常，総カロリーの40〜50%を炭水化物として摂取している。集団内において一般的にみられる，甘味料（単糖）というかたちでの多量の糖の摂取は，グルコース-インスリン調節，循環器疾患，肥満に有害な影響を与える可能性がある。
10. 運動をよくする男女は，1日の総カロリーの約60%を炭水化物，特に精白されていない複合形態で摂取すべきである（400〜600 g）。激しい運動や長時間の運動の際には，炭水化物摂取は総カロリーの70%，もしくは8〜10 g/kg体重に増加すべきである。

11. 高いグリセミックインデックスを示す炭水化物の過度かつ頻繁な摂取は，代謝プロフィールを変化させ，メタボリックシンドロームである肥満，インスリン抵抗性，グルコース不耐性，異常脂質血症，高血圧のリスクを増加させる。
12. 炭水化物は肝臓と筋に限られた量貯蔵されており，(a) 主要エネルギー源，(b) エネルギーのためのタンパク質分解を節約する，(c) 脂質の代謝を開始するための引き金，(d) 中枢神経に燃料を与えるなどの機能を果たしている。
13. 炭水化物が不足した食事は，筋と肝臓のグリコーゲンを急速に枯渇させる。このことはかなり激しい無酸素運動，長時間の有酸素運動能力に多大な影響を与える。

脂質

脂質の性質

脂質（lipid。ギリシャ語の *lipos* に由来し，脂肪を意味する）は，油，脂肪，蠟および関連する化合物などさまざまなものが含まれる化合物のグループに対する一般用語である。室温で油は液体であるのに対し，脂肪は固体である。脂質分子は炭水化物の分子と同じ構成要素をもつが，原子間の結合様式は著しく異なっており，特に水素と酸素の比率では，脂質は炭水化物をはるかに上回る。例えば，よく知られている脂質であるステアリンの化学式は $C_{57}H_{110}O_6$ で，HとOの比は 18.3：1 であるのに対し，炭水化物ではこの比率は 2：1 である。食事から摂取する脂質のおよそ 98% はトリアシルグリセロール（下記参照）へと分解されるが，体内中の総脂肪の約 90% は皮下組織の脂肪組織に貯蔵されている。

脂質の種類と供給源

植物や動物は長い炭化水素の中に脂質を含んでいる。脂質は通常ぬるぬるした手触りで水に対して不溶性を示すが，エーテル，クロロホルム，ベンゼンといった有機溶媒には可溶である。従来の分類に従えば，脂質は主たる3つのグループ，つまり**単純脂質**，**複合脂質**，**誘導脂質**のどれかにあてはまる。脂質の一般的な分類および各項目にあてはまる典型例を**表 1-6** に示す。

▼ 単純脂質

単純脂質は"中性脂肪"とも呼ばれ，主に**トリアシルグリセロール**からなり，体内に最も豊富に存在する脂質である。トリアシルグリセロールは脂肪細胞における脂肪の主要な貯蔵形態の構成要素となっており，この分子は2種類の異なる原子集団からなる。1つの集団は**グリセロール**で，これは炭素を3つもつアルコール分子からなるが，水に対して高い溶解性をもつため，それ自体は脂質としての性質を有しない。グリセロール分子には**脂肪酸**と名づけられた炭素の鎖状原子集団が通常，奇数鎖において3個結合している。脂肪酸の鎖は炭化水素の直鎖が少ないもので4炭素原子もしくは多ければ20炭素原子以上からなるが，多くは16または18炭素鎖長である。

グリセロールと脂肪酸が結合してトリアシルグリセロール分子ができる際（**縮合**）に，水が3分子生成される。逆に加水分解で**リパーゼ**の働きにより脂肪分子がその構成要素に分解されるときには，水3分子が脂肪分子の開裂部位に添加される。図 1-8 に，**飽和**および**不飽和の脂肪酸分子**の基本構造を示す。脂質を含む食物のすべてに違った組成の飽和もしくは不飽和脂肪酸が混合して含まれている。脂肪酸は有機酸（COOH）分子が化学構造の一部を形成していることからその名がつけられた。

表 1-6 脂質の一般的分類

脂質のタイプ	例
I. 単純脂質	
中性脂肪	トリアシルグリセロール（トリグリセリド）
蠟	蜜蠟
II. 複合脂質	
ホスホリピッド	レシチン，セファリン，リポシトール
糖脂質	セレブロシド，ガングリオシド
リポタンパク質	カイロミクロン，超低比重リポタンパク質（VLDL），低比重リポタンパク質（LDL），高比重リポタンパク質（HDL）
III. 脂質由来物質	
脂肪酸	パルミチン酸，オレイン酸，ステアリン酸，リノール酸
ステロイド	コレステロール，エルゴステロール，コルチゾール，胆汁酸，ビタミンD，エストロゲン，プロゲステロン，アンドロゲン
炭化水素	テルペン類

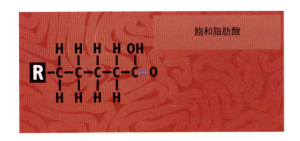

図 1-8 飽和脂肪酸と不飽和脂肪酸の構造上の主たる違いは，炭素鎖間に二重結合があるかないかである．R はトリアシルグリセロール分子のグリセロール部分を表している．

飽和脂肪酸

　飽和脂肪酸は炭素原子間に単結合のみを含んでおり，残りの炭素の結合手は水素と結合している．脂肪酸分子が飽和されているといわれるのは，炭素が化学的に可能なすべての水素原子と結合しているからである．

　飽和脂肪酸は主に牛肉（52％ が飽和脂肪酸），羊肉，豚肉，鶏肉，および卵黄のような動物性食品中や，クリーム，ミルク，バター（62％ が飽和脂肪酸），チーズなどの乳脂肪にも含まれている．ココナッツやパーム油（これは短鎖脂肪酸であるため室温では液体である），植物性のショートニングや硬化マーガリンは植物性由来の飽和脂肪酸の供給源であり，それらは市販されているケーキ，パイ，クッキーの中に多量に含まれる．

不飽和脂肪酸

　主炭素鎖中に 1 個以上の二重結合を含む脂肪酸は，不飽和脂肪酸に分類される．この場合，炭素鎖中の各々の二重結合は水素との結合可能部位を減少させるので，この分子は水素に対して不飽和であるといわれる．**一価不飽和脂肪酸**は主要炭素鎖に二重結合が 1 個含まれる．例として，キャノーラ油，オリーブ油（77％ が不飽和脂肪酸），ピーナッツ油，およびアーモンドやペカン，アボカドなどに含まれる油があげられる．**多価不飽和脂肪酸**は主要炭素鎖に 2 個ないしそれ以上の二重結合が含まれており，ベニバナ油，ヒマワリ油，ダイズ油，およびコーン油がその例である．

　植物性由来の脂肪酸は一般的に不飽和であり，室温で液状である場合が多い．鎖が長く（鎖上により多くの炭素を含む），より飽和度の高い脂肪酸からなる脂質は室温にて固体であるが，鎖が短く，より不飽和度の高い脂肪酸からなる脂質は軟度が高い．液状で存在する不飽和脂肪酸は油と呼ばれている．不飽和の油は化学的な**水素添加**によって半固形体に変えられる．この過程では炭素鎖中の炭素原子に多くの水素が添加され，不飽和脂肪酸中の二重結合を単結合に変えてその数が減じられる．炭素に水素を添加することにより融解温度が上昇するため，このようにして水素添加された油は飽和脂肪に似た性質を呈する．最も一般的な水素添加脂肪は代替ラードやマーガリンである．

バター対マーガリン：トランス脂肪酸の健康へのリスク

　バターとマーガリンをカロリー面で比較することは難しく，むしろ両者の脂肪酸の割合で判断するほうがよい．バターは約 62％ の飽和脂肪酸（これは LDL コレステロールを飛躍的に上昇させる）を含むのに対し，マーガリンでは 20％ にすぎない．製造過程でマーガリンや不飽和のコーン油，ダイズ油，ヒマワリ油などの植物性ショートニングは部分的に水素添加を受ける．これによりもとの多価不飽和油の化学構造が再構成される．脂質は硬いまま（飽和状態）だが，バターほどには硬くない．マーガリンでは再構成された炭素鎖上の水素原子の一部が二重結合の反対側に移動して炭素原子を離し（トランス位），自然体におけるシス位から**トランス型の不飽和脂肪酸**を形成する．トランス脂肪酸はほとんどの不飽和脂肪酸と構造が似ているが，炭素鎖の反対位にある水素により物理的性質はむしろ飽和脂肪酸に近い．トランス不飽和脂肪酸を 7％ しか含まないバター脂肪に比べて，マーガリンには 17～25％ ほど含まれる．揚げ物には 3.6 g くらいまで，ドーナツやパウンドケーキには 4.3 g くらいまでのトランス不飽和脂肪酸が含まれる（液体植物油は通常トランス脂肪酸を含まないが，日もちをよくするために添加されることがある）．マーガリンは植物油からなるためコレステロールを含まないが，一方バターは酪農産物由来のため小さじ 1 杯あたり 11～15 mg のコレステロールを含む．トランス脂肪酸は典型的な米国の食事から得られる脂肪の約 5～10％ を占める．食品のパッケージにはトランス脂肪酸と表記する義務はないが，"水素添加脂肪" もしくは "部分的水素添加脂肪" と表記されていることがあり，これはトランス不飽和脂肪酸が含まれることを意味している．

　近年におけるマーガリン対バターの論議は，血清脂質や脂質タンパク質への悪影響を通したトランス脂肪

酸の健康への有害な影響面に集中している[8,9,49,77]。マーガリンを多く含む食事や市販の焼き菓子，および水素添加した（硬くした）植物油でじっくり揚げられた食品などは，飽和脂肪酸を多く含む食事と同程度までLDLコレステロール濃度を上昇させる。飽和脂肪酸とは異なり，水素添加された油は有益なHDLコレステロール濃度を低下させる。トランス脂肪酸はさらに血中トリアシルグリセロール値を上げ，動脈壁の弾力性をも低下させる。

食事のトランス脂肪酸は，米国において30,000人の心臓死の原因となる[117]。加えて，84,204人もの健康な中年女性を対象とした研究では，トランス脂肪酸の多い食事はインスリン抵抗性を促進させることが示されており，2型糖尿病のリスクを高めることとなる[98]。特にトランス脂肪酸の組織レベルが高い女性は，これが低い女性に比べて乳がんのリスクが40%増している。

2002年9月，マクドナルドの何千にも上る世界中の系列店は，フライ類に用いる油をより健康的なものに変え，トランス脂肪酸含有量を半減し，また飽和脂肪酸を16%削減させることを高らかに宣言したが，一方で総脂肪量には変化がなく，カロリーレベルも変化していなかった。会社はこの決定を，調理用油からトランス脂肪酸を除去するという目標に向かっての"主要な段階"であると位置づけている。10年以上もの議論の末，2003年7月9日，FDA（米国食品医薬品局）は，食品加工業者に製品にトランス脂肪酸の量を，栄養量の表示の飽和脂肪酸と別の行に記載するように要求した。この要望書は2006年まで効力をもたない。FDAによると，この規制により"年間9億～18億ドルもの医療費が削減されると見積もられており，製造ロス，病気や飢えも減ると予想されている"。

食事に含まれる脂質

図1-9に，典型的な米国の食事での総脂質含量における各々，食品グループのおよその割合を示す。野菜類は通常，1日の脂質摂取量の約34%を占め，残り66%は動物性由来である。

一般の米国人は総カロリーの約15%を飽和脂肪のかたちで摂取している。米国の食事はタラフマラ・インディアンの食事とは対照的に，単純糖質でない精製されていない炭水化物が豊富で，飽和脂肪の含有量が総カロリーの2%にすぎない。飽和脂肪酸の摂取と冠動脈疾患のリスクとの関係から，栄養学者や医療従事者は飽和脂肪酸の一部とすべてのトランス脂肪酸を一価不飽和脂肪酸と多価不飽和脂肪酸に置き換えるように推奨している。両タイプの不飽和脂肪酸を摂取している場合，冠動脈疾患のリスクが通常レベル以下に下がる。行政の健康指針では，個人の摂取総エネルギー

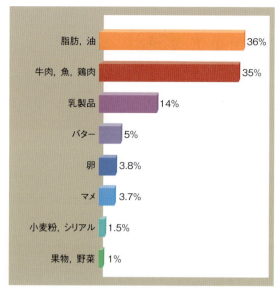

図1-9　典型的な米国人の食事における主な食品源の脂質含量。

のうち，飽和脂肪酸の摂取は10%ほどに抑え（平均的な若い成人男性で1日250 kcalもしくは25～30 g），総脂質摂取量は30%以下に抑えるべきであると推奨されている。

魚油（および魚）は健康によい　グリーンランドのエスキモーを対象とした健康調査によると，彼らは魚やアザラシ，クジラから大量の脂質を摂取するにもかかわらず，冠動脈疾患の発症率は低いことから，主要な2つの長鎖多価不飽和脂肪酸が健康にさまざまな効果を与える可能性があることが示された。これらの油はエイコサペンタエン酸（EPA）およびドコサヘキサエン酸（DHA）であり，これらの脂肪酸は**オメガ-3**ファミリーに属する（n-3ともいわれ，分子のn末端から二重結合の3炭素が存在することにより判別される）。これらは主に甲殻類，ニシン，サケ，イワシ，アミキリ，サバ，および海の哺乳類から抽出される油に含まれている。植物由来のα-リノレン酸や他のオメガ-3油，およびEPAやDHAの前駆物質は，暗緑色葉野菜やアマニ油，麻油，キャノーラ油，ダイズ油およびクルミ油に含まれている。

定期的な（週に2回）魚や魚油の摂取は，その人の脂質構成（特に細胞膜トリアシルグリセロール）[60,99,105]，すべての心臓病リスク（特に心室細動や突然死）[3,28,50,52,65]，炎症性疾患のリスク[22]，（喫煙者には）慢性閉塞性肺疾患を引き起こすリスク[100]に対して良い影響を与える。シカゴにあるWesten Electric Companyの従業員を対象とした長期間にわたる調査では，1週間に約200 g以上の魚を食べた男性は，ほとんど食べなかった男性に比べて心臓発作の発症率が42%も減少した点が着目されている[26]。この通常の適切な

魚の摂取による効果は，心臓病のリスクに影響を及ぼす他の多くの要素を考慮しても重要性は高い。オメガ-3 魚油，特に DHA は，精神的障害やアルツハイマー病の治療に有効であることも明らかとなっている。魚や海洋由来の脂肪酸摂取とホルモン関連性のがん（乳がんや前立腺がん）との関連性は，いまだ解明されていない[110]。

魚と，セレンや種々の天然抗酸化物質，魚油に含まれないタンパク質を加えることで，いくつかのメカニズムによって心臓病による死亡を防いでいると説明される。魚油は動脈壁への血栓形成を妨げる抗血栓症の因子としても働くといわれている。これはまたアテローム性動脈硬化性のプラークの進行を防ぎ，脈圧と血管抵抗を減弱させ（動脈の弾力性を上昇させる），内皮から発生する一酸化窒素によって心筋の灌流を促進させるよう働きかける役割ももつといわれている[22,86]。細胞のトリアシルグリセロールレベルが心臓病リスクに強く反映されていることから，魚油によるトリアシルグリセロール量の低下は予防に効果がある[31]。しかし一方で，アテローム性の LDL コレステロールの上昇が，魚油によるトリアシルグリセロール量の低下の効果に相乗することもある[1,42]。中程度の高コレステロール血症の男性がカプセルにて 1 日 12 g の魚油を摂取し，これを 12 週間続けたところ，トリアシルグリセロールが 37％，総コレステロールが 11.5％減少したが，有害な LDL コレステロールは 8.5％上昇した。魚油錠剤に 900 mg のニンニクをつけ合わせると，魚油の LDL コレステロールに対するマイナス効果は克服された[1]。これらの発見に対する健康への関連性は，さらなる研究に期待したい。

魚油の強大な心疾患の予防効果は，おそらく心筋組織への抗不整脈効果に関連している。心室不整脈に対するこの予防効果は，食事由来の n-3 脂肪酸による心筋細胞膜の各々の n-3 脂肪酸組成に与える影響からなる。厳しい生理的ストレス状況下に置かれると（例えば，心筋血流の減少から起こる虚血など），細胞膜中の n-3 脂肪酸が放出され，周辺の心筋に対して，心停止や突然死を引き起こしうる頻脈の発生と伝搬から防御する。

すべての脂質の適度な摂取

健康と運動能力を追い求めるうえで，調理や直接の消費には主に野菜由来の脂質を用いるよう注意することが必要である。この試みは非常に単純なことであるが，これは飽和・不飽和の総脂肪酸摂取量が糖尿病や心臓病へのリスクを増すためである。そうであるならば，すべての脂質摂取量，特に飽和脂肪酸やトランス脂肪酸を多く含む脂質の摂取を減らすべきである。高脂肪の食事と，卵巣がん，結腸がん，子宮内膜性がんおよび他のがんとの関連性

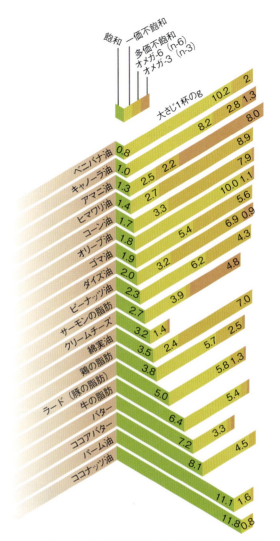

図 1-10 食事のさまざまな脂質供給源における飽和脂肪酸，一価不飽和脂肪酸，および多価不飽和脂肪酸の含量。

についても関心が寄せられている。食事の脂質含量を減らすことは，体重コントロールにも関係している。種々の代謝経路でのエネルギー要求は効率よくできており，特に食事で摂取した脂質からの余分なカロリーを体内で脂肪に蓄積するよう働く[102]。結果的に体内脂肪の激増は，同等カロリーの炭水化物よりも高脂肪の食事によって起こるのである。

図 1-10 に食事のさまざまな脂質供給源における飽和脂肪酸，一価不飽和脂肪酸，および多価不飽和脂肪酸の含量を示す。すべての脂肪は各脂肪酸タイプの混合であるが，中には異なる脂肪酸が優位を占めている脂質も存在する。食物においては，α-リノレン酸は主要なオメガ-3 脂肪酸，リノレン酸はオメガ-6 脂肪酸，またオレイン酸は主要なオメガ-9 脂肪酸である。これらの脂肪酸は生体構造の成分となり，免疫機能や視力にも重要な役割を果たし，また形質膜の形状維持およ

びエイコサノイドと呼ばれるホルモン類似物質の産生に働く。

　オメガ-3およびオメガ-6の多価不飽和脂肪酸は食事からしか得られない（熱帯産物を除き，ほとんどの植物油に豊富に含まれる）。体内で合成することができないこれらのような脂肪酸は，**必須脂肪酸**と呼ばれる。摂取総エネルギーのうち，約1～2％はリノレン酸から得なければならない。これは1日2500 kcal 摂取する場合，植物油を小さじ1杯とることに相当し，マヨネーズ，調理用油やサラダドレッシング，すべての穀物類，野菜，および他の食品で十分補える量である。脂肪を多く含む魚（サケやマグロ，イワシなど），もしくはキャノーラ油，ダイズ油，ベニバナ油，ヒマワリ油，ゴマ油およびアマニ油は，α-リノレン酸やこれに関連するオメガ-3脂肪酸，EPAやDHAの最良の供給源である。

▼複合脂質

　複合脂質は他の化学物質と結合したトリアシルグリセロール分子からなり，体内の総脂肪量の約10％を占める。トリアシルグリセロールの1つである**リン脂質**は，リン酸グループと窒素塩基に結合した1個以上の脂肪酸からなる。これらの脂質はすべての細胞中で合成されるが，その大部分は肝臓が担っている。形質膜の二分子層に存在するリン脂質のうち，リン酸部分は水を引きつけ（親水性），一方脂質部分は水をはじく（疎水性）。このようなリン脂質の水と脂質の関係が，細胞膜の流動モデルに関わっている。またリン脂質は細胞の構造を保ち，血液凝固に重要な役割を果たすのみならず，神経線維周辺の絶縁鞘の構造保持にも関与している。**レシチン**は食物供給源（レバー，卵黄，胚芽麦，ナッツおよびダイズなど）に最も多くみられるリン脂質で，脂肪酸やコレステロールの運搬および利用に機能する。体内で必要量が合成されるため，レシチンは必須栄養素にはあてはまらない。

　他の複合脂質としては，**糖脂質**（炭化水素や窒素と結合した脂肪酸）および水溶性の**リポタンパク質**（タンパク質にトリアシルグリセロールまたはリン脂質が結合したもので，主に肝臓で合成される）がある。リポタンパク質は血中において脂質を転送する主要な経

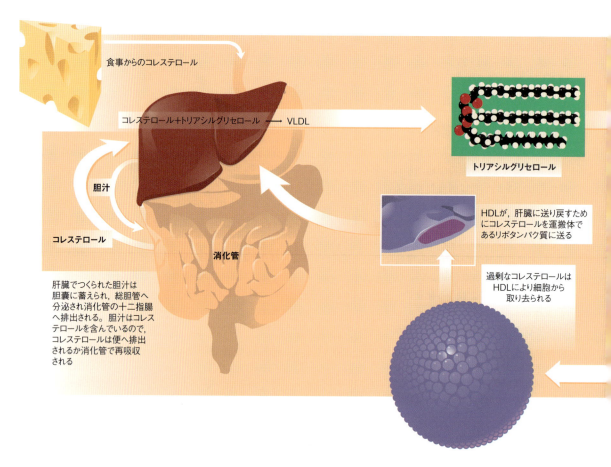

図 1-11　食事中のコレステロールとリポタンパク質の相互作用と小腸，肝臓および末梢組織間の運搬。

路を担っている。血中の脂質がタンパク質と結合していなければ，脂質はまるで攪拌されていない新鮮なミルクに浮かぶクリームのように，表面に浮いてしまうことだろう。

高および低比重リポタンパク質コレステロール

図1-11に食事由来のコレステロールとリポタンパク質の一般的な動態を，小腸や肝臓および周辺組織間の輸送を含めて示す。リポタンパク質はその沈降密度によって4つのタイプに分けられる。**カイロミクロン**は乳化した脂肪滴（長鎖トリアシルグリセロールやリン脂質，遊離脂肪酸を含んでいる）が腸から放出されてリンパ管に入ったときに合成される。通常の状況下では，肝臓はカイロミクロンを代謝して貯蔵のため脂肪組織中に送る。カイロミクロンは脂肪に溶けているビタミンA，D，EおよびKの輸送も担う。

肝臓や小腸は**高比重リポタンパク質（HDL）**を産生する。HDLは他のリポタンパク質に比べて最もタンパク質の割合が高く（約50%），総脂質とコレステロールの割合が最も低い（それぞれ約20%）。**超低比重リポタンパク質（VLDL）**の分解によって**低比重リポタンパク質（LDL）**がつくられる。VLDLは肝臓で脂肪，炭化水素，アルコールやコレステロールから合成され，脂質の割合が最も高く（95%），このうち60%はトリアシルグリセロールからなる。VLDLは筋や脂肪組織にトリアシルグリセロールを輸送する。リポタンパク質リパーゼの活性化に伴い，より高密度のLDLがつくられ，これはさらに脂質を多く含む。LDLおよびVLDLは最も多く脂質を含み，タンパク質の含量は最も少ない。

"悪玉"コレステロール リポタンパク質のうち，LDLは血中総コレステロールの60～80%を運搬しており，このため動脈壁の細胞に対する親和性は最も高い。LDLは動脈組織にコレステロールを運搬する一方で，平滑筋細胞の増殖に関与したり，動脈を狭めたり，損傷を与えたりするなどの好ましくない変化も起こす。定期的な有酸素運動，内臓脂肪の蓄積，食事における三大栄養素の構成，これらすべてが血中LDL濃度に影響している。

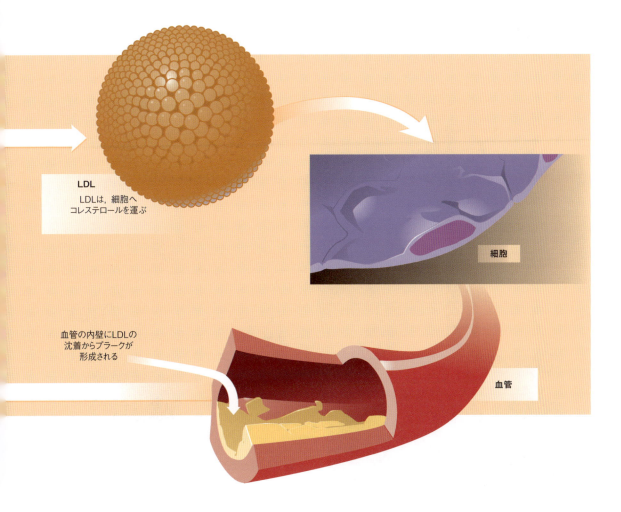

CASE STUDY
健康，運動と栄養 1-2

成人の高脂血症

下記のデータは，58歳で5年間定期健康診断を受けなかった管理職のJ. M. 氏から得られたものである。この男性には体重増加がみられ，健康状態を心配している。

治療歴

J. M. 氏には慢性的な疾患や大きな病気での入院歴はない。彼は治療や食事療法などを受けておらず，アレルギーもみられない。

家族歴

J. M. 氏の父親は61歳のとき心臓発作で亡くなっており，彼の弟は3度のバイパス手術を受けていて，さらに叔父は2型糖尿病に罹患している。彼の母親は青年期はほとんど運動せずに肥満となり，血中コレステロール値およびトリアシルグリセロールレベルは高い。

社会的履歴

J. M. 氏は，高校以来肥満である。昨年役職に就き，食生活が変化して（外食がより増加して），1年間で約7kg体重が増加している。J. M. 氏は食事を改善したいと考えているが，その方法がみつからない。彼は普段1日2食の生活で，そのうち少なくとも1回は外食，また合間に何度か軽食をとっている。1日を通して3～5杯のコーヒーを飲み，毎晩2，3杯ほど酒を飲んでいる。また1日1箱タバコを吸い，仕事と家庭（10代の子どもを2人もつ）でストレスを受けている。今のスケジュールでは，J. M. 氏には運動したりレジャーで活動的に過ごしたりする時間はほとんどないといってよい。

身体測定・人体計測・検査データ

- 血圧：135/90
- 身長：182.9 cm
- 体重：97.1 kg
- BMI：29.0
- 腹囲：104 cm
- 検査データ
  - 随時総コレステロール値：267 mg/dL
  - HDL-C：34 mg/dL
  - LDL-C：141 mg/dL
  - 血糖：124 mg/dL
- 24時間の食事摂取量
  - カロリー：3001 kcal
  - タンパク質：110 g（総カロリーの14.7%）
  - 脂質：121 g（総カロリーの36.3%）
  - 炭水化物：368 g（総カロリーの49%）
  - 飽和脂肪酸：総カロリーの18%
  - 一価不飽和脂肪酸（MUFA）：総カロリーの7%
  - コレステロール：390 mg
  - 繊維質：10 g
  - 葉酸：200 μg
- 総合的な印象：メタボリックシンドロームに陥った肥満男性

症例問題

1．J. M. 氏の総合的な健康状態を検証せよ。
2．他にどのような計測が必要か。
3．彼の履歴，診察所見，検査所見に基づいて，血中のコレステロールの状態を説明せよ。
4．J. M. 氏の適切な食事改善について提案せよ。
5．J. M. 氏の最良の食事療法への取り組みを作成せよ。
6．J. M. 氏の血中脂質組成を改善するにはどのような具体策が必要か。

解答

1．現在のデータに基づくと，彼は高コレステロール血症（高コレステロール，低HDL-C，高LDL-C）であり，おそらく糖尿病予備軍（高血糖）で冠動脈疾患を引き起こす可能性が高い（高コレステロール，高血糖，高拡張期圧，高BMI，心臓病の家族歴と平均以上の腹囲による）。National Cholesterol Education Pro-

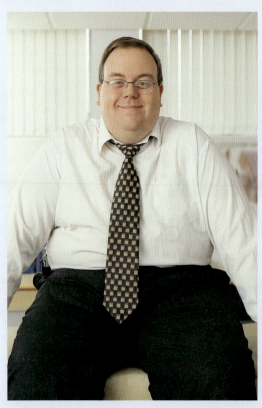

gram（国立コレステロール教育プログラム，NCEP）によると，成人は皆少なくとも5年に1回はコレステロール値とHDLコレステロール値を測定することが推奨されている。コレステロール値が240 mg/dLを超えるときは，空腹時の血中脂質組成を測らなければならない。

2．空腹時の血中脂質組成により，本人の基準コレステロールレベルおよびリスク因子の数が確定される。空腹時の血液サンプルからは総トリアシルグリセロールレベルも測定する必要がある。また，J. M. 氏の家族の心臓病歴を考慮して，さらに血漿ホモシステイン，リポタンパク質レベルも測定すべきであろう。空腹時血糖値は，耐糖能異常あるいは2型糖尿病の可能性を除外できる。以下は12時間絶食後の血液プロフィールを示している。

 a．総コレステロール：266 mg/dL（理想的な値は＜200 mg/dL）
 b．HDL-C：31 mg/dL（理想的な値は＞40 mg/dL）
 c．LDL-C：150 mg/dL（理想的な値は＜130 mg/dL）
 d．トリアシルグリセロール：341 mg/dL（理想的な値は＜150 mg/dL）
 e．グルコース：110 mg/dL（理想的な値は＜100 mg/dL）
 f．ホモシステイン：8 μmol/L（理想的な値は＜12 μmol/L）
 g．リポプロテイン（a）：11 mg/dL（理想的な値は＜20 mg/dL）

3．J. M. 氏は脂質異常症を"合併"している。というのも，総トリアシルグリセロールおよびLDL-Cレベルともに彼の年齢での標準値を上回っているためである。これはしばしば"家族性高脂血症"ともいわれる。このような家族病の場合，診断は，(a) 一親等での合併高脂血症，(b) 高トリアシルグリセロールおよび高LDL-C濃度に基づいて行われる。家族性高脂血症は脂質障害の典型例で，100人に1人の米国人が該当している。

4．J. M. 氏の食事は提唱されているガイドライン内に収まっておらず，以下の点で提唱レベルを超えている。総脂肪摂取量が（総kcalの％で示すと）30％を超過，飽和脂肪酸が総カロリーの10％未満と定められた値を超過，コレステロールが300 mg/dLと定められた値を超過，そして繊維質は30 g/dL以上とるよう定められた値を満たしていない。1日の摂取カロリー3100 kcalはエネルギー消費量を上回っており，体重増加に拍車をかけている。J. M. 氏は少なくとも500 kcalは減らし，適切な運動療法で同じくらいのカロリーを消費させて継続的に体重を減少させる必要がある。

5．J. M. 氏には，総コレステロール，LDL-C，およびトリアシルグリセロールレベルを低下させること，またHDL-Cレベルを上昇させて体重を減少させることが提唱される。これらの目標達成のためには，J. M. 氏は国立心臓肺血管機構（National Heart, Lung and Blood Institute）の示すガイドラインにそって，以下の表に記載されている血中脂質組成に近づけていく必要がある。このガイドラインを具体例で示すと次のようになる。(a) 一価不飽和脂肪酸（総カロリーの15％まで）はオリーブ油，ピーナッツ，アボカド，ベニバナ油やヒマワリ油，カシューナッツから十分に摂取すること，(b) 果物や野菜を1日3～5切れ摂取すること，(c) 全粒穀物，マメおよびその他のマメ科植物を1日7～8カップ摂取すること，(d) 無脂肪もしくは低脂肪の乳製品，鶏肉（皮なし），魚，赤身の肉のみ，1日170 gまでの摂取とすること。繊維質の摂取は1日30 gにまで増やし，これは果物，全粒穀物，および野菜の摂取を増やすことで達成させるようにする。

コレステロール教育プログラムが推奨する食事

総脂肪	総カロリーの30％未満
飽和脂肪酸	総カロリーの8～10％
多価不飽和脂肪酸	総カロリーの10％まで
一価不飽和脂肪酸	総カロリーの15％まで
コレステロール	1日300 mgまで
炭水化物	総カロリーの50～60％
タンパク質	総カロリーの10～20％
カロリー	理想体重を目指し，維持する

6．食事療法（表参照）や適切な運動プログラムの開始（散歩，サイクリング，45～60分の軽度なスイミングといった有酸素運動）などの生活スタイルを修正する十分な試みがなされてはじめて，薬物療法を考慮すべきである。しかもこれは生活スタイルの適正化をはかるうえで，代用されるべきではなく，むしろ補助的に行われるべきである。J. M. 氏は運動プログラム実行に先立って，運動ストレステストを含む医学的なチェックをクリアしなければならない。

 J. M. 氏にみられるリスク要因は，肥満，高脂肪食，座りがちな生活，喫煙，および過度な飲酒である。食事改善と運動プログラムに平行して，彼は禁煙プログラムと飲酒制限を行わなければならない。生活スタイルの改善に見合うよう進めていく必要がある。

"善玉"コレステロール　LDLと対照的に，HDLには心臓病を防ぐ働きがある。HDLはコレステロールを逆輸送する掃除屋として働き，動脈からコレステロールを取り除く。その後コレステロールを肝臓に送って胆汁に入れ込み，腸管系を通して排泄する。

冠動脈硬化症のリスクでは，LDLおよびHDLコレステロールの各総量やある特殊な割合（例：HDL÷総コレステロール）および分画は総コレステロール値だけでみるよりもより意味のある指標となる[55,87]。定期的な有酸素運動や禁煙はHDLを飛躍的に増加させ，LDLを減少させる。また，LDL/HDLの比率を適切な値に修正していく[59,66,106,119]。

▼ 誘導脂質

誘導脂質は単純脂質と複合脂質から合成される。炭化水素鎖をもつ中性脂肪やリン脂質とは異なり，誘導脂質は環状炭化水素をもつ。**コレステロールは最もよく知られた誘導脂質で，動物組織中にのみ存在する。** コレステロールのもつ化学構造は，すべての体内ステロイドを合成する際の骨格となる（例：胆汁塩，ビタミンD，性ホルモン，副腎皮質ホルモンなど）。コレステロールは脂肪酸を含まないが，脂質にみられる物理的および化学的性質も示す。

コレステロールはすべての細胞の形質膜に広く存在しており，それは食物から摂取されたり（**外因性コレステロール**），細胞中で合成される（**内因性コレステロール**）。たとえコレステロールを含まない食事をとったとしても，内因性コレステロールの合成率は1日あたり0.5〜2.0gの間で変化する。特に食事中の飽和脂肪が高いときは，より多くのコレステロールが肝臓にて合成される[29,30,41]。肝臓はコレステロール合成の約70％を占めるが，動脈壁や腸を含めた他の組織においてもこの誘導脂肪は合成される。その合成率は生体の必要量に応じて決まるので，食事からのコレステロール摂取量が著しく減少したとしても，妊婦や新生児を除いてはほとんど有害な影響はないであろう。

コレステロールの機能

コレステロールは形質膜の形成やビタミンD合成の前駆物質となり，性ホルモンであるエストロゲン，アンドロゲン，プロゲステロン，さらに副腎ホルモンの合成など多くの複雑な生体機能にとって必要なものである。コレステロールはまた，消化過程において脂肪を乳化する胆汁の合成に深く関わっており，胎児の成長過程で組織や器官，身体の構造を形づくるうえで重要な役割を担っている。

表1-7に，肉から乳製品まで，一般的な食品中の当量あたりのコレステロール含有量を示す。コレステロールを特に豊富に含む供給源は卵黄であり，赤身の肉や内臓（肝臓，腎臓，脳など），さらに甲殻類，特に

表1-7　一般的な食品中のコレステロール含量

食品	量	コレステロール	食品	量	コレステロール
肉			卵・乳製品		
脳（鍋で揚げたもの）	85g	1696	卵のサラダ	1カップ	629
レバー（鶏）	85g	537	カスタード（焼いたもの）	1カップ	213
キャビア	85g	497	卵の黄身	大1コ	211
レバー（牛，揚げたもの）	85g	410	ソフトクリーム（バニラ）	1カップ	153
スペアリブ（調理ずみ）	170g	198	エッグノッグ（卵，牛乳，酒などを混ぜた飲料）	1カップ	149
小エビ（ゆでたもの）	85g	166	脂肪の多いアイスクリーム	1カップ	88
低脂肪のマグロ	1缶	93	ピザ（チーズ）	1枚	47
鶏胸肉（揚げたもの，皮なし）	85g	91	牛乳（全乳）	1カップ	34
カレイの薫製	85g	86	カッテージチーズ	1カップ	34
ラムチョップ（焼いたもの）	1	84	チェダーチーズ	1オンス	30
アワビ（揚げたもの）	85g	80	低脂肪乳（2％）	1カップ	18
ハンバーガーのパティ	85g	75	チョコレートシェイク	1カップ	13
コーンビーフ	85g	73	バター	1かけ	11
低脂肪の鶏肉あるいは七面鳥	85g	70	カッテージチーズ（低脂肪1％）	1カップ	10
ロブスター（調理ずみ）	85g	61	ヨーグルト（果物とともに，低脂肪）	1カップ	10
二枚貝	85g	57	バターミルク（>1％）	1カップ	9
タコス（牛肉）	1	57	脱脂粉乳	1カップ	5
メカジキ（焼いたもの）	85g	50	マヨネーズ	大さじ1杯	5
スライスしたベーコン	3切れ	36			
ホットドッグ	1	29			
ホットドッグ（牛）	1	27			
ポテトフライ（マクドナルド）	レギュラーサイズ	13			

小エビ，また乳製品（アイスクリーム，クリームチーズ，バター，および全乳）などにも多く含まれている。植物由来の食物にはコレステロールは全く含まれない。

コレステロールと心臓病

　血漿中のコレステロールやコレステロールを多く含むLDL分子が高水準に存在することで，きわめて強力に冠動脈疾患を予知することができる。これは他の要因，つまり喫煙や運動不足，肥満，高血圧の放置などに伴って現れることが多い。血漿中のコレステロールと冠動脈疾患との間には連続的な関係が存在する。よってコレステロールを下げることは，心臓病の予防につながるのである[51,57,103]。心臓病の患者が熱心な薬物療法や食事療法で血中総コレステロールおよびLDLコレステロールの値をともに低下させることにより，6カ月以内に冠動脈の流れは改善される（つまり日常での心筋の虚血は解消される）。例えば，スタチンと呼ばれる薬品はコレステロールを60 mg/dL下げる）[7]。動物実験により，コレステロールや脂肪の濃度が高い食事は"感受性のある"動物の血漿コレステロールを高め，ついには中程度もしくは大きな動脈の内面にプラークと呼ばれるコレステロールを多く含む沈着物を形成するという特徴をもった退行性変化を引き起こす。この変化過程はアテローム性動脈硬化と呼ばれ，これらの血管の狭窄と，最終的には閉塞を引き起こす。ヒトにおいては，食事からのコレステロールは総コレステロールに対するLDLコレステロールを高め，逆にコレステロールのリスク形成に働くこととなる[116]。加えて，一般的には脂肪やコレステロールの摂取を減らすことは血漿コレステロールを低下させる効果があるが，残念ながら大部分の人にとって，この効果はわずかである。また，一価もしくは多価不飽和脂肪酸の食事からの摂取の増加は，血中コレステロールを減らす[96]。

　健康ではあるが血漿コレステロール値が高い約4000人の中年男性を，7〜10年にわたって管理下において行われた研究では，血中コレステロールと心臓病の，原因と結果の関係を示している[67,68]。コレステロール値を下げることは心臓発作のリスクを減らし，心臓発作が発症したときの生存率を上げることにつながる。冠動脈疾患のリスク改善はコレステロールの低下と1：2の関係で密接につながっている。1%のコレステロール低下はリスクを2%低下させる。これらの知見は他の医学的療法に相伴って[32,116]，高コレステロール食の削減や運動の増加，体重コントロールなどの療法を通して血漿中の脂質を減少させる良い方法を表している。表1-8に総コレステロールとLDLおよびHDL区画の指標を示す。

表1-8　LDL, HDLおよび総コレステロールの分類基準

LDLコレステロール	分類
<100	適正
100〜129	ほぼ適正あるいは適正レベルより少し上
130〜159	境界高値
160〜189	高い
≧190	非常に高い
総コレステロール	分類
<200	理想値
200〜239	境界高値
≧240	高い
HDLコレステロール	分類
<40	低い
≧60	高い

Expert on Panel Detection, Evaluation, and Treatment of High Blood Cholesterol in Adults. Executive summary of the third report of the National Cholesterol Education Program (NCEP) Expert Panel on Detection. Evaluation, And Treatment of High Blood Cholesterol in Adults (Adult Treatment Panel III), JAMA 2001；285：2486. より

推奨される脂質摂取量

　身体活動が活発な人に対する脂質の摂取推奨量は，一般の人にもあてはまる。米国では，食事に含まれる脂質は総摂取カロリーの約36%に上る。今まで社会全体や健常者に対する適切な脂質摂取基準量は明確に示されていなかった。しかしほとんどの健康機関（米国心臓協会〈AHA〉．www.heart.org/HEARTORG/）は，脂質摂取量は総エネルギーの30%を超えてはならないと提唱し，消費量を抑えることで（米国がん協会は20%を推奨している．www.cancer.org/）健康に非常に有益となるとしている[64,94]。総脂質摂取量のうち，不飽和脂肪酸が少なくとも70%，できれば80%を占め，このうち多価不飽和脂肪酸と一価不飽和脂肪酸は等量であることが望ましい。近年の食事指針（脂質からのエネルギー摂取は30%以下，飽和脂肪酸は10%未満，1日のコレステロール摂取量は300 mg未満）に従えば，典型的な米国の食事からの脂質摂取に比べて，細胞の総コレステロールレベルおよびLDLコレステロールレベルは約5%下がる[48]。冠動脈疾患の患者では，食事の脂肪摂取をさらに徹底して10%のレベルまで減らすことで，治療的な改善とともに，より明らかなコレステロール減少効果を生み出す[89]。

　表1-9には，同じ2000 kcalでも総脂質量の割合が異なる3食分のメニューを示す。食事プランAは典型的な北米の食事で，脂質は総カロリーの38%を占める。プランBは脂質が総カロリーの29%で，これはほとんどの健康機関が推奨する値である。プランCは

表 1-9　3 種類の異なった 1 日の食事プラン，各々は 2000 kcal であるが，総脂質の割合が異なっている

プラン A.　38% 脂肪食

朝食
　アップルパイ　1 個
　オレンジジュース　1/2 カップ
　牛乳（全乳）　1 カップ

昼食
　全粒粉入りパン　2 枚
　七面鳥の胸肉　57 g
　スイスチーズ　28 g
　マヨネーズ　小さじ 1 杯
　バナナ　小 1 個
　ポテトチップ　小さい袋 1 つ（15 枚）

間食
　バニラアイスクリーム　1/2 カップ

夕食
　T ボーンステーキ　113 g
　ベイクドポテト　大 1 個
　ゆでたブロッコリー　1 と 1/2 カップ
　ロールパン　1 個
　マーガリン　小さじ 1 杯
　サワークリーム　大さじ 2 杯
　新鮮なイチゴ　1 と 1/4 カップ

間食
　ブドウ　15 個
　チョコレートチップクッキー　2 個

　　総カロリー：1990
　　総脂肪 84 g：カロリーの 38% が脂肪
　　飽和脂肪酸：10% 未満

プラン B.　29% 脂肪食

朝食
　ベーグル　1 個
　クリームチーズ　大さじ 1 杯
　オレンジジュース　1/2 カップ
　牛乳（1%）　1 カップ

昼食
　全粒粉入りパン　2 枚
　七面鳥の胸肉　　57 g
　マヨネーズ　小さじ 1 杯
　バナナ　小 1 個
　レタスサラダと 2 カップの新鮮な野菜（ブロッコリー，カリフラワー，ニンジン，キュウリ，トマト）
　低カロリードレッシング　大さじ 3 杯

間食
　低脂肪ヨーグルト　1 カップ
　モモ　1 個
　ポップコーン　6 カップ

夕食
　サーロイン　113 g（焼いたもの）
　ベイクドポテト　大 1 個
　ゆでたブロッコリー　1 と 1/2 カップ
　ロールパン　1 個
　低カロリーマーガリン　小さじ 1 杯
　サワークリーム　大さじ 2 杯
　新鮮なイチゴ　1 と 1/4 カップ

間食
　ブドウ　30 個

　　総カロリー：1971
　　総脂肪 63 g：カロリーの 29% が脂肪
　　飽和脂肪酸：7%

プラン C.　10% 脂肪食

朝食
　干しブドウの入ったフスマのシリアル　1/2 カップ
　ベーグル　1 個
　クリームチーズ　大さじ 1 杯
　オレンジジュース　1/2 カップ
　脱脂乳　1 カップ
　グレープフルーツ　1/2 個

昼食
　全粒粉入りパン　2 枚
　七面鳥の胸肉　57 g
　マヨネーズ　小さじ 1 杯
　バナナ　小 1 個
　レタスサラダと 2 カップの新鮮な野菜（ブロッコリー，カリフラワー，ニンジン，キュウリ，トマト）
　低脂肪ドレッシング　大さじ 3 杯

間食
　無脂肪ヨーグルト　1 カップ
　モモ　1 個
　ポップコーン　6 カップ

夕食
　ベイクドポテト　大 1 個
　ゆでたブロッコリー　1 と 1/2 カップ
　ロールパン　1 個
　マーガリン　小さじ 1 杯
　新鮮なイチゴ　1 と 1/4 カップ
　脱脂乳　1 カップ

間食
　ブドウ　30 個
　脱脂乳　1 カップ

　　総カロリー：1990
　　総脂肪 21 g：カロリーの 10% が脂肪
　　飽和脂肪酸：3% 未満

脂質が 10% にまで抑えられたもので，健康の視点からは望ましい値であるが，日々の消費エネルギーの多い活動的な人には実行することは難しいプランである。

▼多価不飽和脂肪酸：飽和脂肪酸の比率

表 1-10 に飽和脂肪酸が多い，もしくは少ない食品，および多価不飽和脂肪酸と一価不飽和脂肪酸が多く含まれる食品の例，さらにその多価不飽和脂肪酸：飽和脂肪酸の比（P/S 比）を示す。P/S 比は少なくとも 1：1 に保ち，できれば 2：1 となることが望ましい。食事調査に基づくと，米国における P/S 比は 0.43〜1.0 にとどまっている。P/S 比にはいくつかの限界があり，脂質摂取の指針として率先して用いられるべきではない。例えばこの比は，食事の飽和脂肪酸に置き換えら

表1-10 飽和脂肪酸，一価不飽和脂肪酸，多価不飽和脂肪酸の多いおよび少ない食品の例と一般の脂肪と油の飽和脂肪酸に対する多価不飽和脂肪酸の割合（P/S）

飽和脂肪酸が多い	%		ピーナッツ油	48
ココナッツ油	91		カシューナッツ（薫製）	42
パーム核油	82		ピーナッツバター	39
バター	68		ボロニアソーセージ	39
クリームチーズ	57		牛肉（調理したもの）	33
ココナッツ	56		子羊（焼いたもの）	32
オランデースソース（卵黄，バターなどの）	54		子牛（焼いたもの）	26
パーム油	51		**多価不飽和脂肪酸が多い**	**%**
牛乳とクリームを混ぜた飲み物	45		サフラワー油	77
チーズ（米国産の軟らかいプロセスチーズ）	43		ヒマワリ油	72
チーズ（モッツァレラ）	41		コーン油	58
アイスクリーム（バニラ）	38		クルミ油	51
チーズケーキ	32		ヒマワリの種子	47
チョコレートアーモンドバー	29		マーガリン（コーン油）	45
飽和脂肪酸が少ない	**%**		キャノーラ油	32
ポップコーン	0		ゴマ油	31
ハードキャンディ	0		カボチャの種子	31
ヨーグルト（無脂肪）	2		豆腐	27
クラッカージャック	3		ラード	11
脱脂乳	4		バター	6
クッキー（フィグバー）	4		ココナッツ油	2
グラハムクッキー	5		**P/S比，脂肪と油**	
鶏胸肉（オーブンで焼いたもの）	6		ココナッツ油	0.2/1.0
ホットケーキ	8		パーム油	0.2/1.0
カッテージチーズ（1%）	8		バター	0.1/1.0
チョコレートミルク（1%）	9		オリーブ油	0.6/1.0
ビーフジャーキー	9		ラード	0.3/1.0
チョコレートミント	10		キャノーラ油	5.3/1.0
一価不飽和脂肪酸が多い	**%**		ピーナッツ油	1.9/1.0
オリーブ（黒）	80		ダイズ油	2.5/1.0
オリーブ油	75		ゴマ油	3.0/1.0
アーモンド油	70		マーガリン（100%コーン油）	2.5/1.0
キャノーラ油	61		綿実油	2.0/1.0
アーモンド（乾燥）	52		マヨネーズ	3.7/1.0
アボカド	51		サフラワー油	13.3/1.0

Science and Education Administration, Home and Garden Bulletin 72, Nutritive value of foods. Washington, DC: US Government Printing Office, 1985, 1986; Agricultural Research Service, United States Depatment of Agriculture, Nutritive value of American foods in common units. Agricultural Handbook no. 456. Washington, DC, US Government Printing Office, 1975. より

れた場合の一価不飽和脂肪酸のコレステロールを下げる能力を加味していない。にもかかわらず，P/S比は食品の脂肪酸割合を示す有用な情報として消費者に提供されており，食物源には脂肪酸タイプが列挙されている。

▼飽和脂肪酸：一価不飽和脂肪酸：多価不飽和脂肪酸

AHAでは健康的な食生活へ少し異なる試みを取り入れている。以前のガイドラインでは脂質の摂取は総カロリーの30%以下に抑え，脂質カロリーの割合は，飽和脂肪酸：一価不飽和脂肪酸：多価不飽和脂肪酸で10:10:10となるよう推奨されている。食物に含まれる脂肪源の割合の特定が困難なため，AHAでは今，米国人に高脂肪食のかわりに果物や野菜，穀物や無脂肪もしくは低脂肪の乳製品，魚や鶏肉，および赤身の肉をとるよう呼びかけている[58]。AHAのガイドラインには，新たに体重コントロールに重点を置き，オメガ-3脂肪酸を多く含む魚を週2回摂取することが盛り込まれている。

AHAは1日あたりのコレステロール摂取量が300 mgを超えないよう推奨している。これは卵黄1個に相当し，平均的な米国人男性のコレステロール摂取量の約1/2にあたるもので，1000 kcalの食事につき100 mgに抑えるよう求めている。コレステロールの摂取を150〜200 mgにまで抑えれば，より望ましい効果が期待される。食事から得る主なコレステロールの供給源は，飽和脂肪酸の多い同じ動物性食物源を含んでい

る。これらの食品の摂取を控えることは，合成されたコレステロールの取り込みを減らすだけでなく，内因性コレステロール合成を促進させる飽和脂肪酸の取り込みを減らすので重要ある。

身体における脂質の役割

体内に存在する脂質の4つの重要な役割を以下に示す。

1．エネルギーの貯蔵庫
2．生体内器官の保護
3．保温効果
4．脂肪に溶解しているビタミン類の運搬および空腹抑制

▼エネルギーの供給源と貯蔵

脂肪は理想的な細胞の燃料である。というのも，脂肪分子は単位重量あたり多量のエネルギーを有し，運搬や貯蔵が容易でエネルギーに変換しやすいためである。健康状態の良い人の睡眠中では，脂肪がエネルギー要求量の80～90%を満たす。1gの純脂質は約9 kcal（38 kJ）のエネルギーを含み，それは同量の炭水化物やタンパク質のエネルギー貯蔵能力の2倍以上である。これは脂質がその分子中に多量の水素原子をもっているためである。第4章には，睡眠中や運動中の体内機能に用いるエネルギーが水素原子の酸化によってもたらされることを記している。トリアシルグリセロール分子がグリセロールと3分子の脂肪酸から合成され，水3分子が生成されることを思い出してみよう。逆にグルコースからグリコーゲンがつくられる場合，グリコーゲン1gあたり2.7gの水が蓄えられる。このように，脂肪は比較的水分の少ない濃縮された燃料であるのに対して，グリコーゲンは水分が多く，そのエネルギー含量の割に非常に重い燃料であるといえる。

図1-12に，80 kgの男性における総脂肪量（およびエネルギー値）と体内脂肪の貯蔵場所を示す。体脂肪量は男性では体重の約15%，女性では約25%である。80 kgの一般的な若い成人男性が貯蔵する脂肪分子の潜在的なエネルギーは約110,700 kcal（12,300 gの体脂肪量×9.0 kcal/g）に上る。このエネルギーのほとんどは脂肪組織に，また筋内のトリアシルグリセロールとして，少量は細胞に遊離脂肪酸として存在し，運動に用いることができる。このエネルギー量は，1.6 kmあたり100 kcalのエネルギー量消費として換算すると，ニューヨーク市からウィスコンシン州のマジソン

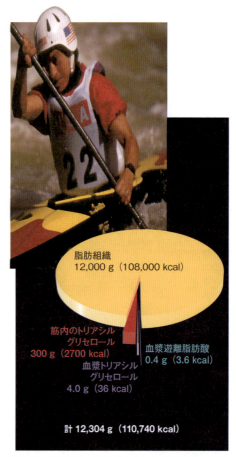

図1-12 体重80 kgの平均的な男性における脂肪エネルギーの分布。

市まで走るくらいの燃料に相当する。これは炭水化物として貯蔵されたわずか2000 kcalほどのエネルギーが32 kmしか走れないこととは対照的である。言い換えると，体内に保存された炭水化物からのエネルギーが1.6時間の高強度のランニングにパワーを供給するのに対し，脂肪は120時間の持続的な運動を可能にする。炭水化物の場合と同様に，脂肪を燃料として使うことで，組織の合成や修復といった重要な機能を担うタンパク質がエネルギー源として用いられるのを"節約"しているのである。

▼保護と断熱

総体脂肪の約4%が，心臓，肝臓，膵臓，脳および脊髄のような器官を外傷から保護する盾としての役割を担っている。皮下に蓄えられた脂肪（皮下脂肪）には断熱材としての働きがあり，これが極端な寒冷曝露に耐える能力を決定づけている[74]。英仏海峡を泳いで渡ったスイマーは冷水中で休んでいる間も体温はわずかしか低下せず，遊泳中にもほとんど体温低下がみられなかった[93]。対照的に，やせていて海峡を渡ること

ができなかったスイマーには，休憩中および遊泳中ともに著しい体温低下がみられた。断熱材としての脂肪層は，おそらく深海に潜ったり，海峡を泳いで渡ったり，また北極の住人のように寒冷な状況で活動する場合を除けばほとんど価値がない。過剰な脂肪は熱ストレス下での体温調節を狂わせるが，とりわけ安静状態より20倍にも体熱生産が高まるような持続的な運動においては明らかである。皮下脂肪の断熱効果によって体内からの熱の放出が遮られることとなる。

アメリカンフットボールの大型のラインマンのような場合，過剰な脂肪はスポーツで起こる日々の危険から身を守るためのクッションの役割をなしていることもある。しかしこの防御的な利点は，過剰な脂肪による"無駄な組織としての負の影響"およびこれがもたらすエネルギー過剰，体温調節，身体活動に与える影響を考慮したうえで評価されなければならない。

▼ビタミンの運搬と空腹抑制

1日あたり約20gの食事由来の脂質は，脂溶性ビタミンであるビタミンA, D, E, Kの保持と運搬の媒体としての役割を担う。食事から極端に脂質摂取を減らすことは，これらのビタミンレベルを低下させ，最終的にはビタミン欠乏症を引き起こすこともある。食事からの脂質は，例えばニンジンやアンズのような非脂質性植物供給源からのビタミンA前駆体の吸収にも働く。脂質は摂取後約3.5時間は胃に滞留するので，食事中の脂質は空腹感を覚える時間を遅らせ，また食後には満腹感を与える。これにより，脂質をいくらか含む食事による減食のほうが，より極端な低脂肪食よりも減量に効果を現す理由が説明できよう。

まとめ

1. 脂質は炭水化物と同様に炭素，水素，および酸素原子を含んでいるが，水素と酸素の比率は炭水化物よりも高い。例えば，ステアリンという脂質の化学式は$C_{57}H_{110}O_6$である。脂質分子は1分子のグリセロールと3分子の脂肪酸からなる。
2. 脂質は植物と動物から合成され，それらは単純脂質（グリセロール＋3脂肪酸），他の化学物質と単純脂質が組み合わされた複合脂質（リン脂質，糖脂質，およびリポタンパク質），コレステロールのように単純脂質と複合脂質から合成される誘導脂質の3種類に分類することができる。
3. 飽和脂肪酸は化学的に可能な限りの水素原子を含んでいることから，その分子は水素に対して飽和しているといわれる。飽和脂肪酸は主に獣肉，卵黄，乳脂，チーズの中に含まれている。飽和脂肪酸の多量摂取は血中コレステロールを上昇させ，冠動脈疾患の進展をまねく。
4. 不飽和脂肪酸は飽和脂肪酸よりも炭素鎖についている水素数が少ないが，そのかわりに炭素原子は二重結合によって結合しているので，水素に対して一価不飽和もしくは多価不飽和であるといわれる。食事での脂肪酸摂取において不飽和脂肪酸の割合を増やすことが心臓病を予防する。
5. 食事由来のトランス脂肪酸により，年間30,000件もの心臓病による死が引き起こされているといわれている。トランス脂肪酸の多量摂取により，2型糖尿病が進行するリスクも増大する。
6. 魚油の強大な心臓保護的効果は，おそらく心筋組織に対する抗不整脈効果に関連するといわれる。血管の不整脈や突然死に対するこの防御は，心筋細胞膜の脂肪酸組成における，食事から得たこれらの脂肪酸の特殊な効果によってもたらされていると考えられている。
7. 血中コレステロール，とりわけLDLを下げることで冠動脈疾患のリスクが飛躍的に低下する。
8. 食事からの脂質摂取は，近年では総エネルギー摂取量の約36%を占めている。食事由来の脂質を30%以下のレベルに下げ，このうち70〜80%は不飽和脂肪酸が占めるよう推奨されている。
9. 脂質は，生体活動の原動力となる潜在的エネルギーを最も多く保持する栄養貯蔵庫である。脂質は生体組織を保護し，寒冷下では断熱し，また脂溶性ビタミンであるA, D, E, およびKの運搬を担っている。

タンパク質

タンパク質の性質

平均的な体格の成人では，10〜12 kgのタンパク質をもっており，それは主に骨格筋内に存在する。構造学的に，炭素，酸素と水素を含んでいるということから，タンパク質（protein，"最も大事な"を意味するギリシャ語に由来）は炭水化物と脂肪に似ている。タンパク質の分子は硫黄，時にはリン，コバルト，鉄なりとともに，およそ16%の窒素を含んでいる。ちょうどグリコーゲンが単純なグルコースが互いに結合してつくられているように，タンパク質の分子は"構築ブロック"である**アミノ酸**が非常に多く複雑に組み合わされてできている。**ペプチド結合**は，アミノ酸を鎖のように多くの形に化学的構造でつないでいる。1つのアミノ酸の側鎖の水素イオンともう1つのアミノ酸のカルボキシル基の端の水酸基と結合する。2つのアミノ酸の結合で**ジペプチド**をつくり，3つのアミノ酸の

結合でトリペプチドをつくる。そして次々と直線的な形で結合し，100個までのアミノ酸の結合はポリペプチドといい，100を超える組み合わせはタンパク質という。甲状腺刺激ホルモンは3つのアミノ酸でつくられ，他方，筋タンパク質のミオシンは4500のアミノ酸からつくられる。1個の細胞は何千もの種類のタンパク質を含んでいる。体内には，全部で50,000の異なるタンパク質が存在する。各タンパク質の生化学的な機能や特徴は，個々のアミノ酸の配列によって変わる。

身体が必要とする20種類のアミノ酸は，一方の端に陽性に荷電されているアミノ基を，他方の端に陰性に荷電された有機酸基をもっている。アミノ基は窒素元子についた2つの水素元子（NH_2）で，他方，有機酸基（専門用語ではカルボキシル基）は1つの炭素元子，2つの酸素元子と1つの水素元子からなる（COOH）。アミノ酸の残りの部分はいろいろと異なった形をとり，アミノ酸の機能基，あるいは側鎖と呼ばれる。この側鎖の特徴的な構造が，アミノ酸の特徴的な性質を決定している。図1-13の上はアミノ酸のアラニンの構造を示している。

20のアミノ酸を組み合わせることにより，無限の数のタンパク質をつくることができる。例えば，単に3個の異なったアミノ酸を組み合わせてタンパク質をつくると，20^3すなわち8000の異なったタンパク質がつくられる。たった6個のアミノ酸の組み合わせにより6400万種のタンパク質ができる（20^6）！

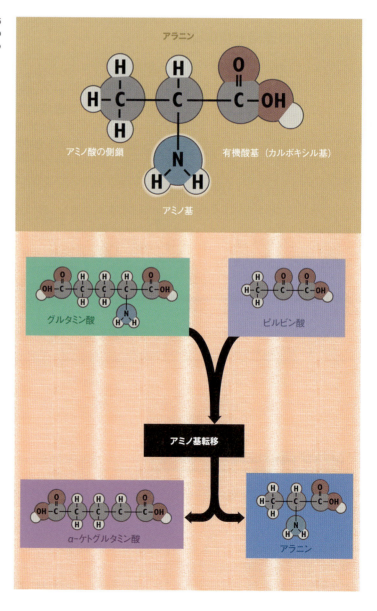

図1-13 上．アミノ酸アラニンの化学的構造である．下．アミノ基が新しいアミノ酸を形成するために供給側のアミノ酸から受け取るアミノ酸に移るときに起こるアミノ基転移反応である．

タンパク質の種類

我々の身体は8個のアミノ酸（子どもおよび一部の成人では9個）を産生することができない。したがって，我々はこれらのアミノ酸がすでに存在する食物を摂取する必要がある。これらの**必須アミノ酸**は，イソロイシン，ロイシン，リシン，メチオニン，フェニルアラニン，スレオニン，トリプトファン，バリンである。体内で，シスチンをメチオニンから，チロシンをフェニルアラニンから合成する。乳児はヒスチジンを合成できず，また，アルギニンを合成する能力が低い。身体は残りの9つの**非必須アミノ酸**をつくることができる。非必須というのは，重要でないとの意味ではない。むしろ，成長と修復の必要に応じて，それらは体内にすでに存在している他の物質から合成されなければならない。

幸いなことに，動物や植物は必須アミノ酸を含んだタンパク質をつくる。植物からのアミノ酸に比べて，健康的にあるいは生理学的に，特に動物からのアミノ酸が有益であるということはない。植物は，土の中の窒素を炭素，酸素，水素とともに合体させアミノ酸を合成する。それに対して，動物はタンパク質を合成する能力をもたない。動物はこれらのタンパク質のほとんどを摂取するだけである。

特定のタンパク質を合成するには，適切なアミノ酸を摂取する必要がある。**完全タンパク質**，あるいは高品質のタンパク質は，窒素出納を維持し，成長や修復を行うために必要なすべての必須アミノ酸が量的に正しい割合でそろっているものから得られる。**不完全タンパク質**，あるいは低品質タンパク質は，1つあるいはそれ以上のアミノ酸を欠いているものである。不完全なタンパク質は結果的にタンパク質栄養不良をもたらす。このことは，食物が十分なエネルギーあるいはタンパク質を量的に十分に含んでいても起こる。

▼タンパク質の供給源

完全タンパク質の供給源には，卵や牛乳，肉，魚，家禽の肉などがある。すべての食事による供給源の中で，卵は必須アミノ酸を適切な割合で配合している。それゆえに，卵は最も質が高いとされ，他の食べ物と比較して100の評価である。表1-11に一般的な食物のタンパク質供給源としてのスコアを示す。現在，動物性の供給源は，食事中のタンパク質の2/3を供給する。ところが，85年前は，植物と動物由来のタンパク質の消費は等しかった。先進国のように，食物中のタンパク質が動物性に依存するようになると，コレステロールや飽和脂肪酸の占める割合が比較的大きくなる。

表1-11　タンパク質の食品源のタンパク質スコア

食品	タンパク質スコア
卵	100
魚	70
赤身肉	69
牛乳	60
玄米	57
白米	56
ダイズ	47
全粒粉	44
ピーナッツ	43
乾燥マメ	34
ジャガイモ	34

食物の**生物価**は，必須アミノ酸供給における完全さを示すものである。高品質タンパク質の食物は動物性のものであるが，野菜（レンズマメ，乾燥したマメ，エンドウマメ，ナッツ，シリアル）は，1つもしくはそれ以上の必須アミノ酸が不完全なものがあり，したがってこれらは比較的低い価となる。動物性タンパク質のコラーゲンは例外である。なぜなら，必須アミノ酸のトリプトファンが欠けるからである。このタンパク質は，動物の結合組織の一部をつくっている。残念ながら，ある製品では，コラーゲンはあらかじめ消化しやすいよう加工された粉状のタンパク質サプリメントに加えられている。表1-12のリストはタンパク質の良い食物供給源のリストである。

▼ベジタリアンのアプローチ

植物性の食物（穀物，果物，そして野菜）を多種類食べることで，それぞれが異なった質と量のアミノ酸を供給して，すべての必須アミノ酸が供給される。穀物やマメ類のタンパク質含有量はすばらしい。しかし，どちらも十分で完全な必須アミノ酸は供給できない。例外的なものとして，よく加工され精製されたダイズタンパク質があり，単離ダイズタンパク質と呼ばれている。それは動物性タンパク質と同等の質をもつ。穀物は必須アミノ酸であるリシンが欠けており，一方マメ類はリシンを含んでいるが，硫黄を含む必須アミノ酸メチオニン（穀類には豊富に含まれている）が欠けている。トルティーヤとマメ，米とマメ，米とレンズマメ，米とエンドウマメ，ピーナッツとパンは多くの文化で主食となっているが，なぜならこれらは植物界におけるすべての必須アミノ酸を含む，**補足的なタンパク質**を供給するからである。

真のベジタリアン，もしくは**完全菜食主義者（ビーガン）**は，2つの供給源，植物由来の食物とサプリメントしか消費しない。身体的に活動的な多くのベジタリアンは，エネルギーと栄養素の摂取が不十分になる

表 1-12　タンパク質供給源として良い食品

食品	サービング	タンパク質（g）
動物		
マグロ	85 g	22
七面鳥（脂肪の少ない部位）	113 g	9
魚	85 g	17
ハンバーガー	113 g	30
卵（全卵）	大 1 コ	6
卵（卵白）	大 1 コ	4
牛肉（赤身）	113 g	24
乳製品		
カッテージチーズ	0.5 カップ	15
ヨーグルト（低脂肪）	227 g	11
チーズ	28 g	8
脱脂乳	227 g	8
植物		
ピーナッツ	28 g	7
ピーナッツバター	大さじ 1 杯	4
パスタ	57 g	7
全粒粉のパン	2 枚	6
ベイクトビーンズ	1 カップ	14
豆腐	99 g	11
アーモンド（乾燥）	12 粒	3
エンドウマメ	0.5 カップ	20
レンズマメ	0.5 カップ	9

危険がある。なぜなら，彼らは食物から肉や乳製品を取り除き，エネルギー，タンパク質，微量栄養素などが比較的低い食物に頼っているからだ。完全菜食主義者は米国で人口の 1％ 以下だが，米国人の 5～7％ は，自分は"ほぼ"ベジタリアンであると考えている。栄養的な多様性は，彼らにとって重要となる。例えば，もし穀物からのタンパク質供給を 60％，レンズマメから 35％，緑色葉野菜から 5％ というタンパク質摂取を勧めれば，完全菜食においてもすべての必須アミノ酸を摂取することができる。70 kg の人が必要量の必須アミノ酸をとるとして，約 56 g のタンパク質を，マメ約 1 と 1/4 カップ，エンドウマメかナッツを 1/4 カップ，全粒粉のパンを 4 枚，野菜を 2 カップ（そのうち 1 カップは緑色葉野菜），そして 2 と 1/2 カップの穀物供給源（玄米，オートミール，クラック，小麦）が必要となる。

ベジタリアンに近いスポーツ選手が増加している

競技スポーツ，あるいはチャンピオンクラスのアスリートで，さまざまな種類の植物から主として栄養を摂取し，時に乳製品や肉製品をとるという人の数が増えている。競技への備えや訓練にどのくらい時間が必要かを考えて，ベジタリアンのアスリートは，サプリメントなしで主に植物供給源により栄養のある食事を計画，選択，準備するうえで困難に直面する。事実，世界人口の 2/3 は主に野菜の多い食事に頼っている。良いバランスのベジタリアン，およびベジタリアンのタイプの食事は，強度の持久性の運動に重要な豊富な炭水化物を供給する。このような食事は，ほとんど，もしくは全くコレステロールを含まず，食物繊維が多く含まれており，果物や野菜由来の抗酸化物質やファイトケミカルが多く含まれている。

コントロールされた臨床試験において，動物性のタンパク質のかわりにダイズタンパク質を使ったところ，血圧，血漿ホモシステイン値，トリアシルグリセロール値，総コレステロール値，有害な酸化 LDL コレステロール値が概して低下した。この際，有益な HDL コレステロール値は低下しなかった[5,53,115]。例えば，6 週間 20 g 程度のタンパク質を動物性からダイズタンパク質に代えたところ，血液中の脂質プロフィールが改善された[109]。また，ダイズの構成成分のゲニスタインは乳がんに対して予防的に働いた[62]。

高い品質のタンパク質を十分得ることは，厳格なベジタリアンにとって，栄養における大きな関心事である。完全菜食主義の食事をしている子どもは，十分なビタミン D とカルシウム摂取が確保されているか管理されなければならない。たいていの米国人は，これらを乳製品から摂取している。**ラクトベジタリアンの食事**は，牛乳とアイスクリームやチーズ，ヨーグルトのような乳製品を摂取する。ラクトベジタリアンの食事へのアプローチでは，高品質なタンパク質を十分に摂取するという問題を最小限に抑え，また，カルシウム，リン，ビタミン B_{12}（動物の消化管にいるバクテリアによって産生される）の摂取を増やしている。肉をとらない場合の好適な鉄の供給源としては，栄養価を強化されたシリアル，ダイズ，調理された穀粉があり，一方シリアル，小麦の胚芽，カキ（貝）は亜鉛を高濃度に含む。食事に卵を加えることで（**オボラクトベジタリアンの食事**），高品質のタンパク質の摂取が確保される。

図 1-14 は，さまざまな食品が米国の食事におけるタンパク質の含有量に寄与していることを示す。これによると，動物性の供給源からのものがはるかに多く，植物性の供給源からはわずかに 30％ ほどであった。

推奨されるタンパク質摂取量

多くのコーチ，トレーナー，アスリートが信じているが，過度のタンパク質の摂取が有益であるという事実はない。強度の高いトレーニングの間，推奨される

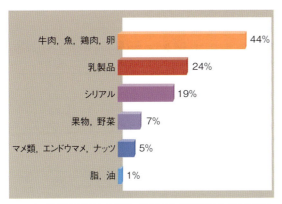

図1-14 典型的な米国人の食事における主な食品源のタンパク質含量。

レベルの3倍以上の摂取も，その運動能力を高めることはない[24]。アスリートの筋は，タンパク質の高い食品もしくは特別なアミノ酸混合物によって単純に増えたりはしない。除脂肪組織が，典型的なアスリートによって余分に摂取されたタンパク質から結果的に合成されるとしたら，そのとき筋は非常に増えるかもしれない。例えば，毎日タンパク質を100g（400kcal）余分に摂取するとしたら，筋は毎日500g増えていくことになる。このようなことは明らかに起こり得ない。過剰な食事中のタンパク質は，最後には直接エネルギーとして使われる（脱アミノ作用を通して），もしくは皮下脂肪組織での貯留物の脂肪として蓄えられ，他の分子の構成成分としてリサイクルされる。タンパク質摂取が推奨値をはるかに超えたとき，有害な副作用が起こる。過剰なタンパク質の異化作用は，尿素やその他の成分の排泄を担う肝臓や腎臓の機能に障害を引き起こす。

多くの文化社会では，タンパク質要求量の2倍以上を摂取してきた。集団をもとにすると，タンパク質摂取は総摂取エネルギーと比較してドイツで11%，米国で12%，スウェーデンで12%，イタリアで12.6%，日本で14.4%であった。持久性トレーニングおよび筋力運動トレーニングを行っているアスリートの食事は，しばしば推奨摂取量の2～3倍を超える[43～45]。これは，アスリートの食事では肉の摂取が推奨されていることによって起こる。そのうえ，アスリートのカロリー摂取量（および消費）は，あまり運動をしない人よりもかなり多い。

▼推奨量：自由裁量権のある基準

タンパク質，ビタミン，ミネラルの**推奨量**（RDA）は，毎日の平均としての栄養摂取を基準として示されている。これらのガイドラインは，個人よりむしろ集団の適正な栄養を評価，計画するために，はじめは1942年5月に行われた米国学術研究会議の食品栄養局／米国科学アカデミーの食品栄養局によってつくられた。彼らは11回も改訂を行ってきた[35]。RDA値はすべての健康な人が栄養不足を防ぐことができるよう，安全な範囲の過剰値を示している。1999年の11回目の改訂で，RDAは19の栄養素，摂取エネルギーを含む推奨値を設定し，7つのビタミンとミネラル，3つの電解質について1日における推定安全量と目安量（ESADDI）を設定した。ESADDIはRDAより暫定的ではあるが，より進展した値である。RDAではまだ正確さが不十分であったが，ESADDI推奨値は特定の必須微量栄養素（例：ビタミンのビオチン，パントテン酸，微量元素の銅，マンガン，フッ素，セレン，クロム，モリブデン）を含み，適切で安全な量を考え，摂取範囲を明確化するため十分な科学的データが要求されたものであった。その範囲内の摂取であれば，身体の機能の維持には十分であり，不足もしくは過度のとりすぎを防ぐことにもなる。RDA，ESADDIでは，ナトリウム，カリウム，塩素についての範囲が示されていないが，そのかわりに推奨値として健康のために最小限必要な量を定めている。

RDAは集団の長期間にわたる栄養的な必要量に関する入手可能なデータに基づくもので，現在の評価を反映したものであることを強調しておきたい。特定の個人の必要量は，検査室の測定によってしか決定することができない。栄養失調は，不適切で不十分な栄養摂取が数週間，数カ月，さらには数年間続くことによって起こる。一般に，RDA基準値より栄養摂取量が下回っていても，栄養不良にはならないかもしれない。むしろ，RDAはおそらくは適切な栄養量を確率論的に述べている。栄養摂取量がRDAを下回る量に低下すれば，その人が統計学的に栄養失調になる確率が高くなる。第2章では，食事摂取基準（DRI）について述べる。それは，栄養素と他の食物成分の推奨摂取量の現時点の基準である[33,112]。

表1-13に，男性と女性の思春期と成人期におけるタンパク質のRDA値を示す。平均で，0.83g/kgのタンパク質が1日の推奨摂取量として示されている。18～65歳の男性，女性のタンパク質必要量を決定するのには，kgあたり0.83を掛ければよい。したがって，体重90kgの男性の総タンパク質要求量は，75g（90×0.83）ということになる。タンパク質のRDA値は体重が重い人の必要量も含んでいる。つまり，人口の約98%の人々のタンパク質必要量の個人差を計算に入れて約25%の余分量を含んでいる。一般にタンパク質RDA（と必須アミノ酸の必要量）は年齢とともに減っていく。対照的に，幼児と成長期の子どものタンパク質RDAは成長と発達を促進させるため，2.0～4.0g/kgである。妊娠期の必要量は，1日のタンパク質の

表 1-13 平均エネルギー必要量と推奨タンパク質摂取量

種類	年齢（歳）あるいは状態	体重[a] (kg)	身長[a] (cm)	平均エネルギー必要量[b] kg あたり	1 日あたり[c]	タンパク質の RDA (g/日)
幼児	0.0〜0.5	6	60	108	650	13
	0.5〜1.0	9	71	89	850	14
小児	1〜3	13	90	102	1300	16
	4〜6	20	112	90	1800	24
	7〜10	28	132	70	2000	28
男性	11〜14	45	157	55	2500	45
	15〜18	66	176	45	3000	59
	19〜24	72	177	40	2900	58
	25〜50	79	176	37	2900	63
	51 以上	77	173	30	2300	63
女性	11〜14	46	157	47	2200	46
	15〜18	55	163	40	2200	44
	19〜24	58	164	38	2200	46
	25〜50	63	163	36	2200	50
	51 以上	65	160	30	1900	50
妊婦	第 1 期				0	60
	第 2 期				+300	60
	第 3 期				+500	60
授乳期	最初の 6 カ月				+500	65
	次の 6 カ月				+500	62

National Research Council, Food and Nutrition Board. より
[a] 体重と身長は中央値を示す
[b] 軽度〜中程度の生活活動の範囲では，偏差係数は±20%
[c] 値は丸めてある

摂取量に 20 g 付加する。そして授乳期の母親は 10 g 付加した量を摂取しなければならない。タンパク質必要量の 10% の増加は，特にベジタリアンタイプの食事では，食物繊維の影響により多くの植物性タンパク質供給源が消化しにくいことを計算に入れたためである。ストレス，疾患や外傷なども，一般にタンパク質必要量を増加させる。

身体活動が活発な人のタンパク質必要量

成長期や思春期のアスリート，筋の分解が増え筋を成長させる筋力増強プログラムや持久性トレーニング処方を行っている人，およびレスリング選手やフットボール選手のように微小損傷を受けやすいアスリートでは，通常のタンパク質必要量よりも多くの量が必要だという議論に現在注目が集まっている[17,46,78,107,108]。これらの人では，タンパク質やエネルギーの摂取が不十分であると，体タンパク質の喪失を起こし，特に骨格筋の喪失を生じ，また同時にパフォーマンスも低下する。身体活動が活発な人が追加のタンパク質を必要とする場合，彼らはトレーニング中にさらなるエネルギー消費を補うための食物摂取が必要となるだろう。しかし，これは栄養が不足した状態が習慣化している男性・女性，もしくは自分が望む"外見"を美しくするために，また競技で有利になるために体重クラスを落として戦うために摂取エネルギーを減らしている人には関係がないだろう。第 7 章で，運動やトレーニングにおけるタンパク質のバランスと必要量について，さらに詳しく解説する。

身体におけるタンパク質の役割

血漿，内臓組織，筋は，体タンパク質の 3 つの主な供給先である。身体内にはこの三大栄養素であるタンパク質の"蓄え"はない。すべてのタンパク質は組織構成に寄与するか，もしくは代謝，輸送，ホルモン機構の重要な構成成分として存在するかである。タンパク質は身体構成の 12〜15% を占めるが，種々の細胞でタンパク質の含有量はかなり異なっている。例えば，脳細胞は約 10% しかタンパク質で構成されていないし，赤血球や筋細胞はその総重量の 20% をタンパク質が占めている。骨格筋のタンパク質含有量は体内総タンパク質量の約 65% である。この量は，運動トレーニングなどで増やすことができ，トレーニングの処方，持続期間，運動のタイプ，その他多くの相互に関連した因子で変化する。

アミノ酸は，身体のさまざまな組織を合成するための重要な"構築用のブロック"を提供する。アミノ酸は

またRNAとDNA化合物中，補酵素の電子伝達の運搬体であるNAD^+とFAD（第5章参照），酸素と結合するヘモグロビンやミオグロビンの複合体のヘム構成要素，カテコールアミンホルモンのアドレナリン，ノルアドレナリン，神経伝達物質セロトニンなどの中へ，窒素を組み入れる。アミノ酸は代謝的，生理的に重要な役割を担っているビタミンを活性化させる。**タンパク質同化**は組織をつくるプロセスをさす。タンパク質同化のために必要なアミノ酸の量は，かなり変化する。例えば，乳児や子どもの急成長期間，組織のタンパク質同化は，摂取タンパク質量の約1/3を占める。ある程度の体格を獲得し成長が安定したとしても，まだ組織中のタンパク質の中では継続的にターンオーバー（入れ替え）が起こっている。

タンパク質は，形質膜や細胞内物質の主な構成成分を供給する。細胞核中のタンパク質（核タンパク質）は細胞内のタンパク質に遺伝的な特徴を伝達する"指令"を出している。コラーゲン性の**構造タンパク質**は，髪，皮膚，爪，骨，腱，靱帯を構成する。もう1つの種類である**球状タンパク質**は，異なった化学反応速度を調節したり，エネルギー放出のための脂質，炭水化物，タンパク質の異化を調整したりする2000近くの酵素をつくる。また，血漿は血液凝固のための特別なタンパク質，トロンビン，フィブリン，フィブリノーゲンを含んでいる。赤血球内では，酸素の運搬役のヘモグロビンは，大きなグロビンタンパク質分子を含んでいる。

タンパク質は体液における酸塩基のバランスを調整する役割を果たしている。タンパク質による緩衝は，比較的激しい運動の間に形成される過剰な酸性代謝物質を中和する。組織のタンパク質であるアクチンとミオシンは，筋の活動において重要な役割を果たしている。これらアクチンとミオシンが互いに滑り合うことで，運動の間，筋が伸びたり縮んだりする。年をとった大人でさえ，組織中に含まれるタンパク質は，定期的に"ターンオーバー"する。一般にターンオーバーの過程ではアミノ酸がたえず分解されているので，それにつり合うだけの十分なタンパク質摂取が必要である。

タンパク質代謝の動力学

食事からのタンパク質は主に，さまざまなタンパク質同化の過程で必要なアミノ酸を供給する。さらにエネルギーとして使われるタンパク質の異化も起こる。栄養状態が良い人では，安静時には，タンパク質の破壊は身体の総エネルギー必要量の2〜5％となる。異化の過程では，タンパク質ははじめに構成成分のアミノ酸へと分解される。そのアミノ酸分子はそのとき，肝臓における**脱アミノ化**によってアミン基の窒素を失う。この"遊離した"窒素は尿素（H_2NCOH_2）となって，身体から排出される。脱アミノ化され残った炭素化合物は3つの道をたどる。すなわち，（a）新しいアミノ酸への合成，（b）炭水化物もしくは脂質への変換，（c）エネルギーへの直接的な異化，である。脱アミノ化によってつくられた尿素（アンモニアも含む）は，尿というかたちで体内から出て行く。過度のタンパク質異化は体液の喪失を促進する。なぜなら，尿素は排泄するため水に溶かされなければならないからである。

筋において，酵素の働きによりあるアミノ酸から窒素を除去し，それに続く**アミノ基転移反応**という生化学的な反応において，その窒素が他の化合物へと渡される反応が促進される（図1-13 下参照）。アミノ基が，供与側のアミノ酸から受容する酸（ケト酸）へ移り，それを受け取ったケト酸は新しいアミノ酸となる。特定の転移酵素はアミノ基転移反応を速め，代謝でつくられた窒素をもたない有機化合物（例えば，ピルビン酸）から，アミノ酸を生成する。脱アミノ化とアミノ基転移反応の結果としてつくられる無窒素のアミノ酸残留物の炭素骨格は，エネルギー代謝の際に分解される。

▼窒素平衡

窒素（タンパク質）の摂取量と窒素の排泄量が等しいとき，**窒素平衡**が存在する。**正の窒素平衡**のとき，窒素の摂取量は排泄量を超え，超えた分のタンパク質は新しい組織を合成するために使用される。正の窒素平衡は，成長期の子ども，妊娠期間，病気からの回復期，ウエイトトレーニングの期間など過負荷がかかった筋細胞がタンパク質合成を促進するときなどに起こる。脂肪組織に脂肪を貯蔵したり炭水化物を肝臓や筋中のグリコーゲンとして蓄えるようには，身体はタンパク質の蓄積を行わない。十分なタンパク質を摂取している人は，標準以下のタンパク質摂取量，すなわちタンパク質の低い食事を食べている人より筋や肝臓のタンパク質の含有量は高い。また，標識したタンパク質（1つ，もしくは，いくつかの炭素原子に"タグをつけた"タンパク質を投与する）による検討では，いくつかのタンパク質がエネルギー代謝のために補充されていることを示した。神経組織や結合組織における他のタンパク質は，細胞の成分として比較的"安定した"ままで残る。これらは，組織の機能を害することがなければ動員されない。

摂取した窒素よりも排泄のほうが多いということ（**負の窒素平衡**）は，タンパク質がエネルギーとして使

われたり，主に骨格筋でのアミノ酸の侵食を示す．興味深いことに，食事中の他のエネルギー栄養素が欠けているために身体がタンパク質を異化する場合，タンパク質の摂取量が推奨基準値を超えていたとしても，負の窒素平衡が起こる．例えば，激しいトレーニングを行っている人が十分もしくは過剰にタンパク質をとっていたとしても，エネルギーとしての炭水化物や脂質は不足している．このシナリオでは，タンパク質は主なエネルギー源になっている．これは，負の窒素平衡をつくり，筋を減らす．前述したタンパク質節約の作用としての食事中の脂質と炭水化物は，組織の成長期間と強い運動トレーニングにおける高いエネルギー放出が必要なときには重要である．また，飢餓も大きな負の窒素平衡を生み出す．飢餓食，もしくは炭水化物やエネルギー源を減らした食事はグリコーゲンの蓄えを枯渇させる．このことは，除脂肪組織の喪失を伴うタンパク質不足の引き金となる．

▼アラニン-グルコースサイクル

ある体タンパク質は，エネルギーのためにたやすくは代謝されない．しかし，筋タンパク質はより代謝されやすい．アミノ酸は，運動時エネルギー必要量が増えたとき，エネルギー代謝に加わる[18,20,118]．図1-15では，運動中の脚の筋で運動の強さに比例してアラニン放出（おそらくグルタミンも）が増えることを示す．

モデルは，アラニンが**間接的に**運動のためのエネルギー要求を補っていることを示す．運動している骨格筋はアミノ基転移反応によりアラニンを合成する．それは，グルコースの中間体であるピルビン酸（アミノ酸ロイシンの一部から窒素がとられたもの）から起こる．アラニンは，骨格筋を出て肝臓に入った後に脱アミノ化される．それから糖新生反応は，アラニンの

残った炭素骨格をグルコースに変換し，運動中の筋で使うために血液中に入る．アラニンをつくっていたアミノ酸の残った炭素断片は，筋細胞内でエネルギーのために酸化される．図1-16は，**アラニン-グルコースサイクル**の概要を示したものである．継続した軽い運動を4時間行った後，アラニン由来のグルコースの肝臓からの放出は，肝臓からのグルコース放出の45%を占める．長時間の運動の間，アラニン-グルコースサイクルは，総運動エネルギー必要量の10〜15%を生み出す．定期的な運動トレーニングは，肝臓における炭水化物でない化合物の炭素骨格を使ったグルコース合成を増強する．これは，長時間の運動中の血糖のホメオスタシスを可能にする．第5章と第7章で，運動中の潜在的なエネルギー源としてのタンパク質の役割と，身体的に活動的な人のタンパク質の必要量について解説する．

まとめ

1. タンパク質は脂質や炭水化物と化学的に異なる．タンパク質は窒素を含んでおり，さらに硫黄やリンや鉄も含むからである．
2. タンパク質は，アミノ酸と呼ばれるサブユニットからつくられている．身体は20の異なったアミノ酸が必要であり，それぞれアミノ基（NH_2）とカルボキシル基（COOH）と呼ばれる有機基を含む．そしてアミノ酸は，そのアミノ酸の特有の化学的特徴を定義する側鎖をもつ．
3. タンパク質の構造は，ほぼ無限につくることができる．なぜなら，20の異なるアミノ酸をさまざまに組み合わせるからである．
4. 身体は20種類のアミノ酸のうち8種類は合成することができない．それらは，食事からとらなければならない必須アミノ酸である．

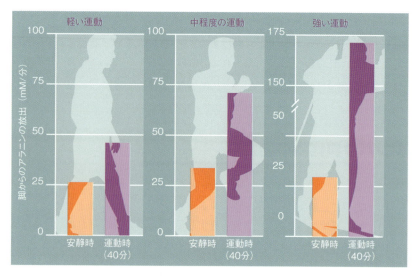

図1-15 40分の運動の間，アラニンは脚の筋から放出される．アラニン放出は安静時の状態と比較して中等度の運動時にはほぼ倍増する．最も激しい有酸素運動の間，活動中の脚からのアラニンの流出は，安静時の値より6倍も多くなる．(Felig P, Wahren J. Amino acid metabolism in exercising man. J Clin Invest 1971; 50: 2073. より)

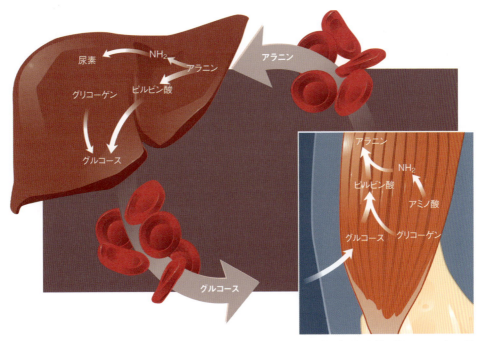

図1-16　アラニン-グルコースサイクル。アラニンは，アミノ基転移反応によってピルビン酸から得たグルコースによって筋中で合成されて血液中に放出され，肝臓でグルコースや尿素に変換される。グルコースは血液中へ放出され，同時にエネルギーのために筋へ運搬される。運動中，筋でのアラニンの産生と放出の増加は，神経系と運動している筋で必要な血糖値の維持を助ける。運動トレーニングは，肝臓の糖新生の反応過程を増大させる。

5．動物細胞と植物細胞はともにタンパク質を含む。すべての必須アミノ酸が含まれるタンパク質は完全（高品質な）タンパク質と呼ばれ，それ以外は不完全（低品質な）タンパク質と呼ばれている。高品質な完全タンパク質は，例えば卵，牛乳，チーズ，肉，魚，家禽の肉などの動物性タンパク質に含まれている。

6．身体的に活動的な人や競技スポーツのアスリートの食事は，植物性の栄養素を主としたものが多い。多様な植物性食品の摂取は，すべてのアミノ酸を供給する。なぜなら，それぞれの食品源が異なった質と量の必須アミノ酸を含むからである。

7．タンパク質同化の過程において，タンパク質は細胞の材料を合成するための"構築用のブロック"を供給する。アミノ酸はまた，エネルギー代謝のために"炭素骨格"を供給する。

8．栄養摂取の推奨量（RDA）は，主にすべての健康な人の栄養必要量に見合うように安全レベル内の多めの値を示す。成人において，タンパク質RDAは，0.83 g/kg体重である。

9．神経組織と結合組織のタンパク質は，一般にエネルギー代謝には加わらない。しかしアミノ酸のアラニンは，長時間の運動において，糖新生を通して炭水化物燃料を供給する。長時間の強い運動中，アラニン-グルコースサイクルは肝臓のグルコース放出の40～50%を占める。

10．タンパク質異化は運動中には亢進する。なぜなら，炭水化物の蓄えが減少するからである。したがって，定期的に活発なトレーニングを行っている人は，除脂肪組織の喪失とパフォーマンスの低下を最小限にするために，筋と肝臓に十分なグリコーゲン量を維持しなければならない。

11．定期的な運動トレーニングは，肝臓の非炭水化物化合物からの炭素骨格のグルコース合成の能力を増強する。

第2章
微量栄養素と水

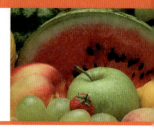

　すべての代謝過程を効率的に制御するには，細胞内の水溶液中で食物からの栄養素を巧妙に混合する必要がある。この中で最も重要なものは，**微量栄養素**である。少量のビタミンとミネラルはエネルギー伝達と組織の合成を促進する。例えば，身体は，バランスのよい食事をしている普通の人が1年間に消費する862 kgの食物中，350 gのビタミンを必要とする。いろいろな種類の食物から適切な栄養をとっていれば，身体活動が活発な人あるいはアスリートでもビタミンやミネラルのサプリメントをとる必要はない。このような行為は生理学的にも経済的にも無駄である。さらに，ある微量栄養素を過剰に摂取することは健康や安全性に問題がある。

ビタミン

ビタミンの性質

　ビタミンは，科学者が単離し，分類する何世紀も前から，重要性が認識されていた。ギリシャの医師ヒポクラテスは夜盲症の患者に肝臓を食べさせた。ヒポクラテスはなぜ治癒するのかその理由はわからなかったが，現在の我々は，夜盲症を予防するビタミンAが肝臓に多く含まれていることを知っている。1897年にオランダの医師 Christiaan Eijkman（1858〜1930，神経炎に効果のあるビタミンの発見で1929年にノーベル医学生理学賞を共同受賞した）は，精白した普通の米がニワトリで脚気を起こし，チアミンが多く含まれている米ぬかを添加することにより病気が改善することを発見した。19世紀の初期には，イギリスの海兵にオレンジとレモンを与えることによって，壊血病を根絶するための道が開けた。これは果物中に含まれているビタミンCが予防作用をもっているためであった。1932年に，科学的な実験により，アスコルビン酸（専門的には肝臓の代謝物）の作用がビタミンCの作用と同じものであることが証明された。興味深いことに，ヒト，モルモット，特定のサルを除いた大部分の動物は，アスコルビン酸を合成する。したがってこれらの合成ができない種は，食事からビタミンCを摂取する必要がある。

　ビタミン（最初は"重要なアミン〈vital amine〉"と呼ばれていた）が正式に発見されたことにより，それらが身体に少量だけ必要な有機物質であるということが明らかになった。ビタミンは，アミンとしての役割は疑われていたものの，共通の特別な化学構造をもっておらず，また，エネルギーを供給しないし，身体組成にも寄与しないので，しばしば補助的な栄養素として考えられていた。ビタミンD以外は体内でビタミンをつくることはできない。したがって，食事あるいはサプリメントでそれらを補給する必要がある。

　ある食物は大量のビタミンを含んでいる。例えば，緑の葉や植物の根は光合成の過程でビタミンをつくることができる。動物は彼らが食べる植物，種子，穀物，果物から，あるいはこれらの食物を以前に食べた他の動物の肉からビタミンを得る。いくつかのビタミン，特にビタミンAとD，ナイアシン，葉酸は活性のない前駆物質あるいは**プロビタミン**の形から活性化されたものになる。最もよく知られているプロビタミンの**カロテン**は，ビタミンAの黄色または黄橙色の色素の前駆物質である。カロテンは野菜（ニンジン，トウモロコシ，カボチャ）や果物（ビワ，モモ）に色を与える。

ビタミンの種類

13の異なった種類のビタミンが単離,解析,分類,および合成されており,推奨量(RDA)が確立されている。ビタミンは**脂溶性**と**水溶性**のいずれかに分類される。脂溶性のビタミンは,ビタミンA,D,E,Kがある。水溶性ビタミンには,ビタミンCとB群の(共通した供給源の分布と共通した機能的な関係より),チアミン(B_1),リボフラビン(B_2),ピリドキシン(B_6),ナイアシン(ニコチン酸),パントテン酸,ビオチン,葉酸(体内での活性型のフォラシン,葉酸塩)およびコバラミン(B_{12})がある。

▼脂溶性ビタミン

脂溶性ビタミンは,脂肪組織の中で,溶けたかたちで貯蔵されている。そのため毎日摂取する必要がない。実際,脂溶性ビタミンの不足により症状が現れるまでには何年もかかることがある。肝臓はビタミンAとDを貯蔵している。しかし,ビタミンEは体内の脂肪組織に分布している。ビタミンKは肝臓に少量しか蓄えられていない。食事中の脂肪が脂溶性ビタミンの供給源となる。これらのビタミンはリンパ中のリポタンパク質の一部として運ばれ,肝臓へ送られ,それから各組織へ分配される。厳密に"脂肪を除去した"食事は脂溶性ビタミンの欠乏症を加速させる。

医師による監視下以外で,脂溶性ビタミンは過剰に摂取すべきではない。脂溶性ビタミンの過剰による副作用は,一般的に推奨量より少ない量でも頻回にとることで,水溶性ビタミンの摂取による副作用より起こりやすい。毎日中等度から大量の過剰のビタミンA(カロテンのかたちでなくレチノールとして)あるいはビタミンDを摂取すると重篤な毒性を示す。子どもは特に影響が生じやすい。例えば,過剰なビタミンDはカルシウムの過剰な沈着を起こし,知的発達障害をきたす。推奨量をわずかに超えるビタミンAの摂取によっても(RDAは女性で700 μg/日,男性で900 μg/日),老後に骨折を起こしやすくなる。また,妊娠の初期に多くの量を摂取すると,先天性異常児の出産のリスクが高くなる。年少の子どもではビタミンAの大量の蓄積(ビタミンA過剰症)は,イライラ感,骨の腫脹,体重減少,皮膚の乾燥とかゆみを生じる。成人では,吐き気,頭痛,傾眠,毛髪が抜けやすくなる,下痢などの症状が起こり,また,骨からカルシウムが喪失し骨粗しょう症を生じ,骨折のリスクが高くなる[103]。ビタミンAの過剰は,新しい骨を産生する細胞を抑制し,すでにできている骨を壊す細胞を刺激する。そして体内の正常のカルシウムレベルを維持するビタミンDと反対の働きをする。高用量のビタミンAの摂取をやめることで,副作用は消える。ビタミンDの過剰摂取を続けると腎臓に障害が起こる。ビタミンEとKの過剰投与はまれであるが,推奨量以上の摂取は健康上の有益性はない。

▼水溶性ビタミン

水溶性ビタミンは主に**補酵素**として働き,小さな分子が大きな分子のタンパク質の複合体(アポ酵素)と結合して活性型の酵素をつくる。酵素は化合物の相互変換が速く行われるようにする。補酵素は化学反応に直接参加するが,反応が行われているとき,補酵素はそのままの形で変化せず,次の反応に参加する。水溶性ビタミンは脂溶性ビタミンと同様に,炭素,水素,酸素元子からなる。水溶性ビタミンはまた,窒素,鉄,モリブデン,銅,硫黄およびコバルトなどの金属も含んでいる。

水溶性ビタミンは,組織に特に蓄積する必要もないため,体液中で容易に拡散する。毎日の食事が推奨量の50%未満しかない場合,軽い欠乏症の症状が4週間以内に出現する。一般的に,過剰摂取した水溶性ビタミンは尿中に排泄される。水溶性ビタミンの効果は摂取後8〜14時間しか続かない。その後は作用は低下する。例えば,最大の効果を得るためには,ビタミンCを(ビタミンCの1日の推奨量は女性が75 mg,男性が90 mg),食事中あるいはサプリメントから少なくとも12時間ごとに摂取する必要がある。研究者は,健康な人のビタミンCのRDAである200 mg(1日2〜4単位の果物,3〜5単位の野菜)を確保すべきであると推奨している[85]。表2-1はビタミンCの優れた供給源を示す。非常に強い身体活動中に汗をかいたとしても,水溶性ビタミンの喪失は無視できる程度である[11,56]。

▼体内のビタミン貯蔵

身体は容易には過剰な脂溶性ビタミンの排泄を行わない。それに対して,水溶性ビタミンは常に体内から外へ出ていっている。細胞の水がこれらの化合物を溶かし,腎臓を通って体外へ出ていく。例外は,他の水溶性ビタミンに比べて貯蔵されやすいビタミンB_{12}と,脂溶性のビタミンKである。貯蔵量が少ないため,水溶性ビタミンの欠乏症を予防するためには,続けて摂取する必要がある。許容度が広いが,一般的な人でチアミンを摂取しないと10日以内に欠乏症の症状が出現してくる。ビタミンCの欠乏では,欠乏症の症状が出るまで30〜40日である。バランスのとれた食事中の食物から容易に広範なビタミンが摂取できるため,長期のビタミン欠乏症はほとんど起こらない。

表 2-1 ビタミンCのよい供給源

食品	サービング	ビタミンC (mg)
野菜		
ブロッコリー	1/2 カップ（切ったもの，調理ずみ）	49
芽キャベツ	1/2 カップ（調理ずみ）	48
カリフラワー	1/2 カップ（調理ずみ）	34
ケール	1/2 カップ（切ったもの，調理ずみ）	27
コールラビ	1/2 カップ（スライスしたもの，調理ずみ）	44
サヤエンドウ	1/2 カップ（調理ずみ）	38
パプリカ	1 個（生）	95
ジャガイモ（皮も含む）	198 g（焼いたもの）	26
ジャガイモ（皮も含む）	198 g（電子レンジで加熱）	31
ルタバガ（カブに似たもの）	1/2 カップ（つぶしたもの）	26
サツマイモ	1/2 カップ（つぶしたもの）	25
	112 g（焼いたもの）	28
トマト	128 g（生）	22
	1/2 カップ（調理ずみ）	25
トマトジュース	1/2 カップ	22
野菜ジュース	1/2 カップ	34
果物		
カンタロープ（メロンの一種）	1/2 カップ（サイの目切り）	34
クランベリージュースカクテル	240 mL（1 カップ）	90
グレープフルーツ	半分	41
	1 カップ（果肉入りジュース）	79
	1/2 カップ（フレッシュジュース）	47
	1/2 カップ（缶ジュース）	36
ブドウジュース	1/2 カップ（冷凍濃縮）	30
グアバ	85 g（果物全体）	165
ハネデューメロン	1/2 カップ（サイの目切り）	21
キウイ	普通のサイズ 1 個	75
レモンジュース	90 mL（フレッシュジュース）	42
マンゴ	1/2 カップ（スライスしたもの）	23
オレンジ	ネーブル 1 個（142 g）	80
	1/2 カップ（フレッシュジュース）	62
	1/2 カップ（缶ジュース）	43
	1/2 カップ（冷凍濃縮）	48
パパイヤ	1/2 カップ（サイの目切り）	43
パイナップル	1/2 カップ（シロップ漬けの缶詰）	60
ラズベリー	1/2 カップ（生）	31
イチゴ	1/2 カップ（生）	43
	1/2 カップ（冷凍，甘みをつけたもの）	53
タンジェリン(オレンジ)	70 g（全部）	26

例外としては，飢餓，アルコール中毒（栄養摂取が低下している），あるいは推奨される食事からかなりかけ離れた食事などの場合に起こる。

身体におけるビタミンの役割

図 2-1 に，ビタミンの生物学的な作用をまとめた。これらの重要な栄養素は身体のエネルギーのためには使用されないが，食物からエネルギーを産生する代謝反応において重要な結合や制御を行う因子である。ビタミンは組織の合成の過程を制御し，細胞に特有の原形質膜の統合性を保持する作用をもっている。水溶性ビタミンはエネルギー代謝でも重要な役割を担っている（表 2-2）。ビタミンは繰り返し反応に関与するため，身体活動が活発な人でも，そうでない人と比べて必要量が多くなることはない。

栄養素の必要量の決定

RDA に関する論争は，食品栄養委員会（Food and Nutrition Board）と栄養学者に唯一の基準の有用性の再検討を促した。このプロセスは，1997 年に始まり，米国医学研究所（National Academy's Institute of Medicine）は，カナダの科学者たちとともに**食事摂取基準（DRI）**を策定した。

▼ 食事摂取基準（DRI）

DRI は根本的に新しい，そしてさらに広範囲な人に対する栄養摂取の推奨である[181]。DRI は，健康な人の栄養の推奨基準を計画し実行していくうえで，包括的な言葉として，新しいきちんと整頓された基準，すなわち推奨量（RDA），推定平均必要量（EAR），目安量（AI），許容上限摂取量（UL）を表す。

食事のパターンが似ていることから，対象となる集団にカナダと米国を含むようにしている。これらの推奨は健康を維持するための 1 日の摂取量だけでなく，過剰摂取により害を及ぼす可能性を少なくするための上限値も含んでいる。DRI は，先行する RDA とは以下の点で異なっている。すなわち，壊血病や脚気などの欠乏症を予防するための古典的な基準というよりは，健康増進と心臓病，糖尿病，高血圧，骨粗しょう症，種々のがん，加齢により生じる黄斑変性のリスクの軽減に焦点を当てている。食物のエネルギー，タンパク質，微量栄養素の値を含んでいる他に，DRI は三大栄養素や栄養上重要な食品成分，例えばファイトケミカルなども含んでいる。可能であれば栄養素は，1

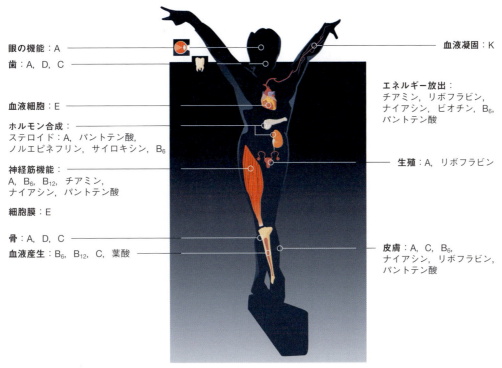

図2-1 ビタミンの体内での生物学的作用。

つの範疇からではなく4つの範疇からの摂取が推奨されている。この摂取量に幅があるという考えから，1日における推定安全量と目安量（ESADDI）よりさらに上にDRIをおいた。

従来のRDAと異なり，DRIの値は，性差や年齢による成長や発達の段階，また，適切であれば，妊娠や授乳時などにも，適応される。RDAにあった5年ごとにすべて書き換えるという目標はなくなり，新しい科学的なデータがあればすぐに変更し，新しい修正版を出すことになった。ナショナル・アカデミー・プレスは，このDRIの最新のレポートを提供している（www.nap.edu/より"Dietary Reference Intakes"で検索）。

以下の定義は，DRIの栄養素の摂取と食品成分の4つの異なったセットの値を適用している。

- **推定平均必要量（estimated average requirement: EAR）**：特定の世代やある性の集団における健康な人の1/2が必要量を満たす栄養素の1日の平均摂取量。EARは，ある集団の栄養学的に適切な摂取量だけでなく，ある集団の中で摂取量がこの値より低く，栄養の摂取が不十分な人の出現率をみるのにも有用な値である。
- **推奨量（recommended dietary allowance: RDA）**：ある特定の世代と性で健康な人のほぼ97～98％の人が必要量を十分満たす1日の栄養素の摂取レベル（図2-2）。ほとんどの栄養素においては，この値はEARに2倍の標準偏差を加えたものとなっている。
- **目安量（adequate intake: AI）**：AIはRDAがないときに，推定した栄養摂取の目標値を示す。健康な人のある集団（あるいはいくつかの集団）において，観察および実験データに基づいた1日の栄養摂取の推奨量で，これはRDAが決められないときに用いられる。AIレベルより多く摂取している場合には，ほとんどリスクがない。
- **許容上限摂取量（tolerable upper intake level: UL）**：過剰摂取により，ある特定の世代および特定の性のほとんどの人に健康障害を発現しない最大の摂取量の1日の平均値。ULより多く摂取すると，副作用が起こるリスクが増加する。

DRIの報告は，果物や野菜には以前考えられていた値の1/2ほどしかビタミンAがないことを示している。したがって，ビタミンAが多く含まれている動物由来の食事を食べない人は，カロテンが多く含まれている果物や野菜をより多くとる必要がある。この報告は，ホウ素，銅，ヨウ素，鉄，マンガン，モリブデン，ニッケル，バナジウム，亜鉛に加えて，ビタミンAの最大摂取量も示している。ビタミンAとK，クロム，銅，ヨウ素，マンガン，モリブデン，亜鉛の具体的な推奨摂取量が示されている。報告では，サプリメントなしで，調べられた栄養素の毎日の必要量を満たすことができると結論している。例外はミネラルの鉄で，

表 2-2 水溶性ビタミンとエネルギー伝達

- **ビタミン B_1（チアミン）**：炭水化物の分解の際のピルビン酸からアセチル CoA への酸化的脱炭酸反応を介して，クエン酸回路において酸化できる物質を提供する。必要量は総エネルギー消費量と総炭水化物分解量に比例する。必要量は炭水化物を大量に消化する身体活動が活発な人でいくらか高くなる。膜および神経伝達，ペントースの合成，アミノ酸の分解における α-ケト酸の酸化的脱炭酸。
- **ビタミン B_2（リボフラビン）**：呼吸鎖のミトコンドリア代謝におけるプロトン（電子）伝達。リン酸と結合し，フラビンアデニンジヌクレオチド（FAD）とフラビンアデニンモノヌクレオチド（FMN）を形成する。
- **ビタミン B_6（ピリドキシン）**：タンパク質合成やグリコーゲン代謝に重要な補酵素。アミノ転移反応の際の補酵素。ヘモグロビン中のヘムをつくる前駆物質の形成。肝臓からグリコーゲンを放出するホスホリラーゼの補酵素。
- **ビタミン B_{12}（シアノコバラミン）**：核酸代謝において 1 個の炭素の伝達に重要な補酵素。タンパク質合成に影響。消化管，骨髄，神経細胞機能において重要な役割。
- **ナイアシン（ニコチンアミドとニコチン酸）**：解糖およびミトコンドリア代謝中のプロトン（電子）伝達。ニコチンとニコチンアデニンジヌクレオチド（NADP）の構成成分。脂肪とグリコーゲンの合成に役割を担う。アミノ酸のトリプトファンをナイアシンに変換。過剰のナイアシンは，炭水化物の消費を促進する脂肪酸の動員を抑制する。
- **パントテン酸**：クエン酸回路の中間物質であるアセチル CoA の構成成分。コレステロール，リン脂質，ヘモグロビン，ステロイドホルモンの合成に関与。
- **葉酸塩（葉酸，フォラシン）**：アミノ酸代謝や核酸合成の補酵素。赤血球，白血球の正常な産生に必須。胎児の神経管欠損を予防する。
- **ビオチン**：炭水化物，脂肪，タンパク質の代謝と核酸合成に必須。組織においてカルボキシル基の転移と CO_2 の固定に関与。糖新生や脂肪酸合成，酸化に関与。
- **ビタミン C（アスコルビン酸）**：抗酸化。コラーゲンとカルニチンの合成を介して運動に関与。鉄の吸収を促進し，暑熱環境への慣れを促進。鉄の利用を促進。いくつかの加水分解反応における補助因子（例えば，ドーパミンからノルアドレナリンへ）。

大部分の妊婦では増大した必要量を満たすために補充が必要である。

表 2-3 は，水溶性および脂溶性ビタミンの，体内での主な機能，食事からの供給源，欠乏および過剰の症状を示す。表 2-4, 2-5 はこれらのビタミンの RDA, AI, UL を示す。年齢や性別にかかわらず，バランスのとれた食事から，すべてのビタミンを十分にとることができる。実際，強い運動でエネルギーを多く消費している人でも，推奨量以上にビタミンの摂取を増やすための特別な食物あるいはサプリメントは，一般的には必要ない。一般に，身体活動が活発なとき，増えた運動によるエネルギーの必要量を維持するために食物摂取が増加する。多くの種類の食物を追加することにより，ビタミンとミネラルの摂取も比例して増える。第 7 章で三大栄養素と食物繊維の摂取の幅と，健康維持と慢性疾患のリスクを減らすための日常の身体活動に関する DRI の報告をまとめている。

バランスのとれた食事をしていればサプリメントの

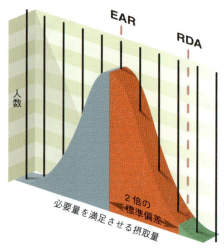

図 2-2 与えられた値の食事を摂取した場合の，十分な栄養が行き届く人の数の理論的な分布。推奨量（RDA）は集団の中の 97〜98% の人（正常の 2 倍の標準偏差上の値）が栄養を満たす摂取レベルにセットされている。EAR は推定平均必要量で，特定の性および年齢層の人の集団で，半分の人が栄養を満たすと推定される量をいう。

必要性がない，というこの一般的な法則に対してもいくつかの例外がある。第 1 に，大部分の米国人が摂取している総エネルギーには，ビタミン C と葉酸は通常，ほんの少ししか入っていない。これらを含む食物は季節によっては手に入りにくいことがある。第 2 に，別のアスリート集団では相対的にビタミン B_1 と B_6 の摂取が少ない[42,146]。毎日の食事に新鮮な果物，穀類，調理されていないまたはゆでられていない野菜が含まれていれば，彼らも適切な摂取量が得られる。肉を食べない人は，少量の牛乳や乳製品，あるいは卵を食べるべきである。というのは，ビタミン B_{12} は動物性の食物にのみ存在するからである。推奨された量の葉酸を摂取することは，妊娠初期の胎児の神経系の発達に必須である。1998 年 1 月 1 日に，米国食品医薬品局（FDA, www.fda.gov/）はすべての強化食品において葉酸を強化することを義務づけた。これは 1943 年にビタミンと鉄が強化小麦粉に添加されて以来，はじめての新しい食品の強化であった。

▼ ビタミンの抗酸化および疾患予防の役割

ミトコンドリアのエネルギー代謝中に消費されるほとんどの酸素が，水素と結合し水をつくる。電子伝達系における電子の"漏れ"により，2〜5% の酸素は酸素を含んだ**フリーラジカル**，例えばスーパーオキシド（O_2^-），過酸化水素（H_2O_2），ヒドロキシル（OH^-）ラジカルを形成する。フリーラジカルは非常に化学的に反応性が高い原子や分子あるいは分子の一部で，それは，その外軌道あるいは原子の外殻に不対電子を少

表2-3 健常成人（19〜50歳）における脂溶性および水溶性ビタミンの食品の供給源，身体内での主な作用，欠乏あるいは過剰による症状

ビタミン	食品からの供給源	身体での主な作用	欠乏	過剰
脂溶性				
ビタミンA（レチノール）	プロビタミンA（βカロテン）は緑色野菜に広く分布，レチノールは牛乳，バター，チーズ，強化マーガリンに含まれる	ロドプシン（眼の色素）。上皮細胞の維持。ムコポリサッカライドの構成成分	眼球乾燥症（眼の組織のケラチン化），夜盲症，失明	頭痛，嘔吐，皮膚の剥脱，食欲不振，腸骨の腫脹
ビタミンD	タラ肝油，卵，乳製品，強化された牛乳およびマーガリン	成長，骨のミネラル化を促進。カルシウムの吸収を増す	小児のくる病（骨の変形）。骨軟化症	嘔吐，下痢，体重減少，腎障害
ビタミンE（トコフェロール）	種子，緑色葉野菜，マーガリン，ショートニング	抗酸化剤として細胞傷害を予防	貧血（可能性がある）	比較的毒性がない
ビタミンK（フィロキノン）	緑色葉野菜，シリアル，果物，牛肉に少量含まれる	血液凝固に重要（プロトロンビンの形成）	ある状態の欠乏では重篤な出血を伴う。内出血	比較的毒性がない。高濃度の合成型では黄疸を起こすことがある
水溶性				
ビタミンB_1（チアミン）	豚肉，内臓，全粒穀物，ナッツ，マメ類，野菜	炭酸ガスを除去する反応に関与する補酵素（チアミンピロホスファイト）	脚気（末梢神経変化，浮腫，心不全）	報告はない
ビタミンB_2	広く食品に分布。肉，卵，乳製品，全粒穀物，強化されたシリアル，発芽小麦，緑色葉野菜	エネルギー代謝における2つのフラビンヌクレオチド（FADとFMN）補酵素の構成成分	赤い口唇，口角の潰瘍（口角炎），角膜傷害	報告はない
ナイアシン	レバー，赤身肉，鶏肉，穀物，マメ類，ピーナツ（トリプトファンから合成できる）	2つの酸化-還元反応（NADとNADP）の補酵素の構成成分	ペラグラ（皮膚と消化管のびらん，潰瘍，神経精神異常）	顔面発赤，首のまわりと手に刺すような焼けるような感じ
ビタミンB_6	肉，魚，鶏肉，野菜，全粒穀物，シリアル，種子	アミノ酸およびグリコーゲン代謝に関する補酵素（ピリドキサルリン酸）	イライラ感，痙攣，筋痙攣，皮膚炎，腎結石	報告はない
パントテン酸	広く食品に分布。肉，魚，鶏肉，乳製品，マメ類，全粒穀物	エネルギー代謝に重要な補酵素Aの構成成分	倦怠感，睡眠障害，統合障害，吐き気	報告はない
葉酸	マメ類，緑色葉野菜，全粒粉の製品，肉，卵，乳製品，肝臓	核酸とアミノ酸代謝における1炭素骨格の転移に関わる補酵素（還元型）	貧血，消化管障害，下痢，イチゴ状舌	報告はない
ビタミンB_{12}	赤身肉，魚，卵，乳製品，（植物性の食品には含まれていない）	核酸代謝における1炭素骨格の転移に関わる補酵素	悪性貧血，神経障害	報告はない
ビオチン	マメ類，野菜，魚，肝臓，卵黄，ナッツ	脂肪合成，アミノ酸代謝，グリコーゲン（動物性デンプン）合成に必要な補酵素	倦怠感，抑うつ，吐き気，皮膚炎，筋痛	報告はない
ビタミンC（アスコルビン酸）	柑橘類，トマト，ピーマン，サラダ用野菜	軟骨，骨，歯の細胞内マトリックスの維持。コラーゲンの合成に重要	壊血病（皮膚，歯，血管の変性，上皮の出血）	比較的毒性はない。腎結石の可能性

なくとも1つもつ（対になった電子はそれに比較して，ずっと安定している状態にある）。これらは，例えば熱，電離放射線により発生し，タバコの煙の中，汚染された環境，あるいは医薬品の中にも存在する，外的な因子によりつくられたフリーラジカルと同じである。いったんつくられると，フリーラジカルは次の化合物を探し新しいフリーラジカルの分子をつくる。

スーパーオキシドが形成されると，過酸化水素に変換される。通常は，体内の第一線の抗酸化防御の酵素である**スーパオキシドジスムターゼ**の作用によってスーパーオキシドはただちにO_2とH_2Oに変換される。

フリーラジカルの蓄積は，酸素を細胞の成分に与えるプロセス中に，多くの生理学的に重要な基質に細胞の傷害を増やす（**酸化ストレス**）。これらの基質としては，遺伝子の材料であるDNA，RNA，タンパク質，脂肪を含んでいる構造物，特に多価不飽和脂肪酸の細胞二重膜がある。この膜は，毒素やがん化物質と細胞を隔離している。酸素ラジカルは細胞の二重膜を形成している多価不飽和脂肪酸に強い親和性がある。

反応し続ける酸化ストレスは，細胞膜の脂肪酸を破壊してしまう。膜の傷害は脂肪過酸化と呼ばれる一連の連鎖反応により起こる。これらの反応では，酸素を

表 2-4 食事摂取基準（DRI），各個人の推奨摂取量，ビタミン類

ライフステージグループ	ビタミンA (μg/d)[a]	ビタミンC (mg/d)	ビタミンD (μg/d)[b,c]	ビタミンE (mg/d)[d]	ビタミンK (μg/d)	チアミン (mg/d)	リボフラビン (mg/d)	ナイアシン (mg/d)[e]	ビタミンB$_6$ (mg/d)	葉酸 (μg/d)[f]	ビタミンB$_{12}$ (μg/d)	パントテン酸 (mg/d)	ビオチン (μg/d)	コリン (mg/d)[g]
乳児														
0〜6カ月	400*	40*	5*	4*	2.0*	0.2*	0.3*	2*	0.1*	65*	0.4*	1.7*	5*	125*
7〜12カ月	500*	50*	5*	5*	2.5*	0.3*	0.4*	4*	0.3*	80*	0.5*	1.8*	6*	150*
小児														
1〜3歳	300	15	5*	6	30*	0.5	0.5	6	0.5	150	0.9	2*	8*	200*
4〜8歳	400	25	5*	7	55*	0.6	0.6	8	0.6	200	1.2	3*	12*	250*
男性														
9〜13歳	600	45	5*	11	60*	0.9	0.9	12	1.0	300	1.8	4*	20*	375*
14〜18歳	900	75	5*	15	75*	1.2	1.3	16	1.3	400	2.4	5*	25*	550*
19〜30歳	900	90	5*	15	120*	1.2	1.3	16	1.3	400	2.4	5*	30*	550*
31〜50歳	900	90	5*	15	120*	1.2	1.3	16	1.3	400	2.4	5*	30*	550*
51〜70歳	900	90	10*	15	120*	1.2	1.3	16	1.3	400	2.4[h]	5*	30*	550*
>70歳	900	90	15*	15	120*	1.2	1.3	16	1.3	400	2.4[h]	5*	30*	550*
女性														
9〜13歳	600	45	5*	11	60*	0.9	0.9	12	1.0	300	1.8	4*	20*	375*
14〜18歳	700	65	5*	15	75*	1.0	1.0	14	1.2	400[i]	2.4	5*	25*	400*
19〜30歳	700	75	5*	15	90*	1.1	1.1	14	1.3	400[i]	2.4	5*	30*	425*
31〜50歳	700	75	5*	15	90*	1.1	1.1	14	1.3	400[i]	2.4	5*	30*	425*
51〜70歳	700	75	10*	15	90*	1.1	1.1	14	1.5	400	2.4[h]	5*	30*	425*
>70歳	700	75	15*	15	90*	1.1	1.1	14	1.5	400	2.4[h]	5*	30*	425*
妊婦														
≦18歳	750	80	5*	15	75*	1.4	1.4	18	1.9	600[j]	2.6	6*	30*	450*
19〜30歳	770	85	5*	15	90*	1.4	1.4	18	1.9	600[j]	2.6	6*	30*	450*
31〜50歳	770	85	5*	15	90*	1.4	1.4	18	1.9	600[j]	2.6	6*	30*	450*
授乳期														
≦18歳	1200	115	5*	19	75*	1.4	1.6	17	2.0	500	2.8	7*	35*	550*
19〜30歳	1300	120	5*	19	90*	1.4	1.6	17	2.0	500	2.8	7*	35*	550*
31〜50歳	1300	120	5*	19	90*	1.4	1.6	17	2.0	500	2.8	7*	35*	550*

出典：Dietary Reference Intakes for Calcium, Phosphorous, Magnesium, Vitamin D, and Fluoride (1997); Dietary Reference Intakes for Thiamin, Riboflavin, Niacin, Vitamin B$_6$, Folate, Vitamin B$_{12}$, Pantothenic Acid, Biotin, and Choline (1998); Dietary Reference Intakes for Vitamin C, Vitamin E, Selenium, and Carotenoids (2000); and Dietary Reference Intakes for Vitamin A, Vitamin K, Arsenic, Boron, Chromium, Copper, Iodine, Iron, Manganese, Molybdenum, Nickel, Silicon, Vanadium, and Zinc (2001). These reports may be accessed via www.nap.edu. Copyright 2001 by the National Academy of Sciences. All rights reserved.

注：この表は（DRI 報告から掲載している．www.nap.edu 参照），推奨量（RDA，太字），目安量（AI，*で示す）を示している．RDA と AI は両者とも個人の摂取の目標のために使用されている．RDA は，その集団のほぼ全員（97〜98%）の必要量を満たしている．母乳で栄養されている乳児では，AI は平均の摂取量を示す．他のライフステージグループや性別のすべての AI は，その集団のすべての人の必要量を満たしていると考えられているが，データがないことやデータが不確実なことから，この摂取量でカバーできる個人の割合を確実に決定することができない．

[a] レチノール活性価（RAE）として表す．1RAE＝1μg レチノール，12μg βカロテン，24μg αカロテン，24μg βクリプトキサンチン．食品プロビタミン A のカロテノイドの RE から RAE を計算するには，RE を 2 で割る．食品あるいはサプリメント中にすでに形成されているビタミン A およびプロビタミン A のサプリメントでは，1RE＝1RAE

[b] カルシフェロール．1μg カルシフェロール＝40 IU ビタミン D

[c] 十分な日光にさらされることがない状態

[d] α-トコフェロールとして．α-トコフェロールは，自然の食品にある α-トコフェロールの唯一の型の RRR-α-トコフェロールと α-トコフェロールの強化食品やサプリメントにある 2R 型の異性体（RRR-, RSR-, RRS-, RSS-α-トコフェロール）を含む．これは 2S 型の異性体（SRR-, SSR-, SR-, SSS-α-トコフェロール）は含まない

[e] ナイアシン等価として（NE）．1 mg ナイアシン＝60 mg トリプトファン．0〜6カ月＝すでにナイアシンの形になっているもの（NE ではない）

[f] 食事由来の葉酸等価（DFE）として．1 DFE＝1μg の食品の葉酸＝0.6μg の強化食品および食品とともに摂取するサプリメントとしての葉酸＝0.5μg の空腹の胃へ投与するサプリメントの葉酸

[g] コリンに対して AI が設定されているが，ライフサイクルの中のすべての段階でコリン投与が必要であるかを評価したデータはほとんどなく，ある状態ではコリンは内因性の合成によって満たされているかもしれない

[h] 高齢者由来の 10〜30% では，食物に結合しているビタミン B$_{12}$ の吸収不良があるので，50 歳以上の人では RDA を満たすために，ビタミン B$_{12}$ が強化されている食品やビタミン B$_{12}$ が入っているサプリメントを摂取する必要がある

[i] 葉酸の摂取と胎児で神経管欠損が関連しているエビデンスより，妊娠が可能な女性では，種々の食品から葉酸をとる以外に，サプリメントあるいは強化食品から 400μg 摂取することが推奨される

[j] 女性は妊娠が確認されて出産前の時期になるまでサプリメントや強化食品から 400μg を継続して摂取すべきと考えられている．この時期は，通常は妊娠したすぐ後から始まり，神経管の形成に重要な時期である

表2-5 食事摂取基準（DRI），上限（UL[a]），ビタミン類

ライフステージグループ	ビタミンA (μg/d)[b]	ビタミンC (mg/d)	ビタミンD (μg/d)	ビタミンE (mg/d)[c,d]	ビタミンK	チアミン	リボフラビン	ナイアシン (mg/d)[d]	ビタミンB6 (mg/d)[d]	葉酸 (μg/d)[d]	ビタミンB12	パントテン酸	ビオチン	コリン (g/d)	カロテノイド[e]
乳児															
0～6 カ月	600	ND[f]	25	ND	ND	ND	ND	ND	ND	ND	ND	ND	ND	ND	ND
7～12 カ月	600	ND	25	ND	ND	ND	ND	ND	ND	ND	ND	ND	ND	ND	ND
小児															
1～3 歳	600	400	50	200	ND	ND	ND	10	30	300	ND	ND	ND	1.0	ND
4～8 歳	900	650	50	300	ND	ND	ND	15	40	400	ND	ND	ND	1.0	ND
男性，女性															
9～13 歳	1700	1200	50	600	ND	ND	ND	20	60	600	ND	ND	ND	2.0	ND
14～18 歳	2800	1800	50	800	ND	ND	ND	30	80	800	ND	ND	ND	3.0	ND
19～70 歳	3000	2000	50	1000	ND	ND	ND	35	100	1000	ND	ND	ND	3.5	ND
>70 歳	3000	2000	50	1000	ND	ND	ND	35	100	1000	ND	ND	ND	3.5	ND
妊娠															
≦18 歳	2800	1800	50	800	ND	ND	ND	30	80	800	ND	ND	ND	3.0	ND
19～50 歳	3000	2000	50	1000	ND	ND	ND	35	100	1000	ND	ND	ND	3.5	ND
授乳時															
≦18 歳	2800	1800	50	800	ND	ND	ND	30	80	800	ND	ND	ND	3.0	ND
19～50 歳	3000	2000	50	1000	ND	ND	ND	35	100	1000	ND	ND	ND	3.5	ND

出典：Dietary Reference Intakes for Calcium, Phosphorous, Magnesium, Vitamin D, and Fluoride (1997); Dietary Reference Intakes for Thiamin, Riboflavin, Niacin, Vitamin B6, Folate, Vitamin B12, Pantothenic Acid, Biotin, and Choline (1998); Dietary Reference Intakes for Vitamin C, Vitamin E, Selenium, and Carotenoids (2000); and Dietary Reference Intakes for Vitamin A, Vitamin K, Arsenic, Boron, Chromium, Copper, Iodine, Iron, Manganese, Molybdenum, Nickel, Silicon, Vanadium, and Zinc (2001). These reports may be accessed via www.nap.edu. Copyright 2001 by the National Academy of Sciences. All rights reserved.

[a] UL＝副作用のリスクがない1日摂取量の最大レベル。特に記載がなければ，UL は食事，水，サプリメントからの総摂取量を示す。適切なデータがないことより，ビタミンK，チアミン，リボフラビン，ビタミンB12，パントテン酸，ビオチン，カロテノイドについて UL は設定されていない。推奨量以上を摂取するときには十分注意が必要である
[b] ビタミンAだけで行われている
[c] α-トコフェロールとして。サプリメントのα-トコフェロールの他の型にも適応される
[d] ビタミンE，ナイアシン，葉酸の UL は，サプリメント，強化食品あるいは両者の併用から得られる合成型にも適応する
[e] βカロテンのサプリメントは，ビタミンAの欠乏のリスクがある人にのみプロビタミンAとして推奨される
ND：この年齢における副作用のデータがないため，決められていない。そして，過剰に対する対処がないことに考慮する。多くとることを防ぐために，摂取源は食品のかたちでのみとるべきである

脂肪の中に組み込み，細胞や細胞の成分が傷害されやすくなる。フリーラジカルは LDL コレステロールの酸化を起こす。そして細胞毒性を示し，冠動脈のプラークの形成を促進する[167]。酸化ストレスは最終的には細胞を傷害し，加齢，がん，糖尿病，冠動脈疾患，中枢神経系の機能の低下，免疫能の低下を促進する。

酸素の還元およびそれに引き続くフリーラジカルの産生を止める方法はない。しかし，傷害作用に対する巧妙な自然の防御機構がミトコンドリアの内部，まわりの細胞外液空間に存在する。これらには，抗酸化スカベンジャー酵素のカタラーゼ，グルタミンペルオキシダーゼ，スーパーオキシドジスムターゼ，金属と結合しているタンパク質などがある。その他に，非酵素の栄養素の還元剤であるビタミンA，C，Eとビタミン A の前駆体のβカロテン（緑黄色野菜にある"カロテノイド"の1つ）が重要な防御作用をもっている[64,80,129,168]。これらの抗酸化ビタミンはフリーラジカルと反応し取り除くことによって原形質膜を保護する。これは危険な連鎖反応を抑える。また，ビタミンの多くは高ホモシステイン血症の細胞成分への傷害作用をやわらげる（p.48 参照）[115]。

健康への有益性の例

食生活は，循環器疾患，糖尿病，骨粗しょう症，白内障，老化の促進，および閉経後の乳がん，大腸・膵臓・卵巣・子宮内膜などの幅広い悪性腫瘍と関連している[190]。推奨された量の抗酸化ビタミン（特にビタミンC）をとり続けることは，いくつかの種類のがんのリスクを減らす[140]。やや多めの量のビタミンB群の葉酸（400 μg）とビタミンB6（3 mg）を毎日とることによって，心臓病を有意に予防する[139]。これら2つのビタミンは，心臓発作や脳卒中のリスクを高めるアミノ酸である血中のホモシステイン濃度を低下させる。葉酸の重要な供給源としては強化された穀物のシリアル，ナッツ，種子，緑黄色葉野菜，マメ類やエンドウマメ，オレンジジュースなどがある。

ビタミンEの正常からそれ以上の量の摂取（α-トコフェロールとγ-トコフェロールの両方[69]）とβカロテ

ン，あるいは血中の高いカロテノイドの濃度は冠動脈の狭窄の進行を抑え，男性，女性ともに心臓発作のリスクを減らす[63,108]。残念ながら，この効果は高リスクの患者と心不全の患者では必ずしもみられてはいない[73,101,175,198]。食事でビタミンEを最も多くとっている閉経後の女性グループは，最も少ないグループの人に比べて，冠動脈疾患での死亡が62%少なくなる[81]。高齢男性では，ビタミンC，Eとβカロテンの血中濃度が高いと，冠動脈の初期病変の発症，進行が抑制される[50]。ある心臓病の予防のモデルでは，抗酸化ビタミン，特にビタミンE（摂取推奨量 15 mg/日）はLDLコレステロールの酸化を抑制し，その結果，動脈壁内の泡沫細胞への取り込みも抑制することを示している。**酸化変性仮説**は，LDLコレステロールの酸化（バターが腐っていくようにたとえられる）が，血管が詰まっていく動脈硬化の過程であるプラーク形成の原因となるとしている[33,86]。食事中のビタミンEのさらなる効果には，前立腺がんの予防（リスクを1/3減らし，死亡を40%減らす）と，心臓病と脳卒中の予防がある。おそらくこれは，ビタミンEの自然な副産物であるビタミンEキノンの抗凝固作用により血栓の形成が抑制されるためである。しかし，すべての研究で，ビタミンが多く含まれている果物や野菜を多くとっても大腸がんのリスク軽減作用はみられなかった[102,174]。

いろいろな種類の食物を食べる　βカロテンやビタミンAそのものをサプリメントとして与えたいくつかの無作為試験では，がんや循環器疾患の頻度を低下させなかった[61,125]。このような所見から，現在の栄養のガイドラインでは，食物中にある単離した化合物をとるよりも，いろいろな種類の食物を幅広くとることにより焦点を当てるようになった[182]。現在，推奨されるのは，健康に実質的な有益性をもたらし，早死のリスクを減らすために，果物，野菜，穀物を多くとるようにすることと，脂肪の少ない肉または肉のかわりになるもの，低脂肪乳製品をとることである。

食事による病気の予防には，ビタミンを含む果物，穀物，野菜にわずかに存在する無数の栄養素や物質が関連しているかもしれない。そのような非ビタミン物質には，（まだサプリメントのかたちでは手に入らないが）イソシアネートなどの種々のファイトケミカルがある。イソシアネートは体内にある自然の解毒酵素であり，ブロッコリー，キャベツ，カリフラワーなどのアブラナ科の野菜に含まれている。国立眼研究所（National Eye Institute, www.nei.nih.gov/）の研究者はルテインとゼアキサンチン（ホウレンソウ，ケール，キャベツの仲間のコラードなどの緑色葉野菜に含まれている）を多く食べる人が，少ない人に比べて加齢に関連した黄斑変性が70%少なかったことを報告している。黄斑は眼の奥にある網膜の中心の光感受性の層にあり，我々の眼が見ることができるのもこの細胞のおかげである。この病気は黄斑の細胞の変質によって起こる。リコペンは，カロテンが多く含まれる食品中（トマトの赤色はこれに由来し，調理により出てくる）にある強力な抗酸化剤で，心臓病のリスクを減らし，ある種の致命的ながん（前立腺，大腸，結腸）の発症のリスクを減らす[6]。ビタミンEの錠剤は主にα-トコフェロールのかたちで含まれている。しかし，ビタミンEのγ-トコフェロール（ダイズ，ナッツ，穀物の中にある）のかたちは，体内で有毒な物質を中和する補足的な作用がある[69]。

第7章では，運動とフリーラジカル産生の相互関係と抗酸化ビタミンの必要量について述べる。今後の10年間で，**機能性食品**や**栄養補助食品**（病気の予防や治療を含めた医学上・健康上の有益性をもたらす食物あるいは食物の一部）の領域で，かなりの研究成果をみることは疑いないであろう。

コレステロール以外の作用：ホモシステインと冠動脈疾患

1969年，8歳の子どもが脳卒中で亡くなった。剖検では，彼の動脈には高齢者にみられるような動脈硬化がみられ，血液中には非常に高い濃度のアミノ酸の**ホモシステイン**がみられた。この非常にまれな遺伝性の疾患であるホモシスチン尿症は，早期に動脈の硬化と心臓発作や脳卒中による死亡をもたらす。この観察ののち，数年のうちに，多くの研究によって高ホモシステイン血症と心臓発作およびすべての原因による死亡に非常に密接な関係があることが示された[14,40,138,184,188]。他の古典的な冠動脈疾患（CHD）のリスク（例えば，喫煙と高血圧）があると，相乗的な効果でホモシステインの悪化作用をさらに増大させる[195]。ホモシステインの上昇は，認知症，アルツハイマー病，妊娠時の不幸な結果や合併症のリスクを増加させる[109,134,135,156]。

すべての人はホモシステインを産生しているが，通常，他の無毒のアミノ酸に変換している。3つのビタミンB，すなわち，葉酸，ビタミンB_1，ビタミンB_{12}はこの変換を促進する。この変換が遺伝的異常やビタミンの欠乏で遅くなると，ホモシステイン濃度が上昇し，コレステロールの動脈内腔の傷害作用を促進する。図2-3Aはホモシステインによる傷害のメカニズムを示したものである[114,191]。ホモステインモデルはCHDが多くの生物学的な経路から生じ，また，なぜ人によってはLDLコレステロールが低めから正常レベルであるのにもかかわらず心臓病になるのかを説

図2-3 A. アミノ酸のホモシステインが血管の内面を傷害し，コレステロールが血管壁の中に入りやすくなるメカニズム。B. 高ホモシステインレベルによる危険な影響からの防御法の提案。

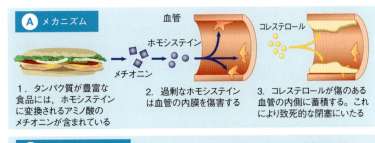

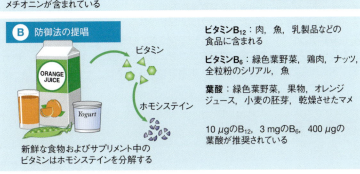

明するのに役立つ。

過剰なホモシステインは血小板の凝集を起こす。したがって，血栓形成を促進し，動脈壁の平滑筋を傷害する。慢性的にホモシステインにさらされると，血管は傷つけられ，肥厚し，循環しているLDLコレステロールがたまりやすい環境となり，傷害が生じ，プラークの形成を促進する。ホモシステインが高い人は正常な人に比べて，3〜4.5倍，リスクが高い。

▼関連の強さについてのいくつかの疑問

最近の報告で，5073例の心臓発作と1113例の脳卒中の患者など17,000人を含む30の研究を分析している[176]。高血圧と脳卒中を管理した後，ホモシステインを25%だけ低下させた人では心臓発作が11%程度，脳卒中が19%低下した。ビタミンB_6，B_{12}と葉酸を健康な人に投与し，病気の発症を5年間の経過でみる現在行われている前向き無作為臨床試験から，将来，ホモシステインと心血管病のリスクに関するより決定的な評価が行われるであろう。

どのような原因によってホモシステインが蓄積するかは，まだわかっていない。しかし，エビデンスからはビタミンB群の欠乏，喫煙，アルコール，カフェインや過剰な肉の摂取などの生活習慣との関係が示唆される[51,67,95,100,123,152,170]。ホモシステイン値の正常あるいは望ましい値として，今のところはっきりした基準はない。ただ，研究の結果から，ホモシステイン値を正常化することにより，実際に心臓発作および脳卒中のリスクを軽減するとされている。この点から，最近の研究は，葉酸とビタミンB_{12}とB_6を組み合わせてホモシステインを低下させる治療法は，冠動脈拡張術を受けた心疾患患者の予後を改善することを示してい

る[154]。多くのエビデンスは，ビタミンB群，特に葉酸を十分に摂取することを支持している。少量のビタミンであっても（強化された穀物のシリアル，ナッツ，種子，緑黄色葉野菜，マメ類，エンドウマメ，オレンジジュースに多く含まれる），ホモシステイン値を下げるのに効率のよい方法である（図2-3B）[178]。1999年以降，葉酸は小麦粉，パン，パスタ，ひきわりの穀物，白米，コーンミールに強化されるようになった。葉酸の1日摂取推奨量は300〜400 μgである。

まとめ

1. ビタミンは有機化合物でエネルギーを供給しないし，身体の構成には寄与しない。ビタミンは体内でのほとんどすべての過程で重要な機能をもつ。ビタミンは食物あるいは栄養補助食品からとらなければならない。

2. 植物は光合成の過程で，ビタミンをつくることができる。動物は植物または植物を食べた他の動物の肉を食べることにより，ビタミンを得る。動物は，プロビタミンとして知られている前駆物質からもビタミンをつくることができる。

3. 知られている13のビタミンは，水溶性と脂溶性のいずれかに分類される。脂溶性ビタミンはビタミンA，D，E，K，水溶性ビタミンはビタミンCとビタミンB群である。

4. 過剰な脂溶性ビタミンは体内の組織に蓄積され，毒性を示す濃度まで上昇する。非常に稀な例を除いて，過剰な水溶性ビタミンは，一般に毒性を示すことはなく，結果的には尿に排泄される。これらの体内での効力は摂取後8〜14時間である。

5. 食事摂取基準（DRI）は先行するRDAと異なり，欠乏症を予防するための定義というより，健康を増進し，栄養に関係した病気の予防に焦点を当てている。

6. 健康な人に対する計画および評価に用いるための栄養の推奨に関するいくつかの新しい基準を含んだ包括的な用語として，DRI を考えるべきである。これらの基準には RDA，EAR，AI，UL などがある。DRI は特定の性，年齢に基づく成長や発育の特定の世代，また，適切であれば妊娠時や授乳時にも適応できる。
7. ビタミンは代謝を制御し，エネルギー放出を可能とする。そして，骨および組織の重要な機能を担う。
8. RDA 以上の量のビタミンをサプリメントで摂取しても，運動能力や強い持久性身体トレーニング能力は改善されない。逆に，過剰な脂溶性ビタミンをとることで重篤な病気が発症する。これは時に，水溶性ビタミンでも起こりうる。
9. ビタミン A，C，E と β カロテンは抗酸化剤として重要な保護作用を示す。これらのビタミンを十分含んだ食事をとることで，フリーラジカルによる傷害（酸化ストレス）を減らすことができ，また心臓病やがんの予防になる。
10. すべての人はホモシステインを産生しているが，通常は他の毒性のないアミノ酸に変換される．葉酸，ビタミン B_6，B_{12} の 3 つのビタミン B はこの変換を促進する。もしこの変換が遺伝的欠陥やビタミンの欠乏のために遅くなると，ホモシステイン濃度が高くなり，血管内腔のコレステロールによる傷害作用を促進させる。

ミネラル

ミネラルの性質

炭素，酸素，水素，窒素の成分に加え，体重の約 4%（50 kg の女性で約 2 kg）を構成しているのは 22 種類のミネラルと呼ばれる成分で，ほとんどは金属元素である。ミネラルは酵素，ホルモン，ビタミンの成分として働き，他の化学物質と結合したり（例えば，骨にあるカルシウムリン酸塩，ヘモグロビンのヘムにある鉄），単体で存在する（体液中のカルシウムイオン）。

生きていくにあたって不可欠なミネラルには，7 つの **主要ミネラル**（1 日の必要量 100 mg 以上）と，14 の必要量が少ないもしくは **微量ミネラル**（1 日の必要量 100 mg 未満）がある。微量ミネラルは 15 g 以下もしくは身体の総重量の 0.02% を占める。ビタミンを過剰にとるのと同じように，ミネラルを過剰に摂取しても身体に有用な効果は得られず，むしろ悪影響が出る。RDA（推奨量）や良いとされる摂取基準は多くのミネラルにおいても定められている。これら摂取基準に従って食事をすれば，ミネラルバランスを保つだけの十分な量が摂取できる。

大部分の主要および微量ミネラルは，自然の川，池，海の水の中，表土や地中に存在する。ミネラルは植物の根や，植物や水を摂取する動物の骨に存在する。

ミネラルの種類と供給源

表 2-6 ではミネラルの身体での主な働き，含んでいる食べ物，過剰と不足からくる症状についてまとめた。表 2-7，2-8 に，これらのミネラルの RDA（推奨量），UL（上限量），AI（目安量）の値を示す。ミネラルのサプリメントはビタミンのサプリメントと同様に，ほとんど有益性はない。なぜなら，必要とされるミネラルはすでに食べ物や水の中に含まれているからである。水や土壌が特定のミネラルを欠乏している地域では，サプリメントが必要となる場合もある。米国のある特定の地域では比較的ヨウ素が少なく，特に五大湖盆地，太平洋側北西部で顕著である。他にも，ブラジル中央部，ヒマラヤ山脈で同様である。ヨウ素は甲状腺において，基礎代謝を亢進するホルモンであるチロキシンやトリヨードチロニン合成のために必要とされる。水や食卓塩にヨウ素を加えると（ヨード塩），容易にヨウ素欠乏を防ぐことができる。一般的にみられる米国におけるミネラルの欠乏症は，食事からの鉄が少ないことによって起こる。出産年齢における米国人女性の 30〜50% は食事性の鉄不足に悩んでいる。

BOX 2-1 栄養と健康のための ABC

A：健康のために
- 適正体重を目指す
- 毎日，身体を動かす

B：健康の基盤
- フードガイドピラミッドに従って食べ物を選ぶ
- 毎日さまざまな穀物をとる。特に未精白の穀物がよい
- 毎日さまざまな果物や野菜をとる
- 食べ物を新鮮で安心な状態に保つ

C：賢く選ぼう
- 飽和脂肪酸やコレステロールの少ない食品を選び，総脂質を上げないようにする
- 砂糖を過剰摂取しないよう飲み物や食べ物を選ぶ
- 塩分を控える
- 飲酒は控えめに

表 2-6 健康な成人（19〜50歳）に必要な主要微量ミネラルと，それらの栄養要求，食物源，働き，欠乏と過剰による影響

ミネラル	食物源	体内での主要な作用	欠乏	過剰
主要元素				
カルシウム	牛乳，チーズ，緑黄色野菜，乾燥マメ	骨や歯の形成，血液の凝固，神経伝達	成長阻害，くる病，骨粗しょう症，痙攣	ヒトでは報告されていない
リン	牛乳，チーズ，ヨーグルト，肉，鶏肉，穀物，魚	骨や歯の形成，酸塩基平衡，骨からのカルシウム喪失を防ぐ助けをする	脱力，骨における脱塩	顎骨の断裂（燐顎）
カリウム	葉野菜，カンタロープ，ライマメ（リマビーン），ジャガイモ，バナナ，牛乳，肉類，コーヒー，紅茶	流体のバランス，神経伝達，酸塩基平衡	筋痛，心臓の不規則なリズム，精神錯乱，欲求の消失は生命の危機になりうる	腎臓の機能が正常であれば影響はない。腎臓の機能が低下しているとカリウムの増大や心臓の不整脈を引き起こす
硫黄	タンパク質の一部として摂取されたり，食品の保存剤中に存在する	酸塩基平衡，肝臓の働き	食物摂取が十分であれば欠乏症は起こらない	知られていない
ナトリウム	食塩中	酸塩基平衡，体内水分バランス，神経作用	筋痛，無気力，欲求の減少	高血圧
塩素	塩素は野菜や果物などの食物中に含まれる塩の一部	細胞外液の重要な要素	食物摂取が十分であれば欠乏症は起こらない	ナトリウムとともに高血圧に寄与する
マグネシウム	全粒粉，緑色葉野菜	タンパク質の代謝を含む，酵素の活性化	成長阻害，落ち着きのなさ	下痢
微量元素				
鉄	卵，赤身肉，マメ，全粒粉，緑色葉野菜	ヘモグロビンの構成要素，エネルギー代謝の酵素	鉄欠乏性貧血（虚弱，感染に対する抵抗力の低下）	鉄沈着症，肝硬変
フッ素	飲料水，茶，魚	骨形成の調節に必要である可能性がある	虫歯の頻度を高める	斑状歯，骨密度増加
亜鉛	食物中に広くある	消化酵素を含む酵素の構成要素	成長阻害，生殖腺が小さくなる	熱，むかつき，嘔吐，下痢
銅	肉類，飲料水	鉄代謝を組織する酵素の構成要素	貧血，骨変化	稀に代謝異常（ウィルソン病）
セレン	魚介類，肉類，穀物	ビタミンEとよく似た働きをする	貧血	胃腸疾患，肺過敏
ヨウ素	海産魚，アワビ，乳製品，野菜，ヨウ素付加塩	甲状腺ホルモンの構成要素	甲状腺腫（甲状腺肥大）	大量摂取は甲状腺機能を低下させる
クロム	マメ類，シリアル，内臓，脂肪，植物性油，肉類，全粒粉	成長やエネルギー代謝などの酵素の構成要素	ヒトでの報告は稀，グルコース代謝能力の低下	酵素阻害，職業被曝。肌や腎臓のダメージ

Food and Nutrition Board, National Academy of Sciences-National Research Council, Washington, DC. Recommended dietary allowances, revised 1989. より

p.67 にもあるように，食事に鉄分たっぷりの食品を用いることや，上手に鉄のサプリメントをとることで，この問題は軽減するであろう。

身体におけるミネラルの役割

ビタミンは，自らが触媒作用を及ぼした反応の副産物の一部になることなしに化学反応を促進するが，他方，ミネラルは時に身体の構成物や体内に存在する化学物質として組み入れられる。ミネラルは体内で大きく3つの役割を担っている。

- ミネラルは骨や歯の**構成要素**である。
- 機能において，ミネラルは心臓を一定のリズムに保ったり，筋の収縮，神経の伝導性，酸塩基平衡の調節を助ける。
- ミネラルは細胞の働きを調節する酵素やホルモンの構成要素となることで，新陳代謝を調節する。

図 2-4 に，細胞における同化と異化に関わるミネラルをあげる。ミネラルは，炭水化物，脂質，タンパク質が分解する際に起こる，エネルギー産生反応を促進する。それに加え，ミネラルは生体内栄養合成の重要な要素となる。例えば，グルコースからグリコーゲンの合成，脂肪酸やグリセロールからトリアシルグリセロールの合成，アミノ酸からタンパク質を合成するときに重要なミネラルが欠乏すると，同化と異化の微妙な調整が崩れる。ミネラルはまた，ホルモンの重要な構成要素として働く。例えば，ヨウ素不足からくるチロキシンの欠乏は，新陳代謝維持を非常に悪くし，極端な場合には肥満を促進する。細胞内へのグルコース

表2-7 食事摂取基準（DRI）：個々のミネラルの摂取基準

ライフステージグループ	カルシウム(mg/日)	クロム(μg/日)	銅(μg/日)	フッ化物(mg/日)	ヨウ素(μg/日)	鉄(mg/日)	マグネシウム(mg/日)	マンガン(mg/日)	モリブデン(μg/日)	リン(mg/日)	セレン(μg/日)	亜鉛(mg/日)
乳児												
0～6カ月	210*	0.2*	200*	0.01*	110*	0.27*	30*	0.003*	2*	100*	15*	2*
7～12カ月	270*	5.5*	220*	0.5*	130*	11*	75*	0.6*	3*	275*	20*	3
小児												
1～3歳	500*	11*	340	0.7*	90	7	80	1.2*	17	460	20	3
4～8歳	800*	15*	440	1*	90	10	130	1.5*	22	500	30	5
男性												
9～13歳	1300*	25*	700	2*	120	8	240	1.9*	34	1250	40	8
14～18歳	1300*	35*	890	3*	150	11	410	2.2*	43	1250	55	11
19～30歳	1000*	35*	900	4*	150	8	400	2.3*	45	700	55	11
31～50歳	1000*	35*	900	4*	150	8	420	2.3*	45	700	55	11
51～70歳	1200*	30*	900	4*	150	8	420	2.3*	45	700	55	11
＞70歳	1200*	30*	900	4*	150	8	420	2.3*	45	700	55	11
女性												
9～13歳	1300*	21*	700	2*	120	8	240	1.6*	34	1250	40	8
14～18歳	1300*	24*	890	3*	150	15	360	1.6*	43	1250	55	9
19～30歳	1000*	25*	900	3*	150	18	310	1.8*	45	700	55	8
31～50歳	1000*	25*	900	3*	150	18	320	1.8*	45	700	55	8
51～70歳	1200*	20*	900	3*	150	8	320	1.8*	45	700	55	8
＞70歳	1200*	20*	900	3*	150	8	320	1.8*	45	700	55	8
妊婦												
≦18歳	1300*	29*	1000	3*	220	27	400	2.0*	50	1250	60	13
19～30歳	1000*	30*	1000	3*	220	27	350	2.0*	50	700	60	11
31～50歳	1000*	30*	1000	3*	220	27	360	2.0*	50	700	60	11
授乳期												
≦18歳	1300*	44*	1300	3*	290	10	360	2.6*	50	1250	70	14
19～30歳	1000*	45*	1300	3*	290	9	310	2.6*	50	700	70	12
31～50歳	1000*	45*	1300	3*	290	9	320	2.6*	50	700	70	12

出典：Dietary Reference Intakes for Calcium, Phosphorous, Magnesium, Vitamin D and Fluoride (1997) ; Dietary Reference Intakes for Thiamin, Riboflavin, Niacin, Vitamin B$_6$, Folate, Vitamin B$_{12}$, Pantothenic Acid, Biotin, and Choline (1998) ; Dietary Reference Intakes for Vitamin C, Vitamin E, Selenium, and Carotenoids (2000) ; and Dietary Reference Intakes for Vitamin A, Vitamin K, Arsenic, Boron, Chromium, Copper, Iodine, Iron, Manganese, Molybdenum, Nickel, Silicon, Vanadium, and Zinc (2001). These reports may be accessed via www.nap.edu. Copyright 2001 by the National Academy of Sciences. Reprinted with permission.

注：この表は推奨量（RDA, 太字）と目安量（AI, *で示す）を示している．RDAとAIは両者とも個人の摂取の目標のために使用されている．RDAは，その集団のほぼ全員（97～98％）の必要量を満たしている．母乳で栄養されている乳児では，AIは平均の摂取量を示す．他のライフステージグループや性別のAIは，その集団のすべての人の必要量を満たしていると考えられているが，データがないことやデータが不確実なことから，この摂取量でカバーできる個人の割合を確実に決定することができない．

表2-8 食事摂取基準（DRI）：ミネラルの摂取上限（UL[a]）

ライフステージグループ	ヒ素[b]	ホウ素 (mg/日)	カルシウム (g/日)	クロム (μg/日)	銅 (μg/日)	フッ化物 (mg/日)	ヨウ素 (μg/日)	鉄 (mg/日)	マグネシウム (mg/日)[c]	マンガン (mg/日)	モリブデン (μg/日)	ニッケル (mg/日)	リン (g/日)	セレン (μg/日)	ケイ素[d]	バナジウム (mg/日)[e]	亜鉛 (mg/日)
乳児																	
0〜6カ月	ND	ND	ND	ND	ND	0.7	ND	40	ND	ND	ND	ND	ND	45	ND	ND	4
7〜12カ月	ND	ND	ND	ND	ND	0.9	ND	40	ND	ND	ND	ND	ND	60	ND	ND	5
小児																	
1〜3歳	ND	3	2.5	ND	1000	1.3	200	40	65	2	300	0.2	3	90	ND	ND	7
4〜8歳	ND	6	2.5	ND	3000	2.2	300	40	110	3	600	0.3	3	150	ND	ND	12
男性・女性																	
9〜13歳	ND	11	2.5	ND	5000	10	600	40	350	6	1100	0.6	4	280	ND	ND	23
14〜18歳	ND	17	2.5	ND	8000	10	900	45	350	9	1700	1.0	4	400	ND	ND	34
19〜70歳	ND	20	2.5	ND	10000	10	1100	45	350	11	2000	1.0	4	400	ND	1.8	40
>70歳	ND	20	2.5	ND	10000	10	1100	45	350	11	2000	1.0	3	400	ND	1.8	40
妊婦																	
≦18歳	ND	17	2.5	ND	8000	10	900	45	350	9	1700	1.0	3.5	400	ND	ND	34
19〜50歳	ND	20	2.5	ND	10000	10	1100	45	350	11	2000	1.0	3.5	400	ND	ND	40
授乳期																	
≦18歳	ND	17	2.5	ND	8000	10	900	45	350	9	1700	1.0	4	400	ND	ND	34
19〜50歳	ND	20	2.5	ND	10000	10	1100	45	350	11	2000	1.0	4	400	ND	ND	40

出典：Dietary Reference Intakes for Calcium, Phosphorous, Magnesium, Vitamin D and Fluoride (1997); Dietary Reference Intakes for Thiamin, Riboflavin, Niacin, Vitamin B$_6$, Folate, Vitamin B$_{12}$, Pantothenic Acid, Biotin, and Choline (1998); Dietary Reference Intakes for Vitamin C, Vitamin E, Selenium, and Carotenoids (2000); and Dietary Reference Intakes for Vitamin A, Vitamin K, Arsenic, Boron, Chromium, Copper, Iodine, Iron, Manganese, Molybdenum, Nickel, Silicon, Vanadium, and Zinc (2001). These reports may be accessed via www.nap.edu.
Copyright 2001 by the National Academy of Sciences. Reprinted with permission.

[a] UL=有害作用のリスクがないであろうと考えられる1日の栄養素の最大摂取レベル。特に指示されていない場合には、UL は、食品、水、サプリメントからの総摂取量である。適切なデータがないため、ヒ素、クロム、ケイ素についてはULは設定されていない。UL が設定されていないので、推奨量以上を摂取する場合には特に注意が必要である
[b] ヒ素には UL は薬理学的な製剤としてのみで、食品や水からの摂取を含まない
[c] マグネシウムの UL は食品やサプリメントへの付加は正当化されない、食品やサプリメントへの付加に注意する必要がある
[d] ケイ素はヒトで有害事象を起こすことは示されていないが、ケイ素のサプリメントを食品に添加することは正当化されない。またバナジウムを食品に添加することは正当化されない
[e] 食品中のバナジウムはヒトに有害事象を起こさないので、バナジウムを食品に添加することを避けるため、決められていない、大量摂取を避けるため、食品からだけ摂取すべきでない。ケイ素はヒト有害期に使用すること、大量に使用することができないことを考慮し、大量摂取を避けること。決められていない、食品からだけ摂取すべきである
ND：この年齢のグループでの有害作用に対するものではない

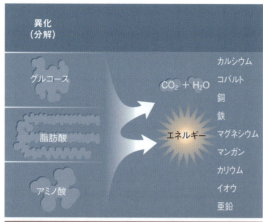
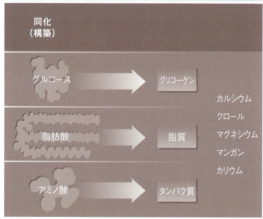

図 2-4 三大栄養素の異化および同化におけるミネラルの機能。

取り込みを促進するホルモンであるインスリンを合成する際，亜鉛が必要である（約100種類の別の酵素として働く）。また，胃酸中の塩酸はミネラルである塩素から構成される。

▼ミネラルの生物学的利用能

身体が，ミネラルを食べ物から吸収できる能力はさまざまである。例えば，ホウレンソウは多くのカルシウムを含んでいるが，そのうちの5％しか吸収することができない。同じことが食物中の鉄でもいえ，鉄は腸管での吸収が悪く，その効率は平均して5～10％である。食物中のミネラルの**生物学的利用能（バイオアベイラビリティ）**に影響する因子は以下の項目がある。

- 食物の種類：小腸は動物性のミネラルを容易に吸収するようできている。なぜなら，植物の食物繊維は消化，吸収を妨げるため，ミネラルが得にくいからである。また，動物性の食品は一般的にミネラルを多く含んでいる（マグネシウムは除く。マグネシウムは植物に多く含まれる）。
- ミネラル同士の相互作用：多くのミネラルは同じ分子量であるために，小腸での吸収の際に競合する。したがって，ある1つのミネラルが他のミネラルの吸収を遅らせるため，過剰にミネラルを摂取することは賢い選択ではない。
- ビタミン，ミネラル間の相互作用：さまざまなビタミンがミネラルと相互作用をもつ。このことは生物学的利用能に影響する。正の相関をもつものとしては，ビタミンDはカルシウムの吸収を促進し，他方，ビタミンCは鉄の吸収を改善する。
- ミネラル，食物繊維間の相互作用：大量の食物繊維の摂取はミネラルと結合することによって，ある種のミネラル（カルシウム，鉄，マグネシウム，リンなど）の吸収を阻害する。その結果，消化器官で吸収されずに通過してしまう。

次の項では，身体活動に関係するより重要なミネラルの働きについて述べる。

カルシウム

身体の中にいちばん多く存在するミネラルであるカルシウムは，リン酸と結合したかたちで骨や歯を形成している。これら2つのミネラルは，身体の約2.5％を占める総ミネラル量の約75％を占める。ミネラルのうちイオンとして存在しているものの中で（身体に存在している1200 mgのうちの約1％），カルシウムは，筋の働き，血液凝固，神経伝達，酵素の活性，カルシトリオールの合成（活性型ビタミンD），液体の細胞膜内への取り込みという重要な役割を担っている。カルシウムはまた，月経前症候群，多嚢胞卵胞の症状をやわらげたり，また，結腸がんを予防したり，血圧調節を担うことに寄与している[38,96]。しかし，カルシウムが心臓病のリスクを少なくする因子であるということは，明確にはされていない[1]。

▼骨粗しょう症：カルシウム，エストロゲン，運動

骨は，コラーゲン，ミネラル，そして50％は水分でできているダイナミックな細胞間質（マトリックス）組織である。骨の形成は，若いうちは骨格の大きさや形を継続して増大させる。骨はまた，絶え間なく変化している状態で存在しており，これを言い換えると，成長因子や性ホルモンそして下垂体ホルモンの存在によって支配されており，骨芽細胞が骨を形成している間，骨を破壊する細胞（破骨細胞）が骨を壊している（吸収している）という，いわゆる**リモデリング**を行っている。規則正しい身体活動とともにカルシウムの利

用率はリモデリングに影響を及ぼす。ホルモンの作用によって調節されている血中カルシウムイオンのレベルは，食事から，そして骨吸収由来のカルシウムからの両方で維持されている。骨は以下の2つに大き区分される。

- 皮質骨：手や足などの長骨骨幹部の密度が高く硬い骨の外表面。
- 海綿骨：主に脊椎や大腿骨にある，多孔質で密度の低い，比較的弱い骨。

必要量がしばしば満たされていないミネラル

成長期にある子どもの，体重あたりのカルシウム必要量は成人より多いが，それでも多くの成人ではカルシウムが不足している。一般的なガイドラインによると，思春期および若年成人では1日のカルシウムの必要量は1300 mg（19〜50歳では1000 mg，50歳以上では1200 mg）で，これは約240 mLのグラス5杯分の牛乳に含まれるカルシウム量に相当する。残念ながら，カルシウムは身体活動の高い低いにかかわらず頻繁に不足しがちなミネラルの1つで，特に若い世代の女性でその傾向がみられる。成人では，平均して1日に500〜700 mgのカルシウムを摂取している。女性のダンサー，体操選手，持久走の選手はカルシウムが最も不足しがちなアスリートである[12,32,107]。

米国でのカルシウムの不足は，5歳以下の子どもの約50％，10代の男子の約65％，10代の女子の約85％でみられる。このカルシウム不足の一要因は，現代の米国人が牛乳よりもはるかに多くのソフトドリンクを口にしていることである。数値で表すと，約87 Lの牛乳が1年で消費されているのに対し，約185 Lものソフトドリンクが消費されている。若い世代の人の75％以上がRDA以下のカルシウム摂取量であり，米国人女性の約25％が1日に300 mg以下のカルシウムしか摂取していない。カルシウムの摂取不足は，不足を補うために，骨からの"貯蔵"カルシウムの流出をまねく。カルシウム摂取の不足，もしくはカルシウム調節ホルモンの低下からこのアンバランスが長引くと，次の2つの状態のいずれかに陥る。

1. **骨粗しょう症**（osteoporosis）：文字どおりの意味は"多孔質の骨"で，密度が，年齢，性別での正常値から2.5標準偏差以上の低い状態。
2. **骨軟化症**（osteopenia）：ギリシャ語の骨を意味する*osteo*と乏しいを意味する*penia*に由来する語。脆く骨折のリスクが高くなる途中の状態を意味する。

骨粗しょう症では，骨がカルシウムの貯蔵（骨の容積）やカルシウムの密度（骨密度）を低下させ，次第に多孔質で脆くなって進んでいく（図2-5）。普段の生活でのストレスも，時に骨の破壊を引き起こす。

現在，米国では2800万以上もの人が骨粗しょう症で苦しんでおり，そのうちの80〜90％が女性である。また，その他に1800万の人で骨量が低い。女性の50％は将来に骨粗しょう症を発病する。男性も骨粗しょう症から免れているということではなく，現在米国では約200万の人が骨粗しょう症で苦しんでいる。老人，特に60歳を超えた女性では，この病気は流行の域に達している。骨粗しょう症による骨折は毎年

BOX 2-2 国立科学アカデミーによる1日あたりのカルシウム摂取基準

年齢	量（mg）
1〜3歳	500
4〜8歳	800
9〜18歳	1300
19〜50歳	1000
51歳以上	1200

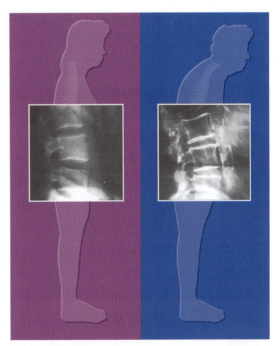

図2-5 正常な骨（左）と骨粗しょう症の骨（右）のX線写真。骨粗しょう症の骨では，ミネラル物質の減少，脆さ，皮質の薄さ（同時に起こることで髄質の直径は増加する），多孔性の増大，骨形成と骨吸収のバランスの崩れ，骨構造や断面の配列の破壊，微小骨折の集積，機械的統合性の消失，圧力に耐える能力の低下と，その結果骨折に対する感受性の増加などの特徴がみられる。

150万人を超えており（臨床で明らかにされているもので），その内訳は，脊髄の骨折が約70万人，股関節の骨折が約30万人，手首の骨折が約20万人，そしてその他の部位での骨折が約30万人である。更年期後の女性の15%近くが股関節の骨折，約33%が椎骨の短縮，そして高頻度に脊椎の骨折を経験している。骨折した85歳以上の女性の25%は1年以内に亡くなる。現在までの最も大規模な研究からの推定では，以前に骨粗しょう症の診断を受けていない50歳以上の更年期の女性の1/2で骨密度が低いことが示唆されており，そしてそのうちの7%は骨粗しょう症である[161]。このことは，50歳以上の女性の1/2（アフリカ系米国人やヒスパニックの女性ではリスクは低いが），そして，男性の1/8が人生のうちで骨粗しょう症が原因である骨折を経験することを示している。毎年，米国における股関節の骨折にかかる医療費は約100億ドルであり，21世紀半ばまでには2400億ドルを超すとされている[131]。

年をとった女性の間で骨粗しょう症による影響が増えるのと一致して，閉経と同時に起こる顕著なエストロゲンの減少がみられる[28]。エストロゲンが，骨吸収を抑制することによってか，あるいは骨のターンオーバーを低下させることによって，骨に防御機構をもたらすのかどうか，いまだに解明されていない（BOX 2-6参照）。男性も普通エストロゲンを産生するが，これは男性が骨粗しょう症になりにくいことと大きく関係があるといわれている。それに加え，循環しているテストステロンの一部がエストラジオール（エストロゲンの1つのかたち）に転換し，そのことがまた，正のカルシウムバランスを生み出す。男性のほとんどが，一生を通して適当なテストステロン濃度を保つ。男性の骨粗しょう症へのリスク要因は，低濃度のテストステロン，喫煙やステロイド剤などの薬剤の使用がある。

進行する病気

骨粗しょう症の感受性の約60〜80%は遺伝によるが，残りの20〜40%は日常生活に関係する。女性は普通，適切な栄養（適度なカルシウムや，カルシウムの吸収を高める影響を及ぼすビタミンD）や適度な運動を継続することにより，20代を通して骨密度が増える[83,177]。しかし，青年期が骨密度を最大にするための主要な骨づくりの期間であり，骨密度の優に90%はほぼ17歳までに蓄えられる[3,106]。実際に，多くの女性にとって骨粗しょう症は幼い頃から始まっている。なぜなら，平均的な10代の子どもは骨の成長を補うために必要な量のカルシウムを摂取していないからである。このアンバランスは成人期において悪影響を及ぼす。特に，カルシウムの吸収を増やすことで低カルシウム摂取を補う能力が遺伝的に限界がある女性では顕著である[47,52,89]。一般的に中年までは，成人女性は適切な骨の維持のために必要なカルシウム量の1/3しか摂取していない。

50歳頃から，平均的な男性では毎年0.4%の骨量減少があるが，一方女性では，その2倍もの量を35歳から失い始める。男性では，70歳になるまで普通に起こりうる骨のミネラルの減少が問題を引き起こすことはない。更年期において女性は，卵巣からのエストロゲンの放出が少なくなるか，あるいは全くなくなることにより，骨粗しょう症になりやすくなる。筋，脂肪細胞そして結合細胞は，エストロゲンを産生し続けるが，それは限られた量である。更年期における卵巣で

BOX 2-3 同性の若年成人の値と比較した観察された骨密度値の変異（標準偏差）に基づく骨の健康の診断基準

正常：	平均1.0 SD以下
骨減少：	平均1〜2.5 SD以下
骨粗しょう症：	平均2.5 SD以下
深刻な骨粗しょう症：	平均2.5 SD以下で，1つもしくはそれ以上骨折のしやすい箇所がある

BOX 2-4 骨粗しょう症を引き起こす重要なリスク因子

- 加齢
- 白人，もしくはアジア人の女性
- やせ，もしくは低体重の傾向がある人
- 神経性食思不振症，過食症
- 座っている状態が多い生活スタイル
- 前更年期。更年期前，または外科的に更年期状態を引き起こすことを含む
- 男性においては，テストステロンの量が低い状態
- 大量のタンパク質摂取
- 過剰の塩分摂取
- 喫煙
- 過度な飲酒
- 月経周期の異常な休止（無月経）
- 更年期前後におけるカルシウムが不足した食事
- 骨粗しょう症の家系（遺伝的になりやすい）
- カフェインの過剰摂取（可能性として）
- 日光を十分に浴びていないことや，食事からの摂取不足の両方によるビタミンDの不足（成人の約40%）。さらに，老化した皮膚では，日光を浴びているときでさえ，ビタミンDを合成する能力が低下している

のエストロゲン産生の劇的な減少は，同時に腸管でのカルシウムの吸収を減らし，カルシトニン（骨吸収を阻害するホルモン）の産生を減らし，また，骨吸収が増加し，更年期を過ぎた5年のうちに，骨量の減少を1年間に3～6％加速する。その率はその後，1年間に約1％ずつ落ちる。この率によれば，典型的な女性が更年期後の最初の10年間に約15～20％骨密度が下がることになり，そして，人によっては70歳までに30％も骨密度が下がる。女性は更年期になる前に，身体を鍛える運動をし，毎日カルシウムを摂取するように心がけることにより骨密度を増やす努力をし，そしてまた，エストロゲン補充療法を受けることを通じて，遺伝的に定められた骨密度を増やすことができる。

食事を通しての予防

図2-6Aは，ある集団の中の骨量の差が，それぞれの因子によるはっきりした影響よりむしろ，骨量に影響を及ぼすさまざまな因子の複雑な相互作用により生じることを示している[93,122,164]。骨量に影響を及ぼす個々の因子の独立性の欠如のために，食事が原因と考えられる集団の中の骨量の差の一部は，いかに食事が，遺伝因子，活動パターン，体重，薬の使用（例えば，エストロゲン治療）などと相互に反応するかということを表している。これらの相互作用による影響があるとしても，一生を通しての十分量のカルシウム摂取は，加齢による骨量低下を防ぐ。実際，幼児期や思春期に牛乳を摂取することは，成人期における骨量や骨密度を高めたり，骨折のリスクを減らしたりすることと深く関係があるが，現在摂取している牛乳またはカルシウムとは別問題である[71]。思春期の女子のカルシウム摂取量は，以前はRDAレベルの80％であったものが，サプリメントの使用により110％にまでなった。これにより，体内の総カルシウムと脊椎の骨密度は顕著に上がった。2000年における米国国立衛生研究所（National Institutes of Health：NIH）のコンセンサス委員会では，思春期の女子では1日に1500 mgのカルシウムを摂取することを推奨しており，この摂取レベルは亜鉛バランスに悪い影響を及ぼさないとしている[98]。そのうえ，特に閉経後のエストロゲンが分泌されなくなった中年の女性において，1日に1200～1500 mgのカルシウムを摂取することは身体のカルシウムバランスを上げる。カルシウムの摂取はエストロゲンが不足の状態であるときでさえ，骨喪失の割合を遅らせる[136]。それに加え，多様な果物や野菜を摂取することと骨との間には正の関係が存在する[118]。炭酸飲料摂取と骨折のリスクの増大との関係は，飲み物の成分の1種もしくはより多くの成分が尿中カルシウム排泄へ影響することよりも，むしろ牛乳に変わる飲み物

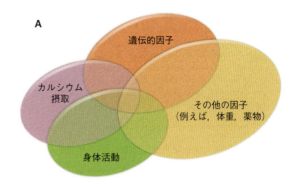

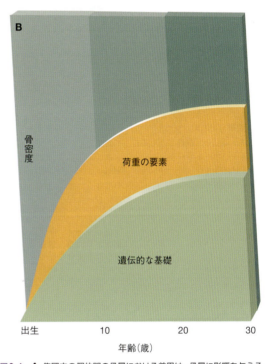

図2-6　**A.** 集団内の個体間の骨量における差異は，骨量に影響を与える諸因子がいかに互いに作用し合うかによる。**B.** 成長期に重量負荷をかける運動をすることは骨格の量を遺伝的基本量より増やす。増える量は特定の骨に与える機械的負荷量による。(Turner CH. Site-specific effects of exercise: importance of interstitial fluid pressure. Bone 1999; 24: 161. より改変)

の消費に起因する[58]。逆に，茶の摂取は骨粗しょう症の予防となるであろう。茶はカフェインを含んでいるが（コーヒーに含まれる量の1/2～1/3），骨の増大に寄与するフラボノイドなどの他の栄養素も含んでいる[59]。

表2-9（上）では，牛乳，乳製品，カルシウム強化オレンジジュース，イワシの缶詰，骨入りのサケの缶詰，アーモンド，緑黄色葉野菜などのカルシウムを多く含む食べ物をあげた。

カルシウムのサプリメントは，追加のカルシウムをカルシウム強化食品，市販されているサプリメント（クエン酸カルシウム〈他の剤形よりも腹痛を起こしに

表 2-9 日常の食物中のカルシウム含量

食べ物	量	カルシウム含有量 (mg)
プレーンヨーグルト（無脂肪）	227 g	450
プレーンヨーグルト（低脂肪）	227 g	350～415
低脂肪ヨーグルトフルーツ入り	227 g	250～350
脱脂乳	1 カップ	302～316
牛乳 2%	1 カップ	313
チェダーチーズ	28 g	204
プロヴォローネ（チーズの一種）	28 g	214
モッツァレラチーズ（低脂肪）	28 g	207
リコッタチーズ（低脂肪）	1 カップ	337
スイスチーズ	28 g	272
アーモンド	1/2 カップ	173
乾燥イチジク	10 個	269
オレンジジュース（カルシウム強化）	1 カップ	250
オレンジ	中 1 個	56
ルバーブ（砂糖で調理したもの）	1/2 カップ	174
コラード，カブ，ホウレンソウ（調理したもの）	1 カップ	200～270
ブロッコリー（調理したもの）	1 カップ	178
牛乳入りオートミール	1 カップ	313
骨入り缶詰サケ	100 g	230
骨入り缶詰イワシ	100 g	350
ハリバット（オヒョウ）	フィレー 1/2	95

サプリメント	タブレット 1 個あたりのカルシウム成分 (mg)	タブレット 1 個あたりのビタミン D (IU)
炭酸カルシウム（一般的なもの）	600	200
タムズ	200	0
タムズ 500	500	0
Viactiv Soft Calcium chews	500	100
Citracal Caplets +D	315	200

くく，鉄の吸収も高める），グルコン酸カルシウム，炭酸カルシウム〈特に高齢の胃酸の分泌が低い人で便秘になるおそれがある〉，またタムズのようなサプリメント）の何からとろうと関わりなく，食事性のカルシウム欠乏を補う[110]。表示で分量ごとの化学物質と結合していないカルシウムの量を確認するとよい。分量ごとに，炭酸カルシウムには約 40%，クエン酸カルシウムには 21% 以下，そしてグルコン酸カルシウムには 9% 含まれる。多くのカルシウムサプリメントは鉛を含む精製された原料を含んでいるので，"鉛の有無検査済"と表示されているブランドを探すべきである[147]。十分なビタミン D はカルシウムの吸収を促進するが，一方，過度の肉類，塩分，コーヒー，アルコールはカルシウムの吸収を抑える。日照時間の少ない北部に住んでいたり，そこでトレーニングをしている人，体操選手やフィギュアスケートの選手など室内でトレーニングをする人では，ビタミン D の補給は 200 IU が推奨されている[3]。表 2-9 の下には，いくつかのサプリメントのカルシウムとビタミン D の含有量を示す。

更年期における女性において，エストロゲンの補給や，低量あるいはゆっくりと投与するフッ化物入りのカルシウムを補充することは，重度の骨粗しょう症の治療になりうる。エストロゲン治療は，中年女性，虚弱な高齢女性の両方において，ホルモン治療を始めた 2～3 年の間，脊柱や殿部の骨密度を増やす[21,87,186]。しかし，次ページの CASE STUDY で述べているように，この治療法にリスクがないということではない。

過剰は必ずしもよいことではない 米国の国立科学アカデミーは，すべての年齢区分において，グラス 8 杯の牛乳に相当する 2500 mg のカルシウム摂取を 1 日の上限であると発表した。無意味に，特に炭酸カルシウムの制酸薬などのカルシウムサプリメントを使うと，上限の 2 倍の量となり，腎結石を発症するリスクがある。他の悪い影響としては，高カルシウム摂取は亜鉛の吸収を悪くし，バランスを崩す可能性がある[196]。この理論が正しければ，カルシウムを多く摂取している人は食事性亜鉛の取り込みが適切であるかどうかをモニターする必要がある（亜鉛が最も吸収されやすいかたちで存在するのは肉である）。

運動は有用である

継続した動的な運動は，骨量を増やしたり，骨密度を高めたり，骨の老化を遅らせたりすることに役立つ。子ども，大人など年齢に関係なく，活動的な生活を維持している人は，あまり運動をしない人より骨量や骨密度が高くなり，力学的な強さが高い骨であることが示されている[13,43,74,78,120,127,165,185]。骨密度の増大に関わる（そしておそらく骨の形や大きさにも関わる）運動習慣や毎日の身体活動により得られる利益は，骨量が最大限に増加しうる幼児期や思春期において最も大きい（図 2-6B）[2,68,70,79,88,116,183]。例えば，思春期以前の年齢に始め，長期間にわたってサッカーを行うことは，大腿骨頸部や脊柱部位において，明らかなミネラル含量や骨密度が増加することと関連がある[19]。大学の女子の体操選手は，脊柱，大腿骨，上肢など身体のすべての部分の骨塩量やミネラル含有量が明らかに対照群より高いことが示されている[130]。これらの差は選択性というよりもむしろ，体操の練習量を反映しているように思われる。なぜなら，選手は対照群と比べて，利き腕と利き腕でないほうも同じような値を示しているからである。これらのアスリートでは，骨塩量は大会のあるシーズンで増加し，オフシーズンでは減少する[162]。

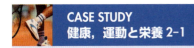

CASE STUDY
健康，運動と栄養 2-1

骨の健康：栄養と薬による治療

Michelle は 12 歳の頃，ほぼベジタリアン（魚は少し食べる）になった。若い頃からベジタリアンだった母からうるさくいわれるようになり，肉と乳製品を食べるのをやめた。現在 20 代で毎日ランニングをしている Michelle は，厳格にベジタリアンを続けていた。彼女が家庭をもとうとしたところ，彼女と赤ちゃんの健康を維持するためのビタミンやミネラル，特にカルシウムが不足していることがわかった。また，母親と祖母の 2 人とも骨粗しょう症であったことから，この病気に対するリスクが高いことを気にかけていた。プレドニゾロン（グルココルチコイドの薬）を乾癬のために服用している。エストロゲンレベルは普通であった。

症例問題

1. Michelle はどのような骨のアセスメントテストを行うべきか？
2. Michelle のために可能な治療を再検討せよ。
3. Michelle の長期にわたる骨の健康状態を述べよ

解答

1. Michelle は二重エネルギーX線吸収測定法（DXA）を使った骨量テストをすべきである。DXA 装置を使えない場合は，二重光子吸収法（脊柱，股関節，全身を計測する），定量的 CT（QCT，脊柱を計測する）でも骨密度を評価できる。このような装置が住んでいる地域になければ，大学と提携している教育病院に行く必要がある。

> Michelle の骨量は彼女の年代の平均より−2.1 Z スコア以下を示し，骨粗しょう症に分類された。そして，早急な治療の必要が認められた。

DXA スキャンは低線量のX線で，脊柱，股関節，身体全体の像をとらえる。コンピュータプログラムは，骨の強さと骨折リスクを米国の同年代の人および骨密度が最高期にある若者のものと比べる。

骨塩量（BMD）をスコア化するためにZスコアを用いる。Zスコアは集団平均より上か下かを，基準となる偏差値で示す。平均より 2.0 Zスコア標準偏差下のBMD スコアは，骨粗しょう症を意味する。BOX 2-3 は骨の健康度の診断システムの評価法を示している。

2. Michelle は BMD テストの結果から，積極的な食習慣と薬の介入が必要と認められた。

食事からのアプローチ

Michelle は十分なカルシウムの摂取が必要である。彼女と同年代の人におけるカルシウムの目安量（AI）（表 2-7 を参照）1 日 1000 mg は，カルシウム総吸収が約 40％ であるとの推定に基づいている。しかし，カルシウムの吸収効率は人によってさまざまである。カルシウムの吸収量が少ない人はより多く摂取する必要がある。おそらく Michelle の場合，"吸収が悪い" カテゴリーに入ってしまうであろう。なぜなら，彼女の食事は十分なカルシウムを含んでいる。例えば，調理したホウレンソウ（1 カップ＝280 mg のカルシウム），調理した若い白カブの軟らかい葉（1 カップ＝200 mg のカルシウム），缶詰のイワシ（約 56 g＝220 mg のカルシウム），そして缶詰のサケ（約 84 g＝180 mg のカルシウム）。

Michelle は医者に勧められた後述する薬を用いるとともに，最低 1 日 1500 mg（食べ物あるいはサプリメントから）までカルシウム摂取量を増やす必要がある。人によっては，カルシウム摂取が 1 日 2000 mg を超えると稀に異常に血中や尿中のカルシウム濃度が高くなり，神経過敏，頭痛，腎不全，軟組織石灰化，腎結石，他のミネラルの吸収を阻害するなどの症状を引き起こす。

薬理学的なアプローチ：骨吸収阻害薬品

現在，米国食品医薬品局（FDA）では，骨粗しょう症の予防や治療にはビスホスホネート（アレンドロネートとリスドロネート），カルシトニン，エストロゲン，副甲状腺ホルモン，ラロキシフェンがよいと考えられている。これらの物質は骨のリモデリングサイクルに影響を及ぼしうる。それらは，骨吸収阻害薬品に区分される。骨のリモデリングには骨吸収と骨形成の 2 つの大きな段階がある。骨吸収では，骨の表面にある特殊な破骨細胞活性化細胞が小さな穴をつくるために骨の組織を溶かす。骨形成の段階では，骨芽細胞が新しい骨の組織で穴を埋める。たいてい，骨吸収と骨形成は一続きにバランスを保ったまま起こる。骨のリモデリングサイクルの中での慢性的な負のバランスは，ゆくゆくは骨粗しょう症を生じさせる骨喪失を引き起こす。吸収阻害薬品は，リモデリングサイクルの骨吸収を遅くしたり止めたりするが，骨形成は起こさない。というのも，新しい骨の形成は骨吸収よりもずっと後に起こり，時がたてば骨密度は上昇する。副甲状腺ホルモン（PTH）の一型であるテリパラチドは新しく出た骨粗しょう症の薬剤で，骨のリモデリングサイクルの中ではじめて骨形成の割合を促進した薬剤である。

Michelle が摂取できる薬剤

a．ビスホスホネート。この化合物は，骨を壊す細胞を抑制する骨マトリックスに合成される。この薬剤は殿部の骨折リスクの減少のみを示している。
  ・アレンドロン酸ナトリウム（商品名：フォサマックス）
  ・リセドロン酸ナトリウム）（商品名：アクトネル）

どちらの薬剤も，女性における更年期骨粗しょう症の予防薬（1週間に5 mg/日もしくは35 mgずつ）と治療薬（1週間に10 mg/日もしくは70 mgずつ），そして男性における治療薬として承認されている。この薬剤は空腹時に服用する。少なくとも飲食前30分の空腹時，最初は午前中に240 mLの水（他の液体ではいけない）とともに飲む。患者は食事までの30分間は立ったままでいなければならない。アレンドロン酸ナトリウムはまた，Michelleが乾癬に使っていたプレドニゾロンやコルチゾンのような薬を長い間使用していることによって起こるグルココルチコイドにより生じた骨粗しょう症の治療にも用いられている。主な副作用は，むかつき，胸焼け，食道の炎症である。

b．選択的エストロゲン受容体調節薬（SERM）

・カルシトニン（商品名はMiacalcin, Calcimar）。カルシトニンは体内で産生されるホルモンで，カルシウムの調節や骨の代謝に関与する。更年期の女性において，特に血中カルシウム量が高い状態で，骨吸収を抑制し，脊柱の骨密度を増加させる。カルシトニン注射はアレルギー反応や顔面・手のほてり，頻尿，むかつきを引き起こしたり，発疹が出ることもある。この薬の鼻投与は稀であるが，鼻の炎症，背中の痛み，鼻水，頭痛を引き起こす。

・ラロキシフェン（商品名はエビスタ）。女性で予防や治療に用いられるが，脊柱，骨盤，頸部における骨密度を増大させ，脊柱の骨折を減らす。よくある副作用はほてりや足の痛みで，血液凝固は稀である。

c．エストロゲン補充療法（ERT）とホルモン補充療法（HRT）（複数の商品名がある）。更年期の女性では，ERT/HRTは骨粗しょう症予防のために認められている。更年期以前のエストロゲン量の正常な女性では，この薬剤の使用は承認されていない。副作用は，膣出血，胸の圧痛，気分障害，胆嚢障害などがある。

警告

最近の8年半にわたる，50～79歳の16,808人の健康な女性における研究では，エストロゲンとプロゲスチンの併用療法は骨折や結腸・直腸がんの発生を著しく減らすが，血栓，脳梗塞，心臓発作，肺がんを劇的に引き起こすことが示された[197]。これらの研究成果から，研究者はこの研究を3年早く中止することとなった。この結果から，骨粗しょう症に対するホルモン治療は，医学的な相談や管理を必要とする劇的なアプローチとしてとらえるべきである。

3．長期的な骨の健康の見通しはよい。Michelleは数年間かけて，栄養と薬剤介入により骨量を増やすことができる。治療の結果を確認するために1年ごとに骨密度試験を実施すべきである。

日常的な運動の利益は，しばしば60代および70代でも増加する[171,187]。身体的運動の減少は，中年における加齢による骨量の減少と並行していると一般的にいわれている。この点からいうと，ウォーキングを含む穏やかな身体的運動は，更年期の女性における股関節骨折のリスク減少に大いに関係する[45]。以前運動をしていた，もしくはスポーツの経験があることでさえ，成人してからの骨塩量に残存効果をもたらす。例えば，以前体操をやっていた女性では，スポーツ経験のない女性よりはるかに高い骨量を示す[76]。意識して食事を制限することは，日常的な身体活動により骨をつくることに対する利益を低下させる[99]。

運動による骨形成への影響は，特に小児の成長期，思春期において効果的であり（図2-7），高齢になったときの骨折のリスクを軽減する[72]。図2-8に，筋力トレーニングの有益な効果について示す。週に3～5回の動的な運動中の骨への短く強い機械的な負荷は，骨量の維持や増加を刺激する。この運動形式は，ウォーキング，ランニング，ダンス，縄跳び，強いジャンプ，バスケットボール，体操などである。また，強い強度のレジスタンス運動や何度も繰り返す抵抗運動もよい影響をもたらす。これらの運動は，身体の長骨に重大な衝撃的な負荷や間欠的な力を加える[20,37,88,173,187]。骨格筋に比較的大きな刺激を与える運動（例えば，バレーボールやバスケットボール，体操，柔道，空手など）を行うことは，特に体重を支える部分の骨量を大幅に増やす[4,26,34,44,160]。毎日約1.6 km歩くだけでも，更年期およびそれ以後において骨量に有益である。

作用のメカニズム 骨に対する筋を使った断続的な運動は，負荷が加わっている部分の骨の新陳代謝を変

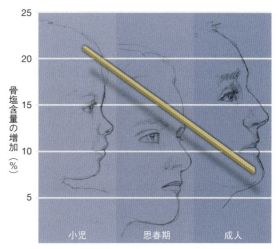

図2-7 年齢と規則的な間欠的・動的運動の骨量増加への影響の関係を一般化したグラフ．

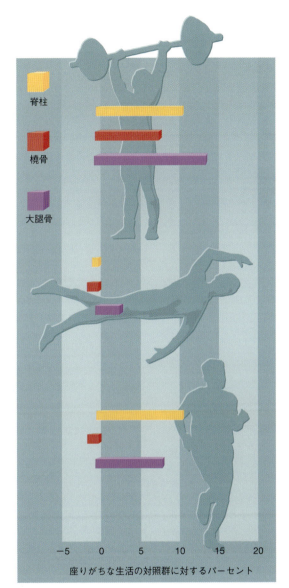

図 2-8　ウェイトリフティング選手，水泳選手，ランナーの 3 カ所の骨密度．座りがちな生活が中心の対照群に対する % で示す．(Drinkwater BL. Physical activity, fitness, and osteoporosis. In: Bouchard C, et al., eds. Physical activity, fitness, and health. Champaign, IL: Human Kinetics, 1994. より)

BOX 2-5　運動を通して骨の健康を促進する 6 つの原則

- **特異性**：運動は局所の骨形成に効果がある．
- **過負荷**：運動強度を漸増することにより，改善が持続する．
- **初期値**：総骨量が少ない人では，改善の可能性が大きい．
- **効果の減弱**：骨密度の生物学的な上限値まで近づくと，それ以上の効果を得るためには大きな努力が必要である．
- **多ければ必ずしもよいとは限らない**：長時間の機械的な負荷に対して，骨の細胞の反応は低下する．
- **可逆性**：運動負荷を中止すると運動による骨形成の効果は，運動前の状態に戻る．

化させる[9,75,82,84]．例えば，年をとったクロスカントリーランナーの下肢の骨は，同年代のあまり運動をしていない人より骨塩量が多い．同じように，テニス選手のプレーしているほうの腕や野球選手でボールを投げるほうの腕は，もう片方のあまり使っていない利き腕でない腕に比べて骨密度が非常に高くなっている．

一般的な理論では，動的な負荷は骨内の液体が満たされているネットワーク内静水圧の勾配を生み出すと考えられている．動的な運動によって変化する圧力に対して起こるこのネットワーク内の液体の流動性は，骨細胞に対する流体による壁応力（シアーストレス）

を生じる．このストレスは，最終的に骨のマトリックスタンパク質の生成を刺激するための細胞において，この経路のカスケードを開始する[183]．骨の機械的な感知やその後に続くカルシウムの蓄積は，次の 2 つの主要な要素に依存する．（a）与えられた力の強さ（張力の強さ），そして（b）力を与えられる頻度やサイクルの数である．機械的な刺激に対する骨細胞の一時的な感受性は，より短く高頻度の機械的刺激が骨量増大を促進する[144,145]．与えた力や刺激が増加するにつれて，骨形成に必要なサイクルの数は減少する[27]．骨の中で合成される化学物質はまた，骨形成を促進する．長期にわたる運動に対する骨の幾何学的な構造変化は，力学的な特性を増やす．図 2-9 に，典型的な長骨の解剖学的構造および断面像と，骨の成長およびリモデリング動態を示す．

▼女性の三徴候：女性アスリートの思いがけない問題

激しく運動をする閉経前の女性，特にまだ骨密度がピークに達していない若い女性アスリートでは，運動と骨代謝の間には矛盾がみられる．激しくトレーニングする女性や，体重の減少を強く求める女性は，しばしば異常な食行動をとる．それは極端な場合，命を脅かす種々の合併症を引き起こす深刻な病気である（第 15 章参照）[23]．これにより利用できるエネルギーが減り，筋量や脂肪量が下垂体性腺刺激ホルモンの分泌に重大な変化をもたらすまで減少する．また同様に卵巣の分泌作用が変化し，月経異常（**過少月経**．1 年に 6～9 回の月経周期しかない．つまり周期の間が 35～90 日空くことになる）または月経の休止，いわゆる**続発性無月経**を引き起こす．臨床医は続発性無月経を，通常の月経周期があった後，月経周期が少なくとも連続した 3 カ月間みられないことと定義づけている．第 13 章

図 2-9 **A.** 典型的な長骨の解剖学的構造と長軸像。**B.** 成長と連続したリモデリング中の骨のダイナミクス。

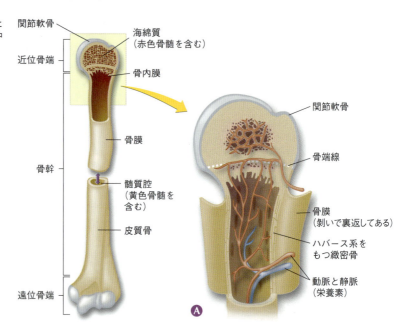

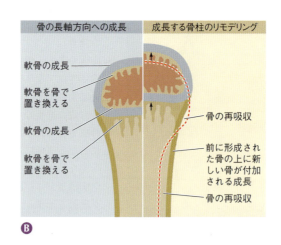

において，痩身と運動と月経異常の相互作用について詳しく考察する。

　一般的に食行動の異常（とそのためのエネルギー不足）で始まり，無月経，そして骨粗しょう症を引き起こす段階的な変化に結びつくこの相互作用は，臨床では**女性アスリートの三徴候**と呼ばれている（図2-10）。研究者や医師には"女性の三徴候"という表現を好む人もいる。なぜなら，この異常の徴候は典型的なアスリートのみにあてはまらない，一般の身体的に活動的な女性をも苦しめているからである。

　この三徴候の（発症）頻度についてデータが限られているのは，主にどのようにこの異常を定義するかという点で不一致があるためである。スポーツをする多くの女性は，三徴候のうちおそらく少なくとも1つの不規則，特に食行動の異常を経験しているだろう。非公式の調査では女性アスリートの15～60％に食行動の異常がみられた。図2-11は運動に伴う無月経に関連する構成要因を説明している。これは三徴候の存在を示す危険信号（red flag）で，最もよくみられる症候と考えられる。1970～1980年代の女性アスリートは，月経異常は厳しいトレーニングの当然の結果であり，アスリートとして成功するためには必然的なことであると信じていた。月経がある年齢でアスリートではない女性では無月経を経験するのは5％にすぎないが，体重と関連の深いスポーツ（長距離走，体操，バレエ，チアリーディング，フィギュアスケート，ボディビルディング）を行う女性アスリートではおそらく25～65％も無月経がみられる。

　一般的に，骨密度は（a）月経の規則性と，（b）月経周期の合計回数に強く関係している。無月経により骨

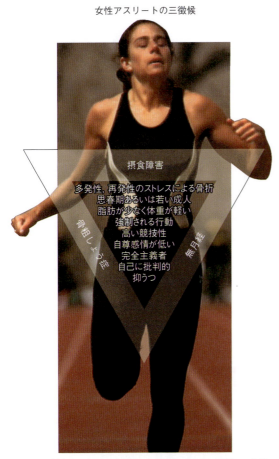

図2-10　女性アスリートの三徴候：摂食障害，無月経，骨粗しょう症．

BOX 2-6　骨に対するエストロゲンの効果

- 腸管におけるカルシウムの吸収を増加させる．
- 尿へのカルシウム排泄を低下させる．
- 骨におけるカルシウムの保持を増強する．

専門家の組織では，無月経が始まったら3カ月以内に診察を受けることを勧めている．競技による無月経を克服するには，投薬以外の次のような行動に対するアプローチが必要である[36]．

- トレーニングレベルを10〜20%下げる．
- 徐々に摂取エネルギーを増やす．
- 体重を2〜3%増やす．
- 毎日カルシウムを1500 mg摂取する．

ほとんどの病気と同じように，予防は女性の三徴候に最も効果的な治療となる．理想的には，三徴候のスクリーニングは中学校や高校で参加前の医療的な検査を始め，そしてその後の評価も受けるべきである．このような検査により，食行動の異常や月経不順に関係する行動や症候がわかる．さらにコーチやトレーナーは，アスリートの月経パターンや食行動の変化を定期的に調べるべきである．三徴候のうちの1つの症状をみつけた場合には，他の2つの症状をスクリーニングすることが必要である．第15章では，アスリートや身体的に活動的な人でよくみられるさまざまな食行動異常をより詳しく論じる．

▼筋力の強さは骨密度に関係するのだろうか？

力とパワーを要する活動を行う人は，持久力を要するアスリートと同じくらい，もしくはそれ以上の骨量をもっている[143]．この発見により，筋の強度と骨量が関係する可能性が示唆された．研究室での実験では，骨粗しょう症ではない閉経後の女性は骨粗しょう症の女性よりも，最大屈曲・伸展力が大きいことが記述されている[68,169]．図2-12は健常な女性と骨粗しょう症の女性の胸の屈曲と伸展を示したもので，結果から明らかである．腰椎と大腿骨頸部において骨塩量が正常な女性は，屈折の比較で12回のテストのうち11回で20%も屈折力が強いことが示された．また，骨密度の正常な女性では拡張における比較の，12のうち4つは13%高い値を示した．もしかしたら，骨粗しょう症の女性での最大の動的な力における差異は，骨粗しょう症をスクリーニングするうえで客観的で効果的な役割を担いうるかもしれない．その他に，これらの発見を補足するデータがある．例えば，これらのデータは除

に対するエストロゲンの保護作用が低下し，カルシウムをより多く流出させ，骨量の減少を引き起こす．月経異常が深刻になればなるほど，骨量への悪い影響は強く現れる[179,194]．無月経による骨密度の減少はしばしば，腰椎や運動の間に増大した力と強い負荷にさらされる骨のエリアを含めてさまざまな場所で起こる[137]．またこの問題は，各個人において，エネルギー不足になったり，タンパク質や脂質やエネルギーの摂取の低下を伴ったりすることで悪化する[199]．さらに，このような場合に不十分な食事によりカルシウムの摂取量が低下する．若い頃から始まる継続的な無月経により，骨量に対する運動のよい効果は減り，運動中の筋骨格損傷（特に繰り返される疲労骨折）のリスクが高まる[55,111]．例えば，5%骨量が減少すると，疲労骨折のリスクは40%近く高くなる．月経が回復するといくらか骨量も回復するが，通常の月経がある場合の骨量レベルにはいたらない．骨量は成人のうちは正常より低いレベルを維持し，そして，競技参加を終えた後何年たっても，骨粗しょう症と疲労骨折のリスクは高いままである可能性がある[35,104]．

図 2-11 運動関連無月経の進展を助長する要因。

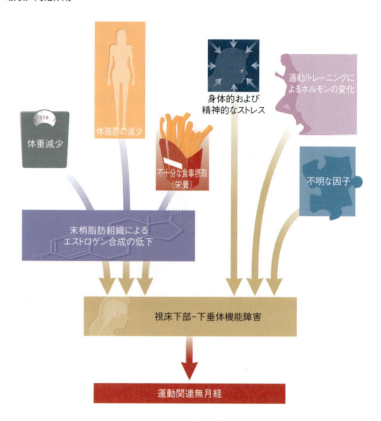

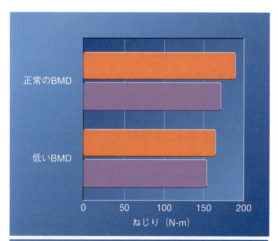

図 2-12 正常および低い骨塩量（BMD）の年齢と体重が一致する閉経後の女性における胸の圧迫拡張と屈曲力の比較。骨塩量が低い女性では，正常な骨塩量の女性と比較して筋の強さの指標のどちらも，かなり低い値になった。(Stock JL, et al. Dynamic muscle strength is decreased in postmenopausal women with low bone density. J Bone Miner Res 1987; 2: 338; Janey C, et al. Maximum muscular strength differs in postmenopausal women with and without osteoporosis. Med Sci Sports Exerc 1987; 19: S61. より)

脂肪組織量（よく筋の強さの指標となる）により，正確に骨塩量を予測できることを示している[119]。10代の選ばれたウェイトリフティング選手の腰椎と大腿骨付近の骨量は，標準となる成人の十分に成長した骨の平均値を超えている[25]。さらに，骨塩量の増加は1年間の筋力トレーニングプログラム中の総重量および運動によりもち上げた重量と比例関係がある[29]。

女性体操選手においては，骨塩量は最大筋力と血清プロゲステロンと相関性が高い[60]。これらのアスリートは過少月経や無月経にもかかわらず，身体の中心部（L2～L4）や四肢の骨格で，筋力に相関性が高い骨塩量のレベルを維持することができる。思春期の女性アスリートにとっては，膝の伸張力の絶対値は，身体全体，腰椎，大腿骨頸部，脚の骨塩量にある程度の関係がみられた[37]。

骨粗しょう症のハイリスク群や骨粗しょう症の女性は，損傷のリスク因子（骨が損障するほどの負荷に対する脊柱への負荷の比により定義される）を次の2つにより減らすことができる。(a) 骨塩量の維持・増加による骨の強化，(b) 背骨の圧縮を増やすハイリスクな活動（例えば，重いものをもち上げる動作）を避け，背骨にかかる力の量を減らす[112]。

リン

リンはヒドロキシアパタイトとリン酸カルシウムのかたちでカルシウムと結合しており，これらは骨や歯に硬さを与えている。また，リンは細胞内メディエー

ターの不可欠な構成要素サイクリックアデノシン一リン酸（cAMP）として働いたり，筋内高エネルギー化合物のクレアチンリン酸（PCr）やすべての生物活動に必要なエネルギーを供給するアデノシン三リン酸（ATP）として働く。リンはリン脂質複合体のかたちで脂質と結合している。リン脂質は細胞二重層原形質膜を構成するのに不可欠である。リンを含んでいるリン酸酵素は細胞の代謝調節を助ける。またリンは，エネルギー代謝の最終産物の酸の緩衝処理に関与している。このことから，激しい運動後の酸代謝物の影響を減らすために特別な"リン含有飲料"を飲むことを勧めるコーチやトレーナーもいる。また，"リン酸塩負荷"は細胞レベルでヘモグロビンが酸素を放出するのを助長する。第11章では運動能力を増大させるための特殊な緩衝作用のある飲料の有用性について述べている。多くの研究において，アスリートのリン摂取は一般的に推奨されるレベルまで到達していることが裏づけられているが，女性ダンサーや女性体操選手は到達していない可能性がある[12,107]。リンの供給源となる食べ物は，肉，魚，乳製品，シリアルである。

マグネシウム

マグネシウムは代謝を調節している約400の酵素に含まれている。マグネシウムは血液中のグルコースから筋と肝臓のグリコーゲンを合成するのを助け，グルコース代謝において重要な役割を果たしている。また，体内の20～30％のマグネシウムはエネルギー代謝においてグルコースや脂肪酸やアミノ酸を分解する補助因子として働く。さらに，マグネシウムは脂質やタンパク質の合成に影響したり，筋神経機構が適切に機能したりすることにも寄与している。また，マグネシウムはカリウムやナトリウムとともに血圧の維持を助けている電解質である。一般的に汗により，ほんの少しマグネシウムの喪失が生じる。マグネシウムはDNAとRNAの合成や構造を調節することにより，細胞の成長や複製，原形質膜の構造を調節している。マグネシウムはカルシウムイオンチャネルの阻害剤として働くため，マグネシウムが十分ないと高血圧や不整脈を引き起こす可能性がある。

運動やトレーニングへの反応におけるマグネシウムのサプリメントの有効性に関しては，矛盾するデータが存在している。ある研究では，マグネシウムのサプリメントを摂取しても，マラソン後6週間では大腿四頭筋の筋力や疲労度に影響はなかった[180]。その後の調査では，プラセボと比較して，酸化マグネシウムを1日212 mg，4週間摂取すると安静時のマグネシウムレベルは増加したが，無酸素運動や有酸素運動の能力に影響しなかったことがわかった[46]。対照的に，運動をしていない男女にマグネシウムを摂取させると，筋トレーニングを行った7週間の間，プラセボ摂取と比べて大腿四頭筋の筋力が増加した[15]。

女性のダンサーや体操選手ではマグネシウムの摂取量は低いが，一般的には，アスリートのマグネシウム摂取量は推奨レベルに到達している[12,107]。マグネシウムを豊富に含んでいるのは，緑色葉野菜，マメ類，ナッツ，バナナ，マッシュルーム，無精白の穀物である。マグネシウムをサプリメントで摂取することは勧められない。なぜなら，これらにはドロマイト（$CaMg[CO_3]_2$）やドロマイトを含む石灰石や大理石からの抽出物が混ざっていることがよくあり，毒性のある水銀や鉛が含まれている可能性があるためである。

鉄

生体には通常3～5 gの微量元素の鉄が存在している。この量のうち約80％は機能の活発な化合物として存在しており，主に赤血球中のヘモグロビンと結合している。この鉄とタンパク質の複合体は，血液の酸素運搬能を約65倍も増加させる。図2-13は全血を遠心分離した血漿と，男女の平均的なヘモグロビン値を含む赤血球の濃度（ヘマトクリット）を示している。

鉄には血液中で酸素を運搬する役割とともに，運動に関連した他の機能もある。筋細胞中で酸素の貯蔵と運搬を助けるのは，ヘモグロビンといくつかの類似点をもつ化合物であるミオグロビン（全鉄の5％）の化合物である。また，少量の鉄はシトクロム中に存在する。シトクロムは，細胞中でエネルギー移送を促進させる特殊な物質である。体内の鉄の約20％は機能活性をもつ化合物となっておらず，ヘモジデリンやフェリチンとして肝臓や脾臓，骨髄に貯蔵されている。これらの貯蔵鉄は機能をもつ複合体から失われた鉄を補給したり，食事からの鉄摂取が不足したときのために鉄を準備し，備えている。その他の血漿タンパク質であるトランスフェリンは，摂取した食べ物や古くなった赤血球から鉄を運搬し，必要な組織に届ける。一般的にトランスフェリンの血漿レベルは，その時点での鉄摂取量の適正性を反映する。

身体的に活動的な人は，日々の食事に通常量の鉄に富む食べ物を取り入れるべきである。鉄の摂取が不足していたり，鉄吸収が制限されていたり，鉄の喪出量が多い人は，赤血球中のヘモグロビン濃度の低下が進んでいく。このように極度に鉄が不足した状態を，**鉄欠乏性貧血**という。鉄欠乏性貧血になると倦怠感が現

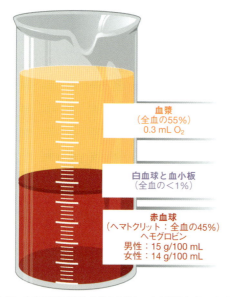

図 2-13 全血を遠心分離した後の血漿と，赤血球濃度（ヘマトクリット）の構成割合．男女の血液 100 mL 中の平均的なヘモグロビン量も示す．

	年齢（歳）	鉄（mg）
子ども	1～10	10
男性	11～18	12
	19 以上	10
女性	11～50	15
	51 以上	10
	妊婦	30[a]
	授乳婦	15[a]

表 2-10 鉄の 1 日の推奨量

Food and Nutrition Board, National Academy of Sciences-National Research Council, Washington, DC. Recommended dietary allowances, revised 1989.
[a] 通常，この増大した必要量は普通の食事で満たすことはできない．したがって，30～60 mg の鉄のサプリメントの使用が推奨される

れ，一般的に食欲がなくなり，穏やかな運動にさえ耐える力がなくなっていく．この条件下における"鉄治療"は，血中のヘモグロビンを正常化させ，運動能力を改善する．表 2-10 に，子どもと大人における鉄の推奨量を示した．

▼女性：リスクをもつ集団

鉄の摂取の不足は最も一般的な微量栄養素の不足であり，世界の人口の 20～50% が該当する[10]．米国では，閉経前の女性の 10～13% で鉄の摂取が不足しており，3～5% は従来の診断基準からすると貧血であると推定されている[39,90]．鉄の不適切な摂取は，活動的な多くの女性も含め，小さな子どもや，10 代，妊娠可能年齢の女性にもよくみられる[22,132]．さらに，妊娠すると母親も胎児も鉄の必要量が増大するため，中等度の鉄欠乏性貧血が引き起こされる可能性がある．

月経中の経血 30～60 mL から喪失される鉄は，15～30 mg に及ぶ．閉経前の女性では，この喪失により食事性の鉄が 1 日に 5 mg 余分に必要になる．つまり，1 カ月間の平均鉄必要量は 150 mg 増加する．このように，女性は月経で失われた赤血球を合成するために，1 カ月に 20～25 mg の鉄の付加が必要となる（通常の鉄吸収率の場合）．米国の閉経前女性の大部分で食事からの鉄摂取量が不十分なのは，典型的な食事からの鉄の供給が限られているからであり，平均すると食べ物を摂取したとき 1000 kcal あたり約 6 g の鉄しか含まれていない．

▼鉄供給源は重要である

腸での鉄吸収は，鉄の生理的必要性と密接な関係がある．しかし，生物学的利用能の大きな変化は食事の組成により起こる．例えば，植物由来の鉄（三価鉄や非ヘム鉄）は腸ではたいてい 2～10% しか吸収されないが，一方，動物由来の鉄（二価鉄やヘム鉄）の吸収は 10～30% まで増加する．摂取した鉄の約 15% が体内に吸収されるが，その吸収は個人の鉄の状態や摂取した鉄の形態や食事構成によって異なる．例えば非ヘム鉄の腸での吸収は，生物学的利用能の低い鉄を含む食事を食べたときに著しく増加する[65]．逆に，鉄補給は食べ物からの非ヘム鉄吸収を低下させるが，ヘム鉄の吸収は低下させない[148]．このような鉄吸収の部分的適応にもかかわらず，鉄の貯蔵はプラセボを処方した場合より，鉄を補給したほうが多いままであった．食べ物にヘム鉄が存在することで，非ヘム鉄源からの鉄の吸収が増える．より多く肉を摂取すれば，運動する女性では市販の鉄剤を補うよりも鉄の状態をより効果的に維持することができる[92]．

ベジタリアンの問題

非ヘム鉄は比較的生物学的利用能が低いため，ベジタリアンタイプの食事をしている女性は鉄の不足が助長されるリスクが高くなる．ベジタリアンの女性ランナーは同じ量の鉄を主に動物性食品から摂取しているランナーよりも体内の鉄のレベルが低い[163]．ビタミン C を多く含む食事（表 2-1 参照）は食事性の鉄の生物学的利用能を向上させる．これは，アスコルビン酸の作用で非ヘム鉄の可溶性が上がり，小腸のアルカリ性の pH で吸収できるようになるためである．例えば，コップ 1 杯のオレンジジュースに含まれるアスコルビン酸により，朝食の非ヘム鉄の吸収がかなり増加する．図 2-14 の上のグラフでは，非ヘム鉄の吸収におい

て外から摂取するビタミンCの効果がはっきりと示されている。鉄の状態が十分よい8人の男性で，それぞれ100 mgの鉄ナトリウムクエン酸塩複合体を摂取させた後100 mgの鉄ナトリウムクエン酸塩複合体と200 mgのアスコルビン酸を摂取させ，外因性の鉄は摂取させなかった場合で実験を行った。鉄のみを摂取した場合，対照群である鉄を摂取しなかった場合に比べ，血清鉄濃度が18.4％上昇した。ところが，鉄とビタミンCを組み合わせた場合では，血清鉄は最高72％の上昇がみられた。さらに，鉄のみを摂取してから1時間穏やかな運動を行うと，何もしなかった場合では血清鉄濃度が8.3％の上昇であったのに比べ，48.2％上昇した（図2-14下）。鉄補充にビタミンCを加えた場合に運動を組み合わせても，鉄の吸収における身体活動の効果は増加しなかった。これらのデータから，穏やかな運動により補充した鉄の吸収は阻害されず，運動なしでビタミンCを補充した場合と同じくらいの量まで鉄の吸収が容易になることが納得できる。またこれらの結果は，食後の穏やかな運動が栄養学的に正当であることを示す。

ヘム鉄を含む食べ物

ツナ（85 g中1.6 mg）　鶏胸肉（110 g中1.8 mg）
ハマグリ（85 g中2.6 mg）　牛肉（85 g中2.7 mg）
カキ（85 g中5.9 mg）　牛レバー（85 g中6.6 mg）

非ヘム鉄を含む食べ物

オートミール（強化されていないもの：1カップあたり1.6 mg，強化されたもの：1カップあたり6.3 mg）
ホウレンソウ（調理後：1/2カップあたり2.0 mg）
ダイズタンパク質（豆腐：6.5×7×2.5 cmあたり2.3 mg）
乾燥イチジク（4粒あたり2.3 mg）
マメ（1/2カップあたり2.3 mg）
レーズン（1/2カップあたり2.5 mg）
ライマメ（1/2カップあたり2.5 mg）
プルーンジュース（1カップあたり3.0 mg）
モモ（乾燥：1/2カップあたり3.3 mg）
アンズ（乾燥：1カップあたり6.1 mg）

食物繊維を多く含む食べ物や，コーヒー，茶は腸における鉄の吸収を妨げる化合物が含まれている。

▼身体活動は鉄の不足のリスクを大きくするか？

持久的なスポーツにおける関心事は，女性のこれらの活動への参加の増加に伴い，過酷なトレーニングの生体の鉄状態への影響の研究に焦点が当てられるようになった。"スポーツ貧血"という言葉は，激しいトレーニングにより，ヘモグロビンレベルが臨床的な貧血のレベル（女性：12 g/dL血液，男性：14 g/dL血液）に近づくまで減少した状態をさす。

運動のトレーニングを続けている人は鉄の需要が増え，しばしば摂取量が不足する。これにより貯蔵鉄を大量に使い，ついにはヘモグロビン合成を低下させ，細胞内のエネルギー運搬システムの中の鉄を含む化合物も減少することがある。"鉄の消耗"に影響されやすい人は，鉄が酸素の運搬と利用において重要な役割を果たすため，運動能力の低下を体験するであろう。

激しいトレーニングでは理論上，汗からの鉄の喪失や，尿中へのヘモグロビンの喪失，体温の上昇による赤血球の破壊，脾臓の活性化や循環率，ランナーの足と走る地面との間に生じる機械的な衝撃（足と地面が当たることによる溶血）により鉄の需要が増大する[126,155]。年齢や性別，運動を行った時間にかかわら

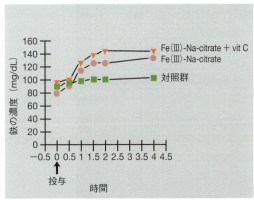

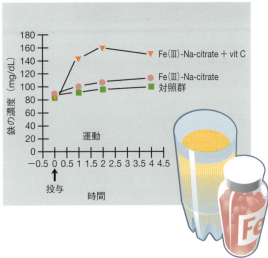

図2-14　上．100 mgの鉄ナトリウムクエン酸塩複合体（Fe［III］-Na-citrate）のみ摂取，または100 mgの鉄ナトリウムクエン酸塩複合体と200 mgアスコルビン酸（Fe［III］-Na-citrate+vit C）を摂取させた場合の血清鉄濃度と，何もしなかった場合の対照群との比較。下．100 mgの鉄ナトリウムクエン酸塩複合体（Fe［III］-Na-citrate）のみ摂取，または100 mgの鉄ナトリウムクエン酸塩複合体と200 mgアスコルビン酸（Fe［III］-Na-citrate+vit C）を摂取させた場合と，対照群との穏やかな運動下での血清鉄濃度の比較。(Schmid A, et al. Effect of physical exercise and vitamin C on absorption of ferric sodium citrate. Med Sci Sports Exerc 1996; 28: 1470. より)

ず，長距離走では胃腸の出血も起こりうる[97,133]。このような鉄の喪失により，頭蓋骨や上腕，胸骨，肋骨，背骨，骨盤の骨髄で毎日2600億個合成される新しい赤血球に必要な身体の貯蔵鉄に負担がかかる。鉄の喪失は，男性よりも鉄の要求が多く摂取量の少ない閉経前の女性にさらに大きな負担となる。

本当の貧血か偽性貧血か？

持久的な競技のアスリートでは，しばしばヘモグロビン濃度やヘマトクリット値が明らかに基準値以下になり，運動によって引き起こされる貧血の可能性を裏づけている。より綿密な精査では，ヘモグロビン濃度の減少はトレーニングの初期段階で一時的に起こっており，それからトレーニング前の濃度まで戻る。図2-15は高校生の女子クロスカントリーランナーの競技シーズンの血液の変化の一般的な反応を表している。ヘモグロビン濃度の減少は，一般的に運動トレーニング初期の血漿量の不均衡な増大と比例する[53,155,159]。例えば，わずか数日間のトレーニングで血漿量は20%増加するのに対し，赤血球の全量はそのままである[54]。その結果，全ヘモグロビン量（持久的な運動に重要な因子）はトレーニングによって変わらないか，もしくはやや増加する。しかし，血漿量が増大するためヘモグロビン濃度は減少する。

ヘモグロビンは明らかに希釈されているにもかかわらず，通常，トレーニングに伴って有酸素運動能や運動能力は向上する。激しい運動により機械的に赤血球が破壊されることもある（汗に含まれるごく少量の鉄も含む[17]）が，これらの要因によって，鉄を推奨される量摂取し続けている限り，急に臨床的な貧血になるほどアスリートの貯蔵鉄が消費されるというエビデンスはどこにもない。貧血と貯蔵鉄の不足の両方に厳密な基準を適用すると，一般に思われているより，高度にトレーニングしているアスリートにスポーツ貧血は高頻度にみられないことになる[189]。男子大学生のランナーと水泳選手では，競技シーズンの異なった時期で，トレーニングの量と強度は大きく変化したのにもかかわらず，トレーニング中に貧血の初期段階の徴候はみられなかった[128]。この女性アスリートのデータは，特定のアスリート群および非アスリートの対照群との比較では，鉄欠乏性貧血の頻度に差がみられなかったことを示している[141]。

身体的に活動的な人は鉄を補給すべきか？

思春期の子どもや閉経前の女性において，とりわけ低体重あるいは身体をみせるスポーツでは，運動トレーニングにより鉄が失われると，すでに限られた貯蔵鉄を大量に使ってしまう可能性がある。このことは

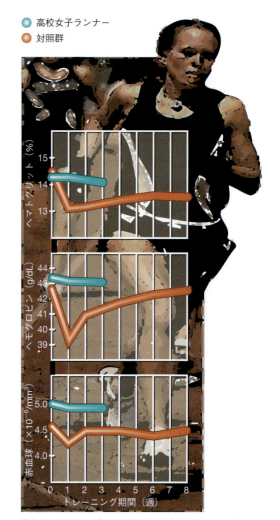

図2-15　競技シーズンの高校女子クロスカントリーのランナーと比較対照群のヘモグロビン，赤血球数，ヘマトクリット値。(Puhl JL, et al. Erythrocyte changes during training in high school women cross-country runners. Res Q Exerc Sport 1981; 52: 484. より)

身体的に活動的な人がすべて鉄を補充しなければならないということや，スポーツ貧血の徴候のすべてが食事からの鉄の摂取不足や運動による鉄の喪失によるものであることを意味しているわけではない。しかし，特に鉄を補充することを選んだアスリートについては，血液学的な特徴と鉄の貯蔵について周期的に検査して鉄の状態をモニターすることが必要であることを示している[31]。このことは重要である。なぜなら，鉄欠乏性貧血が完全にもとに戻るには最高6カ月の鉄剤による治療が必要となる可能性があるためである。血清フェリチン濃度を調べれば，有用な貯蔵鉄の状況を知ることができる。女性では20μg/L，男性では30μg/L以下であれば貯蔵鉄が枯渇していることを示す。女性では，臨床的に貧血はヘモグロビン濃度12g/dL以下とされる。"正常範囲"のうちでも低い値を示

す場合，**機能的な貧血**または鉄欠乏の境界を反映している可能性がある。この状態では，貯蔵鉄が枯渇し，鉄依存性のタンパク質（例えば，酸化酵素）の産生の減少がみられるが，比較的正常なヘモグロビン濃度を示すことが特徴的である。そのような鉄の不足したグループに対し，鉄の補充により有酸素運動能やトレーニングの感受性の増大に効果をもたらすことが知られている[16,49]。例えば，活動的であるがトレーニングは行っておらず，鉄は枯渇している（血清フェリチン濃度が16 μg/L 未満）が貧血ではない（ヘモグロビン濃度が12 g/dL より高い）女性に，2週間，1日2度の鉄剤による治療（50 mg の硫酸化鉄）かプラセボを投与した[62]。それから，すべての対象者に4週間有酸素トレーニングを続けてもらった。鉄を補充したグループではヘモグロビン濃度はごくわずかしか上昇しなかったのに対し（有意ではない），血清フェリチン濃度はかなり上昇した。また，プラセボを摂取した女性たちよりも，15 km の持久サイクリングのタイムが倍よくなった（プラセボ群では1.6分速くなったのに対し，3.4分速くなった）。血清フェリチンのレベルは低いが，ヘモグロビンの濃度は12 g/dL を超えるくらいで，臨床的には貧血ではない女性でも機能的に貧血であり，鉄の補充は運動能力の向上に役立つ。同様に鉄に依存的だが，貧血ではない女性にプラセボか自然な状態での鉄である硫化鉄を20 mg，1日2回，6週間与えた[18]。図 2-16 は，鉄の補充により約8分間連続的に測定した膝の伸長運動の最大の力が落ちる割合が弱まったことを表している。

これらの発見により，現在，血清フェリチン濃度が低い活動的な女性に鉄サプリメントが推奨されていることが裏づけられた[121]。鉄の補充は，鉄は不足しているが貧血ではないグループにおいて，ヘモグロビン濃度と赤血球量にはほとんど効果がない。運動能力を向上させるのは血液の酸素運搬能ではなく，筋の酸化能力の増加によるものである可能性が高い。

▼不足がみられない限り，鉄のサプリメントは避けたほうがよい

推奨量を満たす鉄を含む食事をしている健康な人では，鉄を補充してもヘモグロビンやヘマトクリット値や，その他の鉄の状態を反映する測定値は増加しない。食事性の鉄の不足によってヘモグロビン濃度が標準以下になった場合は，医師は1週間に2～3回，325 mg の硫酸鉄の補充を勧めるだろう。

鉄の過剰摂取や吸収過多，特に赤身の肉や，生体が利用しやすい鉄やビタミンCのサプリメントを摂取しすぎると害となる可能性がある[48]。サプリメントはむやみに使用すべきではない。なぜなら，過剰になった鉄は毒性をもつレベルまで蓄積し，糖尿病や肝臓病，心臓や関節に損傷を与えるからである。鉄の摂取量が多すぎると潜在性のがん（例えば，結腸がん）や感染性の微生物の成長を亢進させるおそれすらある[117]。鉄の量が正常範囲からやや低めの人に比べ，体内に貯蔵鉄が多い人で冠動脈疾患のリスクが高いかどうかも議

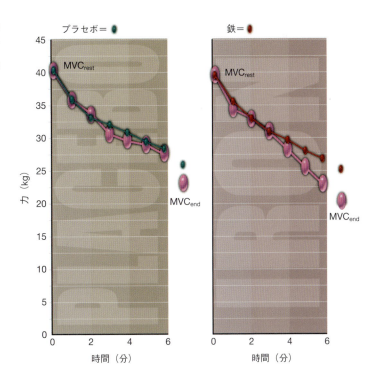

図 2-16　プラセボか鉄を摂取した前（●）後（プラセボ＝●，鉄＝●）の，膝伸長運動の疲労増加テストのはじめの6分間の最大自発静止収縮（MVC）。MVC_end は手順の最終 MVC を表し，それぞれの対象で異なったとき（平均8分）にみられた。

論されている[30,77,133,151,157]。リスクがあるとしたら，血清鉄が高ければ，LDLコレステロールの酸化を増加させるフリーラジカル生成を触媒し，アテローム性動脈硬化症を促進させるという仮説が説明できる。現在では，この仮説を裏づける証拠は一貫性がなく，決定的なものではない[158]。

約150万の米国人は遺伝的に異常な**遺伝性ヘモクロマトーシス**であり，身体のさまざまな組織で鉄が蓄積されやすくなっている。気づいていなくても，この遺伝的異常では鉄の吸収が過剰になって蓄積し，その初期症状として慢性的な疲労感や腹痛，女性では月経障害が起こる。ひどくなると，ヘモクロマトーシスにより肝硬変や肝がん，心臓や甲状腺の病気，糖尿病や関節炎，不妊症などが引き起こされる。早期診断と治療で，ヘモクロマトーシスの深刻な合併症は防ぐことができる。

ナトリウム，カリウム，塩素

ナトリウム，カリウム，塩素は総称して**電解質**と呼ばれ，体内にイオンと呼ばれる電荷をもった粒子として溶けている。ナトリウムと塩素は，血漿や細胞外液に含まれる主なミネラルとして存在する。電解質は体液区画中の液体の交換を調節し，細胞と細胞外液の周囲の間での栄養素と老廃物の交換を調節する。カリウムは細胞内の主要なミネラルである。

ナトリウムイオンとカリウムイオンの最も重要な機能は，細胞膜を隔てた電気的な勾配の確立に関係することである。このような細胞内外の電気の均衡の違いにより，神経伝達や筋の刺激や活動，内分泌腺を適切に機能させることができる。また，電解質は原形質膜の透過性を保ち，体液，特に血液の酸性，アルカリ性を調節している。**表2-11**に，血清と汗中の正常値と考えられている電解質の値と，一般的な経口の脱水改善のための飲料の電解質と炭水化物濃度を示す。

▼ナトリウムはどれだけ摂取すれば十分か？

ナトリウムの摂取量が低い〜普通では**アルドステロン**が働き，腎でナトリウムの再吸収が行われる。反対に，食事中のナトリウムが多いとアルドステロンの分泌は阻害される。過剰なナトリウムは尿に排泄される。その結果，食塩のバランスは幅広い摂取量でも，たいてい正常に保たれる。この機構は，過剰なナトリウム摂取を適切に調節できない人ではみられない。体液にナトリウムが異常に蓄積すると体液量が増加し，血圧が健康に害を及ぼすレベルまで上昇する。このような**ナトリウム誘発型の高血圧**は，高血圧症の人の約1/3にみられる。

ナトリウムは食物中に自然に広く分布しており，食べ物に余分な食塩を加えなくても毎日の必要量をすぐ得ることができる。通常，米国で摂取されているナトリウム量は，成人の1日の推奨量の2400 mg，つまり食卓塩小さじ山盛り1杯分のナトリウム量（食塩の約40%がナトリウム）を超えている。典型的な西洋の食事には約4500 mgのナトリウム（食塩8〜12 g）が含まれており，そのうち3/4は加工食品や外食から毎日摂取している。これは，本来身体に必要なナトリウム量である500 mgの10倍にあたる。加工処理や保存処理，調理，味つけ，一般食品の貯蔵において，食塩にかなり依存していることがナトリウムの過剰摂取の原因である。食卓塩を除くと，ナトリウムに富む一般的な食品は，グルタミン酸ソーダ，醤油，調味料，缶詰食品，ベーキングソーダ，ベーキングパウダーである。

高血圧治療において，リスクを減らし一次予防となるのは，食事から過剰なナトリウムを取り除くことである。ナトリウム摂取量を減らせばナトリウムと体液量が減り，血圧を下げることができる。この効果は特に"**食塩感受性高血圧**"の人に明らかであり，食事のナトリウム量を減らすことが血圧を下げることとなる[66,166]。ほとんどの高血圧患者について，この低下の度合いについて議論されている[5,41,91,105]。食事では血

表2-11 血清，汗の中の電解質濃度と一般的な飲料水中の炭水化物と電解質の含量

	Na$^+$ (mEq/L)	K$^+$ (mEq/L)	Ca^{2+} (mEq/L)	Mg^{2+} (mEq/L)	Cl$^-$ (mEq/L)	浸透圧 (mOsm/L)	CHO (g/L)
血清	140	4.5	2.5	1.5〜2.1	110	300	—
汗	60〜80	4.5	1.5	3.3	40〜90	170〜220	—
コカコーラ	3.0	—	—	—	1.0	650	107
ゲータレード	23.0	3.0	—	—	14.0	280	62
フルーツジュース	0.5	58.0	—	—	—	690	118
ペプシコーラ	1.7	ごく微量	—	—	ごく微量	568	81
水	ごく微量	ごく微量	—	—	ごく微量	10〜20	—

圧を下げることに効果がないことがわかれば，水分の排泄を引き起こす薬（**利尿剤**）が次段階の予防になる．残念ながら，利尿剤は他のミネラル，特にカリウムの喪失も引き起こす．カリウムに富む食事（ジャガイモ，バナナ，オレンジ，トマト，肉）は利尿剤を使用する患者には必要である．

血圧を低下させるための DASH 食介入

米国人の 5000 万近くが高血圧であり，治療しないで放置すれば脳卒中や心臓発作，腎障害のリスクが高くなる状態である．50％の高血圧患者が実際に治療を求めるが，長期的に成功するのは，これらのうちわずか 1/2 程度の人にすぎない．このように遵守できない理由の 1 つには，容易に利用できる降圧剤により起こりうる副作用が関係する．例えば，疲労や性的不能（インポテンツ）が高血圧の薬理学的な治療に必要な慢性的な薬物治療のスケジュールを維持することを妨害する．

DASH 食

DASH 食を使った高血圧治療調査では，この食事により一般的な集団や，ステージ 1 の高血圧の人の血圧が薬物治療と同じくらい下がり，またしばしば，他のライフスタイルの変化によるよりもさらに大きく下がることがわかった．この食事を 2 カ月続けると，収縮期血圧が平均 11.4 mmHg 下がり，拡張期血圧は 5.5 mmHg 下がった．収縮期血圧が 2 mmHg 下がるごとに，心臓病のリスクは 5％，脳卒中のリスクは 8％ 低下する．

表 2-12 に，具体的な DASH 食を示す．DASH 食は果物や野菜や乳製品が豊富で，低脂肪の食事である．最近の調査から，さらに好ましい事実が明らかになった．DASH 食の集団では，基本的な DASH 食に 1 日の食塩摂取 1150 mg を組み合わせた DASH-ナトリウム食と呼ばれる食事にすると，DASH 食のみの場合に比べ，より血圧が低下することが示された[150,172]．血圧は正常血圧者でも高血圧者でもかなり低下し，高血圧者でより効果的であった．DASH 食のみでもナトリウム制限のみでも血圧は下がるが，DASH 食と低ナトリウム食を組み合わせるとより大きく低下する．現在知りうる最も有用な科学的な情報により，高血圧を予防するために次のような生活習慣が勧められている[192,193]．

- 定期的に適度な運動を行う．
- 適正体重を維持する．

表 2-12 DASH 食

食品群	1 サーブの例	サーブ数
野菜	調理した，または生のカット野菜：1/2 カップ 生の葉野菜：1 カップ ジュース：180 mL	1 日 8～12
果物	リンゴ，洋ナシ，オレンジ，バナナ：中 1 個 グレープフルーツ：1/2 個 カンタロープ：1/3 個 冷凍または缶詰の果物：1/2 カップ ドライフルーツ：1/4 カップ ジュース：180 mL	1 日 8～12
穀物	食パン：1 枚 冷たい乾燥シリアル：1/2 カップ ご飯，ゆでたパスタ	1 日 6～12
乳製品	無脂肪または低脂肪牛乳：1 カップ 低脂肪チーズ，カッテージチーズ：43 g	1 日 2～4
ナッツ類，種子類，マメ類	ナッツ類：1/3 カップ（43 g） 種子類：大さじ 2 杯 マメ類：調理した状態で 1/2 カップ	週に 4～7
肉，鶏肉，魚	3 切れ（大きさはだいたいトランプ 1 組くらい）	1 日 1～2
油やその他の油脂	植物油，バター，サラダドレッシング，ソフトマーガリン：小さじ 1 杯	1 日 2～4

- アルコール摂取を控える．
- ナトリウム摂取を減らし，カリウムの適切な摂取を維持する．
- 果物や野菜，低脂肪食品を十分に摂取し，飽和脂肪酸と脂肪全体の摂取量を減らす．

表 2-13 に，約 2100 kcal の DASH 食の見本を示す．このエネルギー摂取レベルで，典型的な 70 kg の人が体重を維持できる．より活動的な人や体重の重い人では，体重を維持するためにポーションサイズを大きくするか，それぞれの項目を増やすべきである．減量を望む人や体重の軽い人，デスクワークの人は，表 2-12 にあげたそれぞれの食品群の最低サーブ数を下回らないように食事量を減らすべきである．

▼ナトリウム摂取量が少なすぎることはあるだろうか？

過剰な発汗や持続的な嘔吐・下痢を起こしたり，さらに食事中のナトリウム量が少ないと，体内のナトリウムを消耗し，重症になると**低ナトリウム血症**と呼ばれる状態に陥る可能性がある．この状態では筋痙攣や

表 2-13　2100 kcal の DASH 食の見本

食品	量
朝食	
オレンジジュース	180 mL
1% 低脂肪乳	240 mL（コーンフレークにかける）
コーンフレーク（小さじ1杯の砂糖）	1 カップ（ドライ）（穀物2サービング分）
バナナ	半分
全粒粉のパン	1 枚
マーガリン	小さじ1杯
昼食	
低脂肪チキンサラダ	3/4 カップ
ピタパン	大 1/2 個
生野菜サラダ	
ニンジン，セロリスティック	3～4 本
ラディッシュ	2 個
レタス	2 枚
部分脱脂モッツァレラチーズ	1.5 枚（43 g）
1% 低脂肪乳	240 mL
フルーツカクテル	1/2 カップ
夕食	
タラのハーブ焼き	84 g
たまねぎご飯	1 カップ（穀物2サーブ分）
蒸しブロッコリー	1/2 カップ
トマト煮込み	1/2 カップ
ホウレンソウサラダ	
生のホウレンソウ	1/2 カップ
チェリートマト	2 個
キュウリ	2 切れ
ライトイタリアンサラダドレッシング	大さじ1杯（脂質 1/2 サービング分）
全粒粉のパン	1 個
マーガリン	小さじ1
メロンボール	1/2 カップ
スナック	
乾燥アンズ	28 g（1/4 カップ）
ナッツミックス（無食塩）	43 g（1/3 カップ）
ミニプレッツェル（無食塩）	28 g（3/4 カップ）
ダイエットジンジャーエール	360 mL（どの食品のサーブ数にもあてはまらない）

吐き気，嘔吐，めまいなど幅広くさまざまな症状が現れ，ひどい場合には，ショック，昏睡，死にいたる。低ナトリウム状態に対して腎臓はナトリウムを保持するよう反応するため，低ナトリウム血症はほとんどみられない。さらに，多くの食物に利用可能なナトリウムが含まれるため，ナトリウムが危険なほど低い水準にまで落ちることはまずない。

たとえ体重の 2～3% の発汗により体重が減少したとしても（約 2～3 kg），食物に少し余計に食塩を足せば，たいていほとんどの人のナトリウムはもとの水準に戻る。バスケットボールや野球，サッカー，フットボールなど，試合によっていつも 4% 以上も体重が減少する持久力を必要とするアスリートは，激しく汗をかく前とかいた後に食塩を含んだ飲み物を摂取して，体内のナトリウム濃度を確実に正常に保つべきである。第 10 章で，運動と水分摂取量，および低ナトリウム血症についてより詳細に述べる。

まとめ

1. 体重の約 4% は 22 種類のミネラルで構成されている。ミネラルは体内のあらゆる組織や流動体に分布している。
2. ミネラルは自然界，すなわち川，湖，海の水，土などあらゆるところに存在している。ミネラルは植物の根の組織から吸収され，最終的にはその植物を摂取することにより，動物の組織に取り入れられる。
3. ミネラルは主に代謝における酵素の構成要素として機能している。ミネラルは，骨や歯の形成においてその構造をなすもので，生物の三大栄養素である炭水化物，脂肪，タンパク質の合成に必要である。
4. 地理的に特有のミネラル（例えば，ヨウ素）が不足した場所を除いて，バランスのとれた食事で，一般的に適正なミネラル摂取ができる。
5. 骨粗しょう症は特に女性において，年齢に比例して多くなる。適切にカルシウムを摂取し，体重を維持する定期的な運動や負荷をつけたトレーニングを行えば，どんな年齢でも骨の喪失を防ぐ効果がある。
6. 逆説的であるが，激しくトレーニングしていて，摂取エネルギーが消費エネルギーとつり合っていない女性は，体重や体脂肪が月経に悪影響を及ぼすまで減少する。このような女性では，若い頃から著しい骨の喪失がみられる。通常の月経が回復しても，骨量は完全には回復しない。
7. 筋力と骨密度は大きく関係しており，閉経後の女性に対する強度試験を骨粗しょう症の客観的なスクリーニングの手段として利用できる可能性が高まっている。
8. 米国の出産可能な女性の約 40% は，鉄欠乏性貧血を引き起こすほどまで食事性の鉄摂取が不足している。この状態は，有酸素運動や激しいトレーニングを行うのに不利である。
9. ベジタリアンタイプの食事の女性では，相対的に生物学的利用能の低い非ヘム鉄により，鉄の不足が進行するリスクが高い。ビタミンC（食べ物やサプリメントから摂取）と適度な身体活動は，非ヘム鉄の腸での吸収を増加させる。
10. 定期的な身体活動は一般的に，体内の鉄貯蔵に大きな喪失を起こさない。
11. DASH 食により，一部の人では薬物治療と同程度に血圧が下がり，それはしばしば，他のライフスタイルの変化によるよりも大きく下がる。

水

体内の水

年齢や，性，身体組成によって異なるが，水は人間の身体の40～70%を占め，筋の重量の65～75%，そして脂肪の重量の50%を構成している．その結果，各個人の相対的な体内の水の量は，主に身体組成の違いからくる（例えば，除脂肪成分と脂肪の差）．

図2-17に，体液の区画，体内の水分の正常の日内変動，ヒトの体内の水分に関する用語を示す．身体には，2つの体液の"区画"がある．1つ目の区画は**細胞内液**で，細胞の中にある．2つ目は**細胞外液**で，細胞のまわりにある．細胞外液は，血漿と細胞の間の顕微鏡的な空間を流れる細胞間質液を含む．細胞外液には，リンパ，唾液，眼の中の液体，腺や消化管により分泌された液体，神経や脊髄が浸っている液体，皮膚や腎臓から排泄される液体がある．血漿は細胞外液の20%を占める（3～4 L）．**汗から失う体液のほとんどは細胞外液，特に血漿からである．**体内の水分全体の平均62%（普通の体格の人の体内の水分42 L 中の26 L）が細胞内液で，38%が細胞外液である．これらの量は，特に活発な人においては，各区画間で動的に交換していて安定したものではない[153]．運動トレーニングは，筋量が増えてそれが水分を多く含むことより，細胞内区画の水分を増やす．それに対して，急激な運動は一時的に，循環系の静水圧により血漿から細胞間隙および細胞内スペースに水を移動させる．

体内の水の機能

水はどこにでもある，すばらしい栄養素である．水がなければ数日で死んでしまう．水は体内において運搬と反応の媒体として働く．ガスの拡散は，通常水によって湿った表面を通って行われる．栄養素とガスは水溶液中を移動する．老廃物は尿と便の水を介して身体から排出される．水は種々のタンパク質とともにいろいろなつなぎ目で潤滑油として働き，心臓，肺，腸や眼などの"動く"器官を保護している．また，水は圧縮されないことから，構造を形づくり，体内の組織に緊張を与え，身体をつくり上げている．水は，ほんの少し温度を上げるだけで大量の熱を吸収するため，非常に大きな熱を安定化させる作用がある．水の高い気化熱（沸点における1 g の水を蒸発させるエネルギー）などの性質により，(a) 環境の高い温度によるストレスや，(b) 運動による体内の熱産生の大きな増加に対しても体温を比較的一定に維持することを可能とする．第10章で，高い温度でストレスがかかる状況での体温調節，特に水の重要な役割についてさらに詳しく述べる．

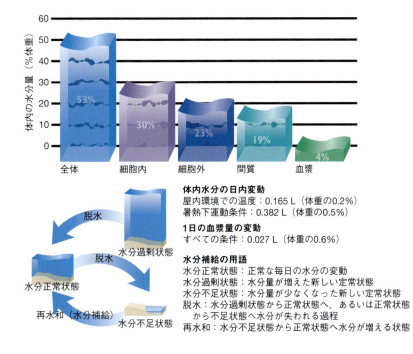

図 2-17 体液の分画，体内の水分の日内変動，および体内の水分に関する用語．体液量は体重80 kgの男性のものを示す．身体のおよそ66%が，筋（水が80%），骨（水が32%），脂肪組織（水が50%）の中の水で構成されている．同じ体重の男性と女性では，除脂肪組織（筋+骨）に対する脂肪の割合が大きいため，女性のほうが水の量が少ない．(Greenleaf JE. Problem : thirst, drinking behavior, and involuntary dehydration. Med Sci Sports Exerc 1992; 24: 645. より)

体内水分の日内変動
屋内環境での温度：0.165 L（体重の0.2%）
暑熱下運動条件：0.382 L（体重の0.5%）

1日の血漿量の変動
すべての条件：0.027 L（体重の0.6%）

水分補給の用語
水分正常状態：正常な毎日の水分の変動
水分過剰状態：水分量が増えた新しい定常状態
水分不足状態：水分量が少なくなった新しい定常状態
脱水：水分過剰状態から正常状態へ，あるいは正常状態から不足状態へ水分が失われる過程
再水和：水分不足状態から正常状態へ水分が増える状態

水の出納：水分摂取と排泄

体内の水はいつも比較的一定に維持されている。身体活動が活発な人では大量の水の排泄が起こるが，通常は水を飲むことで体内の体液の不均衡はもとに戻る。図2-18に，水の供給源と排泄源を示す。

▼水分の摂取

暑くも寒くもない環境で，あまり運動しない成人では，1日約2.5Lの水が必要である。高温下で活発に活動している人では，しばしば1日5〜10Lの水が必要である。この水は，(a) 飲料水から，(b) 食物から，(c) 代謝の過程から，の3つの供給源から提供される。

飲料水からの水

一般の人は，1日1200 mLの水を飲む。運動と熱ストレスにより，水の摂取量は通常5〜6倍に増える。極端な例としては，カリフォルニアのデスバレー（西半球で最も低い海抜−91mにあり，最高気温57℃が記録された世界中で最も気温が高い場所の1つ）での2日間，17時間かけた88 km走で，13.6 kgの水を失う計算になる。しかし実際は，塩分の補充を含んだ適切な水の摂取により，体重の減少はわずか約1.4 kgであった。この例では，水の喪失と補充は13.2〜15.1 Lであった。

食物中の水

果物や野菜はかなりの水を含んでいる（例えば，レタス，スイカ，マスクメロン，ピクルス，サヤインゲン，ブロッコリー）。それに対して，バター，油，乾燥肉，チョコレート，クッキーやケーキは比較的水の含有量が少ない。

代謝水

食物の分子がエネルギー産生のために異化されると，炭酸ガスと水がつくられる。**代謝水**と名づけられたこの水は，運動量の少ない人の1日の必要水分量の約14%を提供する。100 gの炭水化物，タンパク質および脂肪の完全な分解により，それぞれ55 g，100 g，107 gの代謝水が産生される。そのうえに，グルコースが結合し合うときに，1 gのグリコーゲンは2.7 gの水と結合している。その結果，グリコーゲンはエネルギーのための異化の際に，この結合した水を放出する。

▼水の排泄

水分は身体から，(a) 尿中へ，(b) 皮膚から，(c) 排出された空気中に水蒸気として，(d) 便中へ，の4

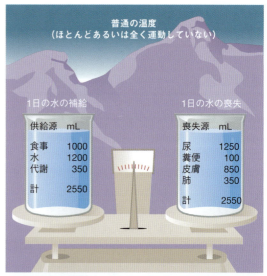

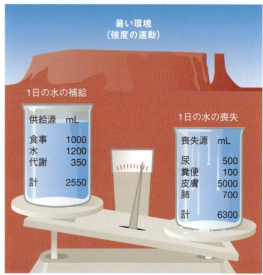

図2-18 体内の水のバランス。上. 普通の温度と湿度の中で，ほとんどあるいは全く運動していない状態。下. 湿度が高く暑い環境下で，中等度から強度の運動。

つの経路で失われる。

尿中への水の喪失

正常な状態では，腎臓は1日140〜160Lの液をろ過し，そのうちの99%を再吸収する。その結果，毎日腎臓から排泄される尿量は1000〜1500 mLとなる。

1 gの溶質を腎臓から排泄するためには15 mLの水が必要となる。このように，尿中の水は，体内の尿素，タンパク質代謝の最終産物などの代謝の老廃物を取り除くことを"義務づけられている"。大量のタンパク質をエネルギーとして異化することは（高タンパク質食のときに起こる），実際には運動中の脱水を加速させることになる。

皮膚からの水の喪失

少量の水（おそらく350 mL）は，深い組織から体表面の皮膚へたえずしみ出ており，これは**不感蒸泄**と呼ばれる。皮膚からの水分の喪失は，皮膚の表面の下にある汗腺から汗として出ることによっても起こる。汗の水分の蒸発は身体を冷やす冷却効果がある。正常な状態での1日の汗の量は500〜700 mLである。これは汗をかく能力を示しているのではない。よく順応できている人では，長時間の高温下の運動で，1時間に1 Lの割合で12 L（12 kgに相当）までの汗を産生することができる。

水蒸気としての水の喪失

身体に感じない水の喪失は，呼気中の小さな水滴から1日250〜350 mL生じる。気道を下へ通過する際に，すべての吸入した空気を完全に湿らせることにより水分が失われる。吸入した空気を湿らせなければならないので，運動はこの経路の水分の喪失に影響を与える。身体的に活発な人では，強い運動中，気象条件にもよるが，気道は毎分2〜5 mLの水分を排出している。換気による水分喪失は高温で湿度が高いときに少なく，寒いとき（冷たい湿度の少ない吸気）や高い場所（吸気量が平地レベルより有意に大きくなるため）で多くなる。

糞便中への水の喪失

糞便中には70%ぐらい水が含まれているため，腸からの便排泄は100〜200 mLの水分の喪失を生じる。糞便の残りの成分は，消化過程の細菌，腸，胃，十二指腸の消化液の残りなどを含む難消化性の物質からなる。下痢や嘔吐では，水分の喪失は1500〜5000 mLになる。

身体的な活動や環境の因子は，重要な役割を演じる

大量の発汗の結果，体内の水分の喪失が起こる。運動の強度，環境温，湿度により，汗による水分喪失量が決定される。相対湿度（外気中に含まれる水分の量）は体温調節における発汗の効率に大きく影響する。外気は相対湿度100%では，水蒸気で完全に飽和されている。これは，皮膚表面の空気中への蒸発を抑えてしまう。このような状態では，皮膚の上の玉のような汗が，蒸発による温度を下げる効果なしに，転げ落ちてしまう。乾燥した日には，空気はかなりの湿気を保持することができ，液体はただちに皮膚から蒸発する。このように，汗の機構は適切に機能し，体温は狭い範囲に調整される。大事なことは，汗により体重の2〜3%の水分を失うと，血漿量が減少することである。循環血液中の体液の喪失は循環機能を低下させ，最終的には運動能力や体温調節を障害する。体重の変化をモニターすることは，運動中あるいは高温環境下の体液の喪失を評価する便利な方法である。0.45 kgの体重の減少は450 mLの脱水に対応する。

まとめ

1. 水は体重の40〜70%を占めている。筋は重量の72%の水を含むが，体脂肪（脂肪細胞）は50%しか含んでいない。
2. 身体の全水分量のうち，およそ62%が細胞内液（細胞の中）で，38%が血漿，リンパおよび他の細胞外液である。
3. 正常の平均的な水分摂取量は約2.5 Lで，水（1.2 L），食物（1.0 L）の摂取，およびエネルギーを産生するときの代謝水（0.35 L）からなる。
4. 水分は1日で，尿中（1〜1.5 L）へ，不感蒸泄として皮膚から（0.50〜0.70 L），呼気ガス中の水蒸気として（0.25〜0.30 L），および糞便中（0.10 L）へ失われる。
5. 体内では，食物と酸素は水溶液として存在している。他方，非ガス性の老廃物は常に水溶液の中に放出される。水は身体に構造と形を与え，体温調節に重要な役割を果たしている。
6. 高温下での運動は，身体の水分の必要量を増加させる。極端な条件下では，水分必要量が正常時より5〜6倍多くなる。

第3章

食物栄養の消化と吸収

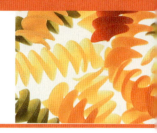

　適切な食物の摂取により，とだえることなくエネルギーおよび組織をつくる化学物質が供給され生命が維持される。運動や競技への参加者にとっては，身体活動によってエネルギー消費が増え，組織の修復や合成の必要性が大きくなるため，食物中の特定の栄養素が容易に利用できるようになることが重要視されている。自分では気がつかないが，栄養素の摂取には複雑な生理学的および代謝的な過程が関与している。ホルモンや酵素は，消化管全体で，酸性-アルカリ性の適切なレベルで協調してたえず機能し栄養素の複合体を単純なサブユニットへと分解する。消化の途中で産生された物質は小腸を覆っているカミソリのような薄い層を通して吸収され，血液やリンパ中に入る。消化管は自己制御的に，食物を，栄養素の成分を完全に吸収できるように十分ゆっくりした速度で移動させる。消化されにくい繊維質の食物は，吸収されずに排泄される。

　本章では，食事中の種々の栄養素の消化と吸収の概要を解説し，消化と吸収の過程に関する生物学的および化学的な簡潔な議論を紹介する。さらに，消化の動態を含む消化管の構造についても述べる。

消化と吸収，食物栄養の同化に関する生物学と化学の基礎

加水分解と縮合：消化と合成の基礎

　一般に，加水分解反応は複雑な分子を単純な構成単位に消化，つまり分解する。そして，縮合反応はそれらの構成単位を一緒にくっつけて大きな分子に組み立てる。

▼加水分解反応

　加水分解は，複雑な有機分子である炭水化物，脂質，タンパク質を，身体が吸収・同化できるように単純な形に異化することである。この基本的な分解の過程で，水の構成成分である水素イオン（H^+）と水酸化イオン（OH^-）を付加し，化学結合は切断され，2つの反応産物に分解される。加水分解反応の例は，デンプンや二糖類から単糖類への消化，タンパク質からアミノ酸への消化，脂質からグリセロールと脂肪酸への消化などである。特定の酵素が消化過程におけるそれぞれの段階で触媒作用を及ぼす。二糖類に関して，酵素はラクターゼ，スクラーゼ，マルターゼである。脂質の酵素（リパーゼ）は水を加え，グリセロールの主骨格から脂肪酸を分裂することでトリアシルグリセロールを分解する。タンパク質の消化の際，プロテアーゼ酵素は水の付加によりペプチド結合を切るときに，アミノ酸の放出を加速させる。以下の反応式は加水分解反応の一般的なかたちを表している。

AB + HOH = A-H + B-OH

　物質ABに加えられた水はABをつなぐ化学結合を分解し，分解産物A-H（Hは水からできた水素原子に相当）とB-OH（OHは水からできた水酸基に相当）を生成する。図3-1Aは，二糖類のスクロースが最終産物のグルコースとフルクトースの分子になる加水分解反応と，ジペプチドがその2つの成分であるアミノ酸に分解される過程を説明している。腸での消化は，炭水化物，脂質，タンパク質の大きい栄養素の加水分解の後で急速に起こる。

▼縮合反応

　加水分解で説明された反応は，反対の方向にも起こる。特定の酵素によって調節されている可逆的な反応において，化合物ABは**縮合**（脱水合成とも称される）を通してA-HとB-OHから合成される。水素原子は1つの構成単位から分解され，水酸基はもう1つの構

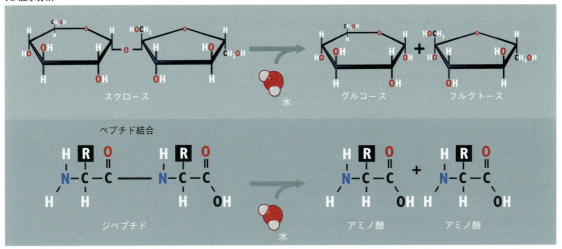

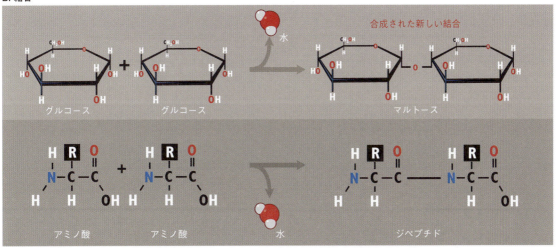

図 3-1　**A.** 二糖類のスクロースが最終産物の分子であるグルコースとフルクトースになる加水分解反応と，ジペプチド（タンパク質）が2つのアミノ酸になる加水分解反応。**B.** 2つのグルコース分子からマルトースを合成する合成反応と2つのアミノ酸からジペプチドのタンパク質を合成する合成反応。Bの反応は，ジペプチドの加水分解反応の逆を示していることに注意。記号Rは分子を表す。

成単位から取り除かれる。構成の過程つまり**同化**の過程で水がつくられる。栄養素を構成する骨格は，より複雑な分子や化合物になるために縮合反応において結合する。図3-1Bは，(a) 2つのグルコース単位からマルトースへの合成，(b) 2つのアミノ酸単位からさらに複雑なタンパク質への合成のための縮合反応を示している。タンパク質合成において，1つのアミノ酸から水が除かれた水酸基と他のアミノ酸から除かれた水素から水が合成される。タンパク質の新しい結合は**ペプチド結合**と呼ばれる。単純な糖から複雑な炭水化物を合成するときにも水が形成される。脂質において，グリセロールと脂肪酸の構成要素がトリアシルグリセロールの分子となるとき水が発生する。

酵素：生物学的な触媒

　酵素，すなわち非常に特異的なタンパク質の触媒は，反応において消費されたり変化したりすることなく，化学反応における速度を加速させる。タンパク質の構造が大きく異なっていることにより，酵素は非常に特異的な作用を行うことができる。酵素は，通常起こっているが非常にゆっくりした反応を速くするだけである。ある意味では，酵素は反応の速度を変えるために必要とされた**活性化エネルギー**，つまりエネルギー入力を減少させる。それは反応ごとに放出される（自由エネルギー変化）平衡定数や総エネルギーが変わらないままであっても起こる。図3-2は，触媒されて

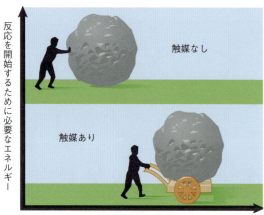

図3-2 触媒は非触媒反応に比べ，化学反応を開始するのに必要な活性化エネルギーをより減少させる。反応を進めるためには，生成物よりも高い自由エネルギーをもっていなければならない。

いない状態と比較した，化学反応を開始するための触媒の有効性を示している。横軸は反応の進行を表し，縦軸は反応が起こるのに必要なエネルギーである。明らかに，非触媒の創成性（活性）は触媒されたものよりエネルギーが必要である。酵素なしでは，肉を消化するには理論的に50年かかると考えられる。

酵素が影響する反応によっても酵素自身は容易には変化させられないという特別な性質がある。その結果，体内における酵素のターンオーバー（入れ替わり）は比較的ゆっくりしており，特定の酵素はたえず再利用される。典型的なミトコンドリアは100億もの酵素を含み，それぞれは短時間内に数百万もの作用を行っている。活発な運動中はエネルギー要求が安静時に比べ数百倍増えるので，細胞内での酵素の作用速度は非常に大きくなる。触媒された反応は触媒されなかった反応に比べ，10^6〜10^{20}倍も速くなることができる。1つの細胞の中の液体には4000もの異なる酵素があり，それぞれは特定の化学反応を触媒する特異な機能を備えている。例えば，グルコースが炭素と水素に分解されるには19種類の化学反応が必要で，それらはそれぞれ特定の酵素により触媒される。酵素は細胞の表面の正確な場所に接触する。それらは細胞構造の内部でも作用する。多くの酵素は細胞外，つまり血流や消化のための混合物や小腸の液体の中でも作用する。

レニン，トリプシン，ペプシンのような比較的古くから知られた酵素を除いて，酵素が相互作用する方法や物質に基づいて酵素の名前の後に-aseがつけられる。例えば，加水分解酵素（hydrolase）は加水分解反応のとき水を加える。プロテアーゼ（protease）はタンパク質と相互作用し，酸化酵素（oxidase）は化合物に酸素を付加し，イソメラーゼ（isomerase）はグルコースやフルクトースのような構造異性体を生成する

ために物質の中で原子を置き換える。また，リボヌクレアーゼ（ribonuclease）はRNAを引き離す。酵素はすべて同じ速度では作用しない。あるものはゆっくりと，あるものは速く作用する。

酵素はたいていそれらの結合部分の間で協力して働く。1つの物質が特定の場所で"作用する"とき，隣の物質はその過程が完成するまで作用しない。この作業は逆になることもある。ある酵素が作用を停止すれば，もう一方が作用するように，1回ごとに以前とは違った速度で働きながら，酵素は**基質**の小さな部位で作用する（1つの酵素によって働くどの基質も）。ある酵素は仕事の開始を遅らせる。膵臓で不活性型として生成された消化酵素の前駆体トリプシノーゲンは，よい例としてあげられる。トリプシノーゲンは小腸の中に入り，そこで小腸の酵素の作用により活性化され，複雑なタンパク質を単純なアミノ酸に消化する活性型の酵素であるトリプシンになる。この過程は，**タンパク質分解酵素**の作用として説明される。この活性発現の遅延がなければ，トリプシノーゲンは文字どおり膵臓の組織を消化してしまう。

反応環境の温度と水素イオン濃度（酸性，アルカリ性）は酵素の作用に大きく影響を与える。それぞれの酵素は特定のpHでその最高の作用をする。酵素の最適pHはたいてい酵素が浸っている体液のpHを反映する。ある酵素にとって最高の作用を発揮するには，比較的高い酸性が必要となる（例えば，タンパク質消化酵素のペプシンは胃の塩酸のもとで最適に作用する）。一方他の酵素は，トリプシンが膵液中で作用するように，最適pHは中性のアルカリ性側に存在する。温度の上昇は一般的に酵素の反応性を加速させる。40〜50度以上に温度が上がると，タンパク質酵素は永久的に変性し活動が止まる。

▼酵素作用の様式

酵素の三次元球状タンパク質構造の興味深い特徴は，酵素の特定の基質との相互作用である。相互作用は鍵が鍵穴に合うように働く。酵素はその**活性部位**（たいていがタンパク質の表面の溝や割れ目，穴である）が基質の活性部位に"完璧に合う"ときに結びつく（図3-3）。**酵素-基質複合体**をつくって化学結合を分解することにより，新しい結合をもった新たな生成物をつくる。これは酵素が結合した基質に自由に作用することができるようにする。図3-3は，酵素のマルターゼがマルトースを，マルトースの構成成分であるグルコースの分子に分解するときのマルターゼの相互作用の順序を示している。

"鍵穴と鍵の機構"は酵素-基質の相互作用を表す言葉である。この相互作用の過程は，特定の機能を行う

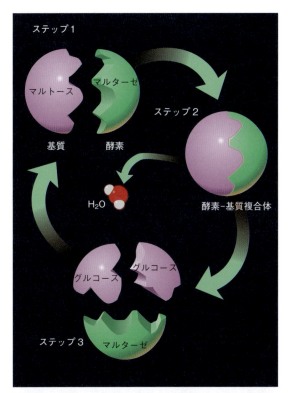

図3-3 ある酵素とその基質の"鍵穴と鍵の機構"における段階の順序。酵素であるマルターゼがその二糖類の基質であるマルトースと相互作用したとき，どのようにグルコースの単糖が変形するかを説明している。

BOX 3-1 酵素の働きの段階

ステップ1：酵素の活性部位と基質が完全に結合し，酵素-基質複合体をつくる。
ステップ2：酵素は基質とともに化学反応を触媒する（非常に速度を上げて）。
ステップ3：最終生成物がつくられる。

ために正しい酵素がその特定の基質に適応することを確実にする。酵素と基質が結びつくとすぐに，酵素は基質の輪郭にぴったり合わせるようにして形を変える。たとえ酵素が基質に結合しても，酵素の形に特殊な構造上の変化が起こらなければ，酵素は基質と化学的な相互作用はしない。

鍵穴と鍵の機構は，保護的な機能を与える。そのため，正しい酵素だけが目的の基質を活性化するのである。グルコース分子に結びついて化学反応を加速させるヘキソキナーゼについて考えてみよう。この結合が起こるとき，リン分子はATPからグルコースの炭素原子の1つの特定の結合部位に移る。結合部位が結びつきグルコース-ヘキソキナーゼ複合体がつくられると，エネルギー代謝の間，基質は段階的に分解し始め，（他の特定の酵素によって調節された）より小さい化合物になる。

▼補酵素

酵素によっては，他のイオンやより小さな**補酵素**と呼ばれる有機分子により活性化されることが必要である。これらの複雑な非タンパク性物質は，特定の酵素と基質が結合することによって酵素の作用が発揮される。補酵素はさらに同様の反応を助けるために再生する。金属イオンの鉄や亜鉛は，ビタミンB群やそれらの誘導体と同様に，補酵素の役割を行う。酸化還元反応はリボフラビンやナイアシンのようなビタミンB群を使い，一方で他のビタミン群は代謝の過程におけるひとかたまりの化合物の輸送体として働く（表2-2参照）。いくつかの広告は，ビタミンのサプリメントを摂取することで運動のために直接使用できるエネルギーが供給できると暗示している。しかし，ビタミン群は反応を進行させるものの，それらは生物的な労作に有効な化学エネルギーを含んでいない。

補酵素は，酵素に比べ作用における特異性を必要としてはいない。なぜなら，補酵素は多くの反応に作用するからである。補酵素は"接合剤"として働き，あるいは反応における中間物質の輸送体として働くことができる。例えば，補酵素である**ニコチンアミドアデニンジヌクレオチド（NAD$^+$）**はNADHをつくり，エネルギー代謝において食物の断片から引き離された水素原子や電子を運搬する。電子はそれから他の一連の化学反応における特別な輸送体分子に渡され，その電子は最終的に水分子に引き渡される。

細胞膜を通過する栄養素の運搬

文字どおり何千ものイオン，ビタミン群，ミネラル類，酸，塩類，水，ガス，ホルモン，そして炭水化物，タンパク質，脂質の成分を含む化学物質は，細胞とそのまわりの環境との物質交換を通して絶え間なく細胞の原形質二重膜を通過する。原形質膜はある物質に対しては高い透過性があるが，別の物質に対しては透過性がない。そのような選択的透過性により，細胞は適切な化学的組成を一定に維持している。平衡性が崩れると，細胞の内部環境における不変性をもとどおりにするために迅速な調節がなされる。これは2つの過程によって起こる。すなわち，(a) 原形質膜を通過する物質の**受動輸送**（エネルギー不必要）と，(b) 原形質を通過する物質交換の"動力"として代謝エネルギーが必要な**能動輸送**である。

▼受動輸送過程

単純拡散，促進拡散，浸透，そしてろ過は受動輸送の4つの種類を表す。図3-4にそれぞれの例を示す。

単純拡散

細胞の環境において，**単純拡散**は原形質膜を通過する水溶液中の分子の自由で連続的な正味の移動である。図3-4において，水分子，小さな脂質，ガスは，細胞の外から脂質二重膜を通って細胞内液へ妨げられることなく移動することに注目してほしい。単純拡散において，物質はそれが平等に分散されるまで，高濃度の場所から低濃度の場所へ移動する。蓄えられた細胞のエネルギーの消費なしに，分子自体の運動エネルギーだけで，この受動輸送は完全に行われる。例えば砂糖と水が混ざるとき，砂糖分子は絶え間なく無差別的な運動によって溶解し，均一に分散する。温かい水は拡散を促進する。なぜなら高い温度は分子運動を増大させ，拡散の速度を増加させるからである。分子が閉鎖されたシステム内にあると，それらは最終的には均一に分布し，正味の運動は停止する。

原形質膜を通過する単純拡散は，水分子，溶解されたガス（酸素，二酸化炭素，窒素），尿素やアルコールのような小さな荷電していない陽イオン，種々の脂溶性分子でみられる。原形質膜はほとんどが脂質でできたシーツのような流動物質からなるので，これらの物質は速く拡散する。この構造により比較的小さく単純な分子は簡単に膜を通過する。例えば，酸素分子が細胞外の一般的な高濃度から細胞内の低濃度へ拡散するとき，酸素分子はその濃度勾配に従い移動する。濃度勾配は分子運動の方向や大きさを決定する。これは，なぜ酸素分子が細胞の中に絶え間なく拡散するのかを説明する。対照的に，細胞内の二酸化炭素の高濃度は，エネルギー代謝の気体状の最終産物を濃度勾配に従って移動させ，細胞から血液中へ断続的に拡散させる。

促進拡散

促進拡散は，脂質不溶性分子（およびその他の大きい分子）の脂溶性の運搬分子との受動的で高い選択的結合が必要である。これは分子が半透膜の原形質膜を助力なしで通過する単純拡散と対照的である。運搬分子，輸送担体や**ペルミアーゼ**と呼ばれるタンパク質は，原形質膜の内外を橋渡しをする。その機能は，膜に溶けない化学物質（水素，ナトリウム，カルシウム，カリウムイオン，グルコースやアミノ酸分子）を，原形質膜を横切って濃度勾配に従って輸送する。

細胞の中へのグルコース輸送は，促進拡散の良い例である。グルコースつまり大きな脂質不溶性の荷電していない分子は，特定の輸送担体なしでは容易には細胞内へ通過しない。より具体的に，単純拡散がグルコースの細胞内に入る唯一の方法ならば，その最高の吸収速度は促進拡散によるグルコースの運搬よりも

図3-4 **A.** 単純拡散，**B.** 促進拡散，**C.** 浸透，**D.** ろ過。

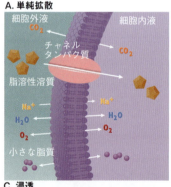
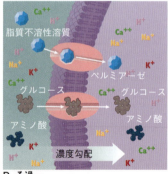
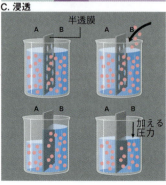
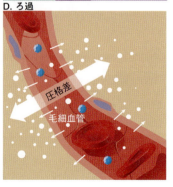

500倍近く遅い。促進拡散は，グルコース分子を原形質膜における特定の輸送担体上の結合部位に最初に結びつかせる。次いで，輸送担体の中でグルコース分子が細胞質に入るための輸送担体に侵入することのできる"通路"をつくる構造上の変化が起こる。幸運にも，グルコースの促進拡散はこの重要なエネルギー燃料を容易に利用できるようにしている。促進拡散は細胞のエネルギーを節約し，他の生体機能に分け与える。

浸透

浸透は拡散の特殊なかたちである。浸透により，水は（溶媒）選択的透過性をもつ膜を通って移動する。これは膜の両側の水の分子（他の溶質より透過性が高い）の濃度の差によって起こる。この受動的なプロセスにより，体内の，細胞内，細胞外，および血漿分画へ水を分配する。

図3-4Cの例では，半透膜によりAとBの区画に分けられている。同じ数の溶質の分子がAとBの両方にあるとき，同じ量の水が両方にある。水溶液に溶質を加えると，加えた量によって溶質の濃度が高くなる。溶質を加えることによりその分子の濃度は高くなるが，それに従って水の分子の濃度は低くなる。呈示例では，拡散しない溶質をB側に与えると，水はA側から半透膜を通ってBの側へ移動し，A側よりB側の水の量が多くなる。溶質の分子が多い側へ，より多くの水が流れ込みやすくなり，溶質分子の少ない側で水が少なくなる。結果的に，浸透作用により，溶質分子の濃度はAとBの両側で等しくなる。

容量オスモル濃度は溶液中の分子の濃度を示す，分子や溶質が解離したイオンのオスモル数で表される。生体では，通常種々の体液の分画でオスモル濃度の差が存在する。これは異なる液体を隔てている半透膜が，多くの溶解している物質，例えばイオンや細胞内のタンパク質をすぐには通さないためである。選択的透過性膜により両側の溶質の濃度の差が維持されている。水は原形質膜を自由に通過するので，この系によりオスモル濃度を等しくする方向に正味の水の移動が起こる。このことにより，2つの体液の区分に大きな容量の変化が起こる。ある時点になると，片側の細胞の静水圧が膜を通して水を引き出そうとする圧と平衡を保つため，水はそれ以上細胞内に入らなくなる。溶液の**浸透圧**は，反対側からの水の移動を止めるのに必要な膜へかける物理的な圧をいう。

細胞内の水の量を変えることは細胞の形，あるいは"緊張"を変えることになる。細胞にとって等張な液の中に置かれると，細胞は水を得ることも失うこともなく**等張**になる。等張の液の中では，透過しない塩化ナトリウムのような溶質の濃度は細胞の内側と外側で等しく，水の正味の移動はない。

高張の液では，透過しない溶質が細胞内より細胞外に高濃度に存在している。このようになると，浸透により水が細胞の外へ出ていき，細胞がしぼんでしまう。浮腫，組織に水が過剰に蓄積された状態では，高張の液を血管内に投与することによりもとに戻る。他方，塩分やゆっくり吸収されるフルクトースの甘味料が含まれている濃度の高い清涼飲料水を飲むと，水が腸管内に移動する浸透圧環境をつくる。これにより，腹痛を起こし，補水はできない。

細胞膜の外側にある拡散しない溶質の濃度が細胞の中に比べて低くなると，細胞外液は**低張**になる。このような状態では，浸透により細胞は水を取り込み，細胞はふくれてくる。

細胞膜が溶質と水の両方に対して透過性があると（例えば，水の中の糖），溶質と溶媒の分子は糖の分子が等しく希釈されるまで拡散する。それに対して，膜が溶質に対して透過性がないときには，浸透圧は溶質の濃度が両方で等しくなるように水を引き寄せる。溶質の濃度が等しくなるまで，または片側の静水圧が浸透圧の力に対抗できるまで，水の動きが続く。図3-5は，細胞が等張，高張，あるいは低張液の中に置かれたときの浸透圧の効果を示す。

ろ過

ろ過では，水と溶質は，高い静水圧のところから低い圧のところへ受動的に流れる。ろ過の機構は細胞質の液体とその中の溶質が，組織を水に浸すように，毛細血管を横切って移動する。ろ過では，尿をつくるときに腎臓の尿細管を通して，血漿をろ過した液（タンパク質をあまり含まない血液中の液体の部分）を移動させる。

▼能動輸送系

エネルギーを必要とする**能動輸送**は，物質が4つの受動輸送のいずれによっても運ばれないときに行われる。それぞれの能動輸送の過程ではATPからの細胞エネルギーの消費を必要とする。

Na-K ポンプ

図3-6は，**Na-K（ナトリウム-カリウム）ポンプ**の作動を示す。これは，半透膜を通して移動させる能動輸送の1つである。ポンプとして機能する膜の特殊な輸送酵素（Na-K ATPアーゼ）により電気化学的な勾配に逆らって，ATPのエネルギーによりイオンを上流へくみ出す。物質は通常，高い濃度から低いほうへ濃度勾配に従って拡散することを思い出してみよう。生体では，拡散だけでは細胞内の化学物質を適切に分布

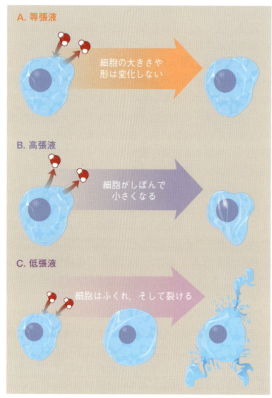

図 3-5　**A.** 等張液。細胞内外の溶質の濃度が等しいので，細胞は形を維持できる。**B.** 高張液。拡散しない溶質の濃度が細胞の内液より外液のほうが高いため，細胞はしぼんでしまう。**C.** 低張液。拡散しない溶質の濃度が細胞の内液より外液のほうが低くなっていて，細胞は浸透により水を取り入れる。

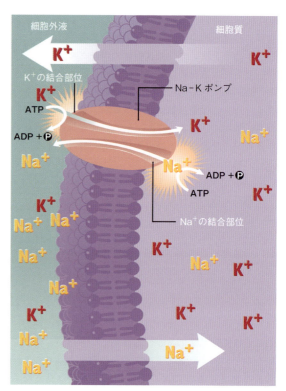

図 3-6　Na-K ポンプの動力学。ATP：アデノシン三リン酸，ADP：アデノシン二リン酸，P：リン酸塩。

させることができない。そのかわり，正常の機能を営むために，膜の中に溶け込まない電荷されたナトリウムとカリウムイオン，大きなアミノ酸分子は濃度勾配に逆らって移動しなければならない。例えばナトリウムイオン（Na^+）は，細胞内で比較的低い濃度である。したがって，細胞外液の Na^+ はずっと細胞の中へ拡散しようとする。それに対して，カリウムイオン（K^+）は細胞内で高い濃度で存在し，細胞内の K^+ は細胞外へ出ようとする。その結果，細胞膜の正常な神経と筋の機能のために適切な Na^+ と K^+ の濃度にするために，両方のイオンはたえず通常の濃度勾配に逆らって移動している。これによって，細胞外液で Na^+ の濃度が高く，細胞内では K^+ が高くなっている。溶質が Na-K ポンプによって正常の濃度に逆らって移動することは，神経と筋の正常な電気化学的な勾配をつくる。

共役輸送

　能動輸送は，消化管の上皮細胞を介して栄養素を吸収し，また腎臓でろ過された重要な化学物質を再吸収する。例えば，消化管のグルコースの吸収は，**共役輸送**と呼ばれる能動輸送で行われる。図 3-7 はグルコースと Na^+ が小腸絨毛上皮へ入る前に一緒になり，それから膜を通って同じ方向に移動し，細胞の中へ，それから血流中へくみ出される。アミノ酸は小腸で Na^+ と組み，能動的に吸収される。共輸送体は同時に 2 つの化学物質を同じ方向に輸送する。各々の共輸送はそれぞれ固有のパートナーと組み，固有の輸送酵素をもっている。共役輸送は一方向のみに起こる。グルコース-ナトリウムとアミノ酸-ナトリウム共輸送は小腸から血液のほうへ移動するとき，逆に移動はできず，小腸には返らない。

塊状輸送

　塊状輸送　多くの数の分子や大きな分子を，エネルギーを使って膜を横切り輸送する。塊状輸送には，エキソサイトーシスとエンドサイトーシスの 2 とおりの方法がある。

　エキソサイトーシス　エキソサイトーシスは，細胞内から細胞外液中にホルモン，神経伝達物質，粘液分泌を移動させる。エキソサイトーシスには 3 つの相がある。第 1 の相は，輸送される物質がサック様の袋になっている膜により囲まれる。この袋は細胞膜へ移動して，膜に融合するとその内容物を細胞外液に放り出す。

　エンドサイトーシス　エンドサイトーシスによる輸

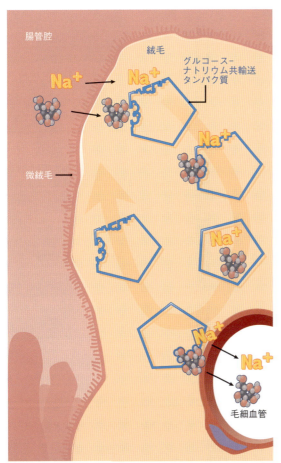

図 3-7 共役輸送。グルコースとナトリウム分子は共輸送タンパク質により，一緒に同じ方向へ原形質膜を横切って移動する。

送過程は，細胞の原形質膜が物質を取り囲み，それを挟み取り細胞質の中へ移動させる。

酸-塩基濃度と pH

平衡の重要な構成要素である体液の酸-塩基平衡を維持することは，消化や全体的な生理的制御の適切な機能をもたらす。

▼酸

酸は，溶液に解離（イオン化）して水素イオン（H^+）を出すものをさす。酸は酸っぱい味がし，リトマス試験紙を赤くし，塩基と反応して塩をつくる。そして，ある金属と反応して水素を発生させる。生体内にある酸の例として，塩酸，リン酸，炭酸，クエン酸，カルボキシル酸がある。

▼塩基

塩基は，H^+を奪い取り，あるいは受け取り，OH^-を形成する。塩基あるいはアルカリの液は辛く，舌がつるつるする感じがする。リトマス試験紙を青くし，酸と反応して塩をつくる。体内の塩基の例としては，水酸化ナトリウム，水酸化カルシウム，および水酸化アンモニウムをつくるアンモニアの水溶液がある。

▼pH

pH は，水溶液の酸性あるいはアルカリ性を定量的に示す値である。pH は特に，プロトンあるいは H^+ 濃度をさす。1.0 を H^+ 濃度で除した値の対数として次のように計算される。

$$pH = \log(1 \div [H^+])$$

ここで $[H^+]$ は H^+ のモル濃度に等しい。

OH^- が H^+ より相対的に多い液体では pH が 7.0 より大きくなり，塩基性あるいはアルカリ性と呼ばれる。逆に H^+ が OH^- より多い液体では，pH が 7.0 より小さくなり，酸性と呼ばれる。図 3-8 に示す pH の尺度は，1909 年にオランダの化学者の Sören Sörensen（1868〜1939）によって考案されたもので，pH の 1.0〜14.0 を示している。pH と H^+ の濃度の間には逆相関の関係がある。pH が対数の目盛りであるので，1単位の pH の変化は 10 倍の H^+ の濃度の変化に相当する。例えば，レモンジュースや胃液（pH=2.0）はブラックコーヒー（pH=5.0）より 1000 倍 H^+ の濃度が高い。塩酸（pH=1.0）は，血液（pH=7.4）より H^+ の濃度がほぼ 100 万倍高い。

体液の pH は，下は 1.0 の胃液の塩酸から，動脈血および静脈血（そしてほとんどの体液）の少しアルカリ性の 7.35〜7.45 にある。**アルカローシス**という用語は，pH が正常の 7.4 より上昇した状態をさす。これは H^+ の濃度が低下（pH の上昇）することにより直接起こる。逆に，**アシドーシス**は H^+ の濃度が上昇（pH の低下）した状態をさす。代謝は反応液の H^+ の濃度に非常に敏感であるので，身体は広い範囲かつ高度に特化した各体液の pH を狭い範囲で制御している。

酵素と pH

体内における多くの化学反応は，特定の pH でのみ起こる。ある pH で作用する酵素は，まわりの環境の pH が変化すると活性がなくなってしまう。例えば，脂肪を消化する酵素の胃リパーゼは胃内の高い酸性環境下で作用するが，軽度アルカリ性の小腸の中では機能が停止する。同じことが，口内でデンプンを消化する唾液腺アミラーゼでもみられる。唾液中の pH は

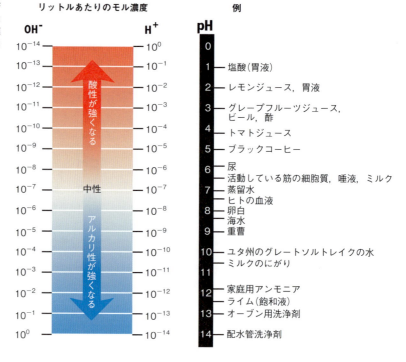

図 3-8 pH尺度は，液体の酸性およびアルカリ性を定量化する．血液のpHは少しアルカリ性のpH7.4である．強い運動によっても，血液のpHの値は6.9より下がることはまれである．

6.4～7.0である．胃（pH＝1.0～2.0）へ移動すると，胃液が他のタンパク質と同じように唾液腺アミラーゼを消化してしまうので，唾液腺アミラーゼの消化機能がなくなる．一般的な原則として，極端なpHの変化は酵素を不可逆的に壊してしまう．このため，身体は酸-塩基平衡を狭い範囲で維持している．

▼緩衝

緩衝という用語は，H^+の濃度変化を最小化することをさす．H^+の変化を抑制する化学物質や生理作用を**緩衝剤**という．正常域から外れたH^+濃度を中性化することができなくなるような緩衝系の機能低下により，体内での効率的な機能が崩壊し，昏睡や死にいたる．以下の3つの機構が内部環境の酸-塩基平衡を制御している．すなわち，(a) 化学的な緩衝，(b) 肺の換気，(c) 腎機能，である．

化学的な緩衝

化学的な緩衝のシステムは，弱酸や弱アルカリあるいはその酸からつくられる塩から成り立つ．例えば，重炭酸緩衝系は弱酸の炭酸（H_2CO_3）とその塩である重炭酸ナトリウムからなる．重炭酸がH^+に結合したとき，炭酸がつくられる．高いH^+の濃度が続くと，過剰のH^+は以下の一般的な反応に従って結合し，反応して弱酸をつくる．

$H^+ + 緩衝 \rightarrow H-緩衝$

強い塩酸である胃酸は重炭酸ナトリウムと結合し，さらに弱い炭酸を形成する．これにより少しpHが低下する．消化の際に，緩衝の反応が不十分で胃酸が高いままのときには，多くの人は"外からの助け"を借り，緩衝により改善するために中和剤や抗酸剤を服用したりする．H^+の濃度が減って体液がアルカリ性になると，緩衝反応は逆の方向へ動く．これにより，以下に示すように，H^+を放出し，酸性度が増す．

$H^+ + 緩衝 \leftarrow H-緩衝$

身体はたえず，消化液以外の酸もつくり続けている．炭酸ガスの大部分はエネルギー代謝の反応で産生され，水と反応し，比較的弱い酸の炭酸をつくる（$CO_2 + H_2O \rightarrow H_2CO_3$），これはさらに$H^+$と$HCO_3^-$に解離する．重炭酸ナトリウムは，無酸素運動中に産生されるより強い酸である乳酸を緩衝する．その結果，炭酸は解離して細胞外液のH^+濃度が大きくなる．他の有機酸，例えば，タンパク質が分解されるときに硫酸やリン酸が放出されるのと同じように，脂肪酸は解離し，H^+を放出する．重炭酸ナトリウムによる塩酸の緩衝は以下のように起こる．

$HCl + NaHCO_3 \rightarrow NaCl + H_2CO_3 \rightarrow H^+ + HCO_3^-$

他の化学的な緩衝はリン酸緩衝のリン酸とリン酸ナトリウムである．これらの化学緩衝は重炭酸緩衝シス

テムと同じように働く。リン酸緩衝は腎尿細管とリン酸が高濃度に存在する細胞内液の酸-塩基平衡を制御している。赤血球のタンパク質を含むヘモグロビン複合体と他の血漿タンパク質は炭酸を緩衝する。

換気による緩衝

体液のH^+の濃度がどのようなかたちででも上昇すると, 脳の呼吸中枢が刺激されて肺の換気を増す。この調整により, 通常の量より多くの量の炭酸ガスが血液中から抜け出ていく。炭酸ガスは水と結合し, 水の中で運搬できる炭酸を形成する。このように体内の炭酸ガスの量を減少させることは, 炭酸の量を減らすことにより, 緩衝作用として働く。これにより, 体液はよりアルカリ性になる。逆に正常以下の換気では炭酸ガス (そして炭酸) を蓄積し, 体液はより酸性になる。

腎臓による緩衝

腎臓は, 体内の酸-塩基平衡を長期間安定化するために, ずっとH^+を排泄し続ける。腎臓による緩衝は, 重炭酸イオン, アンモニアおよび水素イオンの尿中への排泄を調節し, 酸性度をコントロールする。同時に, アルカリ, クロール, および重炭酸を再吸収する。

まとめ

1. 複合有機分子の加水分解 (異化) は消化とエネルギー代謝において重要な機能を営む。縮合 (同化) の反応は組織の維持, 成長のための複合分子を合成する。
2. 非常に特異的なタンパク質の触媒を行う物質である酵素は, 化学反応を促進し, 物質の相互反応を可能にする。
3. 補酵素は非タンパク性の物質で, 特別的な酵素に物質を結合させることにより, 酵素の作用を補助する。
4. 栄養素を体内に輸送する4つの受動輸送には, 単純拡散, 促進拡散, 浸透, ろ過がある。それぞれの過程は物理的な法則により支配されており, 化学的なエネルギーを必要としない。
5. 能動輸送では, 物質は濃度勾配に逆らって移動する。物質の交換は, 代謝エネルギーの"力"によって行われる。能動輸送は栄養素を消化管から吸収し, また腎臓においてろ過された血漿内の物質を再吸収する。
6. オスモル濃度は, 溶液中の分子の濃度をさす。溶質が溶液中で解離しているときには, 形成された粒子あるいはイオンのオスモル数で表す。
7. 化学的および生理的緩衝系は, 体液の酸-塩基平衡を狭い範囲で制御している。
8. 重炭酸, リン酸, およびタンパク質の化学的な緩衝系は, 迅速な酸-塩基制御を安定化させるための第一線の防御機構として働く。これらの緩衝は弱酸, およびその酸の塩で構成される。酸性の条件下では, 緩衝作用は強酸を弱酸と中性の塩に変換する。
9. ストレス要因により化学的な緩衝系が刺激されたとき, 肺と腎臓はpHの制御を助ける。肺胞換気の変化は細胞外液中のフリーのH^+を変化させる。酸性が強くなると腎尿細管は身体の最後の見張り役として働いてH^+を尿に排泄し, 重炭酸を再吸収する。

栄養素の消化と吸収

人体における消化の生理学は, イタリア人の生理学者であるSpallanzani (1729〜1799) が, 胃液がパンや動物の組織を溶かすことをはじめて発見したことから始まる。とはいえ, 先駆的な米国人医師William BeaumontがAlexis St. Martin (訳注: 銃により腹部に傷を受け, 胃瘻をつくり, 胃瘻から食事を与えられた患者) にほどこした8年間 (1825〜1833) に及ぶ古典的な実験によって, 人体の消化過程がはじめて詳細に明らかにされた。Beaumontは胃液の機能を明らかにするとともに, 種々の食物の消化に要する時間を明らかにした。

消化管

図3-9Aは, 食道, 胆嚢, 肝臓, 胃, 膵臓, 小腸, 大腸, 直腸, 肛門を含む**消化管**の構造を示している。消化管は, 基本的に口から肛門までをつなぐ7〜9mの長い管からなっている。この曲がりくねった管が, 身体に水や栄養素を供給している。図3-9Bは, 非常に特化した結合組織である**腸間膜**を示したものである。腸間膜は約2kgの重さがある腸を取り囲み, 支えている。この膜には, 吸収された栄養素を輸送する毛細血管の広範のネットワークが広がっている。図3-9Cは, 腸間膜の血管が収束し, 最終的には太い**門脈**になることを示している。門脈は, 栄養素が豊富な血液を肝臓に運ぶ。栄養素は, 肝臓で処理され, その後, 体中をめぐる全身循環へと戻る。

▼口と食道

食塊の輸送は口から始まる。90kgの力にもなる咀嚼力は, 食物を切断, 粉砕して, どろどろにし, 軟らかくする。**機械的な消化**は, 食物粒子の表面積を増加させ, それにより飲み込みやすくし, 酵素や他の分解

を開始する物質と反応しやすくする。嚥下により，食物のかたまりが，口の後ろにある咽頭を通り過ぎ，**食道**（咽頭と胃をつなぐ消化管で，約25 cm）へと入る。食道は，2つの筋組織の層に取り囲まれている。内側の層は輪状筋からなり，一方，外側の筋層は縦方向に走っている。食道は，反射により輪状筋が収縮し，縦走筋が弛緩したときに収縮する。また，その逆は食道の弛緩を引き起こす。このような律動的な収縮と弛緩の力強い波動（**蠕動**）が，小さな食塊を食道の下方へと押しやる（図3-12A 参照）。

蠕動は，進行性で反復性の，波のように起こる平滑筋の収縮である。この収縮により，消化管を圧平し，内容物を混合し，先へと送る。この生体に備わった食物輸送の仕組みは，宇宙飛行時の微小重力の中においても，ヒトが逆立ちをしたときにおいてもみられる。食道の終末には，**食道括約筋**と呼ばれる，平滑筋の一方向弁がある。この弁は，消化管の次の部位である胃へ食塊を送る際に弛緩する。その後，この括約筋は，胃の内容物が食道へ逆流するのを防ぐために収縮する。胃は，部分的に消化された食物が，小腸へ移行するまでの一時的な保持タンクとしての役割を果たしている。

食物の移動を調節する括約筋

括約筋は，消化管中での物質の流れを調節する弁としての役割を果たす輪状筋である。さまざまな弁が，消化管のいたる所に存在している。それらは，神経やホルモン，ホルモン様物質からの刺激に応答し，周囲の圧力を増加させる。表3-1はすべての重要な括約筋と，それらの消化管内での位置と調節因子を列挙したものである。

▼胃

図3-10は胃の詳細な構造を示したもので，消化管内で最も拡張性があり，おそよ25 cmの長さで，J型

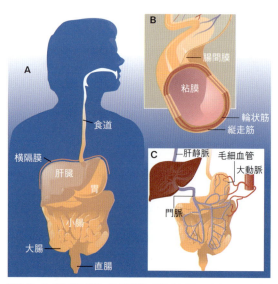

図3-9 **A.** 消化管の構造。**B.** 腸間膜。腸を取り囲み，支えている。**C.** 腸間膜領域の血液は集められ，全身循環に戻っていく前に，処理を行うために太い門脈から肝臓へ送られる。

表3-1 消化管に存在する括約筋とその位置や影響を及ぼす因子

括約筋	位置	注解
食道括約筋（噴門括約筋の上部と下部）	食道と胃の接合部。胃内容物が食道へ逆流するのを防ぐ	食道の筋が収縮したときのみ開く
幽門括約筋	胃と小腸の開始部分の接合部	ホルモン系と神経系の調節を受ける。小腸内容物が胃へ逆流するのを防ぐ
Oddi 括約筋	総胆管の終端	消化の過程でコレシストキニンが胆嚢を刺激して収縮させると，この括約筋が弛緩して胆汁が総胆管から十二指腸に流出する
回盲括約筋	小腸の終端	腸内容物の存在に反応して開く
肛門括約筋	大腸の終端	随意的な調節を受ける

図3-10 胃と胃腺の構造。壁細胞は塩酸を，胃腺頸部粘液細胞は粘液を分泌し，主細胞はペプシノーゲンを産生する。

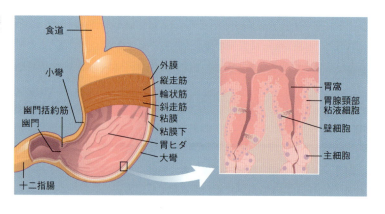

をしている．挿入図は胃腺を示した胃壁の詳細図である．胃腺の**壁細胞**は，ガストリンや迷走神経から遊離されるアセチルコリンなどのホルモンによって刺激を受けて，塩酸や強力な酵素を含んだ消化液を分泌する．そして，食道を通過して胃に流入した栄養素を絶えることなく分解している．胃腺頸部粘液細胞から分泌されるアルカリ性の粘液（mucus）は，胃の粘膜表面を保護している．アルカリ性の膵液や，十二指腸粘膜下層腺からの分泌液中に含まれる炭酸水素塩の緩衝作用は，通常，胃の十二指腸側を，その強い酸から保護している．主細胞はペプシノーゲン（タンパク質消化酵素であるペプシンの不活性型）を産生する．単純糖質は最も消化されやすい栄養素で，その次にタンパク質，それから脂質と続く．胃では，ほとんど吸収は行われないが，アルコールとアスピリンは例外である．

胃の容積は平均1.5 Lである．しかし，小さいときにはほとんど空の状態の50 mLから，大きいときには大量に食べた後の6.0 Lにも達するサイズまで保つことができる．その大きさにかかわらず，胃は，**糜粥**（食物と消化液のどろどろした酸性の混合物）にするための化学物質の混合物を含んでいる．

食事をすると，各栄養素の相対的な濃度と食事量にもよるが，胃が空になるまでにおよそ1～4時間かかる．食事量が少ないときよりも，食事量が多いときのほうが，胃を通過するのに長い時間がかかる．単一で摂取した場合，炭水化物が最も早く胃を通過し，タンパク質，それから脂質の順である．胃では，高脂質食の粥状液が**小腸**へと移るまでに，6時間もかかる場合がある．また，原則的に，液状の食物や液体は非常に早く胃を通過し，一方，固形物はまず液化の作用を受ける．ホルモンにより調節されている神経システムにより，蠕動運動によって胃から小腸に向かい，胃が空になる時間と空にする割合が調節されている．また，自己調節作用であるフィードバック調節も，胃と小腸の間で起こっている．多くの食物をとったときの胃が過剰に拡張することにより，小腸により多くの糜粥が入ることができるように小腸の入口の括約筋を弛緩させる信号を出す．逆に，小腸のはじめの部分の拡張や，過剰なタンパク質や脂質，高濃度な液体または酸性の液体の存在は，反射的に胃の排出速度を遅らせる．生命維持に重要な胃の特殊な機能として，小腸の末端部分でのビタミンB_{12}の吸収に必要な，**内因子**と呼ばれるポリペプチドの分泌がある．

▼小腸

消化のおよそ90％（脂質については基本的にすべて）は，3 mの長さをもつ小腸の最初の2つの部位で起こっている．この曲がりくねった構造は，**十二指腸**（はじめの0.3 m），**空腸**（続く1～2 mで，消化の大部分はここで行われている），**回腸**（終わりの1.5 m）の3つの部位からなっている．吸収は，小腸粘膜にある何百万もの特別な突起構造を介して行われている．**絨毛**と呼ばれるこの指の形のような突起は，波のように動いている．絨毛を介しての栄養素の吸収のほとんどは，輸送分子を使用し，ATPエネルギーを消費する能動輸送によって起こる．図3-11は，血管に富む絨毛の表面にある**微絨毛**と呼ばれる小さな突起を示している．これらの構造は，（a）細胞膜中に，ちりばめられた消化酵素を含んでおり，（b）水や電解質（80％が吸収される），アルコール，ビタミン，ミネラルに加えて，消化されて小さくなった炭水化物，タンパク質，脂質を吸収する．

絨毛は，同じ寸法の平らな表面をした管と比較して，小腸の吸収面積を600倍にも増加させる．広げると，小腸の300 m^2の表面積はテニスコートを覆い，これは体表面積の150倍にも及ぶ！　この巨大な表面積は，栄養素の吸収の速度や能力を高度に増す．各絨毛は，**乳び管**と呼ばれる小さなリンパ管を含んでいて，それは，小腸から，消化されたほとんどの脂質を吸収する．それらは，心臓の近くの大静脈へと排出されるリンパ管を経て輸送される．

小腸の収縮

食後，食物が消化管からなくなるまでに，通常1～3日間がかかる．糜粥が小腸を通過するのには3～10時間がかかる．小腸の蠕動による収縮は，食道や胃における収縮よりもはるかに弱い．腸の主な収縮運動は，分節の収縮によって起こる．この小腸壁輪状筋の，

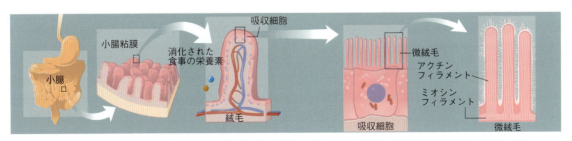

図3-11　小腸の微細構造．微細な絨毛と微絨毛の突起（刷子縁）は，栄養素の吸収のために粘液細胞の形質膜の表面積を莫大に増加させる．

間欠的で律動的な収縮と弛緩は，機械的に，小腸の消化糜粥と，胆汁や膵臓・小腸の分泌液とを混ぜる。図3-12Bに示すように，蠕動による収縮によって，消化管の小腸部分は，ソーセージが結合したような形にみえる。これは，交互に起こる収縮と弛緩が，隣接していない分節で起こっているからである。このように，蠕動（図3-12A）におけるように食物を直接前方へと押しやるのではなく，実際のところは，前方へ進む前に，わずかに後方へ動いている。このことは，食物が大腸へ到達するまでに，消化液と食塊が混合するための時間を増やす作用がある。蠕動運動の収縮の推進力は，糜粥が幽門括約筋を通って大腸へと入るまで，糜粥をかき回し，混合し続ける。

肝臓でつくられ，**胆嚢**で貯蔵・分泌される**胆汁**は，消化の過程において，**乳化**することによって，油滴を溶けやすく，また消化しやすくする。腸内にある糜粥中の脂質は，胆嚢から十二指腸への拍動性の胆汁放出を刺激する。多くの家庭用洗剤の作用と同じメカニズムで，胆汁酸塩は脂質を多数の融合しない小さな液滴へと引き離す。このことは，脂肪酸最終産物を不溶性にし，それによって小腸が吸収できるようになる。胆汁の成分の一部は糞便中に排出されるが，小腸粘膜が胆汁酸塩の大部分を再吸収する。胆汁は，門脈中に入って肝臓へ戻り，そこで胆汁の再合成のための成分となる。

膵臓は，腸管の糜粥中に残っている胃の塩酸を中和するために，1.2～1.6 Lのアルカリを含んだ分泌液（不活性型の消化酵素と重炭酸塩）を分泌する。pHが高い状態のとき，神経系内分泌機構によって放出される膵臓の酵素は，大きなタンパク質や炭水化物，脂質を，消化，吸収されやすいように，小さなかたまりへと分解する。小腸の内層は，胃液の強力な酸に耐えることができない。したがって，この酸を中和することは，十二指腸の損傷（極端な状態では，傷がついたり，潰瘍を引き起こす）を予防するうえで非常に重要である。

▼大腸

図3-13は大腸の構造を示している。大腸は，消化残渣を糞便として蓄えており，糜粥から水と電解質を吸収する最後の消化管としての役割を果たしている。**結腸**ともいわれるこの消化管の終末部分である1.2 mは，絨毛をもたない。主な解剖学的な領域は，上行結腸，下行結腸，横行結腸，S状結腸，直腸，肛門管に分かれている。毎日消化管に入ってくる食物や水分と消化管分泌液の計8～12 Lのうち，約750 mLだけが大腸へ入る。ここで，細菌が，有用な栄養素の5％にあたる，残っている未消化の食物残渣を発酵させる。腸内細菌は（自らの代謝を介して）少量のビタミンKとビオチンを合成しており，これはその後吸収される。細菌の発酵は毎日約500 mLのガス（屁）も産生する。このガスは水素，窒素，メタン，硫化水素，二酸化炭素からなっている。少量では影響はないが，大

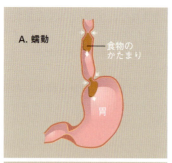

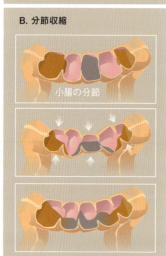

図3-12　消化管の中の栄養素の移動。**A.**蠕動運動は，消化管の隣接する分節が反射的に交互に収縮と弛緩をすることによって起こる。このことは食物の（混合を伴う）一方向への流れをつくり出している。**B.**分節運動の収縮には，小腸の隣接していない領域での交互の収縮と弛緩が関与している。この局在的な腸の律動性が食物と消化液を混合し，食物を前へ，そして後ろへと押しやっている。

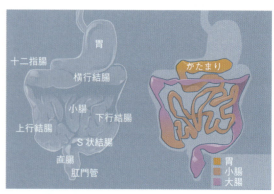

図3-13　大腸の肉眼的解剖学的構造。

量のガスは，多量のマメや食事を摂取したときに起こるような激しい腹痛を引き起こすことがある。これらの食物は，通常よりも多くの腸内ガスをつくり出す未消化の糖を残す。大腸における唯一の重要な分泌液である粘液は，腸内壁を保護し，糞便を保持するのに役立っている。

消化の過程

消化は，体内環境の相対的定常性の維持を助けるために，ほとんどが不随意に調節されている。すなわち精巧な神経系とホルモン系の統合された調節の下で行われている。ポリペプチドや多糖類は，小腸の絨毛上皮細胞に入り血中に吸収されるために，より簡単な構造単位に分解される。脂肪は，胆汁によって乳化され，腸絨毛で吸収され，脂肪酸とモノグリセリドへと加水分解される。トリアシルグリセロールは，絨毛上皮細胞の中で再合成されてタンパク質と結合し，リンパ管へと分泌される。消化管全体は自律神経系により調節されている。副交感神経系は一般的に腸の活動性を上昇させ，一方，自律神経系は抑制的な作用を示す。神経系の調節なしでも，もともと備わっている自己調節機構は，最終的に，ほぼ通常レベルまで腸の機能を正

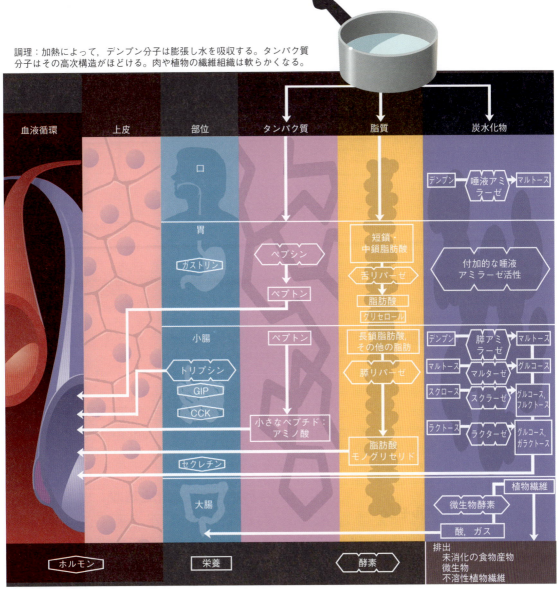

図 3-14　ヒトの消化の概略。GIP：胃抑制ポリペプチド，CCK：コレシストキニン。

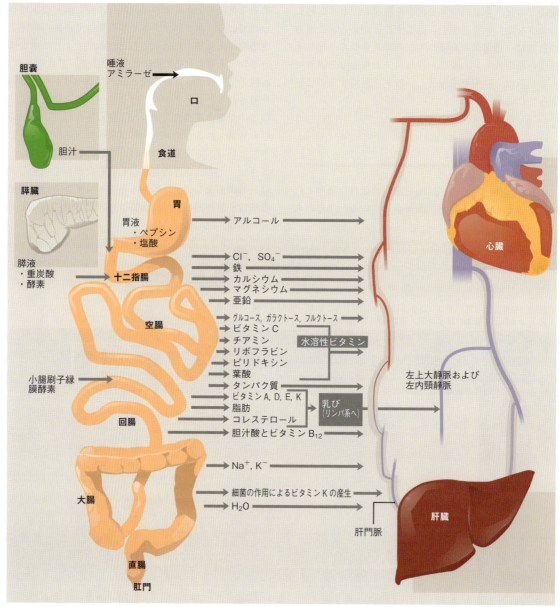

図3-15 消化管の分泌・吸収部位。

常化する。

図3-14は，消化管を通しての消化の過程の概要を示す。図は，口から始まる消化管を通過する間の，タンパク質，脂質，炭水化物に作用する主な酵素とホルモンを示している。図3-15は，栄養素が吸収される部位と経路を示す。

▼消化を調節するホルモン

消化を調節する4つのホルモンは，ガストリン，セクレチン，コレシストキニン（CCK），そして胃抑制ペプチドである（表3-2）。ホルモン様化合物の多くは，小腸と脳でつくられ（例えば，血管作動性腸ペプチド〈VIP〉，ボンベシン，サブスタンスP，ソマトスタチン），消化管機能において重要な調節を行っている。これらの化合物は，消化管のいたる所で細胞や神経終末から放散され，すぐ近くの細胞のみに影響を与える。

▼炭水化物の消化と吸収

デンプンの加水分解は，食物が口に入るとすぐに始まる。唾液腺は，顎の下側に沿って位置しており，食物粒子をつなぐ潤滑のための粘液物質を，咀嚼中たえず分泌している。酵素である唾液α-アミラーゼ（プチアリン）は，デンプンに作用し，グルコース分子の結

表3-2 消化を調節するホルモン

ホルモン	分泌部位	分泌刺激	働き
ガストリン	胃幽門領域と上部十二指腸	胃の食物（タンパク質，カフェイン，香辛料，アルコール），神経入力	胃の酵素と酸の分泌を刺激する。下部食道括約筋の働きを刺激する。胃内容物排出を遅らせる
胃抑制ペプチド	十二指腸，空腸	脂質，タンパク質	胃酸と酵素の分泌を抑制する。胃内容物排出を遅らせる
コレシストキニン（CCK）	十二指腸，空腸	十二指腸内の脂肪とタンパク質	胆囊の収縮と十二指腸への胆汁の流入。酵素に富む膵液と重炭酸塩に富む膵液の分泌を引き起こす。胃内容物排出を遅らせる
セクレチン	十二指腸，空腸	酸性粥状液，ペプトン	重炭酸塩に富む膵液の分泌と胃内容物排出を遅らせる

合を短くしたり，二糖類であるマルトースへと変える。食物と唾液の混合物が酸性の胃に入ると，一部ではさらなるデンプンの分解が起こるが，これはすぐに停止する。なぜなら唾液アミラーゼは胃液の低pH下では不活性化するからである。

小腸の十二指腸においてアルカリ環境下に入った食物は，膵臓から放出される強力な酵素である**膵アミラーゼ**の作用を受ける。この酵素は，他の酵素と協同して，デンプンのより小さな側鎖（デキストリンやオリゴ糖と呼ばれる4～10個のグルコースの結合）への加水分解が行われる。また，二糖類は単糖類へと分解される。腸管内腔の刷子縁の細胞表面にある酵素は，炭水化物の単糖類への消化の最後の段階を行う。例えば，**マルターゼ**はマルトースをその構成物質であるグルコースへと分解し，**スクラーゼ**はスクロースを単糖であるグルコースとフルクトースへと還元し，**ラクターゼ**はラクトースをグルコースとガラクトースに分解する。小腸の絨毛と微絨毛（図3-11参照）における能動輸送（共通の輸送タンパク質）により単糖類が吸収される。グルコースとガラクトースの吸収は，ナトリウム依存性の担体能動輸送によって起こる。ナトリウムの輸送によってつくり出される電気化学的な勾配は，これら単糖類の吸収を増大させる（図3-6，3-7参照）。

小腸からのグルコースの吸収の最大速度は，体重70kgの人で50～80 g/時である。高強度の有酸素運動（20 kcal/分）では，そのエネルギーの80％を炭水化物の分解から得ていると仮定した場合，毎分およそ4gの炭水化物（炭水化物1g＝4.0 kcal）が異化されていることになる（240 g/時）。小腸の吸収に最適な条件下においてさえ，運動中の炭水化物の摂取量は，利用される量とのバランスがとれていない。フルクトースは，能動輸送を介してではなく，担体タンパク質とともに，はるかに遅い促進拡散によって吸収される。

病気になり小腸の酵素や絨毛に影響が及ぶと，消化管は実際に"調子が狂い"，通常の機能を取り戻すのに数週間かかることもある。例えば，炭水化物は，消化酵素の量が変わると完全には消化されない。下痢（小腸の感染）から回復中の人はしばしば一過性の**乳糖不耐性**となるため，ラクトースを含む乳製品を避けるべきである。ラクターゼ濃度が再び正常になると，再びラクトースを摂取できるようになる。世界の人口の約70％が適正濃度の小腸ラクターゼをもっておらず，牛乳の糖質の消化に影響を与えている。

小腸の上皮細胞は，単糖類を，直接門脈へ流れ込む毛細血管中に放出している。肝臓により，ほとんどのグルコースと，吸収されたフルクトースとガラクトースの基本的にはすべてが取り除かれる。インスリンの影響下において，末梢組織で，残っているすべての血糖が吸収される。

消化管からの循環による輸送は，**肝臓の門脈循環**を介して起こる。小腸から出る血液は，直接心臓へは運ばれない。かわりに，腸管からの血液は肝臓へ運ばれ，最終的に体循環に入る前に，栄養素を処理している。また，肝臓の門脈循環へは，胃や膵臓からの血液も流れ込む。

大腸は，繊維性の食物を含む未消化の炭水化物の，"ラインの終わり"となっている。ここでさらに消化と水の再吸収が起こる。蠕動の分節運動は，残っている半流動性の内容物（便）を，肛門から排出するために直腸方向へと押しやる。

食物繊維のとりすぎは，軟らかすぎる便をつくる。一方，食物繊維の不足は便を硬くする。腸の蠕動により生じる圧力によって，便が排出される。過度の排便時の圧力は，支持組織に損傷を与え，直腸の血管をさらけ出すことがある（**痔核**）。痔核の出血は手術を要することもある。食物繊維含有量を増やすことにより，しばしば便秘症や痔核の症状が軽減する。

▼脂質の消化と吸収

図3-16は，脂質の消化が，酸安定性の**舌リパーゼ**（口の中で分泌される酵素）の働きによって，口と胃の中で始まることを示している。この酵素は，胃の酸性環境下において効果的に作用し，まず，ココナッツや

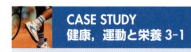

CASE STUDY
健康，運動と栄養 3-1

栄養評価の基本：解析技術の応用

栄養評価は，種々の情報源からの臨床情報を判断して，個人の栄養状態や栄養素の必要量を評価する。例として，食事摂取の状況，医学的な既往歴，症状の評価，身体計測や臨床検査を含む身体所見がある。栄養評価の目的は現在の栄養状態を判断し，栄養サポートのレベルを決め，個別の介入プログラムによる栄養摂取の変化をモニターする。

栄養不足は，通常時間をかけて発症する。若いときから始まり，それからさまざまな程度に進行する。はっきりした欠乏症は，"臨床的なある一線"を越し，病的状態になったり，大きな外傷など（心臓発作あるいは2型糖尿病の合併症）によりはっきりするまで，しばしば発見されずにいる。欠乏症のあらゆる進行段階における栄養評価はどこに問題があるかみつけ，また慎重な介入方法の基盤を提供する。

食事摂取の評価

いくつかの異なった方法で食事の情報が得られる。

24時間思い出し法

この方法は，通常その個人や他人によって行われる質的な評価法で，24時間の食物と飲料の摂取に関する口頭での略式の質問からなる。被検者は，最後の食事から始まり，その量と食品がどのように調理されたかを，食べたすべての食物や飲み物について思い出す。この方法は，特に管理栄養士により行われる場合には，比較的容易である。しかし，決定的な結論を出すには，得られた情報はそれほど詳細ではないかもしれない。特に不正確さで問題になるのは，量の評価とどのように調理されたかである。この方法では，しばしばソースやドレッシング中の目につかない脂肪の量（したがってカロリーも）を少なく見積もることになる。数日にわたり繰り返して行う24時間思い出し法では，典型的な1日のさらに詳細な信頼できる評価ができる。

食事日記

食事日記法では，各個人が食べるときに（あるいはできるだけ近い時間に），すべて食物や飲み物を記録する。この方法は，食物の商品名，重さ，および盛りの大きさを記録する。典型的には，各個人は食事日記を2～7日間続ける。評価には少なくとも週末の1日を含むようにする。なぜならほとんどの人は，学校へ行く日や仕事の日とは異なったものを食べるからである。この方法は面倒くさく，食べたすべてのものを書かなければいけないという状態では，人はしばしば食事の内容を変えたり，煩わしさを避けるために何も食べなかったりする。

食事摂取頻度調査法

食事摂取頻度の質問リストにはいろいろな種類の食品があり，各個人は各々の食品の摂取頻度を評価する。この方法は特定の日の摂取の項目をあげるかわりに，典型的な食品摂取のパターン像を提供する。

食事既往調査法

今までの食生活を調査することで，その個人の食事のパターンについての一般的な情報が得られる。これらの因子の中には，食事の習慣（1日の食事の回数，誰が調理をするか，どのように調理するか），食物の好み，食べる場所，いろいろな状況での典型的な食品の選択がある。

食事摂取の解析

食事摂取の評価を行ううえでは，調査方法を組み合わせることで，単一の方法より，有用な情報が得られる。ある個人の食事摂取の適切な概略を得るために，食品ガイドのためのピラミッドのような確立された食事計画ガイドと，食事記録を比べてみよう（第7章参照）。食事のエネルギー量と三大栄養素および微量栄養素の含有量を食品の表示や食品成分表から評価してみよう。最も統括的な食品のデータベースは標準の参考のためのUSDAの栄養素データベースであり，これはオンラインで手に入る（http://www.nal.usda.gov）。食事分析のほとんどのコンピュータプログラムでは，各々の食品と正確な大きさや食べた量を入力する。入力したデータに基づきプログラムは，その日に摂取した栄養素あるいは数日間の平均の量を計算する。要するに，食事分析プログラムは摂取した栄養素を推奨量と比較することにある。

医学的な病歴

個人の病歴

医学的な病歴には，免疫，入院，手術および急性あるいは慢性の障害や病気が含まれており，これらは栄養学的な意義をもっている。薬の処方やビタミンやミネラルのサプリメント，下剤，局所投与する薬剤，ハーブ治療（ハーブや他のサプリメントは医薬品とは認識されていない）からも重要な情報が得られる。

家族歴，社会歴

両親，きょうだいおよび子ども，配偶者の健康，栄養，運動についての情報を含む病歴は，遺伝的および社会的に関係がある慢性の疾患のリスクを示唆する。さらに，食品の選択に関係する社会・文化に関わる個人の食事パターンや実践を理解するのに役立つ。アルコール，タバコ，不法な薬剤，カフェインの使用期間と頻度も，有効な治療計画の作成や慢性疾患の評価に役立つ。

診察所見

栄養の立場からの身体の診察では，口，皮膚，頭，毛髪，目，指の爪，四肢，腹部，骨格筋，脂肪の蓄積などを中心にみる。乾いた皮膚，ひび割れた口唇，脱力感は栄養学的な欠乏症を示唆する。下に示す表は，ビタミンおよびミネラルの欠乏症における特有の所見を示す。栄養不良は，しばしばカロリーとタンパク質の摂取不足から生じる。これはよく知られているマラスムスという状態をきたす。マラスムスは組織の非常に強い消耗，皮下脂肪の喪失，そして通常は脱水が特徴的である。マラスムスは典型的には神経性食思不振症にみられる。

身体計測データ

身体計測のデータを使うと，各個人の低栄養から肥満までの栄養学的な分類ができる。栄養学的な状態の解釈は，同じ年齢と性別の多くの人から得た参照値と比較することで可能である。

典型的な栄養評価では以下の身体計測データを集める。

1. 身長
2. 体重
3. BMI：正常なBMIは19〜25である。BMIが25.1〜29.9の人は過体重と考えられる。BMIが30以上は肥満と分類される。BMIは体脂肪を正確には表していないので，臨床的には体重が重すぎることに対する，最初のおおよその値として受け入れられている。
4. 腹囲：腹部の脂肪の蓄積は重篤な健康のリスクと一致する。2型糖尿病，脂質異常，高血圧や循環器疾患においてよくみられる。簡単に測れる腹囲は独立した疾患リスクの予知因子で，腹部の全脂肪量を測定する難しい検査法とも良好な相関を示す。BMIが35を超える人にとって，腹囲はほとんど新しい情報を提供しない。というのもBMIがこれだけ大きいことはすでに重篤なリスクがあることを示しているからである。腹囲は，糖尿病の家族歴のある人や境界域の過体重を示している人において，特に有用である。男性で102 cm，女性で88 cmを超える腹囲は疾病のリスクがあることを示している。
5. ％体重変化：個人の既往歴に体重の変化があれば，以下のようにして体重の変化の割合を計算する。

    ％体重変化＝[(通常の体重−現在の体重)÷通常の体重]×100

6. 三頭筋皮下脂肪（TSF）：栄養評価におけるTSFは皮下脂肪として過剰のエネルギーを蓄えていることを示す。TSFがその年齢と性別での95パーセンタイルを超えている人は肥満とされる。

検査データ

栄養素や体内の細胞や体液中（血液や尿）でのその代謝産物の測定は，しばしば栄養素の不足や過剰を発見することができる。典型的な検査測定項目は，総タンパク質の状態や肝臓・腎臓病を示す血清アルブミン，タンパク質のバランスと鉄の状態を評価するトランスフェリン，タンパク質の状態や肝臓病を示すプレアルブミン，そしてミネラルの全般的な状態を示すナトリウム，カリウム，クロール，リン，マグネシウムなどである。栄養

器官	徴候/症状	考えられる原因
皮膚	蒼白	鉄，葉酸，ビタミンB_{12}欠乏
	斑状出血	ビタミンK欠乏
	褥創/創傷治癒の遅延	タンパク質栄養不良
	毛髪の角化（発疹が多い）	ビタミンA欠乏
	点状出血	ビタミンA, C, あるいはK欠乏
	紫斑	ビタミンCあるいはK欠乏
	発疹/湿疹/剥離	亜鉛欠乏
毛髪	脱色，抜けやすい	タンパク質栄養不良
頭部	側頭筋の消耗	タンパク質エネルギー栄養不良
目	夜盲，角膜角化症（病的な乾燥）	ビタミンA欠乏
口	歯肉出血	ビタミンC，リボフラビン欠乏
	舌の亀裂（ひび割れ），ひりひり痛む舌，舌萎縮	ナイアシン，リボフラビン欠乏
心臓	頻脈	チアミン欠乏
性器, 尿路	思春期の遅れ	タンパク質エネルギー栄養不良
四肢	骨軟化	ビタミンD，カルシウム，リン欠乏
	骨，関節の痛み	ビタミンC欠乏
	浮腫	タンパク質欠乏
	筋消耗	タンパク質エネルギー栄養不良
	歩行失調	ビタミンB_{12}欠乏
神経	テタニー（筋のひきつり，痙攣）	カルシウム，マグネシウム欠乏
	神経鈍麻	チアミン，ビタミンB_{12}欠乏
	反射の消失，下垂手/下垂足	チアミン欠乏
	認知症（認知障害）	ナイアシン欠乏

に関係した状態を診断するのに有用なその他の検査には，鉄，ヘモグロビン，亜鉛，コレステロール，トリグリセリド，種々の脂肪の分画（HDL，LDL，VLDL）およびグルコースがある。

重要な解析技術の応用

1. 週末を1日含んだ3日間，あなたが食べたすべての食事記録をつける。以下の項目を含んだ書式を準備せよ。

食事や飲み物	種類/どのように調理されているか	量
＿＿＿	＿＿＿	＿＿＿
＿＿＿	＿＿＿	＿＿＿
＿＿＿	＿＿＿	＿＿＿

2. 後になって記憶に頼ることのないように，食べるときに記録する。以下のガイドラインに従い，さらに正確に行う。
   a. 食事摂取を記録するときには，具体的に。大きさや種類（鶏の胸肉あるいはモモ肉），量（数，食べたものの重さなど）。
   b. 調理の方法を記録する（焼いた―揚げた，剥いた―剥かない，皮なし―皮つき）。
   c. バター，ケチャップ，サラダドレッシングのような項目も含める。
   d. すべてのデザートやトッピングも含める。
   e. 外で食べたとき，どこで食べたか示す。
   f. 多くの食材が使われている食事は，構成要素に分ける。例えば，チキンサンドイッチは2切れの白食パン，大さじ1杯のマヨネーズ，85gの皮なしの鶏の胸肉というように。

3. 3日間の食事日記が完成したら，市販されているプログラムあるいはWebからのものを用いて，食事を分析せよ。ヒント：Googleサーチエンジンを使用して，free dietary analysis programsを検索。

4. 次のような書式をつくり，食事が適切であるか，フードガイドピラミッドと比較せよ。

食品	量	ピラミッドのグループ	サービング（単位）数
＿＿＿	＿＿＿	＿＿＿	＿＿＿
＿＿＿	＿＿＿	＿＿＿	＿＿＿
＿＿＿	＿＿＿	＿＿＿	＿＿＿

5. 次の質問に答えよ。
   a. ピラミッドの各グループから何単位食べているか。
   b. あなたの食事はフードガイドピラミッドに合致しているか（第7章参照）。合致していなければ，食事をこのガイドラインにより合わせるにはどのような変更が必要か。
   c. 栄養素の摂取と，表2-4，2-5，2-7，2-8にある年齢と性別のDRIを比較せよ。
   d. 毎日余分に（現在バランスのとれているエネルギーに加えて）ドーナツを2個食べたとする。6カ月でどのくらい体重が増えるか？ 12カ月後，そして36カ月後には？ この体重変化をもとに戻すには，具体的にどのような追加のエネルギー消費が必要か（具体的な運動の例をあげよ）。
   e. あなたの健康状態を改善するためにエネルギーと栄養素の摂取を変える具体的な方法をあげ，考察せよ。

パーム油に含まれるような，短鎖飽和脂肪酸（4～6炭素）と中鎖飽和脂肪酸（8～10炭素）を消化する。食物を咀嚼することにより，リパーゼと食物を混合し，そして食物の粒子のサイズを小さくする。このことにより，表面積が増加し，消化液が作用しやすくなる。

胃は，独自の脂質消化酵素である**胃リパーゼ**を分泌する。この酵素は，少量の短鎖・中鎖脂肪酸を含むトリアシルグリセロールの加水分解を続けるために，舌リパーゼとともに作用している。大部分の脂質の分解，特に**長鎖脂肪酸（12～18炭素）**を含むトリアシルグリセロールの分解は，小腸で起こる。糜粥が小腸に入ると，機械的な混合と胆汁がトリアシルグリセロール（巨大な脂滴として結合している）に作用し，それらを乳化により水溶性の懸濁液にする。胆汁は消化酵素を含んでいないが，その作用は脂滴を分解し，それによって脂質分子と水溶性の酵素である**膵リパーゼ**と接触する面積を増加させる。膵リパーゼは，脂滴表面に，トリアシルグリセロールをモノグリセリド（グリセロールに1つの脂肪酸が結合したもの）と脂肪酸へとさらに加水分解する際に強い作用を示す。これらより単純な脂肪は，加水分解されていない脂質よりも強い極性をもっており，腸の微絨毛膜を通り抜けて上皮細胞に入る。膵リパーゼは，動物性脂肪やある種の植物油に共通な長鎖脂肪酸を効率よく消化する。

ペプチドホルモンである**コレシストキニン（CCK）**は，十二指腸壁から放出され，胃や小腸への酵素の遊離を調節している。CCKは，胃の自動能と分泌，胆嚢の収縮と胆汁の流量，そして膵臓による酵素の分泌を含めた消化管機能の調節をしている。

ペプチドホルモンである**胃抑制ペプチドとセクレチン**は，十二指腸に脂肪が流れこむことに反応して放出され，胃の自動能を低下させる。消化器官の動きが遅くなると，糜粥が胃の中にとどまる。このことは，なぜ高脂質食が消化に時間がかかり，低脂質食よりも満腹感を与えるのかを説明している。

ミセル（脂肪と胆汁酸塩のかたまり）は，脂質の加

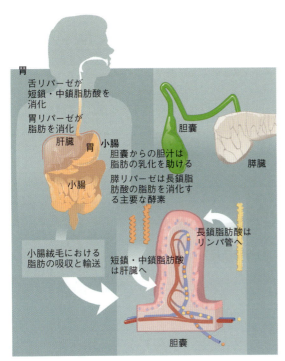

図3-16　食事性脂質の消化。

水分解の終末産物である水不溶性のモノグリセリドと遊離脂肪酸が胆汁酸塩と結合したときに形成される。小腸絨毛の外側の刷子縁は，拡散によってミセルを吸収する。その後，ミセルは分解され，胆汁は肝臓へと戻り，そして小腸の上皮細胞中で，脂肪酸とモノグリセリドからのトリアシルグリセロールの合成が起こる。

脂肪酸の炭素鎖の長さが，消化と代謝の過程に影響する

　小腸上皮で合成されたトリアシルグリセロールは，その炭素鎖の長さにより，2つの経路（門脈系とリンパ系）のうちいずれか一方の経路をとる。大部分の**中鎖トリアシルグリセロール**は門脈（門脈系）の中に直接入り，グリセロールと中鎖遊離脂肪酸としてアルブミンと結合する。中鎖トリアシルグリセロールはリンパ系を通らないので，早く血流に入り，肝臓に移行し，のちにさまざまな組織でエネルギー代謝に用いられる。中鎖トリアシルグリセロールの供給は，消耗性疾患や腸の吸収障害をもつ患者に対し，臨床的に利用されている。第12章で，持久性運動におけるエネルギー補給としての中鎖トリアシルグリセロールの使用法について解説している。

　長鎖脂肪酸（脂肪酸中に12炭素以上）は，上皮細胞に吸収されるとトリアシルグリセロールに再合成される。これらはその後，少量のリン脂質やタンパク質，コレステロールと結合し，**カイロミクロン**と呼ばれる小さな脂滴を形成する。カイロミクロンは第2経路であるリンパ系を経由して，ゆっくりと上部へ移動する。それらは最終的に，胸管を経由し，首のあたりから体循環の静脈血へと入る。毛細血管壁に存在する酵素**リポタンパク質リパーゼ**の働きにより，血流中のカイロミクロンはすぐに加水分解され，末梢組織に遊離脂肪酸とグリセロールを供給する。その後，肝臓が，カイロミクロンが代謝され残ったコレステロールを含むレムナント粒子を取り込む。一般に，経口摂取された長鎖トリアシルグリセロールが血液中へ入るまでに3〜4時間がかかる。

▼タンパク質の消化と吸収

　タンパク質，特に動物性タンパク質の消化効率は，通常高く保たれており，糞便中には摂取量の3％以下しかみられない。この消化不可能な要素には，肉の繊維性結合組織や穀物の被膜，消化酵素の影響を受けない木の実の粒子などがある。本質的にタンパク質の消化は，経口摂取されたタンパク質の成分を遊離させ，最終産物である単純アミノ酸やジペプチド，トリペプチドにして小腸粘膜を通して吸収することである。胃や小腸に存在する特定の酵素がタンパク質の加水分解を促進する。

　胃では，強力な酵素である**ペプシン**が，タンパク質，主に短鎖ポリペプチドへの消化を開始する（図3-14参照）。ペプシン（実際はタンパク質消化酵素の一群である）は，その前駆体であるペプシノーゲンの活性型である。ペプシンの胃壁細胞からの遊離は，外部環境や内部環境からの信号（食物や，食物による胃の膨張と考えられている）に反応して分泌されるペプチドホルモンの**ガストリン**によって調節されている。ガストリンはまた，胃内のpHを約2.0に下げる強力な酸である塩酸の分泌を刺激する。経口摂取された食物の酸性化は，次のような役割を果たしている。(a) ペプシンを活性化する，(b) 病原生物を殺す，(c) 鉄，カルシウムの吸収を改善する，(d) 植物や動物起源のホルモンを不活性化する，(e) 食物タンパク質を変性し，酵素の作用を受けやすくする。ペプシンは，胃内が酸性下の場合特に作用しやすく，簡単に肉のコラーゲン性結合組織繊維を分解する。これらの繊維が分解されると，他の酵素が残っている動物性タンパク質を分解する。

　胃の酵素と酸は長い複合タンパク質のらせん構造に働き，経口摂取されたタンパク質の約15％を加水分解する。タンパク質の三次元構造がほどけると，タンパク質はより小さなポリペプチドやペプチド単位に分解される。糜粥が小腸を通過する際，ペプシンは十二指腸の比較的高いpHにより不活性化される。

タンパク質の消化の最後のステップは，小腸で起こる。ここでペプチド断片は，膵臓からのアルカリ性の酵素，大部分は不活性型の前駆体である**トリプシノーゲン**に由来する**トリプシン**の作用によって，さらにトリペプチド，ジペプチド，そして単一の（遊離）アミノ酸へと分解される。遊離アミノ酸の吸収は（ナトリウム輸送と共役した）能動輸送によって行われ，門脈を経由して肝臓へ運ばれる。対照的に，ジペプチドとトリペプチドは，能動輸送に H^+ の勾配を利用する単一の膜輸送体によって腸管上皮細胞へと運ばれる。細胞質に入ると，ジペプチドとトリペプチドはそのアミノ酸成分へ加水分解され，血流に入る。

小腸の重要な機能の1つに，より複雑な形のアミノ酸とタンパク質を吸収することがある。このことは，ボディビルや筋力増強の雑誌ですでに普及して実践されている"あらかじめ消化されている"，すなわち，加水分解された単純アミノ酸を摂取するとアミノ酸の利用効率が上がるという主張と対立する。虚偽の宣伝や誇大広告は，これらの製品の購入を正当化するものではない。アミノ酸が肝臓に到達すると，次の3つのうち1つが起こる。

- グルコースへの転換（糖原性アミノ酸）。
- 脂質への転換（ケト原性アミノ酸）。
- アルブミンのような血漿タンパク質，または遊離アミノ酸として血流に直接的に流入。

遊離アミノ酸は，生物学的に重要なタンパク質，ペプチド（例：ホルモン）や，クレアチンリン酸やコリン，そして神経伝達物質の重要な構成物質であるアセチルコリンなどのようなアミノ酸誘導体に合成される。

▼ビタミンの吸収

ビタミンの吸収は小腸の空腸や回腸で，主として受動拡散によって行われる（図3-15参照）。体内での吸収と貯蔵は，脂溶性ビタミンと水溶性ビタミンで基本的に異なる機構をもっている。

脂溶性ビタミン

脂溶性ビタミンの90％は，食事中の脂質（ミセルを含む食事中の脂肪の一部）と一緒に小腸のさまざまな部分で吸収される。吸収された脂溶性ビタミンは，カイロミクロンとリポタンパク質によって肝臓や脂肪組織に運ばれる。

水溶性ビタミン

ビタミン B_{12} 以外の水溶性ビタミンは，拡散によって吸収される。ビタミン B_{12} は胃でつくられる内因子と結合し，腸でエンドサイトーシスによって吸収される。水溶性ビタミンは，組織に全く貯蔵されない。それどころか，血漿濃度が腎の再吸収能力を超えると尿中へ排出される。したがって，水溶性ビタミンは食物の摂取によって定期的に補充しなければならない。経口摂取された食物中のビタミンB群は，補酵素として存在している。その後，消化によって，遊離型として遊離される。この補酵素の分解は，はじめに胃，それから吸収が行われる小腸で起こる。健康な生活を送るうえで，ビタミンが豊富なさまざまな栄養素の摂取は必要不可欠である。

▼ミネラルの吸収

外因性（食事）と内因性（細胞）の両方の因子が，摂取されたミネラルの最終的な運命を規定している。特定のミネラルの食事からの摂取量が必要量を下回った場合，この微量栄養素レベルを維持するために，消化管からの吸収が増加する。ミネラルの供給が，これ以上の吸収を増やす必要はないという上限を超えた場

BOX 3-2 水溶性ビタミンが吸収される部位

- **ビタミンC**：吸収の約90％が小腸末端領域で行われている。1日約1500 mgの許容上限量を超えるビタミンCの過剰摂取は，腎臓での再吸収効率を低下させ，尿中に多量に排出される。
- **チアミン**：吸収は主として小腸の中の空腸で起こる。摂取エネルギー量が非常に少ないアルコール依存症患者や，動きが制限された高齢者では，しばしばチアミン欠乏症状（脚気，うつ病，精神異常，筋の協調の消失）を示すことがある。体内にはわずかな量のチアミンしか貯蔵されないので，症候はしばしば10日以内に明らかになる。
- **リボフラビン**：吸収は主に小腸基部で起こる。
- **ナイアシン**：吸収の一部は胃で行われるが，大部分は小腸で起こる。
- **パントテン酸**：このビタミンは補酵素Aの一部として存在している。ビタミンが補酵素から遊離すると，すぐに小腸から吸収される。
- **ビオチン**：吸収は主に小腸の上部1/3～1/2領域で起こる。
- **葉酸**：吸収は，特異的な腸酵素システム（コンジュガーゼ）によって小腸で起こる。
- **ビタミン B_6（ピリドキシン）**：吸収は主に空腸で起こる。
- **ビタミン B_{12}**：はじめに唾液酵素が胃でこのビタミンに作用する。小腸に入る前に内因子（胃腺から分泌される糖タンパク質）と結合する。その後，膵臓の酵素であるトリプシンが内因子からビタミン B_{12} を遊離させる。小腸の回腸領域で70％ほどを吸収している。

合には，その逆が起こる。全体的にみると，人体はミネラルをあまり吸収しない。このことは，バランスのとれた通常の食事中には，ほとんどの人にとって，かなりの量のミネラルが存在していることを意味する。このように人体は，ミネラルを貯蔵する必要がほとんどない。例外として，鉄とカルシウムが考えられる。この2つのミネラルは，米国人女性の典型的な食事中に不足する傾向がある。

人体におけるミネラルの利用効率は，その科学的構造に依存している。例えば，非ヘム鉄の2～10％と比較して，ヘム鉄の吸収率は約15％と吸収されやすい。ミネラルの吸収率は性別によっても異なる。男性は女性よりもカルシウムの吸収率がよい。しかし，トータルのカルシウム吸収率は，摂取量の35％を超えることはほとんどなく，残りの2/3は糞便中に排出される。また，吸収されたカルシウムのうち1/2は尿中に排出される。リンに関しては，毎日約2/3が尿中へ排出される。マグネシウム（20～30％）や微量ミネラルである亜鉛（14～41％），クロム（2％以下）も吸収率が悪い。その他のミネラルの吸収率の決定には，さらなる研究が必要である。図3-17は，全身における主要および微量ミネラルの吸収の模式図を，共通の排泄経路を含めて表したものである。

カルシウム，リン，マグネシウム，そして微量元素の吸収は，主として小腸で行われている。次の6つの内因性因子が，ミネラルの吸収に影響を与えている。すなわち，（a）生物学的利用能，（b）供給源（食事）が吸収部位へ移行するまでの時間，（c）消化酵素の質，（d）小腸管腔内容のpH，（e）小腸粘膜上皮と刷子縁での受容部位の存在，（f）腸からの移動（拡散，促進拡散や能動輸送を介す）と細胞膜の通過時にミネラルと結合する物質の利用率，である。金属ミネラルは，特異的なタンパク質輸送体（例えば，鉄はトランスフェリンと結合する）や，アルブミンのような全体的なタンパク質輸送体と結合する。アルブミンは多くのミネラルと結合する。ペプチドとアミノ酸の複合体も，血中で少量のミネラルを輸送している。食物繊維はある種のミネラルの吸収を抑制するが，1日20～30gの摂取では吸収を阻害することはない。

▼水の吸収

経口摂取された水と食物中に含まれる水の吸収は，主として小腸における受動的な浸透によって行われる。図3-18は，典型的なデスクワーク中心の成人が1日に経口摂取する2.0Lの水に加えて，唾液，胃の分泌液，胆汁，そして膵臓と小腸の分泌液7Lが加わることを示している。このことは，腸管が毎日9Lの水分を吸収していることを意味する。この水分の72％が小腸近位側で，20％が小腸遠位側で吸収され，大腸が残りの5.6％を吸収する。

消化管内における水分の持続的な分泌と吸収が，身体の正味の水分摂取量を数量化するのを困難にしている。小腸粘膜は，電解質と主要栄養素の加水分解産物

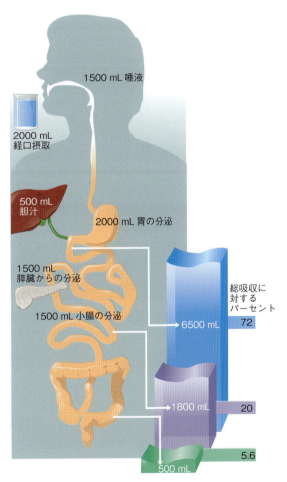

図3-18 デスクワークが中心の成人の，1日の小腸と大腸に流入し吸収される水の推定量。（Gisolfi CV, Lamb DR, eds. Perspectives in exercise and sports medicine: fluid homeostasis during exercise. Indianapolis: Benchmark Press, 1990. より）

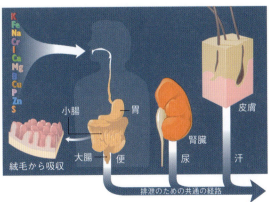

図3-17 ミネラルの吸収と共通の排泄経路。

を吸収する。このことは，小腸内を管腔膜の反対側よりも持続的に低張にしている。これによって2つの分画の間の等張性を維持するために，水を腸から強制的に移動させる浸透圧勾配がつくり出される。逆に，血漿（280 mOsm/L 以上）よりも浸透圧が高い液体を摂取すると，腸から管腔への水の分泌が引き起こされる。これは，正味の水の吸収を遅らせ，胃腸障害を引き起こす可能性を増大させる。これは，塩が入った錠剤や単純アミノ酸の濃縮混合物，単糖とミネラルを高率に含むいわゆる"スポーツドリンク"を摂取したときにも起こりうる（第 10 章参照）。

まとめ

1. 消化は複合体分子を吸収するために，より単純な物質へと加水分解することである。消化経路の中での一連の自己調節作用は，消化混合物の流動性，混合度，移動時間を調節している。
2. 口の中で食物を物理的につくり変えることは，飲み込みやすくし，一方で同時に酵素や他の消化に関与する物質が作用しやすくする。嚥下は食物の混合物を食道へと移行させ，さらに蠕動運動によって胃へ送られる。
3. 胃に到達して塩酸や酵素と混合された食物は，分解を続ける。胃では少量の水，アルコール，アスピリンを除き，ほとんど吸収は起こらない。
4. 酵素の唾液 α-アミラーゼは，口の中でデンプンを小さなグルコース分子鎖や二糖類に分解する。十二指腸では，膵アミラーゼが炭水化物よりさらに小さなグルコース分子鎖や単糖類への加水分解を続ける。
5. 小腸内腔の刷子縁表面での酵素の働きにより，炭水化物の単糖類への消化という最終段階が完了する。
6. 脂質の消化は，口と胃で，それぞれ舌リパーゼと胃リパーゼの働きによって始まる。大部分の脂質の分解は，小腸で，胆汁の乳化作用や膵リパーゼの加水分解作用によって起こる。
7. 中鎖トリアシルグリセロールはすぐに門脈へと吸収され，グリセロールと中鎖遊離脂肪酸になる。
8. 小腸粘膜に吸収された長鎖脂肪酸は，トリアシルグリセロールに再合成される。その後，カイロミクロンと呼ばれる小さな脂滴となる。これらの物質はリンパ系を介してゆっくりと移動し，最終的に体循環の静脈血へ入る。
9. 酵素のペプシンが，胃でタンパク質の消化を開始する。タンパク質の消化の最終段階は小腸で起こり，最も強く作用するものは酵素のトリプシンである。
10. ビタミンの吸収は，主として小腸の空腸，回腸領域で受動拡散によって起こる。
11. 大腸は，水と電解質の吸収や未消化の食物残渣（糞便）の貯蔵のための最終的な通り道としての役割を果たしている。

第2部 運動およびトレーニングにおける栄養の生物エネルギー

第4章　生物エネルギーにおける栄養の役割　　101

第5章　運動およびトレーニングにおける
　　　　三大栄養素の代謝　　126

第6章　食物と運動時のエネルギーの測定　　138

第4章
生物エネルギーにおける栄養の役割

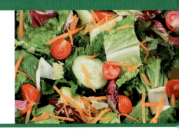

　エネルギー代謝における三大栄養素のそれぞれの役割を理解することは，食事摂取，栄養の貯蔵，運動能力との間の相互関係を最大限に生かすために非常に重要である。栄養学的"魔法のカプセル薬"などというものは存在せず，毎日の食事における三大栄養素の摂取量と組み合わせは，運動能力，トレーニング効果と健康全体に大きな影響を与える。

　車と人は，"動く"ためのエネルギーをどのように手に入れるのか，というよくできたたとえがある。車のエンジンでは，酸素とガソリンの適度な混合物を発火させることでピストンを駆動するために必要なエネルギーを得る。ギアと連動装置は，車輪を回すためのエネルギーを動力化する。エネルギーが増加または減少することによって，エンジンのスピードが速くなったり，ゆっくりになったりする。同様に人体では，その燃料となる栄養からエネルギーをたえず取り出して，多くの複雑な生化学的機能を行うためにそれを利用する。身体活動時における筋運動のためにかなりのエネルギーを消費するのに加えて，生物的活動の他の"静的な"状態のためにもエネルギーを使う。生物的活動には以下のものが含まれる。

- 消化，吸収，食品栄養素の同化
- 安静時と運動時にホルモンを分泌する分泌腺機能
- 正常な神経筋機能のための細胞膜の電気化学的勾配の保持
- レジスタンストレーニングで大きくなる骨格筋組織

での厚いまたは薄いタンパク質構造などの新たな化合物の合成

栄養-エネルギーの相互関係

　生物エネルギーは，生体系の中でのエネルギー供給を表している。食品栄養素からエネルギーを取り出して，そのエネルギーを筋の収縮要素に変える生体能力によって，水泳，走り，自転車やスキーにおいて，どれだけの強度，どれだけの距離を行うことができるかが決まる。エネルギー伝達は，酸素の継続的な供給と利用，三大栄養素および微量栄養素のバランスがとれた混合物を使用して，多くの複雑な化学反応を通して起こる。**有酸素性**という言葉は，酸素を必要としたエネルギー反応を表しており，対照的に**無酸素性**化学反応は，酸素なしで短期間で急速にエネルギーを発生させる。急速な無酸素性エネルギー変換は，レジスタンストレーニングにおいて高出力を生み出し，競技場での短距離走や水泳のような短時間の最大活動や，サッカー，バスケットボール，ラクロス，水球，バレーボール，フィールドホッケー，アメリカンフットボールのような繰り返し止まったり動いたりするレベルを高く維持する。摂取された食品の栄養素は，**有酸素性**あるいは**無酸素性**分解を経て，すべてのタイプの生物的活動に力を与える化学燃料を合成するためのエネルギー源となる。

エネルギー変換に関する概論

エネルギー：運動のための能力

　蓄えた栄養素からエネルギーを取り出して，それを最終的に筋の収縮タンパク質に変換することにより，運動能力に大きな影響を与える。しかし，材料の物理学的特性とは違い，エネルギーは，大きさ，形やかたまりなどの具体的な用語によって定義することはできない。むしろ，運動はすべての状態のエネルギーの一部分を担っている。これは，変化に関連した動的な状

態を示唆している．したがってエネルギーの存在は，変化が起こったときにのみ顕在化する．このような状況では，エネルギーは運動の実行に関連し，運動が増加するとエネルギーが変換する．

▼熱力学第一法則

熱力学第一法則は，生物体系の中での運動に関連した最も重要な原理の1つとされている．これは基本的には，エネルギーがつくられもしなければ，破壊されもしれないが，使い果たされることなく，ある状態から別の状態へと変換されることを表すものである．この法則は，本質的に生物および無生物の両方にあてはまる**エネルギー保存**の不変性の原理であり，1890年代後半に化学者によって最初に確認された．例えば，石油に"含まれる"多くの化学エネルギーは，家庭用のオイルバーナーの中で容易に熱エネルギーへと変換される．しかし，身体の中では栄養物の中に含まれている化学エネルギーのすべてが熱として失われるのではなく，大部分が化学的エネルギーとして蓄えられ，筋骨格系の働きによって，機械エネルギーへと変えられていくのである（最終的に熱エネルギーになる）．図4-1は，エネルギーの6つの異なった状態の相互変換を表している．熱力学第一法則は，エネルギーがつくられもしなければ消費もされず，また使い果たされることもないということであり，単にある状態から別の状態へと変換していくにすぎないということである．

▼光合成と呼吸

光合成と呼吸は，生細胞における最も基本的なエネルギー変換の例である．

光合成

太陽では，核融合によって水素原子の核の中に蓄えられている位置エネルギーの一部が放出される．このエネルギーは，γ線のかたちで放射エネルギーに変換される．

図4-2は，光合成を表したものである．葉緑素（植物の葉の細胞にある大きな細胞小器官．葉緑体を含んでいる）は，放射（太陽）エネルギーを吸収して二酸化炭素（CO_2）と水からグルコースを合成し，それにより酸素が環境に放出される．次いで，動物は呼吸によってグルコースと酸素を使う．植物もまた，炭水化物を脂質やタンパク質に変換する．それから動物は，植物の栄養素を消化して，自身の需要を満たす．太陽エネルギーは本質的に，光合成によって食料と酸素を動物界に結びつけるのである．

細胞呼吸

図4-3は，呼吸反応は光合成の逆の反応で，動物が生物的活動で使うために植物によって蓄えられたエネルギーを取り出すことを示している．呼吸において，グルコース，脂質，タンパク質の分子に蓄えられた化学エネルギーは，酸素の存在下で取り出される．エネルギーの一部は，エネルギーを必要とするさまざまな過程において身体が使うために他の化学物質の中にと

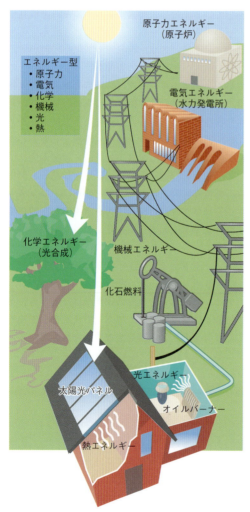

図4-1　エネルギー相互変換の6つのかたち．

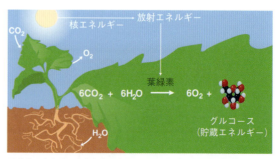

図4-2　光合成は炭水化物，脂質，タンパク質を合成する植物のメカニズムである．グルコース分子は，二酸化炭素と水の結合からつくられる．

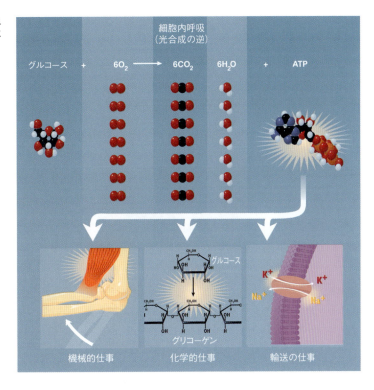

図4-3 呼吸は，食品の位置エネルギーを取り入れてアデノシン三リン酸（ATP）をつくる。ATPのエネルギーは，すべての生物学的仕事に力を与える。

どまり，残りのエネルギーは熱として環境へ放出される。

▼ヒトの生物学的活動

図4-3は，生物学的活動は以下の3つのうちの1つのかたちをとることを示している。すなわち，(a) 筋収縮の**機械的仕事**，(b) 細胞内分子の合成のための**化学的仕事**，(c) 細胞内液，外液のさまざまな物質を濃縮する**輸送の仕事**，である。

機械的仕事

筋収縮によって生じる機械的仕事は，最も顕著なエネルギー変換の例である。筋線維のタンパク質フィラメントは化学エネルギーを直接機械エネルギーに変換する。しかし，これが身体における機械的仕事の唯一のかたちではない。例えば，細胞核内において，収縮要素が細胞分裂の過程を促進するために染色体を文字どおり強く引き寄せる。線毛のような特殊構造も多くの細胞で機械的仕事を行う。

化学的仕事

すべての細胞は，維持と成長のために化学的仕事を行う。細胞成分の絶え間ない合成は，他の成分が破壊されたときに起こる。レジスタンストレーニングでの長期間にわたる過負荷による異常な筋組織合成は，この生物的仕事を端的に表すものである。

輸送の仕事

生体内での物質を集約させる生物学的仕事（輸送の仕事）は，機械的仕事や化学的仕事に比べると目立たずに進行する。細胞内物質は通常，高い濃度の場所から低い濃度の場所へと流れる。拡散のこの受動的過程は，エネルギーを必要としない。適切な生理学的機能のためには，ある種の化学物質は正常な濃度勾配とは逆に濃度の低い場所から濃度の高い場所に輸送されることが必要となる。能動輸送は，このエネルギーを要する過程として表される（第3章参照）。神経組織がその細胞膜で適切な電気化学的勾配を確立するのと同じように，腎尿細管での分泌と再吸収は能動輸送機構を使用する。これらの生物学的仕事の"静的な"状態は，蓄えられている化学エネルギーの断続的な消費を必要とする。

▼位置エネルギーと運動エネルギー

位置エネルギーと運動エネルギーは，あらゆる系統のエネルギーの総和からなっている。図4-4は，位置エネルギーは，下に落ちる前の丘の上にある水と同じような状態にあることを表している。

この例では，エネルギーは，水の垂直落下と比例して変化する。すなわち垂直落下距離が長ければ長いほど，頂上での位置エネルギーは大きくなる。位置エネルギーの他の例としては，バッテリーやダイナマイト，代謝によって蓄えられたエネルギーが放出される

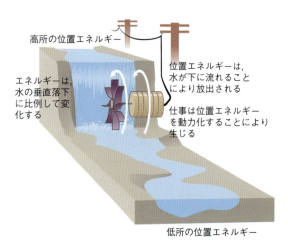

図4-4 仕事を行うために，位置エネルギーは運動エネルギーに変換される。

前の三大栄養素などの内部構造にある結合エネルギーがある。放出された位置エネルギーは，動作の運動エネルギーに変換される。いくつかのケースでは，ある物質の結合エネルギーは，直接他の物質に変換されて，それらの位置エネルギーが上昇する。このタイプのエネルギー変換は生合成における生体の化学的仕事のために必須のエネルギーとなる。特異的な基本単位の炭素，水素，酸素，窒素の原子は，他の原子と分子に結合して，重要な生物学的化合物を生成する（例：コレステロール，酵素，ホルモン）。新しくつくられた化合物の中には，それぞれの細胞を覆い包む脂質を含んだ細胞膜や骨などの構造的に必要なものもある。その他の生成された化合物には，アデノシン三リン酸（ATP），クレアチンリン酸（PCr）のような細胞のエネルギーに必要なものもある。

酸化と還元

ある物質から他へ電子を移行する化学反応が，生体内で非常に多く同時に起こっている。**酸化反応**は，酸素原子や水素原子，電子を移動させる。酸化反応により電子の欠乏が起こり，それに対応する原子価の獲得が起こる。例えば，物質から水素を取り除くことで，最終的に価電子を獲得する。**還元反応**は，元素における原子が減少した原子価と一致した電子を獲得するプロセスである。

酸化と還元反応は，特質上，常に**対になって**起こる。そのため1つの反応で放出されるエネルギーは，他の反応による産生物に組み込まれる。本質的には，エネルギー放出反応は，エネルギー需要反応と対になる。**還元剤**とは，電子を与えるか酸化するとき電子を失う物質である。還元される物質あるいは電子を獲得する物質は，電子受容物あるいは**酸化物**と呼ばれる。**レドックス反応**は，対となった酸化-還元反応である。

酸化反応の代表的な例として，ミトコンドリアの電子伝達がある。ここでは，特別な担体分子が酸化した水素原子に変換され，酸素の輸送のためにそれらの電子を取り除き，還元される。炭水化物，脂質，タンパク質の栄養物質は，水素源を供給する。脱水素酵素（酸化酵素）は，レドックス反応のスピードを驚くほど上げる。2つの水素受容脱水素補酵素は，ビタミンBを含んだニコチンアミドアデニンジヌクレオチド（NAD^+）（ビタミンBのナイアシンからなっている）と他のビタミンBのリボフラビンからなるフラビンアデニンジヌクレオチド（FAD）である。$FADH_2$とNADHから電子を移行することで，ATPのかたちでエネルギーを利用する（p.105参照）。

特異的担体分子による電子伝達は，呼吸鎖を構成している。**電子伝達**は，好気性（酸化的）代謝の中での最後の一般的経路を表している。1対の水素原子それぞれに2つの電子が鎖を流れ落ちて，1つの酸素原子が還元される。酸素が水素を受容して水ができると過程は終わる。1対のレドックス過程は，水素の酸化とその結果の酸素の還元である。細胞内の酸化-還元反応の中で取り込まれ，または保持された化学エネルギーは，生物学的仕事のいろいろなかたちの力となる。

図4-5は，活発な身体活動中のレドックス反応を示している。運動が強くなると，水素原子は，呼吸鎖での酸化よりも比率の高い炭水化物基質から抜き取られる。エネルギー代謝を続けるために，酸化されていない過剰な水素は，酸素以外の物質によって"受け取られ"なければならない。ピルビン酸分子は，炭水化物の異化反応の初期相での中間化合物であり，一過性に1対の水素（電子）を受け入れる。乳酸と呼ばれる新たな化合物（生体内では**乳酸塩**）は，還元されたピルビン酸が付加的水素を受けるときに形成される。図に示したように，より強い運動はピルビン酸に対して過剰な水素の流れを生み，乳酸濃度は活動筋内で急速に上昇する。回復の間は，乳酸の過剰な水素は，ピルビン酸分子を再形成するために酸化（電子は取り除かれNAD^+に渡される）を行う。乳酸脱水素酵素（LDH）は，この反応を容易にする。

まとめ

1. エネルギーは，仕事をする能力と定義され，変化が起こったときにのみに出現する。
2. エネルギーは，位置エネルギーまたは運動エネルギーのどちらかのかたちで存在する。位置エネルギーは物質構造や位置と関連したエネルギー，運動エネルギーは動

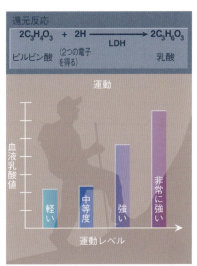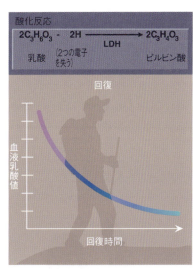

図 4-5 レドックス（酸化-還元）反応の例。進行する激しい運動の間，酸素供給が不適切になったとき，エネルギー代謝でつくられたピルビン酸の中には，2つの水素（2つの電子）を受けて還元された新しい化合物，乳酸になるものがある。回復時に，酸素が適切に供給されるようになると，乳酸は2つの水素（2つの電子）を失い，酸化されてピルビン酸に戻る。LDH：乳酸脱水素酵素。

作のエネルギーである。位置エネルギーは，それが運動エネルギーに変換されたときに測定できる。
3．相互交換できるエネルギー状態のかたちとして，化学，機械，熱，光，電気，原子力の6つがある。それぞれは，他のかたちに変換できる。
4．植物は，光合成により，光のエネルギーを炭水化物，脂質，タンパク質の位置エネルギーに変換する。呼吸は，植物で蓄えられたエネルギーを取り出して，生物学的仕事のために他の化学物質と結合させる。
5．生物学的活動は，化学的（細胞内分子の生合成），機械的（筋収縮），輸送（細胞内に物質を取り込む）の3つのうちの1つをとる。
6．酸化-還元（レドックス）反応は，酸化反応（物質が電子を失う）と同時に起こる逆の還元反応（物質が電子を得る）が対となっている。レドックス反応は，生体エネルギー変換の過程に力を与える。

リン酸結合エネルギー

身体は，多くの複雑な機能を行うために化学エネルギーの継続的な供給を要求する。身体でのエネルギー変換は，(a) 酸化-還元反応，および (b) ATPに保存したエネルギーを解放する化学反応に大きく依存している。機械エンジンと違い，身体は熱エネルギーを使わないので，食品の酸化で生じるエネルギーは，熱を突然放出したりすることはない。もしそうなら，体液は本当に沸騰して，組織は燃え上がってしまうだろう。三大栄養素の結合で取り込まれた化学エネルギーは，細胞の比較的冷たい水溶液中の酵素に制御された複雑な反応においては，比較的少ない量が放出される。これは，エネルギー変換を効率よくするために，熱として消費されてしまうエネルギーを一時的に保存することを意味する。ある点では，細胞は，必要ならばエネルギーを受け取るようにできている。

身体がその絶え間ないエネルギー供給をどのように維持するかの話は，自由エネルギーのための体内の特別な担体である**アデノシン三リン酸（ATP）**から始まる。

アデノシン三リン酸：エネルギー通貨

食物のエネルギーは，生物学的仕事のために直接細胞に渡されるわけではない。そのかわり，"栄養エネルギー"は，エネルギー豊富な ATP 化合物に集められる。この分子の中の位置エネルギーは，細胞のエネルギー要求過程のすべてにおいて供給される。本質的には，エネルギー受容者に対してのこの ATP のエネルギー供与者としての役割は，以下の細胞の2つの主要なエネルギー変換活動を表している。

- 食品から位置エネルギーを取り出し，ATP 結合内へ位置エネルギーを保存する。
- ATP の化学エネルギーを生物学的仕事に力を与えるために取り出し，変換する。

図 4-6 は，3つのリン酸分子と結合したアデニンとリボース（アデノシンと呼ばれる）の分子からどのよ

うに ATP が形づくられるかを表している。2つの最も外側のリン酸結合は，**高エネルギー結合**といわれる。それらが ATP 分子中のかなりの位置エネルギーに相当するからである。

加水分解では，アデノシン三リン酸（ATP）分解酵素は，ATP が水と一緒になったときに反応を触媒する。1 mol の ATP の**アデノシン二リン酸（ADP）**への分解において，最も外側のリン酸結合が分かれて，約 7.3 kcal の自由エネルギーを放出する（エネルギーは仕事に利用できる）。

$$ATP + H_2O \xrightarrow{ATP分解酵素} ADP + P - 7.3\,kcal/mol$$

ATP 加水分解で解き放たれた自由エネルギーは，反応物と最終産物との間のエネルギーの差を反映する。この反応はかなりのエネルギーを生むので，ATP は**高エネルギーリン酸化合物**と呼ばれる。もう1つのリン酸が ADP から分離するときには，付加的エネルギーが放出される。生合成の反応において，ATP はその2つの末端リン酸を細胞物質の合成のために同時に与える。アデノシン一リン酸（AMP）は，1つのリン酸基をもった新しい分子となる。

ATP が分解されるときに放出されたエネルギーは，他のエネルギーを必要としている分子に直接移行する。例えば筋では，このエネルギーは，筋線維の短縮を生じさせる収縮要素の特異的な部位を活性化させる。ATP からのエネルギーは，すべてのかたちの生物学的仕事に力を与えるので，ATP は細胞の"エネルギー通貨"といわれる。図 4-7 に，エネルギー通貨としての ATP の一般的な役割を示す。

ATP 分子の分裂は，酸素なしで直接起こる。細胞の ATP 分解能力により，急な使用のためのエネルギーを生じる。エネルギー代謝に常に酸素が必要ならば，これは起こらないだろう。無酸素的なエネルギー放出は，有酸素的に生じることができるエネルギーよりも多くのエネルギーを身体が必要としたときに要求に答える，バックアップの供給源と考えられている。このため，どのようなかたちの身体活動でも，すぐに酸素を使い果たすことなしにただちに行われる。例えば，バスに乗り遅れまいとして走ること，ウェイトリフティング，ゴルフボールを打つこと，バレーボールでスパイクすること，腕立て伏せや跳躍などである。短い距離の水泳や短距離走における息を止めるようなよく知られた練習は，大気中の酸素に依存しない明らか

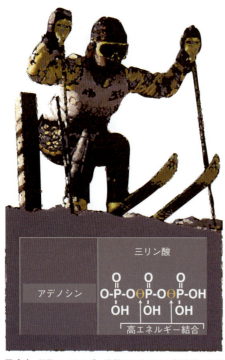

図 4-6　細胞のエネルギー通貨である ATP の簡略図。記号 θ は，高エネルギー結合を示す。

図 4-7　ATP（エネルギー通貨）はすべての生物学的仕事に力を与える。記号 θ は，高エネルギー結合を示す。

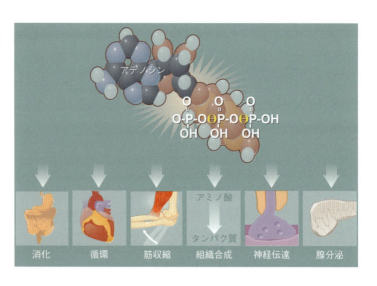

なATP分解の例である。しかし，60ヤード（約55 m）のトラック短距離選手や，バーベルをもち上げる，20秒間できるだけ速く手を開いたり閉じたりする，階段を走って上るなどについては，息（酸素）を止めておくことは，勧められない。活動を行うエネルギーは，ほとんど筋内の無酸素性の源からのみくるので，それぞれのケースで，エネルギー代謝は連続して進んでいる。

クレアチンリン酸：エネルギーの貯蔵器

細胞は，少量のATPしか貯蔵していないので，その使用頻度によってたえずATPを再合成しなければならない。これは，エネルギー代謝を制御するための有用な生物学的メカニズムである。少量のATPのみを保持することによって，その相対的濃度（それと対応しているADPの濃度）は，細胞のエネルギー需要増加により急速に変化する。エネルギー需要の増加はどのようなものであっても，ATPとADPのバランスをただちに阻害する。不均衡は，ATPを再合成するために，蓄えられたエネルギーを含む他の化合物の分解を刺激する。これは，運動が開始されたときにエネルギー変換が急速に増加する理由を説明するのに役立つ。予想どおり，エネルギー変換の増加は運動強度に依存する。いすに座っている状態から歩き出すとき，エネルギー変換は約4倍増加するが，歩行から全力疾走への変化では，エネルギー変換速度はただちに約120倍に加速する。

図4-8　ATPとPCrは，リン酸結合エネルギーの無酸素性エネルギー源を供給する。PCrの分解によるエネルギーでADPとPの再結合が起こりATPを産生する。

前述したように，限られた量のATPがすべての細胞においてエネルギー通貨として働く。実際，生体は，基本的にわずか80～100 gのATPしか貯蔵していない。これは，急な全力疾走の数秒間の筋内貯蔵エネルギーに相当する。この貯蔵限界を乗り越えるために，生物学的仕事のためのエネルギーを供給すべくATP再生成がたえず起こっている。脂肪酸とグリコーゲンは，絶え間ないATP再合成を維持するための主要なエネルギー源である。しかしATP再合成のエネルギーの中には，他の細胞内高エネルギーリン酸化合物である**クレアチンリン酸**（phosphocreatine：PCr，またはcreatine phosphate：CP）からのリン酸の無酸素性分解により直接生じるものがある。PCrはATPに似ていて，結合がクレアチンとリン酸分子に分解されたときに大量のエネルギーが放出される。図4-8は，ATPとPCrのリン酸結合エネルギーの放出と使用を概説したものである。**高エネルギーリン酸**という用語は，これらの蓄えられた筋内化合物を示すものである。

それぞれの反応において，矢印は両方の方向をさしており，可逆反応を示している。言い換えれば，リン酸（P）とクレアチン（Cr）は，PCrの再形成で再度一緒になる。これはまたATPも同様である。なぜならADP＋Pは，ATPを再形成するからである。細胞は，ATPよりもPCrを約4～6倍蓄えることができる。強度の高い運動の開始は，エネルギーのためのPCr加水分解の引き金となる。それは酸素を必要とせず，10秒以内に最大に達する[26]。このようにPCrは，高エネルギーリン酸結合の"貯蔵器"として働く。ADPリン酸化のためのPCrの速度は，クレアチンホスホキナーゼ反応の高活性率に起因する，蓄えられた筋グリコーゲ

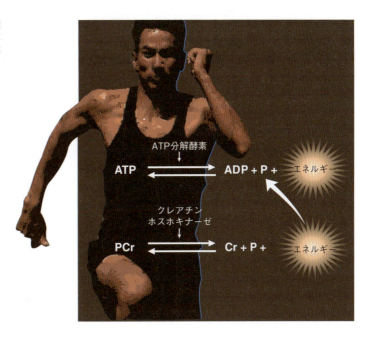

ンからの無酸素性エネルギー輸送をかなり超えている[10]。最大運動が10秒以上続くと，絶え間ないATP再合成のエネルギーは，蓄積された三大栄養素のゆっくりとした異化反応から生じることになる[8]。第12章では，外からのクレアチン補充療法が細胞内のPCrを増加させて，短期間の全力の運動能力を高める可能性を議論する。

筋内高エネルギーリン酸

筋内のエネルギー豊富なリン酸ATPとPCrからのエネルギーの放出は，約5〜8秒の全力運動を持続させる。すなわち，1996年のアトランタオリンピックで優勝したカナダ人Donovan Baileyの100m走の世界記録タイムは9.84秒であるが，生体は，この時間を通して最大のスピードを維持することはできない。レースの最後の数秒間，ランナーは実際にはスピードが落ちるが，多くの場合，優勝者のスピードダウンの割合は最も少ない。全力の運動が8秒以上続くか，中程度の運動がより長い期間で続くならば，ATP再合成は，PCr以外の付加的エネルギー源を必要とする。再合成が起こらなければ，燃料供給は減って，高強度運動を行うことはできなくなる。後述するが，我々が摂取する食品は，たえずATPとPCrを再充電して細胞内に供給する化学エネルギーを与える。

化学結合によるエネルギー変換

ヒトのエネルギー力学は，化学結合によって変換されるエネルギーを必要としている。位置エネルギーは，結合が分離することによって放出され，新しく結合することによって保存される。1つの分子によって失われたエネルギーは，熱を生じることなく他の分子の化学構造に移行する。生体では，位置エネルギーが比較的低い化合物が高エネルギーリン酸結合経由のエネルギーの移行で"燃料を補給される"ことによって生物学的仕事がなされる。

ATPは，理想的なエネルギー移行媒体となる。1つ重要なことは，ATPのリン酸結合がもとの食品分子の位置エネルギーの比較的大きな部位を取り込むことである。ATPもまた，化合物をより高い活動レベルに上げるためにただちにこのエネルギーを他の化合物に移行する。**リン酸化**は，リン酸結合を通してエネルギーを移行することである。

細胞内酸化

ATPリン酸化のほとんどのエネルギーは，食事で消費された炭水化物，脂質，タンパク質の三大栄養素の酸化（生物的燃焼）に由来している。分子は電子を受け取ると，還元される。逆に，分子は電子を与えると酸化される。すべての酸化は還元と同時に起こるため酸化反応（電子を与える）と還元反応（電子を受け取る）は，対をなしている。本質的に細胞内における酸化-還元は，エネルギー代謝のためのメカニズムを作動させている。この過程は，しばしば自由電子よりもむしろ水素原子（核の中に1つの電子と1つの陽子をもつ）の移行をまねく。このように，水素を失う分子は酸化され，水素を得る分子は還元される。例えば，蓄えられた炭水化物，脂肪，タンパク質分子はたえず水素原子を供給する。細胞の"エネルギー工場"としてのミトコンドリアは，水素から電子を取り除く担体分子を含んでおり，最終的に酸素に対して電子を渡す（還元）。高エネルギーリン酸ATPの合成は，酸化-還元反応の間に起こる。

電子伝達

図4-9は，水素の酸化とそれに付随する酸素への電子伝達の一般的な模式図である。細胞内酸化の過程で，水素原子は全く細胞液の中に漏れ出ない。むしろ，特異性の高い**脱水素酵素補酵素**は，栄養素基質からの水素放出を触媒する。脱水素酵素（通常は，ナイアシン含有補酵素NAD^+）の補酵素部分は，水素から数組の電子(エネルギー)を受け入れる。基質は酸化され，水素（電子）を失い，NAD^+は1つの水素と2つの電子を得て，NADHに還元される。他の水素は，細胞液の中でH^+として出現する。

リボフラビン含有補酵素FADは，食品残存物の酸化において他の重要な電子の受容体となる。FADは，脱水素反応を触媒して，1対の電子を手に入れる。しかしNAD^+と違い，FADは両方の水素を受容して$FADH_2$になる。食品分解によりつくられるNADHと$FADH_2$は，高エネルギー輸送能力をもって電子を運ぶエネルギー豊富な分子である。補酵素のNAD^+とFADはそれぞれ，水溶性ビタミンのナイアシンとリボフラビンに由来する。残念なことに，ビタミン製造業者たちは，推奨値より多くのビタミンを摂取することをエネルギー処理量の増加としばしば誤って関連づけている。本来は反対で，これらの補酵素の十分な量が生体で利用できれば，いかなる過剰なビタミンも尿中に排出される。

一連の鉄タンパク質電子担体である種々の**シトクロム**は，ミトコンドリアの内膜のNADHと$FADH_2$によって運ばれた電子対を，"バケツリレー"のように手渡しする。酸化された鉄（三価鉄，Fe^{3+}）あるいは還元された鉄（二価鉄，Fe^{2+}）イオンの状態のどちらかで，それぞれのシトクロムの鉄部位は存在する。電子

終目的地に電子を伝達する。その後，NAD^+ と FAD は，エネルギー代謝の使用のために再利用される。

特異的担体分子による電子伝達は，呼吸鎖を構成している。これは，電子が水素から放出されて酸素に渡される最後の共通経路となる。1 対の水素原子のそれぞれに，2 つの電子が呼吸鎖を通って移動し，酸素 1 原子を還元して水をつくる。5 つの特異的なシトクロムの中で最後の 1 つ，シトクロムオキシダーゼ（酸素と強い親和性をもっているシトクロム aa_3）だけは，直接酸素に電子を放出する。図 4-10 右は，呼吸鎖における水素酸化，電子伝達，エネルギー輸送を示している。呼吸鎖は，比較的少量の自由エネルギーを放出する。いくつかの電子の受け渡しにおいては，高エネルギーリン酸結合によってエネルギーが保存されている。

▼酸化的リン酸化

酸化的リン酸化では，電子を NADH と $FADH_2$ から酸素へ移行することで ATP を合成する。この主な過程は，高エネルギーリン酸において細胞が化学エネルギーを取り出し，捕捉する方法を表している。ATP 合成の 90％ 以上は，リン酸化と結びついた酸化反応によって呼吸鎖で起こる。

ある意味では，酸化的リン酸化は，異なった高さに水車がある何段かに分かれた滝にたとえることができる。図 4-10 左は，流れ落ちる水のエネルギーを動力化している水車を示したものである。これと同様に，呼吸鎖で電子伝達を経由して生じた電子化学エネルギーは，動力化されて，ADP に移行する（または結合する）。電子伝達の 3 つの結合部位は，ATP を再形成するために NADH のエネルギーを ADP に移行する（図 4-10 右）。水素の酸化とその後のリン酸化は，以下のように起こる。

$$NADH + H^+ + 3ADP + 3P + 1/2 O_2 \rightarrow NAD^+ + H_2O + 3ATP$$

上記の反応において，3 つの ATP は，それぞれの NADH と H^+ の酸化のために形成されることに注目してほしい。しかし，$FADH_2$ は本来水素を供給するので，その後，ATP の 2 つの分子のみがそれぞれ 1 対の水素の酸化のために形成される。$FADH_2$ が最初の ATP 合成部位を過ぎて，低いエネルギー値の場所で呼吸鎖に入るので，2 つの ATP 分子が形成される。

▼電子伝達と酸化的リン酸化の効率

ADP からの ATP の形成は，1 mol あたり約 7 kcal のエネルギーを保存する。3 mol の ATP は，1 mol の NADH の酸化からなるので，約 21 kcal（7 kcal/mol × 3）は，化学エネルギーとして保存される。1 mol の NADH の酸化には全 52 kcal のエネルギーが放出され

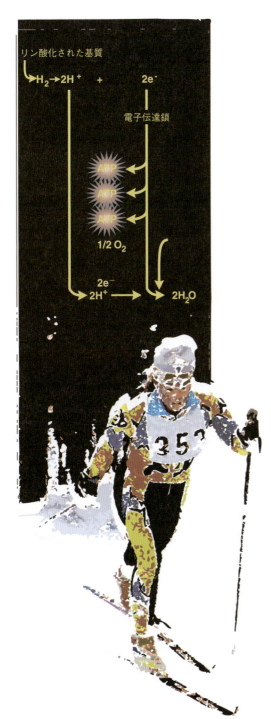

図 4-9 水素の酸化（電子が取り除かれる）と付随した電子伝達の模式図。この過程において，酸素は，還元されて（電子を得て）水をつくる。

を受容することで，シトクロムの特異的三価鉄は，還元されて二価鉄になる。反対に，二価鉄は，その電子を次のシトクロムに与え，それにより段階を下っていく。これらの 2 つのイオン型の間の電子の往復運動によって，シトクロムは，酸素に還元して水をつくる最

図 4-10 位置エネルギーの動力化の例。**左**：産業。落下水からのエネルギーが動力化されて，かわりに機械的仕事を行う水車が回転する。**右**：生体内。電子伝達鎖は，最終的な酸素への運搬のために水素から電子を取り除く。酸化-還元反応において，水素原子に貯蔵された化学エネルギーの多くは運動エネルギーとして放出されないが，そのかわりに ATP 内に保存される。

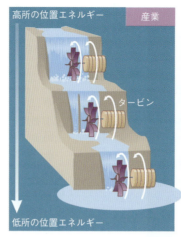
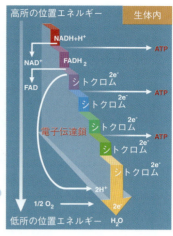

るので，電子伝達-酸化的リン酸化によって化学エネルギーの動力化のために40％の相対効率が起こる（21 kcal÷52 kcal×100）。残りの60％のエネルギーは，熱として放散する。蒸気エンジンがそのエネルギーをわずか30％ほどの効率で役に立つエネルギーに変換することを考えると，人体での40％の値は，著しく効率が高い。

エネルギー代謝における酸素の役割

三大栄養素の異化に付随した酸化的リン酸化で，ATPの継続的な再合成のために3つの先行条件が存在する。以下の3つの状態を満足することで，エネルギー代謝の間，水素と電子は酸素へと往復輸送しながら呼吸鎖を遮られることなく進んでいく。

1. 組織において還元剤 NADH（または FADH$_2$）が利用可能であること
2. 組織に酸化剤（酸素）が存在すること
3. 適切な効率でエネルギー輸送反応が進行することを保証するために，組織に酵素とミトコンドリアが十分に存在すること

激しい運動では，不適切な酸素輸送（状態2）やその使用頻度（状態3）によって，水素放出と酸素による水素の最終的な受け取りの間で相対的に不均衡を生じる。これらの状況のどちらかが起これば，呼吸鎖を進んでいく電子は，"停滞して"，水素は NAD$^+$ と FAD に結合して蓄積する。p.116の「乳酸生成」の項では，ピルビン酸化合物が一過性にこれらの過剰な水素（電子）と結合したとき乳酸をどのように生成するかについて詳しく記述してある。乳酸生成によって，電子伝達-酸化的リン酸化を継続するようになる。

有酸素性代謝は，エネルギー生成異化反応ともいわれる。この概要では，酸素は，呼吸鎖において最終的な電子受容体となり，水素と結合して水を生成する。ある意味で，有酸素性という用語は，酸素は直接 ATP 合成に関わらないので誤解されている。一方では，"反応系の最後"での酸素の存在は，ATP 生成のための酸素の受容力の大きさを決めるため，高強度の持久性運動を持続するための能力が決定される。

まとめ

1. 炭水化物，脂肪，タンパク質分子の化学構造内でのエネルギーは，燃焼温度として生体内に突然放出されることはない。むしろ，エネルギーの放出は，複雑な酵素学的に制御された反応において，少量ずつゆっくり起こる。これにより，より効率のよいエネルギーの変換，保存が可能となる。
2. 食品栄養の位置エネルギーの約40％は，高エネルギー化合物アデノシン三リン酸（ATP）に変換される。
3. ATPの末端リン酸結合を分離することで，生物学的仕事のすべてのかたちに力を与える自由エネルギーが生じる。
4. ATPの量はわずか約85 g であるが，生体のエネルギー通貨として働く。
5. クレアチンリン酸（PCr）は，アデノシンニリン酸（ADP）から ATP が形成されることに関係している。この無酸素性高エネルギー貯蔵器は，ATPを急速に補充する。
6. リン酸化は，リン酸結合によってエネルギーを輸送することを表しており，そこでは，ADP とクレアチンがたえず ATP と PCr に再利用されている。
7. 細胞内酸化は，ミトコンドリアの内膜で起こる。細胞内酸化は，NADH と FADH$_2$ から酸素へ電子を輸送することに関係している。この過程は結果として，ADPとリン酸イオンから ATP を形成する化学エネルギーが放出され，その後輸送される。
8. 有酸素性 ATP 再合成では，酸素は呼吸鎖の最終的な電子受容体として働き，水素と結合して水をつくる。

三大栄養素からのエネルギー放出

三大栄養素の分解時に放出されるエネルギーは，ADPをリン酸化して高エネルギー化合物であるATPを再生するという重要な目的のために使われる（図4-11）。三大栄養素の分解はリン酸結合のためのエネルギー生成に都合よくなされるが，どの特異的経路で分解されるかは代謝される栄養素によって異なる。以下に，食品中の三大栄養素から取り出された位置エネルギーにより，いかにしてATP再合成が起こるかを示す。

図4-12は，酸化とその後のATP生成のために基質を供給する基本的な三大栄養素燃料源の概略である。これらの燃料源は，主に次のものからなる。

- グリコーゲンに由来するグルコース
- 筋細胞内に貯蔵されたトリアシルグリセロールとグリコーゲン分子
- 肝臓および脂肪細胞内のトリアシルグリセロールに由来する遊離脂肪酸。これは血流に入り活動筋に運搬される
- 筋内および肝臓に由来するアミノ酸の炭素骨格

少量のATPは，（a）グルコースあるいはグリコーゲンの分解の最初の段階において細胞質で起こる無酸素的反応，および（b）クレアチンホスホキナーゼによる酵素的制御下で行われるADPのPCrによるリン酸化

CASE STUDY
健康，運動と栄養 4-1

オーバーユース障害とその後の痛み

Billは，大学フットボールの選手であったが，この10年は概して座りがちな生活を送っている。しかし，1カ月にほぼ1回ずつ，週末に2日連続してテニス，タッチフットボール，スキー，ローラーホッケーなどの激しい競技的スポーツを行っている。そのため，膝，背中，肩，足やくるぶしに痛みがある。彼は，正式な方法というわけではないが，毎日背中をほぐすために定期的にストレッチをしている。しかし，ストレッチは痛みをやわらげる助けになっていない。

過去の病歴

Billは喫煙をせず，大病をわずらったこともない。また，望ましい体重を維持し（大学時代より約4.5kg増えたが），血圧も正常である。すべての検査データ（当地の病院で行う毎年の血液検査）は，正常範囲内にある。このように彼は健康であるが，本人が希望しているほど活動的ではない。

診断

オーバーユース障害の徴候と症状が認められる週末だけに運動をする人。

症例問題

1．オーバーユース障害の進行を述べよ。
2．オーバーユース障害を治療するための応急処置をあげよ。
3．オーバーユース障害の種々の痛みとそれらの治療法を述べよ。
4．Billはいかにしてオーバーユース障害の再発を防ぐことができるか述べよ。

解答

1．オーバーユース障害は，十分な休息をとらずに筋，腱，関節を繰り返し同じように使うことから生じる。そのように筋を繰り返し使うことは激しいスポーツでしばしば起こるが，木を切ったり土を掘ったり木の葉をかき集めるような動作を繰り返し行っても起こる。ランナーは特に膝や足にオーバーユース障害を起こしやすい。同様に，テニスプレーヤーはしばしば肘や肩のオーバーユース障害を経験する。それは，ウェイトリフティング選手やパワーアスリート（円盤投，砲丸投の選手）も同じである。

活動で悪化する痛みはオーバーユース障害の主な徴

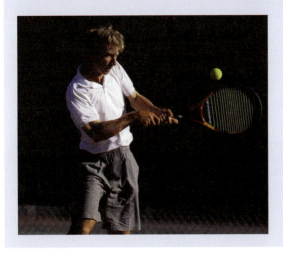

候である。症状はしばしば次のように進行する。

- 最初，鈍い痛み，あるいは不快感および全身疲労（通常は激しい運動と関連している）がある。次いで，痛みはより鋭く，より局所に限定されるようになる（痛みは殿部，肘，あるいは膝の特定部位だけに限定して感じるようになる）。
- 痛みはなかなか消えず，時には腫脹を伴う。基本的には，組織の炎症が起こっている。痛みや腫脹がひどく，従来と同じ，あるいはそれ以上の活動はできなくなる。痛みや腫脹は，立つ，歩く，睡眠のような一般的な日常活動を妨害する。

2．5つの言葉の頭字語 P-R-I-C-E（protection〈保護〉，rest〈安静〉，ice〈冷却〉，compression〈圧迫〉，elevation〈挙上〉）は，軟組織のオーバーユース障害に対する応急処置の望ましい順序を示す。

- **protection（保護）**：さらなる受傷を防ぐために，損傷部位を保護する。
- **rest（安静）**：損傷部位のそれ以上の活動と使用を制限する。
- **ice（冷却）**：しっかりとパックした氷ですぐに損傷部位を巻き，損傷の程度に応じて24〜72時間冷却を続ける。冷却による血管収縮が，出血，腫脹（周辺組織への体液の漏出），疼痛を減少させる助けとなる。冷却の標準的な間隔は 15〜20 分で，疼痛が引かない場合は 1 時間ごとに再度冷却する。疼痛が睡眠を妨げることがなければ，睡眠時の冷却と圧迫は必要ない。損傷が筋腹部の打撲傷を伴っている場合は，冷却前に筋をゆるやかにストレッチする。できれば冷却中にストレッチを保持する。
- **compression（圧迫）**：損傷部位をきつく圧迫する。しかし過度に圧力をかけてはならない。最初，損傷部位の遠位部に包帯などを巻き，損傷部位に向かって進める。
- **elevation（挙上）**：できれば損傷部位を心臓より高く上げる。これは静脈への血液貯留と損傷組織への体液流入に対する重力の水圧効果を最小限にするためである。四肢の挙上を維持し，睡眠中は損傷された四肢を毛布か枕を使って挙上する。

3．以下の表1〜4は，肩，背中，脚および膝の異なる痛み症状，また考えられる原因をリストしたものである。

4．オーバーユース障害は，しばしば他の傷害よりも治癒に時間がかかる。したがって予防が重要である。Bill は以下の事柄を行うことにより，オーバーユース障害が発症する機会を減らすことができる。

- 活動の間隔は，少なくとも 48 時間あける。Bill はスポーツをする日の間に 1 日の休息を入れることを考えるべきである。
- 活動強度を下げる（プレー中に緊張を解くことを学ぶ）。Bill はプレーごとに毎回"オールアウト"まで達しないようにすることを学ぶ必要がある。
- 活動の持続時間を短くする（1 度にやりすぎないようにする）。Bill は運動参加の総時間を制限する必要がある。
- トレーニング水準を徐々に高める。Bill は週末のスポーツ参加のためにジムで体力をつけることを考慮すべきである。
- 運動用具は最新式で，また正しく調整されていることを確認する。
- 参加者の年齢を考慮すること。Bill は，年とともに自分の身体が変化することを認識し，運動をそれに合うように調整することが大切である。このことは，運動前後の柔軟体操に十分な時間をかけること，運動に先立ち十分なウォームアップすること，および運動終了時に十分時間をかけてクールダウンすることを含む。

表1　肩の痛み：症状，原因，および治療

症状	考えられる原因	治療
運動後，特に動いた後の激しい痛み。腕のしびれとうずき。関節の変形	脱臼	救急処置
インフルエンザあるいは感染に伴う突然の関節痛	感染の副作用	処方箋なしの抗炎症薬
肩まわりの痛みと腫れ。動作痛。時々発熱	滑液包炎	医師の診察を受ける
首に始まり肩のほうに移動する痛みと張り。腕，手，および指のしびれとうずき。腕と脚の虚弱	頸椎炎—神経と筋を圧迫する首の関節の悪化	すぐに医師を受診する。温湿布
動作時の激痛。どの方向にも腕を動かすことが困難。使わないときにも痛む	有痛性肩拘縮症—不使用（通常は傷害のため）からくる肩関節の炎症	P-R-I-C-E 処置を施す。医師の診察を受ける
肩の痛み，あるいは繰り返される鈍い痛み。腕を上げ下げすることが困難，肩に力が入らない	回旋筋腱板損傷—肩を決まった姿勢に保持する腱の炎症	医師の診察を受ける
動くことで悪化する特定の部位の痛み。傷害，過度の努力あるいは重い物の挙上後に起こる	腱，靱帯，あるいは筋の挫傷または断裂	P-R-I-C-E 処置。医師の診察を受ける
肩の痛みと圧痛，しばしば夜の間に悪化。筋の痙攣	腱炎	安静，P-R-I-C-E 処置。抗炎症薬
肩の連続的な痛みと硬直（時として他の関節）	関節炎	医師の診察と治療を受ける

表2　背中の痛み：症状，原因および治療

症状	考えられる原因	治療
曲げ，ひねり，せき，あるいは挙上で悪化する背中下部の激しい痛み（痛みが片方の足を走る）。激しいときには大・小便の制御ができない	椎間板突出が神経を刺激するか圧迫する	大・小便の制御ができない場合は緊急の診察のため医師を呼ぶ。痛み止めを飲む
時々あるいはしばしば起こる背中下部の痛みで，夜間悪化する。朝起こる背中あるいは殿部の硬直，活動によりよくなる。肋骨部分の痛みと硬直。首あるいは胸の硬直。疲労，体重減少および食欲不振。高熱。眼の痛み。眼のかすみ	硬直性脊椎炎—通常40歳以下の男性の脊椎を侵す，稀な炎症型関節炎	医師の診察を受ける。理学療法，筋力トレーニング，マッサージおよび処方箋なしの抗炎症性鎮痛薬
背と足の麻痺，脱力，および/または軽い痛み。歩行で悪化，座ると楽になる	脊椎狭窄—関節炎，脊椎靭帯の肥厚または椎間板突出による脊椎間の狭窄	過体重ならば減量および腹筋を強化する運動を行う
背中，殿部，大腿部の痛みと硬直。動くこと，あるいは曲げることが困難	関節炎	治療のため受診する
運動後や傷害後の痛みと硬直，あるいは夜間徐々に現れる痛み。殿部と大腿部に拡散することあり	背中の捻挫あるいは挫傷	安静。処方箋なしの鎮痛薬
背筋の痛みと硬直。身体の圧痛点が圧迫されると圧痛を感じる。疲労，頭痛，および不眠	線維筋痛症（慢性疲労症候群を伴うことがある。20～50歳の女性を侵す。睡眠問題を伴う）	抗うつ薬，鎮痛薬，および筋弛緩薬による治療。運動は不快をやわらげる
背部痛，骨折しやすい（特に棘突起，手首，および大腿骨の骨頭），前かがみあるいは背を曲げた姿勢	骨粗しょう症	処方箋なしの鎮痛薬

表3　脚の痛み：症状，原因，および治療

症状	考えられる原因	治療
損傷後の脚の激しい痛み，腫脹，および圧痛。脚を動かすことができない	骨折	ただちに救急処置室に行く
損傷後の脚の痛み。脚を動かすことができる	腱，靭帯，または筋の挫傷，炎症，あるいは断裂	医師の予約をとる
歩行あるいは運動時に筋，大腿部，ふくらはぎ，あるいは腰部の痛みと疲労	末梢性血管疾患	医師の予約をとる
発赤，圧痛，および掻痒を伴う痛みと灼熱感。脚の静脈に沿って皮膚下に硬いコード様の隆起（静脈炎で）。脚部全体に腫脹，熱っぽさ，発赤。足指が赤色を帯びる（深部静脈血栓症で）	静脈炎（血栓性静脈炎）—皮膚表面近くの静脈の炎症，普通感染あるいは損傷の結果起こり，血塊を生じさせる。深部静脈血栓症—深部静脈内に血塊が生じる	医師の予約をとる。通常，静脈炎は危険ではないが，深部静脈血栓症では，もとの場所から離れて肺に移動する血塊ができることがある
運動中または運動直後に始まる下脚前面あるいは側面の痛み	シンスプリント—下脚の骨，腱，または筋の損傷あるいは炎症	2～3週間の安静。炎症には冷却，不快の軽減には温水に浸す
突然脚筋が硬くなり，数分間，痛みを伴ってから，正常に戻る	脚の痙攣	ストレッチ。マッサージ。ストレッチとマッサージをしながら温水に浸す

表4　膝の痛み：症状，原因，および治療

症状	考えられる原因	治療
損傷時に痛み，"ポンと音を立てる"こともある。腫脹，硬直，不安定，および歩行困難	靭帯の捻挫あるいは断裂，および/または軟骨の損傷	P-R-I-C-E処置を施す
関節の痛み，腫脹，および硬直	関節炎	医師の診察を受ける
膝蓋骨上の圧痛，硬直，および腫脹。曲げたときの痛み。発熱あるいは発赤も起こりうる	滑液包炎	医師の診察を受ける
特に座るとき，あるいは脚を伸ばすときに起こる蓋骨直下の痛み。ランニングやジャンプの後で感じることがある。動くと悪化する膝の痛みと硬直	膝蓋骨腱炎，すなわち"ジャンパー膝"	痛みと腫脹に対してP-R-I-C-E処置を施す

からも生成される。

炭水化物からのエネルギー放出

炭水化物の主要な機能は，細胞の仕事のためのエネルギーを供給することである。1 mol のグルコース（180 g）が二酸化炭素と水に完全に分解すると，仕事に利用できる化学的自由エネルギーを最大 686 kcal 生じる。しかし，生体内では完全なグルコース分解で生じるエネルギーの一部だけが ATP のかたちで保存される。

$C_6H_{12}O_6 + 6O_2 \rightarrow 6CO_2 + 6H_2O + 686\,\text{kcal/mol}$

ADP とリン酸から 1 mol の ATP を合成するには，7.3 kcal のエネルギーが必要である。したがって，グルコースの酸化で得られるエネルギーのすべてがリン酸化に使われると，理論的には 1 mol のグルコースあたり 94 mol の ATP が生じることになる（686 kcal ÷ 7.3 kcal/mol）。しかし，筋では 38％ すなわち 261 kcal のエネルギーだけがリン酸結合に保存され，残りは熱として散逸する。したがって，グルコース分解は 36 mol の ATP を生成し（261 kcal ÷ 7.3 kcal/mol），それに伴い 261 kcal の自由エネルギーを獲得する。

無酸素性代謝 vs. 有酸素性代謝

グルコース分解は 2 段階で起こる。第 1 段階ではグルコースは比較的速やかに 2 分子のピルビン酸に分解される。エネルギー転移は酸素なしに起こる（無酸素性）。グルコース分解の第 2 段階では，ピルビン酸はさらに分解され，二酸化炭素と水になる。これらの反応におけるエネルギー転移は，電子伝達およびそれに伴う酸化的リン酸化を必要とする（有酸素性）。

▼解糖：グルコース分解からの無酸素性エネルギー

細胞内におけるグルコース分解の最初の段階は，解

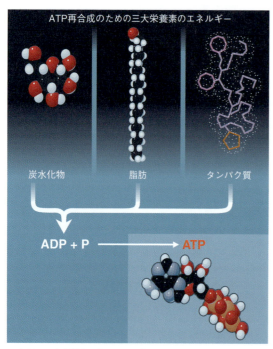

図 4-11　三大栄養素の位置エネルギーが ATP 再合成の原動力となる。ADP：アデノシン二リン酸，P：リン酸。

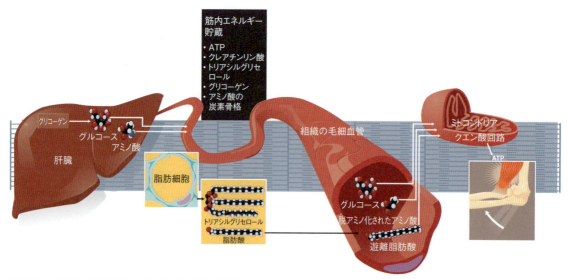

図 4-12　ATP 再生の基質を供給する基本的な三大栄養素の燃料源。肝臓は豊富なアミノ酸源およびグルコース源である。一方，脂肪細胞は高エネルギー化合物である脂肪酸を多く産生する。放出されると血流がこれらの化合物を筋細胞まで運搬する。細胞のエネルギー生成のほとんどはミトコンドリア内で起こる。ミトコンドリアタンパク質は，構造的に洗練された複合体である内膜壁において，酸化的リン酸化を行う。筋内エネルギー源は高エネルギーリン酸化合物である ATP と PCr，トリアシルグリセロール，グリコーゲンおよびアミノ酸からなる。

糖（この経路を発見した2人の生化学者にちなんでエムデン-マイヤーホフ経路とも呼ばれる）と名づけられた一連の化学反応を含む。図4-13に簡略に示したこの一連の反応は，ミトコンドリア外の細胞の水性媒体の中で起こる。ある意味で，この反応はより原始的なかたちのエネルギー転移で，両生類，爬虫類，魚類および海洋哺乳類でよく発達している。ヒトでは，細胞の解糖能力は90秒までの最大努力を必要とする身体活動時にきわめて重要である。

図4-13の最初の反応で，ATPはグルコースを**グルコース6-リン酸**にリン酸化するためのリン酸供与体として働く。身体のほとんどの組織において，リン酸化は細胞内にグルコース分子を"捕捉する"（肝臓および程度は低いが腎細胞はグルコース6-リン酸からリン酸を切り離す酵素であるグルコース6-ホスファターゼを含み，身体中にグルコースを運ぶために細胞膜を横切ってグルコースを輸送する）。**グリコーゲン合成酵素**存在下で，グルコースは他のグルコース分子と結合し（重合し）グリコーゲンを形成する。しかし，エネルギー代謝ではグルコース6-リン酸はフルクトース6-リン酸に変わる。この段階ではエネルギーを全く取り出せず，逆に1分子のATPを消費して最初のグルコース分子にエネルギーを組み入れる。ある意味で，リン酸化はエネルギー代謝が進行するために"ポンプに呼び水を注入する"役割を果たす。フルクトース6-リン酸分子はATPからさらにリン酸を得て，フルクトース1,6-二リン酸に変化する。この反応は**ホスホフルクトキナーゼ（PFK）**の制御下で行われる。PFK活性のレベルが，おそらく最大努力での運動における解糖速度の限界を定める。フルクトース1,6-二リン酸は次に，それぞれ3炭素鎖の2つのリン酸化された分子に分裂する。これらは，さらに5つの連続反応でピルビン酸に分解される。速筋線維は比較的多量のPFKを含む。このため，速筋線維は解糖から迅速に無酸素性エネルギーを生み出すことができる。

グリコーゲン分解

貯蔵グリコーゲンからグルコースを切り取ること（グリコーゲン→グルコース）を**グリコーゲン分解**という。骨格筋中の**グリコーゲンホスホリラーゼ**という酵素がエネルギーを得るためのグリコーゲン分解を制御し，また制限している。交感神経系ホルモンの**アドレナリン**は，グリコーゲン分子から一度に1個のグルコース構成部分を分割するこの酵素の働きに影響を及ぼす[4,6]。次いで，グルコース残基は解糖経路の第1ステップを迂回してリン酸イオンと反応し，グルコース6-リン酸を生じる。このように，グリコーゲンが解糖にグルコース分子を供給するとき，グルコース分解の

BOX 4-1 エネルギー代謝における炭水化物の重要性

- 炭水化物は，その貯蔵エネルギーが無酸素性にATPを生成する，唯一の三大栄養素である。このことは，有酸素性の代謝反応で供給される水準以上のエネルギーを急速に放出することが要求される最大運動時に重要となる。この場合，ATP再生のためのエネルギーのほとんどは，筋内に貯蔵されたグリコーゲンに由来する。
- 軽度および中程度の有酸素運動時に，炭水化物は身体のエネルギー需要量の約1/3を供給する。
- エネルギーを得るために脂肪を代謝工場で処理するには，いくらかの炭水化物の分解を必要とする。
- エネルギー産生のための有酸素性炭水化物分解は，脂肪酸分解によるエネルギー生成よりも迅速に起こる。したがって，グリコーゲン貯蔵の枯渇は運動におけるパワー出力を著しく低下させる。マラソンのような長時間の高強度有酸素運動では，アスリートはしばしば栄養素と関連する疲労（筋と肝臓のグリコーゲン枯渇と関連した状態）を経験する。

最初の段階で2ATPでなく正味3ATPが得られる。

解糖における基質レベルのリン酸化

解糖の反応で生じたエネルギーのほとんどは，ATP再生に使われず，熱として散逸する。しかし，反応7および10において，グルコースの中間代謝物から放出されたエネルギーがリン酸基のADPへの直接転移を刺激し，4分子のATPを生成する。グルコース分子の最初のリン酸化において2分子のATPが失われたため，解糖は正味2分子のATPを生成する。リン酸化によるこのような基質からADPへの特異的なエネルギー転移は，酸素を必要としない。むしろ，**基質レベルのリン酸化**と呼ばれる無酸素性の反応において，リン酸結合を介してエネルギーは直接転移する。解糖におけるエネルギー保存は約30％の効率で行われる。

解糖は，グルコース分子が完全に分解したときに生成される総ATPの約5％しか生成しない。しかし，高濃度の解糖系酵素とこれらの反応速度は，解糖時にかなりの量の筋作用のためのエネルギーを供給する。次にあげるのは解糖系によるATP生成に大きく依存する活動の例である。すなわち，1マイル（約1.6 km）走における最後の全力走，スタートからフィニッシュまで全力で泳ぐ50 mまたは100 mの水泳，器械体操における演技，および200 m走までの短距離走の競技。三大栄養素からの無酸素性エネルギー転移は解糖反応時の炭水化物分解時にのみ起こることに注意されたい。

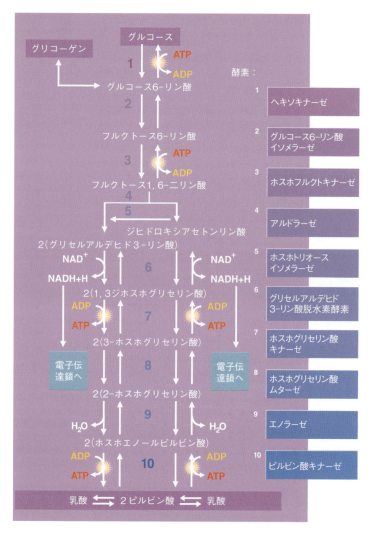

図4-13 酵素的に制御された10の連続する化学反応である解糖は，グルコースの無酸素性の分解により2分子のピルビン酸を生成する。解糖において，NADH酸化がNADH産生に追いつかないとき，乳酸が生じる。ATP：アデノシン三リン酸，ADP：アデノシン二リン酸，NAD：ニコチンアミドアデニンジヌクレオチド。

解糖における水素の放出

　解糖時に2対の水素原子が基質（グルコース）から奪われ，それらの電子はNAD^+に伝えられてNADHを生じる（図4-13）。呼吸鎖が直接それらの電子を処理すれば，通常はNADHが1分子酸化されるごとに，3分子のATPが産生される。しかし，骨格筋中のミトコンドリアは，解糖時に細胞質でつくられたNADHに対して不透過である。このため間接的に，ミトコンドリア外のNADHはミトコンドリア内に運び込まれる。骨格筋においては，このルートでは電子は最初のATP産生ポイントよりも低位にあるFADに渡されて$FADH_2$を生じる（図4-10右参照）。したがって，呼吸鎖が細胞質のNADHを酸化する場合には，3分子ではなく2分子のATPが生成される。解糖では2分子のNADHが生じるため，次の電子伝達-酸化的リン酸化により4分子のATPが産生される。

乳酸生成

　軽度〜中等度のエネルギー代謝レベルでは，十分な酸素が細胞を浸している。したがって，基質から奪われてNADHにより運ばれた水素（電子）は，ミトコンドリア内で酸化され，酸素と結合して水を生じる。生化学的な意味で"定常状態"，あるいは正確には"定常速度"が存在する。なぜなら，水素はそれが手に入るのとほぼ同じ速度で酸化されるからである。生化学者はしばしば，この比較的定常な動的状態を**好気的解糖**と呼ぶ。この場合ピルビン酸が最終産物となる。

　激しい運動では酸素需要が酸素供給あるいはその利用速度を上回り，呼吸鎖はNADHと結合したすべての水素を処理できない。解糖で無酸素性エネルギーを連続的に放出できるかどうかは，グリセルアルデヒド3-リン酸の酸化のためにNAD^+が供給されるかどうかに依存する（図4-13の反応6参照）。さもなければ，速い速度の解糖は止まってしまう。**嫌気的解糖**下

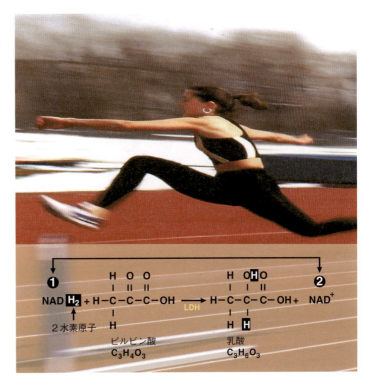

図 4-14　1. NADH からの余剰な水素が一時的にピルビン酸と結合して乳酸が生じる。2. これにより NAD$^+$ は解放され，解糖で生成された追加の水素を受容する。LDH：乳酸脱水素酵素，NAD：ニコチンアミドアデニンジヌクレオチド。

では，図 4-14 に示すように，乳酸脱水素酵素に触媒される可逆反応がある付加的なステップにおいて，余剰の酸化されない水素対が一時的にピルビン酸と結合して乳酸を生じるとき，NAD$^+$ が再生される。

　ピルビン酸への水素の一時的貯蔵は，エネルギー代謝のユニークな側面である。なぜなら，それは嫌気的解糖の最終産物を一時的に保存するための重宝な"貯蔵庫"を提供するからである。また，いったん筋で乳酸が生じると，乳酸は血中に拡散して乳酸ナトリウムへと緩衝され，エネルギー代謝の部位から除去される。このようにして，解糖は ATP 再合成のため，さらなる無酸素性エネルギーを供給し続ける。それでも，余分なエネルギーを供給するこの経路は，依然として一時的である。血液と筋の乳酸レベルが上昇し，ATP 再成はその利用速度にペースを合わせられない。ほどなく疲労が起こり，運動パフォーマンスは低下する。乳酸蓄積による酸性度の増加（および，おそらく乳酸イオン自体の効果）はエネルギー転移に関連する種々の酵素を不活性化し，筋の収縮機構のいくつかの側面を抑制することにより疲労を起こさせる[3,9,13]。

　安静時でさえ，赤血球におけるエネルギー代謝はいくらかの乳酸を生じる。これは赤血球がミトコンドリアを含まず，したがって嫌気的解糖からエネルギーを得なければならないために起こる。乳酸は代謝的な"老廃物"とみなすべきでない。逆に，乳酸は激しい運動時に身体に蓄積される重要な化学エネルギー源である。回復期に，あるいは運動のペースが低下して再度十分な酸素が利用できるようになれば，NAD$^+$ は乳酸に付加された水素を除去する。これらの水素はのちに酸化されて ATP を合成する。したがって，循環血中の乳酸の多くはピルビン酸に容易に転化してエネルギー源となる。加えて，肝細胞は運動時に生成された乳酸およびピルビン酸分子中の位置エネルギーを保存するといえる。それは，これらの分子の炭素骨格がコリ回路でグルコースに合成されるためである（図 4-15）。コリ回路は乳酸を除去するだけでなく，血糖や激しい運動で枯渇した筋グリコーゲンを再合成するために乳酸基質を用いる（肝臓における糖新生）[24]。

▼クエン酸回路：グルコースの異化で生じる有酸素性エネルギー

　嫌気的解糖は，最初にグルコース分子内のエネルギーのわずか 10％ 程度しか放出しない。残りのエネルギーを取り出すためには，さらに代謝経路が必要となる。これはピルビン酸が不可逆的に酢酸の一形態であるアセチル CoA に変換されるときに起こる。アセチル CoA は，生化学者の Hans Krebs（1900～1981）への敬意から Krebs（クレブス）回路としても知られる**クエン酸回路**と名づけられた炭水化物分解の第 2 段階に入る。Krebs は，クエン酸回路の発見によって 1953 年のノーベル医学生理学賞を共同受賞した。

　図 4-16 に示すように，クエン酸回路は基質である

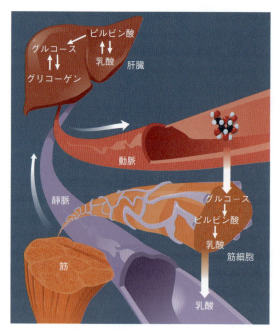

図4-15 コリ回路において，筋からの乳酸は静脈系に入り乳酸塩に変換される。次いで，乳酸塩はピルビン酸塩への変換および後に筋へ運搬されるグルコース合成のために肝臓に入る。この糖新生過程は，炭水化物の蓄えを維持する助けとなる。

アセチルCoAをミトコンドリア内で二酸化炭素と水素原子に分解する。次いで，水素原子は電子伝達-酸化的リン酸化で酸化され，その後ATPを再合成する。図4-17はピルビン酸がクエン酸回路に入る準備としてビタミンB（パントテン酸）派生物の補酵素A（Aは酢酸〈acetic acid〉を表す）と結合して2炭素化合物のアセチルCoAを生じることを示す。この過程は2つの水素を放出して，それらの電子をNAD^+に転移し次のように1分子の二酸化炭素分子を生じる。

ピルビン酸 + NAD^+ + CoA →
　　　　アセチルCoA + CO_2 + NADH + H^+

アセチルCoAのアセチル部分は，オキサロ酢酸と結合して柑橘類の中でみられる6炭素化合物と同じクエン酸を生じる。またクエン酸は，クエン酸回路をさらに進む。クエン酸回路は最初の分子であるオキサロ酢酸を保持し，その後サイクルに入る新たなアセチル断片と結合するため働き続ける。

クエン酸回路に入ったアセチルCoA分子は，1分子につき2分子の二酸化炭素と4対の水素原子を放出する。また1分子のATPが，クエン酸回路における反応から直接基質レベルのリン酸化により再合成される

図4-16 水素生成と有酸素性代謝におけるその後の酸化。第1段階：ミトコンドリア内で，クエン酸回路はアセチルCoAを分解するときに水素を生成する。第2段階：電子伝達-酸化的リン酸化（電子伝達鎖）の有酸素性過程でこれらの水素が酸化されるとき，多量のATPが再生される。ADP：アデノシン二リン酸，P：リン酸塩。

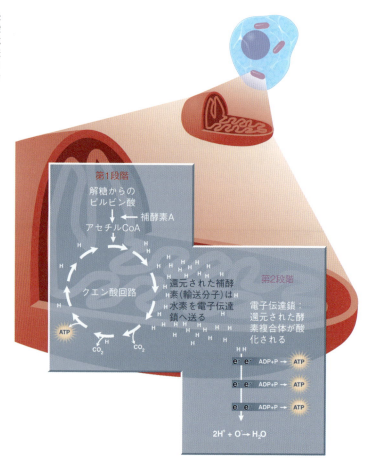

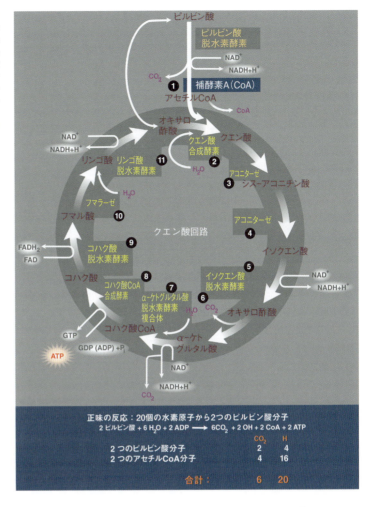

図4-17 1分子のピルビン酸分解時にミトコンドリアで放出される水素（H）と二酸化炭素（CO₂）の概略図および数量化。解糖は1分子のグルコースから2分子のピルビン酸を生成する。このため，ピルビン酸の分解による正味の水素と二酸化炭素を計算するときには，すべての値は2倍となる。Pᵢ：リン酸，ADP：アデノシン二リン酸，ATP：アデノシン三リン酸，NAD：ニコチンアミドアデニンジヌクレオチド，FAD：フラビンアデニンジヌクレオチド，GDP：グアノシン二リン酸，GTP：グアノシン三リン酸。

（図4-17の反応7参照）。図4-17の下部に簡単に示したように，解糖でつくられた2つのピルビン酸分子からアセチルCoAが生じるとき，水素が4個放出される。また，クエン酸回路で16個の水素が放出される。クエン酸回路の最も重要な機能は，呼吸鎖においてNAD⁺およびFADへと送られる電子（H⁺）を産生することである。

酸素は直接的にはクエン酸回路の反応に参加しない。ピルビン酸の化学的エネルギーの大部分は，ミトコンドリア内膜のヒダ，すなわちクリスタで起こる有酸素性過程の電子伝達-酸化的リン酸化を介してADPに転移される。十分量の酸素，酵素および基質があれば，NAD⁺およびFADの再生が起こり，クエン酸回路の代謝はスムーズに進行する。

▼ グルコース分解における正味の エネルギー転移

図4-18は，骨格筋におけるグルコース分解時のエネルギー転移の経路を要約したものである。解糖では

2個のATP（正味の獲得）が基質レベルのリン酸化により生じる。同様に，クエン酸回路でもアセチルCoAの分解から2個のATPが生じる。24個の水素原子の放出は次のように説明できる。

- 解糖により生成した4個のミトコンドリア外水素（2 NADH）は酸化的リン酸化により4 ATPを生成する（心臓，腎臓および肝臓では6 ATP）。
- ピルビン酸がアセチルCoAに分解するときにミトコンドリア内で放出される4個の水素（2 NADH）は6 ATPを生ずる。
- クエン酸回路で放出される16個の水素のうちの12個（6 NADH）で18 ATPを生ずる。
- クエン酸回路において，FADと結合した4個の水素原子（2 FADH₂）は4 ATPを生ずる。

グルコースの完全な分解による総ATP収量は38 ATPである。最初に2 ATPでグルコースをリン酸化するので，骨格筋における完全なグルコースの分解か

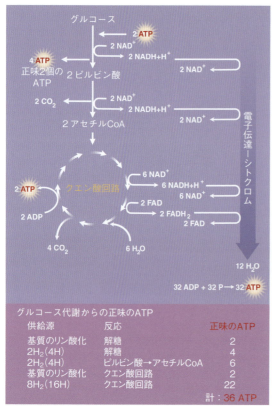

図 4-18 解糖, クエン酸回路, および電子伝達において 1 分子のグルコースが完全に酸化されるときのエネルギー転移により, 正味 36 分子の ATP が生じる。

らの正味の ATP 収量は 36 分子の ATP に等しい。32 分子の ATP が酸化的リン酸化で再生される一方, 4 分子の ATP は基質レベルのリン酸化(解糖およびクエン酸回路)により直接生成される。実際には, 30〜32 ATP だけが細胞の原形質に入るので, 上に述べたエネルギー代謝における ATP 生成の理論値は, 単純化しすぎた生化学的情報程度に受け取るべきである。理論値と実際の ATP 収量におけるこのような差異は, ミトコンドリア外に ATP を輸送するために余分のエネルギーが必要なことに原因がある[7]。第 5 章では, 無酸素性および有酸素性の運動条件下のエネルギー放出における炭水化物の役割の詳細について説明する。

脂肪からのエネルギー放出

貯蔵脂肪は身体の最も豊富な位置エネルギー源である。炭水化物およびタンパク質と比べ, 貯蔵脂肪はほとんど無制限にエネルギーを供給する。典型的な若い成人男性の燃料予備は, **脂肪細胞**のトリアシルグリセロールが 60,000〜100,000 kcal, そして筋内トリアシルグリセロールが約 3000 kcal である(筋 1 kg あたり 12 mmol)。対照的に, 炭水化物のエネルギー予備は 2000 kcal より少ない。脂肪分解のエネルギー源は以下のようなものがある。

- 筋線維内のミトコンドリアに近接して直接貯蔵されたトリアシルグリセロール(速筋線維よりも遅筋線維でより多い)。
- 組織の毛細血管内皮の表面においてリポタンパク質リパーゼの触媒で過水分解するリポタンパク質複合体中の血中トリアシルグリセロール。
- 脂肪組織のトリアシルグリセロールから動員される血中遊離脂肪酸, これは血液由来のエネルギー運搬体である。

脂肪からのエネルギー放出に先立ち, 加水分解(リポリシス, すなわち脂肪分解)はトリアシルグリセロール分子をグリセロールと 3 分子の水不溶性の脂肪酸に分解する。**ホルモン感受性リパーゼ**という酵素が次のようにトリアシルグリセロールの分解を触媒する。

$$\text{トリアシルグリセロール} + 3H_2O \xrightarrow{\text{リパーゼ}} \text{グリセロール} + 3\text{脂肪酸}$$

細胞内のメディエーターの**アデノシン 3′, 5′-サイクリックーリン酸**すなわち**サイクリック AMP** がホルモン感受性リパーゼを活性化し, 脂肪分解を調節する[21]。脂肪細胞および筋細胞のサイクリック AMP は, 種々の脂肪動員ホルモン(アドレナリン, ノルアドレナリン, グルカゴンおよび成長ホルモン。これらそのものは細胞内にとどまることができない)によって活性化される[20]。乳酸, ケトン体およびインスリンはサイクリック AMP の活性化を阻害する[5]。

▼脂肪細胞: 脂肪の貯蔵および動員の部位

図 4-19 は, 脂肪の貯蔵と動員の過程を概観したものである。すべての細胞がいくらかの脂肪を貯蔵しているが, 脂肪組織は活発で主要な脂肪酸分子の供給者である。脂肪細胞は, トリアシルグリセロールの合成と貯蔵のために専門化している。トリアシルグリセロールの脂肪小滴は, 脂肪細胞容積の 95% までも占める。いったん脂肪細胞から循環内へと拡散するようホルモン感受性リパーゼが脂肪酸を刺激すれば, ほぼすべての脂肪酸は**遊離脂肪酸(FFA)** として活動組織に輸送されるため血漿アルブミンと結合する[19]。それゆえ, FFA は本当の意味での"遊離した"存在ではない。筋において, FFA はアルブミン-FFA 複合体から遊離され, 原形質膜を通って輸送される(拡散, および/または, タンパク質介在のキャリアーシステムに

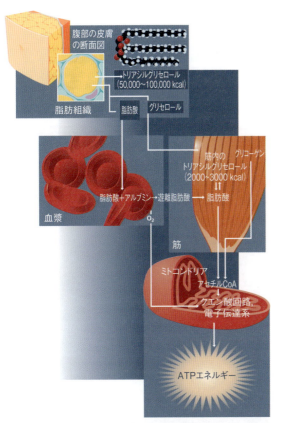

図4-19 脂肪の動員と貯蔵の過程。ホルモン感受性リパーゼは，トリアシルグリセロールのグリセロールと脂肪酸部分への分解を刺激する。脂肪細胞からの放出後，血液は血漿アルブミンに結合した遊離脂肪酸を運搬する。筋線維内に貯蔵された脂肪も，エネルギー供給のためにグリセロールと脂肪酸に分解される。

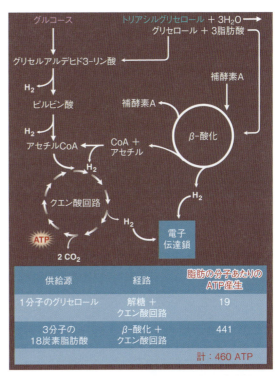

図4-20 トリアシルグリセロールのグリセロール部分と脂肪酸部分への分解の全体的機構。グリセロールは解糖のエネルギー経路に入る。脂肪酸断片はβ-酸化を受けてクエン酸回路に入る準備をする。電子伝達鎖は，解糖，β-酸化およびクエン酸回路における代謝時に放出された水素を受容する。

よる）。筋細胞に入れば，FFAは，再エステル化されて細胞内のトリアシルグリセロールとなるか，筋内タンパク質と結合してエネルギー代謝を受けるためミトコンドリアに入る（**カルニチンアシルCoAトランスフェラーゼ**の作用による）。中鎖および短鎖の脂肪酸は，カルニチンアシルCoAトランスフェラーゼによる転移に依存せず，ほとんどは自由にミトコンドリア内に拡散する。

脂肪分解時に生じる水溶性のグリセロール分子は，脂肪細胞から循環内へ容易に拡散する。その結果，多くの場合，血漿グリセロールレベルは，身体におけるトリアシルグリセロールの分解レベルを反映する[17]。グリセロールは，肝臓に運ばれるとグルコース合成のための糖新性前駆物質となる。この過程が比較的遅いことが，運動中のグリセロール補充がエネルギー基質としてほとんど寄与しないことの理由である[14]。

▼グリセロールおよび脂肪酸の分解

図4-20に，トリアシルグリセロール分子を構成するグリセロールおよび脂肪酸部分の分解経路を簡単にまとめた。

グリセロール

解糖の無酸素性反応が，グリセルアルデヒド3-リン酸としてグリセロールを受け入れる。その後，グリセルアルデヒド3-リン酸はピルビン酸に分解され，基質レベルのリン酸化によりATPを生成する。水素原子はNAD$^+$に送られ，クエン酸回路がピルビン酸を酸化する。トリアシルグリセロール分子中のグリセロール1分子の完全な分解は，合計19分子のATPを合成する。また，グリセロールはグルコース合成のための炭素骨格を供給する。このグリセロールの糖新生における役割は，グリコーゲン貯蔵の著しい枯渇が食事性の糖質制限，長時間運動，あるいは激しいトレーニングによって起こる場合に重要となる。

脂肪酸

ほとんどすべての脂肪酸は，2〜26までの偶数の炭素原子を含む。脂肪酸の位置エネルギーをATPに転移する過程（脂肪酸酸化と呼ばれる過程）の最初のステップが，脂肪酸の長鎖から2炭素のアセチル断片を切り離す。FFAを多数のアセチルCoA分子に変換する過程は，β-酸化と呼ばれる。なぜならば，脂肪酸の2番

目の炭素が"β炭素"と呼ばれるからである。ATPがこの反応をリン酸化し，水が付加され，水素がNAD$^+$とFADに渡される。そして，アセチル断片は補酵素Aと結合しアセチルCoAが生じる。β-酸化は，グルコース分解で生じるアセチル基と同一の2炭素アセチル基を供給する。β-酸化はクエン酸回路内に直接投入されるため，脂肪酸分子全体がアセチルCoAに分解されるまで続く。脂肪酸が分解されるときに放出される水素は，呼吸鎖で酸化される。脂肪酸分解は直接的に酸素摂取と関係することに注意されたい。β-酸化は酸素が水素と結合するときにのみ進行する。無酸素性の条件下では，水素原子は，NAD$^+$やFADと結合したままとなり，脂肪の分解は止まってしまう。

▼脂肪分解からの総エネルギー転移

脂肪酸分子の分解は，次のように進行する。

- β-酸化は脂肪酸分子を2炭素のアセチル断片に切断することにより，NADHとFADH$_2$を生じる。
- クエン酸回路はアセチルCoAを二酸化炭素と水素原子に分解する。
- 水素原子は電子伝達-酸化的リン酸化により酸化される。

18炭素の脂肪酸1分子につき，147分子のADPがβ-酸化とクエン酸回路における代謝時にATPにリン酸化される。各トリアシルグリセロール分子は3個の脂肪酸分子を含むので，トリアシルグリセロールの脂肪酸部分からは441分子のATPが生成される（3×147 ATP）。また，グリセロール分解時に19分子のATPが生成される。このようにして，典型的なトリアシルグリセロール分子が1分子分解されるごとに460分子のATPが生じる。この数はかなりのエネルギー収量といえる。なぜなら，骨格筋で1分子のグルコースが分解される場合には，36分子のATPしか生じないからである。脂肪酸酸化のエネルギー保存効率は約40％に達し，この値はグルコース酸化の値と類似している。

個人の栄養状態，トレーニングレベルおよび身体運動の強度と持続時間に応じて，細胞内および細胞外の脂肪分子は，通常，生物学的仕事に必要なエネルギーの30～80％を供給する[17,25]。高強度，長時間の運動でグリコーゲン貯蔵が枯渇した場合には，脂肪は運動中および回復期における主要な熱源となる。

脂肪は炭水化物の炎で燃える

興味深いことに，脂肪の分解は，連続的なバックグ

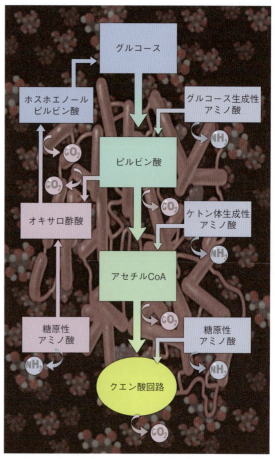

図4-21 グルコース生成性およびケトン体生成性のアミノ酸。ピルビン酸を生成するアミノ酸，あるいはクエン酸回路に直接入るアミノ酸の炭素骨格は，それらの炭素化合物がグルコースを生成できるため，グルコース生成性である。アセチルCoAを生じる炭素骨格は，グルコース分子を生成できないが脂肪を合成できるため，ケトン体生成性である。

ラウンド水準の炭水化物分解があることに部分的に依存する。アセチルCoAはオキサロ酢酸と結合してクエン酸を生成することでクエン酸回路に入ることを思い出してほしい。このオキサロ酢酸は炭水化物の分解時にピルビン酸から生成され（ピルビン酸カルボキシラーゼの制御下で），この酵素はピルビン酸分子にカルボキシル基を付加する。炭水化物の枯渇は解糖時のピルビン酸生成を低下させる。ピルビン酸の減少はクエン酸回路中間代謝産物（オキサロ酢酸およびマレイン酸）レベルを低下させ，これはクエン酸回路の働きを低下させる（図4-21参照）[2,16,18,22,27]。脂肪酸のクエン酸回路における分解は，β-酸化で生成されたアセチルCoAと結合するオキサロ酢酸量が十分かどうかに依存する。炭水化物レベルが低下した場合には，オキサロ酢酸レベルが不十分となる。この意味で，"脂肪は炭水化物の炎で燃える"といえる。

▼脂肪からのエネルギー放出速度の遅さ

活動筋による脂肪酸の利用速度には限界がある[28]。有酸素性トレーニングはこの限界を高めるが，それでも脂肪分解のみで生み出されるパワーは，主要な有酸素性エネルギー源である炭水化物で達成されるパワーの約1/2にすぎない。したがって，筋グリコーゲンの枯渇は，筋の最大有酸素性パワー出力を低下させる。ちょうど，低血糖状態が"中枢性"すなわち神経性疲労に一致するように，筋グリコーゲンの枯渇はおそらく運動時の"末梢性"すなわち局所的筋疲労の原因となる[15]。

糖新生は非炭水化物源からグルコースを合成するための代謝的オプションであるが，定期的に炭水化物を消費しなければ，糖新生はグリコーゲン貯蔵を補充できないし，保存さえもできない。炭水化物利用がかなり減少すれば，それはエネルギー転移能力を著しく制限する。グリコーゲン枯渇は，長時間運動（マラソン），数日間連続する激しいトレーニング，不十分なエネルギー摂取，（高脂肪，低炭水化物のケトン体を生じる食事でいわれる）炭水化物を除外した食事，あるいは糖尿病で起こりうる。たとえ多量の脂肪酸基質が筋に循環していても，有酸素運動の強度低下が起こる。極端な炭水化物枯渇時には，β-酸化で生じたアセテート断片は，クエン酸回路に容易に入ることができないので，細胞外液に蓄積する。肝臓は，これらの化合物をケトン体（4炭素の酸性誘導体，アセト酢酸，β-ヒドロキシ酪酸およびアセトン）に変換し，そのうちのいくつかは尿中に排出される。ケトン血症（ケトーシス）が持続すれば，潜在的には体液の酸性度は有毒レベルにまで上昇しうる。

脂質生成

脂質生成は，脂肪の生成を意味し，そのほとんどは肝細胞の細胞質で次のように起こる。摂取された余剰のグルコース，あるいは，代謝保持のためにただちに使用されないタンパク質は，貯蔵トリアシルグリセロールに換えられる。例えば，多量の食事をとった後のように，筋および肝臓のグリコーゲン貯蔵が十分な場合，少しでもグルコース（およびアミノ酸）に余剰が出れば，それらは脂肪酸に合成される。この脂質生成の過程は，ATPのエネルギーと，ビタミンBであるビオチン，ナイアシンおよびパントテン酸を必要とする。

脂質生成は，グルコースからの炭素とアセチルCoAに代謝されたアミノ酸分子の炭素鎖で開始される。肝細胞は一連のステップでアセチルCoA分子の酢酸部分同士を結合し，16個の炭素からなる飽和脂肪酸であるパルミチン酸を生成する。次に，パルミチン酸は細胞質かミトコンドリアのどちらかで炭素鎖を延長し，18炭素あるいは20炭素の脂肪酸になることができる。最後に3分子の脂肪酸が，1分子のグリセロール分子（解糖系で生成される）と結合し，1分子のトリアシルグリセロールを生じる。トリアシルグリセロールは，超低比重リポタンパク質（VLDL）として，循環内へ放出される。細胞はVLDLをATP生成のために使用するか，あるいは食事に由来する他の脂肪とともに脂肪細胞内に貯蔵する。

タンパク質からのエネルギー放出

第1章において，持久系の活動および激しいトレーニングでは，タンパク質がエネルギー基質としての役割を果たすことを強調した。アミノ酸（主に，分岐鎖アミノ酸のロイシン，イソロイシン，バリン，およびグルタミン，アスパラギン酸）は，最初エネルギー放出経路に容易に入るかたちに変えられる。この転換のためには，アミノ酸分子から窒素（アミン）を除去する必要がある。肝臓は**脱アミノ化**の主要部位であるが，骨格筋もアミノ酸のアミノ基から窒素を除去する酵素を含み，**アミノ基転移**時に他の化合物に移す。このようにして，アミノ酸の"炭素骨格"副産物は，筋内のエネルギー代謝に直接参加する。アミノ基転移に関わる酵素レベルは，運動トレーニングで上昇し，エネルギー基質としてのタンパク質の使用をさらに促進する。

いったん，アミノ酸が窒素を含むアミノ基を失えば，化合物の残りの部分（通常，クエン酸回路の反応性化合物）は，ATP産生に寄与する。アミノ酸のいくつかは**グルコース生成**に用いられ，脱アミノ化を受けるとグルコース新生を介したグルコース生成の中間代謝産物となる（図4-21）。例えば，アラニンがアミノ基を失い二重結合酸素を得ると，肝臓でピルビン酸が生じる。このグルコース新生法は，長時間運動時にグルコースを供給するコリ回路の重要な補助手段である。規則的な運動トレーニングは，肝臓のアラニンからのグルコース新生能力を向上させる[23,24]。グリシンのような他のアミノ酸は，**ケトン体生成性**で，脱アミノ化を受けると中間代謝物のアセチルCoA，あるいはアセト酢酸を生じる。これらの化合物はグルコースには合成できないが，そのかわりに脂肪に合成される。あるいは，エネルギー産生のためクエン酸回路で分解される。

タンパク質分解は，水分喪失を促進する

タンパク質がエネルギーを供給するとき，身体はタンパク質分解で生じる窒素含有アミノ基や他の可溶物を排出する必要がある。これには，"不可避"水分排出を必要とする。なぜなら，タンパク質異化の老廃物は，溶液（尿）に解けて身体から外に出ていくからである。このような理由で，過剰なタンパク質分解は身体の水分必要量を増す。

代謝ミル

クエン酸回路はグルコース異化時に産生されるピルビン酸を単に分解するよりも重要な役割を果たす。脂肪およびタンパク質の分解で生じた他の有機化合物の断片は，クエン酸回路で代謝される際にエネルギーを供給する。図4-22では，脱アミノ化された過剰なアミノ酸残基が種々の中間段階でクエン酸回路に入るが，これに対してトリアシルグリセロールの分解で生じるグリセロール断片は解糖経路経由で入ることが示されている。脂肪酸の酸化はアセチル CoA の β-酸化による。次いで，この化合物は直接クエン酸回路に入る。

"代謝ミル"は，クエン酸回路を食物（三大栄養素）エネルギーと ATP の化学エネルギーの間のきわめて重要な連結として描いている。また，クエン酸回路は維持と発育に必要な生物栄養素を合成するため，ミトコンドリア膜を横切り細胞質に移動する中間代謝物を供給する"代謝的拠点"の役割を果たしている。例えば，過剰な炭水化物はトリアシルグリセロールを合成するためのグリセロールとアセチル断片を供給する。アセチル CoA はまた，ケトン体や脂肪酸ばかりでなく，コレステロール，胆汁，および多くのホルモンを合成するための分岐点としての役割も果たす。脂肪酸はグルコース合成に寄与することはできない。なぜなら，ピルビン酸からアセチル CoA への変換は逆転しないからである（図4-22 の矢印が一方向であることに注意）。クエン酸回路における反応で生じる炭素化合物の多くも，必須アミノ酸合成の出発点となる有機物を供給する。

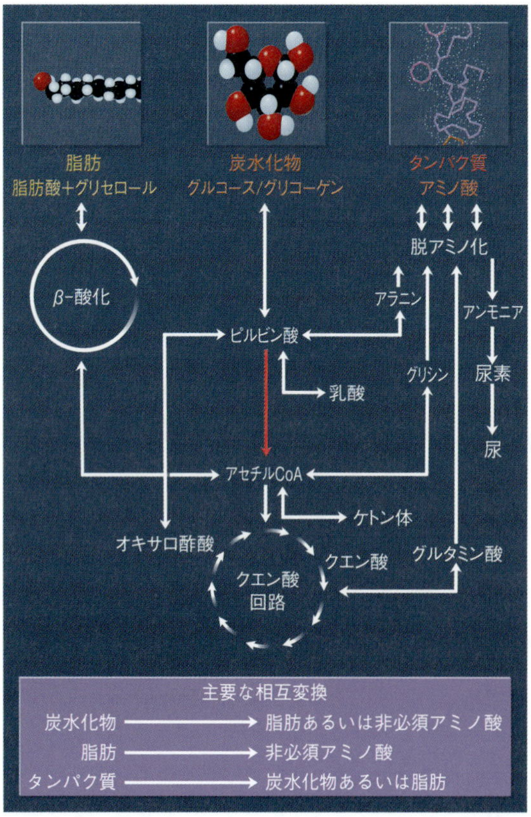

エネルギー代謝の調節

正常な条件下では，電子伝達およびそれに続くエネルギー放出は，ADP のリン酸化にしっかりと連結している。一般的にリン酸化されて ATP となる ADP が得られなければ，電子は酸素へと輸送されない。酸化経路の重要な調節ポイントにある酵素を阻害または活性化する化合物は，解糖およびクエン酸回路に対する調節を変化させる[1,11]。その経路の反応速度を制御するため，経路ごとに"律速"酵素とみなされる酵素が少なくとも1つある。細胞の ATP 濃度が炭水化物，脂肪，およびタンパク質のエネルギー代謝を調節する"律速"酵素に最も大きな影響を及ぼす。この呼吸調節の仕組みは理に適っている。なぜなら，ADP が少しでも増加すると，それは ATP レベルを回復するためにエネルギーが必要とのシグナルとなるからである。逆に，細胞の ATP レベルが高いことはエネルギー需要が比較的少ないことを示す。広い観点からは，ADP 濃度は生物的仕事に利用されるエネルギー通貨を比較的定常なレベルに保つ（ホメオスタシス）ための細胞におけるフィードバック機構として作用している。その他の律速的な調節因子には，細胞のリン酸（サイクリック AMP，カルシウム，NAD^+，クエン酸塩および pH）がある。

図4-22 "代謝ミル"は炭水化物，脂肪およびタンパク質間の重要な相互変換を示す。脂肪酸がグルコース合成に寄与できない以外は（赤の一方向矢印に注意），すべての相互変換が可能であることに注目する。

まとめ

1. 食物の三大栄養素は，ADPとリン酸を再結合してATPを生成するための位置エネルギーの主要源である。
2. 1 molのグルコースが完全に分解すると，689 kcalのエネルギーを遊離する。このうち，ATPの結合で約263 kcal（38％）が保存され，残りは熱として散逸する。
3. 細胞質での解糖反応時に，正味2分子のATPが基質レベルのリン酸化により生じる。
4. ミトコンドリア内で起こる炭水化物分解の第2段階において，ピルビン酸はアセチルCoAに変えられる。次いで，アセチルCoAはクエン酸回路へと進む。
5. グルコース分解時に放出された水素原子は呼吸鎖で酸化される。生じたエネルギーは，ADPのリン酸化と共役する。
6. 骨格筋におけるグルコース1分子の完全な分解は，理論的には全体で正味36分子のATPを生じる。
7. 水素原子が生成されるのと同じ速度で酸化されるとき，生化学的な"定常状態"，すなわち"定常速度"が成立する。
8. 激しい運動時には水素の酸化は産生速度に追いつかず，一時的にピルビン酸が水素を結合して乳酸が生じる。これにより，もう少しの間，嫌気的解糖を進行させることができる。
9. トリアシルグリセロール1分子の完全な分解は，約460分子のATPを生成する。脂肪酸の分解には，酸素が必要である。**有酸素性**（aerobic）という語は，この状態をさす。
10. タンパク質は潜在的に重要なエネルギー基質である。脱アミノ化によりアミノ酸分子から窒素を除去された後，残りの炭素骨格は有酸素性にATPを生成するため，種々の代謝経路に入る。
11. 食物栄養素間で多くの相互変換が起こる。脂肪酸は注目すべき例外で，グルコース合成に寄与することができない。
12. 脂肪が代謝ミルでエネルギー供給のための連続的な異化を受けるためには，あるレベルの炭水化物分解を必要とする。この点で，"脂肪は炭水化物の炎で燃える"といえる。
13. 酸化経路の重要な制御ポイントにおいて，酵素を阻害あるいは活性化する化合物は，解糖およびクエン酸回路に対する調節を変える。細胞のADP濃度は，エネルギー代謝を制御する律速酵素に対して最も大きな効果を及ぼす。

第5章

運動およびトレーニングにおける三大栄養素の代謝

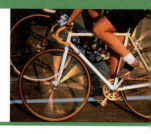

　生化学的および生検の手法を用いた肺のガス交換の測定，MRI，放射性同位元素で標識した栄養素のトレーサーは，貯蔵された三大栄養素や高エネルギーリン酸系の運動の生体エネルギー学的な観察に大きく貢献した．針生検は活動している筋から少量のサンプルをとり，例えば，運動の全体を通じて筋内の栄養素の動態を評価する．このようなデータは，運動トレーニング期間中の食事計画を推奨するための，また激しい競技の前，途中，そして回復時に特別な栄養的な変更を行うための客観的な基礎知識を提供する．運動に力を与える燃料のもとになる混合食は，一般に運動の強度と時間，それに運動に適応している度合いと栄養状態に依存する．

運動時のエネルギー構成

　図5-1は，さまざまな持続時間の最大運動における，無酸素性および有酸素性エネルギー源の相対的な寄与度を表す．また，表5-1は異なるランニング競技における，各々のエネルギー伝達系からのアデノシン三リン酸（ATP）再合成のための総エネルギーに対するおよその割合を示している．データは研究室におけるオールアウト（疲労困憊）するまでの走行実験からの推定値を表すが，それは適当な時間関係を用いることによって他の運動に関連させることができる．例えば，競技の100 m走は約10秒間全力で行うどのような運動にも等しく，800 m走では約2分間続けることのできる運動に相当する．1分間全力で行う運動には，トラックの400 mダッシュ，100 mの水泳，バスケットボールのゲーム終了時のフルコート・プレスなどがある．

　エネルギー伝達の供給源には連続性がある．ある極端な状態では，筋内の高エネルギーリン酸ATPとクレアチンリン酸（PCr）は，運動に対して，大部分のエネルギーを供給する．ATP-PCrと乳酸系は，ほぼ2分

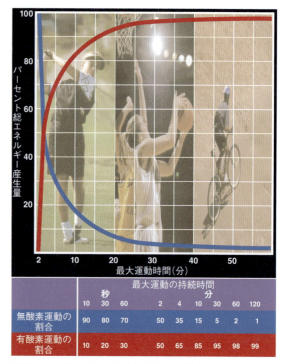

図5-1　さまざまな長さの最大運動の間の，有酸素性（赤）および無酸素性（青）エネルギー代謝の相対的な寄与度．2分間持続できる最大運動が有酸素性および無酸素性プロセスからエネルギーの約50%ずつ必要とする点に注目されたい．ワールドクラスの1マイル（約1.6 km）4分のペースでは，エネルギーの約65%は有酸素性代謝からくる．残りは無酸素性過程から発生する．一方，マラソンでは，有酸素性過程に由来するエネルギーがほぼすべての原動力となる．

間続けることができる強い運動に必要なエネルギーの約1/2を提供する．そして有酸素性の反応が残りの部分を提供する．2分間全力で行う運動で最高の成績をあげるためには，その人は有酸素性代謝と無酸素性代謝の両方の能力がよく発達していなければならない．5〜10分程度の強度の運動（中距離のランニングや水泳，またはバスケットボールなど）は，有酸素性エネルギー伝達がより多く必要とされる．より長時間の運動（マラソン，長距離の水泳およびサイクリング，レクリエーションでのジョギング，ハイキングやバック

表 5-1 種々のかたちのランニングにおける ATP 産生のためのエネルギー源の推定割合

ランニングの種類	ATP産生に対する寄与の割合				
	クレアチンリン酸	グリコーゲン		血糖（肝グリコーゲン）	トリアシルグリセロール（脂肪酸）
		無酸素性	有酸素性		
100 m	50	50	—	—	—
200 m	25	65	10	—	—
400 m	12.5	62.5	25	—	—
800 m	6	50	44	—	—
1500 m	a	25	75	—	—
5000 m	a	12.5	87.5	—	—
10,000 m	a	3	97	—	—
マラソン	—	—	75	5	20
ウルトラマラソン (80 km)	—	—	35	5	60
24時間レース	—	—	10	2	88

Newsholme EA, et al. Physical and mental fatigue. Br Med Bull 1999; 48: 477. より
[a] このような種目では，クレアチンリン酸は最初の数秒間使われる．レース中に再合成されると，スプリント走の最後には使われるであろう

パックを背負って歩くなど）は，かなり安定したエネルギー供給が乳酸の形成なしに有酸素性に引き出される必要がある．

通常，一定の速度の運動を行っている途中で，速く動くとき，または抵抗が強くなったときなどには，エネルギーは主に無酸素性供給源から供給される．運動が速いあるいは遅い速度で始まろうとも，ただちに筋内の高エネルギーリン酸系は無酸素性エネルギーを筋の活動に提供する．2, 3秒後に，解糖系（解糖による筋内グリコーゲンの分解）が産生する ATP 再合成のためのエネルギーの比率がますます大きくなる．30秒を超えて続く強い運動では，比較的ゆっくりと，貯蔵されている栄養素の有酸素性エネルギー代謝の需要が次第に多くなってくる．例えば，30秒の最大運動の間に出す力（例：短距離の自転車競技またはランニング）は，その人が5分間で疲労困憊する最大酸素摂取量の強さの力のだいたい2倍の出力である．ある活動では，1つのエネルギー伝達システムに主に依存する．しかし，大部分の身体活動では，強度と時間に従い，複数のエネルギーシステムに頼っている．より強い強度の短い時間の運動は，無酸素性のエネルギー伝達をより多く要求する．

三大栄養素のうちの2つの主な供給源は，運動中に，ATP 再合成のためのエネルギーを提供する．その2つとは，(a) 肝臓と筋のグリコーゲン，(b) 脂肪組織と活動筋内のトリアシルグリセロールである．より少ない量であるが，骨格筋内のアミノ酸は，窒素なしの炭素骨格をエネルギー代謝のプロセスに提供する．図 5-2 は，普通の体格の人における，安静時とさまざまな強度の運動の際の，エネルギー代謝に対する炭水化物，脂肪，タンパク質の相対的な寄与度について概

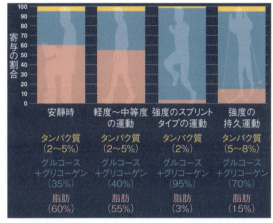

図 5-2 安静時とさまざまな強度の運動における，エネルギー代謝への炭水化物（青色），脂肪（ピンク色），タンパク質（黄色）の寄与の具体例．

説している．この図では，肝臓と筋でグリコーゲンが枯渇するような長時間の強い運動でみられる大きな代謝の変化（脂肪およびタンパク質分解の増加）は示していない．次の項で，運動中の各栄養素の具体的なエネルギーへの寄与度と，トレーニングにおける基質利用の適応性について述べる．

運動中の炭水化物の動員と利用

低い強度から高い強度に運動が進むにつれて，運動筋のグルコースの使用が増すために，肝臓はグルコースの放出を著明に増加させる[11,53]．同時に，運動の初期の間および運動強度が増すときには，筋内で保存されているグリコーゲンは主要な炭水化物エネルギー源

として提供される[22,41]。脂肪やタンパク質の異化と比較して，炭水化物は酸化的なプロセスにおいて速くATPを供給するので，高い強度の有酸素運動の間，主要な燃料としてそのまま供給し続ける。無酸素運動（解糖の反応）において，炭水化物はATPの唯一の供給源となる。

運動中の炭水化物の消費は，エネルギーのために脂肪動員とその使用を調整する[16,17]。例えば，運動前に速く吸収される炭水化物（グリセミックインデックスが高い）を摂取することによって炭水化物の酸化を亢進させることは，（高血糖と高インスリン血症に伴う）運動中の骨格筋による長鎖脂肪酸酸化と脂肪組織からの遊離脂肪酸（FFA）の遊離を有意に低下させる。炭水化物の利用の亢進（そして，結果として生じる異化作用の亢進）はミトコンドリアへの長鎖脂肪酸の輸送を抑制するであろう。このように，炭水化物は運動での代謝を調整する。血糖値により，肝臓のグルコース放出のフィードバック制御が行われているようである。すなわち，血糖の上昇は，運動中，肝臓のグルコース放出を抑制する[26]。

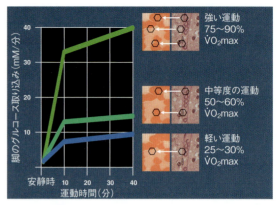

図5-3 運動時間と強度は，脚の筋によるグルコースの取り込みに影響を及ぼす。運動強度は，$\dot{V}O_2max$のパーセンテージとして表される。(Felig P, Wahren J. Fuel homeostasis in exercise. N Engl J Med 1975;293: 1078. より)

物代謝に依存する利点は，脂肪またはタンパク質と比較してその2倍以上の急速なエネルギー伝達にある。さらに，脂肪と比較して，炭水化物は消費される単位あたり酸素に対して約6％多くのエネルギーを発生させる。

▼高い強度の運動

激しい運動では，神経体液因子によりアドレナリン，ノルアドレナリン，グルカゴンなどのホルモンの放出を増加させ，インスリン放出を減少させる。これらの作用は，**グリコーゲンホスホリラーゼ**を活性化して，肝臓と活動筋でグリコーゲン分解を増す。酸素使用がエネルギー要求に間に合わない運動の初期の数分間に，貯蔵されているグリコーゲンは，酸素なしでエネルギーを提供するので，主要なエネルギー源となる。運動時間が長くなると，肝臓からの血液中のグルコースは代謝燃料としての寄与度を増す。例えば，血糖は，活動筋の必要な総エネルギーの30％を供給する。そして残りの大部分の炭水化物エネルギーは筋内グリコーゲンによって供給される[18,44]。代謝混合物の炭水化物利用能は，その消費を制御する。同様に，炭水化物の摂取は，その利用能に大きく影響を及ぼす。

1時間の高強度の運動は肝臓グリコーゲンを約55％減少させる。そして，2時間の激しいトレーニングは肝臓と特異的に運動している筋のグリコーゲンを枯渇させる。図5-3は，循環血液中の糖の筋取り込みが運動の初期に急に増加すること，また，運動が進行するにつれて増加し続けることを示している。40分の時点までに，運動の強度によりグルコース取り込みは静止時の取り込みの7〜20倍にまで上昇する。強い無酸素運動の場合のように，酸素の供給および/または利用が筋の要求量に満たないとき，炭水化物の分解が優勢になる。高い強度の有酸素運動の間，選択的に炭水化

▼長時間にわたる中程度の強度の運動

強い運動のときと同じように，安静から中程度の運動へ移行する際には，エネルギーのほぼすべては，活動筋に貯蔵されているグリコーゲンより供給される。運動の次の20分ほどの間に，エネルギー必要量の40〜50％が肝臓と筋のグリコーゲンから供給され，残りは脂肪分解によって提供される（筋内トリアシルグリセロール，少量のタンパク質の利用を含む。各栄養素によるエネルギーは，最大下運動においては相対的な強度に依存する。軽い運動においては，脂肪が主要なエネルギー基質のままである〈図5-9参照〉）。運動が続き筋内のグリコーゲンが少なくなるにつれて，肝臓からの血液中のグルコースは炭水化物エネルギーの主要な供給源になる。しかし，脂肪は総エネルギー代謝のかなりの割合を提供する。最終的には，肝臓のグルコース放出が筋での利用の速度に間に合わないため，グルコースの血漿濃度は低下する。90分の激しい運動の間，血糖は実際に**低血糖のレベル**（45 mg/dL未満）に低下する可能性がある[19]。

図5-4はグリコーゲンを枯渇させた状態とグリコーゲンを負荷した状態での長時間の運動の間の代謝的な特徴を示す。最大下運動が進行するにつれて，グリコーゲンは減少していき，血糖値は低下する。同時に，十分なグリコーゲンを蓄えている例で同じ運動をした人と比較すると，血液を循環している脂肪酸のレベルは劇的に増加する。タンパク質も，エネルギープールに対してより大きく寄与する。炭水化物の減少で，運

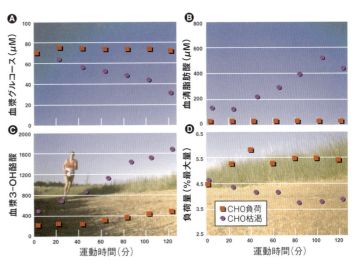

図 5-4 グリコーゲンを負荷されたあるいはグリコーゲンが枯渇した状態の栄養素代謝のダイナミクス。限られた炭水化物（CHO）利用能で運動を行う間、グリコーゲンを負荷したとき、同じような運動と比較して、血糖値（A）は次第に低下するが、脂質代謝（B）は次第に増加する。さらに、グリコーゲン減少とともに、3-OH 酪酸の血漿レベルによって示されるように、エネルギーとしてのタンパク質（C）の消費はより高いままである。2 時間後、グリコーゲンが枯渇した状態では、運動能力（D）は運動開始時の最大値の約 50％ に減少する。（Wagenmakers AJM, et al. Carbohydrate supplementation, glycogen depletion, and amino acid metabolism. Am J Physiol 1991; 260: E883. より）

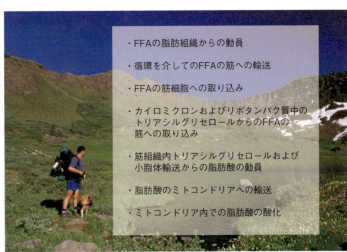

図 5-5 有酸素運動中に脂肪の酸化の程度を抑制するプロセス。FFA：遊離脂肪酸

動能力（最大値に対するパーセンテージとして表される）は開始時点の運動強度の約 50％ にいたるまで、2 時間後まで次第に減少する。出せる力のレベルの低下は、その時点では主要なエネルギー源になっている脂肪の酸化による直接の有酸素性エネルギーの放出が比較的速度が遅いことによる[23,49]。

炭水化物と脂肪分解は、アセチル CoA の酸化と同一の経路を使用する。このように、クエン酸に先行する代謝過程（例えば、β-酸化、脂肪酸活性化、細胞内とミトコンドリアの輸送）は、炭水化物に対して脂肪の酸化の速度が比較的遅いことを説明する。図 5-5 に、これらの律速因子を示す。

栄養素に関連した疲労

筋では十分に酸素が利用でき、また貯蔵脂肪から無制限のエネルギーがあるにもかかわらず、運動中に肝臓と筋のグリコーゲンが高度に低下するレベルでは、疲労が起こる。持久系スポーツのアスリートは、この極度の疲労に対して"音を立てる"あるいは"壁をたたく"ような感じがするとたとえている。壁をたたくイメージは、運動し続けることができないことを思わせる。そして、実際はあり得ないが、運動している筋で疼痛が明瞭になり、運動強度が著明に低下する。骨格筋（それは肝細胞からグルコースを放出するが）の中のホスファターゼ酵素の欠如のため、あまり動いていない筋は、それらのグリコーゲンのすべてを保存する。長時間の運動中の炭水化物枯渇が運動能力の低下と同時である理由については論争がある。その答えは、以下の 3 つの因子が部分的に関係している。

1. 中枢神経系のためのエネルギーとして血糖を使用。
2. 脂質代謝の"プライマー"としてのグリコーゲンの役割。
3. 炭水化物分解より遅い脂肪異化作用からのエネルギー放出速度。

▼定期的な運動は炭水化物代謝の能力を高める

有酸素性トレーニングを行った筋は，トレーニングしていない筋より炭水化物を酸化する能力が大きいことがわかっている。したがって，ピルビン酸のかなりの量が，トレーニングの後の強い持久運動の間，有酸素性エネルギー経路で代謝される[21]。トレーニングされた筋におけるミトコンドリアの酸化能の増大，そして，さらなるグリコーゲン貯蔵は，炭水化物分解能力が強化されていることを説明する。最大下運動の間，持久系トレーニングを受けた筋は，燃料供給源として筋のグリコーゲンと血糖への依存を減らし，脂肪の利用を増す。それが体内の貯蔵量が限られているグリコーゲンを節約するので，このトレーニングによる順応は反応として望ましい。

▼性差による運動中の基質消費の違い

報告されているデータによると，運動中の炭水化物代謝が性差で有意な差があるという。$\dot{V}O_2max$ にほぼ等しい最大下運動（すなわち相対的に同じ程度の作業負荷）の間，女性は男性より，総エネルギーの比率のうち炭水化物酸化から引き出すエネルギーが少ない[27]。この基質酸化の性差は回復期までは持続しない[25]。

性差による基質消費に関するトレーニング効果の違い

類似の持久系トレーニングのプロトコルで，女性と男性の両方とも，ある所定の最大下の運動で有意なグルコース流量の減少を示す[12,20]。しかし，トレーニングを行った後での相対的に同じ程度の作業負荷で，女性は脂肪異化作用へ大きく移動するのに対して，男性はそうはならなかった[28]。これは，ある所定の相対的な最大下運動強度で，持久系トレーニングが男性より女性でグリコーゲンの節約作用を強く起こすことを示唆する。性差によるトレーニングに対する基質代謝の反応の違いは，定期的な運動への交感神経順応の違いを反映する可能性がある（すなわち，女性のほうがカテコールアミンに対する反応が小さい）。性ホルモンのエストロゲンとプロゲステロンは，間接的にカテコールアミンに対する相互作用を介して，または直接的に脂肪分解を増やして，および/または解糖を減らすことによって代謝に影響を及ぼす可能性がある[5]。基質消費のための内分泌の調節には以下の5つが必要である。

1. 器質の利用能（栄養素貯蔵に対する効果を介して）
2. 器質の身体組織貯蔵部位からの動員
3. 利用される組織部位での器質の取り込み
4. 組織自体の器質の取り込み
5. 貯蔵，酸化および/またはリサイクルの間の基質の往来

トレーニングに対するグリコーゲンを節約するという代謝性の適応は，高強度の持久系競技での女性のパフォーマンス向上に有益である。

▼グリコーゲン貯蔵と持久能に対する食事の効果

我々は，活動している筋がただちに利用できるエネルギーの栄養素として，摂取した炭水化物に依存していることを，以前に強調した。食事成分は，グリコーゲン貯蔵量に大きく影響を及ぼす。図5-6は，食事を調整することが筋のグリコーゲン濃度を変えることを

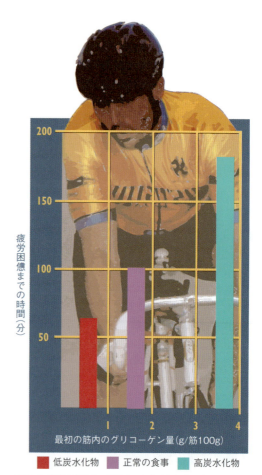

図5-6　低炭水化物食，混合食，高炭水化物食が大腿四頭筋のグリコーゲン含量と自転車エルゴメーターによる持久運動の持続時間に及ぼす影響。高炭水化物食では低炭水化物食の3倍以上，持久運動の持続時間が伸びている。(Bergstrom J, et al. Diet, muscle glycogen and physical performance. Acta Physiol Scand 1967; 71: 140. より改変)

示す古典的な実験の結果を示す．第1の状態では，6人において，3日間，供給されるカロリーのほとんどが脂質である（炭水化物は5％未満）．その際カロリー摂取は正常なままである．第2の状態では，3日間の食事は，炭水化物，脂質，タンパク質の1日の推奨された割合を含んでいる．第3の食事では，カロリーの82％を炭水化物で供給した．針生検法により，大腿四頭筋のグリコーゲン含有量を測定した．その結果，湿重量100gの筋につきグリコーゲンの濃度は高脂肪食では平均0.63g，普通食では1.75g，そして高炭水化物食では3.75gであった．

自転車運動の間の運動持久能は，運動負荷試験前の3日間の各人の食事によってかなり変化した．普通食で，運動は平均114分持続した．しかし，高脂肪食ではわずか57分であった．高炭水化物食を摂取した被検者の運動持久能は，高脂肪食によるそれより平均3倍以上大きくなった．すべての例において，疲労の点は同じ筋グリコーゲンの低レベルと一致した．これは，1時間以上持続する高い強度運動を維持するためには筋のグリコーゲンが重要であることを，はっきりと示した．これらの結果は，長時間の運動と激しいトレーニングのための適切なエネルギーの蓄積に，食事

CASE STUDY
健康，運動と栄養 5-1

あなたが食べているものについて知ろう：ファイトケミカルの有益性

背景

長年の栄養の分野における研究に基づく現在のコンセンサスとしては，健康によい食物は次のようなものでなければならない．

1. エネルギー（カロリー）と三大栄養素と微量栄養素の必要量を供給する．
2. 健康をサポートして，有意義な老化を可能にする．
3. 楽しみを提供して（個人的にも社会的にも），個人のおよび文化的なアイデンティティを強化する．

この枠組みの範囲内で，以下に，さまざまな分野の専門家による身体によい食物摂取の主な5つの特徴を示す．

1. すべての主要な食品群から多くの種類の食品を含む．
2. できるだけ多くの生鮮食品を含む．
3. 加工食品の摂取はできるだけ控える．
4. 多量の果物と野菜を含む．
5. 基本栄養素以上の生体調整機能を発揮する健康に有益な食品（機能性食品）を含む．

基本栄養素以上の生体調整機能を発揮する健康に有益な食品は機能性食品と称される（CASE STUDY 6-1参照）．これらの食品中の有益な物質は，ズーケミカル（zoochemical：健康を増進する動物界からの化合物），そして，ファイトケミカル（phytochemical：健康を増進する植物界からの合成物）などがある．慢性疾患に対して防護作用があるため，多くの研究がファイトケミカルに集中した．ニンニク，ダイズ，アブラナ科の野菜，マメ科植物，タマネギ，柑橘類，トマト，穀物，種々のハーブやスパイスのような食物は，化学的な防護作用のあるファイトケミカルの優れた供給源である．具体的に健康によいファイトケミカルとしては，ネギ属の植物合成物，イソフラボン，サポニン類，インドール，イソチオシアネート，ジチオールチオニン，エラグ酸，ポリアセチレン，フラボノイド，カロテノイド，フィタン酸塩，リグニン，グルカル酸，フタリド，テルペノイドがある．

あなたの使っているファイトケミカルについて知ろう

さまざまな植物は，健康に有用なファイトケミカルを含んでいる．例えば，カロテノイド，ポリフェノール，サポニン類は，強い抗酸化作用をもつ．硫化物とイソチオシアネートは，発がん物質を非活性化する酵素を活性化する．植物ステロールとサポニン類は，過剰なコレステロールの有害な作用を抑える．植物エストロゲンはホルモン類のそれと類似の化学構造を所有して，過剰なホルモン産生の悪影響を遮断することによって作用する．次ページの表は，より重要なファイトケミカル，それらの生物学的な活性と食物供給源を示す．

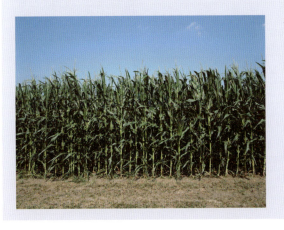

ファイトケミカル		
ファイトケミカル	活性および効果	含まれている食品
カロテノイド（α-カロテン，β-カロテン，β-クリプトキサンチン，ルテイン，リコペン，ゼアキサンチン）	ビタミンAの前駆物質，抗酸化剤，細胞間の連絡を増大。黄斑変性のリスクの低下	黄色・オレンジ色の果物や野菜（アンズ，ニンジン，カンタロープ，ブロッコリー，トマト，サツマイモなど），ホウレンソウなどの緑色葉野菜，乳製品，卵，マーガリン
フラボノイド（クエルセチン，ケンフェロール，ミリセチン），フラボン（アピゲニン），フラボノール（カテキン）	毛細管の弱化を抑え，透過性を低くする。発がん物質を抑制し，がん細胞の成長を抑える	果物，野菜，ベリー，柑橘類，タマネギ，紫色のブドウ，茶，赤ワイン
フィトエストロゲン（イソフラボン，ゲニステイン，ビオカニンA，ダイゼイン，リグニン）	消化管でエストロゲンのような合成物に代謝される。がん細胞死（アポトーシス）を誘発する。がん細胞の成長を抑える。乳がん，卵巣がん，大腸がん，前立腺がんのリスクを減らす。コレステロール合成を抑制する。骨粗しょう症のリスクを減らす可能性がある	ダイズとダイズ製品に含まれるイソフラボン，亜麻，ライ麦，ある種のベリー類と野菜のリグニン
植物ステロール（β-シトステロール，スチグマステロール，カンペステロール）	コレステロール吸収を抑える。結腸の細胞の増殖を阻害する	植物性油脂，ナッツ，種子，穀類，マメ科植物
サポニン類（ダイズサポニン，ダイズサポゲノール）	消化管で胆汁酸とコレステロールを結合させて，コレステロールの吸収を抑える。腫瘍細胞に対する殺滅効果。抗酸化作用	ダイズ，加工されたマーガリン
グルコシノレート（グルコブラシシン，イソチオシアネート〈スルフォラファン〉，インドール〈インドール-3-カルビノール〉）	発がん物質を非活性化する酵素活性を増大させる。エストロゲン代謝を適切にする。遺伝子発現調節に影響を及ぼす	アブラナ科の野菜（ブロッコリー，芽キャベツ，キャベツ），西洋ワサビ，マスタードグリーン
硫化物とチオール（ジアリル硫化物〈アリルメチル三硫化物〉などのジチオールチオンとネギ属の植物合成物）	発がん物質を非活性化する酵素の活性を増大させる。腸での硝酸塩から亜硝酸塩への転換を減少させる。コレステロールを低下させ，血液凝固を抑制し，血圧を正常化する可能性がある	青ネギ，タマネギ，ニンニク，ニラネギの硫化物，アブラナ科の野菜のジチオールチオン
イノシトールリン酸（フィタン酸塩，イノシトール，五リン酸エステル）	金属イオンを結合して，それらがフリーラジカルを生成するのを防止し，がんの発生を予防する	穀類，ダイズ，ダイズ含有食品，穀物粒，ナッツ，種子（特にゴマとダイズで豊富）
石炭酸（カフェイン酸とフェルラ酸，エラグ酸）	抗がん性。胃発がん物質の形成を予防	ブルーベリー，サクランボ，リンゴ，オレンジ，西洋ナシ，ジャガイモ
タンパク質分解酵素阻害薬	トリプシンとキモトリプシンを結合する。がん細胞の発達を抑え，細胞の悪質な変化を抑制する。ホルモンの結合を阻害する。DNA修復を助け，がん細胞の分裂を遅くする可能性がある。腫瘍が，隣接した細胞を破壊するプロテアーゼを放出するのを防止する	ダイズ，他のマメ科植物，穀類，野菜
タンニン	抗酸化効果。発がん物質の活性化を阻害し，がんの成長を抑制する可能性がある	ブドウ，茶，レンズマメ，ワイン（赤，白），ササゲマメ
カプサイシン	血液凝固に影響を及ぼす	コショウ
クマリン（フェノール類）	酵素機能を保護する	柑橘類
クルクミン（フェノール類）	抗がん作用。発がん物質を活性化する酵素を抑制する。抗炎症作用と抗酸化作用	ターメリック，マスタード
モノテルペン（リモネン）	発がん物質の毒性を除く酵素の産生を引き起こす。がんの発生とがん細胞の増殖を阻害する。血液凝固とコレステロール濃度に有益な影響を及ぼす	柑橘類の皮と油，ニンニク

Grosvenor MB, Smolin LA. Nutrition. From science to life. Philadelphia: Harcourt College Publishers, 2002. より

炭水化物が不足している食事は，急激に筋と肝臓のグリコーゲンを減少させる。それは，短時間の疲労困憊運動（無酸素性の）で，そして，長時間の高強度持久運動（有酸素性の）において結果的にパフォーマンスに影響を及ぼす。これらの観察は，炭水化物摂取を推奨量より少なくするよう食事内容を変えているアスリートや身体的に活発な個人にあてはまる（第1章参照）。断食療法または有害な可能性がある低炭水化物高脂肪食，または低炭水化物高タンパク質食ばかりに頼ることは，体重管理，運動パフォーマンス，最適栄養，健康のために逆効果である。低炭水化物食は，活発な身体活動に関わるためのエネルギー供給の見地から非常に難点が多い[2,15]。中枢神経系機能と神経筋協調において炭水化物が重要な役割を担っているため，グリコーゲン貯蔵が少ない条件下では，トレーニングおよび競技において損傷の可能性が増大する。激しいトレーニングと競技の前，途中，回復時における炭水化物利用能の最適化については，第8章でより詳しく述べる。

運動中の脂肪の動員と利用

栄養および健康の状態，運動強度，持続時間によって，運動エネルギー必要量の30〜80％の脂肪を摂取する[3,36,45,52]。以下に示す3つの脂質供給源は，軽度〜中等度の運動の主要なエネルギーを供給する。

1. 脂肪細胞でトリアシルグリセロール貯蔵部位から放出され，血漿アルブミンに結合して遊離脂肪酸（FFA）として比較的ゆっくりと筋に輸送される脂肪酸。
2. 超低比重リポタンパク質（VLDL）とカイロミクロンとしてリポタンパク質に結合して循環している血漿トリアシルグリセロール。
3. 活動している筋自体の中にあるトリアシルグリセロール。

軽度および中程度の運動におけるエネルギーのための脂肪の使用は，脂肪組織（3倍の増加は稀でない）と運動筋を流れる血流量に密接に関係して変化する。運動で血流量が増加するにつれて，脂肪組織は運動している筋より多くのFFAを放出する。そのため，脂肪組織の貯蔵庫からの大量の脂肪が，エネルギー代謝に関与する。最大強度のトレーニングをしている男性と女性では，筋内トリアシルグリセロールからのエネルギーの寄与は15〜35％である[33,36]。

活動筋による取り込みの上昇および脂肪細胞からの放出と輸送の時間のずれから，運動開始時には，血漿FFA濃度は初期の一時的な低下を生じる。その後，脂肪組織からのさらなるFFAの放出（そして，同時にみられるトリアシルグリセロール形成の抑制）が，交感神経活性化とインスリンレベルの低下によるホルモン-酵素の刺激を介して起こる。殿部大腿部の脂肪細胞と比較すると，皮下の腹部脂肪細胞は，脂肪分解の特に活発な領域である。高強度の運動に移行するとき，脂肪組織からのFFA放出は静止レベルより増加させることができず，それは結局，血漿FFAの減少をもたらす。これは結果的に，筋のトリアシルグリセロール酸化を大きく増加させるとともに，筋のグリコーゲンの使用を増大させる（図5-9参照）[42]。

相対的なものであるが，軽い運動において大量の脂肪酸の酸化が起こる。例えば，脂肪燃焼は，有酸素性能力の25％の運動である軽い運動において，ほぼ全面的な原動力となる。中等度の運動中には，炭水化物と脂肪の燃焼はほぼ同じ程度のエネルギーとなる。脂肪の酸化は，運動が1時間以上にわたり，グリコーゲンが減少するにつれて，段階的に増加する。長時間にわたる運動の終わりのほうでは（少ないグリコーゲンの蓄えで），循環するFFAは，必要な総エネルギーのほとんど80％を供給する。図5-7は，6時間連続で運動した被検者における，この現象を示す。運動中に脂肪燃焼が増加し，炭水化物燃焼は持続的に低下する（呼吸商〈RQ〉によって表される。第6章参照）。運動の終わりのほうでは，運動のための総エネルギーの84％は脂肪分解に由来する。70年以上前に行われたこの実験は，長時間に及ぶ運動におけるグリコーゲン減少と，脂肪の酸化の重要性を示している。

アドレナリン，ノルアドレナリン，グルカゴン，成長ホルモンは，リパーゼを活性化させる。これは，脂肪組織から脂肪を分解し，FFAを動員する。運動は脂質生成ホルモンの血漿レベルを増加させるので，運動している筋は高エネルギーの脂肪酸基質の継続的な供給を受ける。筋内の生化学的な血管の調節など，骨格筋の活動と脂肪組織のリパーゼ活性の亢進は，中等度の強度の運動の間，トレーニングによって強化されたエネルギーとしての脂肪使用の増加を説明する助けとなる[13,14,30,46]。

長時間にわたる運動において増大される脂質代謝は，おそらく，運動の進行に伴って生じる膵臓のインスリン（脂肪分解の抑制物質）分泌の低下とグルカゴン分泌の増加による血糖のわずかな減少からもたらされる。この変化は，エネルギーのためにさらにFFA放出を刺激することにより，最終的に糖代謝を減らす。図5-8は，運動している筋によるFFA取り込みが1〜

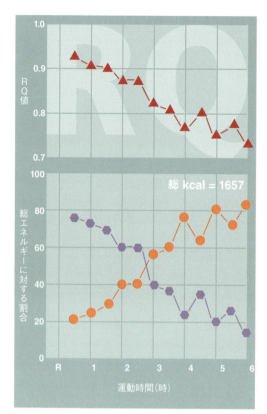

図5-7 上：6時間の継続した運動中で酸素摂取量が2.36 L/分で，呼吸商（RQ）が低下。下：炭水化物由来（紫色）と脂肪由来（オレンジ色）のエネルギーの割合（1 kcal=4.2 kJ）。(Edwards HT, et al. Metabolic rate, blood sugar and utilization of carbohydrate. Am J Physiol 1934; 108: 203. より改変)

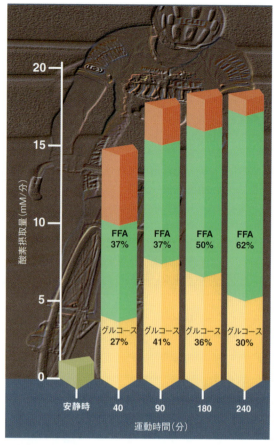

図5-8 長時間の運動中の，下肢の酸素と栄養素の取り込み。緑と黄色の領域は遊離脂肪酸（FFA）と血液中のグルコースの酸化による全酸素摂取量中の割合を示す。オレンジ色は血液に由来しない燃料の酸化を示す（筋のグリコーゲン，筋中の脂肪，タンパク質）。(Ahlborg G, et al. Substrate turnover during prolonged exercise in man. J Clin Invest 1974; 53: 1080. より)

4時間の中等度の運動の間，上昇することを示している。最初の1時間に脂肪はエネルギーの約50％を供給する。3時間後には，脂肪は総エネルギー必要量の最高70％を供給する。炭水化物の枯渇により，体内の脂肪の動員と酸化の能力によって支配され，運動強度はあるレベルまで低下する。興味深いことに，以前の運動でも，貯蔵よりむしろその酸化を支持する方向の回復で供給される食事脂肪の輸送を分割する[48]。これは，定期的な身体活動によって起こる体重増加の抑制を部分的に説明する可能性がある[32,51]。

長い期間高脂肪食を摂取すると，運動の間，脂肪の酸化能力を強化する酵素の適応が生じる[34,38]。第8章では，持久運動能力を高めるために食事を操作する効果について述べる。

▼運動強度の違いが差を生じる

運動の代謝割合に対する脂肪の寄与は，運動強度によって異なる。適切なトレーニングを積んだ被検者においては，脂肪の燃焼を最大にする運動強度は$\dot{V}O_2max$の55〜72％である[1]。図5-9は，有酸素性能力の25〜85％で自転車でトレーニングした男性における脂肪消費のダイナミクスを示す。軽度〜中等度の運動（最大強度の40％以下）中では，主に貯蔵された脂肪組織からの血漿FFAがエネルギー源となっている。運動強度を増加していくと，エネルギー使用のバランスが最終的には変わってくる。脂肪分解からの総エネルギー（すべての源から）は基本的に不変のままであったが，より強度の運動では血糖と筋のグリコーゲンが追加分のエネルギーを供給した。最大強度の85％の運動と25％の運動の間，脂肪からの総エネルギーは変わらなかった。このようなデータは，炭水化物（特に筋のグリコーゲン）が高強度の有酸素運動の間，主なエネルギー源として重要な役割を示すことを強調するものである。

▼栄養状態は重要な役割を果たす

脂肪分解またはその合成のダイナミクスは，"建築用ブロック"である脂肪酸分子の生物学的利用能に依存する。食事の後，エネルギー代謝が低いとき，消化

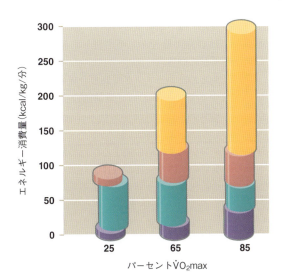

 筋のグリコーゲン　■ 血漿FFA
■ 筋のトリアシルグリセロール　■ 血漿グルコース

図5-9　$\dot{V}O_2$max の 25，65，85% の強度で自転車エルゴメーター運動を行っているトレーニングを積んだ人における，3 種類のアイソトープを用いて計算した定常状態での基質の消費，および間接的な熱量測定。運動の強度が増大するに従い，グルコースと筋のグリコーゲンの絶対的な使用が増加する。他方，筋のトリアシルグリセロールや血中の遊離脂肪酸（FFA）の利用は低下している。(Romijn JA, et al. Regulation of endogenous fat and carbohydrate metabolism in relation to exercise intensity and duration. Am J Physiol 1993; 265: E380. より)

BOX 5-1　有酸素運動により脂肪燃焼へ向かう

- 脂肪分解を促進し，脂肪細胞内での再エステル化を行う。
- トレーニングした筋内の毛細血管の増殖が起こり，小血管の総数および密度が増す。
- 筋細胞の形質膜を通る FFA の輸送の改善。
- カルニチンおよびカルニチンアシルトランスフェラーゼによる筋細胞内の脂肪酸の輸送の増加。
- 筋細胞のミトコンドリアのサイズと数の増加。
- 特にトレーニングした筋において，β-酸化，クエン酸回路代謝および電子伝達系に関与する酵素の質の改善。

プロセスは FFA とトリアシルグリセロールの細胞への輸送を増やす。脂肪の輸送が増加すると，次に，エステル化を通してトリアシルグリセロール合成を促進する。対照的に，中程度の運動では，エネルギーとして脂肪酸をさらに利用するために，活動している細胞の濃度を低下させ，トリアシルグリセロールのグリセロールと脂肪酸への分解を刺激する。並行して，運動中のホルモンの放出は脂肪組織における脂肪分解を刺激し，さらに活動している細胞への FFA 輸送を増やす。空腹時の長時間の運動は，エネルギー源として必要となる FFA を非常に増大させる。

▼運動トレーニングと脂肪代謝

定期的な有酸素運動は，軽度〜中程度の運動中に，活動している筋に貯蔵されているトリアシルグリセロールからの長鎖脂肪酸の酸化能を大きく改善する[29,31,37,39]。図5-10 は有酸素運動に続く最大下運動では脂肪の異化が有意に増え，それに相当して炭水化物の分解が減っていることを示す。脂肪細胞における脂肪分解反応の適応によって，トレーニングを積んだ人は，グリコーゲンが枯渇し疲労を経験する前の絶対的により高い強度の最大下運動レベルで運動することが可能になる。しかし，持久系アスリートでも，脂肪の酸化能力が改善されてもグリコーゲンを酸化してエ

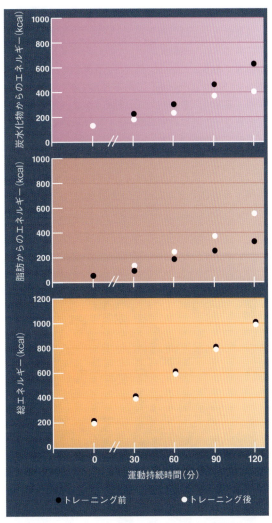

図5-10　トレーニングにより脂肪の異化が増大する。有酸素性トレーニングに続く一定の負荷で長時間の運動中，脂肪の酸化は有意に増加し，それに比例して炭水化物の分解は低下する。炭水化物の節約適応は以下の2つの経路で起こる。(a) 脂肪組織から脂肪酸の遊離（血中乳酸の低下により増大する），(b) 持久運動トレーニングを行った筋で脂肪の蓄積が増加。(Hurley BF, et al. Muscle triglyceride utilization during exercise: effect of training. J Appl Physiol 1986; 5: 62. より)

ネルギーとして用いる有酸素運動のレベルを長い間維持することはできない。その結果，体格のよい持久系アスリートは，持続する無酸素運動である最大強度に近い運動では，ほぼすべて貯蔵グリコーゲンに頼る。

図5-11は，トレーニングした筋およびトレーニングしていない筋における，種々の燃焼基質の運動時の代謝への寄与度を示している。重要な点は，BOX 5-1に示している6つの機序によって，中等度の強度の運動においてトレーニングした脚でのFFAの取り込みが多くなっている（そしてその結果，限りあるグリコーゲンの予備を保存する）ことである。

運動中のタンパク質の利用

栄養学者や運動生理学者は，長年，アミノ酸が運動中に異化され，運動後にタンパク質の合成にアミノ酸が必要であることから，タンパク質摂取の推奨量は大まかな"安全の許容範囲"であるとしてきた。過去100年間，運動中，タンパク質があまりエネルギーとして使われないことに対する理由として，以下の3点があげられてきたのである。

1. タンパク質の主な役割は，組織の合成のための建築用のブロックであるアミノ酸を提供することである。
2. 初期の研究では，尿素窒素の排出の結果から持久運動中にはごく少量のタンパク質しか分解されないことを示している。
3. レジスタンストレーニングで筋の合成のためにタンパク質が必要であるという理論的な計算と実験からのエビデンス。

運動時のタンパク質出納に関する最近の研究では，エネルギー消費の状態や栄養状態により，タンパク質が以前に考えられていたよりもさらに多くエネルギー源として使われているという注目すべき議論があった[4,10,40,47,50]。これは，肝臓からよりも主に筋からの分岐鎖アミノ酸（アミノ酸核の側鎖が分岐していることより），ロイシン，バリン，イソロイシンの酸化によるものである。図5-4に示したように，炭水化物の蓄えが十分あるときのタンパク質の分解より，炭水化物が枯渇した状態の持久運動ではかなり多くのタンパク質の異化が起こることを示している。また，高い強度のトレーニングでエネルギー摂取がエネルギー消費量に見合わないとき，推奨量の2倍のタンパク質摂取でも窒素出納を維持できない。このように，食事は筋量を増したり，筋力を維持するために変更されたトレーニングの処方に対してマイナスに働くことがある。

一般にタンパク質分解は運動でわずかに増加するが，筋のタンパク質合成は持久性の筋力トレーニングの後，著明に上昇する。図5-12は，有酸素運動4時間後に，筋タンパク質合成率は10～80%増加する（標識されたロイシンを筋に導入して測定する）ことを示している。それは，少なくとも24時間上昇し続けた[9]。このように，(a) 長時間の運動や高い強度のトレーニング・運動からの回復の間に起こるタンパク質分解の

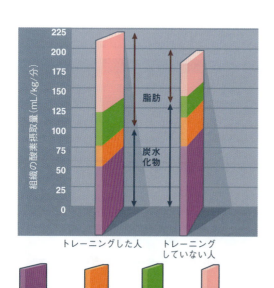

図5-11 トレーニングを行った脚の筋と行っていない筋における，種々の基質のエネルギー代謝における推定される寄与度。FFA：遊離脂肪酸。(Saltin B, Åstrand P-O. Free fatty acids and exercise. Am J Clin Nutr 1993; 57(suppl): 752S. より)

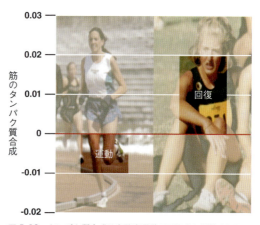

図5-12 タンパク質合成は有酸素運動の回復中に刺激される。値は，期間中同じ食事を摂取した対照群と運動群との差で表す。(Carraro F, et al. Whole body and plasma protein synthesis in exercise and recovery in human subjects. Am J Physiol 1990; 258: E821. より)

増加，(b) 運動からの回復の間のタンパク質合成の増加という2つの点から，運動トレーニングに関係するタンパク質摂取量の勧告を再評価することとなった。第7章では，強度の高いトレーニングを行う人のためのタンパク質推奨量の適切性について述べる。

まとめ

1. ATP産生のための主要経路は，運動の強度と時間により異なる。
2. 短時間の全力の運動（100 mダッシュ，重い重量をもち上げる）において，筋内の貯蔵ATPとPCr（即時のエネルギーシステム）が，運動に必要なエネルギーを提供する。
3. 高強度のより長い時間（1～2分）の運動には，嫌気的解糖（短期のエネルギーシステム）が，エネルギーを提供する。
4. 運動が数分を超えて続くとき，有酸素性のシステム（長期のエネルギーシステム）が優勢となり，またその際には酸素摂取量が重要な因子となる。
5. 筋のグリコーゲンと血糖は，10秒を超える高強度の無酸素運動の間，主要な燃料となる。貯蔵されたグリコーゲンも，持続性の高いレベルの有酸素運動（例えば，マラソン，長距離の自転車と持久水泳）において，エネルギー代謝の重要な役割を果たす。
6. トレーニングした筋では，ミトコンドリアの酸化能が亢進しグリコーゲンの蓄積が増すことにより，エネルギーとして炭水化物を有酸素的に異化する能力が増大する。
7. 有酸素運動能の等しい割合の最大下運動時において，女性のほうが男性より総エネルギーに対する炭水化物の酸化の割合が少ない。有酸素性トレーニングにより，女性は男性よりも脂肪異化が大きくなる。
8. 炭水化物の少ない食事により，筋と肝臓のグリコーゲンが枯渇しやすくなる。そしてこのことは，有酸素運動能と長時間の強い有酸素運動に大きく影響する。
9. 脂肪は軽度～中等度の運動時のエネルギー必要量の約50%に寄与している。貯蔵脂肪（筋内と脂肪細胞由来）の役割は，長時間の運動の後半のほうでより重要になる。この状態で，脂肪酸の分子（主に血液中のFFA）が運動に必要なエネルギーの80%以上を供給する。
10. 炭水化物が枯渇したとき，身体が脂肪を動員して酸化できるレベルまで，運動の強度は低下する。
11. 有酸素性トレーニングは長鎖脂肪酸の酸化を増大させるが，特に軽度～中等度の運動中に活動している筋で，トリアシルグリセロール由来の脂肪酸の酸化を増やす。
12. 増加した脂肪の酸化はグリコーゲンの使用を節約し，トレーニングした人においてグリコーゲンが枯渇し疲労を感じる前の絶対的に高いレベルでの最大下運動を可能とする。
13. 高脂肪食は脂肪の利用を大きくする適応を起こす。しかし，このような食事をとることによって運動やトレーニングによる有益な効果があるという一致した信頼できる研究は，現在のところない。
14. タンパク質は以前考えられていたより，栄養状態や運動や競技の強度によっては，エネルギー源として多く使われる。これは特に分岐鎖アミノ酸であてはまる。これは肝臓よりも筋内で多く酸化される。
15. 高い強度の運動トレーニングを行う人にとってのタンパク質摂取の推奨量を再検討すべきである。運動時にタンパク質が分解され，また回復時にはタンパク質の合成が増すことを説明する必要がある。

第6章

食物と運動時のエネルギーの測定

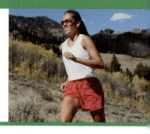

すべての生物学的な機能はエネルギーが必要である。炭水化物，脂質，タンパク質の三大栄養素は，生物学的仕事をするために必要なエネルギーを含んでいることから，エネルギーは食物および身体活動を分類するための共通の要素となっている。

食物エネルギーの測定

カロリー：エネルギー測定の単位

1 kcal は1 kg（1 L）の水を1℃上昇させるのに必要な熱量である（特に14.5℃から15.5℃に）。よって**キログラムカロリーまたはキロカロリー（kcal）**が実際にはよく使われている。例えば，ある食物が 300 kcal であるとすると，この食物は 300 L の水を1℃上げるエネルギーをもっていることになる。

それぞれの食物は，それぞれ異なる量のエネルギーをもっている。カップ半分のピーナッツバターが 759 kcal であるとすると，759 L の水を1℃上昇させることができる熱エネルギーをもっていることを示す。温度は熱量測定に影響する。物を温めるということは，エネルギーをその対象物に移行させるということで，以下の単位間の関係が成り立つ。

$$1 \text{ cal} = 4.184 \text{ J}$$
$$1 \text{ kcal} = 1000 \text{ cal} = 4184 \text{ J} = 4.184 \text{ kJ}$$

ジュール（J）または**キロジュール（kJ）**はエネルギーを示す国際標準単位（SI 単位）である。キロカロリーをキロジュールに変換するときには，キロカロリーを4.184倍すればよい。例えばカップ半分のピーナッツバターは 759 kcal×4.184，すなわち 3176 kJ である。**メガジュール（MJ）**は 1000 kJ である（これは取り扱いできないほど大きな値である）。ジュールはイギリス人科学者の Prescott Joule 卿（1818〜1889）の名前にちなんでつけられた。彼はパドルの回転がどのようにして水を温めるのかについて研究をした。Joule は運動をしたことの直接的な結果として水の温度が上昇したと考え，パドルの回転が水にエネルギーを与えたと結論づけた。

食物のエネルギー総量

研究室では図 6-1 に示すような**ボンブ熱量計**が，いろいろな食物の三大栄養素の総エネルギー量を測定するのに使用されている。ボンブ熱量計による測定は基本的な**直接熱量測定法**であり，食物を完全に燃焼させることにより発生する熱量を測定する。

図 6-1 に示すように，食物を高圧酸素とともに密閉容器の中に入れる。食物と酸素の混合物に接した電気点火装置に電流を流し火花を散らす。食物は燃焼し，チャンバーのまわりの水がその燃焼による発生熱を吸収する。熱量計は完全に外界と遮断されているので，水の温度上昇は食物の酸化（燃焼）により発生した熱に**直接**影響される。

産生熱量は，食物酸化による食物からの熱放出による。それは食物の総エネルギー量に相当する。例えば，燃焼熱量計による測定では小さじ1杯のマーガリンは 100 kcal の熱エネルギーを放出する。これは，1.0 kg の氷水を沸騰させるのに必要な熱量に相当する。食物の酸化経路は，生体内とボンブ熱量計では異なるが，食物の総量は酸化経路にかかわらず同じである。

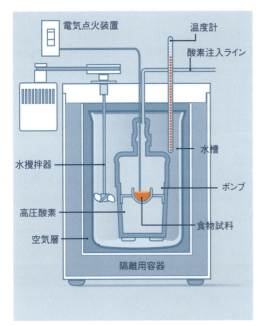

図 6-1 食物のエネルギー値を直接測定できるボンブ熱量計。

▼炭水化物

炭水化物の熱量は，それぞれの分子構造により異なる。グルコースの熱量は，1gあたり3.74kcalであり，グリコーゲン（4.19kcal）やデンプン（4.2kcal）より約12%少ない。炭水化物1gの平均熱量は，一般に4.2kcalといわれている。

▼脂質

脂質の熱量は，トリアシルグリセロール分子の脂肪酸成分の構成により異なる。例えば，1gの牛肉または豚肉の脂肪は9.50kcalに相当し，1gのバターの脂肪は9.27kcalである。肉や魚や卵脂質1gの平均エネルギーは9.50kcalである。野菜中の脂質1gは9.25kcalで，果物の脂質1gは9.30kcalである。脂質の平均熱量は9.4kcal/gである。

▼タンパク質

食物中のタンパク質が燃焼するときに放出される熱量は，(a) 食物中のタンパク質のタイプ，(b) タンパク質中の窒素化合物の相対含量，2つの要因により変化する。卵，肉，トウモロコシ，マメ類（タチナタマメ，リママメ，白インゲン，ダイズ）中の普通のタンパク質は，約16%の窒素を含み，1gあたり平均5.75kcalの熱量に相当する。他の食物で窒素含量がいく分多いものは，ほとんどのナッツや種子で18.9%，全粒小麦，ライ麦，キビ，大麦では17.2%である。もう少し窒素含量が少ないその他の食物では，全乳が15.7%，フスマ15.8%である。タンパク質1gの平均熱量は5.65kcalである。

▼三大栄養素のエネルギー価比較

三大栄養素の平均熱量（炭水化物4.2kcal/g，脂質9.4kcal/g，タンパク質5.65kcal/g）を比較すると，脂質は1gあたりタンパク質より約65%多く，炭水化物よりも120%多いことが，ボンブ熱量計によりそれぞれを完全に酸化させることで証明されている。第1章で述べたように，脂質分子は炭水化物分子やタンパク質分子よりも水素原子を多く含んでいる。例えばありふれた脂質であるパルミチン酸は，$C_{16}H_{32}O_2$である。脂質の水素原子と酸素原子の割合は，常に炭水化物の水素原子と酸素原子の割合の2倍以上である。単純にいうと，脂質分子は，分割され引き続き酸化されてエネルギーを産生できる水素を，炭水化物やタンパク質よりも多く含んでいるということである。

以上の議論より，脂質の豊富な食物は脂質を含んでいない食物よりも，どちらかというと高エネルギーであると結論づけることができる。1杯の全乳は160kcalであるが，脱脂乳は90kcalである。約0.95Lの全乳を脱脂乳に変更したとすると，1年で体脂肪約11.3kgに相当するカロリーを減少させることができる。他の食事は同じだとすると，3年では約34.0kgである。このような理論的考察は，全乳と脱脂乳では脂質含量以外はまったく同じであるという机上の空論に近いものがある。240mLの脱脂乳は全乳より飽和脂肪酸（0.4：5.1g）とコレステロール（0.3：33mg）も有意に少ない。

食物の正味のエネルギー価

食物の直接の熱量測定による総エネルギー価と生体が実際に利用できる正味のエネルギー価では，異なった値になる。これは生体がタンパク質中の窒素成分を酸化できないため，特にタンパク質で顕著である。生体では，窒素原子は尿素（NH_2CONH_2）のかたちで水素と結合し，尿中に排泄される。この水素の窒素への結合により，約19%のタンパク質エネルギーを喪失する。この水素の喪失により，1gのタンパク質がボンブ熱量計により完全に酸化されると5.65kcalのエネルギーを放出するが，生体では4.6kcalの熱量しか取り出せない。炭水化物や脂質（窒素を含まない）は，生体がボンブ熱量計による熱量測定値と同じ熱量を取り出せる生体燃料である。

▼消化吸収率

消化の効率は三大栄養素のカロリー値に影響を与える。栄養学的には**消化吸収率**といわれており，この消化効率は食物の消化や吸収を行うのに必要な生体代謝活動を除いた％で示される。腸管では吸収できない食物の残りは便として排泄される。食事中の繊維は消化吸収率を低下させる。繊維含量の高い食事では，同じカロリー含量であっても繊維が少ないものと比べると，吸収されるエネルギー量が少ない。この違いは，繊維が腸の中での食物の動きを速め，吸収時間を減少させることによる。また，繊維は機械的に腸の表面にびらんを生じさせ，エネルギーがさらに必要となる。

表 6-1 にさまざまな食物の栄養素の消化吸収率，熱量，正味のエネルギー価を示す。三大栄養素が完全に消化吸収される相対的値の平均は，炭水化物 97％，脂質 95％，タンパク質 92％ である。消化吸収率には，太った人とやせた人で少し差がある。しかし個々のカテゴリーの中では消化効率にかなりの差がある。タンパク質の消化吸収率は，マメ類などの繊維を多く含むものでは低く 78％ であり，動物由来のタンパク質では高く 97％ である。植物タンパク質は比較的消化吸収率が低いので，体重を落とすために野菜をとることが望ましいという人がいる。このことは，菜食主義的なダイエットは，適切な量と質のタンパク質をとることが大切であるということを強調するものである（第 1 章参照）。

BOX 6-1 に示すように，正味のエネルギー価の平均は端数のない数値で**アトウォーター係数**と呼ばれる（htt://www.sportsci.org/news/history/atwater/atwater.html）。

これらの値は，19 世紀の化学者でヒトの栄養学やエ

BOX 6-1 アトウォーター係数	
炭水化物	4 kcal/g
脂質	9 kcal/g
タンパク質	4 kcal/g

表 6-1 摂取タンパク質，脂質，炭水化物の消化吸収率，熱量，正味の生理的エネルギー価

食物群	消化吸収率 (%)	熱量 (kcal/g)	正味のエネルギー (kcal/g)
タンパク質			
肉，魚	97	5.65	4.27
卵	97	5.75	4.37
乳製品	97	5.65	4.27
動物食（平均）	97	5.65	4.27
穀類	85	5.80	3.87
マメ類	78	5.70	3.47
野菜	83	5.00	3.11
果物	85	5.20	3.36
野菜食（平均）	85	5.65	3.74
総タンパク質	**92**	**5.65**	**4.05**
脂質			
肉，卵	95	9.50	9.03
乳製品	95	9.25	8.79
動物食	95	9.40	8.93
野菜食	90	9.30	8.37
総脂質	**95**	**9.40**	**8.93**
炭水化物			
動物食	98	3.90	3.82
穀類	98	4.20	3.11
マメ類	97	4.20	4.07
野菜	95	4.20	3.99
果物	90	4.00	3.60
砂糖	98	3.95	3.87
野菜食	97	4.15	4.03
総炭水化物	**97**	**4.15**	**4.03**

Merrill AL, Watt BK. Energy values of foods: basis and derivation. Agricultural handbook no. 74, Washington, DC: U. S. Department of Agriculture, 1973. より
[a] 正味の生理学的なエネルギー価は尿中へのエネルギー喪失を補正し，消化吸収率に熱量をかけたものとして計算される

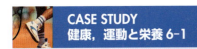

CASE STUDY
健康，運動と栄養 6-1

機能性食品をどのように定義するか

食物の評価は，その三大栄養素（炭水化物，脂質，タンパク質）や微量栄養素（ビタミン，ミネラル）含量の分析によるだけではない．ファイトケミカルのような他の物質が，いろいろな果物，野菜，穀物，マメ類，ナッツ，種子，ハーブ，スパイス，茶から同定されている．4000以上のファイトケミカルが同定され，そのうち約150が細かく解析されている．これらのファイトケミカルは植物自体を太陽光や昆虫の侵入から守るだけでなく，人に摂取されて有用な効果を発揮する．このような効果をもつ食物成分は，いくつかの魚からみつかっているオメガ3脂肪酸のように心臓病のリスクを軽減し，動物由来のもの（ズーケミカル）もある．

機能性食品とは？

機能性食品の一般的な定義は明確ではなく，米国の食品規制の法律ではいまだ定義されていない．そして機能性食品は，伝統的な栄養物（タンパク質，脂質，炭水化物，ビタミン，ミネラル，熱量など）以上に身体に有益な影響を与える食物や食物成分であると一般的に考えられている．

果物や野菜などの未加工の自然食品は単純な機能性食品である．栄養分で強化されるか，ファイトケミカルまたはズーケミカルで強化された食品は，"加工された"機能性食品と称される．

米国での機能性食品の規制

機能性食品はそれぞれ，従来の食物，食品添加物，サプリメント，医療食，ある特定の料理に使うものなど多くのカテゴリーに分類されることから，機能性食品の規制は依然，混乱している．特定の機能性食品や機能性成分のカテゴリーは，メーカーが製品をどのように考えて市場に出すかに影響される．1990年に施行されたNutrition Labeling and Education法（表1）にそっ

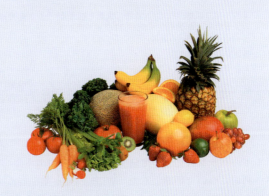

表1 FDAにより承認された機能性食品

機能性食品	主要成分	健康への有益性	科学的根拠
低脂肪食の一部としての低脂肪食品（チーズ，スナック菓子，肉，魚，乳製品）	総脂質や飽和脂肪が少ない	がんとCHDのリスクを減らす	臨床研究
砂糖のかわりに糖アルコール類を含む食物（ガム，キャンディー，飲み物，スナック菓子）	糖アルコール	虫歯のリスクを減らす	臨床研究
オートミール/オートブラン/全粒オート麦食品	βグルカン可溶性繊維	コレステロールを減らす	臨床研究
低脂肪乳	カルシウム	骨粗しょう症のリスクを減らす	臨床研究
野菜，果物	ビタミン，ファイトケミカル，繊維	がんとCHDのリスクを減らす	疫学研究/動物実験
葉酸を添加したシリアル	葉酸	神経管欠損症のリスクを減らす	臨床研究
ジュース，パスタ，米，スナックバー，その他高カルシウム食物	カルシウム	骨粗しょう症のリスクを減らす	臨床研究
加工したマーガリン製品	植物ステロール，植物スタノールエステル類	CHDのリスクを減らす	臨床研究
ダイズ	ダイズタンパク質	正常で健康なコレステロールレベルの維持を助ける	臨床研究
サイリウム含有食物（パスタ，パン，スナック菓子）	サイリウム繊維	CHDのリスクを減らす	臨床研究

Position of the American Dietetic Association, functional foods. J Am Diet Assoc 1999; 99: 1278. より
CHD：冠動脈疾患

た米国食品医薬品局（FDA）承認のラベルをつけて販売するのが，最も一般的な取り組み方法である。この法律によって権威づけられている健康食品は，食物成分と疾患やその他の健康関連の状態（リスク軽減に関わる）について明記されている。いくつかの機能性食品は日常的に使用するサプリメントに分類され，FDAの承認は必要ない。

摂取量と健康に対する効果の程度

機能性食品のうち，摂取量がはっきり規定されているものはわずかである。表2に健康に最適な機能性食品や食物成分のおよその摂取量を示す。

表2 いくつかの機能性食品のおよその摂取量とその効果

食物/食物成分	摂取量	疾患との関連性
緑茶または紅茶	4〜6カップ/日	胃がんと食道がんのリスクを減らす
ダイズタンパク質	25 g/日	低比重リポタンパク質コレステロールを低下させる。全体的にコレステロール代謝を改善
	60 g/日	更年期症状を緩和する
ニンニク	600〜900 mg/日	更年期症状を緩和する
野菜，果物	5〜9サービング/日	がんのリスクを減らす（大腸がん，乳がん，前立腺がん）。血圧を下げる
フラクトオリゴ糖（FOS）（食物に食感を加える炭水化物で，キクイモ，エシャロット，オニオンパウダーで認められる）	3〜10 g/日	血圧，コレステロール値を下げる。脂質代謝に有益。腸管系の機能を改善
n-3脂肪酸が豊富な魚	>180 g/週	心臓病のリスクを減らす
グレープジュース	240〜480 mL/日	血小板凝集の低減
赤ワイン	240 mL/日	血小板凝集の低減

Position of The American Dietetic Association, functional foods. J Am Diet Assoc 1999; 99: 1278. より

ネルギーバランスについて研究し食物からのエネルギー利用について明確にした，Wilbur Olin Atwater（1844〜1907）にちなんで名づけられた。実験的あるいは治療的に正確に必要なエネルギー量が必要なときを除いて，アトウォーター係数が典型的な食物の正味の代謝エネルギーを示す。アルコール摂取では，1 g（1 mL）の純アルコール（200プルーフ）あたり7 kcal（29.4 kJ）の値が得られる。生体が利用できる代謝エネルギーとは，アルコールの利用効率を他の炭水化物の利用効率と同等に現したものである[15]。

食事のエネルギー価

アトウォーター係数は，食物の種類と重さから食物のエネルギー含量を計算できる。表6-2にチョコレートチップアイスクリーム100 gのkcal値を計算する方法を示した。研究室での解析より，このアイスクリームはタンパク質3%，脂肪18%，炭水化物23%，水56%を含む。よって，アイスクリーム1 gあたりタンパク質0.03 g，脂肪0.18 g，炭水化物0.23 gを含む。これらの成分値とアトウォーター係数を用いて，チョコレートチップアイスクリームのgあたりのkcal値を以下に示す。正味のkcal値は，タンパク質0.03 gは0.12 kcal（0.03×4.0 kcal/g），脂質0.018 gは1.62 kcal

表6-2 三大栄養素の組成からのカロリー計算法

食物：アイスクリーム（チョコレートチップアイスクリーム）
重量：3/4カップ＝100 g

	組成		
	タンパク質	脂質	炭水化物
割合	3%	18%	23%
合計 g	3	18	23
1 gあたり	0.03	0.18	0.23
1 gあたりのカロリー	0.12	1.62	0.92

$(0.04 \times 4.0\ kcal) + (0.18 \times 9.0\ kcal) + (0.23 \times 4.0\ kcal)$
1 gあたりの総カロリー：$0.12 + 1.62 + 0.92 = 2.66\ kcal$
100 gあたりの総カロリー：$2.66 \times 100 = 266\ kcal$
脂質によるカロリーの割合：$(18\ g \times 9.0\ kcal/g) \div 266\ kcal = 60.9\%$

（0.18×9 kcal/g），炭水化物0.23 gは0.92 kcal（0.23×4.0 kcal/g），である。それぞれの栄養素のエネルギー価を合わせると，チョコレートチップアイスクリームはgあたり2.66 kcal（0.12＋1.62＋0.92）となる。100 gであれば100倍，すなわち266 kcalである。脂質の総カロリーに占める割合は69%（162脂質kcal÷266総kcal）。同様の計算が他の食物でもできる。もちろん，食物の部分的な量（または脂質が豊富なソースやクリームの添加，果物の使用，カロリーフリーの食べ物）によりカロリー値は増減する。

食物のカロリー値の計算は時間がかかり骨の折れるものである。米国や他のいくつかの政府機関は，何千種もの食物の栄養値を評価，編集してきた。最も総合的なデータバンクは U.S Nutrient Data Bank（US-NDB）で，米国農務省（USDA）の Consumer Nutrition Center により維持され[10]，コンピュータ化されたこのデータバンクは Bureau of Nutritional Sciences of Health and Welfare Canada により運営されている[8]。USDA nutritional database のデータを使うための多くの市販のソフトがあり，わずかな料金でそのソフトをダウンロードできる（USDA food Composition Database は http://ndb.nal.usda.gov/ndb/ でみることができる）。

種々の異なる食物から同じ量のカロリーを摂取するには，それぞれの食物の量を増減しなければならないであろう。例えばニンジン，セロリ，ピーマン，グレープフルーツ，中くらいの卵，マヨネーズの6種類の食物それぞれから 100 kcal を摂取するためには，ニンジンでは5本，セロリの茎では20本，ピーマンでは6.5カップ，大きなグレープフルーツでは1個，卵では1と1/4個，マヨネーズではわずかに大さじ1杯となる。座っていることが多い平均的な成人女性の1日に必要なエネルギーである 2100 kcal を満たすためには，セロリの茎では420本，ニンジンでは105本，ピーマンでは136個，卵では26個必要であるが，マヨネーズではわずかに1と1/2カップあるいはサラダオイルでは 240 mL とればよい。このことは，脂肪が少なくて水分量が多い食物に比べて，脂肪の多い食物はかなりカロリーが高いということを如実に物語っている。

カロリーというものは，その素材に関係なく食物のエネルギー単位であるということも考慮すべきである。したがってエネルギー論の見地からいえば，マヨネーズから得られる 100 kcal はセロリの茎20本から得られる 100 kcal と同じである。人はより多く食物を食べれば，その分より多くのカロリーを消費することになるが，脂肪の多い食品はわずかでも，かなりの量のカロリーに相当する。このことから，しばしば"太ること"は脂肪を含む食物を食べることと同義に使われる。各個人の摂取カロリーは，食べた量が少なくても多くても，摂取したすべてのエネルギーの和に等しい。実際には，セロリでも食べ過ぎれば人は太るのである。第7章では座っていることの多い人やいろいろなアスリートを含む活動的な人それぞれの1日のエネルギー摂取について考える。

まとめ

1. キロカロリー（kcal）は食物のエネルギー価を表す熱量の単位である。
2. 食物エネルギーはボンブ熱量計で直接的に測定できる。
3. 燃焼熱はボンブ熱量計で食物を完全に酸化させることにより食物から放出された熱量を示す。総エネルギー価は，炭水化物1gあたり 4.2 kcal，脂質1gあたり 9.4 kcal，タンパク質1gあたり 5.65 kcal である。
4. 消化吸収率は体内で消化し吸収された食物の割合である。
5. 消化吸収率の平均は，炭水化物で97％，脂質で95％，タンパク質で92％である。よって正味エネルギー価（アトウォーター係数として知られている）は炭水化物1gあたり 4 kcal，脂質1gあたり 9 kcal，タンパク質1gあたり 4 kcal である。
6. アトウォーターのカロリー値を用いて，食物中の炭水化物，脂質，タンパク質含量からすべての食物のカロリーを計算することができる。
7. カロリーは食物素材に関係しない熱量の単位である。エネルギーの観点からいえば，ホイップクリームとヘーゼルナッツをトッピングした 500 kcal のアイスクリームは，500 kcal のスイカ，500 kcal のチーズとペパロニのピザ，または 500 kcal のサーモンとタマネギとサワークリームのベーグルよりも人をより太らせることはない。

ヒトのエネルギー消費量の測定

身体から産生されるエネルギー

直接熱量測定，間接熱量測定および二重標識水法は，安静時および労作時の身体から産生されるエネルギー（エネルギー消費量）を測定する最も一般的な方法である。

▼直接熱量測定

すべての生体内の代謝過程では，最終的な結果として熱産生が起こる。1970年代に，フランスの化学者 Antoine Lavoisier（1743～1794）らは，安静時および労作時のエネルギー消費量を直接測定する端緒となった（http://scienceworld.wolfram.com/biography/Lavoisier.html）。図6-1 に示したボンブ熱量計に使われているものと同じアイディアで，ヒトの熱産生を測定する簡便で巧妙な方法である。

図6-2 に示したヒト用熱量計は，酸素が供給されて，ヒトが長い間住み動き回れるような密封された部屋からできている[1]。量がわかっている特定の温度の

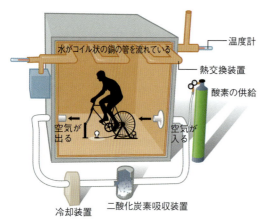

図6-2 ヒト用熱量計では，直接エネルギー代謝（熱産生）を測定している。アトウォーター–ローザの熱量計では，シート状の薄い銅の管が壁の中にあって熱交換器が上に取りつけられており，その中を水が通っている。2℃に冷やされている水が速い速度で流れており，運動中の被検者から放散された熱をすばやく吸収する。被検者が安静にしているときには，温かい水がゆっくりと流れる。図に示した初期の自転車エルゴメーターでは，後輪は電球をつける発電機のシャフトに接している。後続の型のエルゴメーターでは後輪の一部が銅でできている。車輪は発電出力を正確に測定できる電流を生じる電磁場の広がりの中で回転する。

水が部屋の天井にあるコイル状の管を循環する。この水は，熱量計の中にいる間，ヒトにより産生され，放射された熱を吸収する。断熱されて部屋全体が外部から影響を受けないため，水の温度のどのような変化もヒトのエネルギー代謝と直接関係がある。適切な換気のため，ヒトが呼出した空気は，湿気を取り除き，二酸化炭素を吸収する薬剤を通過し，この部屋から出ていく。この空気は酸素が加えられ，部屋を再循環する。ヒトにおいて熱産生を直接測定することは重要で理論的な意味があるが，その応用は限られている。熱量計での正確な熱産生の測定は，かなりの時間と費用，そしてとてつもない技術的な熟練が必要である。したがって，この熱量計はスポーツ，職業およびレクリエーション活動などのエネルギーの測定に用いられることはまずない。

▼間接熱量測定

エネルギーを放出する体内のすべての反応は，究極的には酸素を利用する。有酸素運動中のヒトの酸素の摂取量を測定することにより，間接的ではあるが，正確なエネルギー消費量を推定できる。間接熱量計は直接熱量計より比較的操作が簡単で，維持のための費用も安い。

酸素のカロリーへの変換

ボンブ熱量計での研究は，1Lの酸素で，炭水化物，脂肪，タンパク質の混合物が燃焼したとき4.82 kcalの熱が放出されることを示した。代謝の混合物が大きく変わっても酸素に対する熱量の値はほんの少ししか変化しない（通常2〜4%）。混合食の代謝を考えると，安定した有酸素性代謝状態における酸素1Lあたり5.0 kcalという丸めた値がエネルギー消費量推定の適当な変換係数であろう。どのような有酸素の身体活動でも，カロリー（エネルギー）に置き換えるエネルギー–酸素が5.0 kcal/Lというのは簡便な尺度である。実際，間接熱量計はほとんどの身体運動の際のエネルギー（カロリー）を定量化するもとになっている。

閉鎖回路式呼吸測定法および開放回路式呼吸測定法が，一般に用いられる間接熱量の2つの測定法である。

閉鎖回路式呼吸測定法

図6-3は，1980年代に開発され現在も病院や研究所で安静時のエネルギー消費量の測定に用いられている閉鎖回路式呼吸測定の方法を示している。被検者はあらかじめ充満した容器（呼吸測定器）から100%の酸素を吸入する。被検者は呼吸測定器の中のガスを何度も呼吸するので，この器械は"閉鎖回路"となっている。呼吸の回路の中の容器に入れたソーダ石灰（水酸化カリウム）は呼気ガス中の二酸化炭素を吸収する。呼吸計測器についている円筒が一定の速度で回転し，システムの容積の変化から酸素摂取量を記録する。

閉鎖回路を用いた酸素摂取量の計測は，運動時には問題がある。被検者は大きな機器の近くにいなければならないし，深い呼吸をするときの回路の抵抗はかなり大きく，強い運動時に二酸化炭素を取り除く速度は不十分である。このような理由から，運動時の酸素摂取量の測定には，閉鎖回路でなく，開放回路式呼吸測定法が広く使用されている。

開放回路式呼吸測定法

開放回路式呼吸測定法では，被検者は安定した濃度組成の外気を吸い込む。すなわち，酸素濃度が20.93%，二酸化炭素濃度が0.03%，窒素濃度が79.04%である。窒素の分画には小量の作用のないガスが含まれている。外気と比べて，呼気ガス中の酸素と二酸化炭素の割合の変化は，そのとき行われているエネルギー代謝を間接的に反映している。したがって，2つの因子，すなわち一定の時間に呼吸した量と呼気中のガスの内訳の分析は酸素摂取量を測定する有用な方法であり，またエネルギー消費量も推定できる。

以下の4種類の一般的な間接熱量測定法により，種々の身体活動中の酸素摂取量を測定できる。

1．携帯呼吸測定法
2．バッグ法
3．コンピュータ化された機器による測定

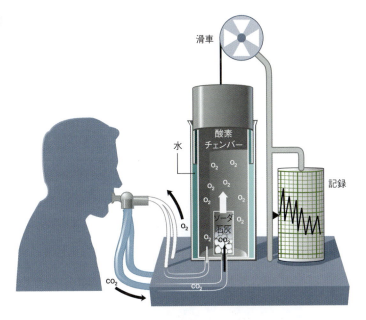

図6-3 閉鎖回路式では，100%の酸素を前もって充満した呼吸測定器を用いる。被検者が呼吸測定器から呼吸し，ソーダ石灰が呼気中の二酸化炭素を取り除く。

4．二重標識水法

携帯呼吸測定法 1940年代初期にドイツの科学者らは，運動中にエネルギー消費量を間接的に測定できる，軽量で携帯できるシステムをつくり上げた（最初は，20世紀になる頃，ドイツの呼吸生理学者 Nathan Zuntz〈1847〜1920〉による）[11]。身体活動は，例えば完全武装して移動する軍事行動，戦車や飛行機などの輸送手段，兵士が戦闘行動中に遭遇する肉体的な任務などであった。被検者は，図6-4に示す3kgの箱形のリュックサックのようなものをもち運んだ。吸入した外気は2方向性のバルブを通り，呼出したガスはガス計測器へ出て行く。計測器は呼気ガスのすべての量を測定し，またその中から小量のガス試料を集め，後で酸素と二酸化炭素の量を測定する。その結果，測定期間中の酸素摂取量とエネルギー消費量が決定される。

携帯式の呼吸測定器の導入により，かなり自由に動き回ることができるようになった。例えば，山登り，スキーの滑降，セーリング，ゴルフ，そして一般的な家事などのいろいろな活動である。この機器は非常に強い運動を行う場合は，少しかさばって扱いにくい。またこの計測器は，強い運動によって呼吸が速いときには，ガスの量を少なめに測定する。

バッグ法 図6-5A，Bに，バッグによる測定法を示す。図6-5Aの被検者は，2方向性の高速度で抵抗の少ない呼吸弁を備えたヘッドギアをつけて自転車エルゴメーターをこいでいる。彼は外気を一方の弁を通して呼吸し，もう一方の弁から息を吐き出している。空気はテント地あるいはプラスチックのダグラスバッグ（有名なイギリスの呼吸生理学者 Claude G. Douglas〈1882〜1963〉に由来する），ゴムの気球，直接連続して呼気ガスを測定するガス計測器のいずれかに送られる。計測器は小量の呼気ガス試料を集め，酸素と二酸

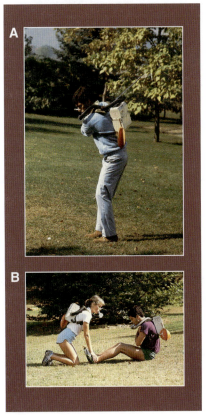

図6-4 開放回路式により，ゴルフ中（**A**）および柔軟体操中（**B**）の酸素摂取量を測定する携帯用の呼吸測定器。

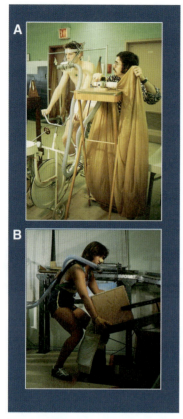

図 6-5　自転車エルゴメーターによる運動中（**A**）および箱をもち上げたり降ろしたりする運動中（**B**）の開放回路式呼吸測定器（バッグ法）による酸素摂取量の測定．

化炭素の濃度を分析する．酸素摂取量の測定（間接熱量計と同じように）は，摂取した酸素を適切にカロリーに変換しエネルギー消費量を計算する．図 6-5B は，種々の重さやサイズの箱をもち上げて特定の職業における作業のエネルギー必要量を評価する，バッグ法による酸素摂取量の測定を示す．最近では，この方法が一般の家事や庭仕事の際のエネルギー消費量を測定するために用いられている[7]．

コンピュータ化された機器
コンピュータとマイクロプロセッサ技術の進歩により，代謝および循環器系の反応の正確で迅速な計測が可能になった．コンピュータは最低限，以下の3つの機器を備えている．すなわち，持続的に被検者の呼気ガスを収集するシステム，呼吸した空気の量を記録する流量計，混合された呼気ガスの成分を測定する酸素と二酸化炭素の分析器，である．コンピュータは機械から受け取った電気信号によって代謝を計算する．印刷されたあるいは画像表示されたデータが測定中ずっと出ている．さらに進んだシステムでは血圧，心拍数，体温の自動モニターが含まれており，またトレッドミル，自転車エルゴメーター，ステッパー，人工水路での水泳，ある

いは他の運動での速度，持続時間，運動負荷量などを前もってセットできる．図 6-6 は，運動中の代謝および生理的な反応を収集，分析し，表示するコンピュータ化されたシステムである．

図 6-7 に示したシステムは，いろいろな種類の運動，スポーツ，職業において活動中の，肺の換気や酸素と二酸化炭素の分析などの代謝測定のデータの無線送信を可能にしている．この軽量で小さなシステムは，声を感じて，運動のペースや継続時間，エネルギー消費量，心拍数，および肺換気の情報をフィードバックするチップが備わっている．マイクロプロセッサのユニットは，後でコンピュータにダウンロードする数時間の運動のデータを蓄える．テレメータは"実時間"データをホストコンピュータに送る．

適切な校正で，コンピュータ化された小さな機械は，いろいろな運動での"生体"のエネルギー消費量をかなり正確に定量できる[3]．特別に自動化された洗練された機械であるが，出てくるデータは測定機器の正確さを表している．したがって，データの正確さおよび妥当性には，確立された参照基準を用いて，注意深くそして頻回に測定機器の校正を行うことが必要である．

二重標識水法
二重標識水法は，他の間接的な処置などで制限されることなく，子どもも大人も自由に活動している状態の1日の総エネルギー消費量を測定するのに良い方法である[5,18,21]．この手法は正確な個人エネルギー消費量の推定をよくするための込み入った工夫は備えていないが，集団に対しては応用しやすいものである[16]．二重標識水の使用は費用がかさむため，研究として比較的小さい規模で行っているだけである．この正確さにより，二重標識水法は集団における長期間の日々のエネルギー消費量を測定するのに他の方法の正確さを評価する基準となっている[2,4,6,13]．

被検者は水素の安定同位元素（^2H あるいは重水素）と酸素の安定同位元素（^{18}O あるいは酸素-18）の濃度が前もって知られているある一定量の水を飲む．ここから二重標識水と名づけられている．同位元素（アイソトープ）は体内の液体に分布する．標識された水素は水として（^2H_2O），汗，尿，肺の水蒸気中に排出され，他方，標識された酸素は，三大栄養素のエネルギー代謝において酸化された水（$H_2^{18}O$）および二酸化炭素（$C^{18}O_2$）として体外に出る．アイソトープの質量測定器により，身体の正常な"バックグラウンド"レベルと比較して，2つのアイソトープ消失の差を測定する．これらの過程で，測定期間中の総二酸化炭素産生が推定できる．二酸化炭素産生量より呼吸商を0.85と考えると（あるいは測定すると），酸素摂取量は容易に推定できる（次項参照）．

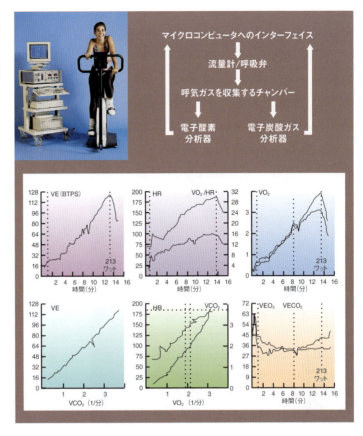

図 6-6 コンピュータシステムによる生理的および代謝的なデータの収集，分析および結果の表示（写真は，Fitco, PhysioDyne Instrument Corporation〈Farmingdale, NY〉より）。VE：換気量，BTPS：体温大気圧水蒸気飽和状態，HR：心拍数，VO_2：酸素摂取量，VCO_2：炭酸ガス排出量，VEO_2：酸素換気量，$VECO_2$：炭酸ガス換気量。

正常の環境下では，対照となる^{18}Oと^{2}Hの基礎値は，二重標識した水を飲む前に被検者の尿と唾液を分析することで決められる。飲んだアイソトープは身体内の水の中に分布するのに約5時間かかる。最初の濃縮された尿や唾液の試料を測定し，それから後に毎日（あるいは毎週）試験期間中（通常は2～3週間）測定する。試料中の2つのアイソトープの濃度がだんだん低下することより，二酸化炭素の産生速度が計算される[17]。規定の条件下での酸素摂取量に対する二重標識水法の測定精度は平均3～5％である。この誤差は，フィールド研究，特に身体的に活発な人では大きくなるであろう[20]。

二重標識水法は，ベッド上の安静や極端な運動，例えばエベレスト登頂，ツール・ド・フランスでの走行，ボート競技，持久走や持久水泳など，長期間にわたる集団のエネルギー消費量の測定を可能にする[9,14,19]。この方法の大きな欠点は，濃縮^{18}Oが高価であること，2つのアイソトープの測定機による計測に費用がかさむことである。

呼吸商

19世紀初期の研究により，肺でのガス交換の測定から運動における代謝の割合を評価する方法が発見された[12]。炭水化物と脂肪，タンパク質が本来もっている化学的な成分の違いにより，分子中の炭素と水素原子が最終産物である二酸化炭素と水へ完全に酸化するには異なった量の酸素が必要である。したがって，代謝される基質によって，酸素摂取量に対する二酸化炭素産生量の割合が決まる。呼吸商（RQ）は，以下に示すように代謝ガス交換の比率を示すものである。

RQ ＝ CO_2排出量 ÷ O_2摂取量

RQは，安静時や有酸素運動時の栄養素がどのような割合でエネルギー産生のために異化されているかを推定する便利な指標を提供する。また，各栄養素の酸化により，酸素に対する等価のカロリーがいくらか異なっているので，正確に身体の熱産生やエネルギー消費量を決めるにはRQと酸素摂取量の両方を知っておく必要がある。

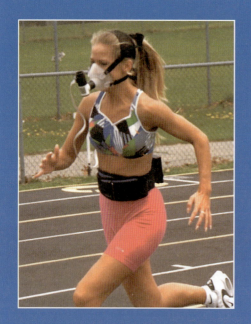

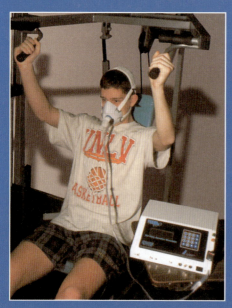

図6-7　小型化された代謝システム。7.5×15 cmで簡単に装着でき，電気回路や充電器，酸素および二酸化炭素のセンサーを備えている。ホストコンピュータに送信できるマイクロコンピュータに接続できる装置を備えていて，運動中に容易に送ることができる。この代謝システムの重さは約1.13 kgである。(写真は，V. Katch, Ann Arbor, MI. による)

▼炭水化物のRQ

1分子のグルコースの完全な酸化には，6分子の酸素が必要で，以下に示すように6分子の二酸化炭素と水が産生される。

$$C_6H_{12}O_6 + 6\,O_2 \rightarrow 6\,CO_2 + 6\,H_2O$$

グルコース酸化の際のガス交換により，消費された酸素分子と同じ数の二酸化炭素分子が産生される。したがって，炭水化物のRQは1.00である。

$$RQ = 6\,CO_2 \rightarrow 6\,O_2 = 1.00$$

▼脂肪のRQ

脂肪の化学的な構造は，脂肪が炭素原子や水素原子に比べて比較的酸素原子が少ないという点で，炭水化物と異なっている（炭水化物では水素と酸素の比が2：1の割合で，水の割合と一致しているが，脂肪酸はより大きな比率をもっている）。その結果，脂肪を異化する際には，二酸化炭素の発生に比べ，より多くの酸素が必要となる。典型的な脂肪酸であるパルミチン酸は酸化して二酸化炭素と水になる。その際，23の酸素分子の消費に対して16の二酸化炭素の分子を産生する。以下に示す式は，RQ計算のための交換をまとめたものである。

$$C_{16}H_{32}O_2 + 23\,O_2 \rightarrow 16\,CO_2 + 16\,H_2O$$
$$RQ = 16\,CO_2 \div 23\,O_2 = 0.696$$

一般に，脂肪のRQは0.70である。その幅は0.69〜0.73で，酸化される脂肪酸の炭素鎖の長さによって変わる。

▼タンパク質のRQ

タンパク質はエネルギー代謝において，単純に二酸化炭素と水に酸化されるわけではない。むしろ，肝臓では最初にアミノ酸を脱アミノ化する。身体は吸収されなかった窒素と硫黄を尿や汗，糞便中に排泄する。残ったケト酸はそれから酸化されて二酸化炭素と水になり，生物学的な労作のエネルギーを産生する。この短鎖のケト酸は，脂肪の酸化と同様に，完全に燃焼されるためには二酸化炭素の排出に比べより多くの酸素を必要とする。タンパク質のアルブミンの燃焼は以下のとおりである。

$$C_{72}H_{112}N_2O_{22}S + 77\,O_2 \rightarrow$$
$$63\,CO_2 + 38\,H_2O + SO_3 + 9\,CO(NH_2)_2$$
$$RQ = 63\,CO_2 \div 77\,O_2 = 0.818$$

一般に，タンパク質のRQは0.82である。

▼Weir法を用いたエネルギー消費量推定法

1949年にスコットランド，グラスゴー大学のスコットランド人医師・生理学者のJ. B. Weirは，肺の

表 6-3 異なる呼気中の酸素濃度（%O_{2E}）に対する Weir 係数

%O_{2E}	Weir 係数	%O_{2E}	Weir 係数	%O_{2E}	Weir 係数	%O_{2E}	Weir 係数
14.50	0.3205	15.80	0.2556	17.10	0.1907	18.30	0.1308
14.60	0.3155	15.90	0.2506	17.20	0.1807	18.40	0.1268
14.70	0.3105	16.00	0.2456	17.30	0.1857	18.50	0.1208
14.80	0.3055	16.10	0.2406	17.40	0.1757	18.60	0.1168
14.90	0.3005	16.20	0.2366	17.50	0.1658	18.70	0.1109
15.00	0.2955	16.30	0.2306	17.60	0.1707	18.80	0.1068
15.10	0.2905	16.40	0.2256	17.70	0.1608	18.90	0.1009
15.20	0.2855	16.50	0.2206	17.80	0.1558	19.00	0.0969
15.30	0.2805	16.60	0.2157	17.90	0.1508	19.10	0.0909
15.40	0.2755	16.70	0.2107	18.00	0.1468	19.20	0.0868
15.50	0.2705	16.80	0.2057	18.10	0.1308	19.30	0.0809
15.60	0.2556	16.90	0.2007	18.20	0.1368	19.40	0.0769
15.70	0.2606	17.00	0.1957				

Weir JB, J Physiol 1949; 109: 1 より。呼気ガスの %O_{2E} が表にない場合には，個々の Weir 係数は 1.044－0.0499×%O_{2E} で求める。

換気と呼気ガスの酸素の割合からカロリー消費量を推定する方法を発表した。この方法は，従来の RQ 法の±1% 以内の精度である。

基本式

Weir は，タンパク質の分解からのエネルギー産生が総エネルギー消費量のおよそ 12.5%（典型的な条件での大部分の人にとって妥当な割合）であるとすると，カロリー消費量（kcal/分）は次の公式により計算できることを示した。

kcal/分 = $\dot{V}_{E(STPD)}$ × (1.044 － [0.0499 × %O_{2E}])

ここでは $\dot{V}_{E(STPD)}$ は呼出された換気量（STPD〈標準温度 0℃，標準気圧［1 気圧］，乾燥状態［湿度 0%］〉で補正），%O_{2E} は呼出された酸素の割合をさす。カッコ内の（1.044－[0.0499×%O_{2E}]）は"Weir 係数"をさす。表 6-3 に，異なった %O_{2E} 値による Weir 係数を示す。

この表を使うためには，%O_{2E} とそれに相当する Weir 係数を探し，$\dot{V}_{E(STPD)}$ に Weir 係数をかけてエネルギー消費量（kcal/分）を計算する。

例

トレッドミルで一定速度でのジョギング，$\dot{V}_{E(STPD)}$ = 50 L/分で %O_{2E} = 16%。Weir 法により，次のようにエネルギー消費量が計算される。

kcal/分 = $\dot{V}_{E(STPD)}$ × (1.044 － [0.0499 × %O_{2E}])
 = 50 × (1.044 － [0.0499 × 16.0])
 = 50 × 0.2456
 = 12.3

▼混合食の RQ

完全なベッド上の安静から中等度の有酸素運動（散歩からゆっくりしたジョギング）の際には，RQ が純粋に炭水化物あるいは脂肪のみの酸化を示すことは稀である。実際には，これらの 2 つが混合して代謝が起こっており，RQ は 0.70～1.00 の中間にある。ほとんどの場合，0.82 の RQ は 40% の炭水化物と 60% の脂肪が混合した代謝が起こっていると考えてよい。そしてエネルギーの換算では，酸素 1 L あたり 4.825 kcal のカロリーに等しいとする。定常状態の酸素摂取量からエネルギー消費量を推定するとき，4.825 を使うと，起こりうる最大の誤差は 4% である。

表 6-4 に，異なった非タンパク質 RQ 値に対する酸素摂取量 1 L あたりのエネルギー消費量を示す。また，対応する炭水化物と脂質の燃焼に対する割合と g 数も示す。非タンパク質 RQ 値は炭水化物と脂質のみの混合代謝であると仮定している。この表は以下のように解釈される。

30 分間の有酸素運動での酸素摂取量が 3.22 L/分で，二酸化炭素の産生が 2.78 L/分としてみよう。$VCO_2 \div VO_2$（2.78÷3.22）で計算される RQ は 0.86 となる。表 6-4 からこの RQ 値（左の欄）は，酸素摂取量 1 L あたり 4.875 kcal のエネルギーあるいは運動エネルギーの 13.55 kcal/分（2.78 L O_2/分×4.875 kcal）に相当する。非タンパク質 RQ 値に基づくと，54.1% のカロリーは炭水化物の燃焼から，そして 45.9% は脂肪に由来している。30 分間の運動で使われる総カロリーは 406 kcal（13.55 kcal/分×30）となる。

表6-4 各非タンパク質RQにおける酸素に相当する熱量，および炭水化物，脂質からのエネルギー（kcal）と重量（g）の割合

非タンパク質（RQ）	kcal/L(O₂)	燃焼割合		g/L(O₂)	
		炭水化物	脂質	炭水化物	脂質
0.707	4.686	0.0	100.0	0.000	0.496
0.71	4.690	1.1	98.9	0.012	0.491
0.72	4.702	4.8	95.2	0.051	0.476
0.73	4.714	8.4	91.6	0.090	0.460
0.74	4.727	12.0	88.0	0.130	0.444
0.75	4.739	15.6	84.4	0.170	0.428
0.76	4.750	19.2	80.8	0.211	0.412
0.77	4.764	22.8	77.2	0.250	0.396
0.78	4.776	26.3	73.7	0.290	0.380
0.79	4.788	29.9	70.1	0.330	0.363
0.80	4.801	33.4	66.6	0.371	0.347
0.81	4.813	36.9	63.1	0.413	0.330
0.82	4.825	40.3	59.7	0.454	0.313
0.83	4.838	43.8	56.2	0.496	0.297
0.84	4.850	47.2	52.8	0.537	0.280
0.85	4.862	50.7	49.3	0.579	0.263
0.86	4.875	54.1	45.9	0.621	0.247
0.87	4.887	57.5	42.5	0.663	0.230
0.88	4.889	60.8	39.2	0.705	0.213
0.89	4.911	64.2	35.8	0.749	0.195
0.90	4.924	67.5	32.5	0.791	0.178
0.91	4.936	70.8	29.2	0.834	0.160
0.92	4.948	74.1	25.9	0.877	0.143
0.93	4.961	77.4	22.6	0.921	0.125
0.94	4.973	80.7	19.3	0.964	0.108
0.95	4.985	84.0	16.0	1.008	0.090
0.96	4.998	87.2	12.8	1.052	0.072
0.97	5.010	90.4	9.6	1.097	0.054
0.98	5.022	93.6	6.4	1.142	0.036
0.99	5.035	96.8	3.2	1.186	0.018
1.00	5.047	100.0	0	1.231	0.000

呼吸交換比

　RQの適応は，肺で測定された酸素と二酸化炭素の交換が，細胞内の栄養素の代謝におけるガス交換を反映していると仮定して行われている。この仮説は，安静時や乳酸の蓄積のない定常状態の（軽度～中等度の）有酸素運動においては妥当な値である。いろいろな因子によって，肺における酸素と二酸化炭素の交換はみかけ上変化する。したがって，ガス交換の比はもはや細胞の基質のエネルギー代謝のみを表しているのではない。呼吸生理学者は，このような状態での酸素摂取量と二酸化炭素排出量の比を呼吸交換比（RまたはRER）と名づけている。この比はRQと同様に正確に計算できる。

　例えば，実際の代謝の要求と比べると呼吸反応が不相応に高いレベルになるため，過呼吸により二酸化炭素の排出が増す。過剰に呼吸を行うことにより，二酸化炭素が呼気ガス中に"出ていってしまい"，正常の血液中の二酸化炭素濃度は低下する。この余分な二酸化炭素の排出に対応する酸素摂取の増加は起こらない。したがって，呼吸交換比の上昇は食物の酸化が原因であるとすることはできない。このような場合では，Rは通常1.0より大きくなる。

　Rが1.0を超すもう1つの例として，非常に激しい運動がある。このような場合では，血液中の重炭酸ナトリウムが，適切な酸塩基平衡を維持するために，次の式に従い無酸素運動中に生じた乳酸を，緩衝あるいは"中和"する。

HLa + NaHCO₃ → NaLa + H₂CO₃ → H₂O + CO₂ → 肺

　乳酸の緩衝により，弱酸の炭酸ができる。肺の毛細血管では，炭酸は二酸化炭素と水の成分に分解され，炭酸ガスは肺から容易に外に出る。緩衝による余分の二酸化炭素を，エネルギー代謝で放出されるよりも多くの量，呼気ガス中に付加することにより，Rは1.0

より上になる。

　Rの比較的低い値は激しい運動の後にみられる。その際には，蓄積した乳酸を緩衝し重炭酸を補うために，二酸化炭素が細胞内や体液中にとどまる。この作用は酸素摂取量は変化させずに，呼気中の二酸化炭素を減らす。このことにより，Rは0.70より下になる。

として用いられるが，濃縮^{18}Oが高価であることと，2つのアイソトープの測定に費用がかかることが欠点である。

まとめ

1. 直接熱量測定と間接熱量測定は，身体のエネルギー消費量を測定する2つの方法である。直接熱量計は断熱された部屋の中において実際に産生された熱を測定する。間接熱量計は，閉鎖回路式，あるいは開放回路式呼吸測定器，または二重標識水法を用いて測定した酸素摂取量と二酸化炭素排出量からエネルギー産生量を推定する。
2. 二重標識水法は，特別な制限がなく，自由に活動している状態で，エネルギー消費量を推定する。長期間のエネルギー消費量を推定する"ゴールデンスタンダード"
3. 各栄養素の完全な酸化では，二酸化炭素排出量に対して異なる量の酸素摂取量が必要とされる。**呼吸商（RQ）** と名づけられている二酸化炭素排出量に対する酸素摂取量の比は，栄養素の混合物によるエネルギー産生のための異化について重要な情報を提供する。RQは炭水化物の異化では1.00を，脂肪では0.70を，タンパク質では0.82を示す。
4. 各々のRQの値に対して，Lあたりの酸素消費に相当するカロリー値がある。このRQ-カロリー関係は，定常状態の運動の際の正確な消費量を提供する。
5. RQは，定常状態でない運動時には，乳酸を緩衝する際の代謝によらない二酸化炭素の産生があるため，特定の基質の利用を表すものではない。
6. 呼吸交換比（RまたはRER）は，種々の生理的および代謝の状態における肺の二酸化炭素と酸素の交換を表す。Rは必ずしも混合された栄養素の異化をすべて反映しているわけではない。

第3部 身体活動の活発な人のための最適栄養：
情報に基づく健康的な選択

第7章　身体活動の活発な人のための栄養　155

第8章　激しいトレーニングや試合のための栄養学的検討　190

第9章　栄養市場における賢い選択の方法　208

第7章

身体活動の活発な人のための栄養

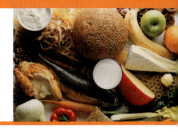

　身体的に活発な成人やアスリートを対象とした，運動や競技スポーツのパフォーマンスに関連する栄養的要因の研究が注目されて四半世紀がたつ．水分，栄養素，エネルギーの摂取が不足すると，体温調節機能や基質利用性，運動能力，回復，そしてトレーニング効果に大きく影響する．最適な食事とは，エネルギーが超過することなく，組織の維持，修復，そして発達に必要な量の栄養素を供給する食事のことである．栄養学の発展によって，日々変化する栄養素の消化・吸収・同化作用や，1日のエネルギー消費量を考慮した男女別の適切な栄養必要量が推定されている．身体活動の活発な男女に対する食事の推奨量は，特定の活動やスポーツに必要とされるエネルギー，トレーニング要求量，また，その人に優先されるべき栄養課題を考慮して決定しなければならない．健康やパフォーマンスを向上させてくれる"単一の"食品や食事は存在しないが，食事摂取について計画したり評価したりする場合は，信頼性の高い栄養ガイドラインにそって行うべきである．身体活動の活発な人は，肝および筋グリコーゲンを補給し，組織の発達や修復の材料となるアミノ酸を供給し，望ましい体重を維持するために十分なエネルギーおよび三大栄養素を摂取する必要がある．バランスのよい食事で身体のエネルギー必要量が摂取できていれば，ビタミンやミネラルをサプリメントで補う必要はない．表7-1は米国スポーツ医学会（American College of Sports Medicine），米国栄養士会（American Dietetic Association），カナダ栄養士会（Dietitian of Canada）の共同声明における勧告の概要であり，健康，運動，栄養分野の専門家がその資格をもって，日常的に身体活動を行っている人にどのように助言すべきかを示している．

エネルギーバランス

　エネルギーバランスの概念を最も典型的に示すのは

表7-1　exercise nutritionistの身体活動の活発な個人，特にアスリートに対するサポート方法

- その競技に必要とされるエネルギー量や身体に栄養を補給するうえでの食品の役割について，アスリートに知識を提供する．非現実的な体重や身体組成を目指そうとしている場合はこれを改め，健康，けがの防止，そしてパフォーマンスのために適切なエネルギーを摂取することを強調する．
- アスリートの体格と身体組成を評価し，その人が行っているスポーツに適した体重や身体組成を決定する．適正な体重や身体組成を維持するため，一時的な流行や過度に厳格な食事法ではなく，栄養学的に適した方法をアスリートに提案する．減量や除脂肪量の維持についてプレッシャーをアスリートにかけすぎると，食事を制限する習慣をつけてしまい，これが極端な場合は病的な摂食障害のリスクが増す．
- トレーニング期，試合期およびオフシーズンのアスリートの食事およびサプリメント摂取状況を把握する．ここで得た情報をもとに，健康，適正体重や身体組成の維持のため，そして年間を通して最高のパフォーマンスができるように，適切なエネルギー量および栄養量の摂取を勧める．また，遠征中や外食の場合の食事の整え方や飲料の選び方などを示したガイドラインを提供する．
- 運動中のアスリートの飲料摂取と体重減少を確認し，適切な水分の総摂取量，および運動前，運動中，運動後に摂取すべき水分量について提案する．運動中に摂取するのに適した飲料の種類や量について助言する．特に，過酷な環境下においては注意する．
- ベジタリアンなど食事に特別な配慮が必要な場合は，エネルギー，タンパク質および微量栄養素を十分摂取するための適切な栄養ガイドラインを提示する．
- アスリートが使うことを希望しているビタミンやミネラル，ハーブのサプリメント，エルゴジェニックエイド（パフォーマンス増強剤）については，慎重に評価する．こうした製品には細心の注意を払い，その合法性や製品の原材料表示にある成分に関する最新の論文を注意深く検証したうえで使うべきである．また，健康，食事，栄養必要量，現在使用しているサプリメントや薬品を確認せずに勧めてはならない．

American College of Sports Medicine, American Dietetic Association and Dietitians of Canada. Joint position statement. Nutrition and athletic performance. Med Sci Sports Exerc 2000; 32: 2130. より

体重維持や減量であり，これは第14章で述べる。エネルギーバランスを適切に保つことは，身体活動の活発な人にとって重要な課題の1つである。特に，厳しいトレーニングや1日に数回の練習を行う場合は，適切なエネルギーバランスや栄養素摂取がパフォーマンスやトレーニング効果を最大限に引き出すうえで重要といえる。

ヒトの身体は熱力学の法則に従って機能している。食事からの総エネルギー摂取量が日常のエネルギー消費量を上回れば，超過したエネルギーは体脂肪として脂肪細胞に蓄積される。トレーニングが激しいとき，または体重や身体組成を望ましい状態に調整しようとする場合は，エネルギーを補給するときに**エネルギーバランス**の原理を考慮する必要がある。エネルギーバランスとはエネルギー摂取量とエネルギー消費量が等しく，体重が変動しない状態であり，熱力学第一法則と一致する。図7-1は，日常生活においてエネルギーバランスを保つ要因と崩す要因についてまとめたものである。中段は非常によくみられる例で，エネルギーの摂取量が消費量を超過し，必要な量を上回ったエネルギー量は脂肪として脂肪細胞に蓄積される。肥満は，エネルギー摂取とエネルギー消費の微妙な調整が行われた結果として，長期にわたりエネルギーの超過が生じた場合に起こる。エネルギー摂取量の増加あるいはエネルギー消費量の減少によって発生した3500 kcalの"超過"エネルギーは，約450gの体脂肪に相当する。下段の例は，エネルギー消費量がエネルギー摂取量を上回ったときに起こる。この場合，身体はエネルギーを体内の貯蔵分から得ることになり，体重や体脂肪の減少につながる。上段に示されているように，エネルギー摂取量（食品中のエネルギー量）とエネルギー消費量（日常の活動で消費されるエネルギー量）がつり合っていれば，体重変動はほとんど起こらない。詳細は後で述べるが，身体活動の活発な人は激しい運動で消費されるエネルギーを栄養素に富む食事によって規則的に補給し，エネルギーの消費と摂取の

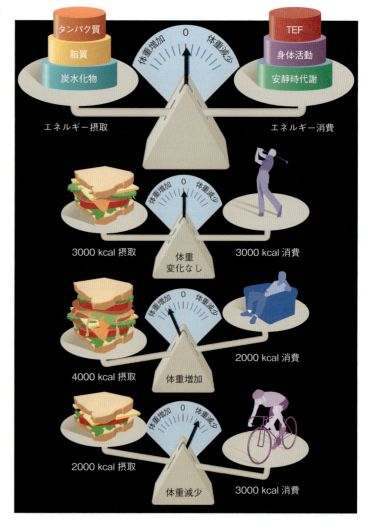

図7-1 エネルギーバランス。TEF：食事誘発性体熱産生。

バランスを保たなければならない。

望ましい食べ方の原則

望ましい食べ方の原則は，多様性，バランス，そして適量である。健康的な食事をするということは，楽しく食事することができなくなるということではない。必要なのは簡単な計画を立てることのみであり，これは空しく惨めな生活など要求しない。実際，食事が楽しくなくなることは長期的には有害であり，食事計画の失敗をまねくことになる。

▼多様性

さまざまな食品を選択してつくられた食事には，必要な栄養素がすべて十分に含まれている。例えば，それぞれの野菜にはその野菜固有の組み合わせでファイトケミカル（CASE STUDY 6-1 参照）が含まれているため，さまざまな野菜を摂取することでこうした有用な食品成分を幅広く摂取することができる。多様な食事はまた，食事の時間を面白く，楽しいものにしてくれる。

▼バランス

食事のバランスとは，主要食品群から栄養素を摂取することを意味し，またそれらの各食品に固有の物質を二次的に摂取することを示す。長期にわたって1つの食品を過度に摂取すると，エネルギー摂取量は十分でも，しばしば栄養不良に陥る。例えば，牛乳や乳製品（ヨーグルト，アイスクリーム，チーズ）を嫌う人はカルシウム不足となる傾向があるが，これはこの食品群に含まれる食品がカルシウムの主要な供給源となるためである。

▼適量

適量を摂取するには，1日を通して栄養素をバランスよく摂取できるよう適切に摂取計画を立てる必要がある。例えば，高脂肪の食品を含む食事が（1日のうちで）1回あったら，他の食事では脂質を抑えなければならない。適切な行動計画を立てるのは，ある特定の食品を食べてはいけないということではなく，調節するということである。このようにして，1日のうち

表7-2 フードガイドピラミッド：6つの食品群，各食品群に含まれる主な栄養素，食品の例および各食品群の1サービングの量

食品群	主な栄養素	食品および1サービングの量
牛乳，ヨーグルト，チーズ群	カルシウム，リン，炭水化物，タンパク質，リボフラビン，ビタミンD，マグネシウム，亜鉛	牛乳　1カップ（約250g） チーズ　約42g プロセスチーズ　約56g ヨーグルト　1カップ（約250g） カッテージチーズ　2カップ
獣肉，家禽類，魚類，乾燥マメ類，卵，ナッツ群	タンパク質，チアミン，リボフラビン，ナイアシン，ビタミンB_6，葉酸（植物性タンパク質），ビタミンB_{12}（動物性食品にのみ含まれる），リン，マグネシウム（植物性食品），鉄，亜鉛	調理ずみ獣肉，家禽類，魚類：約56〜84g 調理ずみ乾燥マメ類：1〜1.5カップ ピーナツバター：大さじ4 鶏卵：2個 ナッツ：2/3〜1カップ
果物群	炭水化物，ビタミンC，葉酸，マグネシウム，カリウム，食物繊維	ドライフルーツ：1/4カップ 調理ずみまたは缶詰の果物：1/2カップ ジュース：3/4カップ（約180g） メロン：1切れ ベリー類：1/2カップ
野菜群	炭水化物，ビタミンC，ビタミンA，葉酸，マグネシウム，カリウム，食物繊維	生，または調理ずみ野菜：1カップ 野菜ジュース：3/4カップ（180g）
パン，シリアル，米，パスタ群	炭水化物，ビタミンC，ビタミンA，葉酸（全粒，栄養強化穀物），マグネシウム（全粒，栄養強化穀物），鉄（強化されている場合），亜鉛，食物繊維	パン：1切れ シリアル（すぐに食べられるかたちのもの）：3/4カップ（約170g） シリアル（調理したもの），ご飯，パスタ：1/2カップ バーガー用パン，ベーグル，イングリッシュマフィン：1/2個 プレーンクラッカー：3〜4枚 ロールパン，ビスケット，マフィン：1個 トルティーヤ：直径約15cm 1枚
油脂，菓子類	この食品群に含まれる食品は他の食品群の代用にはならない。摂取すべき量は，エネルギー必要量に依存する	

にさまざまなタイプの食事を楽しむことができる。

フードガイドピラミッド

4つの食品群計画（Four-Food-Group Plan）のような初期の栄養推進運動おいては，牛肉や乳製品のロビイスト（関連団体）が大きな影響力をもっていた。しかし，ここ40年間の栄養学，がん，心臓病に関する研究により，健康的な食事の指針としては肉製品や乳製品を強調しすぎているという点で，この計画の欠点が明らかとなった。典型的な米国の食事では，栄養素に富んだ食品よりも，エネルギーが高く栄養素の乏しい食品が頻繁に使用される。この食事摂取パターンでは，肥満，微量栄養素の摂取不足，血清ビタミン，カロテノイド，高密度リポタンパク質（HDL）コレステロール濃度の低下，そしてホモシステイン濃度の上昇の危険性が増す[69]。

フードガイドピラミッド（まもなく，フードガイダンスシステム〈Food Guidance System〉として改訂予定）は2歳以上の"米国人のための食事指針"（Dietary Guidelines for Americans，以下"食事指針"）（表7-2参照）を具体的な例として示したものである（図7-2）。"食事指針"は科学的根拠に基づいて5年ごとに改訂されており，現在は2005年まで適用される改訂6次版である。この指針は一般の人のために策定されたもので，選択した食べ物が栄養必要量に見合っているかうかを判断するための特別な訓練を必要としない。身体活動の活発な人にとっては，食事計画のための枠組みとなる。また，食品分類の基礎にもなり，連邦昼食

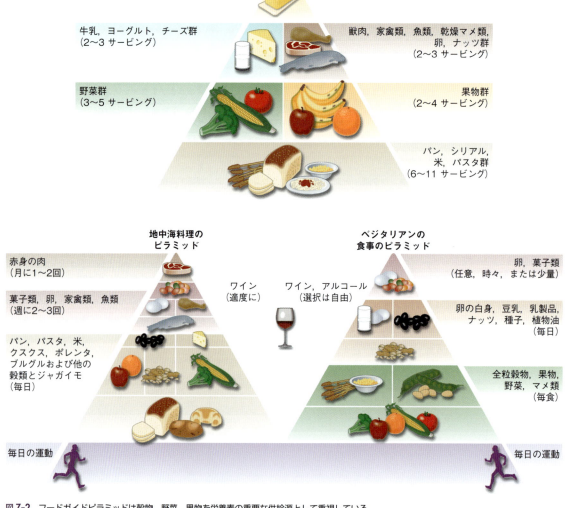

図7-2 フードガイドピラミッドは穀物，野菜，果物を栄養素の重要な供給源として重視している。

プログラムによる学校での食事計画の基礎としても使用されている。フードガイドピラミッドは健康的な食事を実践するためのモデルであり，同じような栄養素を含む食品で分類することによって推奨量（RDA）や"食事指針"をわかりやすく説明したものである。また，それぞれの食品群から摂取すべきサービング数も示している。フードガイドピラミッドはまた，主に野菜中心の食事をしている人にも応用できる。獣肉，家禽類，魚類はビタミンB群や鉄，亜鉛の供給源となるため，ベジタリアンはこれらの栄養素を含む植物性食品を重視して食事をしなければならない。

現在のフードガイドピラミッドは，十分なタンパク質，ビタミン類，ミネラル類を供給する食事を総合的に示している。以前の栄養素摂取モデルを進化させ，ただ食事の基本を示すのではなく1日に選択すべき食品のパターンを提案している。以前のフードガイドからの主な変更点は，果物と野菜の合計サービング数を1日4サービングから5～9サービングとしたこと，そしてパンや穀物を1日4サービングから6～11サービングとしたことである。これにより，エネルギーの大部分を炭水化物から摂取するため，脂質の摂取量を調節することになる。

▼フードガイドピラミッドの詳細

表7-2にピラミッドの6つの食品群，各食品群が供給する主な栄養素，食品の例および各食品群の1サービングの量を示す。食品群間に共通点はあるが，1日のサービング数は次のとおりである。

- 牛乳，ヨーグルト，チーズ群：2サービング
- 獣肉，家禽類，魚類，乾燥マメ類，卵，ナッツ群：2～3サービング（合計約140 g～200 g）
- 野菜群：3～5サービング
- 果物群：2～4サービング
- パン，シリアル，米，パスタ群：6～11サービング

▼献立計画

表7-3に，フードガイドピラミッドに従って作成した食事の一例を示す。フードガイドピラミッドを使用して作成した1日の食事は，1600～1800 kcalにしかならず，これはあまり身体を動かさない成人，あるいは高齢者のエネルギー必要量である。1600～1800 kcalの食事で体重が増加する場合は，定期的な身体活動によってエネルギー消費量を増加させる必要がある。

フードガイドピラミッドを使用する際は，次のポイントを念頭において献立を計画する。

- ある食品群に含まれているどの食品も，含有量の少

表7-3 フードガイドピラミッドによる食事例

食事	食品群[a]/サービング数
朝食	
モモ　1個	果物　1
ドライシリアル　1.5カップ	穀物　2
低脂肪乳　1/2カップ	乳類　1/2
パン　1枚	穀物　1
バター　小さじ1	
コーヒー（ブラック）	
昼食	
チキンサンド	
パン　2枚	穀物　2
鶏肉　約56 g，マスタード小さじ2	魚肉類　1/4
オレンジ　1個	果物　1
チョコチップクッキー　小2枚	油脂/菓子　2
ダイエットソーダ	
間食	
イングリッシュマフィン　2個	穀物　2
ピーナツバター　小さじ1	魚肉類　1/2
ヨーグルト　1/2カップ	乳類　1/2
夕食	
サラダ	
レタス　1カップ	野菜類　1
キュウリ　1/2カップ	野菜類　1
サラダドレッシング　大さじ1/2	油脂/菓子　1
ニンジン　1/2	野菜類　1/2
魚（オヒョウ）　約85 g	魚肉類　1
ジャガイモ　小1個	穀物　1
インゲンマメ　3/4カップ	野菜類　1
バター　小さじ1	油脂/菓子　1
ダイエットソーダ	
間食	
カッテージチーズ　2カップ	乳類　1

[a]乳類：牛乳，ヨーグルト，チーズ群。魚肉類：獣肉，家禽類，魚類，乾燥マメ類，卵，ナッツ群。穀物：パン，シリアル，米，パスタ群。油脂/菓子：油脂，菓子類。果物：果物群。野菜：野菜群

栄養情報
1800 kcal
　炭水化物：総エネルギーの55%
　タンパク質：総エネルギーの20%
　脂質：総エネルギーの25%

ない栄養素が少なくとも1つはある。つまり，完全栄養食品というものは存在しない。

- 各食品群には，基本的な栄養素のうち含有量の少ないものが少なくとも1つはあるため，異なる食品群から摂取することが重要である。
- すべての食品群からあらゆる食品を選択することによって，健康のために必要な栄養素を摂取することができる。
- 同一食品群中の食品でも，含有栄養素やエネルギーは異なる。食品の選択や量に注意して，適切に栄養素を摂取し，エネルギーを必要以上に摂取しないよう心がける。
- フードガイドピラミッドは，それぞれの食品群から

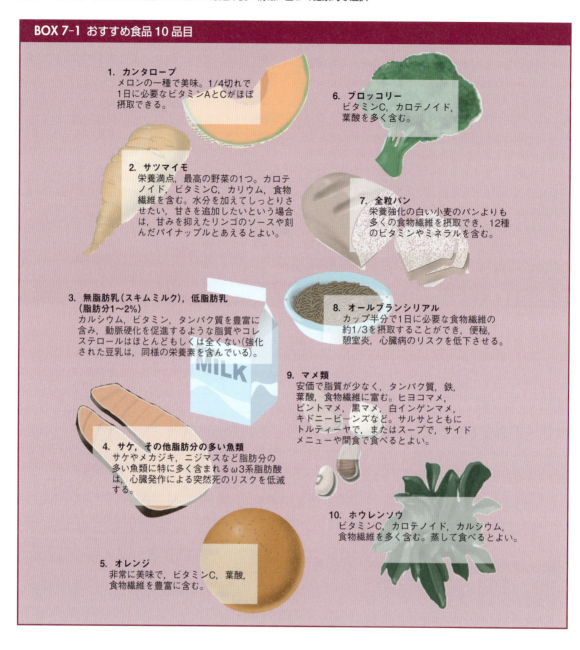

BOX 7-1 おすすめ食品10品目

1. カンタロープ
メロンの一種で美味。1/4切れで1日に必要なビタミンAとCがほぼ摂取できる。

2. サツマイモ
栄養満点，最高の野菜の1つ。カロテノイド，ビタミンC，カリウム，食物繊維を含む。水分を加えてしっとりさせたい，甘さを追加したいという場合は，甘みを抑えたリンゴのソースや刻んだパイナップルとあえるとよい。

3. 無脂肪乳（スキムミルク），低脂肪乳（脂肪分1～2％）
カルシウム，ビタミン，タンパク質を豊富に含み，動脈硬化を促進するような脂質やコレステロールはほとんどもしくは全くない（強化された豆乳は，同様の栄養素を含んでいる）。

4. サケ，その他脂肪分の多い魚類
サケやメカジキ，ニジマスなど脂肪分の多い魚類に特に多く含まれるω3系脂肪酸は，心臓発作による突然死のリスクを低減する。

5. オレンジ
非常に美味で，ビタミンC，葉酸，食物繊維を豊富に含む。

6. ブロッコリー
ビタミンC，カロテノイド，葉酸を多く含む。

7. 全粒パン
栄養強化の白い小麦のパンよりも多くの食物繊維を摂取でき，12種のビタミンやミネラルを含む。

8. オールブランシリアル
カップ半分で1日に必要な食物繊維の約1/3を摂取することができ，便秘，憩室炎，心臓病のリスクを低下させる。

9. マメ類
安価で脂質が少なく，タンパク質，鉄，葉酸，食物繊維に富む。ヒヨコマメ，ピントマメ，黒マメ，白インゲンマメ，キドニービーンズなど。サルサとともにトルティーヤで，またはスープで，サイドメニューや間食で食べるとよい。

10. ホウレンソウ
ビタミンC，カロテノイド，カルシウム，食物繊維を多く含む。蒸して食べるとよい。

さまざまな食品を選択してはじめてその効果が発揮される。

- 牛乳，ヨーグルト，チーズ群では，低脂肪か無脂肪タイプの食品を主に選択する。
- 週に何度かは，植物性タンパク質を豊富に含むマメ類などを摂取する。
- ビタミンAやビタミンCを多く含む緑黄色野菜を毎日摂取する。
- パン，シリアル，米，パスタでは，全粒タイプの食品を多く選択する。

▼サービングサイズについて

サービングサイズとポーションサイズは，よく混同される用語である。例えば，米国農務省（USDA）のパスタの1サービングの標準は1/2カップであるが，食品表示をとりまとめている食品医薬品局（FDA）は1カップとしている。これに対し，レストランで通常提供される平均的な1ポーションは3カップであり，これはフードガイドピラミッドの6サービングに相当する。さらに，1サービングを日常的に食べる量（実際はポーション）であると認識している人が多いが，政府ははるかに少ない量を1単位としている。そうな

ると USDA が推奨している穀物やパン類を 6～11 サービング摂取するというのは不可能であるように思われるが，政府が設定している 1 サービングは，ポーションサイズとしてはかなり小さいのである．フルーツジュースまたは野菜ジュースは 180 mL のグラス 1 杯，オレンジ，バナナ，リンゴは中 1 個，グリーンサラダは 1 カップ（握り拳大），卵は 1 個，牛乳やヨーグルトは 1 カップ（約 250 g），パンは 1 枚，ピーナッツバターは大さじ 2（ピンポン玉くらい），切った果物または野菜は 1/2 カップ，アスパラガスは中 3 本，ニンジンスティックは 8 本，トウモロコシは 1 本，ドライフルーツ（レーズンなど）は 1/4 カップ，獣肉，魚類，家禽類は約 84 g（1 組のトランプのサイズくらい），バターまたはマヨネーズは小さじ 1（指先くらい），チーズは約 56 g（親指 2 本分）である．

"米国人のための食事指針 2000，改訂 5 版"では，健康を増進させ，活動的な生活を支援し，慢性疾患のリスクを低減するための食事と生活スタイルを提案している．また，30 分間の適度な運動（例：ウォーキング，ジョギング，サイクリング，芝刈り，ガーデニング，家事）を，"できれば毎日行うことが望ましい"としている．子どもについては適度な運動を毎日 60 分行うことを推奨しており，良好な栄養と定期的な運動が米国における健康，そして肥満の蔓延を抑制するために重要であるとしている．指針ではまた，果物と野菜を穀物と区別しており，全粒の穀物を摂取するよう強調している．

"食事指針"の活用

"食事指針"の適切な活用により，肥満，高血圧，心臓病，2 型糖尿病の発生を予防するような食習慣を獲得することができる．指針を実行するということは，普段選択する食品を見直すということである．表 7-4 は"食事指針"を適用した食品交換の例である．

▼米国心臓協会の提言

米国心臓協会（AHA，www.heart.org/HEARTORG/）が 2 歳以上の一般人を対象に策定した最新の食事指針（以前の"ステップ 1"ダイエット）では，米国における肥満，高血圧，2 型糖尿病の有病率の増加に焦点を当てている[77,83]．過体重と循環器疾患の間には密接な関連があることから，本提言では健康的な体重を目指し，維持することも強調している．ライフスタイルの改善としては，定期的な身体活動レベルの向上や禁煙をあげている．この指針は，USDA を含む他の組織が掲げる指針と本質的には変わらない．重視しているのは食事で摂取する脂肪の重量のような具体的な数値目標ではなく，健康的な食習慣と生活行動の修得であ

表 7-4 現在の食行動を食事指針に近づけるための適切な食品交換の例

現在の食事	改善案
白いパン	全粒小麦や全粒穀物のパン
砂糖入りの朝食シリアル	低糖シリアル，シュレデッドウィート（シリアルの一種）
コールスロー，ポテトサラダ	ヨーグルトのマメサラダ
チップス，塩辛いスナック	低塩のベイクド・プレッツェル
ドーナツ	ブラン・マフィン，コーンブレッド
野菜（ゆで）	野菜（蒸し）
野菜（缶詰）	野菜（冷凍）
揚げ物	ゆで，バーベキュー
普通牛乳	無脂肪または低脂肪乳
アイスクリーム	シャーベットまたはフローズンヨーグルト
マヨネーズベースのサラダドレッシング	植物油と酢のドレッシング，またはダイエットドレッシング
クッキー	ポップコーン
塩辛い食品	ハーブ，スパイス，レモンの風味の効いた食品

BOX 7-2　フードガイドピラミッドの限界

- すべての油脂を（菓子類とともに）同一の食品群に分類しているため，動脈拡張作用によって心臓病を防ぎ，抗炎症作用もあるような好ましい油脂（オリーブ油やキャノーラ油など，一価不飽和脂肪酸および ω3 系脂肪酸を多く含むもの）と，マーガリン，サラダドレッシング，クッキー，ポテトチップ，フライドポテト，その他のファストフードおよび調理加工ずみ食品に含まれる飽和脂肪酸やトランス型の不飽和脂肪酸など有害な油脂を区別することができない．
- デンプンを主な成分とするイモ類を野菜群に分類している．
- 高脂肪と低脂肪の乳製品を区別していない．
- タンパク質を含む獣類，家禽類，魚類，乾燥マメ類，卵，ナッツを同一の食品群に分類しているため，タンパク質がさまざまな食品から供給されることや，各々の異なる健康への影響について示されていない．
- 精製された炭水化物（精白米，白パン，精製されたシリアル）と，栄養素や食物繊維に富み，健康によいとされる炭水化物（全粒穀物，玄米）との明確な区別をしていない．
- 毎日の運動や体重管理は，長期的な健康を目的としたどのピラミッドにおいても基礎となるといわれているが，これについては強調されていない．

る。表7-5は，指針の主な目標とこれに対応した一般の人のためのガイドラインを示したものである。表7-6では，一般の人，そしてより疾病リスクの高い男女に対する具体的な食事について提言している（以前の"ステップ2"ダイエット）。

基本的なメッセージは，さまざまな食品をバランスよく食べることである。健康的な体重を維持するためには，ポーションサイズと数に注意しなければならない。果物，野菜，シリアル，全粒穀物，無脂肪または低脂肪の乳製品，マメ類，ナッツ，魚類，家禽類，赤身の肉を中心とした食事を摂取することを強調している[7,35,59,85]。

2002年7月，AHAは心臓麻痺や発作を防ぐための指針（"循環器疾患の一次予防のための指針"）を改定し，はじめて受動喫煙をリスク因子として取り上げた。また，リスク因子に関するスクリーニングを20歳

CASE STUDY
健康，運動と栄養 7-1

栄養のABC：
食事指針の米国人への適用

2000年の"米国人のための食事指針"（http://www.usda.gov./cnpp）は米国農務省（USDA）と米国健康福祉省の合同で策定され，2歳以上の健康な米国人に対する栄養教育の基礎として医学的，科学的に合意が得られたものである。この指針を活用することによって，慢性疾患のリスクを抑え，適切な栄養状態を実現できる。

"食事指針"のABCから，個々の場面でどのように適用するかを学ぶ。そのうえで，自分の食生活，体力，そして欠点を，指針と比較して評価する（表1）。

米国人のための食事指針

"食事指針"のABCは，(1)健康を目指す，(2)健康の基礎をつくる，(3)賢く選ぶ，の3つから構成されている。詳細，最新情報はウェブサイト（http://www.pueblo.gsa.gov/cic_text/food/dietguide2000/toc.htm）を参照されたい。

健康を目指す

1. BMIの分類により，健康的な体重を目指す。体重を維持・改善する。BMIについては第13章を参照されたい。
2. 毎日，活発に身体を動かす。食事摂取量と身体活動のバランスをとる。下記ウェブサイトでは，運動中のエネルギー消費量を計算して目標心拍数の設定もできる他，大好きなデザートを燃焼するのに必要な運動量も算出できる。http://my.webmd.com

健康の基礎をつくる

1. 食品選択にフードガイドピラミッド（p.159）を生かす。http://www.nal.usda.gov/fnic/Fpyr/pymid.gif
2. 毎日いろいろな穀物を食べる。特に精製されていない，全粒のものを選ぶ。http://www.cspinet.org/nah/wwheat.html
3. さまざまな果物や野菜を食べる。

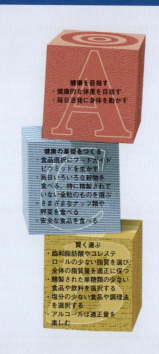

4. 食品を衛生的に保管する。http://www.fightbac.org/

賢く選ぶ

1. 飽和脂肪酸やコレステロールの少ない脂質を選び，全体の脂質量を適正に保つ。できるだけトランス脂肪酸は避ける。
2. 精製された単糖類の少ない食品を選択する。
3. 塩分の少ない食品や調理法を選択する。
4. アルコールは適正量を楽しむ。アルコールは，全く摂取しないほうがよい場合もある。

"食事指針"の適用

"食事指針"を理解したら，指針と関連づけて自分の食事や健康の目標をアセスメントする。現在の食習慣や運動習慣を見直そうとする気持ちを促すことにもつながる。

表1 食習慣のABC

Part I　健康を目指す

1. BMIを計算する

   評価 _____

2. 身体活動を1つ選ぶ（例：ジョギングなど）
   その身体活動を10分間または45分間行ったときのエネルギー消費量を計算する

   活動：_____
   10分間：_____ kcal
   45分間：_____ kcal

   M & Msの小パックのカロリーを消費するには、どのくらい運動する必要があるか計算する　_____分間

3. 有酸素性トレーニングでの目標心拍数を計算する　目標心拍数＝
4. 体重を現在のレベルに維持するために何キロカロリー必要か計算する　エネルギー量＝
5. 体脂肪1ポンド（約454g）に何kcal含まれているか計算する　エネルギー量＝

Part II　健康の基礎をつくる

1. フードガイドピラミッドを描き、分類する
2. よく食べる食品を5つあげ、それぞれの食品群を記入する

   食品_____食品群
   食品_____食品群
   食品_____食品群
   食品_____食品群
   食品_____食品群

   全粒穀物のシリアルをあげる　全粒穀物のシリアル_____
   全粒穀物のパンをあげる　全粒穀物のパン_____
   全粒穀物の食品をあげる　全粒穀物の食品_____

3. 食品衛生の原則を4つあげ、自分の経験からそれぞれの例を示す
   1.
   2.
   3.
   4.

4. 有害微生物の発生源となりうる食品をあげる　食品_____
   その食品を食べたことがあるか、またその場合、どのような症状があったか　症状_____

Part III　賢く選ぶ

USDAのウェブサイトのInteractive Healthy Eating Indexのページにアクセスする。昨日食べたものを入力し、あなたのHealthy Eating Indexスコアを推奨値と比較する。あなたのフードガイドをみることもできる。

に開始し、以後5年ごとに行って、喫煙習慣、家族歴、血圧について分析することを提案している。また、男性はウエスト周囲径を約100 cm以下に、女性は約90 cm以下に保つこととしている。さらに、40歳以上の人はコレステロールなどのリスク因子をスクリーニングすべきであるとしている。最新の研究に基づき、新しい指針は循環器疾患のリスクを低下させるホルモン剤や抗酸化ビタミンを推奨する一節を削除している。また、以前は毎日アスピリンを服用することを心臓発作や麻痺を起こしたことのある人に対してのみ勧めていたが、今回は今後10年間で心臓発作を起こすリスクが少なくとも10%あるとリスクアセスメントで示された人に対しても推奨している。

健康的な食べ方と規則的な身体活動の重要性の拡大

研究者の間では、急激に増加する過体重および肥満の成人や子どもの数、過体重状態に関連する合併症の罹患率の増加が注目されている。2002年9月、米国アカデミー（National Academies）の医学部門である米国医学研究所（www.iom.edu/）は彼らが策定した"食事摂取基準（Dietary Reference Intakes）"の一部として、ガイドラインを発表した（第2章参照）[33]。これによると、米国人は健康と標準体重を維持するために少なくとも毎日1時間（約400～500 kcal）の少し強度の高い運動（早歩き、水泳、またはサイクリング）をすることが望ましいとされている。この日常の運動量は、健康な人が毎日取り組んでいる運動量の分析に基づくもので、1996年の米国公衆衛生局長官の報告の2

表7-5 一般人のための栄養指針

目標	主な指針
健康的な食べ方	・果物，野菜，全粒穀物，低脂肪または無脂肪の乳製品，魚類，マメ類，家禽類，赤身の肉を中心に，各食品群からさまざまな食品を摂取する。 ・ポーションサイズと数に気をつけて，適切な摂取量を超えないようにする。
適正体重 　BMI≦25[a]	・エネルギー摂取量を必要量に見合うようにする。 ・減量したい場合は，エネルギー摂取量と消費量（身体活動）を調整する。
適正なコレステロール値	・砂糖を多く含む食品，高エネルギーの食品は制限する。 ・飽和脂肪酸，トランス脂肪酸，コレステロールを多く含む食品を制限する。 ・不飽和脂肪のかわりに野菜，魚類，マメ類，ナッツを摂取する。
適正な血圧 　収縮期　＜140 mmHg 　拡張期　＜90 mmHg	・健康的な体重の維持。 ・野菜，果物，低脂肪または無脂肪乳製品を重視して摂取する。 ・ナトリウムの摂取を制限する。 ・アルコール摂取を制限する。

Krauss RM, et al. AHA dietary guidelines revision 2000: a statement for healthcare professionals from the Nutrition Committee of the American Heart Association. Circulation 2000; 102: 2284. より改変
[a]BMI：body mass index（kg/m^2）

表7-6 一般人および疾病リスクの高い男女のための具体的な食事

一般の人	ハイリスクの人[a]
・脂質エネルギー比は総エネルギー摂取量の30％以下にする。 ・飽和脂肪酸は総エネルギー摂取量の10％未満にする。 ・コレステロールを上昇させる脂肪酸（飽和およびトランス脂肪酸）をエネルギー摂取量の10％以下にする。 ・コレステロールの摂取量を300 mg/日未満にする。 ・コレステロールを上昇させる脂肪酸のかわりに，全粒穀物や魚類からの不飽和脂肪，野菜類，マメ類，ナッツを摂取する。 ・ナトリウムの摂取量を2400 mg/日以下（食塩6.0 g/日以下）にする。 ・アルコールを摂取する場合，男性なら2杯/日，女性なら1杯/日に抑える。 ・少なくとも週に2サービングの魚を食べる。 ・毎日野菜と果物を合計5サービング以上食べる。 ・毎日穀物製品を6サービング以上摂取する。 ・毎日低脂肪または無脂肪の乳製品を摂取することを心がける。	**高LDLコレステロール血症または循環器系疾患の既往** ・飽和脂肪酸は総エネルギー摂取量の7％未満にする。 ・コレステロールの摂取量を200 mg/日未満にする。 ・減量が有効であれば実施する。 ・イソフラボンを含むダイズタンパク質を摂取する。 **低HDLコレステロール血症，高トリグリセライド血症，small dense LDLによる異常脂質血症** ・飽和脂肪酸で摂取していたエネルギー分を不飽和脂肪酸で摂取する。 ・炭水化物，特に糖類や精製された炭水化物の摂取を控える。 ・身体活動を増加させる。 **糖尿病およびインスリン抵抗性** ・飽和脂肪酸は総エネルギー摂取量の7％未満にする。 ・コレステロールの摂取量を200 mg/日未満にする。 ・炭水化物は，食物繊維含有量の多いものを選択する。

Krauss RM, et al. AHA dietary guidelines revision 2000: a statement for healthcare professionals from the Nutrition Committee of the American Heart Association. Circulation 2000; 102: 2284. より改変
[a]LDL：低比重リポタンパク質，HDL：高比重リポタンパク質

倍もの量であるが，2003年に世界保健機関（WHO, www.who.int/en/）と国連食糧農業機関（Food and Agriculture Organization of the United Nations）によって策定された提言とは一致している。この運動の継続時間は，（a）前述のタイプの運動を1日30分，ほぼ毎日行えば，疾病リスクを有意に低下させること，（b）米国国民の60％超が生活に中程度の運動も取り入れておらず，25％は運動を行っていないということを考慮すると，思い切った増加といえる。医学研究所が推奨する60分という運動時間の裏には毎日30分の運動では体重増加を抑えるには不十分であるという考え方があり，より多くの運動量が必要であるとしている。

また，21人の専門家からなる委員会により，微量栄養素の摂取範囲に加えて，はじめて毎日の食事で摂取すべき食物繊維の量が提案された（過去60年間の報告では微量栄養素の推奨量のみ示されていた）。これらは，栄養の専門家，そして一般の人が利用するものとして検討された。心臓病や2型糖尿病のような慢性疾患のリスクを抑えながら1日に必要なエネルギー量および栄養素量を摂取するには，成人は総エネルギー摂取量の45～65％を炭水化物から摂取すべきであるといわれている。比較的範囲を広く設定して柔軟性をもたせているのは，アジア人の高炭水化物・低脂肪食と，地中海地方出身者の高脂肪食を考慮したものである。地中海地方の食事には，健康に寄与するという一価不飽和脂肪酸を含むオリーブ油が多く使われる。ソーダ，キャンディ，フルーツジュース，ケーキ，クッキー，アイスクリームなどの食品や飲料の製造過程で

表7-7 米国アカデミー医学研究所の専門委員会の提唱に基づいた2500 kcalの食事における三大栄養素の構成例

	2500 kcalの食事における構成		
	炭水化物	脂質	タンパク質
構成比（％）	60	15	25
エネルギー（kcal）	1500	375	625
重量（g）	375	94	69

添加される甘味料の摂取量は，総エネルギー摂取量の25％までとしている。25％というのは比較的高い数字ではあるが，医学研究所の専門委員会はこの数値を超えるとビタミンAやカルシウムなどの重要な微量栄養素の摂取量が有意に低下するとしている。この数値はWHOが2003年に提案している10％と比べるとかなり高くなっている。脂質については摂取許容範囲をエネルギー比20～35％としているが，最低値の20％は多くの組織が採用している値であり，最高値については，AHA，米国がん協会，国立衛生研究所では30％に設定されている。医学研究所の専門委員会は，脂質の摂取量を低下させて炭水化物摂取量を増やすとHDLコレステロールの低下と中性脂肪レベルの増加をもたらし，逆に脂質の摂取量が高くなる（エネルギー摂取量も高くなる）と肥満や関連の合併症を引き起こすとしている。さらに，高脂肪食はたいてい飽和脂肪酸摂取の増加を伴うため，血漿LDLコレステロール濃度を増加させ，冠動脈疾患のリスクを高めることになる。医学研究所の専門委員会は飽和脂肪酸の摂取を"可能な限り少なく"することを推奨しており，トランス脂肪酸についても安全な摂取レベルは存在しないと考えている。

タンパク質の摂取量はエネルギー比10～35％で，これは前回の提言から変更していない。しかしはじめて，タンパク質に含まれるすべての必須アミノ酸について年齢別の推奨量を提示している。表7-7に，この新しいガイドラインに基づいて作成された2500 kcalの食事における三大栄養素の構成例を示す。

医学研究所の専門委員会はまた，50歳以下の成人男性は38 g/日，成人女性は21 g/日の食物繊維を摂取すべきであるとしているが，これは現状の12～15 gを大きく上回る値である。食事量が低下する50歳以上の成人では，男性は30 g，女性は21 gとしている。特に，水溶性食物繊維（果物や大麦，米ぬかに含まれるペクチン）の摂取は，血漿コレステロール値を低下させ，消化速度を抑制して満腹感を高め，食べすぎのリスクを抑えるものとして重要視している。

ある1つの食品や食事によって栄養上，健康上の利益がもたらされないことは明白である。次の記述は，数十年にわたる食事，ライフスタイルと冠動脈疾患に関する代謝の研究，疫学調査，臨床試験から得られた科学的事実について適切にいい表している。

水素添加されていない不飽和脂肪を主な脂質源とし，全粒穀物を主な炭水化物源とし，果物や野菜を豊富に含み，適切なω3系脂肪酸を含む食事は，冠動脈疾患を有意に予防することが，多くの研究から示されている。このような食事と，定期的な身体活動，禁煙，適正体重の維持を組み合わせれば，欧米人における循環器疾患をほぼ防ぐことができるだろう。

地中海料理のピラミッド，ベジタリアンの食事のピラミッド

図7-2下の2つの図は，基本のピラミッドを次のような食事をしている人に合わせて修正したものである。(a) 植物性の食品が大部分を占める（ベジタリアンの食事のピラミッド），(b) 果物，ナッツ，野菜，マメ科植物，精製されていない穀物，タンパク質源として魚類，ダイズなどのマメ類，鶏肉が大部分を占め，脂質の多くが一価不飽和脂肪酸でエタノールを適度に含む（地中海料理のピラミッド）。地中海型の食事は，これに含まれるいくつかの植物性食品によって，心筋梗塞の再発を有意に低下させる可能性があるといわれている[26]。豊富な一価不飽和脂肪酸（オリーブ油とこれに含まれるファイトケミカル[147]）はまた，加齢に伴う物忘れ，心臓病，がん，そして高齢者の死亡率を低下させる[82,146,155]。3つのピラミッドはすべて，果物や野菜，特にアブラナ科の野菜や緑色葉野菜，柑橘類やそのジュースを重視しているが，これらもまた虚血性脳梗塞[67]のリスクを低下させ，コレステロール低下剤[68]の効果を高める可能性があるともされている。

個別アセスメント

客観的に分析されたエネルギーおよび栄養素の摂取量は，指針と関連させながら個人の食事が適切かどうか判断するための大まかな資料となる。1日ごとの食事記録を注意深く分析することにより，直接的に測定した場合に近い値を推定することができる。

▼食事の質

Diet Quality Indexは食事の"健康度"を評価するものである。米国科学アカデミーの食品と栄養素に関す

る8つの提案に基づいてスコアが算出される[101]。図7-3に示すように，この指標は食事や食事に関連した主な慢性疾患のリスクを点数で示す，わかりやすい基準である。1965年および1989～1991年に行われた3度の全米調査においては，この指標を用いて参加者の食事を評価した。目標とする量を達成している場合は0，目標とする量の70%以上であれば1，70%未満であれば2となる。8つのスコアを合計すると指標は0～16となり，スコアが低いほど食事の質が高いことになる。スコアが4以下であれば健康的な食事，10以上であれば健康的でないため改善が必要な食事とされる。

▼Healthy Eating Index

USDAは栄養改善を進め，食事の質の推移を観察することを目的として，表7-8に示すようなHealthy Eating Index（HEI）を作成した。この分析ツールは100点を最高点とし，個人の食事が，バランス，量，多様性からみてフードガイドピラミッドや"米国人のための食事指針"にどの程度適合しているかを評価するものである[45,158]。合計スコアは"不良"（HEIスコア<65），"良"（HEIスコア>85），そして間にスコア65～74と75～84のランクがある。指標の各要素はそれぞれ，"不良"（スコア<5），"要改善"（スコア5～8），良（スコア>8）にランクづけされる。

身体活動が活発な人の三大栄養素必要量

身体活動の活発な人でも，望ましい食習慣と考えている情報は不適切であったり，誤っていたりする場合が多い。スポーツ栄養に関する研究はまだ発展途上であるが，多くの場合健康維持のために定期的に運動をしている10代の少年少女や成人は，アスリートも含め，栄養学的にバランスのとれた食事を規則正しく食べることによって栄養素を摂取することができ，それ以上摂取する必要はないということが示されている。

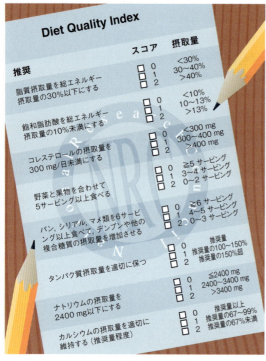

図7-3 Diet Quality Indexは食習慣に関連した慢性疾患のリスクをアセスメントするものである。目標量を達成している場合は0，目標量の70%以上であれば1，70%未満であれば2となる。それぞれのスコアを合計したとき（0～16），スコアが低いほうが食事の質が優れていることになる。（National Research Council, Committee on Diet and Health. Diet and health implications for reducing chronic disease risk. Washington, DC: National Academy Press, 1989. より）

表7-8 Healthy Eating Indexの要素[a]

要素	スコアの範囲	最高点の基準	最低点の基準
穀物摂取	0～10	9[b,c]または7.4[d]サービング	0サービング
野菜摂取	0～10	4[b,c]または3.5[d]サービング	0サービング
果物摂取	0～10	3[b,c]または2.5[d]サービング	0サービング
牛乳摂取	0～10	3[b]または2[c,d]サービング	0サービング
肉類摂取	0～10	2.4[b,c]または2.2[d]サービング	0サービング
総脂質摂取	0～10	エネルギー比30%以下	エネルギー比45%以上
飽和脂肪酸摂取	0～10	エネルギー比10%未満	エネルギー比15%以上
コレステロール摂取	0～10	300 mg以下	450 mg以上
ナトリウム摂取	0～10	2400 mg以下	4800 mg以上
食事の多様性	0～10	3日間で24種類以上の料理	3日間で9種類以下の料理

Krauss RM, et al. AHA dietary guidelines revision 2000: a statement for healthcare professionals from the Nutrition Committee of the American Heart Association. Circulation 2000; 102: 2284. より改変
[a]最高点の基準から最低点の基準までを均等に分割してスコアを設定している
[b]20～24歳の女性
[c]25～50歳の女性
[d]51歳以上の女性

▼身体活動の活発な人の食事

　食事の質と身体活動レベルや身体の健康の関連性を検討している研究では，一定の合意がみられていない。健康的な食事と高い身体活動レベルの間に強い関係があるとする研究もあれば，そのような関係がみられないものもある。こうした矛盾の原因としては，身体活動は本人の申告に基づくため比較的大まかで正確でないこと，食品のサイズを小さく見積もっていること，食事分析の信頼性が低いことなどが考えられる[29,42,47,92]。表7-9は，エアロビクスセンター縦断研究（Aerobics Center Longitudinal Study）に参加した男性約8000人，女性約2500人という大きな集団の栄養素とエネルギーの摂取量を，心肺機能レベルが低い集団，中等度の集団，高い集団に分類して比較したものである。この研究では，次のような結果が得られた。

- 男女とも，BMIが低くなるにつれて体力が高くなる。
- 意外にも，体力レベルの分類によるエネルギー摂取量の差は小さく，その差は女性は94 kcal/日，男性は82 kcal/日以内である。また，男女とも中等度の体力レベルの集団が最もエネルギー摂取量が少ない。
- すべての集団において，食物繊維摂取量が多くなるほど，コレステロール摂取量が有意に低下する。
- 男女とも，体力レベルが高い集団は低い集団よりも，（食物繊維，脂質エネルギー比，飽和脂肪酸エネルギー比，コレステロールに関して）望ましいとされる食事により近い食べ方をする傾向にある。

　持久系競技のアスリートや定期的に激しいトレーニングを行っている人は，運動中に消費されるエネルギーに見合うよう，エネルギーやタンパク質摂取量を適切に維持し，炭水化物を十分摂取する必要がある。注意してほしいのは，食事に気を配るということが，米国人の40％以上が行っているようなサプリメントによる栄養のいきすぎた管理をするということではないということである（サプリメントには年間60億ドル〈約7000億円〉が費やされている）。

　図7-4は身体活動の活発な男女のタンパク質，脂質，炭水化物摂取量の推奨量と，これらの栄養素の供給源となる食品を示しているが，1日のエネルギー必要量として，女性2000 kcal，男性3000 kcalというのは一般の米国人の若者の平均的な値である。図7-4に示されているように，まず基本的な栄養素必要量を満たし，個人の好みに合わせてさまざまな食品から身体活動の増加分に見合うエネルギーを摂取することが必要である。

▼タンパク質

　第1章で述べたように，タンパク質のRDAは体重1 kgあたり0.8 gである。体重77 kgの人は約62 g/日のタンパク質を必要とする。運動中であっても，（あくまでも仮定ではあるが）エネルギー代謝で失われるタンパク質が比較的少量であるとすると，このタンパク質の推奨量は身体活動の活発な人にとっても適切であるといえる。また，一般の米国人のタンパク質摂取量はRDAをはるかに上回っており，アスリートの食事はたいてい推奨量の2～4倍のタンパク質を含んでいる。しかし，身体活動の活発な人がベジタリアンである場合は，必須アミノ酸を植物性食品からのタンパク質により摂取しなければならないという問題があるが，第1章で，この問題を最小にするためには補足的にタンパク質食品を摂取すると述べた。また，身体活動の活発な子どもや思春期の男女は，適切な発育や発達のために，あまり運動をしない子どもたちよりも多くのタンパク質を必要とするかどうかについては明らかになっていない。

RDAは十分か？

　19世紀半ばのヒトのタンパク質必要量に関する研究では，筋収縮によって筋タンパク質の一部が破壊され，生体反応のためのエネルギーが供給されるということを前提としていた。この考えに基づいて，重度の身体労働に従事している人は骨格筋の成分やエネルギーを供給するために高タンパク質食を摂取すべきであると，一般的な知識として信じられていた。現代の多くのアスリートも，さまざまな行動を起こすうえでこの考え方や慣習にならっている。レジスタンストレーニングに多くの時間や労力を費やしている人は男女とも，タンパク質はしばしば最も重要な栄養素と考えている。それは，レジスタンストレーニングは何らかのメカニズムで筋内のタンパク質構造を損傷するか"分解する"と多くの人が信じているからである。この筋タンパク質の消耗によって，新たに以前より大きくて力強い筋を得るためにRDAよりも多くのタンパク質を摂取することが求められるのである。これに加え，持久系競技のアスリートの多くはトレーニングの際，特にグリコーゲン貯蔵量が少ない場合は，運動に必要なエネルギーを補うために筋の異化作用が増加し，タンパク質をより多く摂取することで，エネルギーとして消耗したタンパク質を補い，消費された筋を再合成するための材料を供給することができると信じている。どちらのアスリートの場合も，その理論はある程度正しい。しかし問題は，激しいトレーニングがタンパク質の再合成や異化を促進するのであれば，

表7-9 男性7059人，女性2453人の心肺機能レベル別にみた3日間の食事調査に基づく平均栄養素摂取量

項目	男性		
	心肺機能低群 (n=786)	心肺機能中等度群 (n=2457)	心肺機能高群 (n=4716)
人口統計情報および健康情報			
年齢（歳）	47±11[a,b]	47±10[c]	48±11
健康な人の割合（%）	52[a,b]	69[c]	77
喫煙者の割合（%）	23[a,b]	16[c]	8
BMI（kg/m²）	31±6[a,b]	27±4[c]	25±3
栄養情報			
エネルギー（kcal）	2379±719[a]	2297±662[c]	2348±664
エネルギー（kcal/kg/日）	25±8[a]	27±8[c]	30±9
炭水化物エネルギー比（%）	43±9[b]	45±9[c]	48±10
タンパク質エネルギー比（%）	19±4	19±4	18±4
総脂質エネルギー比（%）	37±7[b]	35±7[c]	33±8
SFAエネルギー比（%）	12±3[b]	11±3[c]	10±3
MUFAエネルギー比（%）	15±3[a,b]	14±3[c]	13±3
PUFAエネルギー比（%）	7±2[a,b]	8±2[c]	7±2
コレステロール（mg）	350±173[b]	315±148[c]	278±139
食物繊維（g）	21±10[b]	22±10[c]	26±12
カルシウム（mg）	849±372[a,b]	860±360[c]	924±387
ナトリウム（mg）	4317±1366	4143±1202	4133±1189
葉酸（μg）	336±165[b]	360±197[c]	428±272
ビタミンB₆（mg）	2±1[b]	2±1[c]	3±1
ビタミンB₁₂（μg）	7±6[a]	7±6	7±6
ビタミンA（RE）	1373±1007[a]	1531±1170[c]	1766±1476
ビタミンC（mg）	117±80[b]	129±109[c]	166±173
ビタミンE（AE）	12±9[b]	12±9[c]	14±11

項目	女性		
	心肺機能低群 (n=233)	心肺機能中等度群 (n=730)	心肺機能高群 (n=1490)
人口統計情報および健康情報			
年齢（歳）	48±11[b]	47±12	47±11
健康な人の割合（%）	55[a,b]	71[c]	79
喫煙者の割合（%）	12[a,b]	9[c]	4
BMI（kg/m²）	27±7[a,b]	24±5[c]	22±3
栄養情報			
エネルギー（kcal）	1887±608[a]	1793±508[c]	1860±515
エネルギー（kcal/kg/日）	27±9[a]	28±9[c]	32±10
炭水化物エネルギー比（%）	48±10[b]	48±9[c]	51±9
タンパク質エネルギー比（%）	18±4[a]	18±4	18±4
総脂質エネルギー比（%）	35±8[b]	34±7[c]	31±8
SFAエネルギー比（%）	11±3[b]	11±3[c]	10±3
MUFAエネルギー比（%）	13±3[a,b]	13±3[c]	12±3
PUFAエネルギー比（%）	8±2	8±2	7±2
コレステロール（mg）	245±133[b]	225±116[c]	204±104
食物繊維（g）	19±8[a,b]	20±8[c]	23±11
カルシウム（mg）	765±362[a,b]	775±343[c]	828±372
ナトリウム（mg）	3351±981	3257±928	3314±953
葉酸（μg）	302±158[a,b]	320±196	356±233
ビタミンB₆（mg）	2±1[b]	2±1[c]	2±1
ビタミンB₁₂（μg）	5±4	5±4	5±4
ビタミンA（RE）	1422±1135[b]	1475±1133[c]	1699±1347
ビタミンC（mg）	117±8[b]	132±140	154±161
ビタミンE（AE）	11±8	10±7[c]	12±8

Brodney S, et al. Nutrient intake of physically fit and unfit men and women. Med Sci Sports Exerc 2001；33：459. より
BMI：body mass index, SFA：飽和脂肪酸, PUFA：多価不飽和脂肪酸, MUFA：一価不飽和脂肪酸, RE：レチノール当量, AE：α-トコフェロール当量
[a]低群と中等度群の間に有意差あり。$P<0.05$
[b]低群と高群の間に有意差あり。$P<0.05$
[c]中等度群と高軍の間に有意差あり。$P<0.05$

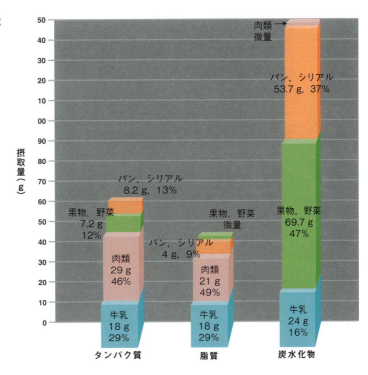

図7-4 タンパク質，脂質，炭水化物の基本的な構成と，望ましい食事における一般的な供給源。

タンパク質のRDAは十分なのかどうかということである。

タンパク質の推奨量には修正が必要か？ 現在知られている運動時のタンパク質の代謝は，尿素の排泄量を測定することでタンパク質の分解を推定する古典的な方法による研究に由来する。例えば，"標識した"アミノ酸を投与してアミノ酸由来の二酸化炭素排泄量を測定したところ，運動中は代謝量に対する割合が増加したという研究がある。しかし，運動強度が増すにつれて血漿中の尿素濃度も上昇し，汗中の窒素排泄量も顕著に増加するが，尿素窒素の排泄量は変化しないことが多い。これは，尿中窒素のみを測定していた先行研究を覆すものである。図7-5に示すとおり，発汗作用は運動中のタンパク質分解による窒素の排泄に重要な役割を果たしている。さらに，血漿と細胞内のロイシン（分岐鎖アミノ酸，必須アミノ酸の1つ）の酸化は尿の生成量の変化とは無関係に適度な運動で著しく増加するため，尿の生成がタンパク質の分解についてすべてを反映しているわけではないといえる[169]。

図7-5ではまた，エネルギーとして使われるタンパク質が最高となるのはグリコーゲンが枯渇している状態（低炭水化物状態）で運動を行ったときであることを示している。ここで強調したいのは，炭水化物がタンパク質分解の緩和において重要な役割を果たすということである。さらに，炭水化物の存在によりタンパク質の異化が抑制される。グリコーゲン貯蔵が不足している場合，持久運動（または激しい運動を繰り返し

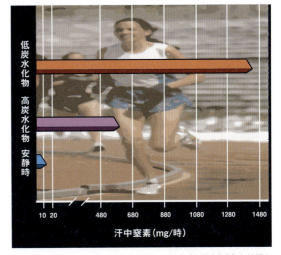

図7-5 安静時および炭水化物を貯蔵した場合（高炭水化物）と枯渇させた場合（低炭水化物）の運動中の汗中尿素排泄量。タンパク質が最も利用されるのは（汗中尿素によると）グリコーゲン貯蔵が低いときである。(Lemon PWR, Nagel F. Effects of exercise on protein and amino acid metabolism. Med Sci Sports Exec 1981; 13: 141. より)

行ったとき）においてタンパク質がエネルギーとして，また糖新生の材料として重要であることは明白である。

持久運動や激しいトレーニングによるタンパク質の異化は，短期間の飢餓状態における代謝を反映することが多い。グリコーゲン貯蔵が枯渇したとき，糖原性アミノ酸の糖新生が肝臓からのグルコース放出に大きく寄与する。どちらかといえば，タンパク質分解の増

加は中枢神経機能を保つために血糖値を維持しようとする身体機能を反映するものである。長期にわたり激しいトレーニングを行っている人は，高炭水化物食（エネルギー摂取量が適正である場合）によって筋タンパク質を保持することができる。レジスタンストレーニングを行っている人が筋量を増やすために，一般的にグリコーゲンを消費するような持久的な運動を控えるというのは，タンパク質が激しい運動中にエネルギーとして消費される（タンパク質合成を阻害する）とするならば，理にかなっていることになる。

　トレーニングを始めて間もない初期の段階でもまた，一時的だが体タンパク質の需要が増加する。おそらく，筋が受けるダメージと，これに伴うエネルギー必要量の増加によるものと考えられる。初期のタンパク質需要の増加が，RDA よりもタンパク質必要量を長期にわたって増加させるかどうかに関しては，議論が続いている[11,125]。最終的な結論は出ていないが，タンパク質の分解は持久運動（およびレジスタンストレーニング）を行う場合に，安静時と比較してこれまで考えられていたよりも多いという見方がある。タンパク質の異化は炭水化物の貯蔵量が少なく，エネルギーも不足している場合に最も顕著にみられ，タンパク質の利用は運動によって傷つけられた組織の修復や除脂肪組織の増加に伴って増加する。しかし，毎日4～6時間のレジスタンストレーニングを行っている人のタンパク質必要量はまだ特定されておらず，こうした人のタンパク質必要量は，特に標準的な量の炭水化物を摂取している場合は，一般の人と比較してわずかに多いだけかもしれない[150]。また，激しい運動によってエネルギーとして利用されるタンパク質は増加するが，運動に適応するにつれて身体のタンパク質の利用効率が上昇し，アミノ酸バランスが向上すると考えられている。

　筋の量，強さ，パワーの向上のためにレジスタンストレーニングを行っている人，長時間の持久運動や激しいトレーニングを行っている人に推奨されるタンパク質摂取量を求める研究が期待されるが，現時点においては，持久性トレーニングを行っている人は体重1 kg あたり 1.2～1.4 g の良質なタンパク質を，レジスタンストレーニングを行っている人は体重 1 kg あたり 1.6 g のタンパク質を摂取することが有効であると考えられており，これに否定的な証拠は現在のところみられない。この摂取量は，身体活動の活発な男女が通常摂取しているタンパク質の量の範囲にあり，それ以上にタンパク質を摂取する必要はない。ベジタリアンの場合は，植物から摂取したタンパク質は消化効率が低いため，前述の量を 10% 増加させた量とするが，タンパク質摂取が適正であれば，動物性タンパク質と植物性タンパク質はレジスタンストレーニングによる筋の強さや量の増加において効果は変わらない[48]。

アミノ酸製品

　タンパク質やアミノ酸のサプリメントを使う理由としては，筋の発育や強さの向上，エネルギー産生能力の向上，ホルモン分泌の増加を刺激するためというのが一般的である（第12章参照）[168]。サプリメントの製造業者はたいてい，消化管においてレジスタンストレーニング中に筋の発達を促すために十分な速度で血中に吸収されるのは，単体のアミノ酸のみであると宣伝している。ウェイトリフティングの選手，ボディビルダー，その他のパワー系のアスリートは，男女とも RDA の 4 倍ものタンパク質を摂取しているが[73]，この超過分のタンパク質は，タンパク質の重量 1 ポンド（約 454 g）あたり 50 ドル（約 6000 円）以上をかけて"精製された"液体，粉末，錠剤のかたちで摂取されている。こうした製品の多くは，人工的な化学処理をして単体のアミノ酸に"あらかじめ消化されている"タンパク質を含有している。このような製品の支持者は，身体は単体のアミノ酸分子を容易に吸収し（生体利用効率を向上させ），トレーニングによって期待される筋の増強を促進し，激しいトレーニングに耐えうる強靭さ，パワー，"活力"を短期間に向上させると考えている。しかし，このようなことは起こらない。健康な腸は，ジペプチドやトリペプチドのようなより大きな分子が存在した場合にアミノ酸をすばやく吸収するのであり，アミノ酸が単体であることだけが原因ではない（第3章参照）。腸管は，より大きな分子であっても非常に効率よくタンパク質を消化吸収することができる。さらにアミノ酸の濃縮液はしばしば，浸透圧効果によって水分を腸管内に移動させ，急性の炎症，痙攣，下痢を引き起こす。また，炭水化物はレジスタンストレーニングにおいて主に使われる無酸素性エネルギー産生機構の働きを促進するエネルギーの供給源となりやすく，1つの運動を何セットも行う場合，筋中のグリコーゲンは40%も低下するのである。適切な計画と方法で行われた研究において，RDA より多くのタンパク質（アミノ酸）をどんな形状で摂取しても，有意な筋量の向上や筋の強靭さ，パワー，持久性の向上にはつながらないことが示されている。ほとんどの場合，望ましい食事を普通に摂取していれば，レジスタンストレーニングによる筋の発達のために十分な量のタンパク質を摂取できる。さまざまな食品を幅広く摂取してエネルギーの摂取量と消費量のバランスがとれていれば，タンパク質や単体のアミノ酸のサプリメントを摂取する必要はないのである。

▼脂質

　脂質の適切な摂取量の基準は確立していない。脂質の摂取量は，個人の嗜好，食費，脂質に富んだ食品が入手可能かどうかということによって異なる。例えば，アジア地域に住む人の平均的な食事では脂質がエネルギーに占める割合は10%にすぎないが，多くの欧米諸国では脂質エネルギー比は40～45%である。健康増進のためには，脂質摂取量は食事に含まれるエネルギーの30%を超えるべきではないと考えられ，このうち，少なくとも70%は不飽和脂肪酸であることが望ましい。ただし，一価不飽和脂肪酸に富んだ地中海型の食事をしている人は，総脂質エネルギー比を多少高く（35～40%）しても問題ない。

　しかし，脂質の摂取比率を30%より低くしてもパフォーマンスが向上しないことには注目したい。実際，脂質構成比を大幅に低下させるとパフォーマンスは低下するのである。脂質エネルギー比20%の食事をした場合，同様のエネルギー量で脂質エネルギー比が40%の食事よりも持久力のパフォーマンスが劣っていたという報告もある[117]。こうした事実から，激しい運動をしている人や持久系競技を行っている人における脂質の重要性についての議論がさらに加速している（第8章「持久力トレーニングとパフォーマンスのための高脂肪食対低脂肪食」参照）[50,100]。食事の脂質量を少なくしてしまうと，強度の高い運動時に体重や筋量を維持するエネルギーを摂取するために炭水化物やタンパク質摂取量を増加させなければならないが，これは非常に困難である。また，必須脂肪酸や脂溶性ビタミンは脂質とともに体内に吸収されるため，低脂肪，または無脂肪食を続けると低栄養状態をまねく可能性がある。低脂肪食（脂質エネルギー比20%以下，第12章参照）はまた，レジスタンストレーニングの短い1動作に伴う血漿テストステロンの正常な上昇を鈍化させる[161]。今後の研究でこうした事実が証明され，ホルモン環境がトレーニング効果や組織の合成を実際に阻害するのであれば，脂質摂取量を少なくすることは激しいトレーニングにおいて避けるべきである。

▼炭水化物

　栄養において望ましくない食事とは，低エネルギーの"半飢餓"食や，高脂肪・低炭水化物食，"液状タンパク質"食，1つの食品に偏った食事など，害をもたらす可能性のある食事である。こうした極端な食事は健康，運動のパフォーマンス，適切な身体組成を阻害する。低炭水化物食は，激しい身体活動や定期的なトレーニングによってエネルギーの貯蔵を容易に減少させる。食事に十分な炭水化物が含まれていない場合，トレーニングはグリコーゲンが枯渇した状態で行われることになり，結果として"不調"をまねき，パフォーマンスが阻害される。

　炭水化物に対する考え方は，脂質やタンパク質に富んだ食品が入手できるかどうか，またこうした食品の相対的な費用などによって，大きく異なっている。複合糖質に富んだ食品（精製されていない穀物，デンプン質の根茎類，乾燥エンドウマメやその他の乾燥マメ類）の多くは，含有エネルギー量で比較すると最も安価である。極東地域では，炭水化物（米）は総エネルギーの80%を占めているという。これに対して，米国では炭水化物がエネルギー摂取量に占める割合は40～50%である。食物繊維の豊富な未精製のさまざまな複合糖質を，適切な量の必須アミノ酸，脂肪酸，ミネラル，ビタミンとともに摂取していれば，健康が損なわれることはない。メキシコ先住民のタラウマラ族の食事は食物繊維に富む複合糖質を多く含み（エネルギー比75%），これとは逆にコレステロール摂取量（71mg/日），脂質摂取量（エネルギー比12%），飽和脂肪摂取量（エネルギー比2%）が少ない[21]。彼らは身体持久力が著しく高く，数日間に及ぶサッカーに似た競技の大会で，約322kmという距離を走り続けるといわれている。タラウマラ族ではまた，高血圧症，肥満，心臓，循環器系の疾患による死亡がほとんど，もしくは全くみられず，このような食事形式が健康にも寄与する可能性を示している。

　貯蔵されている筋グリコーゲンや血液によって輸送されたグルコースは，活動筋への酸素供給が不十分になる最大強度の運動において，第1のエネルギー供給源となる。また，貯蔵グリコーゲンは高いレベルの有酸素運動においても十分なエネルギーを供給するため，炭水化物は活発に身体活動を行っている人にとって重要な役割を果たしているといえる。こうした人の食事は，少なくともエネルギーの55～60%を炭水化物，主に食物繊維の豊富な未精製の穀物，果物，野菜からのデンプンとして含むべきである。競泳，ボート，スピードスケートは試合での競技時間が非常に短いが，トレーニング時間は試合よりもはるかに長く，多くのエネルギーを必要とするため，トレーニング中に炭水化物を毎日十分に摂取することが重要になってくる。

炭水化物の具体的な推奨量

　身体活動の活発な人に推奨される炭水化物の摂取量は，エネルギー消費量に見合うようエネルギー摂取量を設定してから決定する。こうした条件を設けなければ，炭水化物エネルギー比が高かったとしても，重要なエネルギー源となる炭水化物を十分に補給すること

ができない場合があるためである。

炭水化物の一般的な推奨量は，体重1kgあたり1日6〜10gの範囲にある。この量は，毎日のエネルギー消費量や運動のタイプによって異なる。例えば，強度の高い持久運動を行っている人は，体重1kgあたり1日10gの炭水化物を摂取することが望ましい。したがって，体重46kgと小柄で毎日2800kcalのエネルギーを消費している人の場合，炭水化物の摂取量は約450g/日，1800kcal/日となる。これに対して，体重68kgの人は4200kcalというエネルギー必要量を満たすために675g，2700kcalの炭水化物を毎日摂取することが求められる。どちらの例でも，炭水化物は総エネルギー摂取量の65%としている。持久系競技における，試合の数日前からのグリコーゲンの貯蔵を促す特別な食事と運動の方法については，第12章で具体的に述べる。

炭水化物と"オーバートレーニング症候群"

陸上長距離選手，長距離水泳選手，クロスカントリースキーの選手，自転車選手は，しばしば慢性的な疲労に悩まされており，激しいトレーニングを毎日継続することが徐々に困難になってくる。トレーニングを続けていると次第に回復が困難になり，多くの場合パフォーマンスは低下してくる。過度にトレーニングを行った状態は一般に**オーバートレーニング症候群**といわれ，その症状は短期間トレーニングがうまくいかない，競技レベルのパフォーマンスが少し低下するということにとどまらない。トレーニング中や回復時に慢性的な疲労が感じられ，また感染や持続性の筋痛，漠然とした不安感やレベルの高いトレーニングを続けることに対する興味の喪失などの症状がみられる。また，オーバートレーニングの状態ではけがが発生しやすくなる[156]。オーバートレーニングの具体的な症状は個人差が非常に大きいが，最も一般的にみられるものを表7-10に示す。多くの場合，こうした症状は休息しない限り継続する。完治するまでには数週間必要で，数カ月かかる場合もある。

激しいトレーニングが繰り返し行われる中で貯蔵炭水化物が枯渇すると，オーバートレーニング症候群が起こりやすくなると考えられている。図7-6をみる

と，ランニングを1日16.1km（10マイル），3日間連続で行うと大腿筋のグリコーゲンがほぼ枯渇することがわかる。被検者はエネルギーの40〜60%を炭水化物から摂取していたが，それでもこうした結果となった。また，身体のグリコーゲンの利用は，3日目は1日目に比べて72%も少なかった。体脂肪が運動に必要なエネルギーの多くを供給したものと考えられる。

グリコーゲンの回復には時間が必要

炭水化物を多く含む食事を摂取していても，筋グリコーゲンは運動前のレベルまで急速には回復しない。長時間にわたる消耗性の運動の後は，筋グリコーゲンが回復するまでに少なくとも24時間は必要であるが，肝グリコーゲンの回復は筋よりも速い。消耗性のトレーニングや試合の後，高炭水化物食を摂取して1〜2日の休息（または軽度の運動）を行えば筋グリコーゲンは運動前のレベルに回復する。第8章で，消耗性の運動後の炭水化物補給の方法について詳細を述べる。

過度の激しい運動を定期的に行う場合，トレーニングを適切に継続するためにグリコーゲンを回復させる必要があり，このために当然炭水化物の摂取量を調節しなければならない。コーチやトレーナーの多くが試合の数日前からトレーニングの質を高く保ちながら徐々に強度を低減，つまり漸減させ，選手に炭水化物の豊富な食事をとらせるというのは，栄養面からみて妥当なことであるといえる。表7-11に，運動に伴う

表7-10　オーバートレーニング症候群：不調の症状

- 理由のわからないパフォーマンス低下の持続
- 漠然とした疲労，憂うつ感，苛立ちなどの気分状態の障害
- 安静時脈拍の増加，上気道感染や胃腸障害の発生増加
- 不眠症
- 体重減少
- オーバーユースによるけが

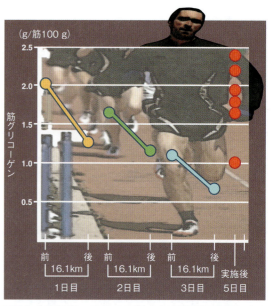

図7-6　1日16.1kmのランニングを6人の被検者が3日間行ったときの平均筋グリコーゲン濃度の変化。最後のランニングから5日後に測定した筋グリコーゲンは"実施後5日目"としている。(Costill DL, et al. Muscle glycogen use during prolonged exercise on successive days. J Appl Physiol 1971; 31: 834. より)

表7-11　運動による慢性的な疲労を予防する実用的な栄養ガイドライン[a]

- トレーニングや試合の1〜4時間前に，消化のよい高炭水化物の飲料や食品を摂取する。運動1時間前であれば1 g/kg体重の炭水化物を，4時間以上前であれば5 g/kg体重の炭水化物を上限として摂取することが望ましい。例えば，体重70 kgの水泳選手であれば運動1時間前なら20%の糖濃度のドリンクを350 mL（12オンス）摂取し，運動4時間前なら1本あたり25 gの炭水化物を含むエネルギーバーを14本摂取する。
- 運動直後から4時間までの間に，少なくとも0.35〜1.5 g/kg体重の炭水化物を含む消化のよい飲料や食品を摂取する。体重70 kgの水泳選手は，運動直後から4時間後まで1時間ごとに糖濃度25%のドリンクを108〜480 mL（3.6〜16オンス）摂取し，1本あたり25 gの炭水化物を含むエネルギーバーを1〜4.5本摂取する。
- 毎食，糖濃度15〜25%のドリンクか高炭水化物サプリメントを摂取する。通常の食事量を250 kcal分減らし，250 kcalのエネルギーを含む高炭水化物の飲料や食品を毎食摂取する。
- トレーニングで必要とされるエネルギー量に見合うエネルギー量を摂取して，トレーニングのどの期においても体重を一定に保つ。こうすることにより，体内の炭水化物貯蔵量も維持される。

Sherman WJ, Maglischo EW. Minimizing chronic athletic fatigue among swimmers: special emphasis on nutrition. Sports Sci Exchange, Gatorade Sports Sci Inst 1991; 35(4). より
[a]アスリートは，栄養士の協力を得て摂取した食事を記録し，総エネルギー摂取量と総炭水化物摂取量の詳細な分析を行うことが望ましい。この分析に基づいて，激しいトレーニングの間アスリートが体重1 kgあたり1日約10 gの炭水化物を摂取できるように食事を調整することができる

慢性的な疲労，または不調のリスクを防ぐ実用的な栄養ガイドラインを示す。これらのガイドラインは競泳選手を対象に作成されたものだが，激しい運動を行っている人すべてに適用できる。

ビタミンとパフォーマンス：アスリートのジレンマ

　米国では，サプリメントに費やされる金額が毎年10%以上の増加率で上昇し続けている。ある調査によると，2001年のサプリメントの売上げは171億ドル（約2兆円）であったという。全世界のサプリメントの売上げを合計すると，1999年には320億ドル（約3.8兆円）であり，2010年までに510億ドル（約6兆円）にまで増加するとみられている。この調査では158,000人の米国人がサプリメントを利用しているとしている。最も一般的に使用されているサプリメントはビタミンやミネラルの錠剤であり，全サプリメント市場の70〜90%を占める。60歳以上の男性の40%，女性の50%が，少なくとも1つのビタミンまたはミネラルのサプリメントを使用していると推定されている。特に市場のターゲットになりやすいのは熱心なスポーツ愛好家，アスリート，そして選手が最高のパフォーマンスができるようサポートする立場にいる人である。

　ある種のスポーツにおけるアスリートの50%以上が，日常的にビタミンやミネラルのサプリメントを使用している。こうした行動の背景には，適正な微量栄養素の摂取量を確保したい，パフォーマンスやトレーニング効果を向上させて成績を伸ばしたい，といったアスリートの思いがある[17〜19,72,103]。活動的な人の中でビタミンやミネラルの不足が顕著にみられる例としては，(a) ベジタリアンまたはエネルギー摂取量の少ない人（ダンサー，体操選手，階級制の競技のアスリートなど常に体重を維持，減少させようと努力している人），(b) 1つ以上の食品群を全く食べない人，(c) 加工食品や微量栄養素の少ない単糖類を多く摂取している人（持久系アスリート）があげられる。こうした状況においては，マルチビタミン，マルチミネラルのサプリメントを適切な用量摂取することで，毎日の食事における微量栄養素摂取を増大させることはできるかもしれない。なぜなら，人工的に合成されたビタミンは自然界から得られるビタミンと体内において同等に機能するためである。欠乏状態のときと比較すると，ビタミンのサプリメントはビタミン不足を解消し，パフォーマンスを改善する。しかし欠乏状態から回復すれば，サプリメントが通常の栄養状態をさらに向上させることはない。

ビタミンサプリメント：競技力を向上させるか？

　45年にわたる研究においても，良好な栄養状態の健康な人がビタミンサプリメントを使用しても，パフォーマンスや激しいトレーニングに耐える能力を向上させるという証拠は示されなかった[124,151,153,164]。ビタミン摂取量が望ましい量に達していれば，サプリメントがパフォーマンスを向上させたり，これらの微量栄養素の血中レベルを増加させたりすることはないとされている。しかし，コーチや選手が自らの成功の理由を特定の食事法や特定のビタミンサプリメントと証言していることで，事実が明確に伝わっていない。

　第2章で述べたように，多くのビタミンは補酵素の構成要素，あるいは補酵素の前駆体として機能し，エネルギー代謝を調節している。図7-7はビタミンB群が炭水化物，脂質，タンパク質の異化によるエネ

図 7-7 水溶性ビタミンの炭水化物，脂質，タンパク質代謝における一般的な役割。

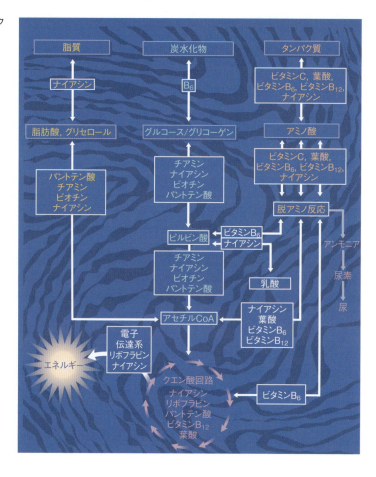

ギー産生反応の過程で重要な役割を担っていることを示している。ビタミンB群はまた，ヘモグロビン合成や赤血球の産生にも関与している。このような機能に対し，"少量で有効なら，多いほど優れている"と期待して，多くのコーチやアスリート，スポーツ愛好家，そして時には"専門"の科学者さえ，推奨される量を上回るビタミンをサプリメントから摂取することを支持している。

グリコーゲンやアミノ酸代謝に必要な補因子であるビタミン B_6（ピリドキシン）を投与しても，高強度の有酸素運動を行った女性の代謝産物には効果はみられなかったという報告がある[91]。実際，被検者のビタミン B_6 の栄養状態は，一般の人の標準値と同等であり[89]，激しい運動によってサプリメントが必要なレベルまで減少することはなかった[129]。他の研究では，非常に吸収されやすいチアミン誘導体（5つの酵素の複合体であり，ピルビン酸のクエン酸回路への進行を触媒するピルビン酸デヒドロゲナーゼ）を4日間投与したところ，消耗性の運動における酸素摂取量，乳酸蓄積，サイクリングの成績においてプラセボを上回ることはなかったと報告されている[164]。汗で喪失した水溶性ビタミンの量は非常に微量であり，考慮する必要は

ないものとする[49]。

ビタミンCとEは，RDAを上回る量を摂取しても運動には何の効果ももたらさない。ビタミンCはコラーゲンや副腎髄質ホルモンのノルアドレナリンの合成要素であるが，ある研究ではビタミンCを多く投与しても，けがの発生率，重傷度，回復するまでの時間についてプラセボとの差はほとんどみられなかったと報告されている。競技におけるトレーニングを積んだアスリートの集団のビタミンC栄養状態を，血清濃度と尿中アスコルビン酸によって分析して，運動をしていない被検者と比較すると，日常の身体活動量の差は非常に大きいにもかかわらず，ビタミンCの栄養状態は変わらなかったという報告もある[132]。他の調査でも，ビタミンCやその他のビタミンについて同様の報告がみられる[32,44,131]。さらに，活動的な人のエネルギー摂取量は，身体活動による必要量に見合うよう一般の人に比べて多くなるため，これに比例して微量栄養素の摂取量も増え，多くの場合RDAをはるかに上回っている。

ビタミンE欠乏は筋の機能を損なう可能性があるが[22]，RDAより多く摂取したときにスタミナや循環器機能，エネルギー代謝を向上させるという作用につい

ては十分なデータがそろっていない。結論として，栄養状態の良好な健康な人が高い効能を謳ったマルチビタミンやマルチミネラルのサプリメントを長期的に摂取しても，有酸素性能力，筋力，パフォーマンスの向上にはつながらないものと考えられる[142]。

▼ビタミンCの特別な働き

ビタミンCを1日の推奨量（女性75 mg，男性90 mg）より多く摂取しても，一般の人の場合，上気道感染を防ぐことはできない。しかし，強度の高い運動を行っており，頻繁にウイルス性感染症に罹患している人に1日に500～1500 mgのビタミンCを投与すると，一定の効果があったという報告がある[52,118,120]。

適度な運動は免疫機能を高めるが，長時間に及ぶ激しい身体活動（マラソンなど非常に激しいトレーニング）は一時的に病原体に対する身体の抵抗力を低下させる。このことから，運動によって強いストレスにさらされると，1～2週間は上気道感染のリスクが高まるといえるが，このような場合，運動前，運動中，そして運動後にビタミンCやEを炭水化物とともに摂取すると，免疫機能が正常に働くのを促進し，感染の予防につながる[62,102,109]。運動，サプリメント，上気道感染については，p.178で詳しく述べる。

▼メガビタミン

多くの栄養士は，そのマルチビタミンが含むそれぞれのビタミンの量がそれぞれのRDA程度であれば，摂取してもあまり問題はないとしている。また，サプリメントの心理的効果のほうが有効である場合もある。問題なのは，ビタミンによって"変身"し，パフォーマンスやトレーニング効果の向上を期待してメガビタミン（RDAの10～1000倍ものビタミン）を摂取している人である。通常より多くのビタミンを必要とする重篤な疾病でない限り，こうした摂取の仕方は危険である。

▼化学物質としてのビタミン

特定のビタミンによって酵素系が触媒され，これが飽和状態になると，超過して摂取したビタミンは化学物質，または薬物として身体に作用する。例えば，水溶性のビタミンCを通常の何倍も摂取すると血清尿酸濃度が上昇するため，痛風の傾向がある人ではその発症が促進される。1日に1000 mgを超えるような量のビタミンCを摂取すると，尿中シュウ酸（ビタミンCの分解産物）が増加し，腎結石が形成される場合もある。また，アフリカ系米国人，アジア人，スペイン系ユダヤ人などは，遺伝的な代謝障害として，ビタミンCの過剰な摂取によって溶血性貧血を引き起こす。鉄欠乏の場合は，過剰なビタミンCは相当量のビタミンB_{12}を破壊する可能性がある。健康な人でも，ビタミンCはしばしば腸を刺激して下痢を引き起こす。

ビタミンB_6の過剰摂取は肝疾患や神経損傷を誘発し，リボフラビン（B_2）の過剰摂取は視覚障害をまねく。ニコチン酸（ナイアシン）の過剰摂取は強力に血管を拡張させるだけでなく，運動中の脂肪酸動員を阻害し，これにより通常よりも筋グリコーゲンの消耗が速くなる。葉酸をサプリメントのかたちで大量に摂取すると，じんま疹やめまい，呼吸困難などのアレルギー症状を起こす。ビタミンEの大量投与は，頭痛，疲労感，かすみ目，胃腸症状，筋力低下，低血糖をまねくおそれがある。ビタミンEは不飽和脂肪酸に含まれるため，ビタミンEが少ない食事をつくること自体が難しい。また，ビタミンAの過剰摂取による神経系への有害性や，ビタミンDの過剰摂取による腎臓への悪影響はよく知られている。

身体活動の活発な人においてサプリメントが有効なのは，ビタミンが不足していたり，エネルギー制限をしていたり，食事選択が不適切な場合である[90]。こうしたサプリメントが有効かどうか，またはどのような条件下で有効なのかについて，適切な条件，方法による研究の継続が求められる。

運動，フリーラジカルと抗酸化物質：身体活動の活発な人を守る微量栄養素

身体活動の利益はよく知られているが，望ましくない影響についてはいまだ議論の余地がある。こうした悪い影響は，運動によって有酸素性代謝が亢進し，フリーラジカルが産生されて引き起こされると考えられている（第2章参照）[2,70,84,157]。ヒトにおけるフリーラジカルの発生やこれに伴う組織の損傷は直接的には測定せず，フリーラジカルの副産物をマーカーとして推定するが，フリーラジカルが身体に備わっている防衛能力を上回ると，酸化ストレスにさらされて健康が阻害されるおそれがある[63,133]。また，フリーラジカルは運動による筋の損傷を助長し，特に筋の動きが不自然であったり慣れない運動をしたときに損傷が大きい。このような筋損傷では筋に存在する酵素が逸脱し，炎症細胞が損傷した組織に進入する。

これに対して，フリーラジカルが運動中に増加しても，身体に通常備わっている防衛能力はこれに十分対処できる[160]，またはトレーニングに適応する中で酵素による抗酸化作用が"向上する"という主張もある[37,51,60,138]。抗酸化作用の向上により赤血球の細胞膜

を構成する脂質の酸化が抑制され，酸化ストレスに対する抵抗性が増加する[97]。また，がんや心臓病の発生には酸化ストレスが関与するといわれているが，信頼性の高い疫学調査によってこれらの疾病に対する定期的な有酸素運動の有効性が証明されている[34]。

▼代謝の亢進とフリーラジカルの産生

運動によって反応性の高い酸素（フリーラジカル）が産生される機序は，少なくとも2つ存在する。1つはミトコンドリアからの電子の流出によるもので，これはスーパーオキシドラジカルを産生するシトクロムの段階で起こると考えられる。2つ目は血流や酸素供給が変化する中で産生されるもので，激しい運動中に抑制された血液の流れが再び回復することに伴う酸素供給の変化によって，多くのフリーラジカルが産生される。外傷，ストレス，運動中の筋収縮による筋の損傷，スモッグなどの環境汚染などの条件でフリーラジカルの産生が増加するという説もある。運動による産生は，運動の強度やその人のトレーニングの状態によっても異なり，あまりトレーニングを積んでいない人が消耗性の運動を行った場合に活動筋中で酸化による損傷が発生することが多い。図7-8に定期的な運動がどのように酸化反応や組織の損傷を引き起こし，防衛反応としてどのように身体が適応するのかを示した。

フリーラジカルに関する疑問

身体活動とフリーラジカルの産生に関して，次のような疑問があげられる。

1．身体活動の活発な人はフリーラジカルによる損傷を受けやすいのか？
2．身体活動の活発な人は抗酸化作用をもつ物質の摂取を増加する必要があるのか？

1つ目の疑問に関して，栄養状態が良好であれば，身体活動量の増加に伴って身体に備わっている抗酸化作用も向上することを示唆した研究がある。1動作の運動でオキシダントの産生は増加するが，健康な人も心臓移植を受けた人も身体の抗酸化作用は効率よくこれを処理したと報告している[64]。連続した数日間の反復運動においても，酸化ストレスの指標は抗酸化作用の低下を示さなかったという。2つ目の疑問に対しては，2つの考え方がある[159]。外因的な抗酸化物質は運動によるフリーラジカルの産生を遅らせるとする報告もあれば，身体の抗酸化作用を向上させるとする報告もあるが，こうした働きは高強度の運動に伴う筋損傷の程度や進行を抑制する。

サプリメントが有効であるとするならば，ビタミンEは運動において最も重要な抗酸化物質である[20,40,61,130,133]。ある研究によると，ビタミンE欠乏の動物は，酸化によって細胞膜機能が傷害された状態で運動を開始したため，ビタミンE濃度が標準である動物に比べて疲労困憊にいたる時間が短かった。通常の食事を摂取している動物にビタミンEを添加すると，運動によって引き起こされる骨格筋線維[39]や心筋組織[41]の酸化が低下した。図7-9は，1日200 mgのビタミンEを3週間投与したときのペンタン除去への影響を示したもので（ペンタンはフリーラジカルの主要なマーカー）[122]，ビタミンEを投与した場合はフリーラジカルの産生が顕著に少ないことがわかる。他の研究では，抗酸化ビタミンの混合物（βカロテン，アスコルビン酸，ビタミンE）を毎日投与した人は，血清および呼気中の安静時および運動後の過酸化脂質マーカーが，投与されていない人に比べて少なかったとするもの[71]，また，競輪選手にビタミンEを5カ月間投与したところ，激しい持久運動によって発生する酸化ストレスマーカーを抑制する効果があることを示したものもある。さらに，2週間の120 IU/日のビタミンE投与によってフリーラジカルの細胞膜の通過を抑え，高強度のレジスタンストレーニングによる筋組織の破壊を遅らせたとする研究もある[95]。これらの研究報告

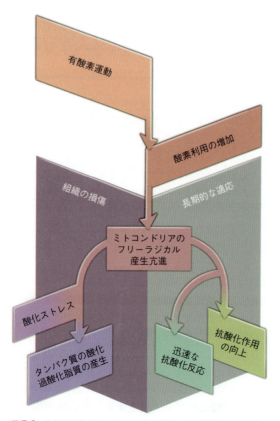

図7-8 有酸素運動が引き起こす現象と適応による組織損傷の低減。

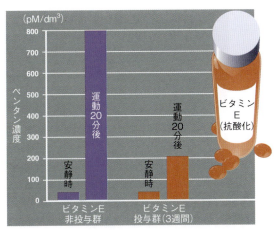

図7-9 ビタミンEを投与した場合と投与しなかった場合の最大運動（100%$\dot{V}O_2$max）の前と20分後のペンタン濃度。(Pincemail J, et al. Pentane measurement in man as an index of lipid peroxidation. Bioelectrochem Bioenerg 1987; 18: 117. より改変)

BOX 7-3　抗酸化ビタミンの豊富な食品

- βカロテン：カロテノイドという，黄色，橙色，緑色の野菜や果物の色素。ニンジン，ホウレンソウのような緑黄色葉野菜，ブロッコリー，カブ，ビート，コラード（ケールの一種）の若葉，サツマイモ，冬カボチャ，アンズ，カンタロープ（メロンの一種），マンゴー，パパイヤなど
- ビタミンC：柑橘類とそのジュース，キャベツ，ブロッコリー，カブラナ，カンタロープ，パプリカ（赤，緑），ベリー類
- ビタミンE：家禽類，魚介類，植物油，小麦胚芽，魚類の肝油，全粒粉のパン，強化シリアル，ナッツ，種子，乾燥マメ類，緑色葉野菜，卵

に対して，30日間のビタミンE投与（1200 IU/日）によって血清ビタミンE濃度が2.8倍に増加し，収縮による筋損傷（運動後の筋力低下を含む）や激しい筋運動による炎症に影響を示さなかったという報告もある[8]。同様に，他の研究では4週間 1000 IU/日のビタミンEをマラソンランナーに投与しても，ハーフマラソン後の筋損傷を示す生化学的，または微細構造的指標に変化はなかったとしている[25]。このような研究報告の矛盾は，運動の強度や酸化ストレスの違いによる可能性がある。

セレンや，銅，マンガン，亜鉛といった微量元素は，グルタチオンペルオキシダーゼなどフリーラジカルから細胞膜を守る酵素の構成成分として抗酸化作用を発揮する[152]。がん予防に関する二重盲検プラセボ対照試験において，被検者には毎日 200 μg のセレンのサプリメント（推奨量の3〜4倍）を投与したところ[16]，前立腺がん，食道がん，結腸・直腸がん，肺がんの発生とこの疾病による死亡がそれぞれ71%，67%，62%，46%減少したという。

セレンの抗酸化作用の機序として考えられるのは，抗酸化酵素の構成成分であること，発がん物質の代謝を変化させてがんの成長を抑制すること，内分泌腺や免疫機構に影響すること，そして損傷を受けて前がん状態となった細胞のプログラム化された死（アポトーシス）を制御する分子機構での働きなどがある。セレンの1日の推奨量は成人男子 70 μg，成人女子 55 μg であるが，摂取量が 1000 μg を超えると髪の毛や爪の脱落や胃腸の機能障害などの症状をもたらす。セレンを豊富に含む食品には，シリアルなどの穀類，ブラジルナッツ，魚介類，肉類，キノコ類，アスパラガスがある。

コエンザイムQ_{10}は，呼吸鎖の中で単独で，またはビタミンEを還元することで，抗酸化物質としての作用があると考えられている。しかし，コエンザイムQ_{10}がビタミンEと同様に直接的な抗酸化物質であることを示す証拠はほとんどみられない。

抗酸化物質のサプリメントに対する考え方　いくつかの報告で，さまざまな抗酸化物質のサプリメントを摂取することで運動によるフリーラジカルの産生や身体の防衛機構を向上させることが示唆されているが，この分野についてはさらなる研究が必要である。しかし，まずは果物，穀物，野菜をバランスよく摂取することを提案したい。というのは，抗酸化作用をもつ栄養素はサプリメントからではなく，さまざまな食品から得ることができるからである。また，健康を守る働きが抗酸化物質単独の作用によるものなのか，食品に含まれる多くの構成成分との相互作用によるものなのか示されていないことも理由の1つである（例：植物性食品に含まれるがん防御物質となるファイトケミカル）。抗酸化物質が健康に寄与するときの機序としては，以下の3つがあげられる。

1. 分子機構や遺伝子発現に働きかける。
2. 発がん物質を無毒化する酵素の構成成分となる。
3. 細胞の無秩序な増殖を抑制する。

国立がん研究所（National Cancer Institute：NCI, www.cancer.gov/）のがん予防・制御部門長官によると，"150以上の研究によって，果物や野菜を多く食べている人は，さまざまな部位のがんの発生率が低いことが明示されている"という。NCIは5サービング以上の果物と野菜（男性は9サービング）をとるよう推奨しており，USDAの"食事指針"では2〜4サービングの果物と3〜5サービングの野菜を食べるよう勧めている。

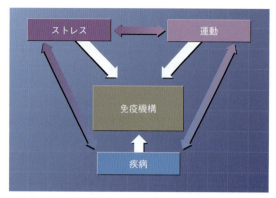

図7-10 ストレス，運動，疾病および免疫機構の相互作用の理論的モデル．

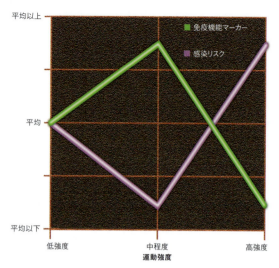

図7-11 運動強度は免疫機能と感染のリスクに影響する．

運動，感染症，がん，免疫反応

過度の運動によって特定の疾患にかかりやすくなるという認識から，"疲労困憊になるまで，あるいは気分が悪くなるまで運動してはならない"と考える保護者，アスリート，コーチは少なくない．これに対して，適度な運動を定期的に行うことによって健康を増進し風邪などの感染症にかかりにくくなるという認識もある．

すでに1918年の報告で，全寮制の学校で肺炎になった生徒のほとんどはアスリートであったと報告されているが，上気道感染は激しいトレーニングの後，肺炎に発展すると考えられる．またポリオが流行した時代，その重症度と激しい身体活動との関連が事例として報告されている．現在，身体的，環境的，心理的要因が免疫機構に及ぼす相互作用を研究する**運動免疫学**という分野の疫学調査や臨床試験が盛んに行われ，過度の身体活動が免疫機構に影響し，疾病，特に上気道感染のリスクを高めるといわれている．

免疫機構は高度で独立した細胞群，ホルモン，調節物質で構成され，外部からの微生物（細菌，ウイルス，カビ）や異質な高分子の侵入，異常ながん細胞の成長を抑制する．この機構には，（a）**自然免疫**，（b）**獲得免疫**という2つの種類がある．自然免疫は解剖生理学的要素（皮膚，粘膜，体温や，NK〈ナチュラルキラー〉細胞，さまざまな貪食細胞，炎症性の防御因子などの特殊な防衛因子）によって構成されている．これに対して獲得免疫はBリンパ球とTリンパ球という特殊な細胞からなる機構である．これらの細胞は活性化すると特定の感染源に対して非常に効率的に応答し，感染時に疾病を軽減に抑え，回復を早める．

図7-10は運動，ストレス，疾病と免疫機構の関係のモデルを表したものである．運動，ストレス，疾病は互いに関連しており，それぞれが独自に免疫機構に影響していることが示されている．例えば，運動は疾病への感受性に影響を及ぼすが，疾病は確実に運動能力に影響する．同様に心理的要因（視床下部と免疫機構が関連していることによる）や，栄養不良や不規則な睡眠時間などのストレスは疾病に対する抵抗力を低下させる．運動はストレスに対する身体反応に，良くも悪くも作用する．ストレス，疾病，短期および長期の運動といった要因は，それぞれ独自に免疫状態，免疫機能，そして疾病に対する抵抗力に影響している．

▼上気道感染

図7-11は，短期間の運動（過度のトレーニング）と上気道感染への感受性の関連性を示した一般的なJカーブと，これとは逆のカーブを描く免疫機能の働きを示したものである[112,170]．非常に単純にみえるかもしれないが，軽度～中等度の身体活動はあまり運動をしない場合と比べて上気道感染だけでなく，可能性としてはさまざまながんも抑制する[66,88,94]．さらに，中等度の運動をしても，それ以上の感染が発生しない限り疾病を悪化させたり長期化させることはない[165]．これに対して激しい身体活動（マラソンなどの激しいトレーニング）は"open window"（3～72時間）し，抗ウイルス，抗細菌能力は低下し，上気道感染のリスクが増加し（2～6倍），1～2週間のうちに発症する[24,57]．例えば，ロサンゼルスマラソンの参加者の約13%がレース後1週間のうちに上気道感染を発症したと報告されている．病気以外の理由で出場しなかった同等の競技レベルのランナーでは，感染したのは約2%であった[104]．高強度の運動後に起こる免疫抑制の強さとこれに続く感染症の発生について，明確な因果関係やその関連性の度合いを明らかにするために，さらなる

研究が望まれる。

運動の短期的な影響

- **適度な運動**：適度な運動を1回行うと，自然免疫の機能が高まり，数時間身体の防衛能力が向上する[76,93]。特に，NK細胞の活動が顕著に増大する。これらの貪食細胞のリンパ球亜集団は血液の抵抗力を向上させる。また，これらは病原体に対する身体の第1の防衛線であり，NK細胞は異物や腫瘍に対してあらかじめ特別な感化を受けなくても機能する。これらの細胞は独自の細胞溶解活性をもち，最終的にウイルスを破壊，または不活性化し，腫瘍細胞の転移を抑制する[115,167]。

- **消耗性の運動**：長時間の消耗性の運動（および強いストレスやトレーニングの増大）によって，感染に対する身体の第1防衛線は著しく脆弱化する[74,75,80,114,140,166]。過度の運動を繰り返し行うとさらにリスクが高まる。例えば，激しい運動によって免疫機能が低下した状態で同じ日に再び激しい運動を行うと，好中球，リンパ球，そして特定のCD細胞に，さらに変化が起こる[134]。消耗性の運動に伴う体温の上昇や，サイトカイン，ストレス関連ホルモン（アドレナリン，成長ホルモン〈GH〉，コルチゾール，β-エンドルフィン）の増加は，自然免疫（NK細胞や好中球の活性）や獲得免疫（Tリンパ球やBリンパ球の機能）の免疫作用の低下をまねく原因となる[6,105,148]。高強度の運動後に起こる一時的な免疫低下は，気管上部の粘膜免疫機構において顕著にみられる[93,99]。こうした激しい運動後の望ましくない影響を考慮すると，上気道感染の徴候のある人は運動を避け（少なくとも軽めにとどめ），感染を防ぐ免疫機構が正常に機能するようにすべきである。

運動の長期的な影響

有酸素運動は，年齢を問わず，特に減量中の肥満者にとって，自然免疫やストレス抵抗を高める働きをもつ[30,31,136]。改善するものとしてあげられるのは，(a)細胞傷害性免疫の機能を高める（NK細胞の抗がん作用など），(b)加齢に伴うT細胞や関連のサイトカインの産生低下を遅らせるなどである[65,107]。細胞傷害性T細胞は，ウイルスやカビに直接作用して感染を防ぎ，また他の免疫機構を統制する働きももつ。

トレーニングが免疫機能を高めるのであれば，なぜトレーニングを積んだ人が激しい運動によって上気道感染にかかりやすいのだろうか。**open window hypothesis**は，トレーニングの過度な増加や実際の試合によって，コンディションが良好でも"異常な"ストレスにさらされ，NK細胞の機能を一時的だが著しく低下させるとしている。この免疫低下が起こっている期間（"open window"）に感染に対する抵抗力も低下する。激しい運動によって副腎皮質刺激ホルモンの分泌やコルチゾールの血糖濃度維持機能が抑制され，免疫機構の仕組みが阻害される可能性がある。定期的に適度な運動をしている場合は感染の機会は"closed"されており，免疫機能への有効性が保たれている。

レジスタンストレーニング　ある研究によると，9年間のレジスタンストレーニングは，運動習慣のない対照群と比較したとき安静時のNK細胞の数や活性に影響を与えなかったという[108]。また，通常定期的な有酸素運動によって活性化する単球が，レジスタンストレーニングではより活性化することも示唆された。単球が活性化するとプロスタグランジンが放出され，運動後のNK細胞が下方制御される。結果として，NK細胞に対する運動の長期的な効果が妨げられる。この研究者は，これより前に高強度のレジスタンストレーニングを1回行った後，NK細胞が2.25倍にもなったと報告しており[113]，これは適度な有酸素運動を行った直後にみられる反応と同様である[36,46]。

サプリメントの役割

栄養的な要因は，激しい運動やトレーニングにおいて免疫機能に（そしておそらく感染症への感受性に）影響を及ぼす[14,38,53,137]。例えば，脂質の多い食事（摂取エネルギーの62％）は，炭水化物が豊富な食事（摂取エネルギーの65％）と比較すると免疫機構に対してマイナスに作用するという[116]。これに関連して，2.5時間の持久走において，濃度6％の炭水化物飲料を摂取（運動前0.71 L，運動中15分ごとに0.25 L，運動後4.5時間の回復中に1時間ごとに0.5 L）すると，炎症反応で出現するサイトカインが減少したという研究がある[102]。同研究室による後続研究では，10人のトライアスリートに対して2.5時間の高強度のランニングまたは自転車運動の間，15分ごとに炭水化物を投与（体重1 kgあたり4 mL）したところ，プラセボよりも高い血糖レベルが維持されたとしている[110]。同様に，年齢や性別に関係なく，炭水化物の投与が試合後のコルチゾールや抗炎症サイトカインの調節に有効に作用したという報告もある[111]。炭水化物の投与によって血糖レベルが高く維持されると，コルチゾール分泌反応が低下し，炎症に関わるサイトカインの放出が減少する。これは長時間に及ぶ高強度の運動において，炭水化物によって全体的な生理的ストレスが低下したことを示している。

ビタミンCとEを組み合わせて健康な若年成人に投与すると，どちらかを単独で摂取するよりも大きな免疫増強効果（サイトカイン産生の増加）を得られると

いう[62]。ある研究では，中高年の被検者に1日200 mgのビタミンEを投与したところ，T細胞の機能の医学的な関連指標が向上したという[96]。しかし，ビタミンとミネラルを日常的に摂取し自宅で生活している60歳以上の被検者を，1日200 mgのビタミンEを長期にわたって日常的に投与した群とそうでない群に分けて比較すると，急性の呼吸器感染症の発生率や重症度は変わらず，さらに感染した者のうちビタミンEを投与されていた被検者は感染によって活動が制限された期間がそうでない被検者よりも長かったという報告もある[43]。

　一般の人がビタミンCとE（およびβカロテン）のような抗酸化物質を推奨量以上摂取することで，上気道感染を防ぐ免疫機能が向上するかどうかについては，さらなる研究が必要である。激しい運動をしている人，なかでも上気道感染にかかりやすい人にとってはビタミンCを毎日サプリメントによって摂取することは有効かもしれない[52,121]。90 kmのウルトラマラソンのレース前およびレース後3週間，1日600 mgのビタミンCのサプリメントを投与した選手は，鼻水，くしゃみ，のどの痛み，咳，発熱などの上気道感染の症状がプラセボを投与していた選手より有意に低かった[118]。しかし，感染の危険性とレースの成績は逆の関連を示しており，タイムの良好だった選手のほうに症状が多くみられた。上気道感染はまた，強度の高いトレーニングを行っているランナーに最も多く観察される。このような人は運動前，運動中，運動後により多くのビタミンCとEを，おそらく炭水化物とともに摂取することで，通常の免疫機構の働きが高まり感染の予防につながる[105,109]。しかしそれだけではなく，睡眠不足，精神的なストレス，栄養不良，体重減少など他のストレッサーの存在で，1回の（または繰り返しの）消耗性運動による免疫機構へのストレスが増大するものと考えられる[14,105]。

▼グルタミンと免疫反応

　非必須アミノ酸であるグルタミンは，通常の免疫機能において重要な役割を果たしている。グルタミンの防御作用としてあげられるのは，疾病を防ぐ細胞，特に感染を防ぐリンパ球やマクロファージなどのヌクレオチド合成の際にエネルギー源として使用されることである[5,141]。血清および筋中のグルタミンは，敗血症，外傷，火傷，外科的手術，そして持久運動によって低下する。血清グルタミンの低下は，肝臓，腎臓，消化管，免疫機構のグルタミン要求量が食事や筋からのグルタミン供給量を上回ったときに頻発する。血清グルタミン濃度の低下は免疫抑制の一因となり，身体に大きなストレスを与える[9,54,135,145]。したがって，グルタミンを補給することで高強度の身体活動によって引き起こされる上気道感染の危険性を低下させる可能性がある[139]。

　グルタミンドリンク（5 gのL-グルタミンを含有した330 mLのミネラルウォーター）をレースの終盤と終了2時間後に摂取したマラソンランナーは，摂取しなかった選手に比べて上気道感染の発生が少なかったという[12]。この研究者はさらに運動後の感染リスクにグルタミンが影響するメカニズムついて調査しているが，グルタミン投与による血中白血球の分布には何ら変化がみられなかったと報告している[13]。また，激しいトレーニングを行っている運動選手の上気道感染の発生は，血漿グルタミン濃度に影響されない。1回の強度の高い運動，または繰り返し強度の高い運動を行うとき，運動前にグルタミンを投与しても運動後の免疫反応には影響しない[79,128,163]。マラソンのレース直後，30分後，60分後，90分後にグルタミンを投与したところ運動後のグルタミン濃度は維持されたが，(a)リンホカイン活性化キラー細胞，(b)増殖反応，(c)運動による白血球特定細胞型群の変化の3つには影響がみられなかった[127]。現時点では，消耗性運動における免疫抑制を緩和するとしてグルタミンを推奨するのに十分な証拠は得られていないといえる。

一般的な考え方

　定期的に身体活動を行い，バランスのとれた食事をし，ストレスを最小限に抑えて適切に睡眠をとるようなライフスタイルによって，免疫機能は活発に機能する。減量を試みる場合は，過度なエネルギー制限によって急激に体重が減少すると免疫機能が抑制されるため，段階的に行うべきである。長時間の激しい運動では，炭水化物を摂取（一般的なスポーツドリンクを1時間に約1 L）することで，生理的ストレスや炭水化物の枯渇によって引き起こされる免疫機能の低下を抑えることができる。一般的に，レースの間炭水化物を摂取している持久運動のアスリートは摂取していないアスリートよりも，ホルモンや免疫機能を示す指標の低下がはるかに少ないといわれ，生理的ストレスが緩和されていることが推測される。

ミネラルとパフォーマンス

　単一のミネラルサプリメントを医師や管理栄養士の処方なしに使用することは，身体に有害な影響を及ぼす可能性があるため賢明とはいえない。例えば，マグネシウムを過剰に摂取すると下痢などの消化管症状を引き起こす。マグネシウムは鉄や亜鉛の栄養状態を阻

害するが，一方で亜鉛を1日に15 mg多く摂取すると，銅の吸収が抑制されHDLコレステロール濃度が低下する．また，クロムの長期投与は組織にクロムを蓄積させて有害な副作用をまねく．短期間あるいは長期間ミネラルをサプリメントとして推奨量より多く摂取しても，パフォーマンスの向上にはつながらず，トレーニング効果を高めることもない．

▼ 発汗によるミネラルの喪失

長時間の運動中に，脱水とこれに伴う無機塩類の喪失を起こすと，特に暑熱下では重大な事態をまねくことになる．ここでいう無機塩類とは，多くは塩化ナトリウムだが，塩化カリウムも多少含まれ，両者は汗中に排泄される．水分や電解質を過度に失うと，耐熱性が低下し，パフォーマンスの低下だけでなく熱痙攣，熱疲労，熱射病などの原因となる．熱中症による死亡はフットボールの練習で春から夏にかけてみられることからも，水分と電解質の補給がいかに重要かがわかる．練習や試合中に，アスリートは5 kgもの水分を発汗によって喪失することがあり，汗1 kg（1 L）中に1.5 gの食塩が含まれているとすると，8.0 g相当の食塩が失われていることになる（塩化ナトリウム重量の40％はナトリウムである）．発汗によって喪失した水分は，必ず補給する必要がある．

ミネラル喪失の予防

激しい運動を行うと，バソプレッシンとアルドステロンというホルモン，そしてレニンという酵素が同時に急激に分泌され，腎臓を介してナトリウムと水の喪失を最小限に抑えようとする[27,98]．発汗量が1時間に2 Lにも達する高温・高湿環境下でのマラソンのような厳しい条件の下でも，腎臓でナトリウムは再吸収される．発汗による電解質の喪失は，少量の食塩を飲料か食品のかたちで摂取すればほぼ補給することができる．ハワイでの20日間のロードレースに参加した選手は食事を自由に摂取することによって，ミネラルのサプリメントに頼ることなく血漿のミネラル濃度を標準のレベルに保ったという[28]．"スポーツドリンク"は，バランスのとれた食事に含まれるミネラルと比較すると，発汗によって喪失したミネラルを補ううえでは効果が薄い．水分の喪失が4〜5 kg以上にもなる暑熱下での長時間の運動では食塩を補給する必要があるかもしれないが，濃度0.1〜0.2％の食塩水（1 Lの水に食塩を小さじ1/3弱加えたもの）を摂取するだけで十分補給することができる[3]．水分補給飲料によって電解質を補給する方法については，第10章で詳細を述べる．

暑熱環境下での激しい運動中に，中程度のカリウムの不足が起こる．しかし一般的に，適切なカリウムを含んだ食事をとれば，適切なレベルを確保することができる．240 mL（8オンス）のオレンジジュースあるいはトマトジュースから，3Lの汗から失われるカルシウム，カリウム，マグネシウムをとることができる．そして，汗損失は60分以下の運動では起こらないらしい．

▼ 微量ミネラルと運動

特定の微量元素を摂取するとパフォーマンスが向上し，厳しいトレーニングに耐える力を得られると信じているアスリートが多い．高強度の運動は，次のような微量栄養素の排泄を促進する．

- クロム：炭水化物および脂質代謝，適切なインスリン機能，タンパク質合成に必要．
- 銅：赤血球合成に必要．特定の遺伝子発現に関与し，さまざまな酵素の補因子や抗生物質として働く．
- マンガン：抗酸化機構の酵素，スーパーオキシドジスムターゼの抗生物質．
- 亜鉛：乳酸脱水素酵素，炭酸脱水酵素，スーパーオキシドジスムターゼの他，エネルギー代謝，細胞成長や分化，組織の修復に関わるさまざまな酵素の抗生物質．

6マイル（約9.7 km）走を行った日の亜鉛とクロムの尿中排泄量は，休息日の1.5〜2.0倍であったという[4]．銅や亜鉛は発汗によって比較的多く喪失されるが[23,81]，それよりも有酸素運動によって血漿量が増加し，亜鉛が血漿から他の身体組織（肝臓や骨格筋）に移動して，血漿中の亜鉛濃度が低下することによって，明らかな亜鉛不足を呈することに注意したい．

運動中に微量ミネラルを喪失するからといって，身体活動の活発な人がこうした微量栄養素をサプリメントによって摂取しなければならないというわけではない．例えば，月経が正常である女性に1日25 mgの亜鉛を短期間投与しても，代謝や内分泌反応や強度の高い運動でのパフォーマンスに影響を及ぼさなかった[143]．大学生フットボール選手に200 µg/日のクロム（クロミウム・ピコリネートとして）を9週間投与したところ，プラセボを摂取した対照群と比べて身体組成やウェイトリフティングにおける筋力に望ましい変化はみられなかった[15]．ところで，パワー系および持久系運動のアスリートはトレーニングを行っていない人よりも血漿中の銅と亜鉛の濃度が有意に高い[126]．しかし，（多量の発汗を伴うような）激しいトレーニングを行い，栄養摂取が不十分で体重が少ない選手（階級制のレスリング選手，陸上長距離選手，女子体操選手）

表7-12 微量ミネラルの運動に関連する機能と供給源となる食品

	機能	供給源となる主な食品
亜鉛	エネルギー代謝に関わる複数の酵素の構成要素。炭酸脱水酵素の補因子でもある	牡蠣、小麦の胚芽、牛肉、鶏のもも肉、全粒穀物、レバー
銅	シトクロムオキシダーゼの合成や、鉄の利用時に必要。セルロプラスミンの構成要素であり、スーパーオキシドジスムターゼの構成要素でもある	レバー、腎臓、貝類、全粒穀物、マメ類、ナッツ、卵
クロム	インスリン作用を促進する	キノコ類、プルーン、ナッツ、全粒粉のパン・シリアル、醸造用酵母
セレン	グルタチオンペルオキシダーゼとして抗酸化作用をもつ。ビタミンEの作用を補完する	魚介類、腎臓、レバー

は男性も女性も、ミネラル摂取に注意して不足しないようにする必要がある[87]。だが多くの場合、身体活動の活発な人が喪失するミネラルは一時的なもので、パフォーマンスやトレーニング効果、また全体的な健康を阻害するものではない。

鉄、亜鉛、銅は相互に作用し、腸管での吸収において同一の担体をめぐって競い合う。したがって、単一のミネラルの過剰摂取は、必ず他の栄養素の不足をまねくことになる[86]。例えば、鉄の過剰摂取によって亜鉛の吸収が抑制されるが、亜鉛を多く摂取すると銅の吸収が鈍化する。さらに、亜鉛を推奨量より多く摂取するとHDLコレステロールを低下させ、有酸素運動によるこの循環器系を守る血漿リポタンパク質の活性化を阻害する。第12章で、クロムやシュウ素やバナジウムといった微量ミネラルのパフォーマンス増強作用について詳しく述べる。表7-12に、運動やトレーニングに関連するといわれる亜鉛、銅、クロム、セレンの4つの微量ミネラルの運動に関する機能と供給源となる食品を示す。

▼極端に身体活動が低下した場合

持続的なベッドレストでは、微量ミネラルの亜鉛と銅の貯蔵が失われる[78]。体内の銅や亜鉛の1/2は筋や骨の構成成分であるため、長期のベッドレスト（および身体活動の低下）によってこれらのミネラル微量元素が排泄される。したがって、長期のベッドレストのような例外的な状況における微量ミネラルのバランスを考えることは、これらの栄養素の必要量が変動する可能性を示すうえで重要になってくる。図7-12は30週間の亜鉛と銅の出納を経時的にみたものである。この期間は、5週間の自由に身体活動を行うコントロール期間、17週間のベッドレスト期間、7週間の身体活動を伴う回復期間から構成されている。食事摂取は約2688 kcal/日（11,115 kJ/日）で一定とした。この結果、ベッドレストの期間に銅と亜鉛の貯蔵が顕著に減少し、適度な運動を行った回復期にはベッドレストの期間よりも微量ミネラルの体内保留が増加し、維持さ

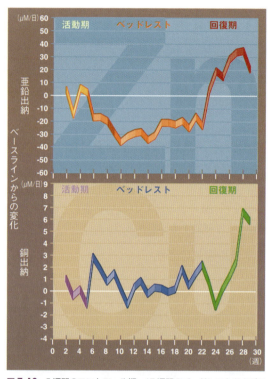

図7-12 5週間のコントロール期、17週間のベッドレストおよび7週間の回復期における亜鉛出納（上）と銅出納（下）。(Krebs JM, et al. Zinc and copper balances in healthy adult males during and after 17 wk of bed rest. Am J Clin Nutr 1993; 58: 897. より)

れた。

この研究は、極端に動かないときの状況を示したものだが、それでも身体活動の低下が微量ミネラルの代謝を変化させることを示唆している。今後、微量ミネラルの一般的な代謝という興味深い分野や、トレーニング（または脱トレーニング）が特にミネラル必要量に及ぼす影響、微量ミネラルの状態を示す指標と最大運動時のパフォーマンスとの関係などに関する研究が期待される。現時点では、微量ミネラルの摂取については推奨量に従うことが賢明だろう。果物、野菜、穀物、牛乳、そして適量の肉類など、さまざまな食品を使用した食事を摂取することによって、すべての必須

運動と食事摂取

標準的な体重であれば，身体活動の活発な人はエネルギー摂取量とエネルギー消費量のバランスをとることを第1に心がけるべきである。エネルギーのバランスをとることは最高のパフォーマンスを引き出すだけでなく，除脂肪量，トレーニング効果，免疫および生殖機能の維持にも寄与する。1日のエネルギー消費量を決定する最も大きな要因は身体活動レベルである（第14章参照）。1日のエネルギー必要量は，さまざまな活動で消費されるエネルギー量（頻度，強度，継続時間を考慮）から推定することができる。しかし，適正な体重と身体組成を維持するエネルギー量が，エネルギー摂取量の究極の指針となる。

図7-13は米国人の加齢に伴う1日の平均的なエネルギー摂取量を性別にみたものである。エネルギー摂取量が最高になるのは16〜29歳で，その後は年齢とともに低下していく。すべての年齢で男性の摂取量は女性を上回っているが，男女とも同様の傾向がみられる。20〜29歳の女性は，男性より平均35％エネルギー摂取量が少ない（男性3025 kcal〈12,657 kJ〉に対し，女性1957 kcal〈8188 kJ〉）。その後は，性別によるエネルギー摂取量の差は小さくなっていき，70歳では女性のエネルギー摂取量が約25％男性のそれを下回る。

▼身体活動による変化

定期的に中等度〜高強度の身体活動を行っている人は，エネルギー消費レベルが高いため，これに見合うよう1日のエネルギー必要量が必然的に増加する。製材業に携わる人は1日のエネルギー消費が4500 kcalにも上るが，無意識にエネルギー摂取量を調節してエネルギー消費とのバランスをとっており，かなり多くの食事をとっているにもかかわらず体重は一定である。エネルギー消費量が変化し，食事摂取量もこれに見合うよう変化させるとき，身体がエネルギーバランスを獲得するまでには数日を要する。あまり運動をしない人は多くの場合良好なエネルギーバランスを維持しておらず，エネルギー摂取量が毎日の消費量を上回る傾向にある。身体活動量が低い人が食事摂取を適切にコントロールしなければ，高度に機械化し技術の発達したデスクワーク中心の社会における"肥満の進行"は確実に加速する。

1936年のオリンピック大会で，アスリートは1日に普通の人の約3倍，平均7000 kcal以上ものエネルギーを摂取していたと報告されている[1]。アスリートはトレーニングのために大量の食事を必要とすると信じられており，これを示すためにこの数字が頻繁に引用されている。しかし報告の原文には客観的な食事のデータが乏しく，この数字は推定であると考えられる。おそらく，選手が消費した（あるいは必要とする）エネルギー量の推定値を引き上げたのだろう。例えば，週100マイル（約160 km）も走行する長距離ランナーが付加的に消費するエネルギーは，1日に800〜1300 kcalを超えることはない（1マイル〈約1.6 km〉あたり6分のペースでは，1分間に15 kcal消費する）。このような持久運動のアスリートが運動によって増加したエネルギー消費量とのバランスをとるには，1日のエネルギー摂取量は約4000 kcalが妥当である。

トレーニング量の増大に伴う負のエネルギーバランスの可能性

アスリートの多く，特に女性アスリートは，エネルギー摂取量が必要量に見合っていない。二重標識水法を用いた女性エリート競泳選手を対象にした調査では，1日の総エネルギー消費量はトレーニング量の多い時期には5593 kcalにも上るとしており，女性アスリートの継続的な1日のエネルギー消費量としては最も高いレベルである[154]。しかし1日のエネルギー摂取量はトレーニングによる要求量ほど多くなく，平均で3136 kcalであり，エネルギー出納が負に傾いている

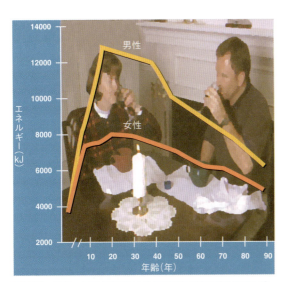

図7-13　1988〜1991年の米国人男女の年齢別1日の平均エネルギー摂取量。1 kJ=0.239 kcalとする。(Briefel RR, et al. Total energy intake of the US population: The third National Health and Nutrition Examination Survey, 1988-1991. Am J Clin Nutr 1995; 62(suppl): 1072S. より)

ことがわかる。中等度のトレーニングから強度が上がったことでエネルギーバランスが負になれば，結果的にトレーニング効果や競技力を最大にすることは困難になるだろう。

図7-14はオランダにおける持久系，パワー系，およびチームスポーツの男女エリートアスリートの大きな集団を対象にした調査から得られたエネルギー消費量を示したものである。男性の摂取量は2900〜5900 kcal，女性は1600〜3200 kcalである。パフォーマンスやトレーニングが極限に達するようなアスリートの突出したエネルギー摂取量を除けば，多くの場合エネルギー消費量は男性は4000 kcal，女性は3000 kcal未満である。表7-13は，男女エリートアスリートの付加エネルギーと三大栄養素の摂取量を示したものである。データには1日あたりのエネルギー摂取量の他，総エネルギーに対する炭水化物，タンパク質，脂質それぞれの比率も掲載した。1日のエネルギー摂取量は，男性3034〜5222 kcal，女性1931〜3573 kcalである。各調査で示されている三大栄養素の総エネルギー量に対する比率を平均すると，男性はタンパク質14.8%，脂質35.0%，炭水化物49.8%であり，女性はタンパク質14.4%，脂質31.8%，炭水化物54.0%であった。

図7-15は，男性と女性のそろった8種目と，男性アスリートのみの4種目の栄養に関する情報を示したものである。炭水化物，タンパク質，脂質のエネルギー比と，体重1 kgあたりのエネルギー量が示されている。当然だが，体重あたりのエネルギー摂取量は女

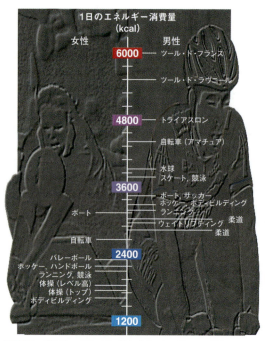

図7-14 持久系，パワー系，およびチームスポーツの男女エリートアスリートにおける1日のエネルギー摂取量。(van Erp-Baart AMJ, et al. Nationwide Survey on Nutritional Habits in Elite Athletes. Int J Sport Med 1989; 10: 53. より改変)

表7-13 トレーニングを積んだ男女の1日のエネルギー，タンパク質，脂質，炭水化物の摂取量の例

対象者	エネルギー (kcal)	タンパク質 (g)	タンパク質 (%)	脂質 (g)	脂質 (%)	炭水化物 (g)	炭水化物 (%)	調査研究
トレーニングを積んだ男性								
長距離ランナー (n=50)	3170	114	14	116	33	417	52	7
長距離ランナー (n=10)	3034	128	17	115	34	396	49	4
トライアスロン選手 (n=25)	4095	134	13	127	27	627	60	2
マラソン選手 (n=19)	3570	128	15	128	32	487	52	2
フットボール選手 (n=56)	3395	126	15	141	38	373	44	2
ウェイトリフティング選手 (n=19)	3640	156	18	155	39	399	43	2
サッカー選手 (n=8)	4952	170	14	217	39	596	47	6
競泳選手 (n=22)	5222	166	12	248	43	596	45	1
競泳選手 (n=9)	3072	108	15	102	30	404	55	5
トレーニングを積んだ女性								
長距離ランナー (n=44)	1931	70	19	60	28	290	53	7
長距離ランナー，正常月経 (n=33)	2489	81	12	97	35	352	53	3
長距離ランナー，無月経 (n=12)	2151	74	13	67	27	344	60	3
競泳選手 (n=21)	3573	107	12	164	41	428	48	1
競泳選手 (n=11)	2130	79	16	63	28	292	55	5

Williams C. Carbohydrate needs of elite athletes. In: Simopoulos AP, Parlou KN, eds. Nutrition and fitness for athletes, Basel: Karger, 1993. より
[1] Berning JR, et al. The nutritional habits of adolescent swimmers. Int J Sports Nutr 1991; 1: 240.
[2] Burke LM, et al. Dietary intakes and food use of groups of elite Australian male athletes. Int J Sports Nutr 1991; 1: 278.
[3] Deuster PA, et al. Nutritional intakes and status of highly trained amenorrheic and eumenorrheic women runners. Fertil Steril 1986; 46: 636.
[4] Grandjean AC. Macro-nutrient intake of US athletes compared with the feneral population and recommendations for athletes. Am J Clin Nutr 1989; 49: 1070.
[5] Hawley JA, Williams MM. Dietary intakes of age-groupe swimmers. Br J Sports Med 1991; 25: 154.
[6] Jacobs I, et al. Muscle glycogen concentration and elite soccer players. Eur J Appl Physiol 1982; 48: 297.
[7] (未刊)

第7章 身体活動の活発な人のための栄養

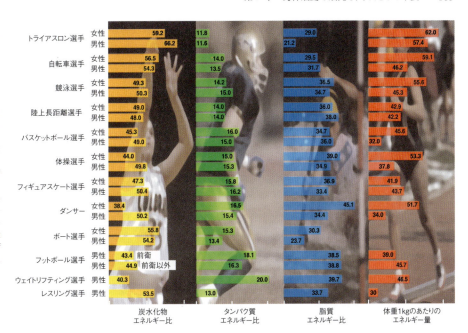

図7-15 8種目男女アスリート，4種目男性アスリートにおける炭水化物，タンパク質，脂質の総エネルギー摂取量に対する比率と，体重1kgあたりのエネルギー摂取量。データは各国の文献に基づき，各アスリート集団の平均値で示している。（軽量級ボート選手は，未刊の修士論文 Likomitrou M. Comparison of physical performance, nutritional and calorie intake, and body composition among heavyweight and lightweight oarsmen. University of Massachusetts, Amherst, MA, 1995. より）

性トライアスロン選手が最も多く，男性のレスリング選手が最も少ない。タンパク質エネルギー比は11.6%（男性トライアスロン選手）〜20%（ウェイトリフティング選手），炭水化物エネルギー比は66.2%（男性トライアスロン選手）〜38.4%（女性ダンサー）であり，脂質エネルギー比の最高値を示したのは女性ダンサーでなんと45.1%，最低値は21.2%で男性トライアスロン選手であった。多くの場合は，三大栄養素の各エネルギー構成比は一般の人のものに近い。アスリートはたいていエネルギー摂取量が多いため，各栄養素の絶対重量は一般の人のそれを上回ることになる。

ツール・ド・フランス

　身体活動によっては，非常に多くのエネルギーを消費する（エリートマラソン選手やプロの自転車選手は，1時間に1000kcal以上）ため，これに伴って多くのエネルギーを競技中や高強度のトレーニングの間に摂取する。例えば，クロスカントリースキーのエリート選手は1週間のトレーニングで，1日平均にすると女性は3740〜4860kcal，男性は6120〜8570kcalのエネルギーを必要とする[144]。女性の軽量のボート選手7名の1日のエネルギー消費量を調査した最近の研究では，14日間のトレーニング期間で1日平均3957kcalとしており，前述の女性ボート選手の値に近い[56]。図7-16は，極限のスポーツイベント，ツール・ド・フランスにおける男性選手のエネルギー消費量の変化を示したものである。3週間足らずの期間中，1日の平均エネルギー消費量は6500kcalである。その日の身体活動レベルによって大きく変動しており，休息日にはエネルギー消費量が3000kcalに低下するが，山登りの日は9000kcalにも上る。ドリンクと通常の食事を組み合わせて，選手は消費量にほぼ見合うエネルギーを摂取している。

超長距離陸上競技

　オーストラリア，シドニー〜メルボルン間で行われた1000km（約600マイル）のレースにおけるエネルギーバランスを調査した研究がある。ギリシャのウルトラマラソンのチャンピオンであるKourosは，このレースを5日間と5時間7分でフィニッシュし，後続の選手に24時間40分と大きく差をつけた。Kourosは，競技の最初の2日間は眠らなかった。1日平均463km（287.8マイル）を走り，1日目の速度は11.4km/時，2日目は8.3km/時であった。3日目からは頻繁に休憩をとり，定期的に短い"昼寝"を行った。気候は春季の気温から冬季の気温まで大きく変動し（30〜8℃），コースの地形は変化に富んでいた。走行距離，エネルギー消費量，飲食摂取に関する主な内容を表7-14に示す。

　Kourosの推定エネルギー摂取量（55,970kcal）とエネルギー消費量（55,079kcal）はほぼ等しく，極限の身体活動におけるエネルギーバランスの見事なホメオスタシスの存在を示している。食事からの総エネルギー摂取量のうち，炭水化物から95.3%摂取しており，脂質は3%，残りの1.7%がタンパク質である。食事からのタンパク質の摂取量は平均してRDAよりもかなり少ない（プロテインのタブレットは除く）。この膨大なエネルギー（8600〜13,770kcal/日）は，ギリ

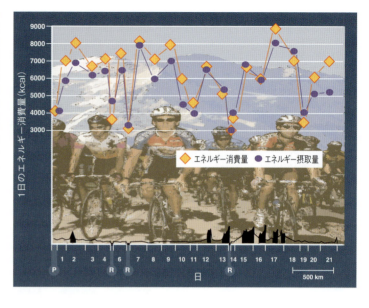

図7-16 ツール・ド・フランスに参加した選手の1日のエネルギー消費量とエネルギー摂取量。6月の3週間，200人弱の選手がフランス全土にまたがる全長2405マイル（約3850 km）のコースを，1日100マイル（約160 km）以上，平均24.4マイル／時（約40 km／時）で走行する（休息日は1日のみ）。そのエネルギー消費量の高さと，ドリンクと通常の食事を組み合わせてエネルギーのバランスがとれていることに注目。P：ステージ（区間），R：休息日。(Saris WHM, et al Adequacy of vitamin supply under maximal sustained workloads; the Tour de France. In: Walter P, et al., eds. Elevated dosages of vitamins. Toronto: Huber Publishers, 1989. より改変)

表7-14 超持久運動におけるエリート選手の1日の走行距離，エネルギーバランス，栄養素の構成比および水分摂取

日程	走行距離 (km)	推定エネルギー消費量 (kcal)	推定エネルギー摂取量 (kcal)	炭水化物 (g)	(%)	(kcal)	脂質 (g)	(%)	(kcal)	タンパク質 (g)	(%)	(kcal)	水分 (L)
1	270	15,367	13,770	3375	98.0	13,502	20	1.3	180	22	0.7	88	22.0
2	193	10,741	8600	1981	92.2	7923	53	5.5	477	50	2.3	200	19.2
3	152	8919	12,700	3074	96.8	12,297	27	1.9	243	40	1.3	160	22.7
4	165	9780	7800	1758	90.1	7032	56	6.5	504	66	3.4	264	14.3
5	135	7736	12,500	3014	96.1	12,058	30	2.2	270	43	1.4	172	18.3
5時間	45	2536	550	138	100.0	550	—	—	—	—	—	—	3.2
計	960	55,079	55,970	13,340		53,364	186		1674	221		734	99.7

Rontoyannis GP, et al. Energy balance in ultramarathon running. Am J Clin Nutr 1989; 49: 976. より改変
選手の体重は65 kg，身長171 cm，体脂肪率8%，最大酸素摂取量は62.5 mL/kg/分である

シャの菓子類（バクラバ，クッキー，ドーナツ），チョコレート，ドライフルーツ，ナッツ，いろいろなフルーツジュース，そして生の果物から摂取されていた。走り始めて6時間を過ぎると，Kourosはそれまで摂取していた菓子類や果物に替えて蜂蜜やジャムを塗った小さなビスケットを30分おきに摂取した。4日目にはローストチキンを少量食べ，毎朝コーヒーを飲んだ。また，12時間ごとに500 mgのビタミンCのサプリメントを，2日おきにプロテインタブレットを摂取した。

このすばらしい成績を残したチャンピオンの例は，強度の高い運動中にエネルギーバランスを的確に調節し，優れたコンディションを維持したことを示している。Kourosは，レースの最初の2日間は，平均して最大酸素摂取量の49%のペースで走行していた（3～5日目は38%）。レースを終えたとき，彼には健康上に大きな問題はなく，筋痛や体温調節機能障害もみられ なかった。問題として報告されているのは，競技中の重度の便秘と，レース後数日にわたって頻尿が継続することである。

37歳のウルトラマラソンランナーのケースは，さらに長期にわたるエネルギー消費量に対して並外れた能力を示している。オーストラリア大陸を回る全長14,500 kmのコースを6カ月半，1日も休むことなく走るレースにおいて，二重標識水法を用いて2週間のエネルギー消費量を測定した（1日平均走行距離は70～90 km）[55]。測定期間の1日のエネルギー消費量は平均6321 kcalで，1日の水の代謝回転は6.083 Lに及んだ。被検者は調査期間毎日，レースの全期間とほぼ同じ距離を走行した。したがって，この数字はレースの全期間のエネルギー動態を示したものといえる。

▼栄養不良によって高リスクとなるスポーツ

体操選手，バレエダンサー，フィギュアスケートの選手の他，階級制競技の階級の低いボクシング，レスリング，柔道の選手は，厳しいトレーニングを積んでいるが，彼らは競技特性上，常にやせた身体を保ち，体重を低く抑えるため努力している（表7-15）[10,149]。しばしば意識的にエネルギー消費量より摂取量を少なくしているため，結果的に栄養不良状態が進行する。97人の11～14歳女子体操選手の1日の栄養摂取量（RDAに対する割合）をみると，サプリメントによる補給が有効であることが推測できる（図7-17）。選手のうち23%が1日のエネルギー摂取量が1500 kcalに満たず，40%以上がビタミンE，葉酸，鉄，マグネシウム，カルシウム，亜鉛の摂取量がRDAの2/3未満

であった。こうした成長期の体操選手の多くは，明らかに，食事の栄養の質を向上させるかサプリメントを摂取する必要がある。このようなアスリートにおいては，炭水化物摂取量が激しいトレーニングに必要とされるレベルに達しておらず，炭水化物が枯渇した状態でトレーニングを行い，競技をしていることが多い。体重1 kgあたり1.2～1.6 gのタンパク質を摂取するためにプロテインのサプリメントを摂取することも，窒素バランスを保ち，トレーニングが阻害されることを防ぐためには有効かもしれない。

食べても太らない

週60 km走行する中高年男女61人の体重1 kgあたりのエネルギー摂取量は，運動をしない対照群と比べて40～60%多かった。1日8～10 km走るのに必要な付加エネルギーがランナーのエネルギー摂取量を増加させたのである。これとは逆に，活発に身体活動を行い，毎日多くの食事をとっている人のほうが，総エネルギー消費量が少ないランナーよりも体重が少ない。こうした傾向は身体活動の活発な人を対象とした他のデータでもみられ，定期的な運動によって実際に"たくさん食べても太らず"，体脂肪率も低く保たれていると報告している。身体活動の活発な人は，典型的な米国型の食事で多くの量を摂取しているにもかかわらず，適正な体重と筋肉質な身体を保ち，疾病リスクも低い。表7-16に身体活動の活発な人の食事摂取の一般的なモデルと，炭水化物350 gを含んだ2500 kcalの

表7-15　栄養不良のリスクが高いスポーツ

基準	スポーツ
低体重：体脂肪を低く抑えるために，慢性的にエネルギー摂取量が少ない	体操，競馬，バレエ，ダンス，新体操，フィギュアスケート，エアロビクス
競技体重：ある階級の体重にするため，極端な減量を行う	階級制スポーツ（例：柔道，ボクシング，レスリング，ボート，スキージャンプ）
低脂肪：体脂肪をできるだけ落とすために，極端な減量を行う	ボディビルディング
ベジタリアン	持久系スポーツのレース

Brouns F. Nutritional needs of athletes. New York: John Wiley & Sons, 1993. より

図7-17　成長期の女子体操選手（11～14歳）97人の1日の平均栄養摂取量とRDAの関係。左のグラフにおいて，y軸のRDAはタンパク質のみに適用し，エネルギー，炭水化物，脂質には「推奨量」に対する割合を示している。右図は，摂取量がRDAの2/3未満であった選手の割合である。平均年齢13.1歳，平均身長152.4 cm，平均体重43.1 kg。（Loosli AR, Benson J. Nutritional intake in adolescent athletes. Sports Med 1990; 37: 1143. より改変）

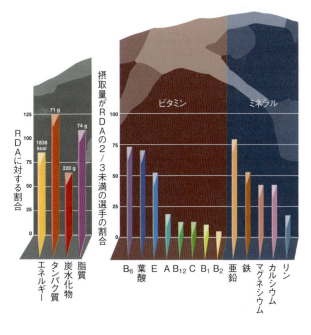

表7-16 身体活動の活発な人は，最高のパフォーマンスを保つために体重1kgあたり1日約50kcalのエネルギーを食事から摂取する必要がある。トレーニングのためのサンプルメニューは理想的なエネルギー構成で，炭水化物は約60%，タンパク質は15〜20%，脂質は25%未満である。

体重	50 kg	60 kg	70 kg	80 kg
総エネルギー量（kcal）	2500	3000	3500	4000
1日の推奨サービング数				
乳類（90 kcal）	4[a]	4	4	4
スキムミルク　1カップ（約250 g）				
プレーン低脂肪ヨーグルト　1カップ（約250 g）				
肉類（55〜75 kcal）	5	5	6	6
調理済み赤身肉（魚，鶏肉）　約28 g				
卵　1個				
ピーナツバター　大さじ1				
低脂肪チーズ　約28 g				
カッテージチーズ　1/4カップ				
果物	7	9	10	12
野菜	3	5	6	7
穀類	16	18	20	24
脂質	5	6	8	10

2500 kcalの高炭水化物食（炭水化物約350 g）のサンプルメニュー

朝食	昼食	夕食	間食①	間食②
ブランシリアル　1カップ 低脂肪乳　240 mL イングリッシュマフィン　1個 マーガリン　小さじ1 オレンジジュース　120 mL	赤身のローストビーフ　約85 g ハードロール　1個 マヨネーズまたはマスタード　小さじ2，レタス，トマト コーススロー　1/2カップ プラム　2個 オートミールクッキー　2枚 レモン入り炭酸水　240 mL	鶏肉の炒め物 　鶏肉　約85 g 　角切り野菜　1カップ 　油　小さじ2 　米　2カップ オレンジ，グレープフルーツ皮をとったもの　1カップ バニラヨーグルト　1カップ（約250 g） レモンアイスティー	ポップコーン　3カップ	リンゴサイダー　240 mL

Carbohydrate and athletic performance. Sports Science Exchange, vol 7. Chicago: Gatorade Sports Science Institute, 1988. より改変
[a]Bolded numbers below total kcal values represent recommended number of daily servings.

メニューを示す。体重コントロールにおける定期的な運動の重要性については，第14章で詳しく述べる。

まとめ

1．フードガイドピラミッドは，健康のための栄養に関する目安を幅広く示しており，身体活動の活発な男女にも有効である。果物，穀物，野菜の摂取を勧めており，動物性タンパク質，脂質を含む食品や，乳製品は強調していない。
2．Diet Quality Indexは米国科学アカデミーが示している食事と栄養に関する8つの指針に基づいて点数化された指標であり，個人の食事の全体的な"健康度"を示す。
3．バランスのとれた食事によって，アスリートやトレーニングを行っている人が必要な栄養素を摂取することは十分可能である。適切に計画されれば，ビタミン，ミネラル，タンパク質の必要量は約1200 kcalのメニューでまかなうことができる。1日のエネルギー必要量に見合うよう，これに追加するかたちで食べる（身体活動レベルによる）。
4．タンパク質のRDAは体重1 kgあたり0.8 gであるが，これは身体活動レベルに関係なくすべての人に適応できると考えられる共通の必要量である。
5．高強度のトレーニングに必要と考えられるタンパク質の付加分を含む量として，体重1 kgあたり1.2〜1.8 gが妥当であると考えられる。
6．身体活動の活発な人は，エネルギー摂取量の増加に伴ってタンパク質をRDAの2〜5倍摂取しているため，前述のタンパク質摂取量を達成するのは容易である。
7．1日の脂質および炭水化物の正確な推奨量は設定されていない。脂質については，総エネルギーの30〜35%以下に抑えることが推奨されており，このうち多くを不飽和脂肪酸として摂取することが望ましいとされている。
8．身体活動の活発な人は1日のエネルギーの60%以上（400〜600 g）を炭水化物から摂取することが望ましく，特に精製されていない複合糖質からの摂取が勧められている。
9．米国心臓協会（AHA）はライフスタイルの改善を推奨しており，定期的な身体活動や禁煙を勧めている。
10．果物，野菜，シリアル，全粒穀物，無脂肪または低脂肪の乳製品，マメ類，ナッツ，魚類，家禽類，赤身肉を

重視して食事をする。

11. 米国の肥満の蔓延に関して，AHA はウエスト周囲径を男性は約 100 cm 以下に，女性は約 90 cm 以下に保つことを推奨している。

12. 米国人は少なくとも 1 日 1 時間，適度な身体活動（早歩き，水泳，サイクリング）を行い，健康と標準体重の維持に努めるべきである。

13. 1 日のエネルギーおよび栄養素必要量を満たし，慢性疾患のリスクを低下させるために，成人は総エネルギー量の 45～65% を炭水化物から摂取し，付加分として摂取する砂糖は総エネルギー量の 25% を上限とする。

14. 脂質の摂取許容範囲は 20～35%，タンパク質は 10～35% とする。食物繊維の 1 日の推奨量は男性 30 g，女性 21 g である。

15. 数日間に及ぶ激しいトレーニングにおいては，炭水化物を推奨されているように摂取していても炭水化物の貯蔵量が減少する。

16. 適切な食事で摂取できるビタミンの量を上回る量をサプリメントで摂取しても，パフォーマンスやトレーニング効果を向上させることはない。脂溶性ビタミン，また場合によっては水溶性ビタミンも，長期にわたって過剰に摂取すると深刻な健康問題を引き起こす可能性がある。

17. 身体活動によって代謝が促進されると，身体に有害と考えられているフリーラジカルの産生が増加する。酸化ストレスや細胞傷害のリスクを低下させるために，毎日の食事に抗酸化ビタミンや抗酸化ビタミンの豊富な食品を取り入れる。

18. 短期間の激しい運動と上気道感染は関連しており，その一般的な関連性をグラフに示すと J カーブを描く。

19. 軽度～中等度の運動によって，身体活動が低い場合よりも上気道感染やさまざまながんに対する抵抗力が向上する。1 回の激しい身体活動は "open window" し，ウイルスや細菌に対する抵抗力を低下させ，上気道感染のリスクを高める。

20. 消耗性の運動によって確実に免疫抑制が起こっているとき，グルタミンのサプリメントは意味がない。

21. 運動中の過度の発汗によって体重や関連のミネラルが失われる。ミネラルの喪失は，運動後適切な食事によって補給する。

22. エネルギー必要量の決定は，毎日の身体活動の強度によるところが大きい。高強度のスポーツのアスリートの 1 日のエネルギー必要量は，おそらく 4000 kcal 以下である。ただし，(a) 体重が多い，(b) トレーニングや競技が極端に激しい場合を除く。

第8章

激しいトレーニングや試合のための栄養学的検討

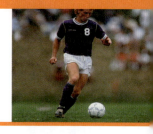

　エネルギーや正常な身体活動に必要な組織構築を維持するためには，最適な栄養素摂取の持続が必要であり，また激しいトレーニングや試合を行うためには，特有の食事に修正する必要がある。

試合前の食事

　アスリートは，一晩絶食した翌朝に，競技に参加することがよくある。第1章で指摘したように，普段は適切な食事をする人でも絶食して8～12時間たつと，貯蔵してある炭水化物は激減する。その結果，試合前の栄養素摂取はかなり重要な意味をもつ。試合前の食事から，十分な炭水化物由来のエネルギーを確保すべきである。そして，最適な水分補給を確実に行わなければならない。この枠組みでは，試合や激しいトレーニングの前に絶食することは生理学的に考えられない。なぜならそれは，肝臓と筋のグリコーゲンを，速やかに激減させ，その後の運動パフォーマンスを悪くするからである。したがって，もし午後にトレーニングをしたり試合がある場合は，貯蔵グリコーゲンを効率的に利用するために朝食が重要な食事となる。夕方近くにトレーニングをしたり試合がある場合には，グリコーゲンを十分に補給するために，昼食が重要な供給源となる。個々に合わせた試合前の食事計画を立てるときは，以下の3つの要素を検討する。

1．食べ物の好み
2．競技者としての"心理的構え"
3．食品の消化効率

　原則として，試合当日は脂質とタンパク質を多く含んだ食品は，除くべきである。なぜならこれらの食品は，エネルギー量が同程度の炭水化物の食品よりも，消化時間が遅く，また消化管に長く残るからである。試合前の食事をとる時間も検討する価値がある。試合に伴うストレスや緊張の増加はたいてい，消化管への血流を減少させ，それが腸の吸収能力を低下させる。試合前の食事は消化・吸収に3～4時間かかり，そして十分な炭水化物を筋や肝臓のグリコーゲンとして貯蔵する。

▼タンパク質か炭水化物か？

　多くのアスリートは，試合前の典型的な食事は"ステーキと卵"であると心理的に慣れており，また信頼さえしている。そのような食事は，アスリートやコーチまたレストランの主人を満足させるが，運動パフォーマンスには何の利益ももたらさない。このような炭水化物の少ない食事は，最適なパフォーマンスを妨げることがある。

　試合前の食事は高炭水化物食がよく，高タンパク質食は修正するか，もしくはやめるべきであるということの5つの理由を以下に示す。

1．食事からの炭水化物は，一晩絶食することにより消耗する肝臓と筋のグリコーゲンを補給する。
2．炭水化物は，タンパク質や脂質よりも速く消化・吸収される。したがって，炭水化物はエネルギーをより速く供給し，食後の満腹感を軽減する。
3．高タンパク質食は，消化・吸収・同化のために必要とするより多くのエネルギーを担っている高炭水化物食よりも，安静時代謝量をかなり上げる。この付加的な代謝熱は，体内熱放散メカニズムに負担をかけ，高温環境下での運動パフォーマンスを悪くするかもしれない。
4．エネルギーのためのタンパク質分解は，運動中の脱水症状を発生しやすくする。なぜなら，アミノ酸分解による副産物を尿中に排泄するために水分が必要となるからである。例えば，尿中の尿素1gの排泄と同時に，およそ50mLの水分が"伴う"。
5．炭水化物は，短時間の無酸素運動や，長時間に及ぶ高い強度の有酸素運動において，重要なエネル

ギー源栄養素として役立つ。

炭水化物を十分とる

試合前の理想の食事は，筋と肝臓の貯蔵グリコーゲンを増大し，運動中に腸で吸収されるグルコースを供給することである。その食事を以下に示す。

- 150〜300 g の炭水化物を含むこと（固体や液体の形態で体重 1 kg あたり 3〜5 g）
- 運動前 3〜4 時間に食べること
- 胃の中を容易に空にし，胃腸の負担を最小にするために，比較的少量の脂質と繊維を含んでいること

試合前の食事摂取に関して実際に重要なことは，トレーニングの期間中ずっと，栄養学的に十分な食事を維持している場合にいえることである。運動前の食事摂取では，試合前の数週間に生じている栄養素欠乏や不適切な栄養素摂取を修正することはできない。第12章では，カーボローディングの特有の運動/食事調節により，持久系競技のアスリートがどのように試合前

CASE STUDY
健康，運動と栄養 8-1

小児・青年・妊婦・授乳婦への USDA フードガイドピラミッドの適用

フードガイドピラミッドは，健康増進や疾病予防のための栄養素必要量や推奨量を満たす食事計画ガイドとして規定されている。計画の基礎は，次の5つのグループで構成されている。

1. パン，シリアル，米，パスタ
2. 野菜
3. 果物
4. 牛乳，ヨーグルト，チーズ
5. 獣鳥肉，魚，マメ，卵，ナッツ

ピラミッドは，使用する脂肪や油，また甘味の推奨量もわずかに示している。それは，さまざまなエネルギー要求を満たし，個々の多様な文化やライフスタイルの好みに合う適応性も備えている。

小児への適用（2〜6歳）

子どもの胃は小さく，身体の大きさに比例して栄養素の必要量が高い。したがって，子どもは1日を通して栄養になる食事や軽食をとるべきである。子どもは精白されていない穀類や野菜，果物そして十分な量の牛乳や他の高タンパク質食品を組み合わせたさまざまな食事を必要とする。USDA は2〜6歳の子どものためのフードガイドピラミッドの形を立案した。2〜4歳の子どもは，成人の1サービングを表す範囲数値のうちの下限値分を食べるべきである。4〜6歳の子どもの1サービングは成人と同じであるが，1サービングを，1日の中で食事や軽食として分けて食べる必要があるだろう。2〜3歳の子どもの1サービングは減らす。2〜6歳のすべての子どもは，毎日コップ2杯の牛乳を飲むべきである（もしくは乳製品のグループから他の食品を選ぶ）。

子どもの食事は，ピラミッドのそれぞれの食品グループに属する食品を組み合わせるとよい。例えば果物をシリアルと一緒に，またはジュースとしてとる。牛乳をシリアルやクリームスープ，プディング，カスタードに加える。肉をスパゲッティソースやシチュー，キャセロール（なべ焼き料理），ブリトー，ピザに使う。

高齢者への適用（70歳より上）

修正したフードガイドピラミッドでは，高齢者に特に必要な栄養素や食品選択を強調している。次ページの図の真ん中のピラミッドでは，1日に 240 mL グラス 8杯の水を飲むことが土台となっている。高齢者のピラミッドは，通常のピラミッドより土台が狭くなっている。それは，一般的に高齢者のエネルギー必要量は減ることを強調している。1サービングの数値は，正規のピラミッドによって推奨される最小値と等しいか，もしくは超える値である。栄養価の高い食品を，それぞれのグループから選ぶことが推奨されている。高齢者のピラミッドは，また食物繊維の重要性を強調し，栄養補助食品が必要となる可能性があることを示すために，頂上に旗を掲げている。

妊婦と授乳婦への適用

妊娠中において，食品（とサプリメント）は，胎児の成長と発達のために，すべての栄養素を供給しなければならない。一方同時に，母親の栄養素必要量も満たし続けなければならない。なぜなら，比例して増加した妊婦の栄養素必要量は，タンパク質やビタミン，ミネラルの増加した必要量より実際は少ないために，バランスのとれた栄養価の高い食事が必須になってくる。

妊娠によるエネルギーとタンパク質の必要量は，次ページの右の図の，妊婦のためのフードガイドピラミッドの推奨量に従うことにより簡単に満たすことができる。パン，シリアル，米，野菜そしてパスタのグループの推奨量を追加することにより，エネルギー，タンパク質，ビタミンやミネラル，そして特に精製されていない穀類を食べることで繊維を得ることができる。

192　第3部　身体活動の活発な人のための最適栄養：情報に基づく健康的な選択

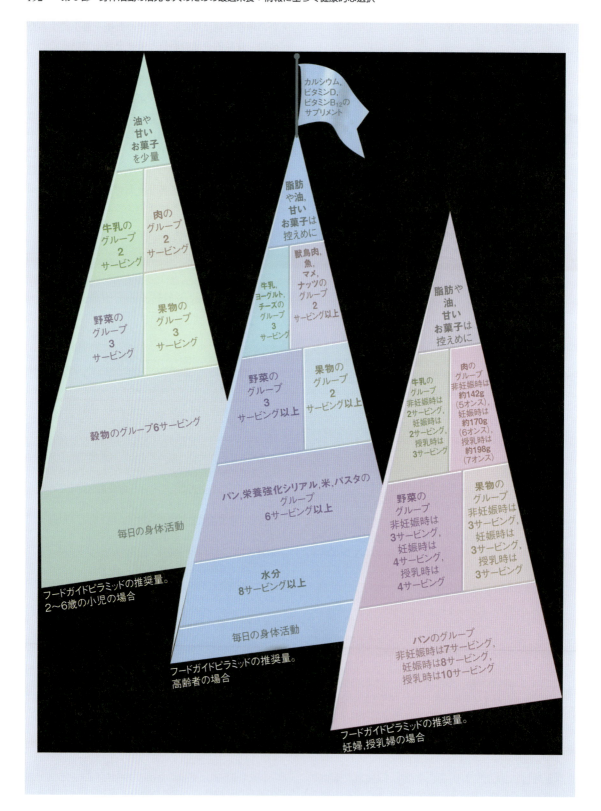

の貯蔵グリコーゲンを増加させるのかについて述べる。

液体やパウダータイプの食事やパッケージされた栄養バー

市販の栄養バー，パウダーおよび液体タイプの食事は，試合前の食事摂取もしくは補助的な食事にかわるものとして試合中の摂取が勧められている。これらの栄養サプリメントは，特に食事摂取に関心がなかったり管理の仕方がまちがっているなどによってエネルギー消費量がエネルギー摂取量を超えるとき，トレーニング中のエネルギーや栄養素摂取を効果的に高める。

▼液体タイプの食事

液体タイプの食事は，高炭水化物食であるが，十分すぎるほどの脂質やタンパク質を含んでいる。それらの栄養素は液体形態で存在するので，人にもまた流動体で供給される。液体タイプの食事は速やかに消化され，腸管には基本的に何の残留物も残さない。液体タイプの食事は，特に1日中続く水泳やトラック競技，またテニスやサッカー，バスケットボールなどのトーナメント競技に効果的であることがわかっている。このような試合状況では，たいてい食事の時間はほとんどない。液体タイプの食事は，エネルギー消費量が高いトレーニングを行っているときの，エネルギーを補給するための実用的な方法である。アスリートは，体重維持が難しい場合に，また体重を増やすための便利なエネルギー源として液体の栄養補給剤を使用することができる。

▼栄養バー

栄養バー（"エネルギーバー"，"プロテインバー"，"ダイエットバー"と呼ばれるものもある）は，1本あたり10～30 gの比較的高いタンパク質を含んでいる。代表的な60 gのバーは，炭水化物（デンプンや砂糖と等量）を25 g（100 kcal），タンパク質を15 g（60 kcal），そして脂質（飽和脂肪で3 gつまり27 kcal）を5 g（45 kcal）含んでいて，残りの重量は水である。これは，1本205 kcalのバーの49％が炭水化物，29％がタンパク質，そして22％が脂質からなることを表している。バーは，たいていビタミンやミネラル（推奨値の30～50％）を含んでいる。また，β-ヒドロキシ-β-メチル酪酸塩（HMB）のような成分をわずかに含んだダイエタリーサプリメントがある。これらのバーは，食事よりむしろダイエタリーサプリメントと呼ぶべきである。

栄養バーの栄養素組成は，通常そのバーの目的によって異なる。例えば，エネルギーバーと呼ばれるバーは炭水化物の割合が多いが，"ダイエットバー"や"減量バー"と呼ばれるものは，炭水化物の含有量は低く，タンパク質含有量が高い。"食事の代替品となるバー"は最もエネルギー量が高く（240～310 kcal），三大栄養素がよりバランスよく含まれている。"プロテインバー"はタンパク質を多く含んでいる。栄養バーは重要な栄養素を比較的簡単に得る方法として供給されているが，それらを普通の食事のかわりに用いるべきではない。なぜなら，栄養バーには，さまざまな食物繊維や，食品中にみられるファイトケミカルが足りないうえに，比較的高いレベルの飽和脂肪酸を含んでいるからである。さらなる注意点として，栄養バーは，三大栄養素や組成の内容表示を確認するために必要な米国食品医薬品局（FDA）や他の連邦また州の機関の評価がないにもかかわらず，ダイエタリーサプリメントとして普通に売られていることである。

▼パウダーと飲料

1サービングあたり10～50 gの高タンパク質含量は，パウダーと飲料の他に類をみない。それらはまた，添加されたビタミンやミネラル，他の栄養補助成分を含んでいる。パウダーは容易に水（もしくは他の液体）と混合できるよう缶やパックに入れて，飲料は缶の中に前もって混合されている。これらの製品は多くは栄養バーのかわりとされ，食事の代替品，食事の補助，エネルギー増加，また濃厚なタンパク質源として市販されている。

パウダーや飲料の栄養素組成は，栄養バーとはかなり異なる。一例をあげると，栄養バーは，歯ごたえや味を与えるために，最低15 gの炭水化物を含んでいるのに対し，パウダーや飲料は含んでいない。このことにより，パウダーと飲料のタンパク質含有量は相対的に高い。パウダーと飲料は，1サービングあたりのエネルギー量は，通常，栄養バーより少ない。しかしパウダーのエネルギーは，混ぜ合わせる液体によってエネルギー量を変えることができるのである。

パウダーの推奨される1サービング量は，平均すると栄養バー（水分量を引いた）と同じ約45 gである。しかし，この推奨値には大きな幅がある。高タンパク質を含むパウダーの典型的な1サービングには，炭水化物が10 g（糖では2/3），タンパク質が30 g，そして脂質が2 g含まれている。全体では178 kcalとなり，炭水化物からのエネルギーが23％，タンパク質からは67％，そして脂質からは10％となる。したがって，水で混ぜ合わせると，これらのパウダーの栄養補助食品は，推奨されるタンパク質摂取量の割合をはるかに超える。そして，脂質や炭水化物の摂取量の割合は推奨

量よりも下がることになる。飲料は一般的に，パウダーよりも少し多く炭水化物を含んでいるが，タンパク質は少ない。

パウダーや飲料は，普通の食事のかわりに使うべきではない。なぜなら，タンパク質の含有量が比較的多く，さまざまな食物繊維や，バランスのよい食事に含まれるファイトケミカルは少ないからである。栄養バーと同様に，米国食品医薬品局や他の連邦また州の機関は，三大栄養素や組成の内容表示の妥当性についての独自の評価はつくっていない。

表8-1では，商業的にパッケージされた液体タイプの補助食品（残留物と胃腸の負担が少なく，かつ速やかに胃の中を空にする）や高炭水化物飲料，そして一般的に肉体的活動をする人のために唱えられている"高エネルギー"バーの三大栄養素組成を示している。これらの補助食品のいくつかの慎重な使用は，高い強度の運動や試合の前後に貯蔵グリコーゲンを補給することができる。特にアスリートが普通の食事の中で食欲が衰えたときに効果がある。

激しい運動の前，最中，後の炭水化物摂取

激しく長時間に及ぶ運動中の，体内の貯蔵グリコーゲン量は，運動の直前や運動中の炭水化物摂取に役立つ可能性のある重要な研究に光を当てるものである。このことは，運動後の回復期において，効果的に炭水化物補給を行う方法もまた含んでいる。

▼運動前の炭水化物摂取

運動前の単糖の摂取による持久性能力の向上の可能性について，混乱が生じている。運動栄養についていくつか示されていることは，運動する前1時間以内に血糖上昇の高い食品を食べ，炭水化物が速やかに吸収されることは（図8-3参照），以下のいくつかの要因によって，持久性のパフォーマンスに否定的な影響がある。

- 血糖の速い上昇により，インスリン過多を引き起こす。インスリン過多は，低血糖（**反動性低血糖症**）の原因となる。血糖の低下は，運動中に疲労症状を起こし，中枢神経系機能を害する。
- 運動中のエネルギー代謝において炭水化物の異化作用が増すため，グルコースの筋中への流入を（インスリンの多量な放出によって）促進する。同時に高インスリンレベルは，脂肪分解を抑える。そしてそれが，脂肪組織からの遊離脂肪酸の動員を減らすのである。炭水化物消費の増加と脂肪動員の減少の両者によって，グリコーゲンの消耗が早くなり，早期の疲労がもたらされる。

1970年代後半の研究では，運動の30分前に濃厚な砂糖溶液を多量に飲むと，持久運動において早期の疲労が引き起こされると指摘していた。例をあげると，自転車エルゴメーターでの持久力実験で，被検者が運動の30分前にグルコースを75g含む溶液を300mL飲んでこいだ時間と，普通の水もしくはタンパク質や脂質，炭水化物の液体食を同じ量飲んでこいだ時間とを比較すると，19%低下した[25]。逆説的にいえば，濃厚な砂糖飲料を飲むと（普通の水を飲むのと比べて）貯蔵グリコーゲンは早くに使い果たされるということである。なぜなら，摂取後5〜10分以内での急速な血糖上昇により，膵臓から過剰なインスリンが放出され（高インスリン血症の促進），続いてグルコースが速やかに筋へ移動したのと同時に，血糖の急な減少（反動性低血糖症）が引き起こされるからである[33,95]。同時に，インスリンはエネルギー源としての脂肪動員を抑制する。その作用は，濃厚な砂糖溶液を飲んだ数時間後でも続く。したがって，運動中において筋内の炭水化物は，普通の状態下よりも多く分解される。このことが，グリコーゲン減少速度を速めたのである。

これらの否定的な研究結果はインパクトがあり，正当な説明であったが，その後の検討では健常者[1,17,24,30]でも1型糖尿病患者の被検者[64]でも再現されなかった。実際に，運動前のグルコース摂取は，筋のグルコース吸収を増加させる。しかし肝臓グリコーゲンを貯蔵するために，運動中の肝臓グルコースの産生は減らしてしまう[50]。研究間の相違について，明らかな説明はされていない。しかし，運動前の単糖摂取による否定的な作用の可能性をなくす方法は，少なくとも運動の60分前までにはそれらを摂取することである。これは，運動が始まる前にホルモンバランスを回復させるための十分な時間を与えるためである。すべての可能性において，運動前の具体的な炭水化物摂取や続いて起こるインスリン放出の反応において，個々の相違が存在する。個々の運動前のグルコースやグリコーゲン状態は，摂取した食品のグリセミックインデックスと同じような役割を果たしている（p.197参照）。

運動前の果糖：良い代案ではない

果糖は，グルコースやスクロースよりもゆっくりと腸から吸収される。このことは，基本的に血糖の低下がなく，唯一最小限のインスリン反応を引き起こす。これらの知見は長時間に及ぶ運動において，果糖が運動直前の外因性の炭水化物供給源として役立つ可能性

表 8-1 市販用の炭水化物補助食品・液体タイプと固形タイプの組成

スポーツ栄養と"代謝利用"

飲料	240 mL あたりのカロリー（kcal）	炭水化物（g）	脂質（g）	タンパク質（g）
GatorPro Sports Nutrition	360	58（65％）	7（17％）	16（18％）
Nutrament	240	34（57％）	6.5（25％）	11（18％）
SportShake	310	45（58％）	10（29％）	11（13％）
SegoVery	180	30（67％）	2.5（13％）	9（20％）
Go	190	27（56％）	3（13％）	15（31％）
Sustacal	240	33（55％）	5.5（21％）	14.5（24％）
Ensure	254	35（54％）	9（32％）	9（14％）
Endura Optimizer	279	57（82％）	<1（2％）	11（16％）
Metabolol II	258	40（62％）	2（7％）	20（31％）
ProOptibol	266	44（66％）	2（7％）	18（27％）
Muscle Pep	261	45（69％）	1（3％）	18（28％）
Protein Repair Formula	200	26（52％）	1.5（8％）	20（40％）

高炭水化物飲料

飲料	炭水化物（種類）	サービングサイズ（オンス）	炭水化物（g／オンス）	炭水化物含料（％）
GatorLode	マルトデキストリン，グルコース	12	5.9	20
Carboplex	マルトデキストリン		7.1	24
Exceed	マルトデキストリン，スクロース	32	7.1	24
Carbo Fire	グルコース，ポリマー，フルクトース		7.1	24
Ultra Fuel	マルトデキストリン	16	6.25	23
Carbo Power	マルトデキストリン，高フルクトースコーンシロップ		7.9	18

スポーツエネルギーバー

バー	サイズ（g）	総カロリー（kcal）	炭水化物（g）	タンパク質（g）	脂質（g）
Power Bar	64	225	42（75％）	10（17％）	2（8％）
Exceed Sports Bar	82	280	53（76％）	12（17％）	2（7％）
Edgebar	71	234	44（75％）	10（17％）	2（8％）
K-Trainer	64	220	40（73％）	10（18％）	2（9％）
Tiger Sport	65	230	40（70％）	11（19％）	3（11％）
Thunder Bar	64	220	41（74％）	10（18％）	2（8％）
Ultra Fuel	138	290	100（82％）	15（12％）	3（6％）
Clif Bar	68	252	52（80％）	5（8％）	3（12％）
Gator Bar	64	220	48（87％）	3（5％）	2（8％）
Forza	71	231	45（78％）	10（18％）	1（4％）
BTU Stoker	74	252	46（73％）	10（16％）	3（11％）
PR Bar	45	190	19（40％）	14（30％）	6（30％）

通常の食品中の炭水化物量：チョコチップクッキー4枚＝28 g，小麦粉1カップ＝23 g，リンゴ1個＝21 g，リンゴジュース1カップ＝29 g，バナナ1本＝27 g

通常の食品のタンパク質量：牛乳1カップ＝8 g，約85 gの焼いたサーモン＝21 g，調理済みのエンドウマメ1カップ＝16 g，約85 gのステーキ＝22 g，大きめの卵1個＝6 g

---

があるという議論を促した．果糖利用についての理論的な根拠はもっともらしく現れたが，果糖の運動における利点は依然として決定的ではない．実用的な観点によると，果糖を多く含む飲料の摂取は，しばしば深刻な胃腸の不調（嘔吐や下痢）をもたらす．これは，運動パフォーマンスに悪影響を与える．いったん小腸で吸収された果糖は，グルコースに換わるためにまず肝臓に入る．これはさらに，果糖がより速くエネルギー源として有効になることを制限している．

▼運動中の炭水化物摂取

1時間の高い強度の有酸素運動では，約55％の肝臓グリコーゲンが減少し，2時間の過酷なトレーニングでは，肝臓や特に運動に使われた筋（筋線維）のグリコーゲン含有量は枯渇する．最大限の運動でもこのような状態であるが，間欠的な運動のサッカー，アイスホッケー，フィールドホッケー，ヨーロピアンハンドボール，テニスのようなスポーツでも，肝臓と筋の貯

蔵グリコーゲンは劇的に低下する[35,74]。肉体的また精神的パフォーマンスは，運動中の炭水化物補給によって改善する[58,88,91]。高い強度で長時間に及ぶ運動中の炭水化物摂取はまた，個々がより高い強度の運動をすることを可能にする。しかしその効果は，プラセボグループ（心理的効果をみるための対照グループ）と何ら違いを示さなかった[82]。

運動中に異常なインスリン反応はあってはならない

運動中に血糖上昇の高い糖を摂取してもインスリン反応（低血糖を引き起こす可能性）を増大させないが，運動前の状態で糖を摂取するとそれが生じる。なぜなら，運動中には交感神経系ホルモンの放出がインスリン放出を抑えるからである。同時に，運動は筋によってグルコース吸収を増加させ，そして低いインスリン要求で外因性のグルコースを細胞へ移動させる。

毎時間，60gの液体か固体の炭水化物を摂取すると，高い強度や，長い時間の（1時間以上）有酸素運動，そして最大に近い強度で繰り返し行う短時間の運動に役立つ[2,20,41,55]。第5章で検討したように，最大強度の50%で継続した運動では，炭水化物はわずかに消費するだけで，主に脂肪酸化によるエネルギーに頼っている。この運動レベルでは，持久力を制限してしまう程度まで，貯蔵グリコーゲンを低下させない。一方，エネルギー増加のために非常にグリコーゲンが必要とされている高い強度の運動中にグルコースを摂取することは，炭水化物の補給をもたらす。実際に，グルコース，果糖，スクロースの組み合わせの混合物を高い割合で摂取したときと，等しいエネルギーのグルコースを摂取したときを比較すると，外因性の炭水化物の酸化率は20～55%と高くなった（内因性の炭水化物の酸化は減少した）[40,70]。運動中において，外因性の炭水化物摂取は以下の効果をもたらす。

- 単収縮筋線維，特にI型の遅筋において，筋グリコーゲンを節約する。なぜなら，摂取されたグルコースは，運動に使われるからである[79～81]。
- 最適な血糖レベルを維持する。これは，血漿インスリンレベルを上昇させ，コルチゾールと成長ホルモンレベルは低下させるからである。また頭痛や頭部のふらつき感，吐き気，そして中枢神経系障害のその他の症状を防ぐ[8,96]。血糖維持はまた，長時間に及ぶ運動の遅い段階で，貯蔵グリコーゲンが激減したときに筋にグルコースを供給する[16,32]。

図8-1では，トレーニングしている運動としていない運動が同じ相対強度であったとき，トレーニングを

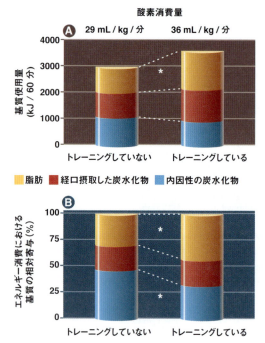

図8-1 持久力トレーニングをしている男性と，していない男性の，エネルギー消費における基質の絶対寄与（A）と相対寄与（B）。＊トレーニングしている，していないでは，統計学的に有意な違いを示す。(Jeukendrup AE, et al. Exogenous glucose oxidatiom during exercise in endurance-trained and untrained subjects. J Appl Physiol 1997; 83: 835. より)

していることが運動中にグルコースを酸化させる能力を変えることはないことを示している。トレーニングしている7人のサイクリストと，トレーニングしていない7人の被検者が，有酸素性能力の60%で2時間運動をした。運動のはじめに，またその後は20分ごとに，各被検者は，8%の自然に標識された[^{13}C]グルコース溶液を8mL/kgとり，一緒に2mL/kgの液体を摂取した。外因性の[^{13}C]グルコースの使用（3.2 kcal/分）は，両方のグループで同様であった。トレーニングをしている被検者での酸素消費が24%高く（36対29 mL O_2/kg/分，図8-1A），脂肪酸化の合計が高いにもかかわらず，トレーニングしている被検者としていない被検者の間の外因性グルコースの使用量（1分あたり約1g〈4.0 kcal〉が，外因性の炭水化物が酸化する上限に相当する[42,89]）が同等であるのは，トレーニングしている被検者において外因性の寄与は比較的少ないが，内因性の炭水化物のエネルギー消費量がより高かったことから生じた（図8-1B）。このことは，胃腸管から血液循環への炭水化物吸収は，トレーニング状態とは関係のない運動中に摂取された炭水化物の異化作用速度を制限することを示唆している。

長時間に及ぶ運動中に，グルコースのかわりに外因性の果糖を用いてはならない。なぜなら，糖と当量を

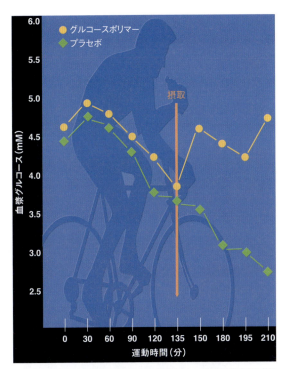

図8-2 長時間に及ぶ高い強度の有酸素運動中に，被検者がプラセボかグルコースポリマーのどちらかの溶液を飲んだときの，血漿グルコース濃度の平均値（50％溶液中体重あたり3g）。(Coggan AR, Coyle EF. Metabolosm and performance following carbohydrate ingestion late in exercise. Med Sci Sports Exerc 1989; 21: 59. より改変)

摂取しても，果糖が酸化されるのはより少ないからである[51]。また，グルコースポリマー溶液にポリ乳酸（アミノ酸に乳酸分子がイオン結合した炭水化物サプリメント）を加えても，グルコースポリマーのみの場合と比べて生理学的，持久性能力には影響はしない[77]。

激しい有酸素運動における明確なエルゴジェニックの利点

有酸素運動能力の60～80％での運動中に炭水化物を摂取すると，パフォーマンスが通常15～35％向上し，疲労を15～30分遅らせる[19]。マラソンで重要になりうるこの作用は，栄養状態が良好な場合の疲労が通常激しい運動の2時間以内に目立つようになることから見出された。人は，疲れを予期するおよそ30分前に，個々に合った濃厚な炭水化物を摂取することで，疲労を防ぐことができ，持久力を伸ばすこともできる。図8-2では，この摂取が血糖レベルを回復させ，そのとき活動筋のエネルギー必要性が持続することを示している。

炭水化物摂取による持久性の効果は，有酸素運動能力の約75％の時点で明らかになる。運動初期にこの強度を上回ったときは，外因性の炭水化物摂取による効果を維持するために，最終段階までの間中，個人が強

度を75％まで下げなければならない[16]。固形の炭水化物を，運動開始直後や運動開始1時間後，2時間後，3時間後に繰り返し摂取すると（43gのスクロースを400mLの水と一緒に），4時間に及ぶサイクリングの間中，血糖を維持し，グリコーゲンの減少を遅らせる。血糖および貯蔵グリコーゲンを維持すると，活動の最後の疲労状態まで，また高い強度の運動パフォーマンスを向上させることができる[2,4,67,75]。マラソンの勝者は通例，ゴールするまで高い強度の有酸素運動能力と短距離走能力を維持している。

貯蔵グリコーゲンを補給する：次の激しいトレーニングや試合のために燃料を補給する

すべての炭水化物は同じ速度で消化・吸収されるわけではない。第1章で述べたように，主にアミロースにより構成された植物性デンプンは，相対的に加水分解速度が遅いので，耐久性のある炭水化物であることを意味している。反対に，相対的にアミロペクチン含量が高いデンプンは，より速く消化・吸収される。

▼グリセミックインデックス

グリセミックインデックスは，炭水化物を含む食品が，どのくらい血糖値に影響するかを表す相対的な（質的な）指標として役立つ。血糖値の上昇（血糖反応と呼ばれる）は，50gの消化しやすい炭水化物（炭水化物から食物繊維を除いたもの）を含んだ食品を摂取し，その2時間後の血糖反応と比べて求めた値を炭水化物の"基礎"とし（通常，精白パンかグルコース），指数100と確定した[5,94]。グリセミックインデックスは，特定の食品とグルコースを比較するために，血糖曲線下の全面積の大きさで表される（図8-3）。したがって，グリセミックインデックスが45である食品は，その食品を50g摂取したときの血糖濃度は，グルコースを50g摂取して達した血糖濃度の45％まで上昇する，ということを示している。グリセミックインデックスは，炭水化物を単純か複合か，糖かデンプンか，また利用できるかできないか，のように単に化学的構造に基づいて分類していることよりも，さらに役立つ生理学的な概念をもたらす。最新のグリセミックインデックス値の国際的なリストには，1300近くが登録されている。これは異なる食品の種類が，750以上あることを意味している[26]。文献の中に値の違いがあるのは，実験室や査定された正確な食品の種類（例えば，精白パンや米の種類の中にあるわずかな変化，また比較基準として使われるジャガイモ）によるもの

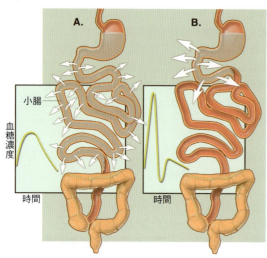

図 8-3 食物摂取後の腸のグルコース吸収の一般的な反応。(A) 低グリセミックインデックス値食品、(B) 高グリセミックインデックス値食品。血糖上昇の低い食品は、より段階的な血糖上昇をもたらすために、小腸の全長において、遅い速度で吸収することがわかる。

である。特殊な炭水化物を含む食品を摂取することによって、個人間ではかなりの変化性があるので、グリセミックインデックスを確固とした基準としてみなしてはならない。また、高いグリセミックインデックスの評価は、必ずしも栄養の質が乏しいことを表してはいない。例えば、健康を保護する三大栄養素やファイトケミカル、そして食物繊維を豊富に含むニンジンや玄米、トウモロコシは、比較的指数が高い。

どのような食品が消化されるか、またその食品の調理方法や成熟度による個々の違いが、グリセミックインデックスに影響する。例えば、熟したバナナは"熟していない"バナナよりもグリセミックインデックス値が高い。一緒にされた(例えば、ナッツとチョコレートファッジをトッピングした3つの味のアイスクリームと一緒に熟したバナナを食べるなど)食品のグリセミックインデックスは、その組み合わせによって、それぞれ個々の食品のグリセミックインデックスとは異なる。また、示されているグリセミックインデックス値だけに基づいて食事をしても、期待された栄養上の効果は上げられない。

改訂されたグリセミックインデックス値のリストは、異なる食品個有の1サービングの消費量に関連した**グリセミック負荷**をも含んでいる。グリセミックインデックスは、炭水化物を含んでいる食品を等量で比較しているのに、グリセミック負荷は、代表的な食品の1ポーションの総合的な血糖上昇効果の量を示している。これは、1サービングの中の利用できる炭水化物の総量と、その食品のグリセミックを表していることを意味している。高いグリセミック負荷は、予期されるより大きい血糖上昇と、より大量のインスリン放出を表す。2型糖尿病と冠状動脈疾患のリスク増加は、高いグリセミック負荷を伴う食事の慢性的な摂取に伴って起こる[39,49]。

炭水化物はすべて等しいわけではない

図 8-4 は、さまざまな食品分類の中の、よくある種類のグリセミックインデックスを示している。簡単にまとめるために、食品をグリセミックインデックスが高い、中くらい、低い、に分けて配置した。興味深いことに食品の指数評価は、単に"単純糖質"(単糖や二糖)か"複合糖質"(デンプンや繊維)かの分類によるものではない。なぜなら、精白米やイモの中の植物性デンプンは、リンゴやモモに含まれる単糖(特に果糖)よりも、高いグリセミックインデックス値だからである。食物繊維は、消化速度を遅らせる。したがって、多くの野菜類(例えば、エンドウマメ、ダイズなどのマメ類、その他のマメ科植物)はグリセミックインデックス値が低い。脂質やタンパク質を摂取すると、食物の小腸への通過を遅らせる傾向がある。したがって、炭水化物を伴って食事のグリセミックインデックスを減らすことができる。明らかに、運動後のグリコーゲン補給で最も速い方法は、少量の脂質やタンパク質を含んでいる食事[10]の補給であっても、グリセミックインデックスが低い食品より中程度に高い食品[9,17,18,90]を食べることである。筋グリコーゲン含量が最も低いレベルで、回復の最初の2時間の間にグルコースポリマー溶液(高分子溶液)(浸透圧が低い)を摂取すると、浸透圧が高い単量体のエネルギー等価溶液よりも速やかにグリコーゲンを回復させる[61]。グリコーゲン補給に関して、浸透圧の低い溶液の有益な効果はおそらく2つの要因に起因する。すなわち、(a) より速い胃内容の排出とグルコースの小腸への配送、(b) 運動後の刺激を受けて増加した筋による非インスリン依存性のグルコース摂取、である。炭水化物を含む飲料へのアルギニンの添加は、炭水化物補給に関して何の付加的な利点ももたらさない[68]。

活動筋が前もってグリコーゲンを必要としている場合は、運動後のグリコーゲン再合成にかなりの影響を及ぼす。運動後に食品を利用できるようになると、以下の要因により細胞のグルコースの取り込みが容易になる。

- インスリン上昇によって反映されるホルモン環境
- インスリンや他の輸送タンパク質への増加した組織感受性(例えば、多くのグルコース輸送活動に関係する単糖輸送体群の一部であるGLUT〈グルコース輸送体〉1やGLUT 4)
- 低いカテコールアミン濃度

図 8-4 日常的な炭水化物源となる食品の，グリセミックインデックス値の分類。

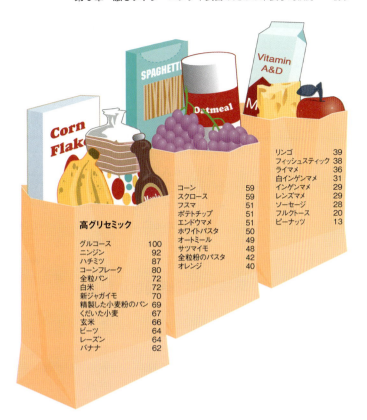

高グリセミック	
グルコース	100
ニンジン	92
ハチミツ	87
コーンフレーク	80
全粒パン	72
白米	72
新ジャガイモ	70
精製した小麦粉のパン	69
くだいた小麦	67
玄米	66
ビーツ	64
レーズン	64
バナナ	62

コーン	59
スクロース	59
フスマ	51
ポテトチップ	51
エンドウマメ	51
ホワイトパスタ	50
オートミール	49
サツマイモ	48
全粒粉のパスタ	42
オレンジ	40

リンゴ	39
フィッシュスティック	38
ライマメ	36
白インゲンマメ	31
インゲンマメ	29
レンズマメ	29
ソーセージ	28
フルクトース	20
ピーナッツ	13

- グリコーゲン貯蔵酵素であるグリコーゲンシンターゼ（合成酵素）の特殊な形態の活性増加

激しいトレーニングや試合の後に急いでグリコーゲンを補給するには，速く血糖を上昇させる炭水化物を豊富に含む食品をできるだけ早く食べることである。

この実用的なアドバイスに続いて，激減した貯蔵グリコーゲンを速やかに戻すためには，運動をやめてから15分以内に，グリセミックインデックスが適度に高い炭水化物を，50～75 g（1.0～1.5 g/体重 kg）食べる。500～700 g（7～10 g/体重 kg）に達するまで，もしくは高炭水化物食を大量に食べるまで，2時間ごとに50～75 gの炭水化物を食べ続ける。これは，運動後ただちに炭水化物を摂取しようとするなら非実用的であり，かわりの方法としてグリセミックインデックスが高い炭水化物を2.5 g/体重 kg 含む食事を，運動後2，4，6，8時間そして22時間後に食べる。これは，運動直後に始められた同じプロトコルで達するのと同様のレベルまで，グリコーゲンを再び補給するということである[60]。

▼回復期のタンパク質摂取におけるインスリン刺激効果：それはグリコーゲン補充を増加させるか？

遊離ロイシンがついた小麦タンパク質加水分解物と，炭水化物を含む飲料中にあるフェニルアラニンが混じり合ったアミノ酸タンパク質の摂取（0.4 g/kg/時）は，同じ濃度で炭水化物だけを含む飲料を摂取（0.8 g/kg/時）するよりも，胃腸障害がなく，より多くの筋グリコーゲン貯蔵を容易にする[84]。この利点は，高レベルな血漿アミノ酸のインスリン分泌促進作用に関連があるようにみえる[83,97]。しかし，グリコーゲン補給のために付加したタンパク質およびアミノ酸による利点（また，インスリン放出の増加に関連して）は，回復のために単に炭水化物を加えて得られるものよりも大きくはない[69]。例えば，トレーニングをしたアスリートが達成できたグリコーゲン合成は，1.2 g/kg/時の炭水化物のみ摂取した場合と，グルコースにタンパク質を足した補助食品を摂取した場合で等しかった[84]。補助食品は，5時間の回復期の間，30分間隔で与えられていた。この炭水化物補充の要綱は，最大限のグリコーゲン再合成を提示していた。インスリン反応が増加している間のタンパク質やアミノ酸の追加摂取は，グリコーゲン合成速度を増加させないということである。

▼最適な方法は何か？

研究では，グリコーゲン補給を最適化するためには，大量の食事をしたほうがよいか，もしくはグリセミックインデックスが高い炭水化物の軽食（間食）を

より頻繁にとるほうがよいか，について検討してきた。ある研究では，血糖上昇が高い炭水化物で，エネルギー等量の2つの形態をもって摂取する方法で24時間のグリコーゲン補給を比較した。すなわち，(a) より多量に増加するグルコースやインスリン反応とともに，単一の多くの食事を"お腹いっぱいに食べる"，(b) より安定したグルコースやインスリン反応をもたらす少ない軽食（間食）を，頻繁に"少しずつ食べる"，である[11]。その2つの食事の方式は，最終のグリコーゲンレベルにおいて違いはなかった。これらの研究成果は，激しい運動の後にはグリセミックインデックスの高い炭水化物を食べるべきであることを示している。食事と間食（軽食）の頻度は，運動後の食欲や食物の有効性と適合させるべきである。

▼グリコーゲン再補充には時間がかかる

速やかに貯蔵グリコーゲンを補充するときは，マメ科の食品や果糖，そして乳製品は避ける。なぜなら，それらの腸内吸収速度は遅いからである。人が回復期中に活動がないままなら，より速いグリコーゲン再合成が行われる[15]。最適の炭水化物摂取によって，貯蔵グリコーゲンは1時間につき約5～7％補給される。したがって，1回の運動でのグリコーゲン減少の後に，貯蔵グリコーゲンを回復させるには，最適な状況下でさえ少なくとも20時間かかる。

最適のグリコーゲン補充は，(a) 定期的に激しいトレーニングをしている，(b) 次に進出していくトーナメント式の試合がある，(c) 回復する期間がわずか1日か2日で予定された試合の種目に出る，などの場合に役立つ。食品を構成しているグリコーゲン（そして水）をかなり失い，"最適な体重にする"ことを優先して食事を制限するために，計量前に体重が変動しやすく体重制限のあるレスリング選手もまた，適切なグリコーゲン再補充計画により，効果を得ることができる[38]。大学のレスリング選手にとって，エネルギー制限中に脱水症状を伴うことなく短期間で減量するのは，無酸素運動能力をかなり悪化させる[65]。これらのアスリートが，次の5時間の間に炭水化物を75％含む（21 kcal/体重kg）食事を摂取すると，無酸素運動のパフォーマンスは基準値に近い数値まで回復した。低栄養状態からの栄養補給の食事にわずか45％の炭水化物しか含まれていない場合，改善はみられない。十分なグリコーゲン補充がなくても，回復の途中で少量でも補給があれば，次の運動での持久力に役立つ。例えば，グリコーゲンを消耗する運動からわずか4時間の回復期ののち，炭水化物を補給すると，回復期に炭水化物を何も食べない同様の計画より，その後の運動においてより持久力をもたらすということである。

▼炭水化物の正しい形態を選ぶ

炭水化物構造がグリコーゲン再補充に及ぼす影響を評価するために，8人の男性サイクリストが最大酸素摂取量の75％で自転車こぎを60分間行った後，最大酸素摂取量の125％で1分間の全力こぎを6回行い，外側広筋のグリコーゲン含量を減少させた[43]。グリコーゲンを消耗させる運動の12時間後に，彼らは3000 kcalの食事（炭水化物65％，脂質20％，タンパク質15％）を摂取した。グルコースかマルトデキストリン（グルコースポリマー），デンプン（100％アミロペクチン）か難消化性デンプン（100％アミロース）のどちらかの溶液を，回復の食事のすべての炭水化物として提供した。回復中24時間（図8-5）の筋生検は，難消化性デンプンの食事（アミロース含量が高く，グリセミックインデックス値が低い）からのグリコーゲン補充レベルが，より速く加水分解された炭水化物の他の食事よりもかなり低いことを明らかにした。回復期直後に定められた炭水化物摂取を続けるためには，アスリートが望む量を食べさせるより，より好ましい

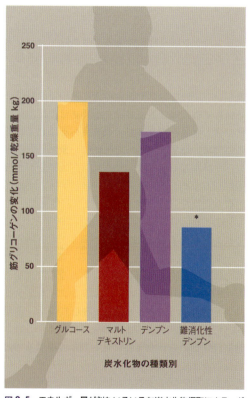

図8-5 エネルギー量が似たいろいろな炭水化物摂取による，グリコーゲン消耗が起こる運動後24時間の筋グリコーゲンの変化。＊：グルコース，マルトデキストリン，デンプンより，かなり低値であることがわかる。(Jozsi AC, et al. The influence of starch structure on glycogen resynthesis and subsequent cycling performance. Int J Sports Med 1996; 17: 373. より)

グリコーゲン補充を行っていくことが必要である[44]。

グリセミックインデックスと運動前の食事

運動直前の食物摂取についての考えを明確にするために，グリセミックインデックスを使用する。運動する直前の理想の食事としては，血糖を維持し，筋代謝を持続させるためのグルコース供給源を与えるべきである。それはまた，インスリン放出による急上昇を引き起こすべきではない。比較的標準の血漿インスリンレベルは，理論的には，貯蔵グリコーゲンを節約し，血糖の利用可能性を維持し，脂肪動員や異化を最適化する。以前に述べたように，運動する直前に，単糖（血糖上昇を起こしやすい炭水化物）を摂取すると，急速に血糖の上昇を引き起こし，しばしば過度のインスリン放出を誘発する。結果として生じる反動性低血糖症，脂肪異化の低下，また貯蔵グリコーゲンが早くに激減することは，運動パフォーマンスに悪い影響を及ぼす。

対照的に，運動直前にグリセミックインデックスの低い食品（アミロース含量の高いデンプン）を摂取すると，血液へのグルコースの吸収を比較的遅くする。これはインスリンが急増しないようにし，消化管から"ゆっくりと放出される"グルコースの安定した供給を，運動が進むにつれて利用できるようにする。この効果は，長期間，高い強度の運動，特に，運動したままでの炭水化物摂取の実用性を試みる海洋での水泳のような珍しい種目において有益であると，理論的には立証されている。

さまざまな研究により，運動前に血糖上昇の低い炭水化物を摂取するという知見が支持されている。高い強度の有酸素運動を行っているトレーニングされたサイクリストを対象としたある研究では，運動前の血糖上昇の低いレンズマメの食事は，グルコースあるいは炭水化物含量が等量の血糖上昇の高いジャガイモの食事を一緒にとることで，かなり持久力を伸ばした[9]。運動の最終段階近くのより高い血糖レベルは，運動前に血糖上昇の低い食事をすることでもたらされる[22,31,78]。血糖と脂肪異化に好ましい変化を引き起こす可能性があるにもかかわらず，すべての研究では，運動前の血糖上昇が低い炭水化物からのエルゴジェニック効果を観察していない[24,30,78]。このテーマのより一層の研究は，当然のことであると思われる。

グルコース，電解質，水分摂取

第10章でも検討するが，運動前および運動中の水分の摂取は，脱水症の血管動態や体温調節，また運動パフォーマンスへの有害な影響を最小限に抑える。炭水化物を経口水分補給用飲料に加えることは，貯蔵グリコーゲンを消耗するような運動において，付加的なグルコースエネルギーを供給する。電解質を水分補給用飲料に加えると，口渇機構を維持し，低ナトリウム血症のリスクを減らす。コーチとアスリートは，最適な炭水化物混合の水分の量をみつけ出し，疲れを最小限にし，また脱水症を防ぐことに，一緒に取り組むべきである。大量の水分摂取は炭水化物の吸収を悪くするが，一方，高濃度の糖/電解質溶液は水分補給を悪くする，という二重の観察に焦点を当てることが重要である。

▼重要な考察

胃の中を空にする速度は，液体と栄養素の小腸における吸収に大きく影響する。図8-6に，胃内容の排出に影響を与える重要な要因を示す。胃内容の排出における，運動への小さな否定的な影響は，最大限の約75％強度まで生じ，その後，排出速度は遅くなる[48]。しかし，排出速度は水分量が低下するにつれて急激に衰えるので，胃容積は胃内容の排出に大きな影響を与える。胃内容の排出を促進し，また飲料の炭水化物含量による何らかの抑制的な影響を補う主要な要因は，比較的多くの胃液量を維持することである[3,23]。

実践的な推奨

運動20分前に400〜600mLの水分を摂取すると，増加した胃容積が水分や栄養素の小腸への通過に及ぼす有益な影響が最も効果的になる。運動中，定期的（15分間隔で）に150〜250mLの水分を摂取することにより，腸に移行した水分を補充する。これにより，比較的大きく，また一定に胃容積を維持する[23,46,59]。このプロトコルでは，1時間に1Lの水分が小腸へ送られ，それがほとんどの持久系アスリートの必要を満たす量である。先の研究では，冷たい水分は室温の水分よりも速く胃から空になったが，水分の温度は運動中には重要な影響は与えないことを示している。アルコールやカフェインを含んだ飲料は利尿作用（アルコールが最も著しいといわれている）を引き起こし，それが水分喪失を促進する。両方の飲料とも，水分の代替としては禁じられている。

図 8-6　胃内容の排出（胃）と水分吸収（小腸）に影響を及ぼす主要な要因。

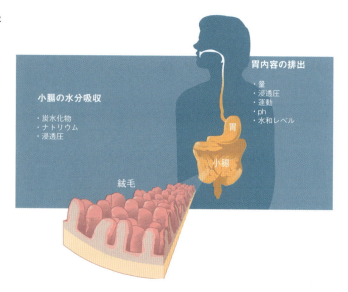

液体濃度を検討する

炭水化物を含む飲料の消化管からの水分吸収におけるマイナスの影響について，懸念されることがある。胃内容の排出は，溶液に含まれる粒子の濃度が高い水分（重量オスモル濃度）あるいは高エネルギーの内容物を含む液体を摂取したときに遅くなる[6,66]。血漿に対して高浸透圧（>280 mOsm/kg）の水分補給用飲料は，腸における正味の水分吸収を遅らせる。このことは，十分な水分摂取と吸収が，選手の健康や安全において最も重要な役割を果たす高温下での長時間に及ぶ運動において，マイナスの影響を及ぼす。濃度の高い糖分子の胃内容の排出におけるマイナスの影響は，単糖よりも短鎖グルコースポリマー（**マルトデキストリン**）を含む飲み物を飲むことで減弱される（血漿量は維持される）。コーンスターチ分解に由来する短鎖ポリマー（3〜20個のグルコースからなる）は，溶液中の微粒子の数を減らす。微粒子の数が少ないと，胃から移動して腸で水分が吸収されるのを容易にする。

少量のグルコースとナトリウム（グルコースはさらに重要な要因になる）を経口水分補給用飲料に添加することは，胃内容の排出にマイナスの影響を与えない。それはまた，腸管腔による水分吸収を容易にする。なぜなら，腸の粘膜を横切るグルコース-ナトリウムの速い共輸送体は，浸透性の作用による水分の受動性吸収を刺激するからである[27〜29]。水分を効果的に補給し，付加的なグルコースを吸収させることは血糖の維持に役立つ。このグルコースにより筋グリコーゲンと肝臓グリコーゲンの消費が抑えられ，運動の終盤に貯蔵グリコーゲンが減少するような場合は血糖に供給される。

異なる2つの輸送できる炭水化物基質（グルコース，フルクトース，スクロース，またはマルトデキストリン）が混合している水分補給用飲料は，腸から増した溶質流動（したがって水分流動）による1つの基質を含む飲料より，特定の腸管腔の浸透圧において多量の水分吸収を引き起こす（図8-7）[73]。もう1つの基質はさらに，腸の輸送機構を刺激する。したがって，浸透性による正味の水分吸収を容易にする。水分と炭水化物の吸収を最適化するために，それぞれ分岐した経路で輸送されるフルクトースとスクロースが混合した6％の炭水化物-電解質溶液を摂取するとよい。

ナトリウムの潜在的な効果　摂取される水分に適度のナトリウム（細胞外で最も豊富なイオン）を加えても，グルコース吸収に最小限の影響しか及ぼさない。そして，長時間に及ぶ運動において，摂取したグルコースの総エネルギー産生に対する寄与は変わらない[29,34,52]。しかし，余分なナトリウム（0.5〜0.7 g/L）は，血漿ナトリウム濃度の維持を促進する。この作用は，低ナトリウム血症のリスクのある過酷な持久系競技のアスリートに役立つ。大量の汗に伴うナトリウムの喪失から生じる低ナトリウム血症は，大量の普通の水を飲むことと相まって考えられる（第10章参照）。水分補給用飲料に加えられたナトリウムによって，血漿浸透圧を維持すると，尿産生を減らし，ナトリウム依存性の浸透圧の働きを維持する。これらの要因は，回復期に続けられた水分摂取と水分保持を促進する[53,54,92]。第10章では，運動が引き起こした脱水症状の後に最適な水分補給用飲料の特徴について述べる。

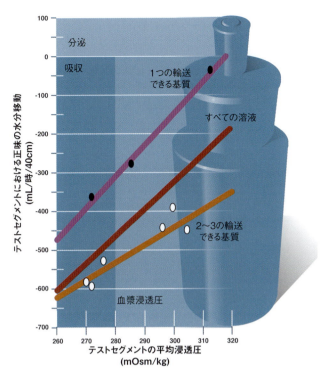

図8-7 腸のテストセグメントの平均浸透圧に関係した正味の水分移動。腸管腔への分泌が正の値を示し、腸からの水分吸収は負の値を示している（高い負の値はより多い吸収を示す）。紫の線は1つの輸送できる基質を含んだ3つの試験溶液の関係を示す。一方、オレンジの線は、2つか3つの輸送できる基質を含んだ6つの溶液に関連している。真ん中の線（赤）はすべての試験溶液の関係を表す。それぞれの試験溶液において、浸透圧が減少するにつれて正味の水分吸収は増加した。しかし、いくつかの浸透圧値においてより多くの正味水分吸収は、輸送できる基質よりも多く基質を含んだ溶液で生じる。(Shi X, et al. Effects of carbohydrate type and concentration and solution osmolality on water absorption. Med Sci Sports Exerc 1996; 27: 1607. より)

BOX 8-1　理想の経口水分補給用飲料

- 味が良い
- 吸収が速い
- 胃腸の不快感を何も、あるいはほとんど引き起こさない
- 細胞外液量と浸透圧を維持する
- 運動パフォーマンスを高める可能性を提供する

推奨される経口水分補給用飲料：スポーツドリンクを評価する

　5〜8％の炭水化物-電解質飲料を高温下での運動中に摂取すると、普通の水と同じくらい有効に、体温と体液平衡の調整を促進する。さらなる利点として、この飲み物は、長時間に及ぶ運動中においてグルコース代謝（5.0 kcal/分の腸の導出率をもたらす）を維持し、グリコーゲンを保持する[13,23,56,72]。暑い環境下で長時間に及ぶ運動からの回復中に、この溶液を摂取すると、その次の運動における持久性能力もまた向上する。

　飲料中の炭水化物の割合を決定するには、炭水化物含量（g）を液体容量（mL）で割り、100を掛ける。例えば、1 L（1000 mL）の水に80 gの炭水化物では、8％溶液となる。環境や運動の条件は、水分補給用飲料の最適な組成について互いに影響し合う。水分補給は、暑くて湿気のある気候で激しい有酸素運動が30〜60分続くとき、健康や安全にとって最も重要になる。このような状況下では、炭水化物含量が5％よりも少ない、より薄めた炭水化物-電解質溶液が推奨される。涼しい天候で、脱水症が重要な要因でない場合は、炭水化物含量が15％のより高濃度の飲料が適している。運動中に好ましい炭水化物燃料源を摂取したように、液体グルコース、スクロース、またデンプンの間には小さな相違が存在する。

　最適の炭水化物補給範囲は、1時間につき30〜60gである。表8-2に、炭水化物とミネラルの含有量、また人気のある水分代替飲料の重量オスモル濃度を比較した。図8-8では、運動中、1時間ごとに水分摂取するための、また一定の炭水化物補給量のための一般的なガイドラインを示している。炭水化物摂取と胃内容の排出の間にはトレードオフが存在するが、胃は8％の炭水化物溶液を飲んでいるときでさえ、1時間につき1700 mLまでの水分を空にする。しかし、1時間につき1000 mLの水分を摂取することは、おそらく脱水症を埋め合わせするための最適の量であろう。なぜなら大量の水分摂取は、胃腸の不快感を引き起こすことがあるからである。

表 8-2 運動時の水分喪失を補うためにアスリートが用いるさまざまな飲料の比較

飲料	風味	炭水化物源	炭水化物濃度(%)	ナトリウム(mg)	カリウム(mg)	その他のミネラル、ビタミン	浸透圧(mOsm/L)
ゲータレード[a] Thirst Quencher Stokely-Van Camp, Inc., a subsidiary of the Quaker Oats Company	レモンライム、レモネード、フルーツポンチ、オレンジ、シトラスクーラー	スクロース/グルコース（粉末）スクロース/グルコースシロップ固体（液体）	6	110	25	塩化物、リン	280～360
Exceed[a] Ross Laboratories	レモンライム、オレンジ	グルコースポリマー/フルクトース	7.2	50	45		250
Quickick[a] Cramer Products, Inc.	レモンライム、フルーツポンチ、オレンジ、グレープ、レモネード	フルクトース/スクロース	4.7	116	23	塩化物、カルシウム、マグネシウム、リン	305
Sqwincher, the Activity Drink Universal Products, Inc	レモンライム、フルーツポンチ、レモネード、オレンジ、グレープ、ストロベリー、グレープフルーツ	グルコース/フルクトース	6.8	60	36	カルシウム、塩化物、リン	470
10-K Beverage Products, Inc.	レモンライム、オレンジ、フルーツポンチ、レモネード、アイスティー	スクロース/グルコース/フルクトース	6.3	52	26	塩化物、リン、カルシウム、マグネシウム、ビタミンC	350
USA Wet Texas Wet, Inc	レモンライム、オレンジ、フルーツポンチ	スクロース	6.8	62	44	ビタミンC、塩化物、リン	450
コカコーラ コカコーラ, USA	レギュラー、クラシック、チェリー	高フルクトースコーンシロップ/スクロース	10.7～11.3	9.2	微量		
スプライト コカコーラ, USA	レモンライム	高フルクトースコーンシロップ/スクロース	10.2	28	微量	塩化物、リン	
クランベリージュースカクテル		高フルクトースコーンシロップ/スクロース	15	10	61		600～715
オレンジジュース		フルクトース/スクロース/グルコース	11.8	2.7	510	リン	
水				少量[b]	少量[b]		
パワーエイド		高フルクトースコーンシロップ/マルトデキストリン	8	73	33		695
All-Sport		高フルクトースコーンシロップ/スクロース	8～9	55	55	リン、ビタミンC	890
10 K		スクロース/グルコース/フルクトース	6.3	54	25	リン、カルシウム、鉄、ビタミンCおよびA、ナイアシン、リボフラビン、チアミン	690
Cytomax		フルクトースコーンシロップ/スクロース	7～11	10	150		
Breakthrough		マルトデキストリン/フルクトース	8.5	60	45		
Everlast		スクロース/フルクトース	6	100	20		
Hydra Charge		マルトデキストリン/フルクトース	8	—	微量		
SportaLYTE		マルトデキストリン/フルクトース/グルコース	7.5	100	60		

[a] サービスサイズ、240 mL
[b] 水源による

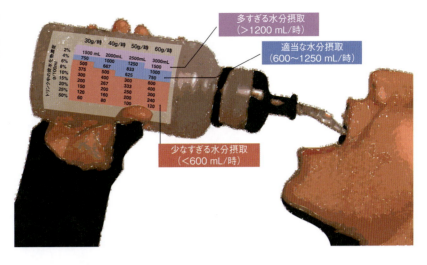

図 8-8 提示された炭水化物量を得るために毎時間摂取する水分量。(Coyle EF, Montain SJ. Benefits of fluid replacement. Med Sci Sports Exerc 1992; 24: S324. より改変)

BOX 8-2 運動中における水分と炭水化物の代替品のための実践的な推奨

- 体重の変化から，脱水率をたえず観察する。運動後の体重測定の前には，排尿が必要である。1ポンド（450 g）の体重減少は，450 mLの脱水に相当する。
- 循環器のストレス（圧迫・緊張）や高い代謝熱，また脱水を伴う状態での長時間に及ぶ運動の間は，推測される減少率（少なくとも発汗率の80％近く）と同じ割合で水分を摂取する。
- 持久系競技のアスリートは，炭水化物を4〜8％含む飲料を1時間あたり625〜1250 mL（15分おきに平均約250 mL）飲むことで，炭水化物と水分の両方の必要条件を満たすことができる。

持久力トレーニングとパフォーマンスのための高脂肪食対低脂肪食

トレーニング中，もしくは持久系の試合前に，高脂肪食（もしくは絶食）を維持する，という知見について議論することは重要である[21,45,57,86]。高脂肪食の適応は，運動中において基質の使用目的がより高い脂肪酸化のほうへ変化していることを常に示している[12,36,37,87]。高脂肪食の提案者は，長期間の食事の脂肪の増加は，このエネルギー源栄養素を動員し，異化する能力を増大させることで，脂肪の燃焼を刺激すると主張する。脂肪の燃焼がいかに増大しても貯蔵グリコーゲンを維持すべきであり，または低いグリコーゲン状態でも持久性能力の改善に寄与するべきである。可能な効果を調査するために，持久性能力を比較する研究がなされた。その研究では，有酸素運動能力のある若い男性10人の2つのグループが，高炭水化物食（炭水化物エネルギー比65％）か高脂肪食（脂質エネルギー比62％）のどちらかの食事を7週間摂取した。各グループとも，有酸素運動能力の50〜85％で60〜70分のトレーニングを，1〜3週目は週に3日，4〜7週目は週に4日行った。7週間のトレーニングの後，高脂肪食を摂取しているグループを高炭水化物食に切り替えた。図8-9は，2つのグループの運動パフォーマンスを示している。持久力の結果は明らかであった。高炭水化物食を摂取しているグループは，高脂肪食を摂取しているグループより，7週間のトレーニング後では，かなり優れて機能していた（102.4分対65.2分）。高脂肪食グループは，8週目に高炭水化物食に切り替えたとき，ほんのわずか，さらに11.5分の持久力の向上がみられた。したがって，8週間が終わりすべての総体的な持久力の向上は，高脂肪食グループが115％増であったのに対し，高炭水化物食グループの持久力は194％増にまで達した。図8-9中の表では，実験前の状態（習慣的な食事）と7週間の実験食のエネルギーと栄養素の1日摂取量を示している。高脂肪食は，持久性パフォーマンスにおいて最適には及ばない適応を示した。それは，高炭水化物食への切り替えによっても十分には改善されなかった。

同じ研究室のその後の研究では，トレーニング状態にかかわらず，ラットにおいて炭水化物だけを抑えた（総カロリーの15％）高脂肪の食事は持久力を高める効果がある，ということを証明するのは失敗に終わった。座りがちの人にとって，低脂肪食もしくは高脂肪食の摂取を4週間続けても最大限のもしくは最大下の有酸素運動パフォーマンスに影響を及ぼさなかった[63]。6日間，高脂肪・低炭水化物食を食べた次の日，その後の1日の高炭水化物食による炭水化物の回復では，長時間に及ぶ最大下の運動中，脂肪酸化が増加した。この炭水化物を摂取した効果としては，4時間の

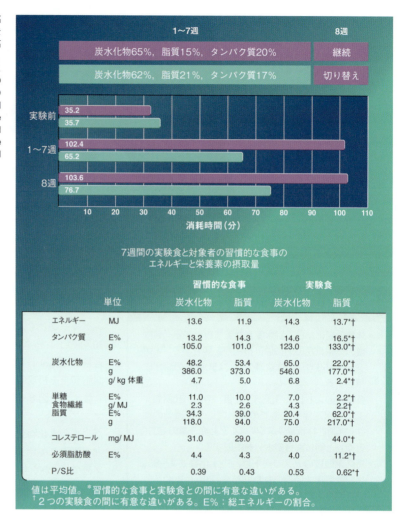

図8-9 持久系パフォーマンスにおける高炭水化物食対高脂肪食の効果。高脂肪食を7週間摂取しているグループが，8週目に高炭水化物食に切り替えた。持久性テストは，希望した速度で自転車エルゴメーターをこいで行った。表は習慣的な食事と実験用の食事のエネルギーと栄養素の1日摂取量の平均を比較している。P/S比は多価不飽和脂肪酸と飽和脂肪酸の比である。(Helge JW, et al. Interaction of training and diet on metabolism and endurance during exercise in man. J Physiol 1996; 492: 293. より)

持続的なサイクリングの後に行った1時間のタイムトライアルパフォーマンスを高めはしなかった[14]。

高脂肪食が，脂肪異化を増加させるような適応性のある反応を刺激しているとしても，信頼できる研究では，この食事の変更がもたらす持続的な運動やトレーニングへの効果について，まだ証明されていない。トレーニング能力や無気力症状の悪化，疲労の増加，そして感知される労作より高い評価は，高脂肪食を常食としているときは，たいてい課題を伴っているのである[12,36,76]。総カロリーの60%が脂質の食事を推奨するときに，健康に害を与えるリスクについて，注意深く検討しなければならない。しかし，この心配は日常のエネルギー消費がハイレベルなアスリートにとっては，不用であると証明されるだろう。例えば，安定した体重を維持している活動的な人にとって，食事の脂質カロリーの割合を50%まで増やすことは，身体上，血漿リポタンパク質プロファイルなど，心臓病のリスク要因に逆に影響を及ぼさない[7,47]。総合的にいえば，利用できる研究は，脂肪摂取が30%のレベルを超えて増加しているときに，炭水化物を減らすことは，持久系パフォーマンスのための代謝域を最適化する，という評判のよい考えを支持していない[71,85]。反対に，推奨レベルを下回り食事中の脂肪摂取がかなり制限された場合もまた，持久性運動のパフォーマンスを悪化させる[36,84]。

まとめ

1. 試合前の食事は，容易に消化できる食品を含み，運動が要求するエネルギーと水分を満たすべきである。炭水化物含量が高く，比較的，脂質とタンパク質が低い食事が，この目的にかなう。試合前の食事を消化し，吸収するために十分な時間として，3時間は必要である。

2. 市販の液体タイプの食事は，試合前の栄養素やエネルギーを補うための実用的な方法として提供される。これらの"食事"は，(a) 栄養素がバランスよく提供される，(b) 水分の必要性に貢献する，(c) 速やかに吸収され，ほとんど残留物がなく消化管へ進む。

3. 1時間の高い強度の有酸素運動は，肝臓のグリコーゲンを約55%減少させ，2時間の激しいトレーニングで

は，肝臓と特に活動筋のグリコーゲンを，ほとんど使い果たす。
4．運動中に摂取された炭水化物を含む水分補給用飲料は，血糖濃度を維持することで，持久性パフォーマンスを高めた。血液に供給されたグルコースは，(a) 活動筋に存在するグリコーゲンとなる，(b) 筋グリコーゲンが使い果たされた後で，血糖の"蓄え"として役に立つ。
5．すべての炭水化物は，同じ速度で消化・吸収されない。グリセミックインデックスは，相対的な指標をもたらした。その指標とは，50 g の消化しやすい炭水化物（炭水化物から繊維を除いたもの）を含む食物を摂取した後の2 時間までの血糖上昇を比べ，それを炭水化物の基礎とし（通常，精白パンかグルコース），100 という指数を確定した。グリセミック負荷は，代表的な食品の 1 ポーションの，全体的な血糖上昇効果を表している。
6．運動後の速やかな炭水化物補給のためには，すぐに，中等度～高いグリセミックインデックスの炭水化物を含む食品を食べ始める（1 時間ごとに 50～75 g の炭水化物）。最適な炭水化物摂取により，貯蔵グリコーゲンは 1 時間につき約 5～7% の割合で補充されていく。
7．運動直前の食物摂取を明確にするために，グリセミックインデックスを使用する。グリセミックインデックスの低い食品は，比較的遅い速度で消化・吸収される。運動直前にこれらの炭水化物を摂取することは，運動中に腸管から"ゆっくり放出される"グルコースの，安定した供給をもたらす。
8．運動の間ずっと，比較的多い胃液量を維持していることは，胃内容の排出を高める。最適の胃容積は，運動直前に 400～600 mL の水分を摂取し，その後 15 分ごとに通常の水分を 250 mL 摂取することにより維持される。
9．糖を含む濃厚な飲料を飲むと，胃内容の排出速度は遅くなる。このことは，運動中に体液平衡を乱し，熱対応力も悪くする。
10．理想の経口水分補給用飲料は，5～8% の炭水化物を含んでいる。これは，体液平衡や体温調節に悪影響を及ぼすことなく，炭水化物補給を可能にする。
11．摂取される液体に適度のナトリウムを加えることは，血漿ナトリウム濃度の維持を助長する。この作用は，低ナトリウム血症のリスクがある過酷な持久系競技のアスリートに役立つ。
12．水分補給用飲料に加えられたナトリウムによって，血漿浸透圧が維持されると，尿の産生が減り，ナトリウム依存性の浸透圧の働きが維持される。
13．高脂肪食は，脂肪使用を増加させるような適応性のある反応を刺激するが，信頼できる研究では，食事の変更がもたらす持続的な運動やトレーニングへの効果について，まだ証明されていない。

第 9 章
栄養市場における賢い選択の方法

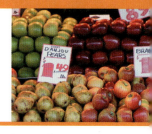

　この55年間で，良い意味でも悪い意味でも，食品・栄養業界には劇的な変化があった。マイナス思考の人が騒ぎ立てる事例の大半は，多国籍企業が，消費者の健康よりも利益重視なのではないかという心配である。その心配とは，企業が微量栄養素やミネラル，高級素材やサプリメントのような"健康に有益"と考えられているものに，何億ドルというお金を年々つぎ込んでいること，また同様に，家庭用運動機器の製造会社が，消費者が自社製品を購入するよう，誤ったまたは惑わせるような広告宣伝を行っているということである。確かに，巨額の経費をかけた広告はうまくいった。2000年には約1億5800万人の米国人が効果の疑わしいサプリメント食品を価値があるものとみなし，171億ドルを消費した。同時に，腹部やせの機械や家庭用エルゴメーター，ステッパー，顔や首を"細くする"器具などに，24億ドルの価値を見出している。

　米国食品医薬品局（FDA）はこのような製品の多くについて，その有効性どころか，安全性に対する見解を示すのに十分な科学的データを提供できなかった。サプリメント食品とは，ありふれたビタミンやミネラルのカプセル，外国名のついたポーション，粉末，クリーム，ゲル，ローション，液体，ガム，スプレー（例：ミツバチ花粉，ローヤルゼリー，ゲルマニウム，コエンザイムQ10，マツヨイグサ油，Cel-U-Lite〈セルライト減少〉，Maximum Memory Capsules, BioZonePlus Nutrition Enhancers, VitaManPlus, キトサン，強心剤パウダー），その他何千という種類の"健康食品"である。米国の人口の約2/3の人は，サプリメントのラベルに（人体への）影響や危険性についての注意書きを入れるように政府が命じているという，まちがった認識を有している。製薬会社は，製品（薬）について検証（発がん性，生殖機能への影響，器官・臓器の損傷，またはその他の問題がないかどうか）を行わなければならないのに対し，サプリメントの製造会社は，製品を市場に出す前に安全性や有効性を検査する義務がない（p.215参照）。FDAが唯一干渉するのは，サプリメントがけがや病気を引き起こしたと証明されたときだけである。例として，1990年にポピュラーなアミノ酸であるL-トリプトファンのサプリメントが原因とみられる38件の死亡と1500件の疾病の発生により，政府がこのサプリメントの使用を禁止したことがあげられる。

　この問題についてのポイントは，はっきりしている。消費者は，さまざまなメディアにおける健康や美容を増進する製品の誇大広告宣伝に常に気をつけている必要がある，ということだ。なぜなら，その製品が長寿や身体の機能改善，そしてすべての起こりうる疾病や災難をたちまち治すと約束してしまうような熱心な販売促進者を"監視し続ける"組織や，十分な人材と知識を蓄えた政府機関はほとんどないのである。

食品の広告宣伝と包装

　1970年代の終わり頃，医療団体が，高コレステロール食は高コレステロール血症と関係があり，心臓病を引き起こす主要な危険因子であると発表したときに，栄養学や健康食への興味が再び起こり，またたく間に世界中で注目された。さらに，大規模な疫学調査により，食習慣ががんの発生に大きく関わることが示された。同時期に健康器具が台頭し，北米では食事と心臓病，食事とがんとは関係があるという考え方がまたたく間に広がった。フィットネスクラブは繁盛し，一般誌の記事は，良い食事をとることと運動を習慣的に行うことによって，いかに健康や美容健康が改善されるかの最新の知見を支持した。しかし，米国の文化において身体を積極的に動かすという考え方はどちらかといえば非現実的なように思われる。多くの人が運動を始めたが，実際にそれを続けた人はわずかだった。規則正しい運動をし，その結果健康への改善が認められたのは，米国（加えてオーストラリア，カナダ，イギ

リス）の大人の多くても20％にすぎない（10％以下の可能性もある）。

▼広告宣伝の目的：消費者の行動を方向づける

広告宣伝によって我々は，やせたり，肉体改善するために，何を食べ，どのような運動をしたら良いかについての考え方を変えさせられる。食品産業では，例えば製品の販売促進に年間400億ドル以上費やし，さらにロビー活動に多くの金額をかけている。加えて，食品会社は学術機関や研究機関に資金を提供し，そうした機関はさまざまな会議を支援して，例えば米国栄養士会（American Dietetic Association）によってつくられているような"ファクトシート（科学的知見に基づく概要書）"の作成に貢献している。コカ・コーラ社，モンサント社，プロクター＆ギャンブル社，スリムファスト社のような会社は，よく栄養学雑誌のスポンサーになっている。食品および製薬会社は，学会時に配布される論文誌の増刊号の発行費用を引き受けるなどの支援をしばしば行ってきた。わずかではあるが，企業が大学の学部全体に支援出資するという例もある。

マクドナルド社は，世界中の他のどのような会社よりも製品の広告宣伝に多く費やしている。マクドナルド社は，豚肉，牛肉，ジャガイモの購買者としては米国で最大で，鶏肉は2番手である。このことと，米国国立がん研究所における果物と野菜の摂取促進にかける費用75万ドルを比較してみよう。ソフトドリンク製造会社は1日の生産量が6000万〜1億ドルに対し，製品の広告宣伝には毎年約5億〜10億ドルを支出する。平均的な米国人が1年間に消費する飲料は，牛乳が約80Lなのに対し，ソフトドリンクは190L以上であることには少々驚かされる。

食品産業だけが，誇大広告で成功しているわけではない。1996年，米国の消費者はエクササイズ機器に対して，24億ドルを支払っている（1995年に比べ4％増）。トレッドミルの売り上げはトップで，腹部トレーニング機器はその成長が最も速い製品である。テレビコマーシャルや新聞，カタログ，テレフォンショッピング，雑誌，チラシは，しばしば誤解をまねき，当てにならない広告を用いて，販売ターゲットを特定グループに絞り込む。

製品のイメージは，消費者の購買に明らかに影響を与える。食品製造会社は，例えば広告宣伝している製品が店頭でもそれだとすぐにわかるように，スーパーマーケットに奨励金を払い，みつけやすい場所の確保とディスプレイを行ってもらう。いうまでもなく，大手メーカーのこのような支出は，あまり大きくない競

BOX 9-1 深刻な問題を引き起こした8つのサプリメント

- **アリストロキン酸**：数種の伝統的な中国の薬の成分であり，腎臓に毒性を及ぼす。
- **チャパラル**：1992年，FDAは，肝炎を起こす原因となるため，"チャパラルを摂取することをただちに中止せよ"と消費者に勧告した。
- **コンフリー**：慢性肝炎の原因となる。
- **マオウ**：高血圧，脳卒中，心臓発作などと関係があった。他のすべてのハーブを組み合わせるよりも，200倍も有害な反応が起こりうる。
- **カヴァ**：カヴァ（植物）の根の成分からつくった飲料。ここ数年における11件の肝臓移植の結果から，肝臓に損傷を与えることが疑われる。
- **PC SPES and SPES**：これらのサプリメントは前立腺がんに効果があるといわれていたが，そのような効果はないことが判明した。それらは血液希釈剤や抗炎症薬，他の数種の薬のようにホルモンに妨げられ，ただのホルモンのように働いただけだった。
- **チラトリコール**：2000年にFDAは，消費者に対して脳卒中や心臓発作の原因となりうる，甲状腺ホルモンを含んだ，この体重減量用サプリメントを使用しないよう警告した。
- **ウスニン酸**：この"天然の"合成物（苔でみつかっている）は，数種のハーブの混合品として使われるが，肝臓に毒性があることが判明した。

合会社が特定のマーケットに食い込もうとする企てを防ぐことができる。実際のところ，競合会社がより少ないことがより多くの利益を得る誘因となり，売り上げが増えるので，良いビジネスセンス（モラル的には疑わしいが）となるということを，普通，消費者はわからないであろう。

政府機関は，メーカーが行う製品の広告宣伝について法律で規制することにより，食品産業を監視しようと試みている。しかし，あいにく州または連邦政府のガイドラインは，特別な効能・効果の主張を裏づける製品に関するすべての事実を知らせなければならないとは要求していない。サプリメント会社の多くは，例えば彼らの製品の有効性についての"事実"を派手に説明し続ける。したがって，消費者は食品のラベルに書かれている情報を判断するだけでなく，その広告宣伝の本当に意味するところを解読しなければならない。連邦取引委員会が2002年に作成した公的報告書によると（http://www.ftc.gov/opa/2002/09/weightlossrpt.htm），全米の主要な出版物に掲載された広告宣伝の40％近くが少なくとも1つの表現について，"ほぼまちがっている"とし，そして55％の少なくと

表 9-1 上位 10 位までの安全なハーブのサプリメント

サプリメント	消費者が期待すること	副作用の報告	特に注意しなければならない人	互いに影響し合うかもしれないもの
ブラック・コホッシュ (black cohosh)	更年期症状をやわらげる	軽い胃腸の不快感	乳がんの女性（動物実験ではブラック・コホッシュはがんを拡大させる原因となった）	影響する薬は知られていない
クランベリー (cranberry)	泌尿器官の感染を予防し、治療する	クランベリー濃縮物の錠剤を常用すると、腎臓結石のリスクを増大させるおそれがある	腎臓結石になりやすい人	抗うつ剤と処方された鎮痛剤
エキナセア (echinacea)	かぜや他の感染症を予防し、治療する	軽い胃腸症状、排尿の増加、アレルギー反応	自己免疫性の疾病の人（複合的な硬化症、狼瘡、リウマチ性関節炎など）、皮下に触ると痛むか結節をつくるような炎症である結節性紅斑を引き起こすこともある	影響する薬は知られていない
ニンニク (garlic)	コレステロール値を下げる	息がいやなにおいになる、胸やけ、胃腸の膨満感	外科手術前の術中・術後の人（ニンニクは血液の流れをよくする）、出産前後の女性	クマジン（ワルファリン）、ヘパリン、アスピリンなどの血液希釈剤。イチョウとビタミンEを多く添加したものなどのサプリメント、筋肉の痛みを治療するのに使われる chloroxazone。HIV 治療薬
イチョウ (ginkyo biloba)	記憶改善	軽い頭痛、胃腸の調子を狂わせる、発作の毒性があるイチョウの種子が混入したことにより引き起こされる可能性がある	血友病のような出血障害の人、外科手術前の術中・術後の人、出産前後の女性、糖尿病の人	クマジン（ワルファリン）、ヘパリン、アスピリンなどの血液希釈のサプリメント、抗うつ剤のトラゾドン、チアジドなどの利尿剤
チョウセンニンジン (ginseng)	エネルギー増大とストレス軽減	不眠症、長期間の使用により月経不順・胸痛	乳がんの女性（インヒビトロでチョウセンニンジンは乳がん細胞の成長を刺激した）、降圧のための薬物療法を受けていない高血圧の人	CYP 3A4 という酵素によって新陳代謝されるジギタリス製剤、MAO 阻害薬またはジギタリス製剤。経口の低血糖薬の働きを抑えたり、クマジン（ワルファリン）やテトラサイクロジンの働きを増大させる可能性がある
ノコギリヤシ (saw palmetto)	前立腺肥大の症状を軽減し、または軽減する	軽い胃腸の不快感	血友病のような出血障害の人、外科手術前の術中・術後の人	クマジン（ワルファリン）、ヘパリン、アスピリンなどの血液希釈のサプリメント
ダイズイソフラボン (soy isoflavones)	更年期症状を軽減し、乳がんや前立腺がんを予防し、骨を強くする	報告されていない	乳がんまたは乳がんにハイリスクの女性（ダイズイソフラボンは細胞増殖を亢進する可能性がある）、妊娠し、甲状腺障害のある人	影響する薬は知られていない
セントジョーンズワート (セイヨウオトギリソウ) (St. John's wort)	うつ病を緩和	軽い胃腸の不快感、倦怠感、不眠症状	日光に敏感肌の人、紫外線療法を受けている女性、双極性障害の人	リタリン、エフェドリン（マオウ中に発見された）、カフェイン、プロブコールゼ阻害物質の働きを増大させる可能性がある（HIV）、フルファン（心臓病）、ジギタリス（心臓病）、化学療法薬、経口避妊ホルモン薬、三環系抗うつ薬、オランザピンやクロザピン（統合失調症用）、テオフィリン（ぜんそく用）、サルファ剤と結びつくと日光への感受性が増大する可能性があるフェルビナク（抗炎症剤）、ブリロセックやプレシッド（制酸剤）
吉草根 (valerian)	睡眠または緊張の緩和を誘導する	数時間注意力が低下することがある	重機を操縦したり、運転する人	バルビツール酸塩（セコナールなど）、ベンゾジアゼピン（Valium やハルシオンなど）のような神経中枢抑制薬の働きを増大させる可能性がある

The Natural Pharmacist, Healthnotes, and CSPI. より

も1つの表現が"まちがっている可能性が大きい"としている。

我々が議論している間にも，現在の食品ラベルに対する法律が，メーカーが食品ラベルに何を明示できて，何ができないか，またその製品が健康にもたらす効果について何を販促宣伝できるか"権威"を与えている．表9-2は，1906年からほぼ100年の，米国で市販されている食品の品質と安全性に対する米国政府の規則に関しての年表である．

政府の"監視"機関

4つの政府機関が，食品およびアルコール飲料における広告宣伝，包装，表示に関する規則，法規および法律上必要な条件を制定した．

▼連邦取引委員会

連邦取引委員会（Federal Trade Commission：FTC）[a]はさまざまなメディア（テレビ，ラジオ，新聞）での食品の広告宣伝を規制し，実証されていない効能・効果の主張や誤解を与えるような内容の広告宣伝を行ったメーカーに対して，法的手段をとった．例えば，テレビの広告宣伝で"このサプリメントの摂取により結腸がんのリスクが減少します"と放映されたら，FTCはそのメーカーに対し，その効能・効果の主張の実証を要求できる．ある製品の効能・効果の主張について検証が不足している場合，FTCは，その製品を市場から撤去させる権限をもっている．メーカーは，しばしばFTCと協力し，法に違反した事項について，積極的に誤りを正そうとする．例えば1996年には，Mrs. Fields Cookies社が焼き菓子の栄養成分表示のうち，脂質，飽和脂肪酸，コレステロール，エネルギーの項目の数値を偽ったと違反を認めた（Federal Register, Jan 31, 1997, vol. 62, no. 21, 4769）．同じ年，FTCはDiet Workshop社に対し，彼らが提供したいくつかの減量プログラムの効果の説明に誤りがあるとしてその使用を差し止めるように指示し，体重の減少と体重管理に関するいくつかの主張を実証する科学的データの提出を要求している（Federal Register, Jan 31, 1997, vol. 62, no. 21, 4767）．

1997年9月，FTCはLifecycleというエルゴメーター機器の体重の減量効果について，実証されていない効能・効果の主張があるとして，健康運動器具のメーカーであるLife Fitness社に罰金を科した．その命令はLife Fitness社に対し，市場にあるいくつかの健康器具における，体重を減らす，エネルギーを燃焼させる，脂肪を燃焼させるなどの効果についての今後の主張を実証するよう要求したものである．そしてこれは，このような効果を関連づけるあらゆる試験，研究，調査の結果を不正確に述べることも禁止している（FTC；Sep 12, 1997, docket no. C-3766）．FTCは，ホームフィットネス機器（トレッドミル，ステッパー，ウェイトベンチ，"riders"）の世界最大手のメーカーであるIcon Health and Fitness社にも，"Proform Cross Walk Treadmill"という製品の減量効果について，実証されていないとして罰金を科した．そして，いくつかの運動機器による減量，エネルギー燃焼，脂肪燃焼という効果について，今後の主張を実証するように命じた．加えて，Icon Health and Fitness社の推薦文に記すことができる内容は，ユーザーの標準的な使用経験，あるいは一般に受け入れられた結果や消費者が同様の結果が得られるとは予期すべきではないことが明白な体験談などであるとした．

2000年10月，FTCは，サプリメント食品やビタミン剤，スポーツ栄養製品の主要な製造販売会社であるWeider Nutrition International社に対して，PhenCalおよびPhenCal 106という2つの製品の以下に示す効能・効果の主張を実証する合理的な根拠がないと結論づけた．

- 大幅な体重減少が可能．
- 低カロリー食や運動習慣を持続する力がグングンわいてくる．
- 食べたいという欲求や過食をしっかりと抑えられる．
- 体重減少のリバウンドがない．
- 体重減少の処方薬Phen-Fenと同様の効果がある．

Weider社の主張するPhenCalの安全性や有効性を立証する科学的実験結果には多くの苦情が申し立てられている．

Weider社がはっきりとした検証結果のない効能・効果を主張することを禁止する協定への合意が提案され

---

[a] FTCインターネットサイト：http://www.ftc.gov．FTCは，その任務について，以下のように説明している．"FTCは，連邦の独占禁止法や消費者保護のための種々の法を守らせることを任務とする．そして，国内市場が自由競争により，力強く効率的で，過度の制約から解放されるよう機能することが確実となるよう努める．"FTCはまた，不当なまたは誤解をまねくような法律や習慣を排除することによって，市場の円滑な活動を高めることもその務めである．一般にFTCは，消費者が情報に基づいて選択を行うことを脅かすような活動をやめさせるように努めている．最終的にFTCは，要請されれば議会や行政部門，他の独立機関，州や地方行政による法令の執行を支援し，政策の審議に関わるために経済的な分析を行う．消費者への追加情報として，FTCによる消費者教育キャンペーンのProject Workoutの一環として運動機器の購買に関するFTCの助言がある．

表 9-2 食品および食品関連の業務への政府による関与の推移

年	実施項目	解説
1906	連邦食品医薬局法および連邦食肉検査法	食品の安全性と品質を規制するために，化学局を経て，連邦政府で認可された。責務は結局，化学局の後継機関であるUSDAへと委譲された。
1913	GOULD改正案	食品包装はその内容物の量を表示することを，州から要求された。
1924	国（米国）対96バレルと申し立てられたアップルサイダー	技術的には真実だとしても，誤解されたり誤った指示を与えるような説明書，デザイン，意匠すべてについて食品医薬品法は使用を差し止めることができると，最高裁判所は裁決した。
1938	連邦食品医薬品化粧品法	この法律は1906年の食品医薬品法の後継にあたる。その中でも目を引くのは，ラベルに表示する内容として包装された食品すべての過程に関すること，つまりその食品に含まれている原材料の名前，正味重量，製造会社または販売者の名前と住所を記載するよう要求したことである。成分表示はもちろん信頼できる製品として要求される。またこの法律は，食品のラベル表示に誤りや誤解させるような内容（説明書）を記載することも禁止した。
1950	オレオマーガリン法	バターと見分けられるよう，マーガリンの表示を色づけして目立つものにすることが求められた。
1957	家禽肉製品検査法	USDAが，他の製品に加えて家禽肉製品の表示を規制することを認可した。
1966	包装および表示公正法	各州間で取り引きされる消費者向けの製品すべてにおいて，正確な情報を提示し，価値の比較が容易にできるようにすることが求められた。
1969	米国政府における食品栄養健康会議	食品の栄養学的な質を認定するためのシステムを連邦政府が開発することを奨励した。
1973	FDAガイドライン	FDAは，食品に貼付する栄養表示はその食品に含まれている1つ以上の栄養素を示し，またそのラベル表示や広告はその食品の栄養学的な特性や1日に必要な食事への有効性を含む主張としなければならないとする規則を公布した。栄養表示は，ほとんどの他の食品は任意である。
1975	FDA決議	任意とされた栄養表示の影響が調べられることになった。これは，もともと1974年に計画されたが，延期されていたものである。
1984	FDA決議	FDAは，必要な栄養素としてナトリウムを，任意の栄養素としてカリウムを栄養表示に追加した。1985年に実施された新しい法律への寄与としては，ナトリウムを含む製品の効能・効果の主張を表示するときの"低ナトリウム"のような言葉をより明確に定義したことがある。
1988	栄養と健康に関する公衆衛生局長官の報告書	ある種の慢性疾患に対する食事の寄与を，連邦政府がはじめて正式に認めた。
1989	米国科学アカデミーの全米研究評議会，慢性疾患のリスクを減らすために食事と健康は密接な関係にあると発表	この報告書には，冠動脈疾患やがんのような慢性疾患の発生の要因として，食事が容認され始めたことのエビデンスが追加された。FDAおよびUSDAの食品安全調査局（FSIS），米国科学アカデミーの食品栄養委員会の受託により，どのような食品表示が健康的な食事習慣を身につけ，定着させるような消費者の手助けとなりうるか検討するための会議が召集された。その推奨は「栄養表示：成果と指示」として示された。FDAは食品表示のルールづくりを提案することを予告し，またFSISとともに，世界中で4つの公聴会を開くと発表した。
1990	FDA決議	FDAは，広範囲にわたる食品表示の変更を提案した。それはほとんどの食品に栄養表示を貼付することを義務づけ，サービングサイズの規格化，健康強調表示を統一的に使用することなどを含む。議会で栄養表示教育法（NLEA）が1990年に通過したとき，その法はFDAが表示に関する発議権をもち，実施のための明確なタイムテーブルを確立すると，再び確認した。
1991	FDA決議	FDAは，NLEAを実施するために20以上の計画を発表した。加えて，店頭で生の製品や魚の栄養情報プログラムの任意の提出を開始させる最新の規則を発表した。FSISは，加工食肉および家禽肉の必須の栄養表示と，加工していない食肉や家禽肉の店頭における任意の栄養情報のための計画書を明らかにした。
1992	FDA決議	FDAによる，加工していない生産物や魚のための店頭における任意の栄養情報プログラムが実施された。
1993	FDA決議	FDAは，NLEAを実施する最新の法律を公表した。健康強調表示を包括する法律は1993年5月8日に施行された。これに付随して，栄養表示と栄養成分表示についても1994年5月8日に施行された。FSISは，食肉と家禽肉の栄養表示に関する法律を1994年7月6日に施行すると公表した。加えてこの法律は，USDAのプログラムの管理下で，多くの加工していない食品（頻繁に食べられる加工していない果物，野菜，魚20品目）とよく販売されているカットされた食肉45品目についての栄養情報の任意プログラムを設定した。

（つづく）

表 9-2 食品および食品関連の業務への政府による関与の推移（つづき）

年	実施項目	解説
1994	FDA 決議	栄養ラベルと栄養成分表示についての実施が，1994 年 5 月 8 日に有効になった。
1995, 1996	FDA 決議	栄養表示法の免除が，1995 年 5 月 9 日〜1996 年 5 月 8 日および 1997 年 5 月以降，施行された。この免除は，小規模な企業によって生産される食品や，1 年を通して製造する生産ラインの従業員数と設備が必要な条件を満たす会社に関係している。食品表示を免除されるのは，病院のカフェテリアや機内食などに食品が供給される場合，食品販売員によって売られる場合（ショッピングモールのクックカウンター，露天商，自動販売機），ただちに消費されるわけではないが，すぐに食べられるようにつくられた食品（パン，惣菜，キャンディ屋の商品），大量に船積みされ消費者にその形態では売られることのない食品，ある疾患の患者のための医療食，加工していないコーヒーや紅茶，いくつかの香辛料，またどのような栄養素もほとんど含んでいないその他の食品である。
1996	連邦茶鑑定人廃止法	輸入されたすべての茶を FDA が鑑定するための茶葉専門局と利用者の負担をなくすため，1897 年の茶輸入法を廃止。茶そのものは引き続き FDA により規制される。
	サッカリン通知廃止法	サッカリンを使用している旨通知する事項の廃止。
	動物薬有効性法	動物薬認可の過程の柔軟性に加え，柔軟なラベル表記や，製造企業と FDA の間のより直接なコミュニケーションなどを規定。
	食品品質保護法	食品医薬品化粧品法の改正により，農薬に Delaney の条件を適用することを除外した。
1997	食品医薬品局近代化法	1992 年の処方薬使用者報酬法の再認可と，1938 年以来実施されている FDA の事業の広範囲な改善。機器の見直しの促進や，認可された薬や機器の未承認の使用法を広告宣伝をするとき，食品の効能・効果の主張をするときの規制についての見直しを早急に行うなどが示された。
1998	マンモグラフィ品質基準再認可法	法律は 1992 年から 2002 年まで続いた。最初の段階は，2014 年までに全国規模の FDA の研究機関を 19 から 9 施設に統合することである。そのうちの 5 つは，すでに新しい地域の研究機関として設置されている。

た。また，Weider 社に対して，いかなる食品や薬，サプリメント食品，プログラムであっても，広告宣伝の内容は，健康効果の有意性に関する主張を行う前に，その製品やプログラムの安全性，またはその製品やプログラムによる疾病などへの影響について十分な科学的根拠をもつことも要求した。

▼ 米国食品医薬品局

米国食品医薬品局（Food and Drug Administration：FDA）[b]は，米国厚生省（Department of Health and Human Services：DHHS）に属する 13 の機関のうちの 1 つである。FDA は，家禽類や，牛・豚・羊などの食肉製品を除いて，企業が適確な食品表示をするように規制している。また，化粧品や薬品，医療機器，そしてペットや畜産動物の飼料，薬についての安全性も規制している。さらに，食品添加物や食品を汚染する可能性のある危険物質を含むもの，食品輸送中の虫害などの汚染，有害物質や，人工的につくられた食品，そして残留農薬なども規制している。

FDA の 6 つの主要な機関の 1 つである**食品安全・応用栄養センター（Center for Food Safety and Applied Nutrition：CFSAN）**[c]は，市場に出回っている 2400 億ドルの国産品，150 億ドルの輸入食品，そして 150 億ドルの化粧品を規制している。CFSAN は，（a）供給された食品が，安全で栄養に富み，健康に良いもので，（b）食品や化粧品の表示が適切に正確さを維持できるよう，その任務を遂行するために 800 人を雇った。この 2 つの目標は，米国で食品や化粧品を 1 ドル買うごとに消費者はその 1/5 を払うことになると考えると，理にかなっている。2000 年度会計（1999 年 10 月 1 日〜2000 年 9 月 30 日）で，FDA は食品と化粧品の安全活動のために，2 億 8000 万ドル以上を費やした。ドルを使うすべての消費者（国内消費者）が FDA によって規制された製品 1 ドルあたり 25 セント支払うというのは，興味深いことである。これはつまり，食品には約 75％ が使われるということである。

CFSAN は，化学者，微生物学者，毒物学者，食品科学技術者，病理学者，薬理学者，栄養学者，疫学者，数学者，公衆衛生学者などの専門スタッフで構成されている。そして，以下のようなそれぞれの分野で責任をもって活動している。

- 化粧品と着色料
- 食品表示
- 農作物と乳製品および乳飲料
- 新製品の認可

- ダイエタリーサプリメントや乳児用人工乳などの特別栄養食

　法律は，"ダイエタリーサプリメント"とは，普段の食事を補う"栄養成分"を含み，口から摂取する製品と定義している。"栄養成分"とは，ビタミン，ミネラル，ハーブなどの植物，アミノ酸，さらには，酵素，動植物の組織，腺組織，代謝物などである。ダイエタリーサプリメントには，植物や食品の抽出物や濃縮物もある。ダイエタリーサプリメントとして販売される製品は，ダイエタリーサプリメントである旨をはっきりと表示しなければならない。

[b] FDA インターネットサイト：http://www.fda.gov。FDAは大きな公的保健機関であり，連邦食品医薬品化粧品法（Federal Food, Drug, and Cosmetic Act）といくつかの公的な健康に関する法律によって，米国の消費者を守る責任がある。FDAは1100人の研究者を雇い，地域に配置し，157都市にある事務所で働いている人は，FDAが統制する約95,000の事業所をカバーしている。研究者と調査官は，年間15,000以上の施設を訪問し，製品とラベル表示を監視する。FDAは，表示をチェックするために国内および輸入された約8万の製品サンプルを調査する。ある会社が，FDAが管轄する法律のどれかに違反した場合，FDAはその会社に対して自発的に問題を正し，欠陥のある製品を市場から回収するように，強く促す。FDAは企業に対し，製品の販売をやめることや，すでにつくられた製品の押収や廃棄を強制的に行うよう裁判所に請求することができる。犯罪の罰則（服役を含む）は，違反した製造会社と卸売業者に適用される。年間約3000製品が消費者に不適当と申告され，市場から回収されている（自主的または法令による押収）。FDAは，年間約3万種の輸入された積荷を，適正でないことが明らかな製品として，通関港に留置している。FDAは，2100人の科学者を雇用し，彼らは全国にある40の研究所で働いている。彼らの仕事は，薬剤，ワクチン，食品添加物，着色料，そして医療機器を認可するようFDAに求めている製品の評価などである。またFDAは，国民の血液供給の安全性を監視し，記録の保存や汚染の検査など血液バンクの業務を日々調査している。FDAは，インスリンやワクチンなどの純度や生物学的製剤（微生物やその生産物からつくられる薬剤）の純度や有効性を保証する。FDAは，市販された薬品や機器の予期しなかった副反応についての何千というレポートを毎年収集し，分析している。最近の報告によれば，FDAは，成分にマオウを含むダイエタリーサプリメント製品から起こりうる深刻な危険性から，米国国民を守るための一連の行動を公表した。最近の研究によるエビデンスを引用したこの報告によれば，マオウは健康への重大なリスクと結びつけられる可能性がある。マオウを含むダイエタリーサプリメントが，病気や損傷という重大で過度のリスクを引き起こすことに関与しているという根拠があると結論している。その報告書は，マオウに関係している2件の死亡や，4件の心臓発作，9件の脳卒中，1件の痙攣発作，5件の精神医学的な症状を含む，約16,000の副反応の報告を再調査した。そして，その記録からは他に関与する要因がないことが明らかにされた。頻繁に更新される何百というサプリメント成分の包括的で広範囲な調査情報を Natural Medicines Comprehensive Database（www.naturaldatabase.com）というサイトでみることができる。

　1994年，議会で栄養補助食品健康教育法（Dietary Supplement Health and Education Act：DSHEA）が可決された。これにより，薬でなく食品として再分類されることになったビタミン，ミネラル，酵素，ホルモン物質，植物，アミノ酸，そしてハーブなどサプリメントに対するFDAの管理負担が軽減された。その法律は，栄養補助食品（一般的に，タブレット，カプセル，ゼリー，液体，粉末，バーのかたちで販売されている）を，食事を補うために食品成分を含んだ，口から摂取する製品であると定義した。DSHEAの下，FDAは一般に消費される，処方箋の必要がない店頭販売される薬と，処方箋の必要な薬について，その純度や安全性，そして有効性（臨床試験によるもの）の証明を厳しく要求して，認可する。ダイエタリーサプリメント市場では，それらはよく検討がなされている食品という理由で，このような認可の要求はない。市場に出る前に，安全性や有効性の要求事項をクリアしなければならない薬品とは対照的に，法律はFDAに対し，有害なサプリメントを市場から撤去する前に，それが有害であることを示すよう責任を課した。サプリメント市場は，それが疾病に対する有効性を主張しない限り，メーカーの安全保証だけで発展することができた。DSHEAが可決されて以来，米国のサプリメント市場は急拡大し，1994年の80億ドル強から1997年には120億ドル近くに跳ね上がった。この全体量の中で，消費者が10億ドル近くを費やしたのは"スポーツ栄養"関連のダイエタリーサプリメントだった。

　鉄を含むサプリメントのメーカーは，"この製品は貧血を治します"などという根拠のない健康への効果を示すことはできない。しかし，"鉄は赤血球のヘモグロビンを合成するために重要な物質です"のように，より一般的な"構造や機能"についての主張は認められている。これは，有害な影響が出るような度を越した模造品である非合法の化学製品や薬品が多くサプリメントとして消費されるという驚くべき状況が，法律で管理されることにより激減したからである。

栄養補助食品に対する規則

　1994年に成立したDSHEAの効力を高めるために，1997年9月，FDAは栄養補助食品法を可決した。FDAは，栄養補助食品の製品ラベルにはより完全な情報を記入し，消費者に供給することという，最終的な規則を公表した。この規則は，一般の人が"自然な"医療を利用することを促進するために1994年に計画されたDSHEAの主な規定のうちのいくつかの条件を満た

[c] Kurtzwell, P. Center for food safety and applied nutrition. FDA Consumer April 27, 1997.

している．その法規により，FDA は，毎日の食事の補助を目的としたビタミンやミネラル，ハーブ類，アミノ酸の成分を含んだ製品におけるラベル表示の必要条件の特別な仕様を開発するよう求められている．

新しい規則はこのような製品に対し，栄養補助食品としてラベル表示をする（例：〝ビタミン C 栄養補助食品〟）よう要求し，また，ほとんどの加工食品についている〝栄養成分表〟表示のような情報を〝Supplement Facts〟表示として示すことを要求した．この規則は，栄養補助食品の表示に〝高い効果〟とか〝抗酸化剤〟のような言葉を使用する条件を示すことにもなる．政府がこの業界の基準引き上げに努力しているにもかかわらず，消費者はダイエタリーサプリメントの品質管理が存在しないと認識しているに違いない．

その規則は，植物の成分を含んだ製品の表示には，その植物を使用したことがわかるようにすることも要求した．加えて，食品成分の情報として，〝Supplements Parts〟表示の下に名称や成分一覧を提示することが認められた．

以下に，食品ラベルに〝高い効果〟や〝抗酸化剤〟という文言を使用する場合に適用されるガイドラインを示す．

- 〝高い効果〟は，ビタミンやミネラルを確定された RDI の 100 ％ またはそれ以上を含むダイエタリーサプリメントの栄養素の特徴を述べるときに使用してもよい．高い効果という表示は，製品中の栄養素の 2/3 が，RDI の 100 ％ 以上のレベルで存在している，多種類の成分を含む製品に使用することができる．
- 〝抗酸化剤〟は，十分な量の吸収を科学的根拠で示すことのできる栄養素や，フリーラジカル基を不活性化，またはフリーラジカルを起こす化学的反応を妨げるような栄養素（例：ビタミン C）は，〝良い原料〟または〝高い〟という言葉を伴って，現在限定的に使用することができる．

ユーザーは注意が必要　なぜなら，ダイエタリーサプリメントは，目印となる化合物がいくつも合わさり，相当数の種類が存在するのにもかかわらず，薬剤のように純度や有効性についてなどのいくつかの品質管理を行う必要がないからである[9]．いわゆる世間でいう，すべて自然な成分を含む錠剤やパウダー製品で，ダイエタリーサプリメントとして売られているものには，多様な病気や身体的機能の改善を自己流に試す人が飲んだときに，無気力，倦怠感，〝覚醒することのない〟眠り，吐き気，嘔吐，下痢，異常な心拍数などの症状（これらは，強力な殺虫剤，ハーブ，毒物の混入の存在，または禁止されている薬やホルモンの影響による）を引き起こす原因となるものがある[1]．

自然のハーブを含む〝健康食品〟の広告宣伝は，よく体重減少，筋強化，持続力アップ，そして薬は不使用の〝効果の高いハーブ〟などと断言している．残念ながら，これらの多くは現在使用が禁止されているエフェドリンが含まれた混合品で，この薬は心臓発作や脳卒中，狭心症，不整脈などを引き起こし，少なくとも 17 件の死亡例がある．政府の公表によると，〝これらの製品のいくつかは，ダイエタリーサプリメントとみせかけてだましているストリートドラッグにすぎない〟．問題を難しくしているのは，ダイエタリーサプリメントとしてつくられているので，薬剤に対するような FDA の厳しい管理から逃れられることである．合成品の多くが，製品の成分の効力が適切で正しくラベル表示されなければならないという DSHEA のラベル表示に対する要求条項に従わせることができない[4,5]．簡単にいえば，サプリメントメーカーは彼らの製品につけたラベル表示の成分について，すべてを保証する必要はないのである．この点では，ConsumerLab（http://www.ConsumerLab.com）のような独立した組織が，数多くの食品やスポーツ栄養サプリメントの純度，品質管理，安全性，人体への影響，副反応の可能性についての〝認定証〟を用意した．これらは，健康や心身の快適状態，栄養に影響を及ぼすハーブやビタミン，そしてミネラルのサプリメントも含まれる．

▼米国農務省

米国農務省（United States Department of Agriculture：USDA）[d] が取り扱うのは，農場，外国の農業に関する業務，食品，栄養，そして消費者サービス，食品安全，市場調査と規定プログラム，それから農業開発

BOX 9-2　〝Supplement Facts〟表示に記載する情報への要求事項

- 適切なサービングサイズ．
- ナトリウム，ビタミン A，ビタミン C，カルシウム，鉄など 14 種類の栄養素について，それらが有意なレベルで存在しているときは，情報を記載する．
- 他のビタミンやミネラルも，ラベルに栄養学的な効果の主張として付加されていたり，その一部であるならば，同様に情報を記載する．
- 確立された RDI のない食品の成分は表示してはならない（RDI は p.220 参照）．
- 製品に独自の混合比の成分が存在する場合，混合物の全体量と混合物中のそれぞれの栄養素の成分の個体名を表記する（混合物中の成分の個々の量については要求されない）．

である．栄養政策推進局（Center for Nutrition Policy and Promotion）は，USDAの栄養政策の調整を行い，また消費者への栄養教育について全体的なリーダーシップをとる．計画の目的は，貧しい人々に栄養に優れた食事を供給したり，米国の子どもたちの食習慣を改善したり，農業経営者を援助できる権限のもと米国の農業経営者が食品の小売販売店をみつける手助けをすることである．この推進局は，基本的な科学的知識と消費者とを結ぶパイプ役を果たしている．また推進局ではDHHSと調整し，"*Dietary Guidelines for Americans*"の再調査，改訂，普及を行う．これは栄養に関する政策についての連邦政府の声明で，科学と薬学の専門職の意見の一致によって形成されているという．USDAは，家禽類および牛・豚・羊などの食肉の食品表示を規制する．

▼アルコール，タバコ，火器および爆発物取締局

アルコール，タバコ，火器および爆発物取締局（Bureau of Alcohol, Tobacco and Firearms：ATF）[e]は，財務省（United States Department of Treasury）の中の法律施行組織で，1972年にアルコール，タバコ，火器および爆発物取締課（Internal Revenue Service）から分かれた．ATFは，暴力的な犯罪を減らす，税を集める，人々を守ることに専心する責務をもっている．それは，国の法律や，アルコール，タバコ，銃器，爆発物，そして放火などに関する規則を管掌する．

食品表示

FDAとUSDAに属する食品安全調査局（Food Safety and Inspection Service：FSIS）は，栄養学的な情報を示す食品表示に関する，次のような新しい規則を発行した．(a) 消費者がより健康的な食品を選ぶ手助けをすること．(b) 食品会社は，自社製品の栄養的な品質向上を目指しているという意向を提示すること[f]．同様に，1990年の栄養表示教育法（Nutrition Labeling and Education Act：NLEA，1993〜1998年の法改正含む）は，食品メーカーに対し，食品ラベルに印刷可能（または不可能）な内容について，法規を厳守するように求めた．食品表示改善に関する重要な規定を以下に示す．

- ほぼすべての食品に貼付する栄養表示は，消費者がより健康的な食品を選ぶ手助けとなるものとする．
- 飽和脂肪酸，コレステロール，食物繊維，その他消費者にとって主に健康に良いと考えられている栄養素について，製品1サービングあたりの量を表示すること．トランス脂肪酸が，心臓病のリスクを増大させているという見方が試験によって強まっていることから，食品加工業者は2006年までには食品表示にトランス脂肪酸の量も表示しておかなければならない．
- 消費者がその日1日のすべての食事において，その食べ物がふさわしいかどうか決める手助けとなるように，栄養に関する量を1日量の％として表示する

---

[d] USDAインターネットサイト：http://www.usda.gov．食品栄養情報センター（Food and Nutrition Information Center：FNIC）は，農業研究局（Agricultural Research Service）や全米農業ライブラリー（National Agricultural Library）とともにUSDAの1機関で，ユーザーはインターネットから情報を閲覧したり，ダウンロードしたり，印刷することができる．誰でもFNICの蔵書のテキスト全文や情報のリスト，栄養教育や人間栄養学，フードサービスマネジメント，その他さまざまなものを扱うファクトシートなど，すべてにアクセスすることができる．利用可能なデータベースは，Food and Nutrition Software and Multimedia ProgramsやFoodborne Illness Educational Materials，そしてHazard Analysis Critical Control Point（HACCP）Training Programs and Resourceなどである．政府の刊行物としては，*Dietary Guidelines for Americans*や*Healthy Eating Index*，*USDA's Food Composition data*，*Food Guide Pyramid publications and images*，*Food and Nutrition Research Brief*などがある．誰でも，食品や栄養のソフトや，マルチメディアのプログラムのデータベースを調べることができる．学術的世界の13の特色づけられた専門職が，Dietary Guidelines Advisory Committeeのために尽くしていて，そのグループは*Dietary Guidelines for Americans*という公的報告書を5年に1度再評価する責任がある．広く栄養に関する政策の基本となる指針であるこのガイドラインは，最新の科学と医学の知識を用い，一般の人に健康から正しい栄養学にわたるすべてにおいて，改善するような方法をアドバイスする．この委員会は再調査し，*Dietary Guidelines for Americans*の2005年版をリリース準備中で，これは最新の科学的な文献としてアップデートされる．

[e] ATF（http://www.atf.org）は，蒸留酒製造場，ワイナリー，ブルワリー，輸入業者，卸売業者の資格認定と操業を規制する．ATF国立研究所（ATF National Laboratory）は1886年に設立され，新たに市場に出る製品と，現在市場に出回っている製品について消費者に健康被害を引き起こすかどうか検証している．1996年，ATF研究所は，8400のアルコール飲料とタバコのサンプルを分析し，3134件の法廷における訴訟を処理し，342日を専門家による法廷での証言に，360日を犯行現場に，そして101日を連邦，州，地方の研究者や調査官のトレーニングに費やした．アルコール飲料の表示を適正なものとするには，誤解をまねくような情報を含まないことと，規定された命令に従うことである．ATFは認可のために，すべての表示の妥当性を調査した．ATFは，国内のアルコール飲料とタバコ製品についての統計を整備している．

[f] FDAのReprints of Federal Register documentという食品表示の規則は，ナショナルテクニカルインフォメーションサービス（National Technical Information Service）に連絡することで，入手可能である．

CASE STUDY
健康，運動と栄養 9-1

オーガニック作物という名称を使うために

　WilliamとCathyは，3人の幼い子どもがいる．彼らは北東部の地域に住み，小さな農場を経営して生計を立てている．彼らは，つくった果物と野菜をいつも"オーガニック作物"として売っている．なぜなら，彼らは，殺虫剤や伝統的な添加物を使用して育てた作物は"健康に良くない"と信じているからだ．最近，彼らは近くの町の大きなスーパーマーケットの野菜売り場を訪れ，生産マネジャーに，その店のオーガニック表示された作物について質問をした．Williamが，その店は野菜や果物などの作物を購入する消費者に誤解を与えるような広告宣伝を行っていると考えていたので，その生産マネジャーは，Williamが意見を求めに来るときに地方食品検査官が立ち会うよう手配をした．Williamは，その店にオーガニック作物について聞きにきたつもりだったが，そのスーパーマーケットで購入できる食品だけでなく彼の農場で栽培される作物についても学ぶことになって驚いた．

Q：オーガニックで栽培された食品について，法律はありますか？
A：はい．USDAが全米オーガニックプログラム（National Organic Program: NOP）を管理しています．

Q：その組織について，どこで情報を入手できますか？
A：インターネットで http://www.ams.usda.gov/nop にアクセスしてください．

Q：NOPによる規制は，いつから存在するのですか？
A：2002年10月21日から始まりました．生産者と取扱者は，USDAの認定基準によって認証されていなければならず，認証された代理店がそれらの製品を，"100％オーガニック"，"オーガニック"，"オーガニック製品（成分や食品〈群〉が明白である）"として販売，表示またはマークなどを使用できます．

Q：私は小さな農場を経営しており，農作物を"オーガニック栽培"として販売しています．これはNOPの規約や法規の対象になりますか？
A：条件によります．あなたの農産物の中でオーガニックとして売られているものの総額が年間5000ドル以下であれば，認証を免除されます（詳しくはNOPの法規を参照）．

Q：私はオーガニック作物を5000ドル以下しか販売していません．その認証を受けることはできますか？
A：はい．いかなる条件の農作物やその取扱い方法も，オーガニック作物や取扱い方法として認証を受けられます．NOP法の205.101項の例外規定により，すべての生産物や取扱い方法が含まれるのです．

Q：認証されていない会社は，"オーガニック"という言葉を使えるのでしょうか？
A：認証の免除や除外に該当する生産者や取扱い者は，自分たちが免除または除外となっている旨を明確に要求事項としてラベル表示することを遵守することで，"オーガニック"という条件を使用することができます（NOP法205.101項参照）．

Q：どのような人が"オーガニック"という名称を使用してもよいのか，またその名称はどのように使用されるのでしょうか？
A：法律の規定に従って認証された生産物や取扱い方法は，"オーガニック"という名称を使用することができます．法の下，免除された生産物と取扱い方法は，国内基準となる生産物や取扱いについての要求事項を遵守することで，法律の規定に従った"オーガニック"という名称を使用することができます．

Q："オーガニック"という名称の誤用による罰則はありますか？
A："オーガニック"製品として故意に販売したり，事実と異なるラベルを貼付したりする行為は，違反するごとに民法により10,000ドル以下の罰金が科せられます．

Q：全米オーガニックプログラム施行の責任はどこにありますか？
A：認証機関として認可されたUSDAです．この機関はオーガニックプログラムの運用を認可され，国内の法律の実施の責任を負っています．

Q：小売業者が認証された生産者から農産物を仕入れ，その生産者が法を遵守していないことがみつかった場合，小売業者はNOPから法により罰せられますか？　免除または免除されていない生産者によって生産された農産物に関し（小売業者に）適用される法規はありますか？
A：食品小売会社への生産物の供給者が，国のオーガニック基準に違反したことがわかり，この違反において食品小売業者が共犯ではない場合，NOPはその食品小売業者にはいかなる処置も行いません．これは，認証された生産者や取扱い者は，205.101項によって免除を主張しているのと同様です．

　食品小売業者を含めいかなる者であっても，オーガニックとして故意に販売したり表示した者は，オーガニック食品生産法（OFPA）および国のオーガニック基準に合致したものを除いて，民法により10,000ドル以下の罰金を科せられます．

　認証を受けた機関の差し止めまたは取り消しの前に商業ルートに入ってしまった農産物は，食品安全に関する不遵守がない限りは製品回収にいたることはないでしょう．

Q：私の農場が，オーガニックとして認証され，市販の堆肥の業者から堆肥を購入したいとき，この堆肥は

Q：オーガニックに認証される必要がありますか？
A：いいえ。市販の堆肥の業者はUSDA認証を受けられますが，それは必須事項ではありません。そしてあなたが，認証されたオーガニック堆肥を必ず使用しなければならないということもありません。しかし，あなたが使用する肥料が何であれ，NOPのすべての要求事項に見合うものでなければなりません。NOPのすべての要求事項に見合う認証されたオーガニック業者でつくられた堆肥であるということを証明する責務は，認証されたオーガニック農場がその堆肥を使用するということなのです。その農場は，それがオーガニックシステムに従っていることを示さなければならず，それが機関に認証されていることを証明できるようにし，使用している堆肥はNOPの要求事項に合致していなければなりません。

Q：オーガニックとして認証される作物をつくるために，農場の規模についての要求事項はありますか？
A：いいえ。農場の大きさに関係なく，農法がオーガニックとして認証されるかどうかです。

Q：オーガニックの家畜や家禽に与える餌は"植物性"の餌ですか？
A：そうとは限りません。オーガニック農法の生産者は，哺乳類や家禽類に，と殺された動物由来の製品を与えてはなりません。適切な魚の製品を含むオーガニックの家畜の餌には制限はありません。

Q：オーガニックの作物をつくる際，土地を肥沃にさせるために，オーガニックな原料由来，すなわちオーガニック基準に合致した動物由来の肥料を使用しなければならないのでしょうか？
A：いいえ。肥料の原料についての制限はありません。

Q：オーガニック肥料の使用や，他のオーガニック農法は，商業的な方法よりも土壌をより良くし，土地や表流水に脅威を与えるものを減らして安全なのでしょうか？
A：USDAの全米オーガニックプログラムは市場での売買に関するプログラムであり，オーガニック農法が，従来の農法よりも"より良い"などと特別な効果を主張してはいません。

こと。
- 食品の栄養成分についての特徴を述べる際，条件が一定に定義づけられていること。例えば，"ライト""ローファット""ハイファイバー"などの言葉を使用する場合は，彼らが販売するどの製品においても同様の条件づけを確実に行う。
- カルシウムと骨粗しょう症，脂質とがんのような栄養または食品と疾病との関係について，具体的な提言を行うこと。
- 市場に出回っている類似製品の間で栄養学上の比較ができるように，1サービングの大きさを規格化すること。
- 消費者が製品中の果汁量の判断ができるよう，果汁飲料製品中の果汁割合を表示すること。
- 加工していない食品の多くについての栄養学的な情報は，自発的に行う。

▼栄養成分表示のタイトル

図9-1に示された新しい食品表示は，改良された栄養成分表示である。それは，"栄養成分表"という新しいタイトルがつき，"1サービングあたりの栄養情報"にとってかわるものとなった。その新しいタイトルは，製品は新しい規定に応じたラベルがついている，ということを示す。はじめて，文字の大きさ，書体，行間，そしてさらに特色を強調するためのコントラストなど，読みやすい表示であることが必要条件に含まれている。

▼サービングサイズ

サービングサイズ（1人前の分量）は，報告されている各食品の栄養素量の基準のままである。新しい規定より前に，食品製造会社が，サービングサイズの基準を決定した。今は，サービングサイズは，人が実際に一度に食べる量を示さなければならない。そして共通の身近な計量法（○カップ，大さじ○杯，○個，○枚，少々）やメートル法（gやmL）の両方で，分量を表さなければならない。

▼栄養情報

栄養成分表示は，新しい1組の食事成分を記載している。必須の成分（太字）と任意の成分（細字）を次の順序で表さなければならない。

- 総カロリー（総エネルギー量）
- 脂肪由来のカロリー（脂質エネルギー）
- 飽和脂肪酸由来のカロリー（飽和脂肪酸のエネルギー）
- 総脂肪量
- 飽和脂肪酸
- 多価不飽和脂肪酸
- 一価不飽和脂肪酸
- コレステロール
- ナトリウム
- カリウム
- 総炭水化物量

栄養成分表示

サービングサイズ：サービングサイズ（1人前の分量）は，政府の行った消費者調査によって決定された一般的な1人前の分量に基づいている。栄養成分表示における食品についてのすべての情報は，このサービングサイズを基準としている。

容器あたりの分量（〇個入り，内容量〇個）は，容器の中身のサービング数に関連している。

1サービングあたりの含有量：表示では栄養素はgやmgで示されており，これは，1サービングあたりの各栄養素の量を表している。

ビタミンとミネラル：表示では，ビタミンA，ビタミンC，カルシウム，鉄の4つの主要なビタミンとミネラルについて，1日の栄養推奨量に対する割合を載せなければならない。他のビタミンやミネラルが添加された場合には，それらの1日の栄養推奨量に対する割合も載せなければならない。10%以上の値は，その食品はその栄養素の良い供給源であることを意味する。

1日の栄養推奨量に対する割合：この表記は常に同じである。1日2000kcalと2500kcalの2つの食事例における各栄養素の推奨量を，gやmgで示す。

栄養成分表

サービングサイズ：1 (283g)
容器あたりのサービング：1

サービングあたりの量

310kcal，脂肪由来のエネルギー 70kcal

1日の栄養推奨量に対する割合

総脂肪 7g	11%
飽和脂肪酸 2g	10%
多価不飽和脂肪酸 2g	
一価不飽和脂肪酸 3g	
コレステロール 30mg	10%
ナトリウム 500mg	21%
総炭水化物 39g	13%
食物繊維 4g	16%
炭水化物 10g	
タンパク質 21g	

ビタミンA 6%，ビタミンC 4%
カルシウム 20%，鉄 15%

*1日の栄養推奨量に対する割合は 2000kcal の食事をもとにしている。あなたの毎日の値は，あなたのエネルギー必要量に応じて，より高く，あるいは低くなる。

	2000kcalの場合	2500kcalの場合
総脂肪	65g 未満	80g 未満
飽和脂肪酸	20g 未満	25g 未満
コレステロール	300mg 未満	300mg 未満
ナトリウム	2400mg 未満	2400mg 未満
総炭水化物	300g 未満	375g 未満
食物繊維	25g	30g 未満

gあたりのエネルギー：
脂肪 9，炭水化物 4，タンパク質 4

製品が1990年の栄養表示教育法に従った栄養素情報を表示していることを表している。

エネルギーと脂肪からのエネルギー：1サービングのエネルギーに加えて，そのうちの脂肪由来のエネルギーを載せる。これだけでは，食事全体でどのくらいの食品が適合しているか，理解するのに十分ではない。1日の栄養摂取量を含む他の情報は，これらの必要量を理解する助けとなる。

1日の栄養推奨量に対する割合：1日の栄養推奨量は，各栄養素の推奨量が1サービングの食品にどれくらい含まれているのかを示している。1日の栄養推奨量に対する割合は，1日の摂取量を 2000kcal とする例に基づいていることに注目することが重要である。2000kcalより多く食べている場合は，その食品は1日の栄養推奨量に対して低い割合で食事に加える。2000kcalより少なく食べているなら，その食品は高い割合で食事に加える。その割合のリストを，指針として使用する。

1gあたりのエネルギー：各主要栄養素の，1gあたりのエネルギー量を以下のように規定する。

図9-1 栄養成分表示の読み方。食品表示は選択のための情報として役立つ。ごくわずかな栄養素だけを含む食品は，標準的なラベルがより短い表示書式であることが求められる。ラベルに記載することは，食品の中身次第である。表示スペースが限られている，小さいまたは中くらいのサイズの包装も同様に，短い言葉を使用しなければならない。

- 食物繊維
- 水溶性繊維
- 不溶性繊維
- 炭水化物
- 糖アルコール（例えば，砂糖のかわりとなるキシリトール，マンニトール，ソルビトール）
- その他の炭水化物（総炭水化物量から食物繊維，糖，明示されているなら糖アルコールの合計を引いたもの）
- タンパク質
- ビタミンA
- βカロテンとして存在するビタミンAの割合
- ビタミンC
- カルシウム
- 鉄
- 他の必須のビタミンやミネラル

任意の成分や，栄養価を高めたり強化した食品の栄養情報は，それらの成分による効果が主張されているのであれば，義務になるだろう。栄養表示は，それらの必須の成分と任意の成分だけで記載することができる。

個々のアミノ酸や，マルトデキストリン，多価不飽和脂肪酸のエネルギー量，そして炭水化物のエネルギー量の一覧は，栄養成分表の一部としては表されない。表示の順序は，現在の推奨される食事内容の優先順位を反映している。チアミン，リボフラビン，そしてナイアシンは，栄養表示において，もはや必要とされていない（しかし自発的に示すことはできる）。なぜなら，各成分の欠乏は，もはや国民の健康上，重要視

されなくなったからである。

▼栄養表示の書式

1サービングあたりの栄養素量を示す書式は，新しいラベル基準値である1日量に対する割合として明示されなければならない。脂肪やコレステロール，ナトリウム，炭水化物，そしてタンパク質のような栄養素量（gやmgで表される）は，それぞれの栄養素名のすぐ右側に記載されなくてはならない。"1日の栄養推奨量に対する割合"と表題のある欄も，ラベルにつくらなければならない。

1日の栄養推奨量に対する割合として，栄養素を示すには，量的な値に生じる誤解を防ぐべきである。例えば，ナトリウムを140 mg含む食品を，高ナトリウム食品とまちがえるかもしれない。なぜなら140という数字が，比較的大きいと思えるからである。実際は，ナトリウムの1日摂取量は2400 mgなので，この量は，1日摂取量の6%未満にしか相当しないのである。一方，飽和脂肪酸を5 g含む食品は，その栄養素含量は低い，と解釈されてしまうかもしれない。しかし，1日2000 kcalの食事では，飽和脂肪酸の1日摂取量は20 gなので，その食品は，1日摂取量の1/4を供給するのである（1日の栄養推奨量に対する割合の記載には，1日2000 kcalの食事に対してである，ということを表す補足説明がつく）。

1日の基準値

1日の栄養推奨量といわれる基準値の新しいラベルは，2組の栄養基準量から構成される。すなわち，1日の基準値（daily reference value：DRV）と，基準となる1日の摂取量（reference daily intake：RDI）である。DRVという用語だけでラベルを読めるように記載されている。DRVは，エネルギー源を含む三大栄養素（脂肪，炭水化物〈繊維を含む〉，タンパク質）や，エネルギーに寄与しないコレステロールやナトリウム，またカリウムに関して定められたものである。1日摂取量が2000 kcalというのは，エネルギーを供給する栄養素に関するDRVを決定するための，エネルギーの基準数値として役立っている。2000 kcalレベルは，エネルギーと脂肪の過剰摂取の高いリスクをもつ集団である閉経後の女性のエネルギー必要量にある程度近いという理由によって選ばれた。

エネルギーを供給する栄養素に関するDRVは，以下のように算出される。

- 脂肪はカロリーの30%
- 飽和脂肪酸はカロリーの10%
- 炭水化物はカロリーの60%
- タンパク質はカロリーの10%（タンパク質のDRVは，成人と4歳より上の子どもだけに適用する）
- 繊維は1000 kcalあたり11.5 g。現在の国民の健康上の推奨であり，いくつかの栄養素のDRVは，検討された望ましい上限を示している。

脂肪とナトリウムのDRVには，次のことも含まれる。

- 総脂肪：65 g未満
- 飽和脂肪酸：20 g未満
- コレステロール：300 mg未満
- ナトリウム：2400 mg未満

基準となる1日の摂取量

基準となる1日の摂取量（RDI）は，任意の栄養表示において，ビタミン，ミネラル，タンパク質の表示基準値として1973年に導入された"U. S. RDA"にとってかわった用語である。その用語の変更は，"U. S. RDA"をめぐる混乱のために求められた。"U. S. RDA"は，FDAによって決められ，食品表示で使用されている。そして"RDA"は，さまざまな人口集団のために，全米科学アカデミーによって決められ，U. S. RDAを決めるために，FDAに使用されている。1988年半ば以降，RDIの値は古いU. S. RDAと同じままである。

栄養素量の記述

新しい食品表示の規定は，食品中の栄養素レベルを表現するためには，どのような言葉を使用するのか，またそれらの言葉の適切な使い方を説明している。言葉の意味には，次に述べる事柄が含まれる。

- フリー：ある物質を全く含まない，もしくはほんのわずかに含むが，"生理学的に"重要ではない量である。脂肪，飽和脂肪酸，コレステロール，ナトリウム，炭水化物，そしてエネルギーなど以下の成分を1つ以上含む。例えば，"カロリーフリー"とは，1サービングあたり5 kcalより少ないことを意味し，"糖フリー"や"脂肪フリー"は，両方とも1サービングあたり0.5 gより少ないことを意味する。"フリー"の類義語は，"〜がない"，"ない"，"ゼロ"で

ある。

- **低い**：脂肪，飽和脂肪酸，コレステロール，ナトリウムなどの成分とエネルギーが1つとして食生活指針を超えることなく，頻繁に食べられる食品。記述は次のとおりに定義される。
  - 低脂肪：1サービングあたり3g以下
  - 低飽和脂肪酸：1サービングあたり1g以下
  - 低ナトリウム：1サービングあたり140mg以下
  - 超低ナトリウム：1サービングあたり35mg以下
  - 低コレステロール：1サービングあたり20mg以下，または飽和脂肪酸が2g以下
  - 低エネルギー：1サービングあたり40kcal以下

  低いの類義語は，"ほんの少し"，"ほとんどない"，"低い供給源"である。

- **脂肪のない，また余分な脂肪がない**：これらの言葉は，獣肉，鶏肉，魚介類，狩猟肉の脂肪量を表現するのに使用される。
  - 脂肪のない：1サービングあたり，または100gあたり，脂肪量は10g未満，飽和脂肪酸は4.5g以下，コレステロールは95mg未満。
  - 余分な脂肪がない：1サービングあたり，または100gあたり，脂肪量は5g未満，飽和脂肪酸は2g未満，コレステロールは95mg未満。
- **高い**：食品が1サービングで，特定の栄養素の1日の栄養推奨量の20%以上を含む場合に使用される。
- **良い供給源**：1つの食品の1サービングで，特定の栄養素の1日の栄養推奨量の10～19%を含む，ということを意味している。
- **減少した**：栄養学的に変更された製品が，標準的もしくは参照製品よりも栄養素やエネルギーを75%以下しか含まないということを意味している。しかし，参照食品がすでに"低い"の条件を満たしているならば，減少したという言葉は使用できない。
- **より少ない**：食品が加工されたものであってもそうでなくても，栄養素やエネルギーが，参照食品の25%未満である，ということを意味している。例えば，脂肪がポテトチップスの25%未満のプレッツェルは，"より少ない"という言葉を記載することができる。"ほとんどない"は容認できる類義語である。
- **少ない**：この言葉は，2つの状態を表現することができる。まず1つは，加工された製品が，参照食品より1/3少ないエネルギーを含む，もしくは1/2少ない脂肪を含む，ということである。その食品が，エネルギーの50%以上を脂肪に由来するのであれば，その削減は脂肪の50%になるに違いない。2つめは，低カロリー，低脂肪食品のナトリウム含量が50%減った，ということである。さらに，"ナトリウムが少ない"という言葉は，ナトリウム含量が少なくとも50%減らされた食品で使用されるだろう。"少ない（light）"という言葉はその他にも，表示がその説明を意図すれば歯ごたえや色などの特性についても表現することができる。例えば，"ライトブラウンシュガー"や"軽くてふわふわした"といった感じである。
- **より多い**：この言葉は，加工されたものであってもそうでなくても，1サービングの食品が参照食品よりも，1日の栄養推奨量の少なくとも10%より多くの栄養素を含んでいる，ということを意味している。1日の栄養推奨量の10%というのはまた，"栄養価を高めた"，"強化した"や"付加された"という条件にもあてはまる。しかし，この場合，その食品は加工されているに違いない。

▼さらなる定義

表示の規定はまた，さらなる定義のためのガイドラインともなっている。

- **脂肪分なしの割合**：この表示をつける製品は，低脂肪か脂肪分なしの製品でなければならない。さらにその内容は，食品100gあたりの脂肪割合の量を，正確に示さなくてはならない。したがって，50gあたり2.5gの脂肪を含む食品であるならば，その表示は"95%脂肪分なし"としなくてはならない。
- **暗示した**：食品に有意なレベルの栄養素が含まれる，または含まれないということを不当に暗示することは禁止される。例えば，繊維の供給源として知られる成分でつくられていると表示することは（"オートブランでつくられた"など），その成分（例えば，オートブラン）が繊維の"良い供給源"という定義を満たすだけの十分な量を含まない限り禁止される。他の例として，製品は"熱帯の油脂を含まない"という主張は許可されるが，飽和脂肪酸が"低い"食品のみとなる。なぜなら，消費者は，熱帯の油脂を高飽和脂肪酸と同等とみなすようになるからである。
- **食事とメインディッシュ（主菜）**：食事や主菜において，ナトリウムやコレステロールのような栄養素が"フリー"であるという表示は，個々の食品も同じ要件を満たさなければならない。他の表示は，特有な状況下で使用されるべきである。例えば，"低カロリー"とは，食事や主菜が100gあたり120kcal以下であることを意味する。"低ナトリウム"とは，食品100gあたり140mg以下のナトリウムを含んで

いることを意味する。"低コレステロール"とは、食品100gあたり20mg以下のコレステロールを含むか、あるいはわずか2gの飽和脂肪酸を含むことを意味する。"少ない"とは、食事や主菜が低脂肪か低カロリーであることを意味する。

- **標準食品**：FDAの基準が表示内容に合うために、新製品が明確に公式化されるようならば、また、伝統の標準化した食品に栄養上劣っていないならば、"脂肪を減らした"、"低エネルギー"、また"少ない"などの表示があるどのような栄養素でも、標準化された言葉とともに使用されるべきであろう。そして新製品は、FDAによる一定の組成の要件を満たすだろう。表示が付された新製品はまた、参照した伝統的な標準食品と同様の高機能特性ももたなければならない。その製品にはそうした特性がなく、その違いが製品の使用を大いに制限するようならば、その商品のラベルは、消費者に知らせるためにその違い（例えば、温熱調理は勧められない）を示さなければならない。

- **健康に良い**："健康に良い"食品は、脂肪と飽和脂肪酸が少なく、コレステロールとナトリウムの含有量は制限されていなければならない。さらに、1品目の食品の場合、ビタミンAやビタミンC、鉄、カルシウム、タンパク質、繊維のうち1つ以上について、少なくとも10%を供給しなければならない。冷凍の前菜や種々のコースの冷凍の夕食のような食事タイプの製品は、上記のビタミンやミネラル、タンパク質、繊維のうち2つか3つの10%を供給しなければならない。さらに、他の基準も満たさなければならない。ナトリウムの制限は、段階的に導入されてきた。1996年1月以来、"健康に良い"と表示されるFDAが規制した個々の食品は、1サービングあたりのナトリウム含有量はわずか480mgを超えてはならなかった。1998年1月1日以降、FDAが規定した食品のナトリウム制限は、個々の食品について、1サービングあたり360mgまで減少した。そして1サービングあたり480mgの食事タイプの製品は、"健康に良い"という表示を掲載している。USDAによって製品のナトリウム規制が段階的に導入されたのは、1995年11月と1997年11月だった。ナトリウム制限は、このミネラルのためのFDAの制限と一致している。

"新鮮"とはどのような意味か？

表示規制により義務化されるわけではないが、FDAは"新鮮"という言葉の使用指針を発表した。FDAがこの手段を講じたのは、いくつかの食品ラベルで考えられる、この言葉の誤用を懸念したからである。その規制は"新鮮"とは食品が生であるか、加工されていないものであると提唱し、定義した。この文脈において"新鮮"とは、生の食品、凍らせたり熱したりしていない食品、防腐剤不使用（低レベルの放射線照射は許可される）の食品である、といえる。"新鮮な冷凍"、"冷凍は新鮮"、"新たに冷凍の"は、まだ新鮮なうちにすばやく冷凍された食品をいう。ブランチング（湯通し。栄養素の分解を防ぐために、凍らせる前に短時間熱処理する）は許可される。"しぼりたてミルク"、"焼きたてパン"のような"新鮮"という言葉を別な言葉に置きかえた使用には、影響はない。

食品添加物

食品に添加物を混ぜようとする製造業者は、FDAの明確なガイドラインに従わなくてはならない。製造業者は、その添加物が要求を満たしていることを保証するために、検査をしなくてはならない。FDAはまた、添加物が製品中に検出され、測定されること、そして、動物に大量に与えたとき望ましくない健康への影響（例えば、がんや先天的欠損症）を引き起こさないことを求めている。いったんFDAが添加物として認証すると、それに関する厳しいガイドラインが存在する。

当初は、およそ700の添加物が**安全食品認定（GRAS）**がなされた添加物のリストに含まれていた。拡大したGRASのリストは、現在では約2000の香料添加剤と、200の着色剤が含まれている。これらの物質は永久的な承認を受けるのではなく、定期的な再検討がなされている。添加物には、乳化剤、安定剤、増粘剤（歯ごたえ、滑らかさ、粘度を与える）、フルーツジュースに添加されるビタミンC、また塩に添加されるヨウ化カリウム（栄養価値を高める）のような栄養素、香料添加剤（味を高める）、膨張剤（焼いた食品を膨らませるため、また酸性度やアルカリ度を調整するため）、防腐剤、酸化防止剤、金属イオン封鎖剤、そして抗真菌薬（腐敗や脂肪の嫌なにおい、微生物増殖を防ぐ）、着色剤（見た目をよくする）、漂白剤（食品を白くしたりチーズの熟成を速める）、そして保湿剤や固化防止剤（水分を保ったり、塩や粉末のような製品のさらさらした状態を保つ）などがある。

ベビーフード

FDAは乳児や幼児の食品において、広範囲な栄養効果の表示を許可していない。FDAは今後、特にこれらの食品の表示について提言するだろう。"甘味を加え

ていない"や"塩分のない"という言葉は，これらの食品において使用が認められることがありうる．なぜなら，それらは味に関係しているが，栄養成分には関係ないからである．

健康強調表示

　現行の規制は，栄養素や食品の摂取と疾病や健康に関する異常のリスクとの関係を表示することは認めている．その表示は，国立がん研究所や米国心臓協会のような第三者の論及や声明，心臓などの概念図，簡単な説明などによってつくられる．いずれにせよ，強調表示は，認可された健康強調表示の必要条件を満たさなければならない．例えば，強調表示はリスク減少の程度を述べてはならず，栄養素や食品と疾病との関係について議論する際は，ただ"かもしれない"や"可能性がある"を使うことができるだけである．さらに強調表示は，他の要因が疾病に関わっている，と明示しなければならない．健康強調表示はまた，栄養素と疾病との関係や，毎日の食事の栄養素の重要性について，消費者が理解できるように表現しなければならない．適切な健康強調表示の一例は，"多くの要因が心疾患に影響を及ぼすが，低飽和脂肪と低コレステロールの食事は，この疾病のリスクを減らすかもしれない"である．

　栄養素と疾病との関係の機能表示は，次のとおりである．

認められた健康強調表示
- 水溶性繊維と心疾患
- 食事由来の脂肪とがん
- 飽和脂肪酸/コレステロールと心疾患
- カルシウムと骨粗しょう症
- 繊維を含む穀類製品，果物，野菜とがん
- 葉酸と神経管欠損
- 食事由来の糖アルコールと虫歯
- オート麦，オオバコと心疾患
- ダイズタンパク質と心疾患
- カルシウムと高血圧

認められた信頼できる健康強調表示声明
- 全粒粉と心疾患およびがん（1997年のFDA近代化法の下，はじめて栄養機能表示が認可された）
- カリウムと高血圧

適格な健康強調表示（確定した研究ではないが支持できる）
- ω3脂肪酸の心臓に良い効果
- 1日にクルミを約43g食べると，冠動脈疾患のリスクが減るかもしれない
- 毎日大さじ2杯（23g）のオリーブ油を食べると，オリーブ油の一価不飽和脂肪酸により，冠動脈疾患のリスクが減るかもしれない

認められない健康強調表示
- 食物繊維とがん（小麦のフスマと結腸がん）
- 食物繊維と循環器疾患
- 抗酸化ビタミンとがん
- 亜鉛と免疫機能や高齢者

健康強調表示の今後の可能性（1〜5年後）
- 葉酸/ビタミンB_6/ビタミンB_{12}と心疾患
- 低脂肪の乳製品と高血圧

　表9-3に，健康強調表示の許される使用の規定と，添付のラベル表示の実例を示す．

成分表示

　成分のリストにおける表示の要件の文言は変化してきた．その主なものは，以前は免除された"標準食品"の多くの成分表示の用件も含まれている．1つ以上の成分を含む食品は，今では成分の明示が必要とされている．適切な成分リストは，以下を含む．

- 名称によって確認できるFDAが認証した着色添加物．
- 風味づけや風味を高めるとして，多くの食品で使用されるタンパク質加水分解物の供給源．
- コーヒー用クリームなど乳成分を含まないと表示している食品の成分リストの中の，牛乳由来のカゼイン塩の明示．

　これらの新しい表示の用件が含まれることで，添加物へのアレルギーをもつ人は，それらを含む食品を避けることができる．果汁（野菜汁）を含む飲料は，今では表示に果汁（野菜汁）の割合を公表しなければならない．さらに，規定は果汁（野菜汁）飲料に名前をつける際の基準を制定している．例えば，果汁（野菜汁）に含まれるすべてでなく，少ない量しか存在しない主な果汁（野菜汁）の名前など，多種の果汁（野菜汁）飲料のラベルを1つ以上表示するとき，その製品の名前は，その飲料が何の果汁（野菜汁）で味をつけてあるのか，また果汁（野菜汁）の量を5%きざみでわかるように示さなくてはならない（例えば，"キイチゴ風味ジュース混合"や"2〜7%のキイチゴジュース混合"）．

表 9-3 認められた健康強調表示の要件とラベル表示の例

強調表示における栄養上の要件	ラベル表示の例
食事由来の脂肪とがん 　食品は "低脂肪" の基準を満たしていなければならない。	がんの発生率は，多くの要因による。総脂肪量の低い食事は，いくつかのがんのリスクを減らすかもしれない。
飽和脂肪酸/コレステロールと心疾患 　食品は "低脂肪"，"低飽和脂肪" または "低コレステロール" の基準を満たしていなければならない。	多くの要因が心疾患に影響を及ぼしているが，飽和脂肪酸とコレステロールの低い食事は，この疾病のリスクを減らすかもしれない。
カルシウムと骨粗しょう症 　食品は "高カルシウム" の基準を満たしていなければならない。 　製品中のカルシウムは，体内に吸収され，利用できるものにならなければならない。 　食品は重量を基準として，カルシウムより多いリンを含むべきではない（食品が推奨食事摂取量の40％より多くカルシウムを含むことが特別な要件としてある）。	定期的な運動と十分なカルシウムを含む健康に良い食事は，10代や若年成人，また白人やアジア人女性が，丈夫な骨の健康を維持するのを助けるだろう。また中年期以降，骨粗しょう症の高いリスクを減らすかもしれない。
繊維を含む穀類製品，果物，野菜とがん 　強調表示は，食品が果物，野菜，穀類製品を含んでいるか，もしくはその製品に限られる。 　食品は "低脂肪" または "繊維の良い供給源" としての基準を満たしていなければならない。	繊維を含む穀類製品，果物，野菜が豊富に含まれた低脂肪の食事は，さまざまな要因と関係がある，いくつかの種類のがんのリスクを減らすかもしれない。
果物と野菜とがん 　強調表示は，食品が果物，野菜を含んでいるか，もしくはその製品に限られる。 　食品は "低脂肪" の基準を満たしていなければならない。 　食品はビタミンAやC，食物繊維（栄養価の強化による）の "良い供給源" としての基準を満たしていなければならない。	果物や野菜（低脂肪の食品でおそらく食物繊維，ビタミンAやCを含む）が豊富に含まれた低脂肪の食事は，さまざまな要因と関係がある，いくつかの種類のがんのリスクを減らすかもしれない。
葉酸と神経管欠損 　食品は "葉酸の良い供給源" としての基準を満たしていなければならない。	十分な葉酸を含む健康に良い食事は，脳や脊髄の先天性欠損症の子どもが生まれるリスクを減らすかもしれない。
食事由来の糖と虫歯 　食品は "糖フリー" の基準を満たしていなければならない。 　食品中の糖アルコールは，キシリトール，ソルビトール，マンニトール，マルチトール，イソマルト，ラクチトール，水素化デンプン加水分解物，水素化グルコースシロップ，またこれらの化合物でなければならない。	砂糖とデンプンの多い食品の頻繁な間食は，虫歯を促進する。［食品名］に含まれる糖アルコールは，虫歯を促進させない。
オート麦とオオバコと心疾患 　食品は "低脂肪"，"飽和脂肪酸" または "低コレステロール" の基準を満たしていなければならない。 　食品は少なくとも，0.75 g のベータグルカンからの水溶性繊維か，7 g のオオバコ（栄養量の強化による）からの水溶性繊維を含んでいなければならない。	飽和脂肪酸とコレステロールの低い食事の一部分として，［製品名］のような［水溶性繊維の供給源］からの食事の水溶性繊維量○ g は，心疾患のリスクを減らすかもしれない。［製品名］は○カップあたり，○ g を供給する。
ダイズタンパク質と心疾患 　食品は "低脂肪"，"飽和脂肪酸" または "低コレステロール" の基準を満たしていなければならない。 　食品は少なくとも，6.25 g のダイズタンパク質を含んでいなければならない。	飽和脂肪酸とコレステロールが低く，25 g のダイズタンパク質を含む食事は，心疾患のリスクを減らすかもしれない。［食品名］1 サービングは，○ g のダイズタンパク質を供給する。
全粒粉と心疾患およびがん 　全粒粉はフスマ，胚，内胚乳の穀粒の全部分を含んでいなければならない。 　食品は少なくとも，重さで全粒粉成分の51％を含んでいなければならない。 　食品は "低脂肪" の基準を満たしていなければならない。	全粒粉食品が豊富にある低脂肪の食事や，他の植物性の食品は，心疾患や特定のがんのリスクを減らすかもしれない。
カリウムと高血圧 　食品は "カリウムの良い供給源" と "低ナトリウム" の基準を満たしていなければならない。	カリウムの良い供給源であり，低ナトリウムの食品を含む食事は，高血圧と脳卒中のリスクを減らすかもしれない。

経済効果

当初，FDA が規制した食品加工業者は，新しい食品ラベルの費用を 14 億ドルと見積もっていた。これは，2014 年までに 23 億ドルに増えるだろう。しかし，公衆衛生における効果はその費用を上回らなければならない。FDA によれば，信頼でき，より完全な健康効果の表示による可能性として，冠動脈疾患，がん，骨粗しょう症，肥満，高血圧，食品へのアレルギー反応などの割合を減らすことが考えられる。

食品中の栄養素割合の決定

食品表示は，店頭やレストランで売られている食品の栄養組成リストの要件がまだなくても，パックされた食品の栄養素量を示さなければならない。"健康に良い"製品を提供していると"消費者への貢献"を自賛する製造業者にとって，そのような情報の表示は啓発的だが，面倒なものだろう。上質の栄養を提供する店のハンバーガーを大々的に宣伝する，いくつかの人気のあるフランチャイズチェーンについて検討してみよう。マクドナルドは，"ビッグマック"の脂肪はたった 35 g ですと消費者に情報を与えている。バーガーキングのリストには，脂肪量 42 g の"ワッパー"が載っている。またロイロジャースのチーズバーガーは，37.3 g の脂肪を含んでいる。しかし，これらの食品小売業者は，食品の脂肪含量についての重要な情報を隠し，総エネルギーの割合として表している。ビッグマックでは，脂肪量は 35 g で，脂肪由来のエネルギーは 315 kcal となる（35 g×9 kcal/g）。なぜなら，ビッグマックは合計 570 kcal で，脂肪エネルギーの割合は，55.2% であると（[315÷570]×100）説明できる。バーガーキングの"ワッパー"の脂肪量は非常に多い 57.7% であり，ロイロジャースのチーズバーガーは，リストでいちばん多い 59.6% である。

驚くことではないが，製造業者はそのような情報は重要視しない。表 9-4 は，製品のラベルにある，特に脂肪量に関する情報を理解することの重要性を説明している。例えば，大部分の普通サイズのグラノーラタイプ（穀類，木の実，ドライフルーツなどを混ぜた）のシリアルは，全粒粉のいろいろな栄養素を含んでいる。しかし，それらはまた，多量の脂肪も含んでいる（表 9-4A）。同様に，マクドナルドのフライドポテトに含まれる脂肪の g 数は，食品の重さのわずか 17.7% であると表している。しかし，脂肪の総エネルギーに対する割合は，48.3% にまで跳ね上がる（表 9-4B）。

したがって脂肪は，この 402 kcal の食事に，最大の割合で寄与している。これは，揚げ物のトランス脂肪酸成分を，有害な形態がより少ない不飽和脂肪酸に変えるというマクドナルドの称賛に値する決意があるにもかかわらず，こういうことが生じているのである。

▼食品表示を読むことを学ぶ

食品表示の成分を理解することの重要性を説明するために，表 9-5 では，ハーシー社の人気のある 4 種類の製品の，タンパク質，炭水化物，脂肪含量を比較する。エネルギー（kcal），栄養素含量（g）の比較情報は，製造業者によって示されている。表の補足説明を読めば，製品の総エネルギーに対する栄養素の割合を容易に見出せる（製造業者からは示されていない）。ハーシーの栄養素パンフレットが消費者に広く配布されている中で，共通の疑問は，チョコレート製品の表示に関わる"ハーシーのミニバーのカロリーはいくつですか？"というものである。その製造業者の答えは以下のとおりである。"ハーシーのミニバーは，40 kcal です。これと同じエネルギー値は，ミルクチョコレート，スペシャルダークチョコレート，Mr. グッドバーチョコレート，クラッケルチョコレートなどすべてのハーシーのミニバーに適用されています。"そのパンフレットは，チョコレートバーはサイズが小さくても大きくてもいずれにせよ，およそ 50% の脂肪を含む，ということを明示していない。消費者は，そのような発見のために，シャーロック・ホームズのレベルまでの技術を必要とはしない。これはどのような食品にもあてはまる。すなわち，表 9-5 に示されているチョコレート製品について，同じ計算をしただけでる。

栄養素密度

食品の**栄養素密度**が決まると，その栄養素の質についての有用な情報がもたらされる。栄養素密度は，食品 100 g あたりか，1000 kcal あたりの具体的な栄養素量（タンパク質，ビタミン類，ミネラル類）と関連している。基本的に，食品の栄養素密度を比較すると，その食品が特定の栄養素のより良い供給源であると簡便に決定できる。食品の**栄養価指数（INQ）**を算定すると，実際に役立つようになる。通常，INQ の分子は，食品 100 g あたりの栄養素量を，その栄養素の RDA で割った値である。分母は，100 g あたりの kcal をエネルギー摂取量の集団平均値（男性は 3000 kcal，女性は 2000 kcal）で割った値で表す。INQ が 1.0 より大きいということは，その食品はその栄養素の十分な供給源であることを意味する。INQ が 1.0 より小さい

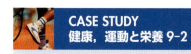

CASE STUDY
健康，運動と栄養 9-2

栄養上の窮地—悪魔はいたる所にいる

1991 年には，8 人に 1 人の米国人が肥満だった．1999 年には，その数は急増し，5 人に 1 人となった．肥満のめざましい増加は，1150 億ドル規模のファストフード産業によって見逃されてきた．より健康的で栄養豊富な食品として広告して大々的に勧める中に強力で影響力のあるファストフードチェーンが新しく加わってきた．何百万もの人々は，ウエストラインを整え，健康になることを期待して，食品選択の効果を高めることを目指している．以下に示すフィットネスに熱心な 24 歳男性（Frank）の事例では，適切な栄養の選択とともに，毎日の運動をバランスよく行うことの難しさを表している．

Frank が通うヘルスクラブのフィットネスコンサルタントは，クライアントに"上手"に食べ，毎日の食事の計画を注意深く立てるように，よく話していた．彼は，広くさまざまな種類の果物や野菜，サラダを食べることを勧めていた．彼はまた，より栄養価の高い食事を提供する，具体的なファストフードレストランを勧めた．

Frank は，専門家のアドバイスを受け入れ，それらの店の新しい提供物をみつけ出すために，マクドナルド，アービーズ，タコベル，ウェンディーズ，Jack in the Box に行った．それから，メニューの中で健康に良いと選んだ食品の栄養成分を調べるために，それらのウェブサイトをみたり，宣伝パンフレットを読んだりした（表1）．彼は，その品目の価格，総エネルギー，脂肪含量の一覧表を作成した．また，脂肪割合も計算した．Frank は，異なる食材は，健康に良いようにみえるが，悪魔はいたる所にいることに驚いた．食品それぞれを選択するために個々の材料をよく調べ，そして表に示された実際の情報を評価した．

問題

1. Frank が結果に驚いたのはなぜだと思うか？
2. 明らかに健康に良い食品品目と製品の栄養分析の一覧表に，どのような現実的な結果を出すことができるか？
3. Frank は，より"健康に良い"選択を促進するファストフードチェーンの最新の取り組みについて，彼と同様の人にどのようなアドバイスを与えるべきか？
4. 食品広告や米国における肥満の有病率の上昇に関して，Frank のような個人や一般の消費者にはどのような方法が有効であるか．

表1　5 つのファストフードチェーンの，より健康に良い選択のための栄養情報の比較

食事選択	材料	価格（ドル）	エネルギー（kcal）	脂肪（g）	脂肪（%）
マクドナルドのグリルチキンカリフォルニアコブサラダ	鶏胸肉のぶつ切り，緑色野菜のサラダ，ニンジンの薄切り，ブルーチーズ，卵のみじん切り，ミニトマト，ベーコンビッツ．コブドレッシングの小袋を含む	3.99	400	23	51.8
アービーズのフィリーステーキサンドイッチ	フランスパン，マヨネーズ，焼いた赤と緑のピーマンとタマネギ，スイスチーズ，薄切りのローストビーフ	5.99	730	40	49.3
タコベルのサウスウェストステーキボウル	マメ類，小型のタマネギ，米，焼いた牛肉，トマト，黄色と白のチーズ，上にクリーム状のハラペーニョソースがかかる	3.49	700	32	41.1
ウェンディーズのマンダリンチキンサラダ	角切りの鶏胸肉，緑色野菜のサラダ，オレンジの薄切り．スライスアーモンドとビーフン，和風ゴマドレッシングの小袋を含む	3.99	630	35	50
Jack in the Box のターキージャックサンドイッチ	ターキー（七面鳥）のパティー，チーズ，レタス，トマト，レッドオニオン，ピクルス，ケチャップ，マヨネーズとタマネギのソース，トーストしたゴマのロールパン	3.39	700	32	41.4

脂肪割合を計算するためには，脂肪量（g）に 9 を掛け，次に総エネルギーで割る．マクドナルドのグリルチキンカリフォルニアコブサラダの例を示す．23 g × 9＝207，脂肪からのエネルギー：207÷400×100＝51.8％．

表9-4 （A）5種類のグラノーラシリアル（1種類は低脂肪）と wheaties と cheerios 中の脂肪の総エネルギーに対する割合の比較，（B）マクドナルドのフライドポテトの1食に含まれる，主要栄養素の重量と総エネルギーに対する割合。

A．グラノーラシリアル：隠れた脂肪の供給源

種類	総エネルギー(kcal)	脂肪(g)	脂肪由来のエネルギー(kcal)	脂肪由来のエネルギー割合(%)
Erewhon Honey Almond	130	6.0	54.0	41.5
Good Morning Pecan Splendor	130	6.0	54.0	41.5
Quaker 100% Natural	130	5.0	45.0	34.6
Homemade with nuts, raisins	138	7.7	69.0	50.0
Kellogg's Low-Fat	120	2.0	18.0	15.0
Wheaties	99	0.5	4.5	4.5
Cheerios	110	1.8	14.7	15.0

B．食品重量とエネルギー量（食品：マクドナルドのフライドポテト，Lサイズ，重量 122.3 g）

栄養	重量(g)	kcal	重量割合	エネルギー割合
タンパク質	6	24	4.9	6.0
炭水化物	45.9	183.6	37.5	45.7
脂肪	21.6	194.4	17.7	48.3
灰分	3.2	0	2.6	0
水分	45.6	0	37.3	0
全量	122.3	402	100	100

換算要因：タンパク質と炭水化物は1gあたり4kcal，脂肪は1gあたり9kcal
栄養情報源：マクドナルドの栄養情報センター（マクドナルド社，イリノイ州 Oak Brook）

表9-5 消費者は注意を。食品の総エネルギー量に対して，特定の栄養素の割合を決定するために，栄養ラベルを解釈することを学ぶ。

品目	量	総エネルギー	タンパク質 (g)	% kcal[a]	炭水化物 (g)	% kcal[a]	脂肪 (g)	% kcal[a]
ハーシー社チョコレートミルク（2% 低脂肪）	1カップ（227 g）	190	8	16.8	29	61.0	5	23.7
ハーシー社キスチョコレート	9個（43 g）	220	3	5.5	23	41.8	13	53.0
ハーシー社リーセスピーナッツバターカップ	2カップ（51 g）	280	6	8.6	26	37.1	17	54.6
ハーシー社ニュートレイルグラノーラスナックバー（ココアクリームのチョコレートがけ）	37 g	190	2	4.2	24	50.5	9	42.6

消費者に対する栄養情報からのデータ。Hershey Foods, Consumer Relations Department, P. O. Box 815, Hershey, PA 17033-0815.
割合は，データがその表に示されていなかったため，ハーシー社で示している栄養情報リストから計算した

[a] 三大栄養素それぞれの総エネルギーの割合を示したこの欄は，製造社からは示されていなかった。各栄養素量と g 数を掛ける（タンパク質と炭水化物＝4 kcal/g，脂肪＝9 kcal/g）。総エネルギーと関連して値を示す。例えば，ハーシー社のキスチョコレートの脂肪割合を計算すると，9 kcal/g × 13 g で 117 kcal で，割合は 117/220×100＝53% である。これが，総エネルギーのうちの脂肪由来のエネルギーの割合である

ということは，栄養素の供給源として十分ではないことを表す。便宜上分類すると，"良い"と認められる食品の INQ は 2〜6 であり，さらに 6 より大きい INQ は，その栄養素の優れた供給源であることを示す。

INQ＝（100 g あたりの栄養素量 ÷ その栄養素の RDA）÷（100 g あたりの kcal ÷ エネルギー摂取量の集団平均値）

全乳，1% および 2% の低脂肪牛乳，生卵，普通サイズのバニラアイスクリーム，チョコレートチップクッキー，マクドナルドのビッグマックハンバーガーについて，どの食品がタンパク質の最も良い供給源であるか考えてみよう。その計算には，成人男性（25〜50歳）の1日平均エネルギー摂取量の 3000 kcal をあてはめる。次の例では，生卵のタンパク質の INQ の計算方法を説明する。

1．卵 100 g のタンパク質量は 12.4 g とする。
2．1 の値を 63 g（成人男性，25〜50 歳のタンパク質の RDA）で割る。12.4 g ÷ 63 g＝0.197。
3．卵 100 g のエネルギーを計算する。1.41 kcal/卵 1 g なので，卵 100 g は 141 kcal となる。
4．3 の結果を 3000（成人男性の平均エネルギー消費量）で割る。141 kcal ÷ 3000 kcal ＝ 0.047。
5．2 の結果を 4 の結果で割って求めると，卵のタ

ンパク質の INQ は，0.197 ÷ 0.047 ＝ 4.2 である．

他の食品のタンパク質の INQ 値は，全乳 2.67，2％ 低脂肪牛乳 3.24，1％ 低脂肪牛乳 3.75，チョコレートチップクッキー 0.61，ビッグマックハンバーガー 0.525，となった．食品の量あたりの最も良いタンパク質供給源を他の食品と比較した結果，卵が 1 番で，1％ の低脂肪牛乳が 2 番となった．

1 つの栄養素に対する食品の優れた INQ 評価は，他の栄養素に対しても同等の評価を反映しているわけではない．1 つの食品で栄養素すべてが，優れていることはない．基本的に，完璧な食品は存在しない．ある食品は他の食品より，摂取される特定の栄養素量についてのみ栄養量が高いだけである．

米国人は何を食べるか

図 9-2 のグラフは，米国の 20 年間にわたる，赤身の肉・魚・鶏肉，全乳・低脂肪牛乳・無脂肪牛乳，卵，動物性と植物性の脂肪と油，精製糖・コーンシロップ・ハチミツ・低カロリーの甘味料の摂取傾向を示す．食品のいくつかの種類において，健康の基準となるスコアカードは，よくなったと評価される．一方，他の大部分の種類は，かなりの課題がある．例えば牛肉（大部分はハンバーガー）は，依然として，米国のレストランのメニューにおいて最高の地位を保っている．そしてこの人気が，牛肉消費の減少を押しとどめたのである．20 年前，米国人 1 人あたりの消費量は，牛肉 35 kg，鶏肉 23 kg であった．それに対して，2001 年におけるこの統計は，牛肉が 30 kg，鶏肉が 34.5 kg と変化した．

そのデータの重要な傾向を，以下にまとめる．

- 赤身の肉の消費と，鶏肉と魚の消費の間には，反対の関係が存在する．20 年間にわたる年間 1 人あたりの基準をみると，現在の米国人の消費量は，赤身の肉が 8.2 kg よりも少なく，鶏肉は 13.2 kg よりも多い．また魚と甲殻類は 1 kg よりも多い．魚の消費の比較的小さい増加は，汚染の不安と関係しているかもしれない．赤身の肉や鶏肉と違って，魚介類は連邦政府による監査を必要としないのである．国連の食糧農業機関によって調査された魚と甲殻類の消費量において，米国は，他の 45 カ国中で 27 位である．例えば，年間 1 人あたりの魚の摂取量は，日本では 86.2 kg，アイスランドでは 180.5 kg で，この値は米国の 16.6 kg よりはるかに多い．
- 低脂肪牛乳と無脂肪牛乳の摂取量は，全乳の摂取量と比べて著しい増加が生じた．すなわち，調査期間中に，全乳の消費量が 54％ 減少し，低脂肪牛乳とスキムミルクの消費量が 300％ 以上増加（1 人あたり 18.6 kg から 56.2 kg へ）したのである．
- 米国人は，卵そのものをあまり食べない（1968 年の 1 人あたり 285 個に対して 1990 年は 184 個）が，40.6％（1968 年の 14.5 kg に対して 1989 年は 20.5 kg）も増加したパスタなどの製品として消費された．持続的な卵そのものの消費の減少は，食事由来のコレステロールと冠動脈疾患との関わりを懸念するマスコミの注目に関係している．
- 脂肪と油の消費が，1968 年から，年間 1 人あたり 23.1 kg から 27.6 kg へと 19.5％ も増加している．1989 年の消費量を平均すると，植物性脂肪の動物性脂肪に対する比は 4.77（22.9 kg ÷ 4.8 kg）であり，1968 年の比 0.475（7.45 kg ÷ 15.7 kg）よりも 10 倍も高くなった．動物性脂肪は，1968 年では総脂肪摂取量の 32％ を占めていたのに対し，1989 年では総脂肪摂取量の 17％ であった．植物性脂肪と油は，1989 年では総脂肪消費量の 83％ を占めているのと比べ，1968 年では総脂肪消費量の 68％ であった．脂肪の供給源における動物性から植物性への変化は，消費者がコレステロールを減らして健康を優先すること，また飽和脂肪酸よりも不飽和脂肪酸の摂取量を増やしていることを反映している．潜在的な関心事は，何からの総脂肪消費量が増加したのかということである．すなわち，(a) 特にファストフードレストランのチェーン店からの揚げ物の摂取が多くなった，(b) サラダ油の消費が増えた，ことである．サラダ油と調理油の使用は 2 倍に増え，ショートニングの使用は 1/3 だけ増加した．それでも，全ラードショートニング，バター，マーガリンの使用は減少している．1988 年の油の総消費量 66 億 kg のうち 4％（2.5 億 kg）は，飽和脂肪酸のパーム油，パーム核油，ココナッツ油からなる．
- 年間 1 人あたりの甘味料の消費量は，1968 年の 56.8 kg から 1988 年の 69.5 kg へと，着実に増加している．1968 年から 1990 年まで，フルクトースの多いコーンシロップの 1 人あたりの摂取量は，0.23 kg から 22.2 kg まで増加した．低カロリー甘味料のめざましい増加は，スクロースより約 200 倍甘い砂糖のかわりとなるアスパルテームの，1981 年の導入を反映している．

1965 年と 1989〜1991 年の間の米国における食習慣調査の報告によれば，調査された人の 25％ 未満が，米国学術研究会議（図 7-3 参照）によってまとめられた，健康に良い食事摂取のための 8 つの推奨に従ってきた，ということを示している[8]．このことは，食傾向

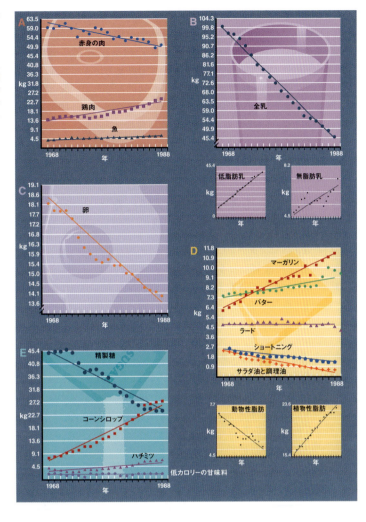

図9-2 20年間にわたる食品消費量の傾向。**A.** 赤身の肉，魚，鶏肉。**B.** 全乳，低脂肪牛乳，無脂肪牛乳。**C.** 卵。**D.** 動物性と植物性の脂肪と油。**E.** 精製糖，コーンシロップ，ハチミツ，低カロリーの甘味料。（データは，Putnam JJ. Food consumption, prices, and expenditures, 1967-1988. United States Department of Agriculture. Commodity Economics Division. Economic Research Service. statistical bulletin no. 804. Washington, D.C., May 1990. より）

表9-6 1965〜1991年，人種と収入レベル（貧困層と富裕層）が異なる米国人の間での，高脂肪食品と低脂肪食品の消費における変化の割合。

	貧困層		富裕層[a]
	白人	黒人	白人
高脂肪			
牛乳	−92	−66	−99
チーズ	+130	+271	+72
卵類	−45	−24	−62
赤身の肉	−71	−89	−89
低脂肪			
牛乳	+607	+92	+256
鶏肉	+77	−26	+157
柑橘類ではない果物	−4	−24	−25
濃い緑または 　オレンジ色の野菜	+21	+3	+44
マメ製品と 　マメ科植物	0	−24	+156

Popkin BM, et al. A comparison of dietary trends among the racial and socioeconomic groups in the United States. N Engl J Med 1996; 335: 716. より。
[a] 1965年の調査では，収入レベルの高い黒人は少数であることから入っていない

を評価するための最初の研究は，経済，人種そして社会経済的な事情に基づいていることを表している。

表9-6は，調査期間中の，黒人と白人，貧しい人と裕福な人の間の，食事様式の割合の違いを示している。1965年（おそらく現在も）の社会的習慣についての知識に反して，黒人と白人，社会経済的グループの間で，明白な意見の合致が存在した。すなわち，裕福な白人は，健康に良い食事という観点では，最も低い点数であった。一方貧しい黒人は，より健康に良いと思われる食事を摂取していた。この違いは，黒人が，肉や他の飽和脂肪酸が多い食品のような"健康に良くない"食品を，余分に選択する余裕がなかったからである。1991年の分析では，裕福な米国人は，低収入の米国人のように多量に食べていた。黒人と白人（裕福な白人の間で，最も目を引く摂取）の両方が，高い割合で健康に良い食事を摂取していた。彼らは，飽和脂肪酸とコレステロールの消費を減らし，総脂肪摂取量を総カロリーの40%から35%にまで減らした。スキムミルクや低脂肪牛乳の消費は増加したが，両方のグ

ループにおいて，ピザやタコス，パスタ料理の中の"隠れた"脂肪の摂取が増加するという悪い傾向が続いている．食物繊維の摂取は，わずかに変化した．

栄養素摂取において，すべてのグループで好ましい増加があるにもかかわらず，食事改善のための推奨を4つ満たしたのは，どのグループも25％未満であった．このことは，一部分は，パックされた食品やレストランの食事が急激に増えたことに起因する．その食品は，脂質や飽和脂肪酸，塩分，カロリーが多く，繊維が少ないものである．

▼30年でエネルギー摂取が増加した：多量の食品と多量の炭水化物

疾病対策予防センター（CDC）による，米国人の食習慣に関する30年にわたる研究は，人々が食べている脂肪の量は比較的一定のままである一方，総エネルギー量が増え，特にエネルギーは，炭水化物摂取の増加に由来していることを示している．図9-3は，1971年から2000年にかけて，女性のエネルギー摂取量は22％増加し，男性の摂取量は7％増加したことを示す．脂肪からのエネルギーの割合が，30年間，みかけ上は安定している一方，摂取される脂肪の量は，実際は増加している．なぜなら，エネルギー摂取量が着実に上昇しているからである．1971年では，女性の摂取量は平均1542 kcalであったのに対し，2000年では1887 kcal（＋22％）である．一方，男性は2450 kcalから2618 kcalへ増加（＋7％）した．

▼ポーションサイズの変化

食行動の傾向が変化していることは，CDCにより肥満と分類される米国人が4400万人以上にもなる状況と一致する．この体重急増の一因は，1977年と1996年で，子どもがレストランやファストフード店で摂取する食事の割合が300％近く増加したことに関係している．そのうえ若い消費者が摂取する清涼飲料水は，それらの飲料を摂取しない子どものエネルギー摂取量より1日あたり188 kcalも余分に摂取することになる[10]．超大型のフライドポテトと炭酸飲料のポーションサイズは，それらが最初に売り出されたときより，多くの場合2～5倍大きくなっている．1954年，バーガーキングのハンバーガーは，平均82 gで202 kcalだったが，2004年には重さは122 gで，310 kcalとなった．同様に，1955年のマクドナルドのフライドポテトは，重さは68 gで210 kcalであったのに，2004年には，重さは198 g，カロリーは610 kcalまで増加した．1950年代，映画館の3カップサイズのポップコーンは174 kcalであったが，最新の21カップサイズのバター味のタイプは1700 kcalである．米国人は，ファストフードレストランのポーションサイズを非常に大きくするだけでなく，家の台所でもサイズを大きくしている．図9-4は，1970年代と1990年代で，人々が外食するか家で食べるかにかかわらず，ハンバーガー，ブリトー，タコス，フライドポテト，炭酸飲料，アイスクリーム，パイ，クッキー，そして塩味のスナック菓子のような食品は，ポーションサイズが増大していることを示す[6]．家でつくられるハンバー

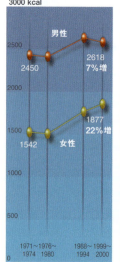
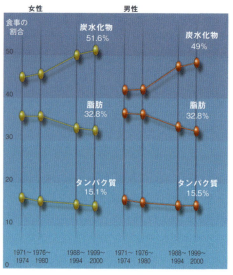

図9-3　30年間の男性と女性における三大栄養素とエネルギーの摂取量の傾向．

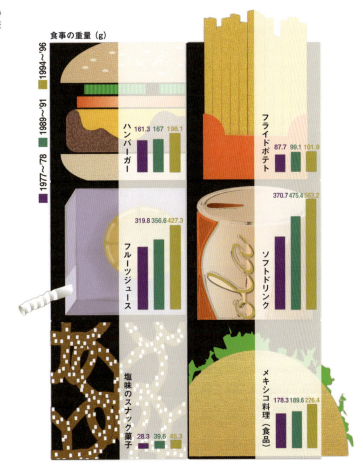

図9-4 ポーションサイズの変化。米国人が食べるいくつかの一般的な食品の、1食に消費される重量で表されるポーションサイズの傾向。

ガーのサイズは、1977年の162gから、1996年には238gに増加した。同期間に、ファストフードのハンバーガーは、173gから204gに増加した。メキシコ人の食事では、1977年は一度に平均408 kcal摂取していたのに比べ、1996年では541 kcalである。主要な料理のサイズの増大はまた、未就学児の食行動にも影響を及ぼしてきている。このようにポーションサイズが大きくなったことが、食事による過剰なエネルギー摂取を引き起こす"肥満をまねく"環境の要因となっている可能性がある[3]。米国農務省は、料理された赤身の肉のポーションサイズは56～84gであると考え、個人の年齢、性別、身体活動レベルによって、1日あたり1600～2800 kcalを摂取することを勧めている。これらの知見は、エネルギー摂取量を評価し、修正する際、何を食べるかだけでなく、食べる分量も評価する必要性を指摘している。

ポーションサイズと代表的な食品の脂肪含量の増加は、米国に限られたことではなかった。例えば、イギリス医師会は、2003年6月9日に、肥満に関連した問題を除去するために、脂肪が多い食品（例えば、ビスケットや加工肉）に対して17.5％の"脂肪税"をかけ

ると提案した。そこには、国民保健サービスの費用に、年間およそ5億ポンド（約664億円）かかっているという問題がある。イギリスでは過剰体重が多発しており、男性では5人に1人、女性では4人に1人が肥満と分類される。オーストラリア医師会でも、国の保健大臣が検討する脂肪摂取に対するいくつもの提案の1つとして、同様の脂肪税を検討している。

ファストフードレストランでよく食事をする活動的な人

よく考えられた食事摂取のガイドラインに従うアスリートや、身体をよく動かす男性や女性は、やはり大量の食品から選ばなくてはならない。一般の人と同じように、これらの人は、特定の食品ブランドを買ったり、"休憩しよう"またはお気に入りのレストランで食べよう、などといった絶え間ない継続的な誘惑に耐えている。多くのアスリートは、試合のシーズン中、スポーツ特有の"計画的な食事"をとっている。しかし、オフシーズンや夏季は、総脂肪摂取量を最小限にした

り，精製されていない複合糖質を重視するような，最適な食事摂取を維持するための独自のメニューを決めている。それと同時に，十分なビタミンやミネラルを，主要食品グループから確実に摂取している。

たまのファストフードレストランへの外出は，高炭水化物，低脂肪食品の推奨摂取量を一時的に乱すかもしれないし，いつものフランチャイズ店への買出しは，重要な食品グループからの推奨栄養素量の摂取を台なしにさせるに違いない。身体をよく動かす多くの人は，計画的な栄養の管理から外れることがよくある。パーティーへの参加や友人との外食，また遊びに出かけることは，栄養素のないもしくは中身のないエネルギーを供給する食品や，飽和脂肪酸の多い食品を食べることになる。

▼ 民族特有の低栄養源

民間の広告監視機関である公益科学センター（CSPI，http://www.cspinet.org）は，異なるエスニックレストランのメニュー品目の分析を含む，食品と健康に関するトピックの変化についての情報を公表している。中華料理店やメキシコ料理レストランでの食事による栄養上の結果について調べている。中華料理店での代表的な食べ物の分析のために，CSPIは，ワシントンD.C.，シカゴ，サンフランシスコの20の中価格帯の中華料理店から，15の人気の料理をもち帰り用ディナーサイズで買った。メキシコ料理では，シカゴ，ダラス，サンフランシスコ，ワシントンD.C.の19の中価格帯のメキシコ料理のレストランで，15の人気の前菜と主菜をもち帰り用で購入した。CSPIは，それぞれの料理の9つのサンプルから"合成物"を作製した（例えば，9つのレストランのチキンタコスが同じ分量で一緒に混ぜ合わされた）。独立した研究所が，食べ物の総エネルギー，脂肪，飽和脂肪酸，コレステロール，ナトリウムを分析した。表9-7では，有名なテーマレストランから前菜，主菜，付け合わせ料理を含む，代表的な中華料理とイタリア料理の脂肪含有量の例を示している。そのような人気の食べ物の高い脂肪含有量は，人気のエスニックやチェーンレストランでの，多くの食品の栄養の質が栄養上問題が多いままであるということの指針になりうる。表9-7の食品の脂肪含有量を参照されたい。

CSPIの食事分析により，エスニックレストランで定期的に"外食する"ことは，アービーズ，バーガーキング，ケンタッキーフライドチキン，マクドナルド，タコベル，ロイロジャース，ウェンディーズなどの人気のファストフードレストランで食べるよりも，より健康的ではないということが明らかになった。

- 平均的な中華料理のディナーは，1日の基準量より多くのナトリウムを含んでいる。また，1日の脂肪の推奨量の70％，コレステロールでは80％，飽和脂肪酸では約1/2を含んでいる。
- "lo mein"の料理は，ピザハットのすべてのチーズピザと同じくらい多量のナトリウムを含んでいる。
- 鶏肉とピーナツの唐辛子炒め料理には，マクドナルドの114gのハンバーガー4つと同じくらい多量の脂肪（脂肪52％）を含んでいる。
- ビーフとチキンのナチョスは，ダンキンドーナツの砂糖をからめたドーナツ10個分の脂肪を含んでいる。
- チキンブリトーの食事は，1日量に相当するナトリウム量を含んでいる。
- チリの詰め物をした料理は，スライスベーコン27枚分と同じくらい多量の飽和脂肪酸を含んでいる。
- オリエンタルチキンサラダは，ダンキンドーナツのババロアドーナツと一緒に食べたサブウェイのコールドカットのサブマリンサンドイッチよりも多量の脂肪を含んでいる。
- フライドモッツァレラスティック9個は，スティックバター（1/4カップ，もしくは大さじ4杯分）の1/2と同じくらい多量の脂肪を含んでいる。

映画館のポップコーンに気をつける　エスニックレストランで人気の食べ物には，多くの脂肪が含まれているという実態に加えて，CSPIは1994年に，映画館のポップコーンの脂肪含量を評価した。ポップコーンサンプルは，サンフランシスコ，シカゴ，ワシントンD.C.にある6つの系列の12の映画館から取り寄せた。CSPIは，独立した研究所によって，動脈を詰まらせる飽和脂肪酸を含む脂肪からの総エネルギーを分析するために，ポップコーンを3つの混合物（ココナッツ油，トッピングのついたココナッツ油，キャノーラショートニング）に混ぜた。ポップコーンの脂肪含量が，中華料理やメキシコ料理のように明らかになり，場合によっては，これらの料理よりも多かった。

バターを加えない大きいサイズのポップコーンは，80gの脂肪（ポンとはじけるときに水素添加大豆油，キャノーラ油，ココナッツ油を基本とする油を使用することで720kcalになる）を含んでいた。これらのカロリーのうち450kcal（脂肪は50g）以上は，飽和脂肪酸からなり，マクドナルドのビッグマック6個の飽和脂肪酸含量と同等である。バターを加えたポップコーンは，総脂肪含量を，さらに50～130g，すなわち，1170kcalというとてつもない脂肪量まで高めた。それは，マクドナルドのビッグマック8個（もしくは食事において，推奨される飽和脂肪酸量の上限の4日

表9-7 中華料理店またイタリアンレストランと，人気のテーマレストランの前菜，主菜，付け合わせ料理の脂肪含有量

食品	エネルギー (kcal)	脂肪 (g)	脂肪エネルギー (kcal)	脂肪エネルギー割合（%）
中華料理[a]				
鶏肉とピーナッツの唐辛子炒め	1275	75	675	53
春巻	190	75	99	52
きくらげと豚肉の卵炒め	1220	64	576	47
酢豚	1635	71	639	39
牛肉とブロッコリー	1180	46	414	35
甘辛タレのかかった揚げた鶏肉	1607	59	531	33
クリスピーオレンジビーフ	1798	66	594	33
辛く酸味のあるスープ	109	4	36	32
焼きソバ	1048	36	324	31
チャーハン	1498	50	450	30
チキン焼きソバ	1067	32	288	28
湖南豆腐	931	28	252	27
エビのガーリックソース添え	972	27	243	25
野菜炒め	778	19	171	22
エビの四川炒め	949	19	171	18
イタリアン				
フィットチーネ・アルフレード	1505	97	873	58
ラザニア	954	53	477	50
チーズマニコッティ	697	38	342	49
ナスのパルミジャーナ	1212	62	558	46
チーズラビオリ	615	26	234	38
ビールパルミジャーナ	1070	44	396	37
ソーセージ入りパスタ	1025	39	351	34
チキンマサラ，パスタ添え	1155	39	351	30
ミートボール入りパスタ	1170	39	351	30
ミートソースパスタ	900	25	225	25
レッドクラムソースのリングイネ	899	23	207	23
トマトソースパスタ	850	17	153	18
オリーブガーデン（イタリアンのチェーンレストラン）				
ガーリックトースト，226.4 g	818	40	360	44
フライド・カラマリ	1032	70	630	61
チーズ，野菜のマリネ，ドレッシング，トマト，レタス	631	47	423	67
温アーティチョークとホウレンソウガーリックのせ	266	15	135	51
グリッシーニとディップソース1本	116	2.6	23	20
チキンジアルディーノ	484	11	99	20
カッペリーニ・プリマベラ	281	4.7	42	15
前菜				
チリ，1カップ	350	16	144	41
鶏手羽12本（368 g）	700	48	432	62
フライドモッツァレラスティック9本（226.4 g）	830	51	459	55
スタッフドポテト8切（339.6 g）	1120	79	711	64
主菜と付け合わせ料理				
グリルチキン（169.8 g）	270	8	72	27
＋ベークドポテト＋サワークリーム大さじ1＋野菜1カップ	640	14	126	20
＋ローストポテト＋野菜1カップ	950	42	378	40
サーロインステーキ（198.1 g）	410	20	180	44
＋ベークドポテト＋サワークリーム大さじ1＋野菜1カップ	780	26	234	30
＋フライドポテト2カップ＋野菜1カップ	1060	54	486	46
＋ベークドポテト＋野菜1カップ	1090	54	486	45
チキンカイザーサラダのドレッシング添え	660	46	414	63
ベーコンとチーズのグリルチキンサンドイッチ	650	30	270	42
＋フライドポテト2カップ	1230	61	549	45
＋オニオンリング11個	1550	94	846	55

（つづく）

表 9-7　中華料理店またイタリアンレストランと，人気のテーマレストランの前菜，主菜，付け合わせ料理の食べ物の脂肪含有量（つづき）

食品	エネルギー (kcal)	脂肪 (g)	脂肪エネルギー (kcal)	脂肪エネルギー 割合（%）
ステーキファジタ	860	31	279	32
+4 個のトルティーヤ	1190	63	567	48
+グアカモーレ，サワークリーム，ピコ・デ・ガロ，ダイスチーズ				
チキンファジタ+トルティーヤ 4 個	840	24	216	26
オリエンタルチキンサラダのドレッシング添え	750	49	441	59
チキンフィンガー 5 本（257 g）	620	34	306	49
+フライドポテト 2 カップ，コールスロー 1 カップ，ドレッシング大さじ 1	1640	106	954	58
ハンバーガーと付け合わせ	660	36	324	49
+フライドポテト 2 カップ	1240	67	603	49
+オニオンリング 11 個	1550	101	909	59
バーベキューバックリブ 14 リブ（456 g）	770	54	486	63
ホットファッジブラウニーサンデー（283 g）	1130	57	513	45
チーズステーキサンドイッチ（15 cm）	680	35	315	46
+2 カップのフライドポテト	1270	66	594	47
チキンポットパイ	680	37	333	49
ターキークラブサンドイッチ（368 g）	740	34	306	41
サブウェイステーキアンドチーズサブ（15 cm）	370	13	117	32
ロブスター，エビ，ホタテのパスタ	536	23	207	39

[a]ご飯なし

分）の飽和脂肪酸含量と同等である。

　そのような高脂肪の"ごちそう"を避けるためには，何をすべきか？　積極的な消費者になるのか。もしくは映画館の経営者に，次のことをしてほしいと訴えるか。すなわち，（a）水素添加されていたり，部分的に水素添加された油やショートニングのかわりに液体コーン油（最小限の飽和脂肪酸を含み，有害なトランス脂肪酸がない）を使う。（b）総脂肪含量を 95% 以上減らす，熱風で過熱するノンオイルのポップコーンに切り替える。もし，映画館が切り替えられなければ，あなた自身でポップコーンをつくって，あなたが売る。また，1 袋あたり 300〜700 mg の添加の塩を使用しないでポップコーンをつくるようにする。

アイスクリームにも照準が当てられている　米国人の定番で，最も大事にしているアイスクリームでさえ，CSPI のエネルギーの厳重な検査を免れてはいない。*Nutrition Action Healthletter* の 2003 年 7〜8 月号に発表された CSPI の結論は，以下のようなものである。

- ベンアンドジェリーの中身のない，チョコレートでコーティングされたワッフルコーンは 320 kcal あり，飽和脂肪酸の量としては半日分で，それは BBQ の小さいバックリブ肉の 227 g のあばら肉と同等である。レギュラーサイズの Chunky Monkey Ice Cream を加えると，454 g のあばら肉よりも，さらに多くなる（820 kcal で 30 g の飽和脂肪酸）。

- ゴールドストーンクリーマリーの，コーヒーアイスクリームに，焼いたアーモンド，ファッジ，オレオ，ピーナッツバター，ホイップクリームをのせたレギュラーサイズの Mud Pie Mojo は，ピザハットのペパロニのパンピザ 2 個と同等である（1180 kcal で 26 g の飽和脂肪）。

- ハーゲンダッツの Mint Chip Dazzler は，ミントチップアイスクリームにホットファッジ，オレオ，チョコレートスプレー，ホイップクリーム 3 杯を添えたもち運びのできるサンデーである。栄養的には，T ボーンステーキとシーザーサラダ，サワークリームを添えたベークドポテトを食べるようなものである（1270 kcal で 38 g の飽和脂肪酸）。

まとめ

1. 過去 55 年間で，優良な栄養は健康に良いという国民意識の向上が示されてきた。同時に，広告主が，多くの食品製造を健康維持と増進に結びつけてきた。しかし，農務省・食品安全検査局の保護の下にある食品医薬品局の新しい規制は今，栄養素と医学や健康の効用を結びつけて，製造業者がガイドラインを遵守することを要求している。
2. 4 つの政府機関は，宣伝行為，包装，食品やアルコール飲料の表示に関しての，規則，規制，また法的必要条件を作成している。
3. 連邦取引委員会（FTC）は，さまざまなメディア（テレビ，ラジオ，新聞）で，食品製造の宣伝行為を規制し，

立証されていない主張や当てにならない宣伝を広告する製造業者に対して法的措置をとる。
4．FDAは，(a) 製造業者による食品表示での主張，(b) 化粧品や薬・医療機器・ペットや家畜の餌や薬の安全性，(c) 製造業者が食品に添加できる添加物，およびその食品添加物（汚染物質），食物経由の感染症，毒性物，人工的に構成された食品，残留農薬などによる，潜在的な危険性を規制する。
5．USDAが対応するのは，農場と海外の農業サービス，食品や栄養と消費者サービス，食品の安全性やマーケティングと規制プログラム，自然資源と環境，研究や教育，経済，マーケティングと規制プログラム，また地方の発展についてである。
6．アルコール，タバコ，火器および爆発物取締局は，アルコールやタバコ，銃器，爆発物，放火に関連する連邦法や規制を執行する。
7．1990年以前は，製造業者（またそれらの広告代理店）が食品についてを記述する規則や規制を遵守することが法律で定められてはいなかった。1990年（1993～1998年に更新した規制を含む）の栄養表示教育法（NLEA）は，食品製造は食品表示に何を記載できて，何が記載できないかについての規制に，厳重に従うことを求めている。
8．食品の栄養表示の書式は，1日の栄養推奨量に対する割合として，新しい表示基準値により，1サービングあたりの栄養素量を明らかにしなければならない。
9．新しい"1日の推奨栄養量に対する割合"は，1日の基準値（DRV）と基準となる1日の摂取量（RDI）の2組の栄養基準量から構成される。
10．DRVは，エネルギー源を含む三大栄養素（脂肪，炭水化物，タンパク質）や，エネルギーに寄与しないコレステロールやナトリウム，またカリウムに関して定められたものである。
11．RDIは，"U. S. RDA"にとってかわった用語である。新しいRDIの値は，古いU. S. RDAと同じである。
12．食品表示は，特定の栄養素量を示さなければならないが，食品中の相対的な割合に関するリストには，必要条件はない。その結果，食品は"低脂肪"（絶対的な量）として公示される可能性があり，実際のところ，脂肪の割合は50%を超えているかもしれない。NLEA（栄養表示教育法）は，製造業者にほとんどの食品の総摂取エネルギーのDRVに関する脂肪の割合を食品表示に記載するように命じている。
13．食品に添加物を加えたいと考える製造業者は，添加物の有効性（すなわち，それが要求を満たしているか）を確実にするために，明確なFDAのガイドラインに従わなくてはならない。一般に安全と認められる（GRAS：安全食品認定）添加物のリストには，現在では約2000の香料添加剤と，200の着色剤が含まれている。
14．多くの要因が，特定のグループやグループを構成する個人が消費する食品の量や種類，特質に影響を与える。この要因には，収入や教育のレベル，人種，民族的背景，地理的場所，個人の興味が含まれる。
15．過去30年間において食品消費の形態に重要な変化が起こっている。これは，食事と健康の関係への国民の意識の高まりがその一因として反映されている。しかし残念なことに，レストランでの"外食"への依存の増加が，栄養の質に悪影響をもたらしている。
16．民間の広告監視機関である公益科学センター（CSPI）は，高脂肪（特に飽和脂肪酸）や過度なエネルギーを含むことによるリスクを知らせることで，好きな食品や料理の栄養素含量についての国民意識を喚起した。

第4部 熱ストレスにおける体温調節と体液平衡

第10章　運動時の体温調節，体液平衡，水分補給　　239

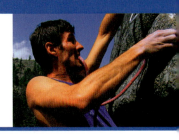

第10章

運動時の体温調節，体液平衡，水分補給

　体温調節は大変重要であり，それが破綻したときの代償は死であることを忘れてはならない。人間は深部体温が10℃低下しても耐えられるが，上昇は5℃までしか耐えられない。後者の高体温状態で発生したアメリカンフットボール選手の死亡事故は，過去25年間で100件以上あり，練習中や試合中に過度の暑熱ストレスで死亡していた。高体温と脱水症では，1997年後半に大学レスリング選手3人の死亡がみられた。暑熱障害はまた，一般に軍事活動や長時間にわたる競技イベントの最中に発生する。エリスロポエチンは赤血球の産生を促進するホルモンであるが，アスリートがこれをドーピングに使用すると，より重大な暑熱障害のリスクを経験することになる。暑熱下での運動中に，脱水症の進行につれてヘマトクリット値が上昇し，血液粘性が増大するのである。

　1996年夏季アトランタオリンピックの開催が決定すると（アトランタの夏季の平均気温は21〜31℃，相対湿度は50〜90%），運動時の体温調節に再び関心が集まった。(a) 環境温度と湿度によって競技者個人にもたらされる問題，および (b) 暑熱ストレスが関係者や観客に与える有害な影響を低減する適切な手段を理解することに，特に力が注がれた。体温調節とそのメカニズムを支える最も効果的な方法についての知見は，暑熱がもたらす悲劇を大幅に減少する。コーチ，アスリート，レースやイベントの主催者，総体的な栄養アドバイスを行う人は，暑熱環境下で運動を行う際の熱産生および脱水症の原因に対して対策を立てなくてはならない。企業もまた，パフォーマンスと安全に悪い影響が及ぶ可能性を少なくするために，最も有効な行動アプローチ（例えば，無理のないイベントスケジュール，暑熱馴化，適切な衣類，および運動中とその前後の水分と電解質の補給など）に焦点を当てる必要がある。暑熱ストレス下の運動時は，水分がパフォーマンス向上の最も重要な栄養素である。スポーツの指導者や栄養士は，暑熱ストレスが致死的な問題となる可能性を効果的に防御するために，体温調節に関する基礎物理学と基礎生理学の知識を応用する必要がある。

体温調節機構

体熱平衡

　図10-1は，体熱を上げたり下げたりするいろいろな因子間で動的平衡にある体温（具体的には，より深部の組織または核心部の温度）を示す。この平衡は，以下のような統合機構から生じる。

- 体表面（外殻）への熱移動を変化させる。
- 蒸発性冷却を調節する。
- 熱産生量を変化させる。

　暑熱環境での激しい運動時に熱産生が熱放散を上回る場合，核心温は急速に上昇する。

　表10-1は，安静時と最大運動時における熱産生（酸素消費）と，発汗による熱放散の温度データを示している。身体は，エネルギー代謝反応，特に活動筋から相当量の熱を得ている。震えだけでも，全体の代謝量は3〜5倍に増加する。有酸素運動に慣れている健康な男女が持続的運動をする間，多くの場合，代謝量は安静時の20〜25倍，20 kcal/分に増加する。一方，この規模の熱産生は，理論上は核心温を5〜7分ごとに1℃上昇させる。身体は，太陽輻射による熱や，身体よりも温かい物体からの熱を吸収する。熱放散は，輻射，伝導，対流の物理学的機構によって起こる。しかし，皮膚や呼吸気道からの水分気化（蒸発）が，熱放散の

最も重要な手段となる。最適条件下の蒸発性冷却は約18 kcal/分の熱放散となる。

循環調節は体温調節の"微調整"を行っている。熱の保存は，頭蓋腔，胸腔，腹腔，および筋の一部の深部に急速に血液を流すことによって起こる。これにより，皮下脂肪や身体外殻の他の部位からの断熱を最適化する。反対に，体内への熱の過度の蓄積は，末梢血管を拡張し，温かい血液をより温度の低い末梢へと運ぶ。暑熱下での運動時には，熱放散の必要性が増し，発汗量を3.5 L/時にまで上昇させることがある。

視床下部による体温調節

視床下部には重要な調整を行う体温調節中枢がある。脳基底部にある特別な視床下部ニューロン群は，体温が基準値から逸脱すると体温調節の補正を行う"サーモスタット"（通常は37±1℃に設定され，綿密に調節されている）としての機能を果たしている。しかし，建造物内のサーモスタットとは違い，視床下部は熱を"止める"ことはできない。熱産生と熱放散から身体を防御するための反応を開始するのみである。

体熱調節機構は次の2つの方法で始動する。

1．視床下部を灌流する血液の温度変化がこの体温調節中枢を直接刺激する。
2．皮膚の温度受容器が，視床下部の活動を調節するための入力情報を与える。

暑熱ストレス下における体温調節：熱放散

体温調節機構は主として過熱から身体を保護する。暑熱下での運動時には，核心温の上昇に対する防御が特に重要になる。ここで，酸素と栄養を運搬し老廃物を除去するために大量の筋血流量を維持する機構と，十分な体温調節を提供する機構との間に競合が存在する。図10-2は運動中の人における熱交換のために可能な手段を説明している。身体の熱放散は，(a) **輻射**，(b) **伝導**，(c) **対流**，および(d) **蒸発**の4つの方法で起こる。

▼ 輻射による熱放散

物体はたえず熱線を放射している。通常，我々の身体は環境よりも温かいので，身体から空気を通り固体へ，つまり周囲のより冷たい物体へと，輻射熱エネルギーの移動が発生する。この熱移動の形態は，太陽光線が地球を暖める方法と似ており，物体間の分子の接触を必要としない。気温が氷点下であるにもかかわらず，人間は直射日光（または雪，砂，水に反射された日光）からの十分な輻射熱エネルギーを吸収することにより，温かさを維持できる。周囲にある物体の温度が皮膚温を超える場合，身体は輻射熱エネルギーを吸収する。

▼ 伝導による熱放散

伝導による熱放散は，液体，固体，気体を通って1つの分子からもう1つの分子へと熱を直接伝える。血液循環は体熱の大部分を外殻へと運ぶが，一部の体熱は伝導により，深部組織からより冷たい表層へとたえず移動する。そのため伝導性の熱放散は皮膚と接触している空気分子やより冷たい物体の表面の温度上昇を伴う。

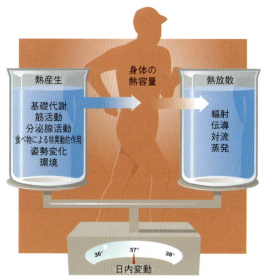

図10-1 核心温を約37℃に調節する熱産生と熱放散の因子。

表10-1　安静時と運動時における熱力学		
熱産生量	**安静**	**最大運動**
（酸素摂取1 L＝～4.82 kcal）	酸素摂取～0.25 L/分 ～1.2 kcal/分	酸素摂取～4.0 L/分 ～20.0 kcal/分
蒸発による冷却		**最大発汗**
（汗の蒸発1 mL＝～0.6 kcalの熱放出）		30 mL/分＝～18 kcal/分
核心温の上昇	上昇なし	～1℃/5～7分

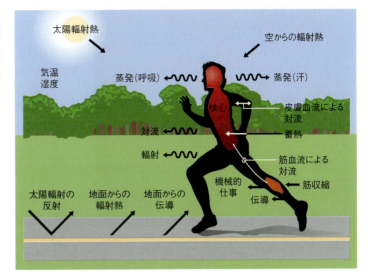

図10-2 活動筋内部の熱産生とそれに続いて起こる核心から皮膚への熱移動。適度な環境条件下では，余分な体熱は環境へ放散され，核心温は狭い範囲内で安定する。(Gisolfi CV, Wenger CB. Temperature regulation during exercise: old concepts, new ideas. Exerc Sport Sci Rev 1984; 12: 339. より)

　伝導による熱放散量は，皮膚と周囲の表面との間の温度勾配，およびそれらの温熱特性によって決まる。好天時のハイカーは，無視できない暑熱を身体活動と環境から受ける。日陰の冷たい岩の上に横たわるといく分緩和されるのは，冷たい岩の表面とハイカーの温まった体表面との間に起こる伝導が，体熱の好ましい放散を助けるからである。

▼対流による熱放散

　対流による熱放散の有効性は，身体の近くの空気がいったん暖まって，いかに迅速に交換するかに依存する。空気の動きや対流が遅い状態では，皮膚の周辺で暖められた空気が断熱層の役割を果たし，同時に伝導性熱放散を最小限にする。反対に，涼しい空気が身体の周囲の暖かい空気とたえず置き換わっていれば（風の吹く日や扇風機のある部屋の中，あるいはランニング中に起こるように）対流の流れが熱を運び去るので，熱放散量は増加する。例えば，時速約6.4 kmの空気の流れは，時速約1.6 kmで動く空気の2倍の冷却効率がある。

▼蒸発による熱放散

　汗の蒸発は過熱に対する重要な生理的防御法となる。呼吸気道と皮膚表面からの水分気化は，たえず体熱を体外へ放出する。気化する水分1 Lにつき，580 kcalの熱エネルギーを身体から環境へ放出する。

　暑熱ストレスに反応して，200万〜400万の汗腺（エクリン汗腺）が大量の低張食塩水（0.2〜04% NaCl）を分泌する。汗が皮膚表面上にあるとき，汗の蒸発により冷却が起こる。冷却された皮膚は身体内部から表層に流れてくる血液を冷却する。発汗を通しての熱放散の他に，毎日約350 mLの水分が皮膚に放散され（不感蒸泄と呼ばれる），環境へと蒸発する。さらに約300 mLの水分が，呼吸気道の湿った粘膜から蒸発する。これは寒い天候時に"白い息"としてみられる。

高温環境下の蒸発性熱放散

　環境温度の上昇は，伝導，対流，輻射による熱放散の有効性を低下させる。環境温度が体温を上回る場合，これらの3つの熱伝達機構は実質的に熱を体内に獲得させる。このようなことが起こると（あるいは伝導，対流，輻射が代謝による大きな熱負荷を十分に分散させることができない場合），皮膚からの汗の蒸発や気道からの水分蒸発が，熱を放散する唯一の手段となる。発汗量は環境温度の上昇に伴って増加する。高温高湿環境下で安静状態の人では，通常1日2 Lの水分所要量が，蒸発による水分喪失のため2〜3倍にも増加する。

高湿環境下での熱放散

　図10-3は，運動強度と環境条件が発汗量へ及ぼす影響を示している。皮膚からの汗の蒸発は3つの要因，すなわち（a）環境に曝露している表面積，（b）外気の温度と相対湿度，および（c）身体周囲の対流による空気の流れ，によって決まる。なかでも相対湿度は，蒸発による熱放散の効果に対して最も重要な影響を与える。

　相対湿度とは，ある特定の気温で空気が含みうる水蒸気の総量に対する空気中の水分の割合のことをいう。例えば，相対湿度40%は，大気がその温度の空気が含みうる水蒸気量の40%だけ含むことを意味する。高湿度では，大気の蒸気圧は湿潤した皮膚の水蒸気圧にほぼ等しい（約40 mmHg）。よって，たとえ皮膚に大量の汗の滴ができても結局はその汗が流れ落ちてし

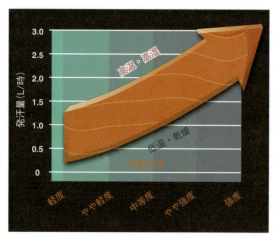

図10-3　環境条件と運動強度に関係する単位時間あたりの近似の発汗量。

まい，蒸発による熱放散が妨げられてしまう。このような発汗は無駄な水分喪失を意味し，次第に危険な脱水症や過熱状態をもたらす。

　汗が蒸発する前にタオルでふいてたえず皮膚を乾かすことも，蒸発性冷却を妨げる。すなわち汗が皮膚を冷却するのではなく，汗が蒸発したときにのみ皮膚の冷却が起こる。人間は，湿度が低い限り，比較的高い環境温度に耐えることができる。このため，暑く乾燥した砂漠の気候のほうが，砂漠ほど暑くはないが湿度の高い熱帯性気候よりも快適なのである。

▼熱放散機構の統合

循環

　循環系は，体熱平衡を維持するために"馬車馬"のように働いている。暑熱下安静時においては，心拍数と心臓からの血流量（心拍出量）が増加する。さらに，皮膚表面の動脈と静脈の血管が拡張して温かい血液を身体の外殻へ流している。このことは，暑い日や激しい運動時に顔がほてったり，赤味がさしたりなどといったことでよく経験する。強度の暑熱ストレスでは，心拍出量の15～25%もの血液が皮膚へ配分される。このことは末梢組織の熱伝導性を著しく増大させることになり，特に手，顔面，前腕，耳，下腿からの輻射による熱放散を増加させる。

蒸発

　発汗は激しい運動の開始から数秒以内に始まり，約30分後には運動強度に応じた平衡状態に達する。蒸発による冷却が大量の皮膚血流と相まって，効果的な熱放散を引き起こす。さらに，冷却された末梢血流は再び過剰な熱をもらい受けるために深部組織に戻る。

ホルモン調節

　暑熱曝露時には，体内に水分と塩分を確保するためにホルモン調節が開始される。下垂体は**抗利尿ホルモン**（antidiuretic hormone：ADH）を放出する。ADHは腎尿細管からの水分の再吸収を増加させ，尿をより濃縮させる。同時に，暑熱下で数日間繰り返す運動あるいは1回きりの運動でも，副腎皮質からナトリウム維持ホルモンの**アルドステロン**が放出される。アルドステロンは尿細管のナトリウム再吸収を促進させる。また，汗中のナトリウム濃度を減少させ（すなわち，汗の浸透圧を低下させる），さらなる電解質の保持を促進する。

暑熱下の体温調節における衣類の影響

　衣服の素材が違えば水分を吸収する割合も違ってくる。綿と麻は水分を容易に吸収する。対照的に，分厚い"トレーナー"や，ゴムあるいはプラスチック製の衣類は，皮膚の近くに高い相対湿度を生じ，水分の蒸発を妨げる。その結果，蒸発による冷却を著しく抑制し，場合によっては阻止さえする。皮膚にぴったりさせて着用した透湿性の繊維（ポリプロピレン，クールマックス，ドライライトなど）は，とりわけ暑熱下で激しい運動をするときに，皮膚から環境への熱と水分の移動を最適にする。これらの繊維は皮膚から水分を逃がす。乾いた衣類は（汗でびしょぬれの衣類と対照的に）低体温のリスクを低下させるので，寒冷環境下での運動時にも大きな効果がある。衣服の色も重要な役割をする。つまり，暗い色は光を吸収し，輻射熱の吸収も増大させるが，逆に明るい色の衣類は熱線を反射して身体を保護する。

▼アメリカンフットボールのユニフォーム

　アメリカンフットボールのユニフォームと装備は，暑熱曝露時，熱放散の大きな障害となっている[27]。ゆったりした透湿性のジャージを着ていても，ラッピング，パッド（プラスチック被覆），ヘルメット，その他の"防具"などは，身体表面の50%を覆い隠し，蒸発による冷却の効果を妨げてしまう。実に6～7 kgもあるアメリカンフットボール装具の着用は，高温の人工フィールド面や装備の身体保温特性からくる熱的問題だけでなく，代謝熱が加わり熱負荷をさらに増大させる。大型の選手，特に攻撃と守備のラインマンにおいては体重あたりの体表面積の割合が比較的小さく，他のポジションの選手よりも体脂肪率が高いことから

熱負荷をさらに増大させている。

▼最新のサイクリングのヘルメットは熱放散を妨げない

　市販のサイクリングヘルメットの着用は，頭部外傷の危険性から身を守ってくれる。しかし，ヘルメットは高温乾燥や高温高湿の環境下での体温調節機能に悪影響を及ぼすのだろうか。頭部は運動中の重要な熱放散の部位である[34]ので，多くの自転車競技選手は，ヘルメットを着用しないことが熱負荷と身体的不快感を軽減すると思っている。このことは，最新の市販のヘルメットのデザインが空気力学性と軽量さを保ち，対流と蒸発による冷却のための通気孔を備えている今日でも，依然根強く信じられている。ヘルメット着用に対する生理的反応と感覚反応を評価するために，男女の自転車競技選手に高温乾燥（35℃，相対湿度20％）と高温高湿（35℃，相対湿度70％）の両方の環境で，保護用ヘルメット着用と無着用で，最大酸素摂取量の60％の運動強度で自転車こぎを90分間行わせた[39]。測定項目は，酸素摂取量，心拍数，体内・皮膚・頭皮の温度，主観的運動強度，および頭部・身体の主観的温熱感である。その結果，高温高湿環境下の運動は著しく大きな暑熱ストレスを生じさせるが，運動中のヘルメット着用は，被検者の熱負荷および頭部・身体の主観的温熱感のレベルを上昇させないことが明らかになった。

まとめ

1. ヒトは，比較的狭い範囲の体内（核心）温変化には耐えられる。つまり，暑熱や寒冷ストレスに曝露されると体温調節機構が作動し，低温環境下では熱を産生・保持し，高温環境下では熱を放散する。
2. 視床下部は体温調節の"サーモスタット"の機能を果たす。この調節中枢は，皮膚の温度受容器と視床下部の血液温度が変化すると調節を開始する。
3. 暑熱ストレスに対して，血液は温かい身体の核心から外殻へと配分される。熱放散は，輻射，伝導，対流，蒸発によって起こる。蒸発は高温環境下の運動時における過熱に対する重要な生理的防御法である。
4. 高温高湿環境は，蒸発による熱放散効率を著しく低下させる。その結果，危険な脱水状態となり，核心温は急上昇する。
5. 暑熱環境下の理想的な衣服は，軽量でゆったりとした明るい色の布地でできたものである。皮膚に接した透湿性の繊維は，皮膚から環境への熱と水分の移動を最適化する。
6. フットボールのユニフォームは，身体表面の約50％を覆い隠してしまうため，蒸発による冷却の効果を妨げ，熱放散の深刻な障害となる。さらには運動による代謝負荷を増大させる。
7. 高温高湿環境下での，運動時のサイクリングヘルメットの着用は，無着用時と比較して熱負荷や頭部・身体の主観的温熱感に影響を与えない。

暑熱下運動時における体温調節

　特に暑熱下では，循環器調節および蒸発性冷却が運動中の代謝熱を放散する。しかし，体温調節における体液喪失はしばしば相対的な脱水状態をつくり出すため，相反する現象が生じる結果となる。すなわち，過度の発汗は血漿量の減少を伴い，より深刻な体液喪失をもたらす。その結果，循環不全を引き起こし，核心温が致死レベルにまで上昇する。暑熱下でほぼ最大の運動時には，脱水症に伴い，熱放散のための末梢への血流配分が相対的に減少する。末梢血流の減少は，発汗により血漿量が減少したにもかかわらず，心拍出量を維持しようとする身体の機能維持を反映したものである。

運動中の核心温

　活動筋によって産生された体熱は，それが外部の暑熱ストレスによって引き起こされたとしても，人間を再起不能にする熱レベルにまで核心温を上昇させることがある。しかし，優れた長距離ランナーは，3マイル（約4.8 km）レース終了時に直腸温が41℃であったが，病的な症状は認められなかったという記録がある[19]。ある範囲内であるが，運動中に核心温が上昇したとしても熱放散機構が失調しているとは限らない。それどころか，寒冷下の運動中であっても，核心温の上昇は起こる。おそらく，核心温の適度な上昇は，生理機能および代謝機能にとって最適の温熱環境をつくり出すための内部調節を反映しているのであろう。

暑熱下の水分喪失：脱水症

　脱水症とは，水分過剰状態または正常な水分状態からの水分喪失を水分摂取によって補給しない場合の体液動態の平衡失調をいう。中等度の運動トレーニングは，一般に，1時間あたり0.5～1.5 Lの適量の汗の喪

失をもたらす。暑熱環境下の数時間にわたる激しい運動の際は，顕著な水分喪失が起こる。それほど厳しい温度環境ではない場所で行われる運動（水泳，クロスカントリースキーなど）でさえも，著しい発汗がある。水泳選手にとって，水に浸ること自体が，低温により引き起こされる尿産生の増加を通し，身体の水分喪失を促進する。非運動誘発性の水分喪失も，パワーアスリート（レスリング選手やボクシング選手，ウェイトリフティング選手，ボート選手）たちが，よく知られている脱水テクニック（サウナや蒸し風呂による暑熱曝露，温水ジャグジーやシャワー，水分制限と食事制限，利尿薬と下剤，または嘔吐など）による急激な体重減少を通し，積極的に"減量"を試みたときに起こる。これらの選手は減量をより早く達成させることを期待して，いくつかのテクニックを組み合わせることが多い。

細胞内および細胞外の区画は水分欠乏（脱水）の要因となるが，水分欠乏は熱放散を妨げ，熱耐性を低下させ，循環器機能と運動能力を著しく損なうレベルに急速に到達することがある。熱中症のリスクは，脱水状態で運動を始めた場合に大幅に増加する。3％の体重減少に合併する脱水症は，胃内容の排出速度も低下させ，そのため上腹部の急激な痛みや悪心を増大させる[47]。それゆえ，脱水症の回避は運動パフォーマンスを最適化するだけでなく，体液喪失に付随する胃腸の不快感も軽減する。汗は他の体液に比べて低張なので，発汗によって引き起こされる血漿量の減少は，概して血漿浸透圧を上昇させる。

実際には，脱水を通しての急激な減量は，60秒以下の短時間の最大運動パフォーマンスを低下させることはない。運動が1分を超えるとき，脱水が生理機能を強く阻害し，トレーニングや競技を行うための最適能力を損なう。

▼ 体液喪失の重要性

暑熱馴化した人の発汗による水分喪失は，暑熱下での激しい運動では1時間あたり約3Lを最高とし，1日あたり平均してほぼ12Lとなる。数時間に及ぶ激しい発汗は汗腺疲労を引き起こし，最終的に核心温の調節を阻害することがある。一流のマラソン選手は競技中に5Lを上回る体液喪失をたびたび経験するが，これは体重の6〜10％に相当する。よりスピードの遅いマラソンやウルトラマラソンでは，平均体液喪失がまれに1時間あたり500 mLを超えることがある[31]。温帯気候にあってさえも，約10℃で90分間のゲームを行うサッカー選手で平均2Lの体液喪失が起こる[23]。

長距離走以外のスポーツでも大量の汗の産出とそれに続く体液喪失が起こり，アメリカンフットボールやバスケットボール，ホッケーの選手も，競技中に大量の体液を喪失する。高校のレスリング選手は，試合前に，シーズン前の体重の9〜13％を失うことが多い。この体重減少の最も大きな原因は，計量前の自発的な水分制限と過度の発汗によるものである。大学のレスリング選手は，体重制限のない重量級を除いて，計量から競技までの20時間の間に平均3.7 kgを取り戻す[38]。これは，高校と大学のレスリング選手が"減量"することで階級を調整し，その結果いつも脱水状態で競技していることを意味している。

重要な生理的影響

どのような脱水状態であっても，運動に応じた循環能力と体温調節機構を阻害する。脱水状態が進行し，血漿量が減少するにつれて，末梢血流の減少と発汗量の低下が起こり，体温調節が次第に困難となる。累積的に，正常な水分補給時よりも，心拍数や主観的な運動強度の増大，核心温の上昇，疲労の増大を助長する。体重のわずか1％の体液喪失でも，十分に水分補給がなされたときに行われる同じ運動よりも直腸温を上昇させる。体重の5％に相当する運動開始前の脱水状態（高校のレスリング選手によくみられる）は，十分に水分が補給された状態の数値と比較すると，運動時の直腸温と心拍数が上昇し，一方で，発汗量，最大酸素摂取量（$\dot{V}O_2max$），および運動能力が低下する。レスリング選手に許された計量と試合時間の間の5時間では，十分な水分補給と電解質平衡が確保されない。

冬季環境下での考慮すべき体液喪失　寒冷下の激しい運動時にも脱水症のリスクが増加する。一例をあげると，特に高地では，冷たい空気に含まれる水分は，それより高い温度の空気よりも少ない。したがって，冷たい乾燥した空気が吸い込まれ，十分に加湿され体温にまで温められる間に，大量の水分が気道から出て行く。この空気調節プロセスは，1日に1Lの体液喪失を引き起こす。寒冷ストレスはまた，尿の産生を増加させ，全身の体液喪失を増加させる。さらに，冬季の野外活動では厚着する人が多い。運動が進行し体熱産生が増加するにつれて，熱産生が熱放散を上回るようになり，発汗が始まる。多くの人が寒い天候時の持久運動の前と運動中，そして回復時に，水分摂取が重要でないとみなしている中で，これらのすべての要因が増幅される。図10-4は背負い式の水分補給システムを示している。この水分補給システムは，ノルディックやアルペンスキー，高地雪山登山を含む厳しい冬季野外トレッキング，長距離サイクリングやランニングのような持久運動をしている間の水分の即時利用を実現する。軍隊では，背負い式の水分補給システムがしばしばロードベアリング装備に付属している。

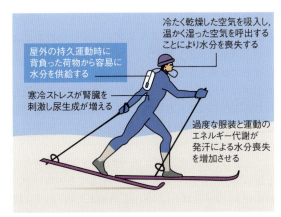

図10-4 寒冷下運動時の脱水の可能性を拡大する要因。イラストに描かれているのは屋外環境で持久運動をする間の水分の即時利用を実現する背負い式水分補給システム。

さまざまなタイプや構造の水分補給システムが、スポーツ用品店やサイクリングショップで入手可能である。また、スポーツ用品の通信販売でも入手可能である。

▼利尿薬の使用

体水分を減らすために利尿薬を使用し、急激に"減量"するアスリートは、パフォーマンス上明らかに不利である。これは、血漿量の不均衡な減少が起こり、体温調節と循環器機能に悪影響があるからである。さらに利尿薬は、運動により同程度の水分喪失が起こった場合に、気づかずに神経筋機能を著しく悪化させることがある。体重を減らすために嘔吐や下痢を起こさせる薬を用いるアスリートは、脱水症ばかりか、筋力低下や神経筋機能の低下を伴う過度のミネラル分喪失も引き起こす。このことが、対戦相手に有利な状況というもっぱら予期せぬ反対の結果をもたらすことは明らかである。

水分の補充：水分補給

十分な水分の補充は、暑熱馴化した人が有する蒸発性冷却の優れた能力を持続させる。運動中のグリコーゲンの消耗は激しい持久運動能力を低下させるが、このエネルギー貯蔵の補充がなくても健康と安全にリスクを与えることはない。その一方、水分補給が十分でないと、運動能力を低下させるだけでなく、生命に関わる体液平衡と核心温の異常を引き起こす。適切に計画された水分補充は血漿量を維持するので、血液循環と発汗が最適に進む。十分な水分補充スケジュールに厳重に従うことは、脱水症とそれがもたらす結果、特に高体温を回避する。この水分補充は多くの場合、"い

うはやすく行うはかたし"である。それは、いまだに水の摂取がパフォーマンスの妨げになると信じているコーチやアスリートがいるからである。自己裁量に任せると、たいていの選手が自発的に補充するのは、運動中に失った水分の約1/2（500 mL/時未満）だけである[30]。

レスリング選手にとって、脱水状態は軽量級で競技するための"生き様"を象徴する。脱水状態はまた、たえずほっそりした容姿の維持に努めるバレエダンサーや女子体操選手につきものである。正しい知識をもったスポーツの指導者や栄養士が、水分補給が体温調節に果たす重要な役割と、それが運動パフォーマンスと安全性に及ぼす影響について、気を配り続けなくてはならない。レスリング選手（個別の体重クラスに参加するために脱水状態になる他の競技の選手も）、および特定の日に2つ以上のイベントやトレーニングセッションに参加するアスリートは、水分補充の実践を最適化しなくてはならない。

"冷却療法"は、暑熱環境下での運動中に額や腹部に冷たいタオルを断続的に使用したり、運動前に冷たいシャワーを浴びたりすることであるが、皮膚をぬらさないで同じ運動をするのと比較して、身体表面の熱移動を促進していなかった。すなわち、暑熱ストレスに対する最も効果的な防御法は、頭や身体に水を浴びることではなく、十分な水分補給によって水分喪失と水分摂取とのバランスをとることである。練習中に水分摂取を制限することによって暑熱下で有利に機能するというエビデンスはどこにもない。水分が十分に補給されている状態の選手は、脱水状態にある選手よりも常に生理的、能力的に高いレベルで機能している。

▼運動前の水分補給

暑熱環境下で運動する前に"余分に"水分を摂取すること（水分過剰）は、暑熱ストレスに対してある程度の予防法になる。運動中の脱水を遅らせ、発汗を増加させ、核心温の上昇を抑制するからである。このことは、運動パフォーマンスの増強と運動を行うすべての人の安全性に役立つであろう。暑熱下で激しい運動をする24時間前に水分摂取を増やすことに加え、このような運動の約20分前に400〜600 mLの冷たい水を摂取することが推奨される。運動前の水分補給は胃の容積を増大するが、これは、胃内容の排出を最適化する重要な要因である（第8章参照）。プエルトリコの暑熱馴化した若いエリートサッカー選手たちが、試合の1週間前に行った計画的な水分過剰摂取方法（1日あたり水分4.5 L）では、温暖な天候下のサッカー試合中の体内水分保留が増加し（尿排出量の増加にもかかわらず）、体温調節が向上した[36]。運動前のスケジュー

ルに基づいた一連の水分過剰は，選手が1日2.5Lの標準水分量を摂取していたときよりも，体内水分量を1.1L増加させた。第12章では，運動前の水分過剰を補強するグリセロール補充の役割について論じている。

運動前の水分過剰は，運動中に持続的に補充する水分の必要量を補充するものではない。暑熱下における激しい持久性の活動では，水分喪失と水分摂取の一致は不可能であることが多い。なぜなら，毎時わずか1000mLの水分が胃から排出されるだけだからである。この量は，平均すると毎時2000mLになる汗の喪失と一致しない。水を自由に摂取することができる選手であっても，暑熱下で運動をするときは注意深くモニターされる必要がある。

▼適切な水分補給

体重変化は運動による水分喪失の程度と，運動あるいは競技中およびその後の適切な水分補給を示す。暗黄色で強い臭気を発する少量の尿の排泄は，不十分な水分補給の定性的な指標となる。十分な水分補給状態の選手は，概して淡色で強い臭気のない大量の尿を排泄する。チームスポーツの選手の場合，個々の選手に液体の入ったスクイーズボトル（小型容器）を配ることで，水分補充の大切さを強調し，水分摂取をモニターすべきである。表10-2では，運動中の体重減少に対して推奨される水分摂取量を示している。これらの基準は90分のサッカー練習のために開発されたものであるが，ほとんどの運動の場合に容易に適応できる。月経周期の変動は，水分補給に不利に影響しない[25]。

コーチは体液平衡をモニターするために，練習の前と後に選手に計量（排尿後）を要求することが多いが，約0.45kgの体重減少は450mLの脱水に相当する。図10-5は，運動による水分喪失の量と速度を判断する実用的な例である。水分の喪失と摂取を厳密に一致させるために，練習や競技による毎時間の推定水分喪失量を10～15分の時間に分割し，この間隔で水分量を摂取する。例えば，我々は，毎時1000mL以下の水分喪失には15分ごとの水分摂取を推奨するが，10分間隔の水分摂取は毎時1500mLを超す水分喪失の補充を最適化する。練習や競技の間には，水分を入手しやすく（かつ摂取されるように）しておかなくてはならない。選手には自ら水分補給を行うよう強く促すべき

CASE STUDY
健康，運動と栄養 10-1

食事中の脂質の質的評価と改善の方法

典型的な西洋風の食事には，総脂質，飽和脂肪，コレステロールが過度に含まれている。食物中の脂肪は総カロリー摂取量の約36%に相当し，普通の人では，飽和脂肪酸として総カロリーの15%が消費される。健康管理の専門家は，脂質の摂取が食事の総エネルギー含有量の30%を超えるべきではなく，より少なく（約20%）すれば，健康にさらに良い効果をもたらすと提言している。不飽和脂肪酸は，脂肪摂取総量に占める割合を少なくとも70%に抑え，多価不飽和脂肪と一価不飽和脂肪を等しく摂取し，コレステロールの摂取は1日300mg以下にすべきである。

脂肪が総摂取カロリーに占める割合を評価する

日誌に簡単な質問表のデータを記入してもらい，関連する食物摂取の調査に基づき，脂肪が総摂取カロリーに占める割合を評価することが可能である。

食事の中のいろいろな脂肪を選択する

脂質（脂肪）はエネルギー源の供給のみならず，脂溶性ビタミンの吸収も助け，細胞膜の不可欠な要素であり，ホルモン（ステロイド）生成に関わる。また，重要臓器の断熱と保護に役立っている。脂質の大部分は脂肪組織に蓄えられ，のちに遊離脂肪酸（FFA）として血流に放出される。遊離脂肪酸は，一価不飽和，多価不飽和，飽和に大別される。それぞれが，動脈へのコレステロールとリポタンパク質の沈着と，その結果生じる冠動脈疾患のリスクに種々の作用を及ぼす。

適切な食物脂肪を選択する

表1は，種類の違う脂質に関し，それぞれ総コレステロールと種々のリポタンパク分画にどう影響するかに基づいて，利用可能な食物の選択を示している。

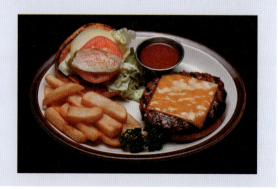

質問票

あなたは脂肪をどれだけ摂取していますか。過去3カ月の食生活について思い出し，以下の質問に答えてください。

選択：1＝たいてい/いつも，2＝しばしば，3＝時々，4＝めったにない/全くない

1. ＿＿＿パンやロールパン，マフィン，あるいはクラッカーを食べるとき，バター，マーガリンをつけないで食べる。
2. ＿＿＿調理野菜を食べるとき，バター，マーガリン，塩漬け豚肉，ベーコンの脂身をそえないで食べる。
3. ＿＿＿調理野菜を食べるとき，油で揚げる以外の方法で調理している。
4. ＿＿＿ポテトを食べるとき，油で揚げる以外の方法で調理している。
5. ＿＿＿ゆでたポテトやベイクドポテトを食べるとき，バター，マーガリン，サワークリームをつけないで食べる。
6. ＿＿＿グリーンサラダを食べるとき，ドレッシングなしで食べる。
7. ＿＿＿デザートを食べるとき，クリーム，あるいはホイップクリームのトッピングなしで食べる。
8. ＿＿＿スパゲッティ，麺類を食べるとき，味をつけないで食べる，または肉なしのソースで食べる。
9. ＿＿＿1日のメインの食事はたいてい肉なしである。
10. ＿＿＿魚を食べるとき，魚は直火焼きか，オーブンで焼くか，ゆでたものである。
11. ＿＿＿鶏を食べるとき，鶏は直火焼きか，オーブンで焼いたものである。
12. ＿＿＿鶏を食べるとき，皮を取り除く。
13. ＿＿＿赤身の肉を食べるとき，脂身を全部切り取る。
14. ＿＿＿牛挽肉を食べるとき，極上赤身を選ぶ。
15. ＿＿＿牛乳を飲むとき，2％の低脂肪乳か全乳のかわりに，スキムミルクか1％の低脂肪乳を選ぶ。
16. ＿＿＿チーズを食べるとき，低脂肪タイプのチーズを選ぶ。
17. ＿＿＿冷菓を食べるとき，シャーベット，アイスミルク，または無脂肪タイプのアイスクリームかヨーグルトを選ぶ。
18. ＿＿＿グリーンサラダにドレッシングをかけて食べるとき，低脂肪か無脂肪のドレッシングを使う。
19. ＿＿＿食物をソテーにするかフライパンで焼くとき，油，マーガリン，バターのかわりに焦げつき防止スプレーを使う。
20. ＿＿＿マヨネーズかマヨネーズタイプのドレッシングを使うとき，たいてい低脂肪か無脂肪タイプを使う。
21. ＿＿＿デザートを食べるとき，たいてい果物を食べる。
22. ＿＿＿間食をとるとき，たいてい生野菜を食べる。
23. ＿＿＿間食をとるとき，たいてい新鮮な果物を食べる。

採点法

得点を合計し23で割ります

平均点	脂肪からの熱量（kcal）が占める割合
1.0〜1.5	25％未満
1.5〜2.0	25〜29％
2.0〜2.5	30〜34％
2.5〜3.0	35〜39％
3.0〜3.5	40〜44％
3.5〜4.0	45％以上

表1　食事には正しい脂肪を選びましょう

最善の選択 一価不飽和脂肪酸	良い選択 多価不飽和脂肪酸	時々の選択 飽和脂肪酸
コレステロールとリポタンパク質の影響		
• 総コレステロールの減少 • LDL コレステロールの減少 • HDL コレステロールに影響なし	• 総コレステロールの減少 • LDL コレステロールの減少 • HDL コレステロールの減少	• 総コレステロールの増加 • LDL コレステロールの増加 • HDL コレステロールの減少
食物の例		
植物油：アボカド，キャノーラ，オリーブ，ピーナッツ	**植物油**：トウモロコシ，紅花，ゴマ，ダイズ，ヒマワリ，トランス脂肪酸を含まないマーガリン，マヨネーズ，ミラクルホイップ	**熱帯の植物油**：ココナッツ，ヤシ，カーネル油（パーム核油），ココアバター **硬化油**：マーガリン，ショートニング
ナッツ：ドングリ，アーモンド，ブナの実，カシューナッツ，クリ，ヘーゼルナッツ，ヒッコリー，マカダミア，ピーナッツバター，ピーナッツ，ペカン，ピスタチオ	**ナッツ**：ブラジルナッツ，バターナッツ，マツの実，クルミ	**動物性脂肪**：ベーコン，牛肉脂身，鶏肉脂身，卵黄，脂身の多い挽肉，ラム脂身，ラード，ペパロニ，豚肉脂身，塩漬け豚肉，ソーセージ，キルバサ
その他：魚油（オメガ3系列脂肪酸）	**種子**：ゴマ，カボチャ，ヒマワリ	**乳製品**：バター，チーズ（レギュラー，ライト，低脂肪），クリームチーズ，ハーフ＆ハーフ，アイスクリーム，サワークリーム，全乳，2％の低脂肪乳

ワシントン州シアトルの Fred Hutchinson Cancer Research Center (www.fredhutch.org/en.html) による

である．なぜなら，口渇感は，とりわけ子どもと高齢者において，水分の必要性を正確には示さないからである．高齢者は一般に，脱水の後の水分補給の達成に長い時間を要する[20]．水分補給が当事者の口渇感に一任された場合，重篤な脱水状態になった後に体液平衡を再建するのに数日かかるだろう．運動後にできるだけ早く，少なくとも現在の水分喪失（体重の減少）の125〜150％を飲むべきである．この25〜50％の"余分な"水は，尿として喪失した水分の摂取分を計上している[41]．

味つき飲料は役に立つ

塩分を加えた非常に口当たりのよい味つき飲料の摂取は，子どもと成人の自発的な水分補給を促進する[20,22]．少年たちが練習後，脱水後，暑熱曝露後に，3つの飲料すなわち (a) 無味の水，(b) グレープ味の水，(c) 6％の炭水化物（240 mL あたり 14 g）と 18 mmol/L の NaCl（240 mL あたり 110 mg）が含まれているグレープ味の飲料のうち，1つを自発的に摂取したところ，味つきの炭水化物と電解質を含む飲料が最も多くなった（1157 mL）．その次に多かったのが味つき飲料（1112 mL）で，最も少なかったのは無味の水（610 mL）であった[48]．

老化は水分補給に影響する

高齢者は暑熱下での運動後の水分補給を評価する場合，特別な注意を要する．高齢者は，口渇感の低下が原因で，若い人ほど脱水状態からの回復が効率的ではない．このことは，慢性の脱水状態となり，血漿量の減少と体温調節能力の低下を引き起こす．

▼ナトリウムは水分補給を促進する

第8章で，水分補給用飲料に添加された適量のナト

表10-2　90分間の激しい練習のために推奨される水分摂取量とその必要量[a]

体重減少量 (kg)	飲水間隔 (分)	1回当たりの量 (mL)	チーム11名の 必要量（L）
3.6	練習中止	—	
3.4		—	
3.2	10	266	27.4
3.0	10	251	25.5
2.7	10	251	25.5
2.5	15	325	22.7
2.3	15	311	21.8
2.1	15	281	19.9
1.8	15	251	18.0
1.6	20	311	16.1
1.4	20	281	14.2
1.1	20	222	11.4
0.9	30	237	9.5
0.7	30	177	5.7
0.5	45	177	3.8
0.2	60	177	1.9

[a] 体重減少の80％回復に基づく

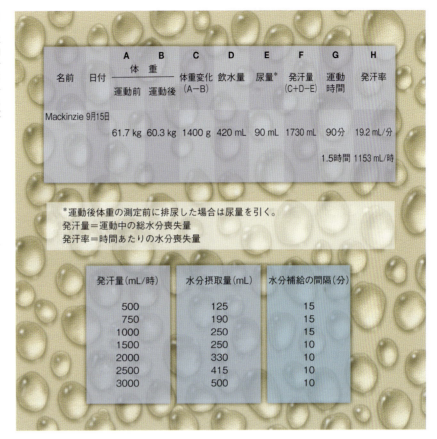

図10-5 運動中の汗の喪失量と発汗量の計算。この例では、Mackinzie氏は活動中に十分な水分状態を維持するために、1時間ごとに約1000 mLの水分（15分ごとに250 mL）をとらなくてはならない、としている。(Gatorade Sports Science Institute, 9:〈4 suppl 63〉, 1996. より改変)

リウムが，無味の水に比べ，水分補給をより完全にすると指摘した[35,40]。回復時に水分と電解質平衡を取り戻すことは，(a) 水分補給用飲料に中等度から大量のナトリウム（100 mmol/L，市販の飲料を超える量）を加えるか，(b) 固形食（適切なナトリウム含有量）を無味の水と組み合わせることによって，最も効果的になされる[22,24,26]。さらに，少量のカリウム (2〜5 mmol/L) は細胞内の水分保持を高め，腎臓のナトリウム保持に起因する過剰のカリウム喪失を減少させる[8]。

腎臓はたえず尿を産生する。したがって，体液平衡を取り戻すための運動後の水分摂取量は，運動による汗の喪失を25〜50％上回るべきである。飲料はナトリウム含有量が十分高くなければ，過度の水分摂取はただ尿排出量を増加させるだけで，水分補給の効果はない[42]。消化器で吸収された水は血漿ナトリウム濃度を急速に薄める。その結果，血漿浸透圧の低下が尿産生を増加し，口渇機構の正常ナトリウム依存性の刺激を鈍らせる。（摂取する水分にナトリウムを加えることにより）相対的に高い血漿ナトリウム濃度を維持することは，水分補給時の口渇機構を維持し，摂取水分の貯留（尿排出量を下回る）を促進し，喪失した血漿量をより急速に取り戻す。

図10-6は，水分補給飲料に添加したナトリウムが，回復時に摂取した水分の保持に及ぼす影響を示している。6人の健康な男性が，高温高湿環境下で発汗するまで運動をしたところ，体重が1.9％減少した。そして運動終了の30分後から30分間にわたり，2，26，52，100 mmol/Lの濃度でナトリウムを含む4つのテスト飲料のうち1つを2045 mL摂取した（典型的な"スポーツドリンク"は10〜25 mmol/Lのナトリウムを含有する。一方，正常な血漿ナトリウム濃度域は138〜142 mmol/Lである）。1.5時間後の尿試料以降，尿量は水分補給飲料のナトリウム含有量に反比例した。調査時間の終わりには，ナトリウム含有量が最少の飲料と最多の飲料を使用した試験間で，体内総水分含有量の差が787 mLあった。ナトリウムを100 mmol/L濃度で含有する飲料は，最大の水分保持に寄与した。

暑熱下の持久運動により，汗の喪失で身体から13〜17 gの塩分（汗1 Lあたり2.3〜3.4 g）が消失することがあり，この量は毎日の食事で通常摂取するよりも約8 g多い。この状態で，水1 Lに小さじ1/3杯の食卓塩を加えることにより，喪失したナトリウムを補充するのが賢明と思われる。米スポーツ医学会（ACSM）は，1時間以上続く運動時には，摂取する水分1 Lあたり0.5〜0.7 gのナトリウムを含有するスポーツドリ

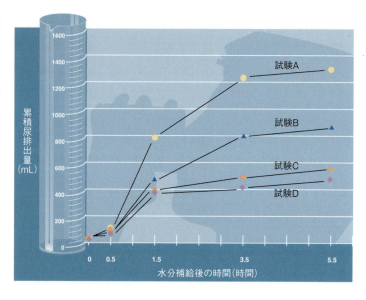

図10-6 運動誘発性脱水からの回復時の累積尿排出量。4種のテスト飲料からなる経口水分補給飲料（体重減少の1.5倍、もしくは約2045 mL）。ナトリウム（および適合した陰イオン）を以下のいずれかの濃度で含有する。試験A：2 mmol/L、試験B：26 mmol/L、試験C：52 mmol/L、試験D：100 mmol/L。(Maughan J, Leiper JB. Sodium intake and post-exercise rehydration in man. Eur J Appl Physiol 1995; 71: 311. より)

ンクを推奨している。中等度の運動は汗中にごくわずかにカリウムを排泄させる。激しい身体活動レベルであっても、汗中のカリウム排泄は5～18 mEq間を変動するが、これが差し迫った危険を引き起こすことはない。激しい発汗により喪失したカリウムは、カリウムの豊富な食物（柑橘類の果物やバナナ）の摂取を増やすことにより補充できる。コップ1杯のオレンジジュースかトマトジュースは、3 mLの汗中に排泄されるカリウム、カルシウム、マグネシウムのほぼ全量を補うことができる。例外的なケースを除き、食物摂取と腎臓による電解質保持の調整は、発汗を通して喪失したミネラルを適切に補っている。表10-3は、5つの主要なスポーツドリンクのカテゴリーに入っている飲料を、240 mLあたりの炭水化物の含有量とカロリーとともに示している。リカバリードリンクとエナジードリンクのカテゴリーに入っている飲料は炭水化物を多く含有するので、グリコーゲンの補充を最も効果的に促進する。

低ナトリウム血症：体液中のナトリウム濃度の低下

暑熱下での運動により以下の症例がみられる。

- 脱水症
- 血漿量の減少、およびそれに伴う血液濃縮
- 身体能力および体温調節能力の低下
- 暑熱障害のリスクの増加（特に熱射病）

運動の前後、および運動中に水分を摂取する必要性に関しては、運動生理学の文献に膨大な情報が収められている。多くの場合、推奨されている飲料は依然として水および低張の水である。しかし、我々はある運動条件の下において過剰の水を摂取することにより、**低ナトリウム血症**、もしくは"水中毒"といった症候群により、医学的に深刻な合併症が引き起こされることを見出した。血中ナトリウム濃度が135 mEq/Lを下回ると低ナトリウム血症となり、125 mEq/Lを下回ると深刻な症状を引き起こす。血漿ナトリウム濃度が低いまま維持されていると、血液脳関門の浸透圧のバランスが崩れ、急激に脳内に水分が流入してしまうことになる。その結果、脳細胞が膨張し、さまざまな症状が引き起こされる。それは、軽度な頭痛や混乱、吐き気、痙攣から、重度な発作、昏睡、肺水腫、心不全および死亡にまで及ぶ[2,14]。

▼ これまで考えられていたよりも広まっている

低ナトリウム血症は、ウルトラマラソンのような持続的な激しい運動を6～8時間ほど連続して行った際に水を過剰摂取することにより発生し、特に暑熱下で顕著である[4,5,16,18,29]。通常のマラソンのように4時間以内の運動の際にもこうした症状は起こる可能性がある[45]。18,000人以上の過度の耐久性を必要とする走者（トライアスロン選手を含む）に対して大規模な研究調査を行った結果、およそ9％の疲労困憊した選手に低ナトリウム血症の症状がみられた[32]。アスリートは平均して塩分濃度の低い水分（6.8 mmol/L以下）を摂取していた。最も重度の低ナトリウム血症（血中ナトリウムレベル112 mmol/L）であった走者は入院後、最初の17時間に7.5 Lもの希釈尿を排泄している。

表10-3 ドリンクはいかに数多くあるか。5種の主要なスポーツドリンクのカテゴリーの240 mLボトル中に含まれるエネルギー，炭水化物，その他の成分

	熱量	炭水化物（g）	その他
水			
水道水	0	0	水源によりミネラルが異なる
ダサニ（Dasani）	0	0	源泉湧水
フィジー（Fiji）	0	0	水源深掘り
ペンタ（Penta）	0	0	精製
フィットネスウォーター			
チャンピオンライト（ChampionLyte）	0	0	電解質
ライフ O_2（Life O_2）	0	0	水道水の10倍の酸素
プロペル（Propel）	10	3	電解質，ビタミン
リーボック（Reebok）	12	3	電解質，ビタミン，微量ミネラル
スポーツドリンク			
オールスポーツ（All Sports）	70	20	ビタミンB，C
Gプッシュ（G^2）（G-Push〈G^2〉）	70	18	電解質，ビタミン
ゲータレード（Gatorade）	50	14	電解質
GU_2O	50	14	電解質
パワーエイド（Powerade）	72	19	電解質，ビタミン
シンプルスポーツドリンク（Simple Sports Drink）	80	21	電解質，ビタミンC
リカバリードリンク			
エンデュロ R^4（Endurox R^4）	180	35	電解質，ビタミン
Gプッシュ（G^4）（G-Push〈G^4〉）	110	27	電解質，ビタミン，微量ミネラル
ゲータレードエネルギードリンク（Gatorade Energy Drink）	207	41	ビタミン
エナジードリンク			
レッドブル（Red Bull）	109	27	タウリン，カフェイン，ビタミン
SoBeアドレナリンラッシュ（SoBe Adrenalin Rush）	135	35	タウリン，リボース，カフェイン

1996年ニュージーランドのアイアンマントライアスロン（水泳3.8 km，自転車180 km，マラソン42 km）の参加者のうち，医療ケアを受けた95人および，医療ケアを要請しなかった169人の選手に対して，体重の変化および血中のナトリウム濃度の変化が調査された[43]。その結果，体液および電解質の平衡異常が臨床的に認められている選手で，体重が2.5 kg減少していた（医療ケアなしの選手では-2.9 kg）。低ナトリウム血症の選手は医学的な異常のみられた選手のうち9%を占めている（上述の報告と一致[32]）。低ナトリウム血症の症状（Na＝130 mEq/L）がみられたある選手はレース中に16 Lの水分を摂取し，2.5 kgの体重の増加が観測された（水分の過剰摂取は，低ナトリウム血症の原因となるという仮説と一致する）。レース後のナトリウム濃度と体重減少率との間には負の相関関係がみられた。すなわち，体重減少の少ない選手ほど血中ナトリウム濃度が高い傾向にあった。

超長距離のマルチスポーツトライアスロン（カヤック67 km，自転車148 km，マラソン23.8 km）では，体重の減少は2.5 kg，もしくは初期体重の3%であった[44]。体重が増加した選手はおらず，体重の変化が観測されなかった選手は6人，そして低ナトリウム血症（血中ナトリウム＝134 mEq/L）になったが体重を維持し治療を必要としなかった選手は1人であった。47人の選手のレース終了時の血中ナトリウムの平均濃度は139.3 mEq/Lであった。

暑熱馴化のレベルがナトリウムの喪失に影響を及ぼしている。例えば，汗に含まれるナトリウム濃度は暑熱に完全に馴化した人では5～30 mmol/L（115～690 mg/L）であり，馴化していない人では40～100 mmol/L（920～2300 mg/L）である。さらには，暑熱馴化の程度に関係なく，汗中のナトリウム濃度が高い人もいる。低ナトリウム血症はナトリウム濃度が低いもしくは含んでいない水分を大量に摂取することにより細胞外のナトリウムの希釈（およびそれに伴う浸透圧の低下）が起こり，さらに長時間の発汗による過度のナトリウムの喪失が原因で発生する（図10-7A）。細胞外の溶質濃度が減少すると，細胞内への水の動きが促進される（図10-7B）。過度な水の流入は肺を充満させ，脳組織を膨張させ，中枢神経系の機能に悪影響を及ぼす。

暑熱下で数時間もの運動を続けると，相当量のナトリウムの喪失が起こる。高温高湿環境下で運動を行う際の発汗量は，1時間あたり1 Lを超え，汗の中のナトリウム濃度は20～100 mEq/L間を変動する。また，頻繁に大量の水を摂取すると，ナトリウムを細胞外液より腸内水分へと引き出し，血中ナトリウム濃度を低下させる。さらに運動の実施は，腎血流量を顕著に低

図10-7 **A**. 低ナトリウム血症の発症に関与する要素。AVP：アルギニン・バソプレッシン，CFTR：囊胞性線維性膜貫通調節因子。**B**. 低ナトリウム血症の生理学的影響。CNS：中枢神経系。(Montain SJ, et al. Hyponatremia associated with exercise: risk factors and pathogenesis. Exerc Sport Sci Rev 2001; 2: 113. より改変)

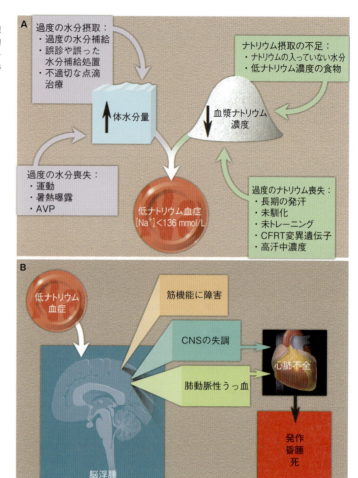

下させるので，運動中の尿産生は減少する。この尿量減少は，より多くの水分を排泄しようとする身体機能を妨げることになる。

競技選手，レクリエーション参加者，職業労働者は，過度の水分補給の危険性および水分摂取は喪失分を超えてはいけないということに留意する必要がある。持久運動における水分過剰および低ナトリウム血症のリスクを減らすために，我々は以下の5ステップを提案する。

1. 運動の2，3時間前に400〜600 mLの水分を摂取すること。
2. 150〜300 mLの水分を運動の30分ほど前に摂取すること。
3. 運動中，もしくは運動後，水を摂取する間隔を15分に広げて，1000 mL/時以下の摂取とすること。
4. 摂取する水分に少量のナトリウム（960 mLにおよそ小さじ1/4〜1/2）を加えること。市販のスポーツドリンクも，水，炭水化物，電解質の供給に有効である。
5. 食習慣において，塩分の摂取を制限しないこと。

水分補給の飲料にグルコースを加えることにより，グルコース-ナトリウム共輸送機構を経由し，腸での

> **BOX 10-1 低ナトリウム血症になりやすい要因**
>
> - 暑熱下の激しい運動。
> - ナトリウム濃度の高い汗による大量のナトリウムの喪失。体調不良の人において特に顕著。
> - "無塩"，"減塩"などの食習慣によりナトリウムが不足している状態で身体的運動を始める。
> - 高血圧に対する利尿薬の使用。
> - 長時間運動の前後および運動中に無塩の水分を頻繁に大量摂取する。

水分摂取を促進する（第3章および第8章参照）。

▼耐熱性を向上させる要因

暑熱馴化

涼しい気温で行う比較的楽な運動でも，春先の気温の高い日に行うと負担に感じる。春季トレーニングの初期の段階では体温調節機構が運動と環境の2つの要因から起こる熱という問題に対してまだうまく調整できないので，暑熱障害発生の危険性がある。運動を併用して暑熱曝露を繰り返すと運動能力が改善され，暑さに対する不快感をそれほど感じなくなってくる。

暑熱馴化とは，暑熱耐性を高めようとする生理的な調節反応のことである。図10-8が示すように，熱への馴化は主に暑熱曝露（1日2～4時間）の最初の1週間で起こり始め，完全に暑熱馴化が完了するのは10日後である。実際，暑熱環境下で運動を行うのであれば，最初の数回のセッションでは15～20分の軽い運動にすべきである。その後，通常の長さおよび強度のトレーニングへと強めていけばよい。

希釈された汗の産生の増加

暑熱馴化の間の主な生理的適応性について，表10-4に示す。暑熱馴化が進行するにつれ，運動中に大量の血液が皮膚血管へ流され，核心から周辺への熱移動が促進される。心拍出量のより効率的な配分が行われ，運動中の血圧を一定に維持する。循環器系の馴化は発汗閾値の低下（より早く発汗が開始）により補われている。発汗が早めに開始されることにより，体温が急激に高まる前に体温の冷却が始まることになる。10日間の暑熱曝露後，発汗能力は2倍近くになり，汗はより希釈され（塩分の喪失が少なくなる），皮膚表面にほぼ均等に発汗するようになる。これらの循環機能および蒸発性冷却の調節により暑熱馴化した人は暑熱馴化していない人より皮膚温，核心温が低く，発熱量の少ない状態で運動をすることが可能となる。また，暑熱馴化で大切なことは運動中および運動後に十分に水分を摂取することである。暑熱馴化の効果は温暖で快適な温度環境へ戻ると2～3週間以内に消失してしまう。

十分な暑熱馴化には，暑熱下のトレーニングが必要である

涼しい環境下での運動によってもたらされる"暑熱条件"は，暑熱下での類似の運動による暑熱馴化に比べ，その効果は低い。暑熱ストレスに曝露することなく完全な暑熱馴化は起こらない。暑熱下でトレーニングや競技を行う選手は，涼しい環境でトレーニングを行いたまにしか暑熱下での競技を行わない選手に比べると，明らかに体温調節機能が優れていることが認められる。

▼子ども

思春期前の子どもは若者や成人に比べ，暑熱によって活性化された汗腺が単位皮膚面積あたりかなり多い。しかし，子どもは暑熱ストレスを受けている間，発汗量はそれほど多くなく，核心温が上昇してしまう[6,11]。こうした体温調節機能の違いは，過度の暑熱環境下での運動能力の限界という点を除けば，思春期まで続くと思われる[10]。汗の組成は大人と子どもで異なる。大人は子どもよりも塩分濃度は高いが，乳酸塩，H^+，カリウム濃度は低い[11,28]。また，子どもは若者や成人に比べ，暑熱馴化を行うのに時間がかかる。実際的には，子どもの暑熱馴化は暑熱環境下で大人よりも運動強度を低くし，長時間かけて行うべきである。

▼男女の差

体温調節機能における性差を比較した初期の研究では，運動中における暑熱ストレスに対する耐性は男性のほうが女性よりも高いことが示されていた。しか

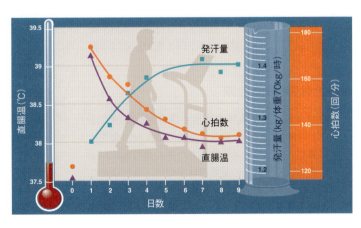

図10-8 毎日100分間，暑熱環境下での運動を9日間連続で続けたときの平均直腸温度（▲），心拍数（●），発汗量（■）。0日目では，男性選手は涼しい気温でトレッドミル運動を300 kcal/時の強度で行った。その後，同様の運動を暑熱環境で行った。
(Lind R, Bass DE. Optimal exposure time for development of acclimatization to heat. Fed Proc 1963; 22: 704. より)

表10-4　暑熱馴化が起こる間の生理的反応

馴化反応	効果
皮膚血流量の増加	代謝熱を深部組織から体表面へ運ぶ
心拍出量の効果的配分	代謝および体温調節に応じた筋および皮膚への適正な循環
発汗開始閾値の低下	運動時の蒸発性冷却の早期開始
皮膚表面における効率的な発汗分布	蒸発冷却に最適な表面利用
発汗量の増加	蒸発冷却の最大化
汗中塩分濃度の低下	薄い汗が細胞外液の電解質を保護する
中等度の運動時の低い皮膚温，体内温，心拍数	血流量増加による活動筋への配分増大
運動時の炭水化物依存のエネルギー発生の減少	炭水化物節約効果

し，この研究には問題があり，女性のほうがその有酸素性能力からみてより激しい運動を行ったことになる．男女を等しい体力レベルで比較すると，体温調節における性差はほとんど無視できるものであった[15,17]．一般的に，女性は運動による生理的ストレスや暑熱ストレスに対して，同程度の体力や暑熱馴化レベルの男性と同じような耐久性を示す．つまり，どちらの性においても暑熱馴化はほぼ同程度である[1,46]．

発汗

体温調節のうえでの明瞭な性差は，発汗である．暑熱によって活性化される単位皮膚面積あたりの汗腺の数は，女性のほうが男性よりも多い．しかし，女性の発汗量はそれほど多くはない．さらに，女性の発汗はより高い皮膚温と核心温で開始する．また男性と比較して，同程度の暑熱や運動負荷，さらには同程度の暑熱馴化においても，汗の産生は少ない．

蒸発による冷却と循環による冷却

女性は男性に比べて発汗量が少ないにもかかわらず，同じ強度の有酸素運動を行った場合，暑熱耐性はほとんど男性と同じであることが明らかになっている．女性はその熱放散の多くを，循環器系機構に依存している．一方，男性の場合は蒸発性冷却の作用に依存している．高温環境下で運動を行う場合，体熱平衡を維持するための汗の産生が少ないことが，女性を脱水から保護しているのは明らかである．

体重と体表面積の比率

女性は体重に対する体表面積の割合が比較的大きい．これは熱の消失に好都合である．つまり，女性は環境に露出されている単位体重あたりの体表面積が大きい．その結果，同一の暑熱環境下では，女性は小さな体積の中から相対的に広い表面積を通して男性より早く冷却できる．このことは，子どもについても同様であり，大人と比較して体重あたりの体表面積が大きいことから，暑熱ストレスを受ける間，"幾何学的に"有利であるといえる．

▼体脂肪率

暑熱環境下では，体脂肪率があまりに高いと運動パフォーマンスに悪影響がある．体脂肪の比熱は筋組織の比熱よりかなり大きいので，末梢への熱伝導を遅らせる外殻の断熱能力を増大させる．比較的体格の大きい人や肥満体質の人は，やせて小柄な人に比べて，体重に対する体表面積の割合が相対的に小さい．

過剰な脂肪は熱交換を妨げると同時に，体重を移動するような運動時の代謝量を増加させる．この影響は重い装備をつける必要がある場合（アメリカンフットボールの防具など）や激しい競技，さらに高温高湿環境ではさらに大きい．肥満者は体温調節および運動パフォーマンスにおいて明らかに不利となる[13]．事実，肥満の人は普通の体重の人と比較して，命に関わる熱射病にかかる可能性が3.5倍も高い．

暑熱ストレスの評価

気温以外に，暑さによって起こる生理的負担の要因となるものとしては以下のものがあげられる．(a) 身体の大きさおよび肥満度，(b) トレーニングの強度，(c) 暑熱馴化，(d) 水分摂取状況，(e) 外部要因（対流による空気の流れ，輻射熱の獲得，運動の強度，運動の量，運動のタイプ，服の色，最も重要なものとして相対湿度）．サッカーの試合中の高熱による死亡例は，気温は23.9℃であったが相対湿度が95％を超えているという状況下で起こっている．

暑熱障害を制御する最も効果的な方法は，予防である．暑熱馴化することにより，暑熱障害のリスクはかなり減少する．他の方法としては，湿球黒球温度（wet bulb-globe temperature：WBGT）を使い，環境の潜在的な熱負荷を評価するというものがある。この暑熱ストレスの指標は米国軍隊によって開発されたものであり，環境温度，相対湿度および輻射熱を以下の数式に代入するものである。

$$WBGT = 0.1 \times DBT + 0.7 \times WBT + 0.2 \times GT$$

ここで，**DBT** とは dry-bulb（air）temperature の略であり，日陰において通常の水銀温度計で測定された乾球温度を表す。

WBT とは，wet-bulb temperature の略であり，指標の 70％ を占めるものである。これは，直射日光下で空気の流れを受ける通常の水銀温度計の感温部に湿ったガーゼを巻いた温度計（湿球）により測定された温度である。相対湿度が高いと，湿った湿球ではほとんど蒸発による冷却が起こらないため，この温度計の温度は乾球のものとほぼ同じとなる。乾燥した日には，湿球からはかなりの量の蒸発が起こり，2 つの温度計の間の差異は最大となる。2 つの温度計の差異が少ないと，それは相対湿度が高いことを表し，差異が大きいと空気に湿気がなく，蒸発量が大きいことを示している。

GT とは，globe temperature の略であり，直射日光下において感温部が黒色の金属球で覆われた温度計によって測定された温度である。黒球は周囲より輻射エネルギーを吸収し，獲得した輻射熱の測定を行う。

WBGT の測定を行う装置を図 10-9 に示す。挿入された表の上部には運動競技において暑熱障害のリスクを減らす WBGT のガイドラインを示している。この基準は軽装の人に対してのみ適用されるものであり，アメリカンフットボールのユニフォームや他の装備によって課される熱負荷は考慮していない。アメリカンフットボールの場合は各温度範囲の下限はより慎重な指針として扱われるものである。

湿球温度計は環境からの暑熱負荷の指標として用いることができる。これは湿球温度計の値は気温と相対湿度の両方を反映していることによる。また，湿球温度計は安価で一般に市販されており，入手が容易である。図 10-9 の挿入表の下部に，湿球温度計に基づく熱負荷の指針を示している。また，WBT がなくても，現地の気象台の報告もしくはインターネット（www.weather.com）により相対湿度が得られれば，米国国立測候所で得られた**熱指数**（図 10-10）により相対的な熱ストレスを測ることが可能である。この指標は気温と相対湿度より，どの程度の暑さを感じるかという体

BOX 10-2　米国スポーツ医学会はWBGTを持久走やサイクリングなど持続的活動を行うに際の指針として推奨している

- **非常に高いリスク**：28℃以上―レースは延期すべきである。
- **高いリスク**：23〜28℃―熱に弱い選手（肥満，健康状態が良好でない，暑熱馴化が低い，脱水症状，暑熱障害の既往歴がある，など）は実施すべきではない。
- **注意を要するリスク**：18〜23℃
- **低いリスク**：18℃以下

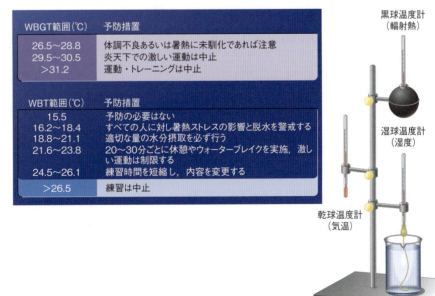

図 10-9　屋外活動時の湿球黒球温度（WBGT）と湿球温度（WBT）のガイド。(Murphy PJ, Ashe WF. Prevention of heat illness in football players. JAMA 1965; 194: 650. より改変)

WBGT範囲(℃)	予防措置
26.5〜28.8	体調不良あるいは暑熱に未馴化であれば注意
29.5〜30.5	炎天下での激しい運動は中止
＞31.2	運動・トレーニングは中止

WBT範囲(℃)	予防措置
15.5	予防の必要はない
16.2〜18.4	すべての人に対し暑熱ストレスの影響と脱水を警戒する
18.8〜21.1	適切な量の水分摂取を必ず行う
21.6〜23.8	20〜30分ごとに休憩やウォーターブレイクを実施，激しい運動は制限する
24.5〜26.1	練習時間を短縮し，内容を変更する
＞26.5	練習は中止

図10-10 熱指数。暑すぎるというのはどのくらいの温度か？

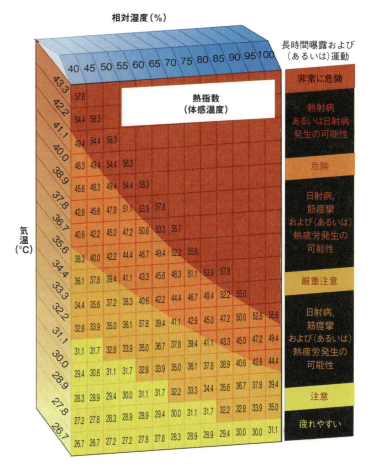

感温度に関して測定を行うものである。そのためこの指標は時に"みかけ温度"と呼ばれる。日陰で弱い風の条件のもとで測定された熱指数は，太陽光へ曝露されると最大約8.3℃上昇する。さらには，強い風（特に空気が熱く乾燥しているとき）は非常に危険である。レースが行われる位置から遠く離れた場所の気象データを用いて評価するのでなく，レースが行われる近くの場所で指標を測定する必要がある。1996年に開催されたアトランタオリンピックのマラソンでは，暑熱障害リスクを低減するために24時間連続記録された気温および相対湿度のデータから，午後6時30分のスタート時間が午前7時00分へと変更された。

熱中症：過度の暑熱ストレスによる合併症

健康と安全の観点から考えると，熱中症の予防はそれを治療するよりもはるかに容易であるといえる。喉の渇き，疲労，フラフラする感じ，視覚障害などといった暑熱ストレスの一般的な徴候に気づかないでいると，循環器系の不全により，**熱中症**と呼ばれる種々の合併症を引き起こす。暑熱に関連した身体の障害は，肥満の人，体調の優れない人（脱水症状のときに運動を行った人を含む）においてその症状はより顕著なものとなる[12,33]。熱中症には，症状の軽い順に，熱痙攣，熱疲労，熱射病などがある。症状は通常，複数同時に発症するものであり，こうした症状において明確な境界線といったものは存在しない。重篤な熱中症が起こった場合，救助員が来るまで即座に十分な水分補給を行って，暑熱ストレスを取り除く処置をしなければならない[9]。

▼熱痙攣

熱痙攣（無意識の筋の痙攣）は激しい身体運動中，もしくは運動後に生じる。たいていは運動を行っていた特定の筋において生じる。この痙攣は脱水と電解質濃度の不均衡によって生じると思われる。暑熱曝露の間，発汗が塩分の喪失を増大させる。電解質が再補給されないと，この塩分の喪失により筋の痛みおよび痙攣（腹筋および四肢で起こることが多い）のリスクが高まる。痙攣を起こす人は発汗量が多いか，汗中のナ

トリウム濃度が高い傾向がある。熱痙攣により，体温が必ずしも上昇するわけではない。主に2つの観点から予防策が考えられる。(a) 塩分を含む水分（ゲータレード，ゲータライトなど）を多量に摂取する，(b) 暑熱ストレスにあう数日前から日常の塩分摂取量を増やす（食事に塩分を添加するなど），などである。

▼熱疲労

熱疲労は身体運動において最もよくみられる熱中症である。一般的に，脱水症状の人，トレーニングをしていない人，暑熱馴化ができていない人によくみられる。夏の初期の熱波や，暑い日の激しいトレーニングの初期によく発生する。運動により生じる熱疲労は，激しい発汗による細胞外液（血漿量）の減少により，循環調節不全によって起こると考えられている。血液は拡張した末梢血管に貯留し，心拍出量を維持するのに必要な循環血液量を著しく減少させる。熱疲労の特徴としては，心拍が弱くなる，もしくは速くなる，立位での低血圧，頭痛，吐き気，めまい，"鳥肌"，全身の倦怠感などがあげられる。発汗量はいく分減少するが，体温は危険な域（40℃）にまでは上昇しない。熱疲労の症状がみられた人はただちに運動を中止し，涼しい環境に移動し，0.45%, 0.9%のいずれかの食塩水に5%のグルコースを加え，経口投与か点滴を施すべきである[1,3]。

▼熱射病

熱射病は最も重篤で複雑な熱ストレスによる病気であり，即座に医療的処置が必要である。熱射病の症候群は過度に上昇した体温により，体温調節機構が失調したことにより生じる。体温調節機構の失調により，通常，発汗は停止し，その結果，皮膚は乾燥して温度が上昇する。体温は41.5℃かそれ以上にまで上昇し，循環系へは過剰な負担がかかる。

徴候がかすかなことがあり，しばしば運動性の高体温が見逃されている。その状態で激しい運動（10 km競走など）を行うと，発汗は起こるが代謝による熱の産生が高いため，身体の熱産生は熱放散の手段を大きく上回ってしまう。そのまま放置されると循環虚脱と中枢神経系や他の臓器の損傷が起こり，障害は致命的となる。熱射病は緊急事態となるのである。救助を待つ間，死を避けるための有効な手段は，急激に上昇した核心温を積極的に下げるしかない。**臓器の損傷と死亡リスクは高体温の程度および持続時間により決まる。アルコールマッサージやアイスパックの使用が応急処置として有効である[7]。虚脱性高体温の患者には全身冷却および冷水に浸けることが最も有効な手段である。**熱射病にかかりやすい選手は，おおむね身体が大きく，特に体調が優れず暑熱馴化が弱く，過度に肥満である傾向がある。

口腔内温に頼ってはいけない

口腔内温は，激しい運動の後の深部体温（核心温）を示す正確な指標とはならない。口腔内温と直腸温には常に大きな差がある。熱帯気候下の14マイル（約22 km）レースの後の直腸温は平均して39.7℃であったが，口腔内温は36.7℃であった[37]。この相違の一部は，激しい運動中に口と気道の中で起こる蒸発性冷却による口腔内温の低下，および肺換気量の回復のためである。

まとめ

1. 暑熱下の運動時には，皮膚および筋の血流は増加する。一方，他の組織は一時的に血液供給を抑制する。
2. 核心温は，運動中には通常，上昇する。上昇の程度は運動の相対的な強度によって決まる。このようにうまく調節された体温反応により，生理的および代謝的機能にとって好都合な環境がつくられる。
3. 過度の発汗は水分貯留に障害を与え，脱水症状の状態が形成される。水分を補充することなく過度の発汗を続けると，血漿量が減少し，核心温が急激に上昇する。
4. 高温高湿環境下での運動は体温調節に障害をきたす。高湿度でも大量の汗の喪失が起こるが，これはほとんど蒸発性冷却にはつながらないからである。
5. 体重の5%を超える水分喪失は，熱放散を遅らせ，循環器機能を阻害し，運動能力を低下させる。
6. 適度な水分補充は血漿量を維持し，循環および発汗が最適に行われる。運動中の理想的な水分補充計画は，水分喪失と水分摂取が一致することであり，これは体重の変化によって効果的にモニターされる。
7. 小腸は毎時およそ1000 mLもの水分を吸収する。吸収速度に影響を及ぼす主要な要因としては，胃容積および経口の水分補給用飲料の浸透圧である。
8. 持久運動時の過度の発汗に加えて大量に水を摂取することにより，低ナトリウム血症が発症する（水中毒）。細胞外液のナトリウム濃度の低下により，このリスクの高い症状が起こる。
9. 水分補給用飲料中の少量の電解質は，水を飲むよりも水分補充を促進する。
10. 暑熱ストレスが繰り返されると，体温調節の補正が開始され，運動能力を改善し，のちにくる暑熱曝露の不快症状を軽減する。暑熱馴化により，心拍出量の有利な再分配を誘発し，発汗能力を増大する。十分な暑熱馴化が生じるのは，一般に暑熱曝露から10日前後である。
11. 老化は体温調節機能に影響を及ぼすが，中等度の暑熱ストレスに対する暑熱馴化はそれほど顕著な影響を受けない。
12. 体力と暑熱馴化の程度を考慮すると，男女の運動中の

体温調節能力はほぼ同レベルである。同一の核心温では，男性より女性のほうが発汗量は少ない。
13. 種々の実用的な暑熱ストレス指標（例えば，熱ストレス指数）は，環境が潜在的に選手に与える障害を評価するために，気温や相対湿度を用いる。
14. 熱痙攣，熱疲労，そして熱射病は熱中症の主な症例である。そうした症例の中で熱射病が最も深刻で複雑なものである。
15. 激しい運動の後では，口腔内温は核心温よりも低くなる。この相違は激しい肺換気中に口腔および気道で起こる蒸発性冷却のためである。

第5部 運動能力を向上させる要因

第11章　薬物や化学物質による運動能力の向上　261
第12章　栄養による運動能力の向上　303

第11章

薬物や化学物質による運動能力の向上

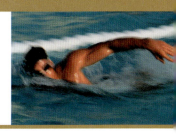

身体能力のレベルにかかわらず，多くの人はトレーニングをするときに特定の物質が自らの機能，強さ，活力，持久力や俊敏性を高めると信じて薬物や化学物質を用いている。現在の薬物志向かつ競争的社会の中では，運動能力向上（エルゴジェニック）[a]を目的として薬物を用いることが，高校や中学のアスリートの中にさえ増加し続けている。さらに，年長の，競争の激しいアスリートの中には，違法な薬物を使用する人がいるため，スポーツ競技の根幹をゆるがす「がん」となっている。1996年のアトランタオリンピック大会前までは，女子ホッケーと体操競技だけはアナボリック（タンパク質同化）ステロイドの検査はなかった。競技に勝利することのみが目的になるにつれて，勝利するためにはいかなる不正行為をも辞さないということが広まった。ある種の化合物が運動能力を高めるかどうかの科学的根拠が乏しいにもかかわらず，アスリートが薬物を用いたり，乱用したりするのを防ぐことができなくなった。どうしても，アスリートは健康を増進しようと極論に走ってしまう。彼らは激しくトレーニングをし，バランスの良い食事をし，たとえ小さな傷害でも医学的処置を受け，そしてそれぞれの目的に応じて合成化合物を服用する。しかし，それらの中には吐き気，脱毛，かゆみや過敏症をはじめ，確実に，あるいはひょっとしたら生命を脅かす状態にいたるなどの健康障害を引き起こしかねないものもある。

運動パフォーマンスやトレーニングを助けるエルゴジェニックな栄養剤や薬物については，多くの情報がある。栄養剤や薬物には，プロスポーツ選手や機構，広告媒体，テレビによる情報提供やインターネットのホームページなどにより推薦あるいは推奨されたものがある。中には，アルコール，アンフェタミン類，ホルモン類，炭水化物類，アミノ酸類（単独かまたは複合的に服用するもの），脂肪酸類，カフェイン，緩衝剤となる化合物，小麦胚芽油（ウィートジャームオイル），ビタミン類，ミネラル類，カテコールアミン作動薬類，ステロイドホルモン前駆体類や刺激剤類，そしてマリファナやコカインにいたるまで，競技に有効であると激賞する研究もある[b]。表11-1 に，フィットネス市場で栄養補助食品メーカーによって広告されている材料や**実体のない**（ほとんど正しくない）効果がまとめられている。元気な人でも運動の効果が高められることを信じて，多くのこれらの化合物を日常的に用いている。一般的にも体型を改善する方策の1つとして，これらのサプリメントが用いられている。脂肪を減らし，筋量を増加するという名目で市販されている製品がベストセラーになっている。スポーツ栄養補助食品は，最も幅広くかつ成長を続ける180億ドルのサプリメント産業である。

複雑さと矛盾が増大する領域

上述の本来の身体的能力やトレーニングに傾注する能力を高めること以外に，サプリメントの利用には特筆すべき興味深い要因がいくつか見出せる。第1は，多くの人が高いレベルのアマチュア選手やプロのアスリートにあこがれること，第2は競技に勝利すると個人的名声を得るのみならず，有名大学の奨学金，プロ契約や広告出演にいたるまでの実質的な報酬が得られることである。これらとともに，薬物，栄養改善やサ

---

[a] エルゴジェニック（仕事を生み出す）とは，栄養的，肉体的，機械的，心理的，生理的もしくは薬理的方法の応用，または運動能力，アスリートの能力，トレーニング成果を改善する補助的方法の応用を示す言葉である。また，運動，運動成果の改善あるいは回復過程を促進する補助的方法も含まれる。
[b] コカインの耽溺性と，明らかに健康へのリスクとなる可能性を示す証拠はある。コカインがエルゴジェニックな効果を与えるという研究はない。これまでの研究は動物に限られ，コカインは激しい運動の間に過度のカテコールアミン産生の引き金となったり，骨格筋のグリコーゲン減少を促進したり，乳酸が急速に血液中に蓄積する原因をつくったりする[24,25,48,130]。これらの効果は，すべて運動パフォーマンスを妨げる。

プリメントがいかにエネルギー供給，筋代謝，生理機能や成長と発達に影響するかの研究が行われ続けることとなる．

▼古代以来の有用性

古代ギリシャのアスリートは，運動能力増強のために幻覚誘発性のキノコ，植物種子あるいは犬の睾丸を食べたといわれ，一方，ローマ時代の剣闘士は大円形競技場で闘争力を高めるために"覚醒剤（ヒロポン）"に似たものを服用していた．ビクトリア朝時代のアスリートは活力をつけるために，日常的にカフェイン，アルコール，ニトログリセリン，ヘロイン，コカインやストリキニン（中枢神経誘導剤）を用いていた．現代の運動に熱心な人々は，処方箋なしで買える植物抽出油，ビタミン類，酵素類やホルモン製品などのサプリメントを用いている．健康や運動に良い影響を与えるためには，これらのサプリメントは食事量を減少させるかあるいは細胞機能に薬物様の作用をもたらすかでなければならない．

今日の技術社会では，トレーニング能力を高めたり競技能力を得るためにとる食事と，栄養補助食品（時には食物以上の濃度を含むものもある）や化学物質との間にほとんど区別はない．例えば，ビタミンの大量投与は，時に薬物様の作用を示し，それらが組織を飽和してしまうし，クロム，バナジウム，銅や鉄などの微量元素を過剰にとると，致命的な副作用を示すことにもなる．そこで我々は"特定のアミノ酸，脂肪酸，ピルビン酸塩，ロイシン代謝物，あるいはこれら以外の"天然の"化学物質を過度にとると日常の食事が乱れたり，傷害性のある化合物による異常な薬物作用が現れたりしないか？"を問わなければならない．

▼リスクなしではあり得ない

運動能力を高めるといわれる効果の疑わしい物質を見境なく用いると，わずかな身体的不快感をはじめ生命を脅かす症状の発現にいたるなど副作用が出やすくなる[8]．これらの多くの化合物には，製品中の成分量を正確に記載しなければならない法律を守っていないものもある[98,124]．ケルンにあるドイツスポーツ大学の生化学研究所（www.dopinginfo.de）と国際オリンピック委員会（IOC）の医療委員会の研究によると，調査された栄養補助食品の20%はドーピング検査で陽性を示す物質，例えばラベルに記載されていないナンドロロン（nandrolone），テストステロン（testosterone）や他のステロイド類が含まれている．分析されたサプリメントには，ビタミン類，ミネラル類，タンパク質サプリメントやクレアチンが含まれている．プロホルモン（ホルモン前駆物質）と栄養補助食品の両方を製造している現場では相互汚染（cross contamination）が起こる可能性があり，現実的な問題を提起している．ソルトレークシティー冬季オリンピックの開始前に，米国のボブスレーチームの1選手が禁止されているアナボリック物質である19-ノルアンドロステロン（19-norandrosterone）が混入した栄養補助食品を使用していたことを告白したために資格を剥奪された．これは痛烈な皮肉である．というのは，米国オリンピック委員会とソルトレークシティーオリンピック機構は，ユタ州を拠点とする会社である Nu Skin が2004年までにオリンピックトレーニングセンターに2000万ドル分の栄養補助食品を供給するという取り引きのサインを交わしていたからである．

新たな問題が起こり始めている

成長や発達，さらに運動能力を高める"幸福"遺伝子を欠いて生まれた人は，化学薬品ではなくドーピング検査に検出されることなく簡単に DNA にそうしたことが付加できる日がくるのを待ち望んでいる．そうなった場合，アテローム性動脈硬化症，嚢胞性線維症やその他の病気を治療するための"遺伝子ドーピング"は，健康な人の身体の大きさ，スピードや力を増大させるために不正使用されることになる．例えば，筋力を増大させる原因となる遺伝子は，短距離走者，ウェイトリフティング選手や他の筋を必要とする選手にとって理想的なものであろう．一方，持久系のアスリートにとっては，赤血球の産生を増大させる遺伝子（例えば，エリスロポエチンに対する遺伝子），あるいは血球の成長を促す遺伝子（例えば，血管内皮成長因子に対する遺伝子）によって大きな恩恵をこうむることになる．

健康を増進するために選ばれた食品の可能性を信仰するあまりに**機能性食品**という新しい言葉がつくられた（CASE STUDY 6-1 参照）．生存，空腹満足感および副作用抑制の3つの基本的な栄養条件を満たす他，機能性食品には活力や健康，至適身体機能をもたらし，あるいは病気のリスクを取り除くことを促進する食品やそれらの生理活性成分（例えば，オリーブオイル，ダイズ製品や n-3 脂肪酸類など）がある（図11-1）[154,164,201,225]．これらには，血管疾患やがんのリスクを減少させる抗酸化やその他の性質をもつ多くのポリフェノール性物質（果物，野菜やナッツ類に見出される単純フェノール類やフラボノイド類），カロテノイド類，ダイズイソフラボノイド類，魚油類やナッツの成分が含まれる．拡大し続ける食品化学は，胃腸機能，抗酸化系および三大栄養素代謝を主なターゲットとし

表11-1 栄養補助食品企業による成分の一般的表示(定義/記載は,企業の文献,製品表示,インターネット上での製品に関する販売促進のための材料や筋・ボディビルディング雑誌での広告を変えていない)

アメリカチョウセンニンジン:激しい疲労後のエネルギーの回復。元気づけや興奮をもたらすといわれている。一般的な強壮剤として作用。促進剤。
バーリーグリーン(大麦若葉):アスリートのエネルギー用。すこぶる栄養的であり,ビタミン類,タンパク質類,ミネラル類,クロロフィルや酵素類を含む。
分枝鎖アミノ酸(BCAA):筋が他のアミノ酸を合成し,筋の成長を促進させる。筋がエネルギーを得るために血中の糖を吸収することを助ける。
クロム(ピコリン酸塩):グルコースやタンパク質を燃焼させる過程の酵素を活性化し,スリムな身体をつくる。持久力を養う。
シナモン:体内のエネルギー産生を促進し,身体を強くする。血液循環を高める強い強壮剤。
コドノプシス:エネルギーを回復し,代謝のバランスをもたらし,血液産生を高める。
初乳:身体を強く筋肉質にする。
CoQ_{10}:エネルギー産生の役割をする。強い抗酸化剤。身体の全システムを活性化。
コルジセプス:強壮剤。肉体の力や精神のエネルギーを形成する。
クレアチン1水和物:エネルギーと競技力を高め,筋量とその強さを明らかに増大する。
デンドロビウム:消失したエネルギーをすばやくかつ効果的に回復。強壮および長命をもたらすハーブ。
DHEA:代謝を調節し,脂肪を燃やして筋量を増やす。免疫系を強くし,維持し,エネルギーを高める。肉体的満足感を高める。驚異のサプリメント。
消化酵素類:肝臓や筋でエネルギーを蓄えるために食物を分解する。新しい筋をつくるために働く。
エピメディウム:強い強壮興奮剤。骨や関節を強くする。
トチュウ(杜仲):優れたエネルギー強壮剤。アスリートが関節や身体を強くするためによく用いる。
ガラナ抽出液:エネルギーおよび機敏性を高める。脂肪燃焼過程を促進する。
フォーチ(ツルドクダミ):必要なエネルギーをつくり増大し,血液を浄化する。東洋の驚異。
コーラナット:エネルギーと機敏性を高める。脂肪分解過程を促進する。
L-カルニチン:栄養をエネルギーに変換して体脂肪蓄積を抑制する。体脂肪を燃焼し,競技能力を改善する。
L-グルタミン:筋および肝臓中でタンパク質やグリコーゲン合成を高める。筋の代謝分解を阻止する。トレーニング中の乳酸生成を抑え。疲労を減少する。回復力を高める。
カンゾウ根:筋を強くする。血糖値レベルを制御する。副作用のない最強のデトックス剤(解毒剤)。
リポ酸:筋中のエネルギー産生と血糖値を正常化する重要な化合物。フリーラジカル生成を抑える。
L-リシン:すべてのタンパク質の必須構成アミノ酸。エネルギー産生に必要な脂肪酸類を用いる。スポーツでの傷害からの回復に重要。
クコシ(枸杞子):血液と肝臓に栄養を与える。強い強壮剤。痛みの緩和。
炭酸マグネシウム:酵素に必須。神経伝達や筋瞬発力を助ける。筋の衰退を防ぐ。
メキシコ産の野生ヤムイモ:肉体的満足度とエネルギーを高め,体脂肪を減少。ストレス環境適応力を改善。緊張をほぐす。
ムイラプアマ:高揚感をもたらしスポーツ競技力を高める興奮剤。エネルギーを高める。
NAC(N-アセチルシステイン):筋の疲労を減らし,肝臓代謝を改善。主な抗酸化酵素グルタチオペルオキシダーゼの作用を助ける。
イラクサ根:ビタミン類,脂肪類およびクロロフィルが多い。有酸素性能力や筋力を高める。緩和な抗炎症や利尿作用。
オーキック:天然のテストステロン産生源。筋量やその強さを増大するタンパク質や窒素の体内保持を助ける。
PAK:エネルギー産生を促し,有酸素運動および無酸素運動を明らかに改善する。乳酸を減少させる。
シャクヤク:血液の生成を助ける。肝臓の解毒を助け,血液循環を改善する。
ホスファチジルセリン:運動によって筋や組織に生じる抗代謝分解作用をもつコルチゾールの増加を止める。
植物ステロール:運動能力の改善。筋細胞内での一般的なタンパク質同化活性をもつ。アスリートに激しいトレーニングへの適応力をつける。
塩化カリウム:筋中の体液バランスの維持に必須。筋収縮やエネルギー産生のためのグルコースのグリコーゲンへの変換を助ける。
ケブラチョ樹皮:きわめて有効な興奮剤。精神高揚やエネルギー産生が知られている。全身的な力をつくる。忍耐力がつく。
アメリカタライキ根:筋形成を促進する。血液の生成を助け血液循環を活性化する。
アストラガ根:筋を強くし,代謝機能を改善する。免疫系刺激剤。損傷のすばやい回復。
RNA-DNA:細胞エネルギーやタンパク質合成を高める。運動後の再生細胞の修復や成長を助ける。
ローヤルゼリー:高濃度の栄養剤,特にB型ビタミン類。高濃度のビタミン類,ミネラル類,酵素類およびアミノ酸類。
ノコギリパルメット(ノコギリヤシ):競技能力を改善したり,テストステロン代謝に効果を与える植物ステロールを含む。
シザンドラ:持久力や全身力を高める。記憶改善の強い刺激剤。
セレン:免疫性を増大し,多くのフリーラジカルや発がん性物質を中和する。重要な抗酸化剤。
シベリアチョウセンニンジン:あらゆる種類のストレスへの適応を助ける。酸素運搬力を改善。ストレス状況下で精神力や肉体的活力,代謝,スタミナや持久力を促進する。"身体に活力を与える"。
シリカ:強い骨や結合組織を形成する。
スミラックス:筋の強さや大きさを高める。体内のテストステロンの産生を高める。
ウルシ(ハゼノキ):栄養素豊富。19種のアミノ酸と電解質を含む。組織の酸素添加反応を助け,筋をつくり維持する。
硫酸バナジル:筋の成長と発達を助け,体脂肪の蓄積を減らす。
ビタミンC:組織の成長と修復に必要な強い抗酸化剤。感染を防ぎ免疫力を高める。
ビタミンE:強い抗酸化剤。酸素利用能を高める。免疫応答性を高め,競技能力を改善する。
カラスムギ:消化を助け,テストステロン濃度を上げる。有酸素性能力と筋力を高める。強い筋形成剤。
イェルバ・マテ:疲労とストレスの解放を助ける。血液を浄化し,精神を刺激する。身体の主要部分の脂肪を燃焼する。
ヨヒンベ・バーク:筋形成効果がうたわれているため,男性アスリートがこのハーブを用いる。運動競技能力を改善し,エネルギーを高める。
アスパラギン酸亜鉛:タンパク質合成やコラーゲン生成を助ける。アスリートの成長と発達には必須であり,競技能力を増大する。

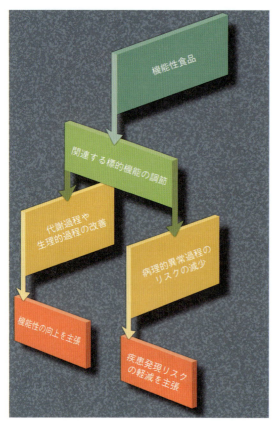

図11-1 機能性食品科学の戦略。構造に依存する機能性の向上と疾患発現リスクの軽減を主張する。(Roberfroid MB. Concepts and strategy of functional food science: the European perspective. Am J Clin Nutr 2000; 71(suppl): 1163S. より)

ている。これは明らかに，個人の遺伝子能力，病気に対する抵抗性やすべての競技能力を最高に高める栄養の役割に対して，社会的に大きな期待がかけられているからである。しかし，人の栄養に関する研究領域で生み出された科学的成果が，不幸にも栄養関連の売らんかな主義の人や詐欺師の犠牲となっている。

生物工学（バイオテクノロジー）はまた，**形質転換栄養補強食品**（transgenic nutraceuticals）という新しい領域を生み出した。これは，宿主の植物や動物に導入した遺伝子を用いて本来の生化学経路を変えるものである。この考え方は，病気の予防や治療を促進するため生理的あるいは治療的機能（例えば，ワクチンやモノクローナル抗体のような薬物性タンパク質）をもった新種の"天然の"生理活性成分を非食品性基材中に取り込ませた食品を生み出した。栄養補助食品は，食品中の構成成分のうち活性成分を加えた機能性食品とは異る。定義に従えば，栄養補助食品は，食品，食品サプリメントおよび医薬品は連続性にそっている。このような遺伝子工学的な処理をした栄養素には，医療的に価値を与えるため改良した牛乳（特殊な乳タンパク質類を加えたり除いたりするか，またはオ

リゴ糖を加えるなど），化学的水素化処理を必要としない（傷害性のトランス脂肪酸を含まない）新しく開発された食品油などが知られている。遺伝子操作によって，科学者は，植物体内でビタミンCの再循環を可能とする遺伝子を発現させることにより農作物の葉や種子にビタミンCを増加させることに成功した。これらの生物工学によって生み出された産物のいくつかは，疑いなく，運動に熱心な人の栄養的武器として競技力向上をうたう次の流行をつくり出すために開発されていくだろう。

批判的な評価の必要性

企業は多大な金銭と努力によって，時には非合法的に，"補助食品（aid）"の有効性を示す。しかし，時には"プラセボ効果"が心理的要因によって競技能力を高めることがある。人はある物質や方法が作用を発揮するという暗示をかけられると，高い能力を発揮することがある。スポーツ栄養学者は，栄養製品に関する論文や広告の科学的利点を評価する必要がある。科学的事実に基づいて市場での"誇大広告"を分類するため，我々は化学的，薬理学的あるいは栄養学的に運動能力を高める補助食品の有効性に関して，研究内容の妥当性を問う5つの領域を提案する。

I. 正当化
- 科学的説明：ある研究が"調べられた裏づけ"を示しているか，あるいはその特殊な処置が効果を生み出したことの確実な理論的根拠があるか？ 例えば，摂取されたクレアチニンが筋中のクレアチニンやホスホクレアチニン量を増大させ，短期間で能力を改善したことの信頼できる理論的基盤が存在しているか。一方，過剰な水分摂取，過剰な酸素摂取あるいは中鎖トリグリセリド類の摂取は100m走の競技力を高めると仮定する正当性が存在しないかどうか。

II. 対象
- 動物かヒト：多くの異なった種類の哺乳動物はヒトに類似の生理的あるいは代謝的動態を示すが，ヒトへの一般化には限界のある動物種もある。例えば，疾患過程のモデル，栄養必要量，ホルモン動態や成長と発達などがヒトと異種動物で著しく異なることがある。
- 性：運動，トレーニングそして栄養必要量と補充間の相互作用の性特異的応答性に関して得られた知見は，一般化するには限界がある。
- 年齢：年齢はしばしば実験的処置による結果に影響

を与える。高齢者に有効と思われる処置は，成長期の子どもや若人や中年者には適用してはならない。

- **トレーニング状況**：健康状態やトレーニングレベルは，特定の食事やサプリメントを与える効果（無効のこともある）に影響を与えることがある。トレーニングをしていない人に有効な処置（例えば，精神的に脱ストレスを促す化学物質や方法）は，日常的に運動し最大レベルに到達しているエリートアスリートにはほとんど効果がないことが多い。
- **栄養の基本線**：研究者は実験に入る前に被検者の栄養状態を調べておかなくてはならない。栄養不良のグループに与えた栄養補助食品は明らかに運動やトレーニング効果を改善する。被検者が推奨されたレベルの基本となる栄養を摂取していれば，このような栄養介入実験では効果を証明できない。例えば，サプリメントとして与えた鉄が鉄欠乏性貧血のグループの人の有酸素運動能力を高めても驚くことはない。そして，鉄サプリメントがすべての人にこのような効果をもたらすかどうかは推定できない。
- **健康状態**：栄養，ホルモンおよび薬理的介入実験は疾病時や衰弱状態の人には強い効果を与えるが，健康状態の良い人には利益にならないこともある。疾病グループから得られた研究成果は，健常者に一般化してはならない。

III. 研究試料，被検者および実験計画

- **無作為指定か自主的選択**：研究上の知見は，研究された対象に近い集団に適応されなければならない。志願被検者（ボランティア）の実験群を"自主的に選択"した場合，実験結果が研究に参加した個人の意図によって変化が生じていないか？　例えば，体重減少の研究に参加する希望者は本来の実験法にかかわらず体重減少をもたらす行動に導くことがある。被検者を実験群とコントロール群に無作為に指定することは大変難しいことである。ボランティアがある実験に参加する場合，被検者をコントロール群か実験群に無作為に指定しなければならない。この方法は**無作為化**という。すべての被検者に実験のためのサプリメントとプラセボ処置をする場合，サプリメント投与はつり合ったものでなければならない。すなわち，被検者の半分ははじめはサプリメントを与えられ，一方，残りの半分ははじめはプラセボを与えられなければならない。
- **二重盲検，プラセボ制御**：サプリメントによる競技能力の向上を評価するための理想的な実験では，実験群とコントロール群はその物質を知らない，すなわち"盲検"的でなくてはならない。このためには，被検者には同じ量のそして同じ形のサプリメントを与える必要がある。一方，コントロール群の被検者は不活性な化合物すなわちプラセボを与えられる。プラセボ処置の結果から運動能力がどれだけよくなったかを評価できる。なぜなら，被検者は彼らにとって効果的である（心理的すなわちプラセボ効果）と信じている物質をとるからである。さらに，実験結果に影響を与えるような先入観を減らすためには，実験を管理したり反応を記録する人はどの被検者がどのサプリメントをとっているか，あるいはプラセボをとっているかを知ってはならない。このような**二重盲検**実験においては，研究者も被検者も実験条件を知ってはならないのである。
- **外部因子の制御**：理想的な状態では，変化させる条件以外は実験群とコントロール群の実験は同一でなければならない。被検者を実験群かコントロール群かに無作為に指定する場合には，研究成果に影響する因子を制御するためには長い時間を必要とする。
- **測定の適正性**：再現性があり，客観的でかつ確実な測定道具から研究成果を評価しなければならない。例えば，有酸素運動能力を予想するステップテストあるいは身体組成のある成分を測定する赤外線応答物質は，運動能力を向上させるための有効性を評価するには正確なツールではない。

IV. 結論

- **成果から結論を記述できなくてはならない**：研究の結論は成果から論理的に表現されなければならない。運動能力の向上に関わる研究者はしばしば，結果の範囲を越えて結論を外挿することがある。研究から得られた知見を示唆したり一般化することは，測定法，被検者および反応の大きさの枠組みの中にとどめるべきである。例えば，栄養補助食品に応じてアナボリックホルモン濃度が上昇したことは，トレーニング効果が上昇したことや筋機能レベルが上昇したことを必ずしも示していない。同様に，クレアチンを補うことにより短時間で無酸素運動能力が有為に改善したことは，サプリメントとして与えたクレアチンが身体全体の状態を向上させたという結論にはならない。
- **適正な統計解析**：適正な推計統計解析は，研究成果に影響を及ぼす可能性があるために定量的に応用されなければならない。また他の統計法を用いて，平均値，変動性や変数間の関連性の程度を客観化しなければならない。
- **統計的意味対実際的意味**：ある実験により統計的に有為差があっても，それは得られた結果が偶然によって起こらないという高い可能性を示すだけである。我々はまた，得られた結果を生理学的観点および競技能力に関する実際的な意味の大きさから評価しなければならない。ほぼ最大レベルに近い運動を

している人の心拍数が3回減少すると統計的には有為となるかもしれない。しかし、有酸素運動や循環器機能に対しては実際的な意味はほとんどない。

V. 知見の普及

- **査読のある雑誌への発表**：質の高い研究は、特定の研究領域の専門家による厳しい批判的査読や評価に耐える。専門家による査読は、研究上の知見の学問性や解釈に対して一定の資格を与えることになる。一般雑誌や準学術誌での論文の発表では、専門家による査読のような厳しい審査を受けていない。実際に、スポーツ栄養や運動能力の自薦の"専門家"は自分の考え方を広めるために出版社に金銭を払って雑誌の誌面を買い取ることがある。時には、専門家が雑誌を支配することがある。

- **他の研究者による知見の再現性**：ある研究から見出された知見は、必ずしも科学的真実を確立したものではない。他の独立した研究者の研究室から支持が得られたとき、その結論は強固なものとなり、一般化されることとなる。偶然の影響、実験デザインの欠陥、そして研究者の先入観があれば、コンセンサスはなくなってしまう。

表11-2は、2002年1月に行われたConference on the Science and Policy of Performance-Enhancing Products（運動能力を高める物質に関する科学政策会議）で発表された、競技能力を高める製品に関して将来研究が奨励されるものをまとめたものである。

エリートアスリートのサプリメントの使用と乱用

2001年の全米大学体育協会（National Collegiate Athletic Association：NCAA）による大学生のアスリートに関する最新の調査によると、回答した人の29%は前年までに栄養補助食品を用いていた[99]。最もよく用いられたサプリメントはクレアチン（26%）、続いてアミノ酸（10%）、そしてアンドロステンジオン、クロム、エフェドラがそれぞれ約4%であった。IOCは、1967年に有名なツール・ド・フランスでイギリスのサイクリストがアンフェタミンの過剰摂取で死亡したため、1968年のメキシコシティーオリンピックで興奮剤の薬物調査を開始した。その後、1989年の陸上競技で無作為に予告なく薬物調査が始められ、ソルトレークシティーでの2002年冬季オリンピックでは開会式の前に3500種の薬物調査にまで拡大した。2005年、IOCにより禁止された物質や方法は、次のような幅広いカテゴリーとなった。

- 興奮剤
- 麻酔性鎮痛薬
- 男性ホルモン様タンパク質同化ステロイド
- βブロッカーとアルコール
- 作動薬（β_2アゴニスト）
- 利尿剤と他の隠蔽剤（マスキング剤）
- 抗女性ホルモン様物質
- ペプチドホルモンと類似体
- 尿試料の状態を変更させる物質
- 酸素輸送、化学的・物理的操作および遺伝子ドーピ

表11-2 至適用量、健康へのリスクおよび運動競技能力を高めるといわれている製品の有効性を調べるための推薦される研究

- 青年、ボディビルダー、軍人や高齢者など異なった食事形態や栄養摂取をしているある一定の集団を対象として、競技能力を高めるサプリメントのリスクと利益の評価。
- 長期に用いて競技能力を向上させるサプリメント、特にアンドロステンジオン、エフェドリンやクレアチンの効果の測定と長期観察。
- 競技能力を向上させる成分の作用機序の同定と特性。
- 米国のさまざまな特定の集団で利用されているサプリメントの使用形態（製品の種類や頻度など）や心理社会的行動様式の特徴。
- 競技能力を向上させるサプリメント、特にエフェドリン、アルカロイド類やアンドロステンジオンのようなステロイドホルモン前駆体の用量-作用曲線の特性。
- 競技能力を向上させるサプリメント、特にアンドロステンジオンとデヒドロエピアンドロステロン（DHEA）を含むホルモン成分の内分泌作用と、年齢、性や生理的年齢（例えば、無月経の、あるいは食生活が無秩序な、あるいは骨粗しょう症のリスクのある女性アスリート）との相関性。
- 精製された栄養補助食品の成分（特にカフェインやエフェドリン）と市販されている処方との比較研究。
- "複合処方"である複数成分からなる競技能力を向上させるサプリメントと複数のスポーツサプリメントを同時補充したときの効果の比較。
- 肉体運動に及ぼすサプリメント補充の頻度とタイミングの効果の比較研究。
- 米国民のさまざまな集団に競技能力を向上させる製品のリスクと利益を伝達するための目標をもった方法論の研究。
- エフェドリンアルカロイド類に置き換えうる他の興奮剤やエネルギー産生性成分を提供できるかどうかの研究。

Fomous CM, et al. Symposium: conference on the science and policy of performance-enhancing produsts. Med Sci Sports Exerc 2002; 34: 1685. より

- ングの増幅剤
- カンナビノイド（大麻成分）
- 糖質コルチコステロイド（糖新生増加性副腎皮質ホルモン）

尿試料の分析は薬物検出の第1歩である。尿試料は精製した後，乾燥し，安定化し，そして気化させる。標準的な方法としては，乾燥尿にいくつかの化合物を加え，熱でそれを気化し，次にその蒸気を吸着カラムや電場と磁場の中を通す（ガスクロマトグラフィー-マススペクトロメトリー）。電場・磁場によって偏向した分子によってつくられるパターンを既知物質のパターンと比較する。

1997年2月27日付の *New York Times* からの次の引用は，世界最高のアスリートでさえ競技能力を高めて勝利するためにはリスクを冒し極端に走ることがあると，事件を大変残念に報じている。

6回のオリンピックチャンピオンに輝いたロシアのLyubov Egorova（31歳）はトロンハイムで行われたノルディックスキー世界選手権において薬物検査で陽性反応が出た。2年間は競技を禁止されるであろう。クロスカントリーが1925年に始まって以来，禁示されている薬物を用いて薬物陽性反応が出たのははじめてのことと思われる。Egorovaは，トロンハイムのはるか南，リレハンメルオリンピックで5 kmのクラシカル走法のレースに優勝した3年後の1997年に同競技で勝利していた。彼女はメダルを剥奪され，多くの競技への出場は禁止されるであろう。

その17カ月後の1998年7月16日には，国際自転車競技団体は，トップランクのフランスのFestinaチームの薬物スキャンダルによりコーチの出場を停止した。というのは，自転車競技の中で最も権威があり，財政的にも豊かな競技大会である第85回ツール・ド・フランスを大混乱に陥れたからである。そのチームの車に大量の違法薬物が発見されたのである。これらの薬物には，アンフェタミン類，ステロイド類，マスキング剤（ステロイド検出を妨害する利尿剤），エポエチン（一般名，エリスロポエチン。貧血治療剤），サイクリストには心臓発作の原因となる腎臓ホルモンエリスロポエチンを遺伝子工学により製造した偽造品が含まれていた。競技の第6ステージ終了の翌日に，コーチが選手への違法薬剤の提供に関与したことがわかったため，Festinaの9人のすべての選手も出場停止となった。その1週間後，4人の中国人水泳選手が，1月に行われた世界大会でトリアムテレン（triamterene，アナボリックステロイドを用いていたことを隠蔽する禁止利尿剤）を用いたため，2年間あらゆる競技に出場することが禁止された。

1998年8月6日，国際水泳連盟は，1996年夏季オリンピックで3個の金メダルを獲得したアイルランドの選手を4年間，出場を禁止にした。連盟は，彼女が，禁止されている競技能力を向上させる薬物を隠蔽するために自分の尿試料にアルコールを加えたことを告発した。ドイツの有名なパラリンピック出場選手は，ドーピング騒ぎで冬季パラリンピックから追放された最初のアスリートとなった。彼は2002年3月12日に筋形成ステロイドのメテノロン（methenolone）の陽性反応を示したため2個の金メダル（バイアスロンと5 kmクロスカントリー）を剥奪され，ソルトレークシティー冬季パラリンピックから追放された。2003年1月8日には，2002年のニューヨークシティマラソン3位の選手が，栄養補助食品中の興奮剤エフェドリンを摂取して薬物反応で陽性であったため失格となり，賞金も返還することとなった。また，2003年1月には，米国でのパンアメリカン大会の水泳チームの一員は19-ノランドロステロン（禁止ステロイド）の陽性反応を示したため，米国アンチドーピング機関（USADA, www.usada.org/）から4年間の出場停止処分を受けた。そのウェブサイトでは，USADAはアスリートに対して次のような明快なメッセージを送っている。

> 栄養補助食品/栄養補給剤の使用は，たとえそれが認可され実証されていても，アスリート自身に対してはきわめて危険である。
> あなたが栄養補助食品/栄養補給剤を摂取した場合，その製品のラベルに表記されていない禁止薬物によって試験で陽性反応を示すことがあり，これは，ドーピング違反となる。

USOCの薬物管理の前ディレクターであったWade Exumが2003年配布した記録によると，米国のアスリートが薬物反応試験で陽性を示した件数は1988年から2000年にかけて100倍となった。薬物乱用に関する *Sports Illustrated* にみられる30,000件の記録の中には，オリンピックのスターであったCarl Lewisやテニスプレーヤーのメアリー Mary Joe Fernandezなども含まれる。ごくひと握りのアスリートが競技を禁じられたが，19人はメダルを獲得した。2004年12月3日，ニューヨーク・ヤンキースの野球選手Jason Giambiがテストステロン，ヒト成長ホルモン，液体（テトラヒドロゲストリノン〈tetrahydrogestrinone：THG〉）およびクリーム状（テストステロンベースのローション）

のアナボリックステロイドを含む競技能力増強剤を少なくとも3シーズン使用していたことを連邦大陪審で認めた。競技アスリートは，禁止薬物の最新のリスト[c]や薬物施行要綱や制裁規定について，IOC薬事委員会，各国の委員会，国際競技連盟や米国農務省の薬物基準ガイドライン（1-800-233-0393）を調べておくべきである。興味深いことに，注意欠陥障害（ADD）や注意欠陥多動性障害（ADHD）の治療薬は，禁止薬物に分類されている。この中でストラテラ（straterra）は，競技中や競技外のイベントでは認められた薬物である。医師は薬物の効果およびよく処方される興奮剤よりもストラテラがなぜADDやADHDの競技者の治療に効果があるのかを考えるべきだろう。

本章では，運動競技能力を高める，トレーニングの質と量を増大させる，運動をコントロールするため身体の適応性を増大させるといわれてきた一般的な薬剤について議論した。第12章では，エルゴジェニックな目的で用いられる栄養サプリメントの役割を議論する。BOX11-1に，食品，食品成分および薬剤が運動能力を高める5つの機構を示す[115]。

アナボリックステロイド

アンドロゲンが欠乏したり，あるいは筋が破壊される疾患（筋ジストロフィー）の患者の治療などのために，アナボリックステロイドの医学的な利用は1950年代の初期頃に顕著になった。他の合法的なステロイドの使用として，骨粗しょう症や女性の重篤な乳がんの治療，偏った体重の過剰減少症および高齢者やHIV感染者，腎透析患者によくみられる体脂肪の増加への使用がある。

アナボリックステロイドは，ディアナボル（修飾合成テストステロン分子，メトアンドロステノロン〈methandrostenolone〉）を使用した米国ウェイトリフティングチーム（1955年）に始まり，その後米国の競技スポーツのハイテク状況に不可欠の手段となった。1960年代の初期からベルリンの壁崩壊まで，他のアナボリックステロイド類を処方された東ドイツのアスリートは全身的な"薬物利用"で新時代を先取りした[78,239]。100万～300万人と見積もられるアスリート（プロボディビルダーの男性90％および女性の80％）は現在もアンドロゲン類を用いており，時には興奮剤

---

[c] 米国オリンピック委員会（USOC）は，ウェブサイトに禁止物質と方法に関する基本情報を提供している（http://test.olympic-usa.org/insiide/in_1_1_4_6_5.html#TOC）。これは他の競技組織のウェブサイト（NGB）や国際競技連盟（IF）ともリンクしている。

BOX 11-1 評判のエルゴジェニック薬剤の作用機序

- 中枢または末梢神経系の刺激剤として作用（例えば，カフェイン，アンフェタミン，アルコール）
- 特定の物質の貯蔵または利用率の増大（例えば，炭水化物，クレアチン，カルニチン，クロム）
- 燃焼源サプリメントとして作用（例えば，グルコース，中鎖トリアシルグリセロール）
- パフォーマンスを低下させる代謝副生成物質を減少または中和（例えば，炭酸水素ナトリウムかクエン酸ナトリウム，パンガシン酸，リン酸塩）
- 回復の促進（例えば，血糖値を高める炭水化物，水）

類，ホルモン類あるいは利尿剤と併用してトレーニング成果を高めている[40,56]。

アスリートが用いている多因性のアナボリックステロイドのスクリーニング検査には，尿中のテストステロンと黄体ホルモンとの比（T/LH）または尿中のテストステロンとエピテストステロンとの比（T/E）が採用されている。尿中のT/LH比を30またそれ以上の値とすると，T/E比が6またはそれ以上の値よりもより高感度のアナボリックステロイドのマーカーとなるであろう[191]。

▼構造と作用

アナボリックステロイドは，主要な男性ホルモンであるテストステロンと同様に作用する。テストステロンが筋や他の組織にある特異的な受容体と結合することによって，筋量や筋力の性差が現れ，思春期の到来に関連する男性の二次性徴に寄与している。テストステロンは主に精巣で産生され（95％），残りは副腎で産生される。ステロイドの化学構造を合成的に修飾すると，ホルモンの男性化作用を最小限に抑え，窒素貯留ならびにタンパク質同化作用により組織中の筋の成長を高めることができる。しかし，化学構造を変化させた合成ステロイドでも男性化作用は残り，とりわけ，女性での影響は強い。

アスリートがアナボリックステロイドを使用するのは，多くの場合，アスリートとして活躍している期間である。アスリートは，複数のステロイドの経口製剤や注射剤を生理的範囲を超えた用量で併用しており（アンドロゲンはそれぞれ異なる生理作用をもっているとアスリートは信じているため，併用するのであるが），この併用を**スタッキング**と呼んでいる。多くの場合，4～18週間のサイクルで用量を次第に増加させていく（**ピラミッディング**）。薬剤を使用しない期間もサイクルとサイクルの間に含める。薬剤の使用量は，医

療で推奨されている用量よりもはるかに高く，治療で使用する用量の200倍以上になることもしばしばである．アスリートは，競技の数力月前には使用量を次第に減らしていき，ドーピング検査にかかるリスクを低くする．研究で使われる用量と，アスリートが乱用している過剰な使用量との違いは，科学的知見（しばしば，ステロイドには効果がないと結論される）と，アスリートが"知っている"現実との間に存在するステロイド使用に対する信用性の差によってもたらされている．表11-3に，アナボリックステロイドの経口製剤と注射剤について，一般的な販売価格と非合法的な取引での価格とを示す．非合法的な取引での価格は，地域や国により大幅に異なっている．

デザイナードラッグが表面化

カリフォルニア大学ロサンゼルス校（UCLA）分子・医療薬理学教室の国際オリンピック委員会（IOC）から認定されたオリンピック分析研究所の研究者が，禁止されているステロイドのゲストリノーム（gestrinome）やトレンボロン（trenbolone）に似た化学構造をもち，非合法性の高い"デザイナー"化合物の存在を公表した．研究者は，この知見が，すでに市販されている多くの競技能力を増幅させる薬物のような"プロステロイド"もしくは"ステロイド前駆体"とは異なる新しいタイプのステロイド，すなわち，これまでに製造されたことがない，あるいは存在したことがない薬剤であるとした．米国オリンピック委員会傘下のスポーツ団体すべての薬剤検査を監督している米国アンチドーピング機関（USADA）は，匿名の通報者から提供されたステロイド注射剤の試料を，テトラヒドロゲストリノン（tetrahydrogestrinone：THG）と同定したと発表した．研究者の努力によりTHGを検出する新しい検査法が開発された．THGは注射剤ではなく舌下錠として用いられているようであり，2003年6月に実施された全米陸上競技会の参加選手350人の尿検体ならびに競技外無作為検査で採取した100検体の再分析が実施された．個々の尿検体は2つに分けられ，1つは将来的な検査のために保存されている．"A"検体でTHGが検出されたアスリートには通知がなされ，その後に"B"検体が陽性の"A"検体を確認するために用いられた．驚くべきことに，6人のアスリートの検査結果が陽性であった．陽性の検査結果が出ると，適切なアンチドーピングの処置がなされたかを確認するよう審査が促される．検査が陽性であったアスリートは，2年間国際競技会への参加が禁止されるであろう．2003年10月17日現在，米国フットボール連盟（National Football League：NFL）は陸上競技のようなスキャンダルを避けるため，選手のTHG検査を開始した．全米プロバスケットボール協会（National Basketball Association：NBA）およびメジャーリーグ（Major League Baseball：MLB）も追従する見込みである．USADAの任務は薬物検査，研究，教育を通じてドーピングと戦うことである．USADAではトップレベルのアスリートに対して，年間およそ6500回の薬物検査を実施している．これらの検査は，競技会で実施され，また競技外でもアスリートの練習施設や家庭で事前通告なしに実施される．

世界最大のスポーツ医学と運動科学に関する団体である米国スポーツ医学会（ACSM，http://www.acsm-msse.org）は，2003年10月23日にステロイド使用を発見し根絶させるべく警戒感を高めるよう求めた声明を発表した．ACSMでは，ドーピング検査で発見されないよう工夫したTHGのような新しい"デザイナー"ステロイド剤の開発や使用を非難した．これらの化学物質を使用することは，"アスリートの健康と安全性に深刻な危険をもたらすものであり，またスポーツのフェアプレーの精神も損なうものである．ステルスやデザイナー，前駆体化合物のような手段を通じてステロイドの使用を隠したり偽装したりする行為はエリートアスリートやアマチュアアスリートのみならず，余暇にスポーツを楽しむ人々さえも危険にさらす"とACSMでは考えている．

▼熱心な信奉者を擁する薬剤

アナボリックステロイドは通常，筋力トレーニングとタンパク質の多量摂取を併用して，筋力やスピー

表11-3 アナボリックステロイドの例（一般名と商品名），一般的な販売価格と非合法的な取引での価格を含む[a]

一般名	商品名	剤型	一般的な販売価格	非合法的な取引価格
オキシメトロン	アナドゥロル	経口	90ドル/100錠	300ドル/100錠
テストステロン・シピオネート	テストステロン	注射	35ドル/10 mL	200ドル/10 mL
スタノゾロール	ウィンストロールV	注射	250ドル/30 mL	400ドル/30 mL
ボルデノン	エクイポイズV	注射	150ドル/30 mL	450ドル/30 mL
オキサンドロロン	アナバール	経口	75ドル/100錠	150ドル/100錠
メトアンドロステノロン	ディアナボル	経口	100ドル/100錠	200ドル/100錠

[a]ミシガン州デトロイトでの2005年の推定値．価格は地域により異なる．非合法的な取引での価格は，さまざまな入手源の典型的な価格を反映したもの

ド，パワーを高める．ステロイド乱用者のイメージは，筋肉もりもりのボディビルダーとして描かれることが多い．しかし，自転車ロードレース競技者やテニスプレーヤー，陸上競技選手，野球選手，米国の大学アメリカンフットボール，プロフットボール選手，水泳選手の中にも乱用者は多い．米国パワーリフティングチームのメンバーを調査したところ，2/3が男性ホルモン性アナボリックステロイドを使用していることがわかった[52,253]．米国では，1992～1993年に，30万人以上の男女がアナボリックステロイドを使用していた[269]．10年以上前の調査によるこれらの統計結果は，おそらく低めな推定であり，現在では1993年のデータよりも使用率が10％以上高くなっているものと考えられる．連邦政府は，ステロイドの不正使用に関わるビジネスは，年間1億ドル以上の経済規模であると低めに推定している．

低年齢のアスリートやアスリート以外の人の使用率が次第に増加

競技アスリートやレクリエーションとして楽しむアスリートの多くは，ステロイド剤を非合法的に入手したり，多くの栄養サプリメントストアから合法ステロイドであるアンドロステンジオンとして入手したりしているため，情報を正確に知らない人は，生理機能の有害な発現がないまま，あるいは医療によるモニターを受けないまま多量に長期間使用している．特に懸念されるのが，10歳前後の少年少女や高校生でチームスポーツをしていない人の間でステロイド剤が乱用されることである[5,71,88,263]．このような若年男女が乱用するリスクとしては，極端な男性化や，通常ならまだ発育途上である子どもの発達が途中で止まってしまうことがあげられる．ある報告によると，高校生15人に1人，あるいは，青年約50万人（高校の高学年生25万人）がステロイドを使用したことがあるとしている．これらの若者は，他の非合法ドラッグを乱用し，注射針を使い回ししている可能性が高い[66,147,148]．ステロイドを使用しているティーンエージャーは，運動競技での成績向上を最大の使用理由としてあげているが，25％は外見をよくしたい（他人からかっこよくみられたい）というのが主な理由であると認めている[31]．このセルフイメージを高めたいという葛藤の中では，自分自身のボディイメージに問題がある（自分の上半身や下半身，顔貌に満足していない/惨めに思う）ことが，ティーンエージャーや若者がアナボリックステロイドを乱用する理由である[264]．連邦政府の薬物関連機関の最新の調査によると，米国のティーンエージャー約50万人がアナボリックステロイドを使用しており，高校高学年生では最近使用量が50％増加している．国

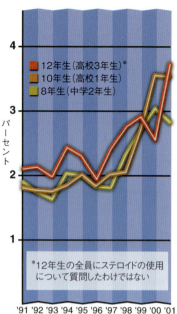

図11-2　アナボリックステロイドを1回でも使用した経験があると答えた青少年の割合がうなぎ上りに上昇．（出典：ミシガン大学）

立衛生研究所（NIH）の一部門の国立薬物乱用研究所（NIDA）は，高校低学年生のステロイドの使用が，1992年と比較すると2000年では全国的に2倍以上になってきていると指摘している．ブルークロス/ブルーシールドの行った全国調査で，12～17歳の少年でのステロイドあるいはそれに類似するドラッグの使用が1999年から2000年に25％増加していることを指摘している（図11-2）．これらティーンエージャーの20％はスポーツの成績を上げるためでなく，外見をよくするためにステロイドを使用している．このような知見は，Healthy People 2010の報告とは逆の結果を示している．Healthy People 2010の報告では，1998年のデータをもとにして高校高学年生でのステロイドの使用は男子学生では2.8％，女子学生では0.3％低下しているとしている[240]．

この暗い状況の中で，明るい兆しがみえてきた．国立薬物乱用研究所が支援して行った研究で，オレゴン州のある高校で薬物検査を無作為に受けた学生アスリートは，薬物検査を実施しなかった他の高校と比較して，ステロイドのような成績向上薬物の使用率が1/3近くに減少することがわかった（薬物全般であればおよそ1/4）[89]．高校生に薬物検査を実施する点については，まだ議論が続いているが，2002年6月に連邦最高裁判所は，公立学校では，学生が課外活動に参加する際に薬物検査を受けるよう求めることができると判示した．

▼効果は疑問

アナボリックステロイドが身体組成や運動成績にどのような真の効果をもたらすのかについて，研究者やアスリートは50年近く論争を続けてきた。アナボリックステロイドのエルゴジェニック作用について生じている混乱のほとんどは，被検者の選択を正確に行っていないこと，使用する薬剤や用量，投与期間，併用する栄養補助食品，トレーニング強度，評価法に違いがあること，および薬物応答に個人差があることなど，実験デザインの違いに起因している[35,105,106]。ステロイドに男性化作用が比較的少ないとはいえ残存していることも原因となり，アスリートの中枢神経系を刺激して，より攻撃的（いわゆるステロイド性激怒〈"roid" rage〉）かつ競争的にし，疲労に耐えられるようにしていると考えられる。このような促進効果によって，アスリートはより過酷なトレーニングを長時間行うことができるようになり，トレーニングで改善効果が実際に生じたと確信するようになっている。アンドロゲンの使用に伴って，気分の異常な変化や精神障害も生じる[227,230]。

動物実験で，アナボリックステロイドの投与に運動と適切なタンパク質の摂取を併用すると，タンパク質合成が刺激され，筋のタンパク質量（ミオシン，筋原線維，筋形質因子）が増加することが示唆されている[203]。この結果とは対照的に，他のデータでは，脚の協力筋の一方を外科切除して機能的過負荷状態にしたラットでは，ステロイドを投与しても脚の筋量が増加しないことが示されている[157]。この研究では，アナボリックステロイドを投与しても，機能的過負荷による筋の発達を刺激することはなかった。

ヒトでの反応を解釈することは困難なことが多い。一部の研究では，トレーニング中の男性では，ステロイドを使用すると体重の増加や脂肪量の減少が促進されることが示されているが，別の研究では，アナボリック効果を促進する十分なカロリーとタンパク質を摂取しても，筋力やパワー，身体構成に何の効果もないことが示されている[75,105]。ステロイドを使用することにより体重が増加したとしても，この増加の内容（水，筋，脂肪）がどのようになっているのかについては，解明されていない。

透析患者やHIV感染者は栄養不良や筋量減少，慢性疲労状態になることが多い。透析患者については，アナボリックステロイドのデカン酸ナンドロロン（nandrolone decanoate）を6カ月間投与すると，除脂肪体重（FFM）が有意に増加し，日常生活の機能レベルが上昇した[120]。同様に，HIVに感染している男性被検者に，アナボリックステロイドのオキサンドロロン（oxandrolone）を含み，生理的濃度より中程度に多いアンドロゲン処方を行うと，テストステロン補充療法のみの場合と比較して，除脂肪組織量が増加し，筋力トレーニングによる筋力の増加も相当に大きくなった[228]。

用量が重要な要素

薬物の用量の違いが，アナボリックステロイドのエルゴジェニック作用の真の有効性を解析できない原因になっているように思われる（さらに，科学者とステロイド乱用者の間に，有効性に関する理解の差異も生じさせている）。筋力トレーニングの経験が少しある健康な男性43人で研究が実施された。食事（摂取カロリーとタンパク質摂取量）および運動（標準のウェイトリフティング，週3回）をコントロールし，ステロイドの用量（エナント酸テストステロン〈testosterone enanthate〉600 mgを週1回静注，もしくはプラセボ）は，これまでヒトで実施された研究に用いられた用量より高いものであった。図11-3に，試験を10週間実施した後の除脂肪体重，上腕三頭筋，四頭筋の筋断面積ならびに筋力（1-RM）のベースライン時からの変化を示している。トレーニングを受けながらホルモン注射を受けた男性では，1週あたり0.5 kgの除脂肪組織量が増加し，10週間という比較的短期間では体脂肪は増加しなかった。ホルモン注射を受けたがトレーニングを行わなかったグループでも，プラセボを投与された男性被検者と比較して筋量と筋力が有意に増加したが，テストステロン投与とトレーニングを同時に実施した男性被検者と比較すると，その増加量ははるかに小さいものであった。この研究を実施した研究者は，この研究は運動競技を目的としてステロイドの使用を正当化あるいは保証するようにデザインしたものではないことを強調している。なぜなら，健康に及ぼすリスクがあるからである（次項参照）。彼らが示したデータからは，組織消耗性疾患では筋量を回復あるいは増量するために医学的管理下でアナボリックステロイドによる治療を行える可能性が示されている。

▼リスクは存在するか？

アスリートが使用しているアナボリックステロイドの健康に対するリスクについては，意見が分かれている。ステロイドのリスクに関する研究のほとんどは，医学的観察の結果をもとになされている[229]。我々の見解としては，アナボリックステロイドの使用，とりわけ経口ステロイドを使用すると，エルゴジェニック作用があるかもしれないが，有害な副作用が頻繁ではないにしても明確に生じる可能性がある。高用量のステ

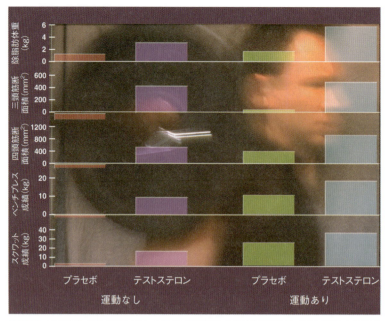

図11-3　ベンチプレスおよびスクワットを10週間実施した後の除脂肪体重，上腕三頭筋，四頭筋の筋断面積，ならびに筋力のベースラインからの変化．（Bhasin S, et al. The effects of supraphysiological doses of testosterone on muscle size and strength in normal men. N Engl J Med 1996; 335: 1.より）

ロイドを長期間使用すると，正常なテストステロンの内分泌機能に障害をもたらすことがしばしばある．男性ウェイトリフティング選手にステロイドを26週間投与すると，血清テストステロン濃度が試験開始時点の半分以下までに低下した．この作用は，その後12〜16週間の追跡期間を通じて持続した[75]．ステロイド乱用者では，不妊，精子濃度の低下（無精子症），精巣容積の低下も問題である[85]．ステロイドの使用を中止して数カ月経過すると，通常は生殖腺の機能が正常レベルに戻る．

男性でのステロイドの使用に伴うホルモン変化として，この他に，主な女性ホルモンであるエストラジオール濃度が7倍上昇することがあげられる．このエストラジオール濃度の上昇は健康な女性の平均値に匹敵し，このためアナボリックステロイドを使用している男性に認められる**女性化乳房**（男性の乳腺が異常に発達し，乳汁を分泌する場合もある）が説明できる．運動トレーニングをしながらステロイドを使用すると，結合組織にも損傷をもたらし，腱の引っ張り強さや弾性が低下する[139,145]．さらに，ステロイドの使用は，以下のような不都合をもたらす．すなわち，(a)前立腺を慢性的に刺激する（前立腺の肥大をもたらす可能性がある），(b)循環器系に損傷をもたらし，またはその機能が変化し，心筋細胞に傷が生じる，(c)筋力トレーニングと組み合わせると，心室が病的に増大し，機能障害が生じる可能性がある，(d)運動ト

レーニングに対する心臓の微小血管の適応に障害が生じ，血小板凝集が増加する[3,59,72,112,163,208,233]．血小板凝集が増加し，心筋への血液供給が阻害されると，脳卒中や急性心筋梗塞のリスクが高まるおそれがある．

ステロイドの使用と生命に危険のある疾患

激しい身体活動を行っている人が摂取するステロイドを，ヒトに相当する量をラットに与えると，ステロイドにより寿命が劇的に短縮される．6ヵ月間ステロイドを与えてから1年後に，高用量のステロイドを与えたマウスの52%が死亡し，これに対して低用量を与えたマウスの死亡率は35%，ステロイドを与えなかった対照動物では，わずか12%しか死亡しなかった（図11-4）．ステロイドを与えた投与マウスの剖検を実施して，各種の病理作用が明らかになった．これは，ステロイド使用を中止して長期間経過してはじめて現れたものであった．最も多い病的変化は，肝腫瘍および腎腫瘍，リンパ肉腫，心臓の損傷であり，しばしば複数の疾患が併発していた．6カ月の曝露期間は，オスのマウスの平均余命の約1/5にあたり，ヒトでの使用期間と比較すると，相対的にかなり長期間であった．しかし，病的変化のいくつか，とりわけ肝臓の損傷は，ステロイドを使用する人によく認められるものである．これらの知見がヒトにそのままあてはまるのであれば，アナボリックステロイドの使用により有害な作用が現れるには数十年かかるであろうことを示してい

る。

表 11-4 に，アナボリックステロイドの使用による副作用や医学的リスクを示す。最も懸念されるのは，男性ホルモンの乱用と肝機能異常との間には関係がある可能性を示す証拠である[223]。ほとんどの男性ホルモンは肝臓で代謝されるため，ステロイドを長期使用したり毒性レベルまで投与量を上げると，肝臓は損傷を受けやすくなる。男性ホルモンの肝臓への最も深刻な影響は，局所的に血液が充満したときに現れる病変で，いわゆる肝臓紫斑病である。極端な状態になると，肝機能が失われ，患者は死亡する。重篤な副作用が生じる可能性があり，医師が推奨用量の範囲でステロイド剤を処方した場合であってもこのような傷害が生じることを強調するため，これらのデータを示している。アスリートよりも患者のほうが長期間使用することが多いが，アスリートの中には，ステロイドの使用と中止を何年間も繰り返し，1日の使用量が一般的な治療の用量を超えることがある（治療の 5～20 mg に対してアスリートは 50～200 mg）。

ステロイドの使用と血漿リポタンパク質

アナボリックステロイド，とりわけ 17 位をアルキル基に置換した経口アンドロゲンを健康な男性や女性が使用すると，高比重リポタンパク質コレステロール（HDL-C）濃度が急速に低下し，低比重リポタンパク質コレステロール（LDL-C）および総コレステロール濃度が上昇し[113,257]，LDL-C に対する HDL-C の比が低下する[46]。アナボリックステロイドを使用したウェイトリフティング選手の HDL-C 濃度は平均 26 mg/dL であり，アナボリックステロイドを使用しなかった選手では，50 mg/dL であった[125]。HDL-C がこの濃度まで低下するとステロイド使用者に冠動脈疾患のリスクが著しく高くなる。次のステロイド投与サイクルまでの 8 週間以上の非投与期間を置いても，ウェイトリフティング選手での HDL-C 濃度は低いままであった[209]。循環器系の有病率，死亡率に対するステロイド使用の長期影響については，まだ解明されていない。

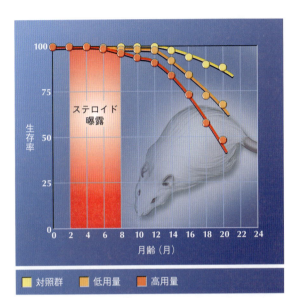

図 11-4 マウスでの外因性アナボリックステロイドの使用による生存率の低下。(Bronson FH, Matherne CM. Exposure to anabolic-androgenic steroids shortens life span of male mice. Med Sci Sports Exerc 1997; 29: 615. より改変)

表 11-4 アナボリックステロイドの副作用および医学的リスク

男性		女性	
増加	減少	増加	減少
精巣萎縮	精子数	声変わり	乳房組織
女性化乳房	テストステロン濃度	ひげ	
		生理不順	
		陰核肥大	

男女		
増加	減少	可能性
LDL-C	HDL-C	高血圧
LDL-C/HDL-C 比		結合組織損傷
肝臓の悪性新生物の可能性		心筋損傷
攻撃性，活動亢進，怒りっぽさ		心筋梗塞
ステロイドの使用を中止すると，引きこもりやうつ		甲状腺機能障害
アクネ菌（にきび）		心筋構造の変化
肝臓紫斑病		

LDL-C：低比重リポタンパク質コレステロール，HDL-C：高比重リポタンパク質コレステロール

> **BOX 11-2　米国スポーツ医学会：アナボリックステロイドの使用に関する見解**
>
> 世界中で発表された文献を包括的に調査し，人の身体機能を向上させることに対するアナボリック男性ホルモン性ステロイドの使用に賛成あるいは反対する主張を慎重に分析し，米国スポーツ医学会は以下のような見解をとる．
>
> - アナボリック男性ホルモン性ステロイドを適切な食事とトレーニングを行いながら使用すると，体重増加に寄与することができ，しばしば非脂肪量の増加が生じる．
> - 一部の人では，アナボリック男性ホルモン性ステロイドの使用量を増やすと，激しい運動と適切な食事により筋力の増加が生じる場合がある．
> - アナボリック男性ホルモン性ステロイドは，有酸素性能力や筋の運動能力を高めるものではない．
> - 臨床試験ならびにアスリートでの限定的な研究から，アナボリック男性ホルモン性ステロイドを使用すると，肝臓や循環器系，生殖器系，精神状態に有害な作用を生じることが認められる．さらに詳しい研究が終了するまで，アスリートがアナボリック男性ホルモン性ステロイドを使用するときの危険性に，臨床試験で認められた有害な作用を含めるべきである．
> - アナボリック男性ホルモン性ステロイドをアスリートが使用することは，多くのスポーツ統括団体が定めた規則や運動競技の倫理原則に反するものである．米国スポーツ医学会はこれらの倫理原則を支持するものであり，アスリートがアナボリック男性ホルモン性ステロイドを使用することを遺憾に思う．

▼アナボリックステロイドに関する考え方

長期教育プログラムの一環として，ACSM はアナボリック男性ホルモン性ステロイドの使用と乱用に関する立場を明確にしている[7]．我々も ACSM の考え方に同意し，BOX11-2 のような見解をとる．

▼女性のステロイドによる副作用

アナボリックステロイドの使用により広範な副作用が生じるのに加えて，女性にはさらに他の危険性も懸念される．例えば，男性化（男性よりも顕著），骨板の正常な成長が障害され早期に閉鎖されてしまうこと（少年にも生じる），声が低くなること，体毛やひげの増加，月経機能の変化，皮脂腺サイズの劇的巨大化，にきび，男性型多毛症（体毛やひげが過剰に生じること），乳房サイズの低下，陰核肥大などがある．不妊の可能性があり，生殖機能に対するステロイドの長期使用による影響については，さらに研究が必要である．

クレンブテロールおよびその他の β_2 アドレナリン作動薬：アナボリックステロイドにかわりうるものであるか？

アスリートのアナボリックステロイド使用に対して広範な無作為抽出検査が世界中で行われるようになってきたため，多数のステロイド"代替薬"が開発された．これらの薬物は，検出を免れるため，不法健康食品やメールオーダー，"非合法市場"ネットワークの中で流通してきている．そのような薬剤の1つ，交感神経作動性アミンの**クレンブテロール**（clenbuteol，商品名：クラナズマ，モノレス，ノヴェガン，ブロントヴェント，スピロペント）が，組織増加や脂肪減少の効果があるとされたため，アスリート間で人気が出てきている．ボディビルダーが，ステロイド検出により失格にならないようするため，競技会前にステロイドの使用を中止し，代替薬クレンブテロールを使用すると筋量の低下が遅れ，脂肪燃焼が促進され，贅肉をカットした体型が実現できるようになる．クレンブテロールはとりわけ女性アスリートに関心が高い．アナボリックステロイドのような男性ホルモン性の副作用を生じないからである．1996 年アトランタオリンピックに導入されたガスクロマトグラフィー法と高分解能質量分析法を組み合わせた薬物検査法によって，18 カ月前までのアナボリックステロイド使用のほとんどが検出されている．

β_2 アドレナリン作動薬に分類される化合物グループ（アルブテロール，クレンブテロール，サルブタモール，サルメテロール，テルブタリン）の1つであるクレンブテロールは，循環血液中のアドレナリンやノルアドレナリン，その他のアドレナリン性アミンに対するアドレナリン受容体の応答性を高める．動物実験（ヒトの研究ではない）の結果を精査すると，ヒトで気管支喘息の治療薬としてヨーロッパで使用されている用量を超えて，あまり運動をしない成長中の家畜に投与すると，クレンブテロールは骨格筋ならびに心筋のタンパク質沈着を高め，脂肪量の増加を抑える（脂肪分解を高める）．競走馬のサラブレッドに治療的濃度を長期間投与すると，FFM を増加させ，脂肪量を低下させる[127]．クレンブテロールは加齢や運動不足，栄養不良，病的な組織消耗状態が筋に及ぼす影響を解消するため，実験的に動物に使用されてきている．このような状況では，β_2 作用薬は骨格筋に対して特異的な増殖促進作用を示す[65,265,270]．ラットでは，クレンブテロールは筋の線維タイプの分布を変化させ，タイプⅡ

筋線維を太くし，筋全体に占める割合を増加させる[51]。クレンブテロールを投与するとタンパク質の分解量が低下し，タンパク質合成が増加することにより，動物の筋量が増加することを説明できる[1,21,150]。

筋，骨，循環器系機能に及ぼす悪影響の可能性

クレンブテロール（2 mg/kg）を14日間毎日皮下注射したメスラットでは，同量の担体を注射したラットと比較して，(a) 筋量，(b) 最大筋力を有意に高め，(c) 速筋線維と遅筋線維を有意に肥大させた[62]。否定的な知見として，短時間で強度の筋活動により疲労が速まることが示されている。他の研究者も同様のポジティブな効果とネガティブな効果を指摘している。例えば，mdxマウスを定期的に運動させる場合と，定期的な運動とクレンブテロール投与を併用すると筋萎縮の進行が低下した[270]。クレンブテロール投与群では，筋の疲労度や細胞の変形が増加した。これらは運動のみの群では認められなかった。筋の構造や機能に対するこのようなネガティブな効果が，筋のタンパク質量は増加させるにもかかわらず，動物の持久力に対する運動トレーニングの効果をクレンブテロール投与が打ち消しているという知見を説明できるであろう[114]。クレンブテロールを投与すると若いオスラットに筋肥大を誘発したが，同時に，骨の縦方向の成長を阻害した[132]。この効果は成長期の動物の骨端閉鎖をクレンブテロールが促進させることと関係しているものと考えられ，思春期前および青年期のヒトには禁忌となるであろう。

標準種のメスウマで最近行われた心エコー検査では，クレンブテロールを慢性的に投与すると治療に用いる低投与量であっても，心臓の大きさを心筋機能を損なう方向へと変化させることが示されている[222]。動物に運動させた場合でも，低活動状態を維持した場合でも効果が生じた。さらに，クレンブテロールを投与すると，運動後に大動脈が破裂したり突然死のリスクが高まった。クレンブテロール投与を有酸素運動とともに実施すると，標準種のメスウマでは，通常であれば運動により血漿量が増加するのがみられなくなる。これは有酸素運動の運動能力低下と回復力の低下に関係していた[126]。

クレンブテロールは米国ではヒトでの使用は承認されていないが，米国以外では閉塞性肺疾患の治療のための吸入気管支拡張薬として広く処方されている。クレンブテロールに汚染された肉を食べたことによる，ヒトでの偶発的な"過量投与"が報告されている。短期的な副作用には，骨格筋の振戦，興奮，動悸，めまい感，悪心，筋痙攣，心拍数亢進，および頭痛がある。

このような副作用はあるが，クレンブテロールを医師の監督下で使用すると，疾病や強制的な非動化，加齢により生じる筋の消耗を治療するのに有効であろう。残念なことに，長期使用の毒性レベルや有効性，安全性に関して何もデータがない。明らかに，エルゴジェニックを補助する手段としてクレンブテロールを使用することは妥当ではないし，推奨もできない。

その他のβ₂アドレナリン作動薬

研究では，クレンブテロール以外の交感神経作用性$β_2$アドレナリン作動薬の筋力増強効果について関心が向けられてきた。頸椎損傷の男性被検者に，理学療法と同時に80 mgのメタプロテレノール（metaproterenol）を4週間にわたって毎日投与した。筋の推定断面積と肘の屈筋，腕の伸筋の筋力がプラセボ条件と比較して有意に増加した[219]。アルブテロール（albuterol）を投与すると（1日16 mg，3週間），運動トレーニングを実施しなくても筋力が10〜15%増加した[152]。アルブテロールを治療的用量で投与しても，低速の短縮/伸展等速運動トレーニングでの等速筋力を高めた。

トレーニング条件により異なる

動物

トレーニングを受けていない骨格筋は$β_2$アドレナリン作動薬に反応する。クレンブテロール投与と運動トレーニングを併用すると筋量の増加は，実験前にトレーニングしていない動物のほうが，トレーニングに続いて$β_2$アドレナリン作動薬を投与した動物より著明になる[172]。

ヒト

一部の研究で，アルブテロールを投与すると筋力が増すことが示されている[218]。10分間の自転車こぎ運動では，サルブタモール（salbutamol）を投与しても，エルゴジェニック作用の効果は短期では成績に反映されなかった[47]。同様に，喘息にかかっていないトレーニングを積んだ自転車競技者では，30秒間ウィンゲートテスト（別名ウィンゲート嫌気性テストは，1970年代にイスラエル共和国のウィンゲート協会で開発された。これは，無酸素運動時における最大筋力，疲労および総運動能力を評価するための最も普及した方法である）を実施する20分前に360 μg（吸入器で1回の投与が90 μgの定量投与を4回実施して，通常の用量の2倍投与）を投与しても筋力に影響がなかった[142]。別の研究では，サルブタモールの推奨用量の2倍（アルブテロール400 μgを運動の20分前に4回の吸入で投与）を投与しても，トレーニングを積んだ持久系自

転車競技選手で有酸素運動の筋力や持久力，換気閾値，あるいは動的な肺の機能を改善させなかった[179]。研究者は，これらの薬剤の使用をアスリートに禁止すべきではないという姿勢を維持した。これらの薬剤にはエルゴジェニック作用がなく，閉塞性肺疾患患者を"正常化"させるだけであるからである。被検者グループのトレーニング条件の違いが，短期筋力に対するアルブテロールの効果に関する研究間の矛盾を説明するものと思われる。

アルブテロールのエルゴジェニック作用は，おそらく骨格筋の$β_2$受容体の賦活化作用に起因し，それにより筋力と活力を高めるのであろう。運動トレーニングを行うと，筋の$β_2$受容体は，トレーニングにより誘発された血中カテコールアミン濃度の上昇によって作用が弱められる（一定の刺激に対して感受性が低くなる）。このため，トレーニングを積んだアスリートでは，交感神経作用薬に対する応答性がトレーニングを受けたことのない人よりも低くなる。さらに研究を行って，外因性$β_2$アドレナリン作動薬にエルゴジェニック作用があればそれを立証し，作用機序を解明し，筋量に対する影響を明らかにする必要がある。

成長ホルモン：遺伝子工学がスポーツの領域に

ヒト成長ホルモン（GH あるいは hGH）は，ソマトトロピン（somatotropin）とも呼ばれており，組織量増加，成績向上薬として，非合法市場ではアナボリックステロイドと競うまでになっている。下垂体の腺性下垂体が GH を産生し，組織構築や成長に際して強いタンパク質同化ならびに脂質分解薬として機能し，脂肪の異化を増加させる。とりわけ，GH は骨と軟骨の成長を刺激し，脂肪酸の酸化を高め，グルコースとアミノ酸の分解を遅らせる。GH の分泌量が低下すること（30歳と比べて60歳ではおよそ50％少ない）が，加齢に伴って FFM が減少し，脂肪量が増加することを一部説明できる。遺伝子工学により作製した細菌が産生する外因性の組み換え GH を投与すると，身体組成のこのようなネガティブな変化を改善させることができる。このため，全国に多数のアンチエイジングクリニックが乱立し，1カ月に1000ドル以上の治療費で，"時計の針をもとに戻す"ことを求める何千人もの高齢者に GH を投与している。

研究によると，加齢による筋量低下や骨の微細構造の劣化，体脂肪の増加，とりわけ腹部脂肪の増加，およびエネルギーレベルの低下に対して GH サプリメントを用いる利点について，解釈が一致していない。例えば，70～85歳の健康な男性が GH サプリメントを使用すると，FFM が4.3％増加し，脂肪量が13.1％低下した[187]。GH を投与して，筋力や有酸素運動能力を評価しても，加齢により生じるネガティブな影響を改善しなかった。さらに，サプリメントを使用した男性被検者には，手のこわばりや倦怠感，関節痛，下肢浮腫が生じた。現在までに実施された最大規模の臨床試験で，60代半ば～80代後半の健康な男女の身体組成ならびに機能能力の変化に対する GH の効果が調べられている[22]。GH を使用した男性被検者は，除脂肪量が3.18 kg 増加し，同量の脂肪が減少した。女性では，プラセボを投与した被検者と比較して，除脂肪量が1.36 kg 増加し，体脂肪が2.27 kg 低下した。6カ月の試験期間中に被検者はあまり運動せず，食事の内容は変えなかった。残念なことに，被検者の24～46％に重篤な副作用が生じた。副作用は，足ならびに足根関節のむくみ，関節痛，手根管症候群（主根関節の腱鞘が腫脹することによる絞扼神経障害），ならびに糖尿病および前糖尿病状態の発生であった。これまでの研究と同様に，除脂肪量が増加したにもかかわらず，筋力や持久力については，GH 投与の効果は認められなかった。

成長期に GH が過剰に産生されると巨人症（gigantism）になる。巨人症は内分泌および代謝疾患で，全身あるいは身体の一部が異常なサイズになったり，過剰に成長する。成長が終わった後に GH が過剰に産生されると，不可逆的な疾患である末端巨大症（acromegaly）を生じる。手や足，顔貌の巨大化が，この疾病の特徴である。医学的には，腎不全や GH 欠乏症の小児は，青年期にいたるまで，成長ホルモンの注射を週に3回受け，年間2万～4万ドルを支払って，ほぼ正常の大きさとなる[109]。甲状腺機能低下症の若い成人では，GH 補充療法を実施することにより筋量が増加し，等尺性筋力が高まり，運動能力の改善がみられる。

▼エルゴジェニック作用に関する見解の不一致

一見すると GH の使用は，筋力と活力を必要とするアスリートに魅力的なもののように思われる。なぜなら，生理的投与濃度でこのホルモンはアミノ酸の取り込みとタンパク質合成を活性化し，一方で，脂質分解を高め，グリコーゲン貯蔵を維持するからである。しかし，トレーニングを受けている健康な被検者に GH サプリメントはどのような影響を及ぼしているかについての研究はほとんどない。ある研究では，トレーニングを積んだ男性被検者が，生合成 GH もしくはプラセボを使用しながら，高タンパク質食を摂取した報告がある[50]。GH と標準の筋力トレーニングを6週間続

けている間に，体脂肪率が低下しFFMが上昇した。トレーニングとプラセボ投与を受けた被検者グループでは身体組成に変化は生じなかった。一方，その後の研究では，これらの知見を支持しない結果が報告された[58,268]。先の研究で，運動をあまりしていない若い男性が12週間の筋力トレーニングプログラムに参加し，組み換えヒトGHサプリメント（40 μg/kg）もしくはプラセボの投与を受けた[267]。GH投与を受けた被検者のFFM，全身水分量，および全身のタンパク質合成量は増加した。骨格筋でのタンパク質合成の割合，胴回りおよび脚回りの長さには被検者グループ間に有意な差は生じなかった。表11-5に動的筋力ならびに静的筋力の筋機能について対照群と実験群での効果を示している。著者らは，GH投与群で全身のタンパク質合成量の増加がより大きいのは，骨格筋以外の非脂肪組織（結合組織，体液，および非収縮性タンパク質など）での窒素貯留が増加したためであろうとしている。

つい最近まで，健康な人がGHを入手できる唯一の手段は非合法市場であり，それらの多くは，しばしば粗悪品であった。ヒトの死体由来のGH（小人症の子どもを治療するため，1985年5月まで米国の医師が使用していた）を用いると，クロイツフェルト-ヤコブ病にかかるリスクがきわめて高くなる。クロイツフェルト-ヤコブ病は感染性の治癒不可能な脳の変性障害を生じさせる疾患である。今日では，遺伝子工学によりつくられた合成GH（プロトロピンやヒューマトロープ）がGH欠乏症の子どもの治療を目的として承認されている。しかし薬剤が市販されると，医師は本人の意思により処方できる。例えば，1997〜2001年の4年間に，成長ホルモンの処方件数は6000件から21,000件へと3倍以上増加している。男性向けフィットネス雑誌には，成長ホルモンの広告が掲載され，それを処方してくれる医師の電話番号リストも示されている。競争力が高まると信じてGHを使用する子どものアスリートでは，巨人症の発生率が高まることは確実であろうし，一方，成人が使用すると末端巨大症候群を発症するであろう。その他にも，視覚系への副作用や，2型糖尿病によるインスリン抵抗性，水分貯留，手根管症候群が現れるであろう。

DHEA：懸念される傾向

熱心に運動を行う人や一般の人の間で，合成デヒドロエピアンドロステロン（dehydroepiandrosterone：DHEA）の使用量が多くなってきたため，スポーツ医学関係者や医療関係者の間で，DHEAの安全性と有効性が懸念されるようになってきた。比較的弱いステロイドホルモンであるDHEA（ならびにその硫酸エステルの硫酸DHEA，DHEAS）は主に副腎皮質でコレステロールから合成される。少量のDHEA（一般に"マザーホルモン"と呼ばれている）とその他の関連する**プロホルモン化合物**（prohormone compound）は，テストステロンやその他のタンパク質同化ステロイドへの前駆物質である。図11-5にDHEAやアンドロステンジオン，その他の関連化合物を合成する主な経路を示している。身体が産生するDHEAの量は，他のステロイド類の脳内の最大濃度よりも多い。その化学構造は性ホルモンのテストステロンやエストロゲンの化学構造に類似している。報道や広告ではDHEAはテストステロンの産生量を増やし，若さを保ち，セックスライフを楽しみ，加齢の悪影響に打ち勝つ"スーパーホルモン"あるいは"聖杯"であると大げさに宣伝している。インターネットのホームページ上でもその効果を称賛している。

なぜなら，DHEAは天然由来物質であるので，食品医薬品局（FDA）はその流通を規制することはできないし，その作用や有効性について言及することもでき

表11-5 トレーニング前と，成長ホルモン（GH）サプリメント使用時および非使用時にトレーニングを実施した後の膝の伸筋群と屈筋群の最大筋力発生量

	運動＋プラセボ			運動＋GH		
	実施前[a]	実施後[a]	変化量（%）	実施前[a]	実施後[a]	変化量（%）
短縮性筋力						
膝の伸筋	212±13	248±10	+17	191±11	214±9	+12
膝の屈筋	137±11	158±7	+15	122±12	143±6	+17
等尺性筋力						
膝の伸筋	220±13	252±13	+14	198±15	207±7	+5
膝の屈筋	131±8	158±8	+20	127±13	140±16	+10

Yarasheski KF, et al. Effect of growth hormone and resistance exercise on muscle growth in young men. Am J Physiol 1992; 262: E261. より

[a]値は平均±SEを示す。最大力（N）はサイベックスダイナモメーターを用いて測定した。短縮性筋力は60°/秒の角速度で測定した。等長性筋力は膝関節を135°伸展させて測定した。膝の伸筋と屈筋が発生する最大短縮性筋力は両群で有意に増加したが（P＜0.05），これらの増加量や，最大短縮性筋力の増加量は運動＋GH群で大きくなかった

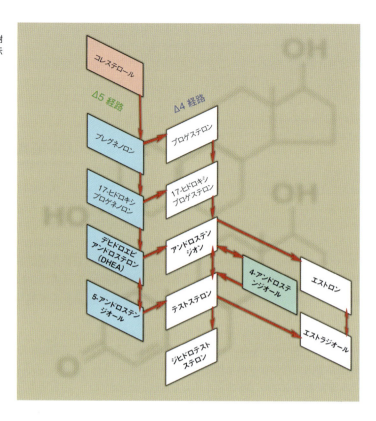

図11-5 デヒドロエピアンドロステロン(DHEA)，アンドロステンジオン，その他の関連化合物の代謝経路の概要．矢印は，一方向および双方向の変換を示す．太字で示した化合物は現在市販されている．

ない．大衆メディアや通信販売企業，健康食品産業は，DHEAをどんな病気も治す万能薬であるとしている（チューインガムもある．それぞれ25 mg含有）．DHEAを賛美する人は，寿命を伸ばし，がんや心疾患，糖尿病，骨粗しょう症から身体を守り，性的衝動を高め，除脂肪組織量を増し，体脂肪を減らし，気分を高め，記憶力を高め，筋力を向上させ，AIDSを含むさまざまな感染症に対する免疫力を高めると主張している．このホルモンを非難する人は，DHEAを"インチキ薬"とみなしている．IOCおよび米国オリンピック委員会（USOC）はDHEAを許容濃度ゼロの禁止薬物リストに入れている．

図11-6に，ヒトの一生の間の血漿中DHEA値の一般的傾向を示す．男児，女児とも，出生時にDHEA値は相当高く，その後急激に低下する．6〜10歳までは，DHEAの産生量は次第に増加する．一部の研究者は，この増加が思春期の到来や性欲の発生に寄与していると考えている．そして，18〜25歳の間に産生量がピークに達する（男性のほうが女性より高い）．血漿濃度が高齢になっても比較的高い糖質コルチコイドや鉱質コルチコイド，副腎ステロイドとは対照的に，30歳以降になると，DHEA濃度の長いゆっくりした低下が始まる．75歳になると，血漿濃度は，若い成人の約20%にまで減少する．この事実から，血漿中のDHEA濃度が生物学的加齢や疾病への感受性のマーカーなのではないかという想像が加速した．一般の人は，DHEAを使用することにより，血漿濃度をより"若い"時点の濃度に高め加齢の悪影響を抑えると考えている[190]．多くの人は，危険性を考えずに効果をもたらすことを信じてこの"天然"ホルモンのサプリメントを使用して

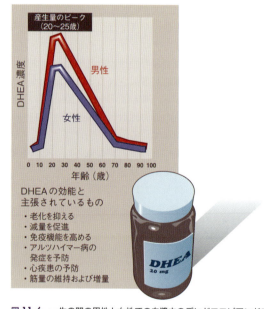

図11-6 一生の間の男性と女性での血漿中のデヒドロエピアンドロステロン（DHEA）濃度の一般的な傾向．

いる。

▼ 安全性が不明でありながら規制されていない化合物

1994年にFDAはDHEAを（栄養補助食品健康教育法のもとで，他の多くの"天然"化学物質とともに）未承認新薬（処方が必要）から処方箋なしの大衆薬として販売できる栄養補助食品に分類しなおした。製薬会社は，ダイズや野生のヤムイモからみつかった化学物質を原料にDHEAを合成している。この製造工程の中で，アンドロステンジオンのような他の化合物も産生され，DHEAに混入している可能性がある。多くの人は，現在のように健康な男女がDHEAを規制もモニターもなしに使用するのは（1日あたりの服用量は5～10mgから多い場合には2000mgにまで及ぶ），悲惨な結末が待っている状態であると考えている。ホルモンとして量的なことが重要ではあるが，DHEAについては，研究者はあまり理解していない。とりわけ，以下の点に関することはわかっていない。

- 健康ならびに加齢
- 作用の細胞もしくは分子機序
- 受容体（硫酸塩は神経伝達物質γアミノ酪酸〈GABA〉の脳内受容体に作用する）
- 投与による有害作用（特にDHEA濃度が正常である若年成人に対する有害作用）

ヒトでのDHEAの適切な用量については確定しておらず，血中脂質や耐糖能，前立腺の健康に悪影響を及ぼすことが懸念されている。主な理由は，ホルモン投与による医学的問題は，使用を開始してから長年経過しないと現れないことである。多数の大衆サプリメントがDHEA（その他のプロホルモン）を含んでいる。大手コンビニエンスストアや薬局，ヘルスクラブ，通信販売，インターネットなどで，DHEAを容易に購入できる。

DHEAの使用に対する初期の支持は，DHEAを毎日投与したげっ歯類の研究によるものであった[54,68,91,213]。DHEAを投与すると，がんやアテローム硬化症，ウイルス感染症，肥満，糖尿病の予防，免疫機能の向上，ならびに延命に効果が現れた。これに対して科学者は，DHEAを産生するとしてもわずかしか産生しないラットやマウスでの研究から得られた知見を，健康なヒトにそのままあてはめることはできないと反論している。心疾患の原因による死亡リスクとDHEA濃度とを関連づける研究から，ヒトに効果があるのではないかという間接的な証拠が得られた。男性ではDHEA濃度が高いと心疾患の原因による死亡を抑制していたが，女性ではDHEA濃度が高いと心疾患のリスクが高まった。その後の研究では，予防に関しては，男性では中等度の関連性しかなく，女性では関連性がないことが示された。DHEAサプリメントは，加齢に伴う心臓保護作用（女性より男性で有効）を示し[118]，疾病時の免疫機能を高め[203]，加齢の過程において抗酸化に対する防御となる[12]ことも示唆されている。

別の研究では，中年の男女が100mgのDHEAもしくはプラセボを1日1回，3カ月にわたって服用し，次の3カ月には，DHEAとプラセボを切り替えて服用した[169]。両群ともDHEAサプリメントを投与されている期間に，除脂肪体重が1.2%とわずかに増加した。男性では脂肪量が減少したが，女性ではわずかに増加した。化学的マーカーからも，免疫機能が改善されたことが示されている。これらの知見は，中年男女の筋量や免疫系の機能に，投与したDHEAがある程度有効性があることを示している。その後，若い男性での研究から血清ステロイドホルモンに対するDHEA 50mgの短期摂取の影響，および筋力トレーニングへの適応に対する8週間の摂取（1日150mg）の効果が調べられた[26]。短期DHEA摂取で血清中のアンドロステンジオン濃度が短時間で上昇した（図11-5および次項参照）。しかし，血清中のテストステロンやエストロゲン濃度には何の影響もなかった。さらにDHEAを長期使用すると，血清中のアンドロステンジオン濃度が上昇したが，タンパク質同化ホルモンや血清脂質，肝酵素，筋力，除脂肪体重に対しては，同様のトレーニングを受けプラセボを摂取した男性と比較して，効果がなかった。これらの結果から，比較的低用量のDHEAは血清テストステロン濃度を上昇させず，筋力を高めず，筋や脂肪の断面積に影響を及ぼさず，また筋力トレーニングに対する適応性を高めないことが示された[190,254]。

無制限にDHEAサプリメントを長期間使用すると（特に1日50mgを超える用量），身体機能や健康に及ぼす影響が懸念されている。体内でDHEAがテストステロンのような強い男性ホルモンに変化すると，女性にひげが生え，正常な月経機能が変化する。投与したタンパク質同化ステロイドと同様に，DHEAはHDLコレステロール濃度を下げ，したがって心疾患のリスクが高まる。乳がんのリスクに対する効果に対しては，矛盾するデータがある。サプリメントにより血漿中DHEA濃度が上昇すると，前立腺がんを刺激したり，前立腺の良性肥大を生じさせる結果になる可能性があると臨床医は懸念している。がんがある場合は，DHEAはその増殖を加速化させる可能性がある。最近得られた肯定的な意見として，高齢の男女にDHEAサプリメントを使用すると，腹部（内臓）脂肪

量が減少し，身体のインスリンの利用が改善されることが示されている[249]。これらの知見は，メタボリックシンドロームの治療の一部として DHEA が使える可能性があることを示すものである。

若い成人男女に対して DHEA サプリメントにエルゴジェニック作用があるかどうかについてはデータがないにもかかわらず，運動に熱心な人の間では DHEAの人気が高い。楽観的に考えると，DHEA の補充は，自己免疫性疾患である全身性エリテマトーデスの患者に必要とされるコルチコステロイドの投与量を減らせる可能性がある。もしそうであれば，ステロイド療法に伴って生じる骨粗しょう症の加速化などの副作用を減らせるであろう。

アンドロステンジオン：良性のプロホルモン栄養補助食品か，それとも有害な薬物か？

活発に運動する人の多くが，現在では，いわゆる合法の栄養補助食品アンドロステンジオン（ならびにアンドロステンジオールやノルアンドロステンジオール）を，(a) 内因性テストステロンの産生を活性化するか，アンドロゲン様の誘導体（図 11-5 に示すような）を形成し，(b) ハードトレーニングが可能で，筋量が増し，外傷をより短期間に治癒させることができると信じて使用している。肉や植物抽出物に含まれていることから，インターネット上ではアンドロステンジオンを"テストステロンの生合成の一歩手前の段階にあるプロホルモン・代謝物"と喧伝している。ナショナル・フットボール・リーグ（NFL），全米大学体育協会（NCAA），男子テニス協会，および IOC は，フェアな競技ができなくなり，健康に危害を及ぼすおそれがあると考え，アンドロステンジオンの使用を禁止している。IOC は，1996 年オリンピックの砲丸投の金メダリストが，アンドロステンジオンを使用したとして，生涯出場を禁止した。現時点で，メジャーリーグ（MLB），全米プロバスケットボール協会（NBA）ならびに北米プロアイスホッケーリーグ（NHL）はアンドロステンジオンの使用を禁止していない。一部のスポーツ統括団体が禁止しているにもかかわらず，何百万人ものスポーツ愛好家や競技アスリートはアンドロステンジオンおよびその誘導体を含むサプリメントを，多数の小売店から容易に入手できる。

1970 年代に東ドイツでエリートアスリートの成績向上のために開発されたアンドロステンジオンは，米国では 1996 年に最初に商業的に製造・販売された。この物質をサプリメントと呼び，医学的な利点をなんら主張しなかったため，1994 年に FDA は，食品としてアンドロステンジオンを販売することを認めた（インターネットや一般薬局で，毎年 8 億ドルの売り上げを達成している）。多くの国ではアンドロステンジオンを規制物質とみなしているため，これを購入するため米国に旅行する人が増え，栄養補助食品産業の年間売上高を上昇させることに貢献している。現在市販されているのは，アンドロステンジオンを含有するチューインガムと，舌下で溶ける甘みづけした錠剤である。

DHEA とテストステロンの中間に存在する前駆ホルモンであるアンドロステンジオンは，肝臓が他の生理活性を有するステロイドホルモンを合成するのを助ける。通常は副腎や性腺で産生され，身体のさまざまな組織にある 17β-ヒドロキシステロイドデヒドロゲナーゼ（17β-hydroxysteroid dehydrogenase）の酵素の作用によりテストステロンに変換される。アンドロステンジオンはエストロゲン前駆体としても機能する。

アンドロ型の化合物の有効性やタンパク質同化作用を支持する科学的エビデンスはほとんどない[55,197]。ある研究で，200 mg の 4-アンドロステン-3,17-ジオン，あるいは 200 mg の 4-アンドロステン-3β,17β-ジオールを経口摂取すると，プラセボと比較して末梢血漿中の全テストステロン濃度ならびに遊離テストステロン濃度が増加することを示している[67]。アンドロステンジオンの用量を 1 日 300 mg まで増やすと，テストステロン濃度が 34% 上昇した[140]。しかし，アンドロステンジオンを連続投与すると，血清中のエストラジオールやエストロン濃度も男女ともに上昇した。この反応は，タンパク質同化作用を打ち消している可能性がある。

アンドロステンジオンの短期および長期投与が，血中テストステロン濃度を上げるのかどうか，ならびに筋力トレーニング中の筋のサイズを高め，筋力を向上させるかどうかが体系的に調べられた[131]。第 1 段階で，若い成人男性がアンドロステンジオンを 100 mg，もしくは米粉 250 mg を含むプラセボの 1 回投与を受けた。図 11-7A は，摂取から 60 分間で血清アンドロステンジオン濃度が 175% 上昇し，90 分後から 270 分後にはさらに初期濃度の 350% まで上昇することを示している。一方，短期に投与しても血清中の遊離テストステロン濃度あるいは全テストステロン濃度には影響を及ぼさなかった。

実験の第 2 段階では，若い成人男性が，8 週間の全身筋力トレーニングを受けながら，第 1，2，4，5，7，および 8 週に 300 mg のアンドロステンジオン，もしくは 250 mg の米粉プラセボを毎日服用した。血清アンドロステンジオン濃度はアンドロステンジオン投

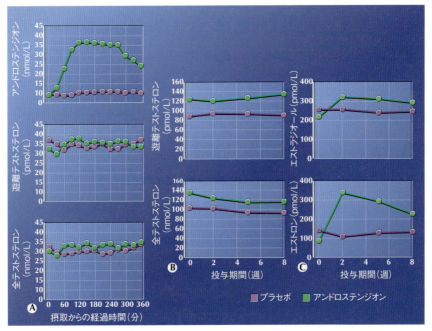

図11-7 A. 血清中アンドロステンジオンならびに遊離テストステロン濃度あるいは全テストステロン濃度に対するアンドロステンジオン100 mgもしくはプラセボの外因性投与の短期（1回投与）の影響。筋力トレーニングを8週間実施中に，300 mgのアンドロステンジオン投与（n=9）による，B. 血清中の遊離テストステロン濃度あるいは全テストステロン濃度，ならびに，C. 血清エストラジオールおよびエストロン濃度。（King DS, et al. Effect of oral androstenedione on serum testosterone and adaptations to resistance training in young men. JAMA 1999; 281: 2020. より）

与群で100%増加し，トレーニング期間を通じて上昇した濃度を維持していた。血清テストステロン濃度（図11-7B）はプラセボ群と比較してアンドロステンジオン投与群で，投与前と投与後に有意に高い状態を維持していたが，投与＋トレーニング期間中は両群とも変化しなかった。血清エストラジオール濃度とエストロン濃度は，サプリメント投与群でトレーニング期間中に有意に増加していた。このことは，摂取したアンドロステンジオンのエストロゲンへの芳香族化が増大していることを示した（図11-7C）。筋力トレーニングで両群とも筋力と除脂肪体重が増加し，体脂肪が低下したが，アンドロステンジオン投与により相乗効果は生じなかった。一方，サプリメントを使用することにより，わずか2週間経過した後にHDL-C濃度が12%低下し，その後8週間のトレーニング期間中，低値を維持していた[27,131]。血清および肝酵素濃度は両群とも試験期間を通じて正常値の範囲内にとどまった。

以上の知見は，(a)テストステロンの基礎血清濃度，あるいは(b)トレーニングに対する筋のサイズや筋力，身体組成の応答の点でアンドロステンジオン投与は何の効果もないことを示すものである。気がかりなのは，HDL-C濃度が低下すると，心疾患のリスクを向上させ，血清エストロゲン濃度が上昇し，女性化乳房ならびにおそらく膵がんやその他のがんのリスクを

BOX 11-3 アンドロステンジオンに関して研究で得られた知見

- 血漿テストステロン濃度はほとんど，あるいは全く上昇しない。
- 筋量に関して望ましい効果は得られない。
- 筋のパフォーマンスに関して望ましい効果は得られない。
- 身体組成に関して望ましい変化は得られない。
- エストロゲン類のさまざまな物質の濃度が上昇する。
- 筋でのタンパク質合成や組織のタンパク質同化に望ましい効果は得られない。
- 健康な人の血中脂質プロファイルに悪影響を及ぼす。
- 検査でステロイド使用陽性と判定される可能性が高くなる。

高めるという悪影響があるのではないかという点である。これらの知見は，この研究の範囲内で検討すべきである。なぜなら，この研究での被検者は，ボディビルダーその他のアスリートが通常摂取している使用量よりもはるかに低い用量のアンドロステンジオン（1日300 mg以下）を摂取していたからである。

1998年のシーズンに複数のメジャーリーグの選手

が，Babe Ruth と Roger Maris のもつホームラン記録を破ろうとしてアンドロステンジオンを合法的に用いたとの疑念をもたれた。スポーツに関連して問題となっているのは，（a）アンドロステンジオン投与が筋力や活力を増加させるのか，（b）健康を向上させることが，野球やバスケットボール，アイスホッケー，フィールドホッケー，サッカー，ゴルフに必要とされる多様で正確な運動スキルの向上につながるのか，という点である。ポジティブな効果が実際に生じるのであれば，そのような効果に対して客観的に評価できるはずである。我々の知る限り，スポーツに利益があるということは，信頼性の高いエビデンスによって実証されていない。大規模な男女の被検者が参加する長期の試験を行って，エルゴジェニック作用を長時間生じさせるのに十分な濃度までテストステロンを確実に上昇できる用量を決定し，そのような用量で有害作用をもたらさないかどうかを明らかにする必要がある。現状では，一部のアスリートがアンドロステンジオンを1日あたり500〜1200 mg の用量で使用している。

改良版 ノルアンドロステンジオンとノルアンドロステンジオールは米国で大衆薬として入手可能なノルステロイド化合物である。これらの物質は，それぞれ，アンドロステンジオンやアンドロステンジオールと化学構造が似ており，化学構造を少し変化させて，タンパク質同化作用を強め，テストステロンに変化せず，ステロイドのナンドロロンに変化するものと考えられている。このような改良を行ったことにより，理論的には骨格筋のアンドロゲン受容体を化合物が直接活性化し，タンパク質同化作用を発揮することになるはずである。この仮説を検証するため，筋力トレーニングを実施している若い成人男性の身体組成，ウエスト周長，筋力，精神状態に及ぼす8週間の低用量ノルステロイド投与の効果が評価された[243]。男性被検者が100 mg の 19-ノル-4-アンドロステン-3,17-ジオン＋56 mg の 19-ノル-4-アンドロステン-3,17-ジオール（156 mg 全ノルステロイド/日），もしくはマルチビタミン剤のプラセボのいずれかを服用した。試験期間中，被検者は週に4日間筋力トレーニングを実施した。ノルステロイドを使用しても，身体組成や運動成績に何の改善効果もなかった。

▼アスリートは注意を

微量（10 μg）の 19-ノルアンドロステンジオンを毎日使用すると（大衆薬のアンドロステンジオンに含まれる一般的な濃度），ドーピング検査で 19-ノルアンドロステロン陽性になる可能性があるとアスリート界で大きな関心を呼んでいる。19-ノルアンドロステロンは，禁止されているアナボリックステロイドのナンドロロンを検出するための標準マーカーである[39]。多くの栄養補助食品には 19-ノルアンドロステンジオンが混入しているため（製品の成分表には示されていない），"購入者は注意してください" という警告は全く適切でない。アンドロステンジオン製品の多くは，表示が誤っている。9種の 100 mg 含有のサプリメントを分析した結果，全成分には大きなばらつきがあり，19-ノルアンドロステンジオンの含有量は0〜10 μg の開きがあった。ある商品にいたっては，テストステロンも含まれていた。以上をまとめると，アンドロゲン・プロホルモン・サプリメントを高用量で使用すると，血清テストステロン濃度が一過性に上昇する場合もあるが，現在までに得られたデータは，筋力に対するエルゴジェニック作用はなく，身体組成に好ましい変化はなく，総合的な健康状態を高めることもないことを示している。

アンフェタミン類

アンフェタミン類あるいは "pep pill（覚醒剤の錠剤）" は中枢神経系に強力な興奮効果を発揮する薬物である。アスリートが使用することが多いのはアンフェタミン（ベンズドリン）とデキストロ硫酸アンフェタミン（デキセドリン）である。アンフェタミン類は交感神経ホルモンであるアドレナリンやノルアドレナリンに類似した作用を有する交感神経様作動薬である。これらのホルモンは血圧や心拍数を上げ，心拍出量を増大させ，呼吸率を上げ，代謝を高め，血糖値を上昇させる。5〜20 mg のアンフェタミンを服用すると，通常 30〜90 分後に効果が現れ，その効果は長時間持続する。アンフェタミン類は交感神経系の機能を高めること以外に，警戒感や覚醒状態を高め，筋疲労の感覚を抑えることにより作業能力を高めるものと考えられている。1960年代に2人の有名な自転車競技選手がロードレース中に死亡したのは，まさにそのような目的でアンフェタミンを使用したことが原因であった。1967年のツール・ド・フランスで，英国の選手 Tom Simpson は，モン・バントゥを登坂中に高熱を発し，心臓発作で死亡した。第二次世界大戦に参戦した兵士は覚醒状態を高め，疲労の感覚を紛らわすため，アンフェタミンを多く使用していた。そのため，エルゴジェニック作用があると信じてアスリートがアンフェタミンを使用しているとしても驚くことではない。皮肉なことに，成績向上の効果はほとんど，もしくは全くない。

▼アンフェタミンの危険性

以下の点でアンフェタミンの使用には反対である.

- 連続的に使用すると，生理的あるいは心理的な薬物依存性になる。このため，"アッパー"（アンフェタミン）と"ダウナー"（バルビツール）を交互に使用することになる場合が多い。バルビツールは，アンフェタミンによってもたらされた"ハイパー"状態を軽減あるいは鎮静させる。
- 一般的な副作用としては，頭痛，振戦，興奮，不眠，悪心，めまいおよび錯乱がある。これらはすべて，迅速な反応や判断を必要とし，高いレベルの安定と精神集中を必要とするスポーツに悪影響を及ぼす。
- 長期間使用すると薬物耐性が増すため，同じ効果を生じるのにより多くの投与量が必要となる。これによって，循環器疾患や精神疾患を悪化させ，それらの疾患の素因となる場合もある。
- これらの薬剤は，痛みや疲労，熱ストレスを感知し対処する正常な機序を抑制する。この影響は，健康と安全性を大きく損ねる。
- 高用量を長期間摂取すると，体重が減少し，偏執症や精神病，反復性脅迫行動や神経損傷をまねく。

▼アンフェタミンの使用と運動成績

表11-6に，アンフェタミンの使用と運動成績に関する7件の実験結果をまとめた。ほぼすべての実験で，アンフェタミンは運動能力や，単純な精神運動スキルの成績にほとんど，あるいは全く影響を生じさせなかった。

アスリートは，競技に向けて心理的に高揚するためにアンフェタミンを使用する。競技会の当日や前夜，競技参加者は神経質で興奮しやすく，リラックスするのが困難になる。このような状態のとき，アスリートはバルビツールを使って眠りやすくする。次に"アッパー"（アンフェタミン）を飲み"ハイパー"状態を取り戻す。うつ状態と興奮状態を繰り返すと，バルビツール摂取後に刺激剤が異常に作用するため危険な状態になるおそれがある。IOC，米国医師会（AMA）ならびにほとんどのスポーツ統括団体では，アンフェタミンを使用したアスリートは失格とするという規則を設けている。皮肉なことに，多くの研究でアンフェタミンを摂取しても運動成績は向上しないことが示され

表11-6 運動能力に対するアンフェタミンの効果のまとめ

研究	用量 (mg)	実験のタイプ	アンフェタミンの効果
1	10〜20	2回のトレッドミル全力ランニング。ランニングの間に10分間の休憩	なし
		連続91 m水泳，10分間の休憩	なし
		200〜400 m水泳，タイムトライアル	なし
		200 mトラック走，タイムトライアル	なし
		91 m〜3 km走，タイムトライアル	なし
2	10	体重の1/3の重りをつけて，ベンチステップを疲労するまで。3分間の休憩を挟んで3回	なし
3	5	91 m水泳，スピード	なし
4	10	トレッドミル全力ランニング	なし
5	10	エアロバイクを275〜2215 kg・m/分の仕事量で25〜35分，その後トレッドミル上でのランニングを疲労するまで	最大下/最大酸素取り込み量，心拍数，換気量，血中乳酸量に変化なし。バイクおよびトレッドミル上での運動時間が有意に増加
6	20	視覚刺激に対する反応時間ならびに運動時間	なし。主観的な覚醒状態や無気力状態は反応時間や運動時間と関係ない
7	5	フライトシミュレーターでの精神運動成績	成績が向上し，疲労が少なくなった。しかし，セコバルビタール（バルビツール）を先に服用していると成績は悪化した

[1] Karpovich PV. Effect of amphetamine sulfate on athletic performance. JAMA 1959; 170: 558.
[2] Foltz EE, et al. The influence of amphetamine (Benzedrine) sulfate and caffeine on the performance of rapidly exhausting work by untrained subjects. J Lab Clin Med 1943; 28: 601.
[3] Haldi J, Wynn W. Action of drugs on efficiency of swimmers. Res Q l959; 17: 96.
[4] Golding LA, Barnard RJ. The effects of d-amphetamine sulfate on physical performance. J Sports Phys Med Fitness 1963; 3: 221.
[5] Wyndham CH, et al. Physiological effects of the amphetamines during exercise. S Afr Med J 1971; 45: 247.
[6] Pierson WR, et al. Some psychological effects of the administration of amphetamine sulfate and meprobamate on speed of movement and reaction time. Med Sci Sports 1961; 12: 61.
[7] McKenzie RE, Elliot LL. Effects of secobarbital and D-amphetamine on performance during a simulated air mission. Aerospace Med 1965; 36: 774.

ている。おそらく最も影響が大きいのは，心理的側面であり，使用したことのないアスリートが，サプリメントを飲めば好成績につながると信じる点にあるのだろう。不活性化合物を含むプラセボでも同様の成績が得られることが多い。

カフェイン

カフェインは，分類や規制が，薬剤として使用するのか（片頭痛大衆薬），食品なのか（コーヒーやソフトドリンク），栄養補助食品（覚醒促進製品）として使用するのかによって，異なってくる化合物である[74]。カフェインは興奮剤の使用を禁止する一般規則の例外と思われる[9,44,45,116,134]。世界中で行動活性化物質として最も広く消費されているカフェインは，プリンと呼ばれる脂溶性化合物のグループに属し（化学名：1,3,7-トリメチルキサンチン），コーヒー豆や茶葉，チョコレート，ココアの実，コーラの木の実に天然に含まれており，しばしば炭酸飲料や非処方薬に添加されている。63種の植物の葉や種子，果実にカフェインが含まれている。米国ではカフェイン摂取量の75%（1400万kg）がコーヒーから（年間1人あたり3.5 kgの摂取），15%が紅茶から，残りが表11-7に示した食品または飲料からの摂取である。つくり方にもよるが，コーヒー1カップには，60〜150 mgのカフェインが，インスタントコーヒーには約100 mgが，紅茶には20〜50 mg，カフェイン含有ソフトドリンクには約50 mgが含まれている。比較のため，パーコレーターで入れたコーヒー2.5カップには250〜400 mgのカフェインが含まれ，体重1 kgあたり3〜6 mgに相当する。これにより，尿中カフェイン濃度はIOCが定めた12 µg/mL，NCAAが定めた15 µg/mLの許容値以下になる。2004年1月，IOCはカフェインを制限物質リストから外した。

消化管でカフェインは急速に吸収され，1時間以内に血漿中濃度がピークに達する。カフェインは体外への排出もかなり急速であり，血中カフェイン濃度が1/2になるのに約3〜6時間である。参考のため，メタンフェタミンのような他の興奮剤では，これに約10時間かかる。

▼ エルゴジェニック作用

レギュラーコーヒー2.5カップを運動の1時間前に飲むと，実験では，有酸素運動の持久力が有意に増加する。これは，より激しい短時間運動についても同様である[29,63,220]。運動の直前にカフェインを摂取するとエルゴジェニック効果が生じる。エリート長距離走選手が，ランニングマシンでの運動の直前に体重1 kgあたり10 mgのカフェインを摂取し，限界までランニングすると，プラセボあるいはコントロール条件下と比較して，成績が1.9%改善された[79]。5 mg/kgのカフェイン摂取後に，最大酸素摂取量（$\dot{V}O_2max$）の80%で運動している間に生じたエルゴジェニック作用は，5時間後の次の運動試験まで持続していた[17]。したがって，5時間以内に実施する次の運動までエルゴジェニック作用を持続させるために少量のカフェインを摂取して，血中カフェイン濃度を高い状態に保つ必要はない。

図11-8に，運動前に330 mgのカフェインを摂取して90.2分間運動した被検者と，カフェインを事前摂取せずに75.5分間運動した被検者の比較を示す。2つの運動試験で心拍数や酸素取り込みレベルは同程度であったが，カフェインを摂取することで，運動の"苦痛が少なく"なった。運動の60分前にカフェインを摂取すると，血漿グリセロール濃度，遊離脂肪酸濃度，および呼吸商（呼吸の際に消費した酸素の量と排出した二酸化炭素の量との比〈RQ〉。$\dot{V}CO_2/\dot{V}O_2$）から判断して，運動時の脂肪異化の量が増加し，炭水化物の酸化が減少した。持久力に対するカフェインのエルゴジェニック作用は，高温の環境下で同様の運動を実施しても変わらなかった[45]。

25分未満の連続した水泳中に，カフェインはエルゴジェニック作用を有する。二重盲検クロスオーバー試験で，能力の高い男女の遠泳選手（1500 mで25分未満）が1500 m水泳の2.5時間前にカフェイン（6 mg/kg体重）を摂取した。図11-9に示すように，500 mごとのスプリットタイムがカフェイン摂取により有意に改善された。最終成績は，カフェインを摂取した場合のほうが摂取しなかった場合よりも平均で1.9%速かった（20:58.6対21:21.8）。成績向上者は，運動前の血漿カリウム濃度が低く，トライアル終了時の血糖値が高くなっていた。これらの結果は，カフェインが電解質のバランスとグルコース利用能に影響を及ぼしていることを示唆するものである。

用量依存性はない

図11-10に，トレーニングを積んだ自転車競技選手の持久時間に対する運動前のカフェイン摂取の影響について示す。競技の1時間前に，プラセボもしくは，体重1 kgあたり5，9，あるいは13 mgのカフェインを含むカプセルを被検者が摂取し，$\dot{V}O_2max$試験で最大パワー出力の80%でサイクリングを実施した。いずれのカフェイン試験でも運動成績が24%向上した。5 mg/kg体重以上のカフェインを摂取しても，それ以上の成績向上は生じなかった。

表11-7 一般的な食品，飲料および大衆薬のカフェイン含有量（mg）

項目	カフェイン含有量 (mg)	項目	カフェイン含有量 (mg)
飲料品ならびに食品		ペプシコーラ	38
コーヒー[a]		ダイエットペプシ，ペプシライト，ダイエットRC，RCコーラ，ダイエットライト	36
コーヒー（スターバックス，グランデ）480 mL	550		
コーヒー（スターバックス，トール）360 mL	375	**氷菓**	
コーヒー（スターバックス，ショート）240 mL	250	Ben and Jerryの無脂肪コーヒーファッジ・フローズンヨーグルト	85
アメリカンコーヒー（スターバックス，グランデ）480 mL	105	スターバックスコーヒーアイスクリーム（アソーテッドフレーバー），1カップ	40〜60
アメリカンコーヒー（スターバックス，トール）360 mL	70	ハーゲンダッツ，コーヒーアイスクリーム，1カップ	58
アメリカンコーヒー（スターバックス，ショート）240 mL	35	ハーゲンダッツ，コーヒーフローズンヨーグルト（無脂肪），1カップ	42
コーヒー（スターバックス，ラテまたはカプチーノ，グランデ）480 mL	70	ハーゲンダッツ，コーヒーファッジアイスクリーム（低脂肪），1カップ	30
カフェモカ（スターバックス，ショート〈240 mL〉，トール〈360 mL〉）	35	スターバックス，フラペチーノバー，1本（71 g）	15
エスプレッソ（スターバックス）240 mL	280	ヘルシーチョイス，カプチーノ・チョコレート・チャンクもしくはカプチーノファッジ・アイスクリーム，1カップ	8
コーヒー（ドリップ法）	110〜150		
コーヒー（パーコレーター）	64〜124	**大衆薬**	
インスタントコーヒー	40〜108	風邪薬	
エスプレッソ	100	ドリスタン，コリバン-D，トリアミニシン，シナレスト	30〜31
カフェインレス（通常に淹れたもの，もしくはインスタント〈サンカ〉）	2〜5	エキセドリン	65
紅茶，150 mLカップ[a]		アクティフェド，コンタック，コントレックス，スダフェド	0
注湯後（1分間）	9〜33	利尿薬	
注湯後（3分間）	20〜46	アクアバン	200
注湯後（5分間）	20〜50	プレーメンズフォルテ	100
アイスティー 360 mL（インスタントティー）	12〜36	鎮痛薬	
チョコレート		バンクイッシュ	33
ベーカー（セミスイート）28 g，ベーカー（チョコレートチップ）1/4カップ	13	アナシン：ミドール	32
ココア150 mLカップ（混合物から作成）	6〜10	アスピリン，全ブランド：バファリン，タイレノール，エキセドリンP.M.	0
ミルクチョコレートキャンディー 28 g	6	興奮薬	
スイート/ダーク・チョコレート 28 g	20	ビバリン錠，ノドズ強力糖衣錠，カフェドリン	200
ベーキングチョコレート 28 g	35	ノドズ錠	100
チョコバー 100 g	12〜15	エナジェット・トローチ剤	75
チョコレートファッジムースゼリー	12	食欲抑制剤	
オバルティン	0	デキサトリム，ダイエタック	200
ソフトドリンク		プロラミン	140
セブンイレブン，ビッグガルプコーラ 1920 mL	190	鎮痛薬[b]	
ジョルト	100	カフェルゴット	100
シュガーフリーミスタービブ	59	ミグロ	50
メロー・イエロー，マウンテンデュー	53〜54	フィオリナール	40
タブ	47	ダーボンコンパウンド	32
コカコーラ，ダイエット・コーク，セブンアップゴールド	46		
シャスタコーラ，チェリーコーラ，ダイエットコーラ	44		
ドクターペッパー，ミスタービブ	40〜41		
ドクターペッパー（シュガーフリー）	40		

データは，製品添付文書およびメーカー，および全米ソフトドリンク協会（1997）より
[a]コーヒーや紅茶は淹れる時間を長くとると，カフェイン含有量が著しく多くなる
[b]処方薬，30 mL
カフェイニズムとはカフェイン中毒のことで，落ち着きのなさ，振戦，神経質，興奮，不眠，顔面紅潮，利尿，消化器の不快感，脈絡のない思考や発話，頻拍，不整脈，非消耗性の期間，およびまたは神経運動興奮が特徴である

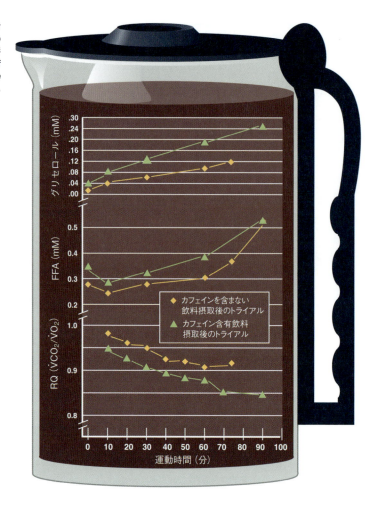

図11-8 カフェイン含有飲料もしくはカフェインを含まない飲料を摂取後の持久運動トライアル中の血漿グリセロール，遊離脂肪酸（FFA），ならびに呼吸商（RQ）の平均値。(Costill DL, et al. Effects of caffeine ingestion on metabolism and exercise performance. Med Sci Sports 1978; 10: 155. より)

▼エルゴジェニック効果の推奨メカニズム

カフェインによるエルゴジェニック効果の増大に関する正確な説明はいまだ明らかにされていない[92,93,149,188]。おそらく，高濃度のカフェイン（または，メチルキサンチン化合物など）によるエルゴジェニック効果は，脂肪が持久運動の燃料として働いていることによる。その結果，蓄積されている限られた量のグリコーゲンを使いすぎないようにしている。おそらく，カフェインは次のどちらか2つの方法で作用している。すなわち，(a) 直接的に脂肪組織や末梢血管組織へ作用する[93,245]。または，(b) 刺激による副腎髄質からのアドレナリンの遊離によって間接的に作用する。そのため，アドレナリンが脂肪細胞において，通常，脂肪分解を抑制しているアデノシン受容体を阻害している[61,177]。

カフェインによる脂肪細胞のアデノシン受容体の阻害は，サイクリック-3′,5′アデノシン一リン酸（サイクリックAMP）の細胞内濃度を増加させる。サイクリックAMPは，脂肪分解を促進するためにホルモン感受性リパーゼを活性化して，脂肪の酸化の活性化に寄与する遊離脂肪酸を遊離させ，その結果，肝臓と筋でグリコーゲンを合成し保存させる。予備のグリコーゲンは持続的な高強度運動のために利用される。活動している筋のグリコーゲンの減少は，高率のパワー出力を支えている能力の減少と同時に起こる。

数人の研究者は，一般的なホルモンまたはカフェインによる代謝の変化には相関しないエルゴジェニック効果を報告した[237]。このことは，カフェインが中枢神経系などの特定の組織へ作用することを示している。この効果は運動の間，知覚・認識力を抑制する可能性がある。また，カフェインは運動ニューロンの興奮性を高めた結果，運動単位での増強に作用している可能性がある。カフェインの刺激的効果は中枢神経系における直接的な作用ではなく，むしろ，カフェインは脳や脊髄神経を鎮静させるような別の抑制性神経伝達化学物質，アデノシンに作用し神経系を間接的に刺激している。神経活動におけるカフェインの促進的効果を高めるために，おそらく次の4つの要素が相互的に作

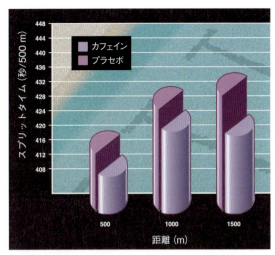

図11-9 カフェイン摂取後(明るい紫色)とプラセボ摂取後(暗い紫色)の1500m水泳タイムトライアルでの500mごとのスプリットタイム。カフェインを摂取すると,スプリットタイムが有意に速くなった。(MacIntosh BR, Wright BM. Caffeine ingestion and performance of a 1,500-metre swim. Can J Appl Physiol 1995; 20: 168. より)

用している。

1. 運動単位増強のための閾値の低下
2. 興奮/収縮連関の変動
3. 神経伝達の促進
4. 筋自体へのイオン輸送の増大

相反する結果は,運動前でのカフェインの$\dot{V}O_2max$の影響に関連していることによる[61,236]。カフェインの効果は,女性アスリートが行う反復20m短距離走のトレーニングなどではほとんどみられていない[189]。

効果はしばしば矛盾している

カフェインを摂取した後の運動では,しばしば重要な栄養素の変動が観察されることがある。一般に,カフェインが持久性を誘導する一方で,炭水化物を多く摂取する人は,カフェイン効果として観察される遊離脂肪酸動員をほとんど示さない[259]。また,カフェイン摂取量の短期および長期的な摂取パターンによる体内でのカフェインの感受性,耐性およびホルモン反応も,この薬のエルゴジェニック効果に影響する[36,60]。興味深いことに,持続的なエルゴジェニック効果は,同じ服用量であれば,カフェインカプセル剤よりもコーヒー中のカフェインのほうがより少ないとされている[94]。それは,コーヒー中にカフェインの作用と拮抗する成分が含まれているからである。習慣的なカフェイン利用者の中には,有利なエルゴジェニック効果を得られない人もいる[234,244,246]。したがってアス

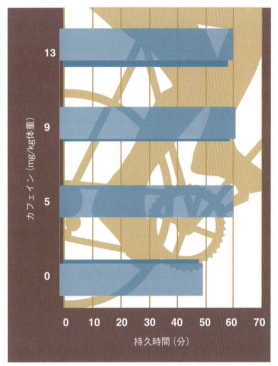

図11-10 運動前に異なるカフェイン濃度を投与した場合の持久能力。男性自転車競技選手9人の平均サイクリング時間(分)を表している。カフェイン試験のすべてにおいて,プラセボ条件下よりも,有意な効果を得た。カフェイン濃度と持久能力の間には用量依存的な関係はみられなかった。体重1kgあたり5mgのカフェイン量は,唯一IOCのドーピング基準の尿中カフェイン濃度にも合格する効果を示した。(Pasman WJ, et al. The effect of different dosages of caffeine on endurance performance time. Int J Sports Med 1995; 16: 225. より)

リートは,カフェインによってすべての人に同じ有用性がもたらされると思う前に,"カフェイン耐性"について考えなければならない。実用的な見地から,カフェインによるエルゴジェニック効果を有効にするために,競技の4~6日前はカフェインを含む食物と飲料を控えるべきである。

▼筋への効果

カフェインは,直接筋に作用し,運動能力を向上させる[165,205,231]。二重盲検試験により,"カフェインなし"の条件と,500mgのカフェインの経口投与後における自発的および電気的な刺激による筋活動を調べた[146]。電気的に運動神経を刺激する方法により,研究者が中枢神経システム制御の影響を考慮する必要なく,骨格筋におけるカフェインの直接作用を定量化することが可能となった。この試験から,カフェインは自発的,または電気的刺激での筋活動の間,最大筋力の有効な効果はみられなかった。しかし,カフェインは筋疲労の前後に低周波電気的刺激を与えると,最大下負荷量(筋への最大負荷量〈100%〉に対して,約

90％の負荷を筋に与えたときの量）を増強させた。さらに，カフェインは短期試験での無酸素性能力の消耗時間も延長させた[19]。運動前のカフェイン投与もまた，反復刺激での最大下負荷量と同じ大きさの筋持久力を17％も増加させた[192]。カフェインは，おそらく反復刺激の間，骨格筋とその感覚過程に特定の効果を直接的に生じさせている。カフェインが筋小胞体のカルシウムイオン透過性を増加させた結果，筋収縮にこのミネラルが利用された可能性がある。また，カフェインは筋細線維へのカルシウムイオンの効果が，興奮収縮連関を増強するのに影響を与えている可能性がある。第12章では，カフェインが短期間で筋力へのクレアチン補充によるエルゴジェニック効果を，どのように低下させるかを解説する[242]。

▼カフェインについての警告

普段カフェインをとらない人は，それを摂取すると，望ましくない副作用を経験することがある。カフェインは中枢神経系を刺激し，1日あたり1.5 gの量でカフェイン中毒（落ち着きのなさ，頭痛，不眠症，および神経過敏症，筋攣縮，震え，精神的運動性興奮，高心拍数，高血圧，および早期左心室収縮）の典型的な徴候が現れる。体温制御の観点からみると，カフェインの強い利尿効果は，暑熱環境での熱バランスと運動能力に影響を与える体液の排泄に悪影響を及ぼす。(a) 運動誘発性カテコールアミン分泌が腎血流量（尿産生）を大いに減少させ，(b) 運動によって高められた腎の溶質再吸収が水分保護（浸透圧効果）を促進するため，おそらく，この脱水症状効果は運動中の体液の排泄を最小限に防いでいる[260]。

一般的に，正常にカフェインを摂取しても健康にリスクを引き起こさないが，過剰にカフェインを摂取すると死にいたることがある。カフェインの LD_{50}（50％致死量）は10 g（体重1 kgあたり150 mg）と見積もられている。したがって，体重50 kgの女性の場合，急激な健康へのリスクは7.5 gのカフェイン摂取で起こる。中程度のカフェイン急性毒性は，体重1 kgあたり35 mgを摂取した幼い小児で報告されている。このような観察は，ある外因性化学物質と運動能力（健康と安全性）の間に逆U字形の相関を示している。カフェインに関しては，カフェインを少量から中程度の量を摂取すると期待される効果が得られるが，過剰摂取した場合には大変な危害をもたらすことになる。

チョウセンニンジンとエフェドリン

健康や体重コントロール，およびよりよく運動能力を向上させるために，ハーブや植物性医薬品の人気が上昇している。2001年だけで，米国人は42億ドルをそのような製品に費やしている。チョウセンニンジンとエフェドリンは，特に疲労感とストレス時における"緊張の緩和"，"新しい活力を与える"，"カロリー消費"，"精神的肉体的能力の回復"への栄養補給剤として一般的に売り出されている。また，チョウセンニンジンは，糖尿病の治療，免疫機能の活性化や男性不能症を治療するための代替療法としての役割も果たしている。臨床的試験では，経口グルコース負荷試験の前に1〜3 gのチョウセンニンジンを40分間与えておくと，糖尿病にかかっていない被検者の食後血糖値を低下させることができた[252]。カフェインと同様，エフェドリンとチョウセンニンジンも自然のものであり，"エネルギー"を高めるために民間薬として長年使用されている。

▼チョウセンニンジン

一般的に，チョウセンニンジン，中国ニンジンまたは高麗人参としてよく販売されるもので，チョウセンニンジン根（Panax ginseng C. A., Meyer）は延命効果や性機能を回復強化して，身体を活気づけるアジアの薬として使用されている。現在，米国では軟膏の無痛化薬以外，医学的利用は認められておらず，また利用もされていない。一般に，市販のチョウセンニンジン根の調合剤は粉末薬，液体，タブレットまたはカプセル剤のかたちをとっている。また，広く売り出された食物と飲料はさまざまなタイプと量のジンセノシド類を含んでいる。栄養補助食品は，その純度と濃度が医薬品と同じ品質管理を満たす必要はないため，潜在的に，チョウセンニンジンの特有の成分の濃度にばらつきがあり，また，殺虫剤や重金属汚染のおそれのある毒物も有害なレベルで存在している[104]。FDAや州および連邦の機関もチョウセンニンジンを含む製品，および他の栄養補助食品の品質や純度について，特別な試験をしていない。

欧米におけるチョウセンニンジンへの期待は，エネルギー向上と身体の総合的なストレスなどのネガティブ効果を減少させることであるが，エルゴジェニック効果については非伝統的な雑誌にしばしば載っている[30]。研究からは，エルゴジェニック効果の補助としてチョウセンニンジンの有効性を支持する客観的エビデンスは示されていない[4,15]。例えば，二重盲検試験を用いて，標準化した200 mgか400 mgのチョウセンニンジンの濃縮物を，毎日ボランティアに8週間摂取してもらった[70]。どちらの処方でも最大に近い，または最大限度の運動能力，主観的運動強度，心拍数に関する生理的パラメータ，酸素消費，または血中乳酸濃度

にほとんど影響しなかった。同様に，ニンジンサポニン抽出物を体重1 kgあたり8 mgまたは16 mgの2用量で1週間投与しても，生理学的にも，またさまざまな能力に対しても，エルゴジェニック効果は全く現れなかった[168]。有効性を示した研究は，適切なコントロール，プラセボまたは二重盲検試験を使用していなかった[76]。現在のところ，チョウセンニンジンの摂取が生理学的機能や運動能力におけるエルゴジェニック効果に有効であるという科学的エビデンスは存在しない[143,250]。

▼エフェドリン

チョウセンニンジンと異なって，西洋医学ではマオウなどの植物でみつかった強力なアンフェタミンに類似した，アルカロイド合成エフェドリン（交感神経作動の生理学的な効果がある）は認められている（乾いた植物茎はマオウ〈麻黄，*Ephedra sinica*〉と呼ばれる）。マオウは1928年に最初に抽出された2つの主要活性成分であるエフェドリンとプソイドエフェドリン（エフェドリンより効果が弱い）を含んでいる。この薬草の薬としての役割は，喘息，かぜ症候群，低血圧，および尿失禁の治療，あるいはうつ病治療の中枢興奮剤として使われている。1930年代に米国の医師は，より安全な薬物療法を推奨して，うっ血除去薬と喘息治療薬へのエフェドリンの使用を中止した。プソイドエフェドリンは店頭売買で手に入るうっ血除去薬である。プソイドエフェドリンはエフェドリンより緩和な作用をもつため，購入のときに処方箋を必要としない。そのため，かぜ薬と流感薬物療法薬として一般的に残っており，臨床的には，花粉症，アレルギー性鼻炎，副鼻腔炎および他の呼吸状態に伴う粘膜充血を治療するために利用されていた。エフェドリンは中枢または末梢の両方に作用して，心拍数，心拍出量および血圧増加という薬理作用をもっている。また，エフェドリンはβアドレナリン作用として，肺でも作用し気管支拡張を引き起こす。一方，高容量のエフェドリン投与は，高血圧症，不眠症，高体温症および不整脈を引き起こす。他に考えられる副作用には，眩暈感，落ち着きのなさ，不安症，過敏性，人格変化，消化器症状および集中困難がある。

効力のある薬としてのエフェドリンの法的，科学的な分類にもかかわらず，栄養補助食品として合法的に販売されていた。新陳代謝と運動能力を高めるために，エフェドリンは栄養補助食品として大いに人気を博した。2002年に14億ドルを売り上げた製品の中には，カプセル剤，飲料，およびチューインガムの製品がずらりとあった。マオウアルカロイドは，減量できる栄養補助食品として人気を博した[266]。多くの市販されている減量剤には，新陳代謝を上げるためにエフェドリンとカフェインの混合物が含まれていた。しかし，確かなエビデンスは得られていないが，6カ月間で，高用量のエフェドリンとカフェインにより初期体重減少がみられた[214]。

エフェドリンの強い生理学的効果について，エルゴジェニック効果を補助する役割があるかどうかの可能性が調査された。商業的（FDAによる2003年12月の禁止令の前）には，Ripped Fuel, Metabolift, Xenadrine RFA-1, Hyrocut, およびThermoSpeedとして販売されていた。エフェドリンの適用量である40 mgでは，間接的な運動能力を示す役割や，また主観的運動強度（RPE）の上昇はなかった[57]。また，あまり濃縮していないプソイドエフェドリンは$\dot{V}O_2max$，主観的運動強度，有酸素性サイクリング効率，無酸素性パワー出力（ウィンゲートテスト），自転車エルゴメーター[110,232]における消耗感への時間と40 kmのサイクリングトライアル[86]，または70%の$\dot{V}O_2max$での5000 mのタイムトライアル[42]に続く20分の走行の間の生理学的および能力測定に効果はなかった。逆に，カナダ医薬環境局（Canadian Defense and Civil Institute of Environmental Medicine）による二重盲検試験における無作為で行ったプラセボ試験では，運動前に比較的高い容量のエフェドリンを投与（体重1 kgあたり0.8〜1.0 mg）した場合，もしくはカフェインを併用した場合でも評価は低かったが，ウィンゲートテスト（p.275参照）の初期時の持久性運動能力[16,18,20]と無酸素性パワー出力[19]には統計的に有意な効果がみられた。また，エフェドリンを補充すると，伝統的に用いられている筋力トレーニング運動の間では，筋の持久性を高めることができた[117]。エフェドリンが覚醒と不快感への耐性を増加させる中枢機構，基質代謝および筋機能に影響を及ぼす末梢機構，または両方が相乗的に作用し，エルゴジェニック効果を生み出しているかどうかは未解明のまま残されている。

マオウ含有化合物には副作用があるとささやかれているため，死亡を引き起こす使用量と副作用との因果関係が熱心に討論されている。2003年2月28日にFDA（www.fda.gov）は，死亡，心臓発作または脳卒中を引き起こす可能性がある旨の表示を，すべてのマオウ製品の前面に貼付することを義務づけた。1993年1月から2000年2月まで，FDAはマオウの使用による1400件近くの副作用を報告している。報告書には81件の死亡例，32件の心臓発作，62件の不整脈の症例，91件の高血圧の症例，69件の脳卒中および70件の発作例があげられている。最近の1万6000件以上に上る副作用の例は"5件の死亡例，5件の心臓発作，11件の脳卒中，4件の発作，およびマオウやエ

フェドリンの摂取に関係する 8 件の精神病的な警鐘的事例"を示している[214]。2001 年には 1178 件もの副作用が米国中毒管理センターに報告された。一般に，マオウの循環器中毒作用（高心拍数と血管収縮）は過剰な服用量にではなく，むしろメーカーによって推薦された量によるものである。2002 年に，アラバマ州の陪審員はメタボライトインターナショナルが生産したマオウを含む食欲抑制剤を摂取した後に引き起こされた脳卒中や心臓発作で損害を受けた 4 人へ 410 万ドルの賠償金の支払いを命じた。さらに，補助食品メーカーのツウィン研究所株式会社は，28 歳のボディビルダーと 27 歳の海兵隊将校の家族から，彼らの死亡が Ripped Fuel と呼ばれるマオウ補助食品が原因であるとして訴えられた。マオウの副作用の追加情報に関しては，疾病対策予防センター（CDC, www.cdc.gov）のウェブサイトに記載されている。

IOC と NCAA は現在エフェドリンの使用を禁止しており，全米プロフットボールリーグ（NFL）はエフェドリンの使用を禁止した最初のプロスポーツ連盟である。メジャーリーグは躊躇しており，エフェドリンを使用することはまだ禁止していない。2002 年 7 月 1 日の時点で，NFL はアナボリックステロイドと関連物質に関してリーグの方針のもとに，この興奮薬が使用されていないか検査した。マオウ検査で陽性と判断された選手は，4 試合の出場停止処分を受けることがある。多くの選手が，減量または"瞬発力"を得るために薬草を原料とした興奮剤を使用していることを認めた。NFL と NFL 選手会によって提出された検査のための指針は，エフェドリンを含む製品が生命に危険を及ぼす脳卒中，発作，熱中症および不整脈にかかりやすくするというエビデンスを示すものであった。実際に，エフェドリンを使用したボルチモア・オリオールズのピッチャー，Steve Bechler は，2003 年の春季キャンプ中に熱中症と臓器不全の併発によって死亡した。彼は減量をするためにエフェドリン含有補助食品であるゼナドリン RFA-1 を使用していた。最近，リスク受益者負担に基づいて，医師は，たとえ推奨用量の摂取においてもマオウの使用が危険であると宣言した。マオウを含む製品が，すべての薬草系補助食品の販売率 1% 未満ではあるにもかかわらず，その副作用は 64% をも占めている。そのため，マオウは他のすべての薬草系栄養補助食品を合わせたものより，200 倍もリスクが高い。FDA は独立した研究グループ（ランド研究所）の安全試験委員会の評価も含めたデータの分析から，マオウを含んだ栄養補助食品の禁止令を 2003 年 12 月 31 日に発表した。

アルコール

アルコール，より正確にはエチルアルコールや無水エタノール（炭水化物の組成）は，うつ病薬として分類されている。アルコールは純物質（100%，アメリカでは 200 プルーフ）の g（mL）あたり 7 kcal のエネルギーを提供する。若者と成人，アスリートと非アスリートに関係なく，米国ではどの薬よりもアルコールが乱用される[102,103]。米国におけるアルコール消費について，米国保健社会福祉省・物質乱用と精神衛生サービス局による 2001 年の国民世帯調査を以下にまとめる。

- 12 歳以上の米国人のおよそ半数（48.3%）は，2001 年現在の調査でアルコール飲酒者であると報告した。これはおよそ 1 億 900 万人に相当する。
- 12 歳以上の約 1/5（20.5%）の人は，調査期間中の 30 日以内に少なくとも一度は暴飲を経験している。
- 過剰飲酒は 12 歳以上の人口の 5.7%，すなわち 1290 万人と報告されている。
- 2001 年現在のアルコール飲用の普及は，12 歳の 2.6% から 21 歳の 67.5% をピークとして年少者に増加している。21〜25 歳と 26〜34 歳における 2001 年のアルコール飲用率は，それぞれ 64.3% と 59.9% である。過去 1 ヵ月の飲酒は 60〜64 歳の回答者で 45.6%，65 歳以上では 33.0% である。
- 2001 年における暴飲または過剰飲酒の最も高い年齢層は 18〜25 歳の若年成人であり，21 歳で最高を示した。アルコールの暴飲率は，若年成人で 38.7% であり，21 歳で 48.2% であった。過剰飲酒は 18〜25 歳で 13.6%，21 歳においては 17.8% であった。65 歳またはそれ以上の人々の間では，暴飲または過剰飲酒はそれぞれ 5.8% と 1.4% と比較的まれであった。
- すべての若者では，10.6% は暴飲酒者であり，2.5% は過剰飲酒者であった。

▼アスリートにおけるアルコール飲用

一般人と比較してアスリートでのアルコール飲用に関する統計は曖昧である。イタリアにおける飲酒調査では，330 人の高校男子の"非アスリート"は 336 人のアスリートと比べて，多くのビールやワインおよび強い酒を摂取しており，過剰飲酒（喫煙率も含めて）による多くの失敗談をもっていた[64]。興味深いことに，アルコールを摂取することの最も強い因子は，彼らの友人やガールフレンドの飲酒習慣であった。他の調査

CASE STUDY
健康，運動と栄養 11-1

アルコールの代謝と利用：正しいアプローチ

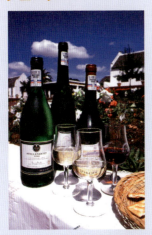

背景

ときどきウィスキーを嗜んでいた Abraham Lincoln はかつて，"飲酒は多くの人の健康を損ねてきたのは真実であるが，誰もがそれを，悪い物と思い飲んでいるのではなく，大変良い物を乱用しているだけだと考えてきた"と語った。大統領の Lincoln は"少量の飲酒"による医学的な恩恵について多くを知っていたというよりは，多くの現代人がそうするように，単に時々飲むことを好んでいただけである。

しかし，大学生のアルコール中毒はいまだ変わらない問題であり，15～24 歳の若者の主たる死因である。米国ではアルコールが原因で毎年 10 万人以上が死亡している（多くは飲酒運転による）。最近では，広告業者が少量の飲酒による健康の増進を宣伝している。多くの人が，これらの広告を飲酒量増加の正当化に使っている。

以下の 4 点に関して多くの混乱がある。すなわち，(a) アルコール代謝の影響，(b) 飲酒量の設定，(c) アルコールの最大安全摂取量，および (d) 栄養素としてのアルコールの役割，である。

アルコールの化学と代謝

アルコールのいくらかは胃でも代謝されるが，多くは肝臓で分解される。約 10% は腎臓や肺を通して直接排泄される。構造的な観点からは，エタノールは水酸基（OH$^-$）を含んでいるため炭水化物と類似している。エタノールは代謝の過程でアセチル CoA に直接変換されるため，グルコースやグリコーゲンと異なり解糖系では処理されない。したがって，エタノールはグルコース生成（糖新生）の基質にはなり得ない。このように代謝という点では，エタノールは糖よりもむしろ脂質に近い。

アルコール濃度はアルコール飲料の種類により異なる。"プルーフ"値はアルコール濃度を示し，パーセント濃度の 2 倍にあたる。例えば，80 プルーフであれば，アルコール濃度は 40% となる。アルコール摂取量の問題を議論するときは，360 mL 缶のビール，150 mL のテーブルワイン，あるいは 45 mL の 80 プルーフのリカーを含むカクテルを"1 杯"とする。これらの飲料は約 17 g のアルコールを含有している。

低血中アルコール濃度での代謝

アルコールを少量摂取したときの血中アルコール濃度が低い状態では，細胞質中で亜鉛要求性酵素であるアルコールデヒドロゲナーゼ存在下で，ニコチンアミドアデニンジヌクレオチド（NAD）と反応し，アセトアルデヒドと NADH を生成する。アセトアルデヒドは，次いでアセチル CoA に変換（第 4 章参照）され，より多くの NADH を獲得する。アセトアルデヒドおよびアセチル CoA の生成およびクエン酸回路で獲得した NADH, FADH$_2$, および GTP は ATP 合成のエネルギーとして使用される（下図参照）。

高血中アルコール濃度での代謝

多量の飲酒により血中アルコール濃度が増加すると，アルコールデヒドロゲナーゼはすべてのアルコールをアセトアルデヒドに代謝することができなくなる。このような状況下では，ミクロソームエタノール酸化系（MEOS）と呼ばれる異なった代謝経路が活性化される。アルコールデヒドロゲナーゼ系ではアルコール代謝の過程で容易にエネルギーを ATP として獲得できるのに対

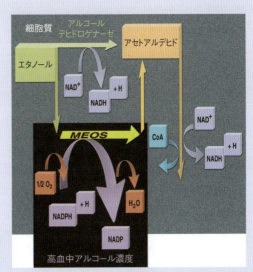

アルコール代謝。低血中アルコール濃度では，細胞質中のアルコールデヒドロゲナーゼ系が用いられる。高血中アルコール濃度では，細胞質中のミクロソームエタノール酸化系（MEOS）が用いられる。MEOS は獲得されるエネルギーよりも多くのエネルギーを使用する。

し、MEOSではアルコールの分解に多量のエネルギーを使用する。通常、MEOSは肝臓において薬剤や他の"外来"物質を代謝する経路である。肝臓は大量の飲酒時にアルコールをMEOSで分解されるべき外来物質として"認識"する。アルコール摂取量に比例して、MEOSによる分解効率が増加するため、慢性的なMEOSの活性化はアルコール耐性を増加させる。

アルコールデヒドロゲナーゼによるNADH産生(中等度の飲酒)と異なり、MEOSはNADHと似た化合物であるニコチンアミドアデニンジヌクレオシドリン酸(NADPH)を用いる。しかし、アルコール代謝の第1ステップにおけるNADH産生による潜在的なATPの獲得(NADPH)にもかかわらず、MEOSはそのエネルギーをNADPHからNADHへの変換に使用している。飲酒量に依存して異なるアルコール代謝経路を用いることは、なぜアルコール中毒ではアルコールから得られるエネルギー量に比して、体重が増加しないのかを説明できる。多量のアルコール摂取はまた、他の代謝経路を阻害して肝機能を障害する。このような一連の影響は、アルコールの多飲によるエネルギー獲得の減少を促進する。さらに、アルコールは代謝量を増加させ、さらにアルコール中毒における体重減少に拍車をかけている。

アルコール摂取における安全範囲の決定

アルコール摂取の安全域を任意の閾値で設定することはできるが、一般的には"少量"、"中等度"、および"多量"による分類が用いられる。歴史的に、各個人が安全にアルコールを"処理"できる能力に基づいたアンスティー則(イギリスの神経学者Francis Edmund Anstie〈1833〜1874〉が提唱)が指標として頻繁に用いられてきた。このとき、典型的な男性の安全域は1日約3回(8時間ごと)の飲酒である。

今日我々は3つの要因、すなわち年齢、性別、および体重(サイズ)が各個人のアルコール処理量を規定していることを知っている。標準的な飲酒では、血中アルコール濃度は体重と反比例する。すなわち、体重が軽いほどアルコールの影響を受けやすい。血中アルコール濃度が0.01%以下ではほとんど飲酒の影響は現れないが、0.01〜0.04%で影響が現れ始める。さらに0.05〜0.07%では身体の機能が鈍り始め、0.08%以上ではすべての人で身体機能の鈍化がみられる。体重が77kg以下の人のほとんどは、2時間で2杯の飲酒で身体機能の鈍化がみられる血中濃度に達する。したがって、1日あたり2杯以下の飲酒を少量から中等度の飲酒と分類する。

少量から中等度の飲酒の有用性とリスク

18歳以上の成人による少量から中等度の飲酒は、アルコールを摂取しない場合と比べて、冠動脈疾患のリスク、虚血性脳卒中の頻度、さらに胆石の発生を減少させる。しかし、中等度の飲酒に全くリスクがないわけではない。どのような量の飲酒であれ、特にアルコール中毒の家族歴のある個人にとっては付加的なリスクが増加することは明らかである。少量から中等度の飲酒によって女性の乳がん、胎児への傷害、あるいは男女ともに大腸がんのリスクが増加する。

多量飲酒のリスク

多量飲酒者は非飲酒者および中等度以下の飲酒者よりも、全般的な疾病の罹患および死亡のリスクが高い。多量飲酒は、肝硬変、膵臓や胃腸の炎症、ある種のがん、高血圧、心筋症、不整脈、出血性発作、および事故や自殺の増加など多様な健康障害と関係している。

アルコール使用の一般的ガイドライン

米国科学アカデミーの公衆衛生総監局および米国農務省、同保健社会福祉省のいずれの機関も飲酒を推奨していない。すべてのグループは、アルコールを摂取するときは中程度に控え(男性で1日2杯、女性で1日1杯)、食事と一緒に摂取するように注意を促している。運転、機械の操作、薬の服用、およびその他の聴覚判断を要する活動の前および最中には、いかなる飲酒も避け、さらに妊娠中はアルコール摂取を避けるべきである。

アルコールに関する問題の判定

アルコールの摂取量およびその頻度に関する集計をとることは、中毒や依存性の検出に対して重要な手段である。以下のCAGEアンケートと呼ばれるものは、日常の健康管理によく使用されている。

BOX 11-4　アルコール中毒調査のためのCAGEアンケート

C：これまでに飲酒量を少なくしなければならない(cut down)と感じたことはありますか？

A：周囲の人があなたの飲酒に関して批判し、不快感を与えた(annoyed)ことがありますか？

G：これまでにお酒を飲むことを悪、あるいは罪(guilty)であると感じたことがありますか？

E：朝起きてまず、気分を落ち着ける、あるいは二日酔いを醒すために飲酒したことがありますか(eye-opener)？

CAGEアンケートで1項目以上適合すればアルコール摂取に関して問題がある。

では，身体的に活発な男性は身体を動かさない人よりもアルコール摂取は少なかった[101]。アスリートの中には，一般の人より飲酒に関して否定的な態度をもつ人もいるが[185]，大学生のアスリートは，一般に非アスリートよりも多量にアルコールを飲んで酩酊しているようである[173]。1920～1965年に活躍したフィンランドの国際的なアスリートの例では，持久系競技のアスリート（平均57.5歳）のアルコール摂取の傾向は，同じ年齢のコントロール群よりも少なかった[73]。ケンタッキー州において高校生の競技参加とうつ病，自殺願望およびアルコール飲用による相関関係を調べた結果によると，823人のアスリートは一般的な学生よりアルコール摂取量が少ないと報告されている[182]。またアスリートは，うつ病，自殺，喫煙およびマリファナ使用の率に関しても非アスリートよりも低いと報告している。また，10代の男性アスリートは非アスリートよりビールを飲む量は25.5%少なく，ワインおよびウイスキーは39.9%少ない[77]。

一方，いくつかの研究では，アスリートがアルコールを暴飲していることを示している[133,141,174]。米国における四年制大学の代表的な例として，ランダムに選択した学生の自己申告アンケートによってアルコール摂取が評価された[175]。アスリートは非アスリートの学生と比べて，過剰飲酒と飲酒の機会に接する高い危険性をもっていた（過去2週間に少なくとも1度の機会があり，男性においては5回以上そして女性では4回以上アルコールが飲まれていた）。アスリートは非アスリートよりも，(a)暴飲する他者，(b)過剰飲酒をまねく環境に取り巻かれているようであった。これらの調査結果は，現在の社会的環境におけるアスリートの過剰アルコール摂取に対して，今後，アスリートに的を絞った飲酒防止プログラムを作成すれば一定の波及効果が得られると考えられる。

表11-8は，ミシガン習慣性飲酒スクリーニングテスト（MAST）における，男女のランナー群とコントロール群の回答を比較したものである[100]。男性のランナーは非運動者のコントロール群（3.8%）より多く飲酒しているが（1週間あたり14.2対5.4回の飲酒），彼は飲酒行動に関してより強く罪悪感を感じているようである（26.6%）。男女のランナーはコントロール群より頻繁に飲酒しているが（1週間あたり2.8対2.3回），MASTスコアをもつアルコールによる病歴のあるランナーは，同様のスコアをもつ非アスリートのコントロール群より飲酒量は低い。男性は女性より多くのアルコールを摂取し，頻繁（アルコールの暴飲を含んでいる）に飲んでいた。コントロール群ではアルコールを飲むことにより，スポーツへの参加と実行に影響はなかったと報告しているが，ランナーはランニングとレースに対するアルコールの影響に関して確信がもてないと報告している。これらのアルコール摂取における研究は，成人ランナーを除外していない。しかし，ランニングはアルコールを飲用するランナーにとっても健康を増進させるものとして機能しているかもしれない。

表11-8 ミシガン習慣性飲酒スクリーニングテスト（MAST）の短縮版[a]または要約版[b]への，男女のレクリエーションランナーと対応するコントロール群の回答

MAST 項目	男性（総数=536）		女性（総数=262）	
	ランナー群 % (人)	コントロール群 % (人)	ランナー群 % (人)	コントロール群 % (人)
1. 私は普通の酒飲みではない。[a,b]	19.1 (75)	22.8 (31)	12.1 (17)	13.9 (16)
2. 私の友人や親類は，私が普通の酒飲みでないと考えている。[a,b]	14.5 (56)	22.8 (31)	10.1 (14)	13.0 (15)
3. 飲酒のためにアルコホーリクス・アノニマスに通った。[a,b]	4.5 (18)	8.9 (12)	2.1 (3)	4.3 (5)
4. 飲酒により友だちを失った。[a]	6.1 (24)	7.9 (11)	1.4 (2)	4.3 (5)
5. 飲酒により仕事で問題がある。[a,b]	3.8 (15)	5.0 (7)	0.7 (1)	3.4 (4)
6. 飲酒に関して，罪悪感がある。[b]	26.6 (105)	13.8 (19)	16.7 (24)	15.5 (18)
7. 飲酒で騒動を起こし，義務，家庭，仕事を2日もしくはそれ以上怠った。[a,b]	4.8 (19)	5.0 (7)	1.4 (2)	0.9 (1)
8. アルコール中毒による幻覚や震えを経験した。[a]	4.3 (17)	2.9 (4)	0.7 (1)	3.4 (4)
9. 必要に応じて飲むのをやめることができない。[b]	5.4 (21)	7.2 (10)	4.3 (6)	3.4 (4)
10. 飲酒のために救いを求めた。[a,b]	5.3 (21)	7.2 (10)	2.1 (3)	6.0 (7)
11. 飲酒のために，入院している。[a,b]	1.5 (6)	4.3 (6)	0.7 (1)	3.4 (4)
12. 飲酒により配偶者，親，または他の親類に関する問題が引き起こされた。[b]	20.6 (81)	21.0 (29)	2.8 (4)	8.5 (10)
13. 飲酒運転で逮捕された。[a,b]	9.4 (37)	11.5 (16)	2.8 (4)	2.6 (3)
14. 酩酊のために逮捕された。[b]	5.5 (22)	5.8 (8)	0.7 (1)	1.7 (2)

Gutgesell M, et al. Reported alcohol use and behavior in long-distance runner. Med Sci Sports Exerc 1996; 28: 1063. より改変
[a]短縮版 MAST：Binokur A, VanRooijen I. A self-administrated short Michigan Alcoholism Screening Test (SMAST). J Stud Alcohol 1975; 36: 117. より
[b]要約版 MAST：Pokorny AD, et al. The brief MAST: a shortened version of the Michigan Alcoholism Screening Test. Am J Psychiatry 1972; 129: 342. より

▼アルコールの作用と競技能力への影響

飲料中と体内でのアルコールレベル

1杯のアルコール飲料は，100プルーフ（50％）アルコールを28gまたは28mL含む[181]。これは，アルコールを約4％含むレギュラービール（360mL）またはおよそ11〜14％のワイン（150mL）に相当している。アルコールの15〜25％は胃で，残りは小腸で吸収され，特に中枢神経系などの水分の豊富な組織に取り込まれる。一方，消化管内に食物がないときには，アルコール吸収は促進される。主要なアルコール代謝器官である肝臓は，1時間あたり約10gのアルコールを除去し，これは1杯のアルコール含有量に等しい。その結果，1時間あたり1杯以上のアルコールを飲むと，血中アルコール濃度が顕著に増加する（g/dLで表される）。

1時間あたり2杯のアルコールを摂取すると，血中アルコール濃度は0.4〜0.5 g/dLとなる。しかし，年齢，体重，体脂肪量や性別などの要素が血中アルコール値に影響を及ぼす。状態にもよるが，一般的に血中アルコール濃度が0.11〜0.16 g/dLの範囲でアルコール中毒を引き起こす。血中アルコール濃度が0.40 g/dLを超える（2時間で19杯以上）と昏睡や呼吸抑制を引き起こし，最終的には死につながる。

心理的または生理学的効果

アスリートは，心理的もしくは生理学的効果による機能向上のためにアルコールを使用する。心理学では，競技の前に緊張と不安感を低下させて（**抗不安作用**），自信や攻撃性を高めるためにアルコールを飲用することに関しての議論が行われた。アルコールは，飲用したすぐ後の一時的な刺激効果により神経の"脱抑制"を促進する。したがってアスリートは，アルコールは特に最大限の筋力と活力を必要とする物理的性能や生理学的能力を促進するものと信じている。研究上では，**筋力や短期的な無酸素性能力，または長期間の有酸素運動に対するアルコールのエルゴジェニック効果については立証されていない**。

アルコールの効果は，はじめ興奮剤として機能するが，のちに一般的な神経的抑うつ（記憶，視覚認知，スピーチ，運動調整）を発生させることがある。これらの効果は血中アルコール濃度に直接関連している。精神運動機能の抑制はアルコール摂取による抗振戦作用によって引き起こされる。したがって，安定性と精度を要求されるライフル銃，ピストル射撃，およびアーチェリー競技で一般的にアルコールが飲用されている。また，抗振戦作用は，交感神経刺激を抑制するβブロッカーと呼ばれるプロプラノロールを使用するのにも論理的証拠がある。アルコールがエルゴジェニック効果を示さない場合もあり，最悪の場合は，能力を低下させる（**エルゴリティック効果**）副作用に見舞われることがある。例えば，アルコールによる神経系機能の抑制は，バランスを必要とするもの，視覚と手の協調，反応時間，および急速な情報の処理を必要とする総合的なほとんどすべての競技能力を低下させる。これらの影響は人によってかなり異なっているかもしれないが，0.05 g/dLを超えた血中アルコール値において用量反応との相関性が明らかになっている[170,180]。極端ではあるが，卓球，バレーボール，野球，テニス，体操，ダイビング，サッカー，またはフィギュアスケートなどの競技種目において，酩酊している人またはチームが最適に活動ができるとは思えない。

生理学的な見地によれば，アルコールは心臓機能を低下させる[128,129]。ある研究によれば，体重1kgあたり1gのアルコールを摂取すると，1時間で血中アルコール値はちょうど0.10 g/dL以上まで上昇する[138]。この濃度は"つき合い程度の飲酒"の中でしばしば観測され，心筋収縮を急激に抑制する。新陳代謝に関していえば，アルコールは糖新生を通して非炭水化物からのグルコースを合成する肝臓の能力を弱める。これらの効果は循環器の性能と炭水化物異化作用からのエネルギーを利用する高強度有酸素性活動の能力を低下させる。アルコールはエネルギー源としての利用や，持久力を伴う運動中に，運動を向上させるような代謝物へ変換されない。さらに，運動後の補給期間において，アルコールを炭水化物などの代用品として用いることは，体力の回復時におけるグリコーゲンの貯蔵を減少させる[32]。

▼アルコールと補液

アルコールは，暖かい環境では運動による脱水効果を悪化させる。アルコールが下垂体後葉から放出される抑制性抗利尿ホルモンによって強い利尿剤として機能し，アルギニン-バソプレッシン反応を抑制するからである[210]。これらの両方による影響が熱ストレスによる体温調節機能を損なう。その結果，アスリートは運動の間に熱傷害のリスクにさらされることになる。

多くのアスリートが運動後または競技会後にアルコールを含む飲料を摂取するので，回復中における水分補給が損なわれるのではないかという1つの疑問が出される。水分補給におけるアルコールの影響については，体重の約2％に対応する運動誘発性脱水症状が調べられた[155,216,217]。被検者は，0％，1％，2％，3％，4％のアルコールを含む体液の排出と等量の水分を摂取した。6時間の試験の間では，尿量と飲料中のアル

コール濃度との間で相関性が見出された。アルコールを摂取すればするほど，尿量は増加した。脱水症状時と比較したときの回復時における血漿量の増大は，アルコールを含まない水分補給をしたときと比べて，平均して8.1%であった。しかし，4%アルコールの飲料ではわずか5.3%であった。結論として，アルコール含有飲料は水分補給を阻害する。

アルコールは末梢血管拡張薬として作用するため，低温曝露や低体温症から回復している間は，アルコールを摂取すべきではない。"強い酒"は，あなたを温めないだろう！ 適量のアルコール摂取が温和な低温曝露の間に冷えた体を温めるかどうかに関しては，現在議論されている[121]。

スポーツにおけるアルコール飲用に関して，米国の大学におけるスポーツ医学から得られた主要な結論は，1982年に最初に発表されたときから現在まで議論が続いている[6]。2つの主な結論は，（a）急激なアルコール摂取は，反応時間，バランス，精度，視覚と手の協調などの身体的活動を損なう，（b）アルコールは筋力，活力，スピード，局部筋の持続性および心臓血管の持続性を改善せず，かえって減弱することもある，である。

▼ なんらかの有効性について

毎日の適量なアルコール摂取，すなわち90プルーフのアルコールを30 mL，180 mLのグラスでワインを3杯，または360 mLのビールを3杯未満は，健康な人にとって，心臓発作や脳卒中，個々の身体的活動レベルの低下を防ぎ[14,207,262]，さらに，心筋梗塞における生存率を改善する[171]。適量のアルコール摂取により心臓病を予防する効果は，2型糖尿病をもつ人にも適用される[241,256]。有用性を示す機序は明らかにされていないが，適量のアルコール摂取がHDL_2およびHDL_3として分画される HDL-C を増加させることが知られている[84]。さらに，赤ワインに含まれる成分（例えば，ポリフェノール）が，LDL-C の酸化を抑制するかもしれない。その結果，動脈プラーク形成における重要なステップを抑制している[176,200]。また，適量のワインの摂取は，血漿脂質に良い影響を与える"心臓に良い"日常食の選択肢に加えられている[235]。糖尿病にかかっていない閉経後の女性にとって，毎日30 g（2杯）のアルコールは，インスリン，トリアシルグリセロール濃度およびインスリン感受性に対して有効である[53]。対照的に，過剰な飲酒は，時にリポタンパク質に悪影響を与え，肝臓疾患とがんのリスクを増加させる[80]。

パンガミン酸

アスリートの中には有酸素運動に対するエルゴジェニック効果を主張し，"ビタミン"B_{15}としても知られるパンガミン酸（pangamic acid）の摂取を強く求める人がいる。パンガミン酸使用の提案者は，ロシアで行われた研究から，パンガミン酸が細胞内酸素利用率を増加させる乳酸合成を低下させ，持久運動の強化効果があると考えている。他の多くのエルゴジェニック効果と同様に，アスリートはパンガミン酸の効用と能力強化効果を数多く証言している。パンガミン酸に関する初期の研究を注意深く精査すると，結論の妥当性について実験のデザインと手法の不備により疑念が浮上してきた。米国での研究では，この化合物の有酸素性能力，持久力改善あるいは血糖値と血中乳酸値に関してその有用性を示すことができなかった[87,97]。栄養学的な見地からみると，パンガミン酸は体内で特定の機能をもたず，ビタミンあるいはプロビタミンとしての性質を有していない。実際は，B_{15}として市販されている合成品は人体に悪影響を及ぼす可能性がある。FDA のガイドラインではサプリメントあるいは薬としてパンガミン酸をつくることを禁じている。

緩衝溶液

筋線維はエネルギー獲得の多くを，主に無酸素性エネルギー輸送に依存しているため，細胞内外の酸塩基平衡は，最大運動時の30～120秒の間に劇的な変化が起こる。結果として多量の乳酸が蓄積し，それと同時に細胞内の pH が低下する。酸性度の増加は，エネルギー輸送と筋線維の収縮力を減少させ，それにより運動能力は低下する。

体内緩衝システムとしての重炭酸塩は，細胞内水素イオン濃度の増加に対抗する主要な因子である（第3章参照）。細胞外の重炭酸塩濃度を高く保つことにより，細胞からすばやく水素イオンを放出させ，細胞内アシドーシスを遅らせる。激しい運動に伴う水素イオン濃度の増加は，収縮タンパク質のカルシウム感受性を低下させることにより筋の機能を低下させる。アルカリ性の重炭酸塩予備量の増加は，無酸素運動の能力を増加させる可能性がある[43]。この分野の研究においては相反する結果がみられるが，それは運動前の重炭酸塩用量のばらつきと運動前のアルカローシスの効果を評価するための運動の種類の違いによるものであると考えられる[96,161,226,258]。

これらの実験計画を改善するために初期に行われた

表11-9 コントロール群（プラセボ群）と運動前にアルカローシスを誘導した被検者の800m走直前直後の能力時間と酸塩基プロファイル

変数	条件	前処理	運動前	運動後
pH	コントロール群	7.40	7.39[a]	7.07[b]
	プラセボ群	7.93	7.40[a]	7.09[b]
	アルカローシス	7.40	7.49[a]	7.18[b]
乳酸（mmol/L）	コントロール群	1.21	1.15[a]	12.62[b]
	プラセボ群	1.38	1.23[a]	13.62[b]
	アルカローシス	1.29	1.31[a]	14.29[b]
標準 HCO_3^-（mEq/L）	コントロール群	25.8	24.5[a]	9.90[b]
	プラセボ群	25.6	26.2[a]	11.00[b]
	アルカローシス	25.2	33.5[a]	14.30[b]

	コントロール群	プラセボ群	アルカローシス
能力時間	2：05.8	2：05.1	2：02.9[c]

Wilkes D, et al. Effects of induced metabolic alkalosis on 800-m racing time. Med Sci Sports Exerc 1983; 15: 277. より

[a] 運動前の値は前処理よりも有意に高い
[b] アルカローシスの値は運動後のプラセボ群とコントロール群よりも有意に高い
[c] アルカローシスの時間はコントロール群とプラセボ群の時間よりも有意に速い

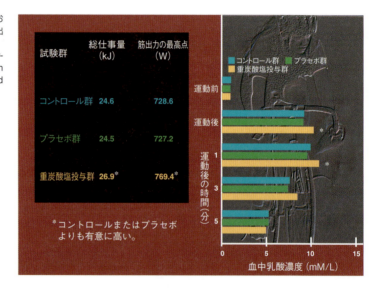

図11-11 中程度にトレーニングを積んだ女性における重炭酸塩負荷とその影響による総仕事量，筋出力の最高点および運動後の血中乳酸値。(McNaughton LR, et al. Effect of sodium bicarbonate ingestion on high intensity exercise in moderately trained women. J Strength Cord Res 1997; 11: 98. より)

実験の1つでは，短時間の重労働に対して速やかにアルカローシスを誘導することにより無酸素性代謝を大きく増大させることが見出された。通常の条件（コントロール），および体重1kgあたり300mgの重炭酸塩あるいは炭酸カルシウム（プラセボ）を投与後，訓練された中距離ランナーに800mを走ってもらった。表11-9に示すように，アルカリ摂取により運動前よりpHおよび重炭酸塩濃度が増加した。コントロール群およびプラセボ群と比較して，アルカローシスを誘導した被検者は平均で2.9秒速く走破し，運動後の血中乳酸値，pH，および細胞外液中の水素イオン濃度が上昇していた。

運動前のアルカローシスのエルゴジェニック効果は女性にも現れる（図11-11）。中程度にトレーニングを積んだ女性に複数日にわたって，以下の条件でエルゴメーターつき自転車による60秒間負荷試験を二重盲検にて行った。条件は，(a)無処置コントロール群，(b) 試験90分前に体重1kgあたり300mgの重炭酸塩を低カロリーの香料入り飲料400mLに混ぜて与えた群，および(c) 体液量を重炭酸塩投与群と同一に保つために，同モル濃度の食塩を試験90分前に与えたプラセボ群の3条件である。左の図に示すように，重炭酸塩投与群ではコントロール群およびプラセボ群よりも，総仕事量と筋出力の最高点が増加していた。重炭酸塩投与群では，運動直後および運動1分後の血中乳酸値が高く，これはアルカローシスの誘導で無酸素運動能力が増大していることを示している。アルカローシス誘導の効果は，アルカリ化剤として**クエン酸ナトリウム**（sodium citrate）を使用しても同様の効果が得られる[107,159]。

運動中の無酸素性エネルギー輸送の増大は，運動前のアルカローシスによる運動改善効果で説明でき

る[111,195,196]。さらに，重炭酸塩あるいはクエン酸ナトリウムの投与により，無酸素性呼吸時に筋細胞膜による乳酸と水素イオンの輸送が起こりやすくなる[123]。この効果は細胞内pHの低下を遅らせ，それに続いて起こる筋に対する負の効果を遅らせる。800 m走では3秒近くタイムが短縮され，選手の速度から距離に直すと約19 mとなる。この違いは最下位の選手を1位にさせるのに十分である！

▼ 用量と無酸素運動の運動量に対する効果

重炭酸塩の量と持続的無酸素運動との関係は，運動前のアルカローシスによるエルゴジェニック効果に影響を与える。体重1 kgあたり少なくとも0.3 gの重炭酸塩の投与（1〜2時間前の投与）は，細胞からの水素イオンの放出を容易にさせる。これは6〜8分以内に疲労に達するような腕および脚の運動[202]を含む長時間運動の1〜2分間の最大運動量を顕著に増強させる[90,153,160]。通常食に加えて5日間にわたる体重1 kgあたり0.5 gの重炭酸塩の長期投与においても，血漿pHを増加させ，60秒間最大運動量を増進させた。典型的な筋力トレーニング（スクワットやベンチプレスなど）においてはエルゴジェニック効果がみられない。これはおそらく，持続的かつ全身運動を要する運動と比較して，一般に無酸素性代謝物の負荷が低いからである[258]。1分間以下の最大運動に対する重炭酸塩の効果は，細胞外の水素イオン濃度を高めるような，繰り返し運動の能力のみを改善する[49]。

この分野の研究結果にみられる矛盾のため，運動前のアルカローシスの効果ははっきりとしない。例えば，クエン酸ナトリウムの投与において，用量依存的にpH，塩基量，および炭酸イオン量が変化しているにもかかわらず，たとえ短距離競技を繰り返し行っても，自転車競技のタイムトライアルにおいて効果がみられなかった[211]。

高い持久力が要求される運動

運動前のアルカローシスは軽度の無酸素運動に効果を及ぼさない（pHおよび乳酸値が休息状態と大差がないため）が，いくつかの研究では，長時間にわたる高負荷の有酸素運動に効果があると指摘している[162]。具体的には，トレーニングを積んだ男性の自転車競技選手のレース時間は，クエン酸ナトリウム（体重1 kgあたり0.5 g）の前投与によって，30 kmトライアルのタイムがプラセボ群よりもよかった[193]。短時間の完全な無酸素運動に対して，全運動に占める無酸素運動の割合が比較的少ないにもかかわらず，緩衝剤の前投与は乳酸と水素イオンの排出を促進する。この効果は，pHを正常の安息時に近い状態に保ち，長時間の運動でも筋出力を改善させるためである。

IOCはアルカリ化剤の使用を禁止していないが，短時間におけるアルカローシスの誘導の効果（あるいは危険性）を明らかにしなければならない。重炭酸塩を服用した選手はしばしば，服用1時間後に腹痛と下痢を経験する。このような副作用は，いかなるエルゴジェニック効果の有用性をも消失させてしまう。緩衝剤として重炭酸塩のかわりにクエン酸ナトリウム（体重1 kgあたり0.4〜0.5 g）を用いれば，胃腸に及ぼす副作用を軽減またはなくすことができるかもしれない[144,158]。

リン酸塩の投与

運動前のリン酸塩投与（リン酸負荷）の原理は，細胞外および細胞内のリン酸塩の増加に焦点が絞られる。このことは，(a) ATPリン酸化量を増加させ，(b) 有酸素運動時の運動能力および心肺機能を増大させ，また(c) 赤血球における糖分解およびそれに続く赤血球内2,3-グリセロリン酸（2,3-DPG）の増加による末梢筋組織での酸素分圧の上昇に寄与している。血球内での嫌気的反応により生成した2,3-DPGは，ヘモグロビンのサブユニットに弱く結合しており，ヘモグロビンの酸素への親和性を低下させている。余剰な酸素は酸素分圧の低い組織へと放出される。

エルゴジェニック効果に対するリン酸塩投与は理論的には効果があるにもかかわらず，一貫した効果は現れなかった[2,83,151]。いくつかの研究においては，リン酸負荷後の$\dot{V}O_2max$[135,136]および動脈と静脈の酸素の差分について改善がみられたと主張する一方で，有酸素性代謝および心機能において効果はなかったとする研究報告もある[2,151]。

これらの矛盾の主な理由は，上記の研究結果の中にもみられる。すなわち，運動の種類と強度の違い，用量および投与期間の違い，運動開始前の食事の標準化の違い，被検者の適応度の違いである。ある研究では，有酸素運動の能力が高い群と低い群に分け，22.2 gのリン酸カルシウムおよびプラセボとして炭酸カルシウムを含む飲料を飲ませた[83]。その後，両群ともに運動強度が$\dot{V}O_2max$の70%となるような強度で，20分間自転車エルゴメーターで運動をさせ，30分間の休息の後，疲れるまで自転車こぎ運動をさせた。赤血球内の2,3-DPG，準最大および最大酸素摂取量，疲労までの運動時間，および血中乳酸値の値に，両者の間で違いはみられなかった。

リン酸塩投与はエルゴジェニック効果があるとの信

頼できる科学的エビデンスもわずかながら存在する。一方，負の側面として，血漿中のリン酸濃度が過剰となると，副甲状腺ホルモンである**パラトルモン**（parathormone）の放出が刺激される。このホルモンの産生過多は，腎臓でのリン酸排泄を促し，骨からのカルシウム放出を促して，骨密度を低下させる。しかし，短期間のリン酸塩投与が通常の骨密度に対してリスクをもつかどうか，いまだ検討されていない。

抗コルチゾール化合物：グルタミンとホスファチジルセリン

視床下部は精神的ストレス，外傷，感染，外科手術および持久力を伴うような運動に対して，副腎皮質刺激ホルモンの放出因子を分泌する。この放出因子は，下垂体前葉を刺激し，副腎皮質刺激ホルモン（ACTH）を分泌させ，ACTH は副腎皮質で糖質コルチコイドであるコルチゾール（ヒドロコルチゾン）の分泌を促進する。コルチゾールは細胞内へのアミノ酸輸送を減少させ，肝臓以外のすべての臓器において，同化作用の抑制とタンパク質のアミノ酸への分解を促進する。これらの"遊離"アミノ酸は血液に乗って肝臓へ運ばれ，肝臓で糖の合成（糖新生）が促進される。コルチゾールはまた，グルコースの取り込みとその酸化を阻害することにより，インスリンの拮抗薬として働く。

長期間にわたる血清コルチゾール濃度の増加（通常，治療薬としての糖質コルチコイドの服用による）は，過剰なタンパク質の分解，組織の消耗，負の窒素出納を引き起こす。コルチゾールの潜在的な異化作用は，正常なコルチゾール分泌を抑制すると考えられるサプリメントをボディビルダーや他の筋力を要するアスリートへ使用した効果から立証されている。運動後のコルチゾール分泌増加の抑制は，異化作用の調節を通して筋力トレーニングによる筋力増加を促すと信じられている。このようにして，回復時に筋組織形成過程が妨害を受けなくなる。抗コルチゾール作用をもつサプリメントとしてグルタミンおよびホスファチジルセリンが用いられている。

▼グルタミン

グルタミン（glutamine）は非必須アミノ酸であり，血漿および骨格筋で最も多いアミノ酸である。筋におけるフリーのアミノ酸プールの 1/2 以上に達する。グルタミンは多様な調節機能を有している。そのうちの 1 つは抗異化作用であり，タンパク質合成を増加させる[119,156,261]。グルタミンの補給は糖質コルチコイドの連用によるタンパク質合成と筋量の減少を妨げる。メスラットを用いた研究では，グルタミンの 7 日間投与によって，糖質コルチコイドの投与に付随するミオシン（筋収縮タンパク質）合成の減少と骨格筋の萎縮が妨げられた[108]。

グルタミンの投与は，回復期の人の筋においてグリコーゲンの貯蔵を促した。これはグルタミンが肝臓で糖新生の基質となることに由来すると考えられる[248]。しかし，回復期のグリコーゲン補充および運動前のグリコーゲン貯蔵に関するこれらの知見を，実際に応用するにはなおいっそうの研究が必要である。グルタミンのもつ潜在的な抗異化作用とグリコーゲン合成作用から推測すると，グルタミンの補充は筋力トレーニングに有用であると考えられる。しかし，健康な若者に筋重量 1 kg あたり 0.9 g のグルタミンを 1 日 1 回ずつ 6 週間投与して筋力トレーニングを行っても，筋力，身体組成あるいは筋のタンパク質分解のいずれにおいてもプラセボ群と比べて変化はみられなかった[33]。

免疫反応

グルタミンは感染から身体を守るために病気と闘う細胞の燃料として，通常の免疫機能に重要な役割をもっている[199,255]。長時間の強い運動が血漿グルタミン濃度を減少させるため，グルタミンの欠乏は激しい運動による免疫力低下に関与する[23,198,204]。

第 7 章でグルタミンと免疫反応，特に投与と上気道における感染の頻度あるいは重症度について議論している。

▼ホスファチジルセリン

ホスファチジルセリン（PS）は，生体膜，特にすべての細胞を覆う細胞膜の内側を形成する脂質の中でも代表的なグリセロリン酸に属する。細胞膜で機能調節（膜受容体の数や親和性の調節など）を行うという潜在的な能力を通して，PS はストレスに対する神経内分泌反応を調節している可能性がある。ある研究では，ウシ大脳皮質から抽出された PS を 1 日 800 mg ずつ 10 日間にわたって健康な男性に投与した[167]。6 分間のインターバルで 3 回，エルゴメーターつき自転車で運動強度を増加させながら身体に負荷をかけた。プラセボ群と比較すると，PS は成長ホルモンの分泌には影響せずに，ACTH とコルチゾールの分泌を顕著に抑制した。これらの結果は，PS の単回静脈注射が運動による視床下部-下垂体-副腎の活性化を抑えたとする以前の同じ著者らによる報告と一致した[166]。アスリートへの PS 補充は，そのほとんどがエンドウマメレシチンから得られるが，研究においてはウシ由来の PS が用いられている。これら 2 つの PS 間のわずかな構造の違いが，エルゴジェニック効果を含む生理的反応に違

いを与えるかもしれない。

▼コルチゾール分泌は本当に悪い？

定常状態におけるコルチゾールの分泌および激しいトレーニングによる血清コルチゾール濃度の増加は，筋の成長，発育，回復および修復を本当に妨げるのか研究されなければならない。運動によるコルチゾールの分泌が生理的活動および全体的な健康に対して適正で有益であるとの意見もある。また，サプリメントにより誘導された筋力トレーニング時のコルチゾール分泌低下が筋の強さや大きさを大きく改善するのかどうかもまだ不明である。

β-ヒドロキシ-β-メチル酪酸

β-ヒドロキシ-β-メチル酪酸（HMB）は，必須の分岐鎖アミノ酸であるロイシンの分解により生じる生理活性物質であるが，タンパク質の異化を阻害することによりストレス時のタンパク質減少を抑制する可能性がある。HMBを in vitro で曝露したラットとヒヨコの筋組織では，タンパク質分解の著明な減少とタンパク質合成のわずかな増加がみられた[183]。また，in vitro でHMB曝露を受けた哺乳類の筋細胞では脂肪酸の酸化が亢進していることが示唆されている[41]。食事に含まれるHMBの含有量（ナマズ，グレープフルーツ，ミルクに多い）に依存するが，体内では1日あたり0.3～1.0gのHMBが合成されており，これはロイシン異化の約5％にあたる。HMBは窒素を保持する作用を有するため，筋力トレーニングをするアスリートは，激しい運動に付随する筋損傷を遅延させ，筋の分解（タンパク質分解）を抑制するためにHMBを服用している。

トレーニングに対するHMB服用の骨格筋への効果については，これまで研究されてきた[81,122,137,178,186,221]。例えば，若い男性に対し以下の2つの試験が行われた。1つ目の試験は，41人の被検者が毎日0，1.5，3.0gのHMB（HMBのカルシウム塩をオレンジジュースに混ぜて服用）を，1日あたり115gまたは175gのタンパク質とともに3週間服用した。被検者は1週間あたり3日間，1.5時間のウェイトリフティングを3週間行った。2つ目の試験は，被検者に1日あたり0または3.0gのHMBを服用させ，1週間あたり6日間，2～3時間のウェイトリフティングを7週間にわたって行った。1つ目の試験では，最初の2週間で，尿中の3-メチルヒスチジンおよび血清クレアチンリン酸化酵素（CPK）濃度で評価した筋組織でのタンパク質分解が減少した。これらの筋損傷の生化学的指標

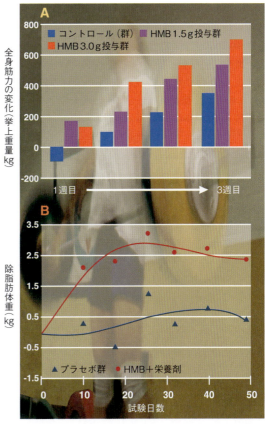

図11-12　A．1つ目の試験におけるHMB（β-ヒドロキシ-β-メチル酪酸）投与1～3週目までの筋力の変化（上体の挙上重量と下体の挙上重量の合計）。すべての群のグラフは上体のリフティングと下体のリフティングを1セット行ったときの合計を示している。B．2つ目の試験で炭水化物を含む飲料（プラセボ）を与えられたコントロール群と，栄養剤とともにCa-HMB（HMB＋栄養剤）を3g与えられたHMB群における身体の伝導度で評価した除脂肪体重の変化。(Nissen S, et al. Effect of leucine metabolite β-hydroxy-β-methylbutyrate on muscle metabolism during resistance-exercise training. J Appl Physiol 1996; 81: 2095. より)

はHMB投与群では20～60％低い値であった。さらに，試験中の各週で無投与群と比べてHMB投与群の被検者は，より重い重量をもち上げることができ（図11-12A），その効果はHMBを最も多く服用した群で効果が大きかった。特に，HMB無投与群の筋力増加量が8％であったのに対し，HMBを1.5g服用した群では13％，3.0g服用では18.4％増加した。タンパク質の補充は，どの測定においても効果を示さなかった（図は省略）。タンパク質補充の効果がみられなかったことは，低タンパク質量（115g）服用群でもタンパク質の1日の栄養所要量の2倍にあたることから，さらに厳密な評価がなされるべきである。

2つ目の試験において，トレーニング2および4～6週目においてHMBを服用した被検者は非服用者と比べて顕著に除脂肪体重（FFM）が増えていた（図11-12B）。しかし，トレーニング最終週におけるFFMの

両群の違いは小さくなり，試験前と同様に有意差がなくなった。

HMBの筋代謝，筋力改善および身体組成に対する作用機構は明らかとなっていない。研究者らは，筋への激しい負荷に付随する通常のタンパク質分解をHMBの代謝産物が阻害していると考えている。研究結果によるとHMBの服用によりエルゴジェニック効果がみられるが，FFM（タンパク質，骨，水）のどの成分にHMBが働いているのかは明らかとはされていない。さらに，図11-12Bに示されているように，HMB服用による効果は，トレーニングの進行とともに非服用と変わらない状態へと進み，効果が一時的であると示唆している。さらなる研究によって上記の成果を確かめ，HMBの長期間の服用による身体組成およびトレーニングへの効果，さらには健康に対する影響，安全性などを検討しなければならない。

すべての研究でHMB服用が筋力トレーニングに対して良い効果を与えると結論されているわけではない[81,195,221]。ある研究では，2種類のHMB服用量（1日あたり約3gおよび約6gのHMB）をトレーニングを受けていない若い男性に投与し，8週間筋力トレーニングを行った[81]。この研究における主要な発見は，HMBの投与量にかかわらず，プラセボ群と比べて筋力のデータ（1回最大挙上筋力〈1-RM〉を含む）のほとんどにおいて違いはみられなかった。トレーニング量の増加もすべての群で同様であった。両HMB投与群で回復期のCPK値が顕著に低かったことから，筋力トレーニング時の筋損傷に対するHMBの潜在的な抑制効果が示唆されている。1日6gを8週間投与したHMBの高用量群でも，肝酵素機能，血中脂質，腎機能，および免疫機能を指標とした副作用は現れなかった[82]。年齢はHMB服用に対して影響を与えなかった[251]。

新たな手法：ホルモンによる血液ドーピング

血液ドーピングの煩わしさを排除するために，持久力を要するアスリートは現在，合成型のエリスロポエチン（erythropoietin）である，組み換え体エポエチン（epoietin：EPO）を用いている。腎臓で産生されるこのホルモンは，長骨の骨髄で赤血球の産生を調節している。1988年から市販されているEPOは，重度の腎疾患による貧血に対する薬剤として臨床的な改良がなされている。通常，重篤な肺疾患あるいは高地登山のような状況で，大動脈中の赤血球数あるいは酸素分圧が低下すると，エリスロポエチンが分泌されて赤血球数が増加する。6週間のEPO投与により通常5～12％のヘモグロビン値とヘマトクリット値（血液100 mL中に占める赤血球の割合）の上昇をもたらし，持久力が顕著に増進する[69,206]。しかし，ホルモンの単純な注射は血液ドーピングよりも簡単に行うことができるといっても，無計画に効果をモニターせずに投与すると，ヘマトクリット値が60％以上に増加することがある。この危険な高ヘム濃度状態（血液の粘性増加がみられる）は，脳卒中，心臓発作，心不全および肺浮腫を起こす可能性を増加させる。

EPOは自転車競技で一般的に使用されているが，競技中に少なくとも18人が心臓発作で死亡したといわれている。EPOは尿中には検出されないため，血液ヘマトクリット値が検査として代用される。1997～1998年のツール・ド・フランスでは，大会本部が選手のヘマトクリット値を検査し，異常値がみられた選手について2週間競技を停止した。これにより12名の選手が1997年のシーズン，さらに6名が1998年中期まで出場が停止された。国際自転車競技連合はヘマトクリットの基準値を男性で50％，女性で47％と設定した。一方，国際スキー連盟では失格条項として，ヘモグロビン値が18.5 g/dL以上を使用している。トライアスロンでは，ヘマトクリット値が男性で52％，女性で48％（およそ標準値から標準偏差の3倍離れた値）を異常高値の基準値として使用している[184]。もちろん，ヘマトクリット値による判別によって潔白な選手が失格するといった問題もある。このような選手の数は3～5％と見積もられ，遺伝的要因，姿勢，トレーニングの状態あるいは水分の状況といった要因によってヘマトクリット値が左右されることによる[13,28]。

2002年のオリンピックについても議論しなければならない。ロシアのオリンピック委員会はソルトレークシティーの冬季大会を引きずることを恐れた。苦情の1/4が20 kmスキーリレーチームの失格に関することであり，メンバーの1人で，9度メダルを獲得している選手のヘモグロビン値が高いという理由で失格となった。ロシアは結果が擬陽性であるとして抗議した。さらに，IOCは血液検査により血液ドーピングに使用されるエリスロポエチンアナログのダルベポエチン陽性であるとして，スペインとロシアのクロスカントリー金メダリストの金メダルと今後のオリンピック参加資格を剥奪した。

医学界での最近の意見では，国際的なエリート自転車競技選手の中に，鉄代謝異常をもつ選手が少なからずいることが指摘されている。これらの選手の多くは血清鉄が500 ng/L（基準値は100 ng/L）を超え，場合によっては1000 ng/Lとなることもある。血清鉄の高値は度重なるEPOの使用による赤血球合成の亢進

を支えるために，鉄を注射した結果である．慢性的な鉄過剰状態はこれらの選手たちの肝機能不全を引き起こすリスクを増加させる．

▼ 酸素運搬能を増強させるその他の手段

有酸素運動の能力を高める新規の化合物が出現しつつある[212]．パーフルオロカーボンエマルジョン（perfluorocarbon emulsion）やウシおよびヒトヘモグロビン製剤がそれらの化合物に含まれ，これらは筋への酸素運搬を改善する．これらの臨床における潜在的な効果にもかかわらず，全身または肺の血圧亢進，腎毒性および免疫機能低下など死にいたる副作用がある．

将来に向けて

将来において我々は，今日の天然由来あるいは合成された薬剤よりもすばらしい効果をもつ薬剤の数々を含む医療設備を背景とした，多くの優れた肉体をもつ人，特にアスリートを目にするだろう．勝利を優先する限り，そういった人は運動能力の向上あるいはトレーニング効果増強のために薬剤を服用するだろう．現実的には，この傾向に歯止めをかける希望がある．楽観的にみて，我々は否定的な事実を提示して批評されることを望むが，これと同時にどのようにして商業的な開発の猛攻撃を抑制するかについて，少しではあるが建設的な意見を提示することができる．運動能力改善への挑戦は2500年前の古代オリンピックゲームまでさかのぼる．おそらく，新しい技術を試している世代は，前世代の技術を乱用している人よりも一歩先を行くかもしれないが，これは疑問である．規制や罰則の増加により，薬物乱用の抑制はできるが，薬物規制を強制的に守らせることは困難である．地方レベルから国レベルまでさまざまな規制を厳しく運用することはいくらかの助けとはなるだろうが，今までのところ規制により監視を強化しても問題は解決できていない．おそらく，リスクにさらされているアスリートの特徴を明確に認識し，幼年期から大学にいたるまでの間（個別の判断能力改善に重点を置き，より安全な方法を模索するとともに）薬物乱用に対する教育を精力的に行うことが未来の世代に対して希望を与える[10,238]．我々は切にそう願う．

まとめ

1. エルゴジェニックとは身体運動能力，生理的機能および競技における能力を改善する物質あるいは方法である．
2. 通常，エルゴジェニック薬剤として使用されるタンパク質同化ステロイドは，ホルモンであるテストステロンと同様の働きをする．しかしその研究成果は，研究間でしばしば矛盾がみられ，その薬理機序は未解明である．
3. 男性におけるアナボリックステロイドの副作用は，不妊，精子濃度低下，精巣容積の低下，女性化乳房，結合組織の損傷に伴う腱の引っ張り強さや弾性の低下，恒常的な前立腺刺激，心筋および末梢筋組織細胞の傷害および機能変化，心室の成長障害あるいは機能障害の可能性，血小板凝集増加による循環器系機能低下および脳卒中や急性心筋梗塞のリスクを増加させる．
4. 女性におけるアナボリックステロイドの副作用の特徴は，男性化（男性よりも明瞭に現れる），声の低音化，顔および全身の体毛増加（男性型多毛症），月経機能の変化，皮脂腺サイズの顕著な巨大化，にきび，乳房容量の低下，陰核の肥大がある．長期間のステロイド服用における生殖機能への影響はいまだ明らかではない．
5. アドレナリンβ_2作動薬であるクレンブテロールおよびアルブテロールは，動物において骨格筋量を増加させ，脂肪蓄積を抑制する結果，加齢，運動不足，栄養不良および組織損傷を伴う疾病の影響を減弱させる．負の作用としては，短時間の激しい運動時に早く疲労することである．
6. 健康な人が筋力トレーニングを行う際，成長ホルモンの投与が筋力量を増加させるかどうかは議論がある．
7. 成人後はDHEAが着実に減少するため，アスリートを含む多くの人がトレーニングの効果増進とアンチエイジング効果を期待してこのホルモンを服用している．
8. 若い成人男性および女性におけるDHEAのエルゴジェニック効果に関する有用なデータはない．
9. いかなる研究からも，血清テストステロン濃度やトレーニング後の筋力，強度および身体組成に対するアンドロステンジオンの効果は見出されていない．HDL-C減少による心疾患へのリスクおよび血清エストロゲン濃度増加による女性化乳房，あるいは膵臓やその他のがんへのリスクが懸念される．
10. 覚醒剤であるアンフェタミンに運動能力および精神運動に対してプラセボよりも効果があるというエビデンスがわずかながら存在する．アンフェタミンの副作用は，薬物による中毒，頭痛，めまい，錯乱および胃の不調がある．
11. カフェインは脂肪燃焼を介したエネルギーの産生を促すことにより，グリコーゲンの使用を節約するため，有酸素運動時間延長によるエルゴジェニック効果をもつ．この効果は，（a）高炭水化物食を摂取，あるいは（b）普段からカフェインを摂取する人では弱くなる．
12. チョウセンニンジンの服用による生理的機能および運動能力への有効性に関する科学的なエビデンスは存在しない．蓄積されつつある科学的エビデンスによれば，むしろエフェドリンによる健康障害のリスクが指摘されている．
13. エチルアルコールは緊張，不安を軽減し，自信をつけ，感情を高揚させるため，迅速な抗不安効果を有する．抗不安効果の他には，アルコールにエルゴジェニック効

果はなく，むしろアスリートの運動能力を低下させる。
14. 無酸素運動を行う前に重炭酸塩やクエン酸ナトリウムなどの酸に拮抗する緩衝溶液を服用すると，身体のアルカリ予備量が増えることによりエルゴジェニック効果がみられる。緩衝剤の用量と無酸素運動の累積は重炭酸塩（およびクエン酸ナトリウム）のエルゴジェニック効果に影響を与える。
15. リン酸塩とパンガミン酸はエルゴジェニック薬剤として推奨されるべき科学的エビデンスは少ない。
16. グルタミン，ホスファチジルセリンおよびβ-ヒドロキシ-β-メチル酪酸の健康な人に対する筋力トレーニング時の"自然な"同化増強作用による潜在的な効果とリスクに関する客観的な評価については，さらなる研究が待たれる。
17. 腎臓で合成され，長骨の骨髄で赤血球の産生を調節しているエリスロポエチン（EPO）はヘモグロビンとヘマトクリット値を増加させ，運動能力を改善する。管理されていない状態での使用は，リスクを伴うため気をつけなければならない。

第12章
栄養による運動能力の向上

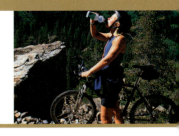

　第11章では，身体活動の活発な人がしばしば，トレーニングを増やして競技力をつけるために，禁止された薬物および化学物質に頼る傾向があることを強調した。彼らはまた，食事として摂取する特別な食品や食品成分から得られる運動能力向上の利点についても注目している。

炭水化物摂取の調節

　運動能力は，高強度有酸素運動や激しいトレーニングの前と間に炭水化物摂取を増やすことで向上する。注意力や意欲も，時々の休止期間のある持続的な有酸素運動の間に炭水化物を多く含む飲料を摂取することで改善される[108]。カーボローディングとは，グリコーゲン貯蔵を高めるために普及している栄養的な手法の1つである。この食事の技法は特定の運動能力を向上させるために利用されているが，それでも，カーボローディングはある面で有害であることが判明してきた。

▼長期の運動における栄養関連の疲労

　肝臓および活動的な筋に保存されるグリコーゲンは，高強度の有酸素運動時において大部分のエネルギーを供給する。そうした運動を長く続けることはグリコーゲンの貯蔵を減らし，肝臓や脂肪組織から脂肪酸を動員して脂肪異化作用によるエネルギーを次第により大きな割合で供給するようになる。活動的な筋に貯蔵脂肪から十分な酸素と無制限のポテンシャル・エネルギーがある場合でも，高度に筋グリコーゲンを低下させる運動は疲労を促進する。疲労ポイント近くでグルコースと水溶液を摂取することにより運動を続けられるが，実際上は，筋の"燃料タンク"を空にしてしまう。運動パワー出力の減少は，炭水化物よりも脂肪動員や異化作用のゆるやかな低下に対応している。マラソンランナーは"壁にぶち当たる"（持久系サイクリストは"一発ぶち込む"）という表現を使うが，これは重篤なグリコーゲン欠乏と関連した活動的な筋で疲労や違和感を感じたときに使用する。

　1930年代後半に，北欧の科学者は，運動の前日に炭水化物を多く摂取すると，アスリートの持久性運動能力が著明に改善されるという驚くべき発見した。逆にいえば，大幅に高脂肪食へ切り替えることは，持久力を低下させるということである。食事の三大栄養素の組成を調整すると，炭水化物の貯蔵状態が変わり，高強度の有酸素運動時においてそれ以降の運動能力に大きな影響を及ぼす（図5-6，および第1章，第5章参照）。古典的な一連の実験では，高炭水化物食を供給された被検者は，同程度のエネルギー蓄積量の高脂肪食を供給された人に比較して，持久力は約3倍になった[10]。炭水化物は1～2時間の高強度運動の間，重要なエネルギー基質となるので，研究者は身体のグリコーゲン貯蔵を高める比較的"単純な"付加的方法の研究を始めた。

▼強化されたグリコーゲン貯蔵：
###　　カーボローディング

　特異的な食事の摂取と運動を組み合わせることは，筋グリコーゲンの有意な"パッキング"を生成する。これは，**カーボローディングまたはグリコーゲン超回復**と称される。高炭水化物食により筋グリコーゲンが増加することから，持久系競技のアスリートは競技の前にしばしばカーボローディングを行う。通常，筋は100gあたり約1.7gのグリコーゲンを含有する。カーボローディングは筋100gあたり最大5gのグリコーゲンを含有することができる。

古典的なカーボローディングの方法

　古典的な方法では，競技の約6日前に長時間の運動で筋のグリコーゲン含有量を減らす（表12-1）。グリコーゲン超回復は運動によって減少する特定の筋だけで生じるので，アスリートはその減少したときにそれ

303

表12-1　筋グリコーゲン蓄積を増加させる2段階食事計画

Ⅰ期―枯渇期
　1日目：特定の筋で筋グリコーゲンを減少させるため，疲労困憊する運動を行う。
　2，3，4日目：低炭水化物食（高タンパク質，高脂肪食）
Ⅱ期―カーボローディング期
　5，6，7日目：高炭水化物食摂取（タンパク質の正常な割合の食事）
競技当日
　競技直前の食事は高炭水化物食

らの運動に関係する筋を使用しなければならない。マラソンに備えるためには24～32 km走が必要で，水泳とサイクリングのためには約90分の最大下の適度な運動が必要である。アスリートは，それからさらに数日間グリコーゲン貯蔵を減少させるため低炭水化物食（60～100 g/日）をとる。グリコーゲンの減少は，筋線維にグリコーゲンを貯蔵させる酵素である**グリコーゲン合成酵素**の中間体のさらなる形成を生じさせる。この間，中等度のトレーニングを続ける。それから，競技の少なくとも3日前に，アスリートは高炭水化物食（1日400～700 g）へ切り替えて，競技当日までこの生活を維持する。超回復食は，十分なタンパク質やミネラル，ビタミン，そして多量の水を含まなければならない。典型的手法をとっているアスリートにとって，炭水化物から60％のカロリーがとれる食事をしていれば，安静時または運動していないときは筋グリコーゲン濃度は少なくとも3日間は安定している[61]。

運動トレーニングは，グリコーゲン補充の速度と規模の拡大を促進する[123]。一般に炭水化物エネルギーを60～70％含む食事は，競技やトレーニングのために十分な筋と肝臓グリコーゲンを保証する。この典型的手法は，筋グリコーゲン貯蔵を確実にほぼ2倍にする。栄養状態がよく，身体的に活動的な人にとっては，超回復の影響は比較的小さい。激しいトレーニングの間，さらなるエネルギー要求に応じるために1日のエネルギーおよび炭水化物摂取量を増加させない人は，慢性筋疲労を経験する可能性がある[38]。

超回復の効果を得るため食事と運動を調整する前に，カーボローディングについてすべてを学ばなければならない。善し悪しのはかりにかけた後で超回復を試してみようと決めたなら，新しい食事療法は競技前の初回だけでなくトレーニング中も続けなければならない。例えば，ランナーは高炭水化物食が続くロングランから始めなければならない。食事の調整が能力にどのような影響を及ぼしたかの詳細な記録をつけるとよい。減少したときと回復期における運動中の主観的な感覚に注意する。効果が得られたら，減少，低炭水化物食と高炭水化物食の一連のすべてをためすが，低炭水化物食は1日だけにする。副作用がなければ，低炭水化物食は最高4日まで段階的に延ばす。

超回復効果を得るための食事例　表12-2は競技に臨むにあたり，炭水化物を枯渇させるⅠ期とカーボローディング期のⅡ期の食事案を示している。

限られた適用性

アスリートが，グリコーゲンが減少した相対的な状態で競技を始めない限り，カーボローディングは60分以上続けられる有酸素運動に有効である。対照的に，60分未満の強度の運動は，正常な炭水化物摂取とグリコーゲン貯蔵だけを必要とする。例えば，トレーニングを積んだ選手は，低炭水化物食によるカーボローディングは20.9 km走においては効果が認められなかった。同様に，エルゴジェニック効果は，運動強度の連続変化をシミュレーションした100 kmのトライアルにおいて，持久性トレーニングを受けたサイクリストのタイムトライアル成績，心拍数と主観的運動強度（RPE）では現れなかった[22]。加えて，運動の直前に40 gの炭水化物を摂取することは，トレーニングされたサイクリストの30分の最大サイクリング能力に影響を及ぼさなかった[130]。等エネルギー食で40％と70％の炭水化物の割合の違いは，10分間または30分間の強度の運動に対して影響を生じなかった[132]。さらにまた，運動前に食事をとることで正常レベルより筋グリコーゲンを増加させても，75分間の無酸素性作業能力は改善されなかった[71]。2日間の高炭水化物食（61％の炭水化物）または低炭水化物食（31％の炭水化物）の食事摂取でも，30秒の最大作業6セット後の100秒のインターバルで20秒間の作業を5セット行う断続的な無酸素運動に対する影響はなかった[110]。短かい間に短距離走を複数連続的に実施したときは，高炭水化物食と低炭水化物食の食事の違いによるエルゴジェニック効果の影響が認められた[6]。

カーボローディングの否定的側面

貯蔵グリコーゲン1 gには2.7 gの水が結合している（二水和）。脂肪として貯蔵される実効エネルギーと比較して，これは"重い"燃料をとなる。カーボローディングした状態の体重は，しばしば人を"重い"および

表12-2 競技に先行する炭水化物枯渇とカーボローディングの食事計画の一例

食事	I 期—枯渇期	II 期—カーボローディング期
朝食	フルーツジュース 0.5 カップ 卵 2 個 全粒パン 1 枚 牛乳 1 杯	フルーツジュース 1 カップ シリアル 1 皿（冷か温） マフィン 1～2 個 バター大さじ 1 コーヒー（砂糖とミルク）
昼食	170 g のハンバーガー 食パン 2 枚 サラダ（普通サイズ） マヨネーズとドレッシング大さじ 1 牛乳 1 杯	ロールパンと 57～85 g のハンバーガー ジュース 1 杯 オレンジ 1 個 マヨネーズ大さじ 1 パイまたはケーキ（20 cm 1 切れ）
スナック	ヨーグルト 1 カップ	ヨーグルト 1 カップ，フルーツまたはクッキー
夕食	フライドチキン 2～3 個 ベイクドポテト，サワークリームつき 1 個 野菜 1/2 カップ アイスティー（無糖） バター大さじ 2	焼チキン 1～1.5 個 ベイクドポテト，サワークリームつき 1 個 野菜 1 カップ パイナップル 1/2 カップ アイスティー（加糖） バター大さじ 1
スナック	牛乳 1 杯	チョコレートミルク 1 杯，クッキー 4 個

I 期では炭水化物摂取量は約 100 g，400 kcal。II 期では炭水化物摂取量を 400～625 g，あるいは約 1600～2500 kcal に増やす

不快であると感じさせる。余分のローディングは，ランニング，競歩またはクロスカントリースキー（すべての体重支持活動）のエネルギーコストを直接的に増やす。余分の重量のこの影響は，増加したグリコーゲン貯蔵による潜在的利点を否定する可能性がある。肯定的な側面としては，グリコーゲン分解により放出された水は体温調節を助け，それは暑熱下での運動に効果をもたらす。

古典的なモデルの超回復は，特定の健康問題で人に潜在的な障害を起こす。高度な長期の高炭水化物オーバーローディングは，途中で高脂質または高タンパク質を摂取すると，血中コレステロールと尿素窒素濃度を上昇させる。これは，2 型糖尿病と心臓病にかかりやすい人，筋酵素欠損症（例えば，マッカードル病）や腎疾患の患者に負の影響を与える。高脂質摂取は，胃腸の不調を生じ，カーボローディング中の運動は枯渇シーケンスからの回復を遅くする。低炭水化物時に，炭水化物が枯渇した状態で運動をすると著しいケトーシスを発症する。バランスのよい食事をとらないと，しばしばミネラルとビタミン欠乏（特に水溶性ビタミン）をもたらし，サプリメントの投与が必要となる。グリコーゲンが減少した状態は確実に，激しいトレーニングをしている人の能力を低下させる。おそらくそれは，ローディング時の脱トレーニングの結果であろう。気分状態の悪化は，低炭水化物食の期間にトレーニングをしている人に現れる。3～4 日間，食事性炭水化物を激減させると，除脂肪組織の喪失が起こる。筋タンパク質が，低炭水化物状態での血糖値を維

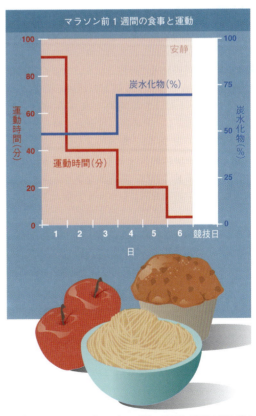

図12-1　改良型カーボローディング法。競技前1週間の筋中グリコーゲン貯蔵を高めるための運動と食事の勧められる組み合わせ。運動に費される時間は1週間で次第に減少させ，食事の炭水化物含有量は最後の3日間で増やす。(Sherman WM, et al. Effect of exercise-diet manipulation on muscle glycogen and its subsequent utilization during performance. Int J Sports Med 1981; 2: 114. より)

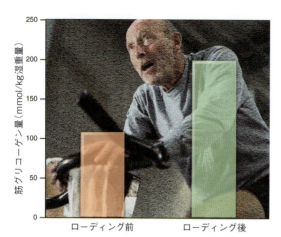

図12-2 ローディング前と1日の高炭水化物食摂取後（ローディング後）の最大に近い強度の自転車こぎ180秒後の外側広筋の筋グリコーゲン量。(Fairchild TJ, et al. Rapid carbohydrate loading after short bout of near maximal-intensity exercise. Med Sci Sports Exerc 2002; 34: 980. より)

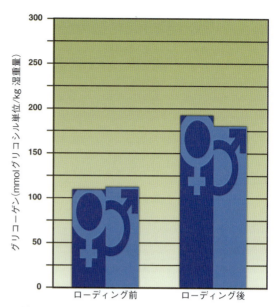

図12-3 トレーニングを積んだ男性・女性のカーボローディング前後の筋グリコーゲン量。(James AP, et al. Muscle glycogen supercompensation: absence of a gender-related difference. Eur J Appl Physiol 2001; 85: 533. より)

持する糖新生基質として用いられるからである。

▼改良型カーボローディング

図12-1に概要を示した厳しくない改良された食事のプロトコルに従えば，古典的なカーボローディング連鎖の多くの負の結果が排除される。この6日間のプロトコルは，疲労困憊するほどの運動を必要としない。アスリートは1.5時間の75% $\dot{V}O_2max$（85% HR_{max}）の運動をし，その後，段階的に減らすか，運動期間にテーパをつける。最初の3日間，炭水化物は総摂取エネルギーの約50%とし，競技の前3日は70%まで増加させる。これは，古典的なプロトコルと同様にグリコーゲン貯蔵を同じレベルまで増大させる。古典的な手法によって必要とされる運動と食事で劇的なグリコーゲン枯渇を必要とすることなく，カーボローディングへの改良されたアプローチは，グリコーゲンを貯蔵させる酵素（グリコーゲン合成酵素）を増加させる[198]。

急速のカーボローディング法：1日法

普通以上の筋グリコーゲンレベルを提供するには，古典的カーボローディング法では2〜6日が必要である。1日の高い炭水化物摂取量だけで望ましいローディング効果を成し遂げることができるか，短時間に高強度運動を繰り返す競技によって評価した[51]。よくトレーニングされたアスリートが，30秒の全力運動後，130% $\dot{V}O_2max$で150秒間の自転車こぎを行った。回復期に，被検者は高グリセミック炭水化物食品を10.3 g/体重kgを消費した。図12-2の生検データは，炭水化物レベルがわずか24時間後にローディング前の109.1 mmol/kgから198.3 mmol/kgまで外側広筋のすべての線維型で増加することを示した。グリコーゲン貯蔵のこの82%の増加は，2〜6日使用している他の手法によって報告される値に等しいか，超えていた。短期間のこのローディング法は，必要な時間と他のプロトコルの潜在的な負の側面によって通常のトレーニングを阻害されたくない人に有用である。

▼グリコーゲン超回復の性差と運動のグルコース異化作用

筋グリコーゲン超回復の性差については現在論争中である。普通食から高炭水化物食へ切り替えたとき，ある調査では，女性の筋グリコーゲン含有量は比較的小さい13%の増加を示した[186]。他の研究も，食事の炭水化物を総エネルギー摂取量の60〜75%まで増加したとき，女性は男性よりグリコーゲン貯蔵が少ないことを示した[164]。しかし，総エネルギーに占める炭水化物摂取量の割合の増加は，除脂肪体重を考えると，女性は男性より有意に少ないことを示している。図12-3は，持久的トレーニングを積んだ男女において1日あたりの炭水化物摂取量を3日連続で除脂肪体重1 kgにつき12 gと等しくしたとき，カーボローディングは性差を生じなかったことを示している[85]。これらと他の所見[165]から，除脂肪体重で炭水化物量を決めれば，男女とも筋グリコーゲンを増大する等しい能力を備えているという考えを裏づけることとなる。

有意な性差は，持久性トレーニングの前後における

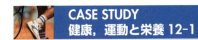

CASE STUDY
健康，運動と栄養 12-1

メタボリックシンドロームを識別する方法

　LDLコレステロールを下げることに加えて，他の要因の変容が冠動脈性心疾患の可能性を大きく低下させる。具体的にいうと，治療の主な標的は，脂質と**メタボリックシンドローム**として知られる代謝に起因した脂質以外のリスク因子である。このメタボリックシンドロームは，インスリンの正常な働きが障害されるインスリン抵抗性という代謝異常と密接に関連する。過剰な体脂肪（特に腹部肥満）と活動的でない生活は，インスリン抵抗性の発症を助長する。さらに，インスリン抵抗性は遺伝することがある。

　メタボリックシンドロームのリスク因子は，全体として，どのようなLDLコレステロールレベルでも冠動脈性心疾患のリスクを高めるという点で一致している。表1に示すリスク決定要素のうち3つ以上あてはまる場合，メタボリックシンドロームと診断される。

メタボリックシンドロームの基礎的要因の管理

　減量と身体活動の増加は，メタボリックシンドロームの治療法の第1選択である。減量はLDLコレステロールの低下を促進し，症候群のリスク因子のすべてを低下させる。定期的な身体活動は，超低密度リポタンパク質（VLDL）を低下させ，HDLコレステロールを増加させ，人によってはLDLコレステロールを低下させる。また，血圧やインスリン抵抗性を低下させ，全体的に循環器機能に好影響を与える。

表1　メタボリックシンドロームの診断基準

リスク因子	限界値
腹部肥満[a]	**腹囲**[b]
男性	>102 cm
女性	>88 cm
中性脂肪	≧150 mg/dL
HDLコレステロール	
男性	<40 mg/dL
女性	<50 mg/dL
血圧	≧130/≧85 mmHg
空腹時血糖値	≧110 mg/dL

Third Report of the National Cholesterol Education Program (NCEP) Expert Panel on Detection, evaluation, and treatment of high blood cholesterol in adults (Adult Treatment Panel III). National Heart, Lung, and Blood Institute. NIH publ. no. 01-3670, May 2001. より

[a] 過体重と肥満は，インスリン抵抗性とメタボリックシンドロームを伴う。しかし，腹部肥満の存在が，代謝的な危険因子のBMIと高い相関を示している。したがって，腹囲の単純な計測は，メタボリックシンドロームの診断基準として使用するよう推奨される

[b] 一部の男性は，腹囲をわずかに増加させる（例えば，94〜102 cm）だけで複数の代謝的なリスク因子を進展させてしまう。そのような患者は，インスリン抵抗性への強い遺伝的影響を与える可能性がある。彼らは生活習慣を変更することによって利益を得ることができ，それは，腹囲が増大する男性にも当てはまる

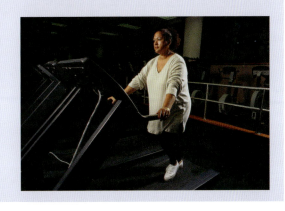

運動中の炭水化物代謝に現れる。$\dot{V}O_2max$（同じ相対的な作業負荷）の等価パーセンテージの最大下運動時には，女性は炭水化物から男性より少ない比率でエネルギーを得ている[87]。この性差は，回復時には影響しない[78]。

　類似の持久性トレーニングにより，男女とも，所定の最大下パワー出力のためにグルコースの供給を減少させる[32,56]。しかし，トレーニング後の同じ相対的な作業負荷で，女性は特異的な異化作用を示すが，男性はそのようなことはない[87]。これにより，持久性トレーニングでは女性は大きなグリコーゲンを誘導し，運動能力を引き出されることが示唆された。運動基質代謝の性差は，女性は減弱するカテコールアミン反応により，トレーニングへの交感神経順応を反映する可能性があることが示唆される。代謝性適応を示しているグリコーゲン代謝は，高強度持久性競技により女性の競技力向上が期待されよう。

▼前もってのクレアチン補充によって強化される筋グリコーゲン超回復

　グリコーゲン貯蔵とクレアチン補充の間に相乗作用が存在する。例えば，カーボローディングの前に5日間クレアチン（20 g/日）を補充すると，単独でカーボローディングしたときと比べ，10%ほど外側広筋のグリコーゲン貯蔵が増えた[148]。このことは，クレアチン補充はそれ以後の筋グリコーゲンの貯蔵を容易にする

ことにより，クレアチンと細胞容積を増加させるのであろう．

同化効果のためのアミノ酸サプリメントと食事変容

　第11章では，多様なスポーツにおいて驚くべき数の男女のアスリートが，アナボリックステロイドを使用していることに焦点が当てられた．同時に，新たな傾向として，身体の通常の同化メカニズムを作動させる合法的な選択肢として栄養を使用することが必要とされている．非常に特異的な食事変化は，骨格筋でタンパク質合成を促進するホルモンの環境をつくるであろう．米国の100以上の企業が，そのような疑わしいエルゴジェニック賦活薬を市販している．ウェイトリフティング選手，ボディビルダー，フィットネス愛好家は，筋のサイズと強さを増加させて体脂肪を減少させるために，アナボリックホルモンであるテストステロン，成長ホルモン（GH），インスリンまたはインスリン様増殖因子Ⅰ（IGF-Ⅰ）の身体の自然な産生を促進すると考えているアミノ酸サプリメントを使用している．栄養的なエルゴジェニック賦活薬を試用することの正当性は，アナボリックホルモンを調整するためのタンパク質が不足している患者におけるアミノ酸輸液または経口摂取の臨床的使用から生じた．

　健康な被検者による研究では，経口アミノ酸サプリメントを増やした普通の食事では，ホルモン分泌，トレーニング感受性や運動能力に関してエルゴジェニック効果をもたらさない．例えば，適切なデザインと統計解析による研究において，アルギニン，リシン，オルニチン，チロシンや他のアミノ酸のサプリメントは，単独でもまたは組み合わせでも，成長ホルモンレベル[54,163]，インスリン分泌[20,54]，無酸素性パワーの多様な計測[53]，あるいは$\dot{V}O_2max$での全力走能力[161]に効果はなかった．さらにまた，定期的に20種のアミノ酸を補充したジュニアのエリートウェイトリフティング選手は，運動能力や安静時，およびテストステロン，コルチゾールまたは成長ホルモンの運動誘発的反応には影響を与えなかった[58]．栄養的であるというよりむしろ薬理学的であるとみなされるアミノ酸サプリメントの無分別な使用は，直接的な毒性のリスク，またはアミノ酸アンバランスを増大させる[113]．

▼ 同化作用効果を増やすであろう賢明な手段

　トレーニングの直前直後における運動と栄養的な操作は，レジスタンストレーニングへの反応に影響を与える．そのメカニズムは，栄養的な分泌物と標的組織と遺伝子翻訳の受容体に対する相互作用と転写を変えることにより起こる[180]．レジスタンストレーニングでは，身体におけるタンパク質合成の正常な動的状態の変動，およびより大きな組織合成の低下によって筋増大（肥大）が起こる．筋タンパク質分解が阻害されている間，レジスタンストレーニング後の正常なホルモン環境（例えば，インスリンとGHレベル）は筋線維の同化作用プロセスを刺激する．筋にアミノ酸輸送を増加させる特定の食事の変更，エネルギー有効性の増加またはアナボリックホルモンレベルの増加は，理論的には，同化作用や異化作用の率を上昇させることによって，トレーニング効果を増大させる．いずれの効果も，筋の発育と強さの改善のために正の体タンパク質バランスをつくるだろう．

回復期の炭水化物-タンパク質補充は，レジスタンストレーニングのホルモン反応を増大させる

　ホルモンダイナミクスとタンパク質同化作用の研究は，一時的な現象を示すが，潜在的エルゴジェニック作用（タンパク質合成の最高4倍の増加[139]）は炭水化物やタンパク質サプリメントをレジスタンストレーニング前[168,195]または直後に消費する[13,48,119,138,144,151,189]．レジスタンストレーニング直後のこの補充効果は，有酸素運動の後，筋タンパク質の修復と合成のために効果的であることが示されているだろう[106,107]．

　少なくとも2年のレジスタンストレーニング経験のある薬を摂取していない男性のウェイトリフティング選手は，標準レジスタンストレーニング後，すぐに炭水化物とタンパク質補助剤を摂取した[29]．処方は，(a) プラセボの入った純水，(b) 炭水化物（1.5 g/体重 kg），(c) タンパク質（1.38 g/体重 kg）または (d) 炭水化物/タンパク質（1.06 g 炭水化物＋0.41 g タンパク質/体重 kg）の補助食品を補充直後から2時間摂取した．プラセボを投与した群と比較して，各補助食品を摂取した群は，回復期にタンパク質合成と筋組織増殖を示すホルモン環境（インスリンとGHの高い血漿濃度）を示した．同じ実験室のその後の研究では，レジスタンストレーニングの前後のタンパク質-炭水化物補充が3日連続の強度のレジスタンストレーニングに対する代謝性およびホルモン応答を有利に変えることを示した[99]．直後の回復期の変化は，グルコース，インスリン，GHとIGF-Ⅰの血中濃度の増加と血中乳酸値の低下である．このようなデータは，レジスタンストレーニングの直後に炭水化物やタンパク質を摂取することはトレーニング効果を増大させる可能性があることを示す間接的なエビデンスであろう．

運動後のグルコース補充は，レジスタンストレーニング後のタンパク質バランスを増やす　運動後のグルコース摂取に関する研究は，前述したレジスタンストレーニング後の，炭水化物-タンパク質補充の研究を補足する[150]。被検者は健常な男性で，最大強度（1-RM）の85%で10回を8セット行う片側の下肢伸展のトレーニングを行った。実験は無作為の二重盲検法で行った。運動直後，炭水化物サプリメント（1 g/体重 kg）またはプラセボ（NutraSweet）を投与された。測定は，（A）筋タンパク質分解を示す尿 3-メチルヒスチジン排出（3-MH），（B）タンパク質分解を反映する尿素窒素排出と，（C）タンパク質合成を示す外側広筋のアミノ酸ロイシン（L-[1-^{13}C]）の取り込み率であった。図 12-4 は，グルコース補充により 3-MH と尿素窒素が減少し，筋原線維タンパク質分解を減じたことを示す。統計的に有意でないにもかかわらず，グルコース補充が外側広筋へのロイシンの取り込みを運動後 10 時間もの間増加させた。これらの変化のすべては，補充された状態で運動の後より多くの正のタンパク質バランスを示した。レジスタンストレーニング後すぐのグルコース補充の効果は，増加するインスリン放出から生じたものであろう。このホルモンは，回復で正の筋タンパク質バランスを高める。

同化作用プロセスを刺激して，タンパク質累積を増やす"自然の"手段として有意な可能性があるにもかかわらず，運動直後の炭水化物やタンパク質補充の効果はバランスをとってみなければならない。解明が待たれる問題は，一過性の（正であるが）いずれでも同化作用を支持しているホルモン環境で変化する程度であり，そして運動後の食事のとり方に起因する正味のタンパク質合成は，長期間の筋の増強に関与する。この点に関しては，最近の研究は，筋力または 12 週の膝伸筋レジスタンストレーニングでのアミノ酸-炭水化物混合の運動直後の摂取で，高齢男性ではどのような効果をも示すことはできなかった。研究集団，基準変数，特異的なアミノ酸の混合物，食事成分と被検者の年齢の違いは，研究所見における将来生じるかもしれない矛盾を説明すると考えられる。

食事の脂質は，ホルモン環境に影響を及ぼす

食事の脂質含有量は，安静時神経内分泌ホメオスタシスを調整し，組織合成に影響する可能性がある。この研究では，強度のレジスタンストレーニングの運動後の血漿テストステロン（精巣のライディッヒ細胞によって放出される同化作用および抗異化作用のホルモ

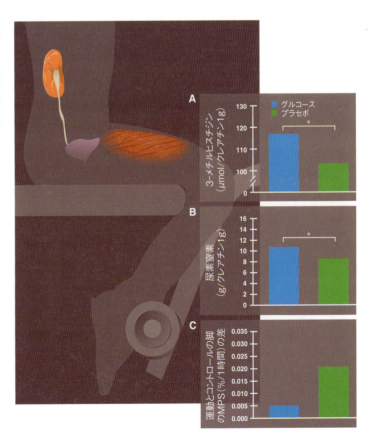

図 12-4　グルコース投与（1.0 g/体重 kg）とプラセボを運動直後投与による 1 時間後のタンパク質分解の指標として，24 時間尿の **A**．3-メチルヒスチジン，**B**．尿素窒素，**C**．タンパク質合成（MPS）を示す外側広筋のアミノ酸のロイシン（L-[1-^{13}C]）の取り込み率。MPS を示す棒は，グルコースとプラセボ投与群の運動とコントロールの脚の差を示している。*はコントロールと比較した有意差を示している。(Roy BD, et al. Effect of glucose supplement timing on protein metabolism after resistance training. J Appl Physiol 1997; 82: 1882. より)

ン）に対する影響を評価した。先行研究と同様，テストステロンレベルは，運動後5分で有意に増加した。よりめざましい知見は，個人の規則的な食事の栄養素組成と安静時血漿テストステロンレベルの間の緊密な関係を明らかにしたことである。表12-3は，食事の三大栄養素量と構成（タンパク質，脂質，飽和脂肪酸，一価不飽和脂肪酸，多価不飽和脂肪酸と飽和脂肪酸の比，タンパク質と炭水化物の比）が運動前のテストステロン濃度と有意に相関したことを示す。より具体的には，食事の脂肪，飽和脂肪酸および一価不飽和脂肪酸のレベルは，安静時のテストステロン濃度を最もよく予測した。つまり，これらの食事成分の各々の低い値は，安静時の低いテストステロンレベルを説明するものであった。これらの所見は，より高い脂質40%の食事よりも約20%の低脂肪食で低いテストステロンレベルが生成されたことを示す先行研究を支持するものであった[137,143,166]。

興味深いことに，表12-3のデータも，高タンパク質食は低いテストステロンレベルに関連していて，食事のタンパク質の割合がテストステロンレベルと負の相関があることを示している。しかし，レジスタンストレーニングをしている多くのアスリートは多量のタンパク質を摂取しているので，この関連の意味は未解決のままである。また，低脂肪食がテストステロンの安静時レベルを低下させる場合，低脂肪食を摂取している人（例えば，菜食主義者と多くのダンサー，体操選手やレスリング選手）は，トレーニング効果が低下

する可能性があることを示している。それは，過度のトレーニングで減少した血漿テストステロンを示すアスリートは，より高い脂質の摂取量の方向に食事の三大栄養素組成を変えることが効果的かもしれないことを示している。これが正しいか否かを示すホルモンバランスとトレーニングの感応性と食事組成との関連を評価するさらなる研究が望まれる。

レジスタンストレーニングへの筋反応を最適化する栄養素摂取タイミング
レジスタンストレーニングの質を高めて筋の増強を促すために，エビデンスに基づいた栄養的なアプローチが提案された[82]。スポーツ栄養に対する参考となる新知見は，栄養素の特定の種類と摂取量や摂取タイミングだけを強調しない。その目的は，異化状態（グルカゴン，アドレナリン，ノルアドレナリン，コルチゾールなどのホルモン類の分泌）を鈍化させて，運動からの回復を促進するために筋をつくるホルモン類（テストステロン，成長ホルモン，IGF-I，インスリン）を活性化して，筋増強を最大にすることである。特定の栄養摂取量を最適化するための3つのフェーズは以下のとおりである。

1. エネルギーフェーズは，筋グリコーゲンとタンパク質を節約するために栄養素の摂取を増やし，筋持久力を高め，免疫系抑制を制限し，筋損傷を減らして，運動後の期間に回復を促進する。運動直前および運動中に炭水化物およびタンパク質サプリメントを摂取することは，筋持久力を高める。摂取されたタンパク質は，筋からのアミノ酸放出を減らしてタンパク質代謝を促進する。運動中に消費される炭水化物は，コルチゾールの放出を抑制する。これは免疫系機能で運動の抑制効果を鈍化させ，エネルギーのためのタンパク質の分解によって発生する分岐鎖アミノ酸の使用を少なくする。

    エネルギーフェーズでのサプリメントは，以下の栄養素を含むことが推奨される。すなわち，20〜26 gの高グリセミックの炭水化物（グルコース，スクロース，麦芽デキストリン），5〜6 gのホエータンパク質（消化が速く，牛乳や乳製品から分離された高品質のタンパク質），1 gのロイシン，30〜120 mgのビタミンC，20〜60 IUのビタミンE，100〜250 mgのナトリウム，60〜100 mgのカリウムと60〜220 mgのマグネシウムである。

2. 同化作用フェーズは，運動後の45分の時間帯からなる。この期間は，筋グリコーゲン補充および筋組織の修復と合成のためにインスリン感受性が増強される。異化作用から同化作用状態へのこの推移は，主に異化作用のホルモンのコルチゾールの動作を鈍化させて，同化作用を増加させることによって

表12-3 運動前のテストステロン濃度と選択された栄養的な変数の間の相関係数

栄養素	テストステロンとの相関係数[a]
エネルギー（kJ）	−0.18
タンパク質エネルギー比（%）[b]	−0.71*
炭水化物エネルギー比（%）	−0.30
脂質エネルギー比（%）	0.72*
SFA（g/1000 kcal/日）	0.77†
MUFA（g/1000 kcal/日）	0.79†
PUFA（g/1000 kcal/日）	0.25
コレステロール（g/1000 kcal/日）	0.53
PUFA/SFA	−0.63‡
食物繊維（g/1000 kcal/日）	−0.19
タンパク質/炭水化物	−0.59‡
タンパク質/脂質	0.16
CHO/脂質	0.16

Volek JS, et al.: Testosterone and cortisol in relationship to dietary nutrients and resistance exercise. J Appl Physiol 1997; 82: 49. より
[a]ピアソンの相関
[b]1日あたりの総エネルギー量の割合として示される栄養素の比率
*$P \leq 0.1$，†$P \leq 005$，‡$P \leq 0.5$
SFA：飽和脂肪酸，MUFA：一価不飽和脂肪酸，PUFA：多価不飽和脂肪酸，CHO：コレステロール

起こる。液体状態の標準的な高グリセミック炭水化物-タンパク質サプリメント（例えば，ホエータンパク質と高グリセミック炭水化物）を摂取することによるホルモンのインスリンの筋増強作用がある。基本的には，運動後に摂取する高グリセミックの炭水化物は，インスリンの放出を刺激する栄養素活性化因子として寄与する。それは，アミノ酸があれば，筋組織合成を増加させて，タンパク質分解を減少させる。

同化作用フェーズでのサプリメントは，以下の栄養素を含むことが推奨される。すなわち，40〜50 gの高グリセミックの炭水化物（グルコース，スクロース，麦芽デキストリン），13〜15 gのホエータンパク質，1〜2 gのロイシン，1〜2 gのグルタミン，60〜120 mgのビタミンC，80〜400 IUのビタミンEである。

3. 発育フェーズは，同化作用フェーズの終了から次のトレーニングを開始するまで及ぶ。それは，インスリン感受性を最大にするときで，筋量の増加と筋力を増強するために同化作用状態を維持することを表している。このフェーズの最初の数時間（急速部分）は，グリコーゲン補充を最大にするために増加したインスリン感受性とグルコース取り込みを維持することに向けて調整される。それは，血流量の増加によって代謝的な老廃物の除去を速くして，組織修復と筋発育を刺激することを意図している。次の16〜18時間（持続性部分）は，正の窒素平衡を維持する。これは，持続的であり，より緩徐に筋組織合成を促進する。これは比較的高い1日のタンパク質の摂取量（体重450 gあたり0.91〜1.2 g）で起こる。十分な炭水化物の摂取量は，グリコーゲン補充を際立たせる。

発育フェーズでのサプリメントは，以下の栄養素を含むことが推奨される。すなわち，14 gのホエータンパク質，2 gのカゼイン，3 gのロイシン，1 gのグルタミン，2〜4 gの高グリセミックの炭水化物である。

L-カルニチン

L-カルニチン（L-3-ヒドロキシトリメチルアミノブタノエート）（窒素を含んでいる短鎖カルボン酸）は，中間代謝産物の機能が立証されている，ビタミン様化合物である。それは，大部分は肉と乳製品で見出される（注：DL-カルニチンは有毒で，決してとってはならない）。筋細胞に存在するカルニチンの総量20 g（120 mmol）の約95％は，肝臓と腎臓でメチオニンとリシンからL-カルニチンとして合成されたものである。正常な代謝に不可欠で，カルニチンはカルニチン-アシルCoAトランスフェラーゼ系の一部として長鎖脂肪酸のミトコンドリアマトリックスへの流入を促進する。このシステムは，活性化されたアシル基がCoAとカルニチン間で可逆的に変化する（第4章参照）。脂肪酸成分は，それから以下のとおりにミトコンドリアエネルギー代謝のβ酸化に入る。

カルニチン + アシル-CoA ↔ アシルカルニチン + CoA

反応は，長鎖脂肪アシルCoA（炭素鎖長 ≥ 10）のアシル構成要素が酸化のための基質としてミトコンドリア膜を通過することを可能にする。このカルニチン依存的なプロセスは，おそらく，脂肪酸酸化におけるステップを制限するのには重要であろう[17,117]。

細胞内カルニチンは，細胞の中でアセチルCoA/CoA比率を維持するのを助けている。この比率を最適化することは，ピルビン酸脱水素酵素の抑制を制限することによって，骨格筋エネルギー代謝を増やしている。特にタイプI線維（遅筋線維）において，この効果は，ピルビン酸（そして，乳酸）からアセチルCoAへの転換を容易にする[27,57]。理論的には，高められたカルニチン機能は乳酸蓄積を阻害し，運動能力を高める[35,169]。表12-4に，カルニチン補充が運動成績を高めることができた潜在的機序を概説する。

▼脂肪酸酸化の率は，有酸素運動の強度に影響を及ぼす

長期にわたる有酸素運動の間，血漿遊離脂肪酸（FFA）は，しばしば，実際のエネルギー消費によって必要とされるより多くなることがある。血漿脂質上昇は，L-カルニチン濃度が低すぎることによりミトコンドリアの脂肪酸摂取と酸化が不十分となって生じうる。したがって，限られたグリコーゲン貯蔵を節約するには，食事を通して細胞内L-カルニチンレベルを上昇させることにより脂質を分解して有酸素性エネルギー産生を増加させるべきである。補充は，脂肪酸酸

表12-4 健康な人における運動能力に関するカルニチン補充の効果のための潜在的機序

・筋脂肪酸酸化を増強
・筋グリコーゲン枯渇率の減少
・筋における基質使用を脂肪酸からグルコースへシフト
・アシルカルニチンに再分配された筋カルニチンをもとに戻す
・アセチルCoAの低下を経て，ピルビン酸水素酵素を活性化
・筋疲労抵抗力の改善
・トレーニングの間に失われたカルニチンをもとに戻す

Brass EP. Supplemental carnitine and exercise. Am J Clin Nutr 2000; 72 (suppl): 618S. より

化に関して最も大きな要求を出すグリコーゲン枯渇の条件下で，最も有益であると証明されなければならない。したがって，L-カルニチンマーケティングは，この"代謝的な刺激物質"が脂肪燃焼を高めて，グリコーゲンを節約すると考えている持久系アスリートを対象とする。もっともなことだが，カルニチンの推定される脂肪燃焼有益性もまた，体脂肪を減らす実用的な方法としてボディビルダーにも適応されよう。

一方，進行性筋力低下患者がカルニチンから利益を得るとしても，健康な成人がバランスのとれた食事でレベルを上回ってカルニチンを必要とすることを示唆するデータはほとんどない。L-カルニチン補充によるエルゴジェニック有益性，正の代謝性変化（有酸素性であるか無酸素性であるか）または体脂肪減少の効果を示す研究はない[18,34,185]。例えば，毎日約100～200 mgのカルニチン摂取している若年および中年の男性では，筋中カルニチン含量には差がない。これらの人では，カルニチンレベルの通常の変動は，有酸素性代謝の能力に影響を与えない[159]。さらにまた，L-カルニチン障害は，長期の運動または高強度のトレーニングをしても起こらない[40,86,129]。低い生物学的利用能と経口カルニチンの急速な腎排泄は，健康な被検者でのサプリメント摂取により筋カルニチン貯蔵に影響を及ぼすことはまずありそうにない。有酸素運動の間，最高2000 mgのL-カルニチンを，経口的に，または静注で投与することは混合燃料の異化作用や持久性運動能力，有酸素性能力または血中乳酸蓄積開始点（OBLA）には影響を与えない[18,185,197]。

マラソンの2時間前に持久系アスリートに対して，また，20 kmを走った後に2000 mgのL-カルニチンを短期投与することで，すべてのカルニチン分画の血漿濃度を増加させた[34]。カルニチンの増加はランニング成績に影響を及ぼさなかったが，走行中の代謝性混合物に変更を加えるか，回復を速めた。グリコーゲン貯臓を減少させるだけの長さと強度の運動でも，L-カルニチン補充は，高められた脂肪酸化を示すために，基質代謝を変えなかった[41]。さらにカルニチン補充は，反復性短期無酸素運動に対する効果も示さなかった。休憩2分のインターバルで約90 mの水泳を5本行ったとき，乳酸蓄積，酸アルカリ平衡または運動能力は，1日2回7日間，柑橘類の飲物で2000 mgのL-カルニチンを摂取した水泳選手と柑橘類のみを摂取した水泳選手では差がなかった[169]。

▼考えられる，いくつかの効果

L-カルニチンは末梢組織の血管を拡張させる働きがある。したがって，おそらく局所血流量と酸素輸送を高めるのではないだろうか。ある実験において，被検者は遅発性筋痛症（DOMS）に関するL-カルニチン補充の効果を評価するために，L-カルニチンサプリメント（3000 mg/日を3週間）または無作用のプラセボを服用した[59]。彼らは，それから，筋痛を誘発するために常軌を逸した筋トレーニングを行った。プラセボ投与群と比較して，筋酵素クレアチンキナーゼの低い血漿レベルによって示されるように，L-カルニチンの投与を受けた被検者は，運動後の筋痛と組織損傷がより少なかった。L-カルニチンの血管拡張特性は傷ついた組織への酸素供給を改善し，筋損傷副産物の排出を促進して，DOMSを減弱するかもしれない。

ビーポーレン

ミツバチは花粉を集める。花粉は，顕花植物によってつくられる純粋な，粉のような生殖に関する物質である。身体活動の活発な人のための栄養素サプリメントとしてのビーポーレン［訳注：ミツバチが花粉をペレット状に丸めたもの］の魅力は，エネルギーを産生する反応のために必要とされるビタミンやミネラル，アミノ酸の比較的豊かな混合物であることである。それはまた，がんを予防したり，長寿をもたらす"完全食品"としてアドバタイザーの夢を刺激する，自然界で直接合成される化合物と考えられている。しかし残念なことに，エルゴジェニックエイドとしてその効果を証明する信頼性の高いデータはない。ある実験では，ビーポーレンサプリメントを摂取したトレーニングを積んだランナーにおいて，繰り返しの最大トレッドミル走の回復率の改善がないことが示された[194]。さらに，ビーポーレン補充は，最大酸素摂取量，持久性運動能力または運動の他の生理的反応への効果も認められなかった[28]。エルゴジェニックエイドとしてその使用を正当化する科学的なエビデンスがないだけでなく，ビーポーレンをサプリメントとして用いることによるリスクもない。このサプリメントを摂取するとき，特定の花粉に対するアレルギーのある人は極度の反応を示す可能性がある。

ホウ素

骨や脾臓と甲状腺の組織の中に高濃度で存在しているにもかかわらず，微量ミネラルのホウ素の正確な生化学的機能は不明なままである。ホウ素欠乏は，有意に骨組織の合成を弱める。以前から食事性のホウ素が不足していた閉経後女性に関する研究では，ホウ素を補充することによりカルシウムとマグネシウム代謝を

増やし，テストステロンレベルを上昇させることが示された[124]。テストステロン産生が増加したことは，ウェイトリフティング選手やボディビルダーが同化作用効果を高めるために過剰なホウ素を消費する誘因になる。通信販売の広告は，筋増強剤の安全な代替品として，有害な副作用のないホウ素含有サプリメントを絶賛する。

このミネラルを適切に摂取している人に対して，ホウ素サプリメントがテストステロンレベルに影響を及ぼさないことを示す情報は限られている。レジスタンストレーニングをしている人では，ホウ素（クロミウムピコリネート800μgを加えた）の1日の6mgの摂取は，麦芽デキストリン・プラセボと比較して組織の増大を高めず，また脂肪喪失を亢進しなかった[1]。より多くの研究の成果が出てくるまで，我々は，ホウ素の個人の総摂取量が1日10mgを超えないことを勧める。

クロム

クロムは，土壌1kgにつき平均して250μgの濃度のクロム鉄鉱として，広く地球上に存在している。植物中の分布は1kgあたり100〜500μgの間であり，食品中には1kgあたり20〜590μgである。この微量ミネラルは，補因子（三価クロム）として低分子量のタンパク質によるインスリン機能の強化に寄与する。しかし，クロムの正確な作用機序は不明なままである。インスリンは細胞へのグルコース輸送を増やし，脂肪酸代謝を増大させ，タンパク質合成を促進するため，細胞酵素活性を起動させる。長期間にわたるクロム欠乏は血中コレステロールを増加させ，インスリン感受性を減少させる。その結果，2型糖尿病の発病の可能性が増大する。米国の一部の成人のクロム摂取量は，推定安全必須食事摂取量（ESADDI）の1日50〜200μgより少ない。これは，クロムの豊富な食品（ビール酵母，ブロッコリー，コムギ胚芽，ナッツ類，レバー，プルーン，卵黄，皮つきリンゴ，アスパラガス，キノコ，ワインおよびチーズなど）が，通常，定期的な食事に含まれていないことにより起こる。加工も，食品から有意のクロムを除去する。加えて，激しい運動と付随する高炭水化物摂取は尿によるクロム喪失を促進し，クロム欠乏の可能性を増加させる。クロムが欠乏した食事をしているアスリートには，クロム摂取量を増大させるか，またはクロムサプリメントの使用が適当であろう。"脂肪燃焼"と"筋増強"として宣伝されているクロムは，今日の健康食品／健康に関する文献では米国で最も大量に販売されているミネラルのサプリメントである（カルシウムに次いで）[125]。1000万人以上によって使われて，年商はおよそ5億ドルである。その無機の形状（塩化第二クロム）によりクロムが腸管から吸収されにくいことは，経口によるクロム補充の主要な障害になっている。サプリメントとして摂取するクロムは，通常ピコリン酸クロム（ミネラルを輸送するのを助ける，母乳中のピコリン酸の有機化合物）として摂取し，しばしば毎日600μgに達する。このキレート化されたピコリン酸の結合は，クロム吸収を改善するだろう。500μg錠剤のクロム2カ月分が，約10ドルで小売りされている。何百万もの米国人は，添加されたクロムが筋増強，食欲抑制，体脂肪燃焼，長寿を可能にすると説明している健康食品や運動補助マシンを信じている。広告は，ボディビルダーやレジスタンストレーニングをしている人を対象に，クロムを筋増強剤の安全な代替物や有利に身体組成を変えるためのサプリメントとして宣伝している。クロムサプリメントは，インスリンの動きを強化し，骨格筋のアミノ酸同化作用を増加させるだろう。この考えは，クロムサプリメントが糖尿病でない人ではグルコースまたはインスリン濃度に対する効果を及ぼさないという現在の科学的な根拠があるにもかかわらず，信じられ続けている[2]。

通常，体脂肪と筋量についてクロムサプリメントの効果を示唆する研究は，水中体重法や二重エネルギーX線吸収測定法（DXA）による適切な評価法のかわりに，体重の変化（または認められていない人体測定法）によって，身体組成の変化を推論している。1つの研究は，毎日200μg（3.85μmol）のピコリン酸クロムの投与を40日間行うと，除脂肪体重（FFM，皮脂厚から推定）のわずかな増大をもたらし，6週間のレジスタンストレーニングをしている青年では体脂肪の減少が確認されている[49]。しかし研究者は，増加した筋力を示すデータを提示しなかった。もう1つの研究では，トレーニングをしていない大学生女子（男子では変化なし）を対象に，投与していない対照群と1日200μgのクロムサプリメントの投与群で12週間のレジスタンストレーニングを行った。その結果，筋力や身体組成は変化しなかったが，体重は増加したと報告した[74]。

他の研究では，トレーニングをしていない男子に12週間のレジスタンストレーニングを行い，筋力，身体組成，クロム排出に関して1日200μgのクロムサプリメントの効果を評価した[70]。筋力は，投与された群で24%，プラセボ群で33%を改善した。身体組成の変数はいずれも変化しなかった。サプリメント投与群は，6週間のトレーニング後に非投与群より有意に高いクロム排出を示した。研究者は，クロムサプリメントは測定変数のいずれに対してもエルゴジェニック効果が

ないと結論づけた。さらに，1日800 μgのピコリン酸クロム（6 mgのホウ素を追加）のサプリメント投与は，レジスタンストレーニングにより麦芽デキストリン・プラセボと比較しても筋増加や脂肪減少の効果は認められなかった[1]。

1日400 μgのピコリン酸クロムを9週間投与した座りがちな生活の肥満女性では，体重減少を促進せず，実際は治療期間の間に有意な体重増加を引き起こした[63]。"種々のフィットネスクラブとアスレチッククラブから集められた"被検者のうち，1日400 μgで90日以上クロムサプリメントを摂取した人はプラセボ群と比較して脂肪減少（除脂肪体重は変化なし）は大きかった[95]。水中体重法とDXAで身体組成を評価したが，予備試験や実験後の水中体重のデータは示されなかった。そして，DXAの分析結果は対照群と実験群とも平均42％の体脂肪値を示した。これはフィットネスクラブのメンバーにとっては驚異的な肥満のレベルである。

1日200 μgのピコリン酸クロムのサプリメントを9週間摂取した大学フットボール選手は，プラセボを投与された対照群と比較して，強度のウェイトトレーニングによる身体組成と筋力の変化を示さなかった[31]。NCAA 1部のシーズン前14週間の典型的なトレーニング計画にピコリン酸クロム投与を組み合わせた群と非投与群で比較した研究から，身体組成と運動能力変数に対する効果はないという類似の結果が得られた[187]。

筋量の喪失は一般に高齢者に影響を及ぼすので，クロムの投与による筋に対してのどのような潜在的効果でもこの群ではただちに現れなければならない。これは，高強度のレジスタンストレーニングをしている高齢男性には起こらない。1日924 μgのピコリン酸クロムの高用量は，サプリメントを摂取しない場合と比較して筋サイズや強さ，筋力またはFFMを増大させなかった[24]。米国海軍の強制的な運動療法プログラムに登録される肥満隊員に毎日さらに400 μgのピコリン酸クロムを投与して，体重と％体脂肪またはFFMの増加を比較した結果，プラセボ群より大きな変化を示さなかった[170]。

総合的な二重盲検法を用いた研究計画により，青年を対象として，8週間のレジスタンストレーニング中，毎日クロムサプリメント（塩化第二クロムまたはピコリン酸クロムとして3.3～3.5 μmol）を投与する群とプラセボ群の効果を比較する実験を行った[109]。群ごとのタンパク質，マグネシウム，亜鉛，銅および鉄の食事からの摂取量は，トレーニング期間中は，推奨されたレベルに等しいか，超えていた。被検者も，ベースラインとなるクロムの十分な摂取量を維持した。その摂取された形状に関係なく，サプリメントは等しく血清クロム濃度と尿中へのクロム排出を増加させた。表12-5は，プラセボ群と比較して，クロム補充が筋力，体格，FFMまたは筋量に，トレーニングに関連した変化をもたらさなかったことを示す。1996年11月に，連邦取引委員会はクロムサプリメントの3つのメーカーに対し実証できない体重減少と健康増進（体脂肪の減少，筋増大，基礎代謝上昇）を強調することを中

表12-5 ウェイトトレーニングの前後の身体測定と骨と軟組織構成の平均値に与える2つの異なるタイプのクロム補充の効果

	プラセボ		塩化第二クロム		ピコリン酸クロム	
	前	後	前	後	前	後
年齢（歳）	21.1	21.5	23.3	23.5	22.3	22.5
身長（cm）	179.3	179.2	177.3	177.3	178.0	178.2
体重（kg）	79.9	80.5[a]	79.3	81.1[a]	79.2	80.5
4カ所の皮脂厚（mm）[b]	42.0	41.5	42.6	42.2	43.3	43.1
上腕（cm）	30.9	31.6[a]	31.3	32.0[a]	31.1	31.4[a]
下腿（cm）	38.2	37.9	37.4	37.5	37.1	37.0
内胚葉	3.68	3.73	3.58	3.54	3.71	3.72
中胚葉	4.09	4.36[a]	4.25	4.42[a]	4.21	4.33[a]
外胚葉	2.09	1.94[a]	1.79	1.63[a]	2.00	1.88[a]
FFMFM（kg）[c]	62.9	64.3[a]	61.1	63.1[a]	61.3	62.7[a]
骨塩量（g）	2952	2968	2860	2878	2918	2940
除脂肪体重（kg）	65.9	67.3[a]	64.0	65.9[a]	64.2	66.1[a]
脂肪量（kg）	13.4	13.1	14.7	15.1	14.7	14.5
体脂肪率（％）	16.4	15.7	18.4	18.2	18.4	17.9

Lukaski HC, et al. Chromium supplementation and resistance training: effects on body composition, strength, and trace element status of men. Am J Clin Nutr 1996; 63: 954. より
[a] トレーニング前との比較で有意差のあるもの
[b] 上腕二頭筋，上腕三頭筋，肩甲骨下部，上腸骨部位
[c] 除脂肪，除硬組織体重

止するよう命令した。和解がなされ，信頼性が高い研究データで実証しない限り，会社はクロムの有益性をもはや広告することができなくなった。

▼潜在的な問題点

クロムは，トランスフェリンや摂取された食物や損傷を受けた赤血球から鉄を輸送し必要な組織に搬送する血漿タンパク質と結合することで鉄と競合する。表12-5にデータを示したピコリン酸クロムサプリメント投与群は，塩化第二クロムまたはプラセボ投与群と比較して，現在の鉄の摂取量レベルをある程度示す血清トランスフェリンを低下させた。しかし他の研究者は，中年男性に12週間，1日924 μg のピコリン酸クロムを投与しても，血液学的な計測値や鉄代謝指標や鉄の状態には影響を及ぼさないことを見出した[23]。さらなる研究で，推奨された値を上回るクロム補充が鉄の輸送や体内の鉄の分布に悪影響を与えるかどうか確かめなければならないだろう。さらにまた，ピコリン酸クロムの長期間投与による安全性や最適以下のクロム状態の人のエルゴジェニック効果を評価する研究もない。食事中の微量ミネラルの生物学的利用能に関して，食事中の過剰なクロムは，亜鉛と鉄の吸収を抑制する。これは，鉄欠乏性貧血を誘発し，強度のトレーニングをする能力を鈍化させ，高レベルの好気性代謝を必要としている運動能力に悪影響を与えた。

さらに潜在的に悪いことには，ピコリン酸クロムを多量に投与された人の組織を培養する実験により，最終的に染色体損傷が示された。批評家は，そのような高い投与量はサプリメントを使用している人では起こらないと主張している。それにもかかわらず，たえず過剰なクロム（例えば，長期間摂取）にさらされる細胞はこのミネラルを蓄積して，長い間それを保持することが論じられている。アスリートが長期に過剰なクロムを摂取することによって悪影響が生じる可能性があるか，さらなる研究により検証すべきである[88]。

コエンザイム Q_{10}（ユビキノン）

主に肉やピーナッツ，ダイズ油でみつかる**コエンザイム Q_{10}**（CoQ_{10}，酸化型のユビキノンや還元型のユビキノール）は，酸化的リン酸化のミトコンドリアでの電子伝達系の構成要素として機能する。すべての細胞にあるこの脂溶性の天然成分は，心筋組織に多く存在する。CoQ_{10}は，(a) 酸化代謝，(b) 細胞組成を損傷するフリーラジカルの除去を促進する抗酸化剤特性により，循環器疾患を治療するのに用いられた[89,178]。心疾患患者における酸素摂取と運動能力に対するその正の効果により，CoQ_{10}は持久性能力のための潜在的エルゴジェニックな栄養素と考えられた。投与により呼吸鎖を通して電子の流れを増加させ，したがってアデノシン三リン酸（ATP）の有酸素性の再合成を増やすことができるという確信に基づいて，CoQ_{10}サプリメントは"スタミナ"を改善して，循環器機能を高めると宣伝されている。

CoQ_{10}投与により血清CoQ_{10}レベルが上昇するにもかかわらず，プラセボと比較して，最大下作業負荷で有酸素性能力，持久性運動能力，血漿グルコースまたは乳酸レベルまたは心血行動態を改善しない[19,146,200]。健康な，中年男性の運動耐性と末梢の筋機能でCoQ_{10}の経口サプリメントを評価する実験が行われた。測定項目は $\dot{V}O_2$max，乳酸性閾値，心拍数反応および上肢の血流量と代謝である[134]。2ヵ月の間，被検者はCoQ_{10}（150 mg/日）またはプラセボを投与された。CoQ_{10}の血中濃度は，投与期間有意に増加し，対照群では変わらなかった。群間で生理的，代謝的な変数のいずれも差は認められなかった。同様に，トレーニングされた若年および中年の男性への6週間のCoQ_{10}投与（120 mg/日）では，有酸素性能力または脂質過酸化（酸化ストレスの標識）には変化がなかった[104]。最近のデータも，CoQ_{10}サプリメント（ビタミンEとCが入った1日60 mgの投与）は運動中，持久系アスリートで脂質過酸化に影響を及ぼさなかったことを示している[178]。一方では，CoQ_{10}（10 mg/日，4日間）を投与されたラットは，肝臓，心臓，腓腹筋組織で運動によって誘発された脂質過酸化の著しい抑制を示した[50]。

将来の研究で，外因性のCoQ_{10}投与による潜在的有益性を解明しなければならない。有益性がある場合，循環器系の健康状態に依存するか？　ネガティブな注意点として，CoQ_{10}投与は，有害な効果を引き起こす可能性がある。細胞損傷の増加（増加した血漿CK）が，1日2回60 mgのCoQ_{10}を20日間投与されている被検者の強いトレーニング中に観察された[114]。高強度の有酸素運動で生じる陽子濃度の高い条件の下でCoQ_{10}補充がフリーラジカル産生を増やすと研究者は推測した[43,114]。これが真であるならば，補充は形質膜脂質過酸化と最終的な細胞性損傷を誘発するだろう。これは，実際経口抗酸化剤サプリメントとしてのCoQ_{10}の広い使い方を考慮すると逆説となるだろう。

クレアチン

肉や鶏肉，魚は，クレアチンの豊富な供給源である。これらは食物重量1 kgにつき約4～5 gのクレアチン

を含んでいる。身体は腎臓や肝臓，膵臓において，アルギニンやグリシン，メチオニンなどのアミノ酸から窒素を含んだこの有機化合物を1日にわずか1〜2gしか合成しない。したがって，十分な食事のクレアチンは，必要な量のこの合成物を得るために重要である[196]。動物性食品が最もクレアチンを含む食品なので，外因性クレアチンの手っ取り早い供給という点では，菜食主義者は不利である。

クレアチンサプリメント（**クレアチン一水和物**〈CrH_2O〉として販売される）は，粉，錠剤，カプセル，安定した液体として供給される。業界紙である*Nutrition Business Journal*は，2000年のクレアチンの売上高を約2億6000万ドルと見積もり，2004年まで連続して増大するであろうと予測している。店頭でクレアチンを購入するか，メール注文で栄養剤（純度の保証なし）として注文することができる。1日につき20〜30gの比較的高い量で多くとも2週間クレアチン一水和物の懸濁液を摂取することは，遊離クレアチンとクレアチンリン酸（PCr）の筋内濃度を10〜30%増加させる。これらのレベルは，数週間投与後わずか数日だけ維持される[66,73,79,116]。管理機関（IOCを含む）はクレアチンを違法な物質とはしていないので，アスリートはクレアチンを国際競技などで使用することができる。

▼高エネルギーリン酸塩の重要な構成要素

クレアチンの潜在的なエルゴジェニック効果の基礎をなしている正確な生理的機序は，十分によく理解されてはいない。クレアチンは，腸粘膜によって変化せずそのまま消化管を通過する血流へ運ばれる。摂取されたクレアチンはすべて骨格筋内（乾燥筋1kgにつき総量120〜150g，125mM〈90〜160mMの範囲〉の平均濃度）で，インスリンによって媒介される能動輸送を経て結合する。総量の約40%は，遊離クレアチンとして存在する。剰余は，ただちにPCrを形成するためにリン酸塩と結合する（下に示されるクレアチンキナーゼ反応により）。速筋線維であるタイプII筋線維はATPより約4〜6倍多くのPCrを貯蔵する[26]。第4章で示したように，PCrは細胞の"エネルギー貯蔵庫"である。それは可逆性クレアチンキナーゼ反応でATP再合成し，グリコーゲン分解で発生するATPより急速にリン酸結合エネルギーを提供するのである。

$$PCr + ADP \xrightarrow{クレアチンキナーゼ} Cr + ATP$$

PCrは，筋収縮を開始するにあたりミトコンドリアと架橋部位の間に筋内高エネルギーのリン酸塩を"往復させる"機能も有する可能性がある。エネルギー移動によってPCrから高い筋形質ATP/ADP比率を維持することは，10秒までの筋収縮のエネルギー供給で重要である。そのような短時間の運動は，ATP再合成の率に依存する。そして，それは細胞内の三大栄養素からのエネルギー供給を上回る[15,171]。PCrからのエネルギー移動能力も，筋内H^+の増加と乳酸蓄積からのpHの減少に伴い，無酸素性解糖からエネルギー移動に対する依存度が少なくなる。PCrは筋内に限られた量しかないため，PCrの可能性がどれだけ増大しても以下の4つの効果がなければならないことは明らかだろう[15,25,68,175]。

1. 短期筋活動において，筋出力を維持するための加速度的なATP交代率。
2. PCr枯渇を遅らせること。
3. 以降の乳酸産生において無酸素性解糖への依存を減少させること。
4. 高強度で短期の繰り返される収縮はATPとPCr再合成率の増大によって筋弛緩と回復を促進すること。急速な回復により，連続した高レベルパワーを発現できるようになる。

パワー系の身体活動に関係する人は，推奨されたレベルのクレアチン摂取が以下の3つの効果を及ぼすと考えている。

1. 筋力と短期のパワー活動で反復能力を改善する。
2. 筋持久力の瞬発的な増大。
3. トレーニング効果を高めるための筋へのより大きな過負荷に備えることができる。

▼特定の運動条件下で示された有益性

クレアチンは，1992年のバルセロナオリンピックで英国の短距離選手とハードル選手によって使われ，エルゴジェニックエイドと認められた。推奨されたレベルのクレアチン補充は，短時間の高強度運動でも有害な副作用（表12-6）をもたらすことなく5〜10%のエルゴジェニック効果を示した。しかし，フットボール選手の試合または長い練習時の例では，複数の筋部位でクレアチン補充と痙攣に関係がある可能性を示している。これは，(a) 細胞内の遊離クレアチンとPCrレベルの増加，(b) 増加したクレアチン含有量に起因して誘導された筋細胞容積の増大（より大きな細胞水分量）によるものであろう。嘔気や消化不良，食物を吸収することの困難さなどの消化管障害は，外因性クレアチン摂取との関連もあった。

図12-5に示す反復のスプリントサイクリング成績

表12-6　クレアチン一水和物補充後，運動能力の増加を示す選択された研究

文献	運動	プロトコル	運動能力
d	等速性片側性膝伸展（180°/秒）	1分の休息を挟んで30回の脚進展5セット	2，3，4試技のピークトルク産生の低下の減少
e	ランニング	4分の休息を挟んで300m走4セット，3分の休息を挟んで1000m走4セット	300m，1000m走の最終トライアルで時間の短縮。4回の1000m走総時間の短縮。300m，1000m走のベストタイムの短縮
a	自転車エルゴメーター（140回転/分）	1分の休息を挟んで6秒試技10セット	4～6試技の間，回転数を維持できた
f	自転車エルゴメーター（140回転/分）	30秒の休息を挟んで6秒試技5セット後10秒試技1セット	10秒の試技の最後でも回転数を維持できた
b	自転車エルゴメーター（80回転/分）	4分の休息を挟んで30秒試技3セット	第1試技でピークパワーが増大し，第1，2試技では平均パワーと総仕事量が増大した
c	ベンチプレス	1-RMベンチプレスと70%1-RMの総挙上回数	1-RMの増大と70%1-RMの総挙上回数の増大
g	ベンチプレス	2分の休息を挟んでベンチプレス5セット	全5セット中に成し遂げた回数の増加
	ジャンピングスクワット	2分の休息を挟んでジャンピングスクワット5セット	全5セット中に成し遂げた回数の増加

Volek JS, Kraemer WJ. Creatine suplication: its effect on human muscular performance and body composition. J Strength Cond Res 1996; 10: 200. より
[a]Balsom PD, et al. Creatine supplementation and dynamic high-intensity intermittent exercise. Scand J Med Sci Sports 1993; 3: 143.
[b]Birch R, et al. The influence of dietary creatine supplementation on performance during repeated bouts of maximal isokinetic cycling in man. Eur J Appl Physiol 1994; 69: 268.
[c]Earnest CP, et al. The effect of creatine monohydrate ingestion on anaerobic power indices, muscular strength and body composition. Acta Physiol Scand 1995; 153: 207.
[d]Greenhaff PL, et al. Influence of oral creatine supplementation on muscle torque during repeated bouts on maximal voluntary exercise in man. Clin Sci 1993; 84: 565.
[e]Harris RC, et al. The effect of oral creatine supplementation on running performance during maximal short-term exercise in man. J Physiol 1993; 467: 74 P.
[f]Soderlund K, et al. Creatine supplementation and high-intensity exercise: influence on performance and muscle metabolism. Clin Sci 1994; 87 (suppl.): 120.
[g]Volek JS, et al. Creatine supplementation enhances muscular performance during high-intensity resistance exercise. J Am Diet Assoc 1997; 97: 765.

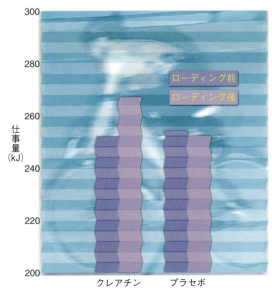

図12-5　長期の反復スプリントサイクリング中の総仕事量に与えるクレアチンローディングとプラセボの効果。(Preen CD, et al. Effect of creatine loading on long-term sprint exercise performance and metabolism. Med Sci Sports Exerc 2001; 33: 814. より)

は，達成された全効果に関して，明らかにクレアチン負荷により有意のエルゴジェニック効果を示している。身体的に活発であるが，トレーニングをしていない男性は，スポーツ条件をシミュレーションするためにスプリントの間にいろいろな回復期（24，54，84秒）を挟む最大6秒の自転車こぎ運動を行った。パフォーマンスの評価は，クレアチン（1日20g，5日間）摂取とプラセボ条件で行った。クレアチン摂取により，筋クレアチン（48.9%）とPCr（12.5%）がプラセボ群と比較し有意に増加した。筋内クレアチンは，プラセボ群（投与前254.0 kJ，投与後252.3 kJ）と比較しクレアチン投与群（投与前251.7 kJ，投与後266.9 kJ）は6%増加した。クレアチンサプリメントは，スカッシュ競技選手のポジションプレーのシミュレーションでもコート上の"ゴースト"ルーチンに好影響を与えた[149]。温度調節性に悪影響を与えることのない暑熱下での30分間の最大下運動後の繰り返しのスプリントサイクリング能力も増強された[184]。これらの筋のパフォーマンスに対する有益性は，活発な高齢男性にも起こっている[62]。

図12-6は，クレアチン補充で筋内遊離クレアチンとPCrを上昇させることが運動能力とトレーニング反応を強化するかもしれない機序を概説している。ウェイトリフティングやボディビルディングに効果をもたらす他に，改善された瞬発的な無酸素性パワー発現能

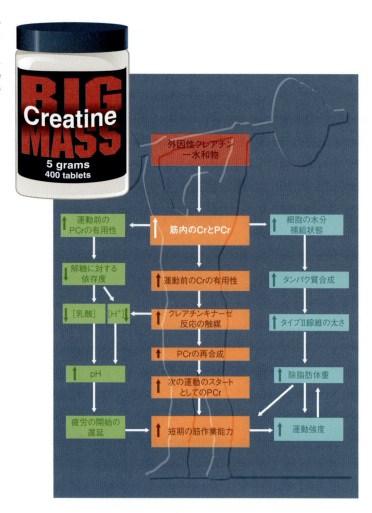

図 12-6 高強度短期運動能力と運動トレーニング反応を増強すると，細胞内クレアチン（C）とクレアチンリン酸（PCr）を上昇させる可能性がある機序。(Volek JS, Kraemer WJ. Creatine supplementation: its effect on human muscular performance and body composition. J Strength Cond Res 1996; 10: 200. より改変)

力はまた，短距離競走，水泳，カヤックやサイクリング，そしてフットボールとバレーボールにおいても補助している。増加した筋内 PCr は，トレーニング強度を上げる個人にとっても重要である。

クレアチン補充によるエルゴジェニック効果は，動物でも生じる。具体的には，運動トレーニングと補充を組み合わせた効果は，トレーニングまたは補充のいずれかだけよりもラットの反復する高強度のランニング能力を大幅に増強した[16]。また，クレアチン添加により，ヒツジの筋性サテライト細胞はインビトロでさらなる増殖または分化を示した[179]。ヒトにおいて，大量のレジスタンストレーニングと経口のクレアチン補充の組み合わせは，細胞機能的プロセスに影響を及ぼし，筋の収縮性の機序の範囲内でタンパク質沈着症を増加させた[192]。この反応は，おそらく生体内における筋サイズや筋力のどのような増加でもクレアチン補充と関連していることを説明できる。臨床的な展望において，外傷性頭部損傷の後に投与すると，外因性クレアチンは損傷を低下させる可能性があるが，防御機構はいまだわかっていない。

クレアチン一水和物（20～25 g/日）の経口の補助食品は，高強度運動（特に反復する激しい運動）で，有意に筋クレアチンとパフォーマンスを上げる[14,36,126,135,174]。エルゴジェニック効果は，菜食主義者でも肉を食べる人でも変わらない[152]。1 日 6 g，5 日間という少量でさえ，繰り返しのパワー発現能力の有意な改善を促進した[47]。他の研究では，2つの前提条件の下でトレーニングされたランナーの運動能力について，1 日 30 g，6 日間のクレアチンサプリメントの影響を評価した。2つの条件とは，4 分の回復期を含む 300 m 走 4 セット，および 3 分の回復期を含む 1000 m 走 4 セットである[72]。プラセボ群と比較して，クレアチン補充群は，両方の走行イベントでパフォーマンスを増進した。最も大きな改善は，反復 1000 m で生じた。4 日間の 20 g/日のクレアチン補充群は，トライアルの間に 5 分の安静を挟む 30 秒間の自転車エルゴメーターのウィンゲートテスト 3 セットで，無酸素性能力が改善された。

1部のフットボール選手にレジスタンストレーニング中クレアチンサプリメントを投与したところ，体重，除脂肪体重，細胞内水分，筋力，パフォーマンスが改善された[8]。同様に，12週間のレジスタンストレーニング中のサプリメント投与は筋力や筋量を増やした[191]。サプリメント投与とレジスタンストレーニングにより高められた肥大反応は，おそらくミオシン重鎖合成の亢進によって生じたものであろう。クレアチンサプリメントに対する"レスポンダー"（乾燥した筋1 kgあたり32 mmol以上含有）に分類されるレジスタンストレーニングをしている男性への5日間のサプリメント投与は，反復する最大等尺性ベンチプレスのピーク値や全パワー，体重とFFMを増加させた[97]。"ノーレスポンダー"（乾燥した筋1 kgあたり21 mmol以下の含有）と分類される人では，エルゴジェニック効果は認められなかった。

クレアチンサプリメント投与は，有酸素性の高レベルエネルギー移動を必要とする運動[4,5,47]や連続増加するトレッドミル走における循環機能や代謝応答[64]には影響を与えなかった。また，短い1回の運動中に測定された等尺性の筋力や動的な筋力には，ほとんど効果がない[7,55,140,141]。

不確かな年齢の影響

クレアチンサプリメント投与を増大する，しないにかかわらず，高齢者におけるトレーニング応答は曖昧なままである。70歳の男性で，日々の維持フェーズ（体重1 kgあたり0.07 g）の後，クレアチン補充負荷フェーズ（体重1 kgあたり0.3 g，5日間）では，プラセボ群と比較し，除脂肪組織量，脚力，筋持久力およびレジスタンストレーニングにおける脚の平均的パワーを増加させた[30]。他の研究では，座りがちな生活をしている高齢者でもウェイトトレーニングをしている高齢者でも，クレアチン摂取によってレジスタンストレーニング反応は強化されなかった[11]。研究者は，それらの結果はクレアチン輸送効率の老人性低下に起因しているとした。レジスタンストレーニングをしないで短期クレアチンサプリメントの投与だけでは，筋タンパク質合成またはFFMを増加させない[131]。

▼高エネルギーリン酸塩の
　代謝的再ロード

大用量のクレアチンは，強度の運動の後，筋クレアチンレベルを補充するのを助ける[26,68]。そのような代謝的"再ロード"は，筋収縮性能力の回復を促進するに違いない。したがって，アスリートは強度の運動の反復効果を受けることができる。"良質な"トレーニングを維持するこの可能性が持久系アスリートとパワー系アスリートのトレーニング効果反応を高めるかどうかは，さらなる研究を待つしかない。

▼リスクがあるか？

限られた研究ではあるが，健康な人でクレアチンサプリメント投与の潜在的危険性，特に心筋と腎臓機能（クレアチンは，尿で排出される前にクレアチニンに分解される）に対する影響があるとするものがある。健康な男性における短期使用（例えば，1日20 g，5日間連続）は，血圧，血漿クレアチン，血漿CK活性または糸球体ろ過速度や総タンパク質，アルブミン排泄率で測定される腎性応答に対する有害な影響はなかった[94,102,118]。また，10カ月〜5年クレアチンを摂取した健康な人と摂取していない人を比べると，クレアチニン，尿素およびアルブミンの血漿中の量や尿排出率には差がなかった[133]。糸球体ろ過速度，尿細管再吸収および糸球体膜透過性も，長期間にわたるクレアチン摂取でも正常のままだった。腎性機能不全が疑われる人は，障害を悪化させる可能性があるため，クレアチン補充を控えなければならない[136]。栄養サプリメントとして，クレアチンはその製造規準，純度，有害な副作用の報告などについて，薬品に区分される場合よりも厳しくない規則で管理されている。

▼体重と身体組成に対する効果

0.5〜2.4 kgの体重増加は，テストステロンまたはコルチゾール濃度の短期変化とは関わりなく，しばしばクレアチン補充によって生じる[45,68,83,93,120]。実際に，短期クレアチン補充は，レジスタンストレーニングに対するホルモン反応に影響を及ぼさない[127]。体重増加の多くが，（a）筋組織合成に対するクレアチンの同化効果，（b）増加したクレアチン貯蔵に対する細胞内水の浸透性の保持，または（c）他の因子などのいずれから起こるかは，不明なままである。

研究は，身体組成，筋線維肥大と運動筋力適応に関してクレアチン補充＋レジスタンストレーニングの効果を測定している。若年成人女性についての研究において，レジスタンストレーニング中のクレアチンの摂取（トレーニング前の4日間1日あたり20 gとトレーニング中は1日あたり5 gの摂取）はプラセボ群と比較し，筋力増加（20〜25％）を生じ，腕屈筋の間欠的な最大運動能力の増加（10〜25％）とFFMの増加（6％）を示した[173]。FFM増加の一部は，筋含水量から生じた。データもまた，クレアチン補充＋レジスタンス/敏捷性トレーニングによる2.42 kgの体重増加は脂肪と骨を除いた体重の増大から全体水分量の増加と関連がなかったことから，部分的に生じたことを示した[100]。

他の研究では，身体特性と最大筋力が同様のレジスタンストレーニングを行った男性に，ランダムにプラセボまたはクレアチンサプリメントを投与した。投与は，トレーニング前の毎日5gに続いて，1日25gであった。両群とも，12週間の高強度のレジスタンストレーニングが負荷された。図12-7に，クレアチンを投与された群は，プラセボ群（体重は3.6％増加，FFMは3.1％増加）と比較し，体重（6.3％）とFFM（6.3％）の増加が誘発されたことを示している。最大ベンチプレス（＋24％）とスクワット（＋32％）の増加は，対照群（ベンチプレス＋16％，スクワット＋24％，図12-7B）と比べてクレアチン群でより大きかった。クレアチン補充はまた筋線維肥大（筋線維断面積でタイプⅠ〈35対11％〉，ⅡA〈36対15％〉，そして，ⅡAB〈35対6％〉）の増大を誘発した（図12-7C）。5～8週間のクレアチンサプリメント群がベンチプレスでもち上げられる重量のより大きな平均値は，より質の高いトレーニングがFFM，筋形態学および強さでより良好な適応をもたらしたことを示唆している。

▼クレアチンローディング

多くのクレアチン使用者は，5～7日の間毎日（通常，液体に加えられる粉末，または錠剤で）20～30gのクレアチンを摂取することによって，"ローディング"相をつくる。ローディング相に続く維持相では，少なくとも2～5gのクレアチンを摂取する。菜食主義型のダイエットをする人は，食事中のクレアチン含有量が低いため，筋クレアチンは最も大きな増加を示す。大きい増加は"レスポンダー"，すなわち筋内クレアチンが正常より低い基礎レベルをもつ人の特徴である[66]。

補充により筋内クレアチンを上昇させることを望んでいる人の実際的な疑問は，(a) 筋内クレアチン増加の程度と経時変化，(b) クレアチン増加を維持するのに必要な用量，および (c) 補充の中止に続くクレアチン喪失率や"流出"に関することである。これらの疑問に答えるため，研究者は男性を2群に分け調査した[79]。1つの実験では，男性は6日間連続して20gのクレアチン一水和物（体重kgあたりほぼ0.3g）を摂取し，その後補充を中止した。筋生検は，サプリメント摂取の前と，7，21，35日後に行われた。同様に，もう1つの群では，毎日20gのクレアチン一水和物を6日間連続摂取した。その後も補充を中止せず，用量を1日2g（kg体重あたりほぼ0.03g）に下げて28日間摂取し続けた。図12-8Aは，6日後に，筋クレアチン濃度が約20％増加したことを示す。補充を継続していない場合，筋クレアチン含有量は，35日でベースラインに段階的に低下していった。しかし，28日間少量のクレアチンをサプリメントで摂取した群は，筋クレアチンが増加したレベルを維持した（図12-8B）。

両群とも，サプリメントを摂取した最初の6日間，平均して総筋クレアチン含有量は筋1kg（乾燥重量）あたり23mmol増加した。それは全クレアチン量のうちの約20g（17％）が摂取されたことを示している。興味深いことに，類似の総筋クレアチン濃度の20％増加は，3g/日のサプリメント摂取だけでも起こった。この増加はより段階的に進行して，6g/日のサプリメント摂取ではわずか6日で達成したのに比べ，28日必要とした。

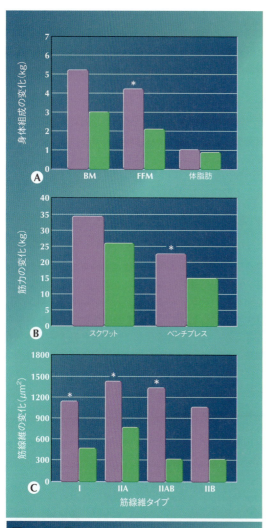

図12-7　A．体重（BM），除脂肪体重（FFM），体脂肪．B．スクワットとベンチプレスの筋力．C．高強度のレジスタンストレーニングと12週間のクレアチン補充の，特異的な筋線維タイプの断面積変化への効果．プラセボ群は全く同じトレーニングを行い，カプセル形状で等量の粉末セルロースを投与した．＊はプラセボ群と比べ有意に大きな値を示した．(Volek JS, et al. Performance and muscle fiber adaptations to creatine supplementation and heavy resistance training. Med Sci Sports Exerc 1999; 31: 1147. より)

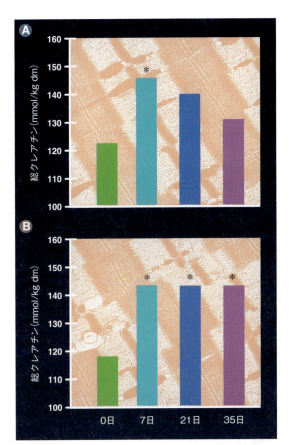

図12-8 **A**．6日間連続で20gのクレアチンを摂取した6人の男性の筋総クレアチン濃度．筋生検検体は摂取前（0日），7日，21日，35日にとった．**B**．6日間連続で20gのクレアチンを摂取し，その後28日間1日2gを摂取し続けた9人の男性の筋クレアチン濃度．筋生検検体は摂取前（0日），7日，21日，35日にとった．値は，乾燥重量（dm）あたりの平均値である．*は0日と比較して有意差があることを示している．(Hultman E, et al. Muscle creatine loading in men. J Appl Physiol 1996; 81: 232. より）

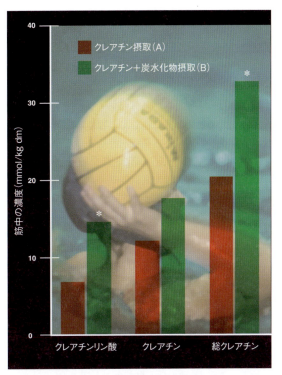

図12-9 A群は5日間のクレアチン摂取，B群は5日間クレアチンと炭水化物を摂取した後の筋乾燥重量（dm）中のクレアチンリン酸，クレアチンと総クレアチン濃度増加．値は平均値．*はクレアチンのみを摂取したものと比較して有意に大きな値を示したもの．(Green AL, et al.: Carbohydrate ingestion augments skeletal muscle creatine accumulation during creatine supplementation in humans. Am J Physiol 1996; E821. より）

急速な骨格筋へのクレアチンローディング法は，6日間毎日20gのクレアチン一水和物を摂取し，それから，ごく少量の1日2gの摂取にすることにより最高レベルを28日間もの間保てた．急速なローディングを考えていないのであれば，1日3gのサプリメント摂取により28日間で同じ高レベルを得ることができる．

炭水化物の摂取は，クレアチンローディングを増やす

砂糖を含む飲物を摂取すると骨格筋のクレアチン貯蔵を増加させるという，アスリートの間に共通する考え方を研究は裏づけている（図12-9）[65,153]．5日間，被検者は1日4回クレアチンを5g摂取するか，93gの高グリセミックな単純糖を摂取した30分後に5gのサプリメント摂取を毎日4回行った．クレアチンのみの群は，筋PCr 7.2%，遊離クレアチン13.5%，全クレアチン20.7%と有意に増加した．これに比して，クレアチン＋砂糖を補充された群は筋PCr 14.7%，遊離クレアチン18.1%，全クレアチンの33.0%とより大きい増加を示した．クレアチン補充単独はインスリン分泌に影響を及ぼさなかったが，糖を加えることで血漿インスリンが上昇した．その結果，クレアチン＋糖補充により増大したクレアチン貯蔵は骨格筋のインスリンによって媒介されるグルコース吸収が生じ，それはまた，筋線維へのクレアチンの輸送を容易にしたのであろう．

クレアチンを使用するときは，カフェインをやめる

カフェインは，クレアチン補充によるエルゴジェニック効果を減弱させる．筋内クレアチン貯蔵と高強度運動能力に関して運動前のカフェイン摂取の効果を評価するために実験を行った．実験期間は6日間で，プラセボ，クレアチンサプリメント（体重1kgあたり0.5g）とクレアチンサプリメント＋カフェイン（体重1kgあたり5mg）の3群である[172]．負荷は，等速性筋力計を用い，疲労困憊になるまでの最大膝伸展運動

であった．クレアチン補充は，カフェインの有無にかかわらず，4〜6％筋内PCrを増加させた．また，クレアチンのみの摂取はプラセボ群と比較すると10〜23％増加した．カフェイン摂取は，クレアチンのエルゴジェニック効果を全く否定する結果となった．

研究者は，まず最初に，カフェインが，交感神経効果薬としてのその動きを通して，骨格筋によって外因性クレアチンの取り込み捕捉を容易にするかもしれないと推測した．しかし，強化された貯留は起こらなかった．実際的な見地から，カフェインサプリメントは，筋クレアチンローディングによるどのようなエルゴジェニック効果にも全く反対に作用した．したがって，クレアチンローディングを行うアスリートは，競技前の数日はカフェインを含む食品と飲料を控えなければならない．

▼有益性を示さない研究もある

すべての調査報告書が，標準的なクレアチン補充によりエルゴジェニック効果が生じることを示しているわけではない．例えば，トレーニングを積んでいない被検者の1回15秒の最大自転車こぎ運動[36]，水泳や自転車，ランニングなどスポーツ特有の身体活動を行うトレーニングを積んだ人[21,52,120,142]，トレーニングを積んだあるいはトレーニングを積んでいない高齢者[84,193]，レジスタンストレーニングを行っている人[162]，トレーニングを積んだボート選手[44]や短期間の補充により筋PCrを有意に増加させるのに失敗した人[52,120]などでは，運動能力，疲労抵抗力，回復に対する効果は認められなかった．これらの矛盾の理由は，対象集団の変動，運動と回復間隔の長さ，トレーニング方法，不十分な統計的検出力，不適当であるか信頼できないパフォーマンス測定，および補充が筋内クレアチンとPCr濃度を増加させる量であったのか，などである．

リボース：クレアチンの次のサプリメント？

リボースは，力を増大させて，強度の運動の後高エネルギー化合物を補充するサプリメントとしてのクレアチンの競合品として現れた．身体は容易にリボースを合成し，食事からは熟した果物と野菜により少量が提供される．代謝的にこの五炭糖は，ATP再合成のためのエネルギー基質として用いられる．エネルギー代謝でのこの役割のため，外因性のリボース摂取は，身体の限られた量のATPを急速に復元する手段として宣伝された．最適ATPレベルを維持して，そのエルゴジェニック効果を提供するために推奨されたリボース用量は，1日あたり10〜20gである．ATPレベルを上昇させるか，その再合成を容易にするどのような化合物でも，明らかに，短期，ハイパワーの身体活動に効果がある．しかし，リボースへのこの可能性を評価しているのは，限られた実験だけである．間欠的最大筋収縮運動後にリボースを経口投与（1回用量4gで1日4回摂取）し，その最大運動とATP補充に対する効果を二重盲検無作為試験により評価した[128]．どのような測定（例えば，等速性膝伸展筋力，血中乳酸と血漿アンモニア濃度）でも，リボース投与群とプラセボ投与群の間に有意差は認められなかった．運動が有意に筋内ATPと総アデニンヌクレオチド含有量を減少させたにもかかわらず，リボース補充は運動直後と24時間後にこれらの合成物の回復を促進する際に効果がないことがわかった．他の研究者も，健康なトレーニングをしている群でもしていない群でも，リボース補充のエルゴジェニック効果は認められないと報告している[9,101]．

イノシンとコリン

▼イノシン

実際にはビール酵母や肉類に天然に存在する核酸誘導体であるが，多くの一般的な記事や広告はアミノ酸としてイノシンを推奨している．イノシン（そして，コリン）は，必須栄養素ではない．身体は代謝的にアミノ酸前駆体とグルコースからイノシンを合成する．イノシンはプリン（例えばアデニン，ATPの構造構成要素のうちの1つ）を形成することに関与する．持久系またはパワー系のアスリートにとってイノシン補充はトレーニングの質や競技能力を改善することによりATP貯蔵を増加させると考えている．ある人はイノシン補充が赤血球2,3-ホスホグリセリン酸の合成を増やすと推論し，組織でのヘモグロビンから酸素放出を容易にするとしている．他には，イノシンが，(a) 心筋層に対する速度グルコース送出に対する刺激的なインスリン放出，(b) 心筋収縮能を増やすこと，(c) 血管拡張性薬剤として作用することによりエルゴジェニックの役割を演じることを示唆している．これらの理論的な考察（逸話的な主張を含む）は，無酸素および有酸素運動パフォーマンスを高めるサプリメントとしてイノシンを絶賛し，普及しているマーケティングテーマの基礎となっている．

イノシン補充のエルゴジェニックの役割を支持する客観的なデータはない．2日間毎日6000mgのイノシ

ンを摂取したよくトレーニングされた若齢および高齢の男性と女性が4.8 kmのトレッドミル走を行ったが，最大酸素摂取量，血中乳酸レベル，心拍数またはRPEは改善されなかった[190]。興味深いことに，被検者の有酸素性能力に対するイノシン補充の効果は認められなかった。もう1つの検査において，男性の自転車競技者は，5日間プラセボまたは5000 mg/日の経口イノシンサプリメントを摂取し[160]，ウィンゲート自転車テスト，30分の自分のペースでできる自転車持久力テストと一定負荷で疲労困憊になるまでの過最大サイクリングスプリントを行った。図12-10は，（A）30秒のウィンゲートテストでの最大無酸素性パワー出力，30分の持久性自転車走行中の（B）心拍数，（C）RPE，（D）仕事量の結果である。プラセボ群とサプリメント投与群の間でいずれでも基準変数の有意差は認められなかった。上で示されたイノシンのエルゴジェニック

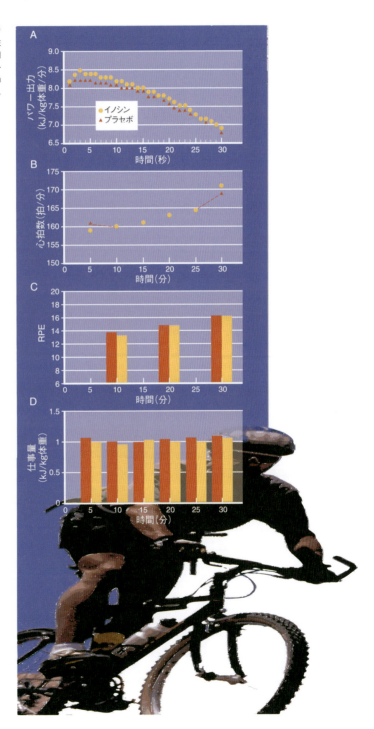

図12-10 10人の自転車競技者のイノシンとプラセボ摂取時の30秒のウィンゲートテストの無酸素性パワー（A）と30分間の持久性自転車走行中の心拍数（B），RPE（C），達成された全仕事量（D）。(Starling RD, et al. Effect of inosine supplementation on aerobic and anaerobic cycling performance. Med Sci Sports Exerc 1996; 28: 1193. より)

効果と同じく[190]，過最大スプリントに関してサイクリストは，イノシンを摂取していないときより摂取したときのほうがほぼ10％早く疲労した。そのうえ，血清尿酸レベルは，5日のイノシン補充の後，ほぼ2倍に増加した。このレベルは通常，再発性急性関節炎や結合組織や関節軟骨における尿酸塩結晶の堆積によって特徴づけられる遺伝した代謝異常の痛風を連想させる。これらの所見は，明らかに，起こりうるエルゴジェニック効果のためのイノシンサプリメントのいかなる使用も禁忌であることを示している。

▼コリン

すべての動物組織は，細胞の正常な機能のために重要な合成物であるコリンを含んでいる。ヒトはコリンを合成できるにもかかわらず，それを食事で得なければならない。リポタンパク質と細胞のリン脂質形質膜の構造構成要素であるレシチンと神経伝達物質アセチルコリン（神経筋接合部で骨格筋活性化を制御する）は，コリンをそれらの化学構造に組み込んでいる。コリンは，肝臓での脂肪の蓄積を抑制し，肝臓による脂肪酸摂取を促進するレシチン分子の一部として脂肪増加症の作用物質の働きをする。超低比重リポタンパク質（肝臓で合成されるトリアシルグリセロールの主要な運搬媒体）も，コリンを含んでいる。標準以下のコリンの摂取量は，肝臓のトリグリセリド含有量を増加させる。多くの食品は，十分なコリンを含有している。主要な食物源は，卵（卵黄），ビール酵母，レバー（牛，豚，子羊），コムギ胚芽，ダイズ，乾燥ジャガイモ，オートミールとキャベツの仲間である。

イノシトールとコリンサプリメントは，これらの化合物が不足した動物に与えられると，肝臓における脂肪蓄積を抑制する。しかし，サプリメントを投与された動物はトレーニング期間の間に少しは体重が増えたにもかかわらず，有酸素性トレーニングをしたラットの体脂肪率に影響を与えなかった[96]。ボディビルダーはしばしばコリンそしてイノシトールを，みた目に"引き締まった"身体つまり筋量/体脂肪量比率を上昇させることを期待して，試合前に"代謝を最適化する粉末"と"脂肪燃焼剤"として摂取する。我々は，そのような目的のためにイノシトール-コリン製品をサプリメントとして使用することを支持する，ヒトでのいかなる研究も知らない。

中鎖トリアシルグリセロールによる脂質サプリメント

高脂肪の食品やサプリメントは，長期間にわたる有酸素運動の間，利用可能なより多くのエネルギーをつくるために，血漿脂質レベルを上昇させるのか？　そのような効果を得るために，いくつかの因子を考慮しなければならない。1つには，主に長鎖脂肪酸（12～18の炭素）からなるトリアシルグリセロールを消費することは，胃内容の排出を有意に遅延させる。これは，外因性脂肪の利用と，液体と炭水化物の補充の速度に対して否定的な影響を及ぼす。両方とも，高強度持久性運動における決定的な要因である。加えて，消化と腸管吸収（通常3～4時間）の後，長鎖トリアシルグリセロールは，カイロミクロンと呼ばれる脂肪滴を形成するために，リン脂質，脂肪酸，コレステロールで再合成される。カイロミクロンは，それからリンパ系を経て大循環へゆっくり進む。組織は，いったん血流でカイロミクロンに密接に結びつきトリアシルグリセロールを除去する。したがって，比較的緩徐な消化吸収率と長鎖脂肪酸の酸化により，このエネルギー源は運動中の活発な筋でエネルギー代謝を増やすサプリメントとしては望ましくない。

中鎖トリアシルグリセロール（MCT）は，脂肪酸燃料としてのより急速な供給源である。MCTは加工された油で，腸管の吸収不良や消耗性疾患の患者でしばしば投与される。サプリメント市場では，"ファット・バーナー"，"エネルギー源"，"グリコーゲン節約家"，あるいは"筋ビルダー"としてMCTを売り込んでいる。長鎖トリアシルグリセロールとは異なり，MCTは飽和脂肪酸を含む8～10の炭素原子の脂肪酸鎖である。口，胃および十二指腸での消化（第3章参照）で，リパーゼの作用によりグリセロールと中鎖脂肪酸（MCFA）に加水分解される。MCFAの水溶性は，長鎖トリアシルグリセロールがリンパ系によってカイロミクロンで緩徐に輸送されるのに比して，腸粘膜を通り抜けて血流（門脈）に直接入ることを可能にしている。組織では，MCFAは形質膜中をただちに移動し，酸化のために内側ミトコンドリア膜に拡散する。多くは，比較的より緩徐な輸送とミトコンドリア酸化率の長鎖トリアシルグリセロールとは対照的なカルニチン-アシルCoAトランスフェラーゼ系から独立しているミトコンドリアに転移する。相対的な酸化の容易さのために，MCTは通常体脂肪として貯蔵されない。MCTを摂取することが急速に血漿FFAを上昇させるので，人によってはこれらの脂質のサプリメントが高強度有酸素運動の間，肝臓および筋グリコーゲンを節約するかもしれないと推測している[115]。

▼不確定な運動の利点

一般の脂肪と同様に，MCTを消費することは胃内容の排出を阻害しない。しかし，運動時のそれらの使

用について矛盾する研究が存在する[3,92,177]。初期の研究では，被検者は有酸素性能力の60〜70％による1時間のトレーニングで体重1kgあたり380mgのMCT油を消費した[39]。血漿ケトンレベルは一般にMCT摂取で増加したが，運動代謝性混合物はプラセボ試験とグルコースポリマーを摂取した後の試験を比較して変化はなかった。運動する前に30gのMCT（胃腸管で許容される推定された最大量）を摂取することによって，MCT異化作用は，総運動エネルギーの3〜7％だけ寄与した[90]。

86gという大量のMCT（被検者にとって驚くほど忍容性が高い）を摂取して代謝的およびエルゴジェニック効果を調べる研究が行われた。持久性トレーニングをした自転車競技者は，最大酸素摂取量の60％で2時間自転車をこいだ。彼らは，それからただちにシミュレーションされた40kmのサイクリングタイムトライアルを行った[177]。それぞれの3回の試行の間，彼らは10％のグルコース，4.3％のMCTエマルジョン，あるいは10％のグルコースと4.3％のMCTエマルジョンを含んだ飲料を2L飲んだ。図12-11は，平均速度での40kmの試験における飲料の効果を表している。炭水化物飲料をMCTエマルジョンだけに置き換えることは，約8％運動パフォーマンスを低下させた（もう1つの実験と一致している[92]）。しかし，運動中に炭水化物+MCT溶液を繰り返し摂取すると，サイクリング速度は有意に2.5％改善された。このわずかなエルゴジェニック効果は，(a) 所与の酸素摂取のレベルにおける，全体の炭水化物酸化の減少，(b) 最終的なFFAとケトンレベルのより高度な循環，そして，(c) グルコースと乳酸濃度の最終的な低下により生じた。このMCT補充によるわずかな持久性能力強化は，外因性脂肪酸源が完全な運動エネルギー消費と全体の脂肪酸化に関与したことで起こったのであろう[91]。

消費されるMCTは，胆汁（胆嚢からの脂肪乳化作用物質）の放出を刺激しない。したがって，この脂質のかたちの過剰な摂取にはしばしば痙攣と下痢を伴う。さらなる研究により，運動中のこれらの脂質の耐性レベルを含むMCTに対するエルゴジェニックの要求を確認しなければならない。一般に，基質酸化の比較的小さい変性は，有酸素性能力の65〜90％で運動中，この運動能力に対して起こりうるそのわずかな効果のFFAの可用性を増加させることによって生じる[75]。

ヒドロキシクエン酸：潜在的な脂肪燃焼物質？

アジアの料理で使われるマンゴスチンの仲間，ガル

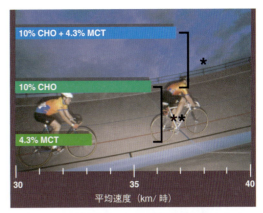

図12-11 最大酸素摂取量60％で2時間の運動の後にシミュレーションされた40kmのタイムトライアル走行の運動中の炭水化物（CHO，10％溶液），中鎖脂肪酸（MCT，4.3％エマルション），CHO+MCT摂取の効果。*は10％CHO摂取のトライアルと比べ，有意に速い。**は4.3％MCT摂取のトライアルと比べ，有意に速い。(Van Zyl CG, et al. Effects of medium-chain triglyceride ingestion on fuel metabolism and cycling performance. J Appl Physiol 1996; 80: 2217. より)

シニア・カンボジアの果実の皮の主成分であるヒドロキシクエン酸（HCA）は，体重減少を促進して，持久性運動能力を強化する"自然の脂肪燃焼物質"として販売促進される最新の化合物である。代謝的には，HCAはクエン酸リアーゼの競合阻害剤として作動する。そして，それは細胞質ゾルでクエン酸塩をオキサロ酢酸エステルとアセチルCoAに分解する触媒となる。この酵素の抑制は，2炭素アセチル化合物の貯蔵を制限して，脂肪を合成する細胞の能力を減ずる。クエン酸塩異化作用の抑制も炭水化物分解を遅らせるので，HCA補充はグリコーゲンを節約して，運動中の脂肪分解を増加させるはずである。

HCA摂取の短期間の効果である，(a) 血漿のHCA可用性，(b) 安静そして中等度の運動中の脂肪酸化率について評価した研究がある[176]。持久性トレーニングをした自転車競技者は運動開始（安静時測定）前45分と15分，および最大運動の50％強度での2時間の運動後の30分と60分後に，体重1kgあたり3.1mLのHCA溶液（19g/L，減量研究の投薬量の6〜30倍）またはプラセボを摂取した。HCAの血漿濃度は安静そして運動後でもサプリメント摂取で増加したが，少なくとも持久性トレーニングをした人では，骨格筋での脂肪酸化に差は認められなかった。加えて，HCA補充の効果は，健康な人の安静時または運動後のエネルギー消費には影響はなく[103]，肥満被検者で体重または脂肪喪失には効果がなかった[76]。まとめると，これらの所見は，補助食品提供者によってしばしばいわれている肥満防止効果やエルゴジェニックエイドとして大量のHCAの有用性については，重大な疑いを投げか

バナジウム

自然界に広く存在する微量元素であるバナジウムは、青みがかったバナジウム酸塩として取り出され、それが多色合成物を形成するため、1831年に古代スカンジナビアの美の女神、バナディウスに因んで命名された。この重要な元素（RDAなし）は、骨格筋でのグルコース輸送と使用を容易にし、グリコーゲン合成を刺激して解糖反応を起動させることによって、インスリン様特性を示す[33]。動物において、バナジウムサプリメントは、おそらく利用可能なインスリンの作用を亢進することによって、糖尿病の影響を減衰させるであろう[12,122,167]。ヒトにおいて、1日2回50mgのバナジウムを3週間投与することにより、2型糖尿病患者で、部分的に脂肪分解に対するインスリンの抑制的効果を強化し肝臓と骨格筋のインスリン感受性を改善した。このインスリン感受性の変化は、非糖尿病の被検者には起こらなかった[69]。最適なヨウ素代謝と甲状腺機能は、十分なバナジウムの摂取量を必要とする可能性もある。バナジウムの最も"自然な"供給源は穀物と穀物製品および食用油であるが、肉、魚と鳥肉もこの元素を適度な量含んでいる。

ボディビルダーは通常、硫酸バナジルのような酸化型、またしばしばミネラルを添加したりコーティングした型や、有機バナジウム複合体（BMOV）でバナジウムサプリメントを摂取する[199]。サプリメント愛好者は、バナジウムが筋グリコーゲン貯蔵やアミノ酸の取り込みを増強し、筋を肥大（硬く高密度で太くなる）させ、"パンパンに腫れた筋"を提供すると信じている。しかしほとんどの研究は、バナジウムサプリメントはエルゴジェニックの役割をサポートしないと報告している。哺乳類ではバナジウムを過剰に摂取すると有毒（特に肝臓に対して）になるため、摂取に際しては非常に注意しなければならない。

ピルビン酸

解糖におけるグルコースの細胞内分解の3炭素最終産物であるピルビン酸のエルゴジェニック効果は賞賛されている。外因性ピルビン酸は、食事の炭水化物を部分的に代替し、持久性運動能力を向上させ、脂肪減少を進めるといわれている。比較的不安定な化学物質であるピルビン酸は、腸の不快感を生じさせる。この酸の塩はさまざまな形状（ナトリウム、カリウム、カルシウムまたはマグネシウムピルビン酸）で、カプセル、錠剤または粉末のかたちで提供される。サプリメント製造業者は、毎日2～4個のカプセル剤を服用することを勧めている。1カプセルは通常ピルビン酸を600 mgを含んでいて、120カプセルが約40ドルで販売されている。ピルビン酸カルシウムのかたちでは、600 mgのピルビン酸に約80 mgのカルシウムを含んでいる。ある広告では、体重9 kgあたり1カプセルの服用を勧めている。他のメーカーも、クレアチン一水和物とピルビン酸を化合させている。1 gのクレアチンピルビン酸は、約80 mgのクレアチンと400 mgのピルビン酸を提供している。推奨されるピルビン酸投与量は、1日5～20 gである。普通の食事のピルビン酸含有量は、1日100～2000 mgである。最大の食事による摂取物は果物と野菜で、特に赤いリンゴ（1個あたり500 mg）は多く含んでおり、ビール（360 mLあたり80 mg）と赤ワイン（180 mLあたり75 mg）はより少ない。

▼持久性運動能力に対する効果

いくつかの報告が、持久性運動能力に関して外因性ピルビン酸の効果を示している。同じ研究所での2つの二重盲検、クロスオーバー研究は、ピルビン酸（25 g）+75 gのジヒドロキシアセトン（DHA、解糖のもう1つの3炭素化合物）の100 gの混合物を7日間投与し、等カロリー・グルコースポリマーの100 gのサプリメント投与と比較したところ、上半身および下半身の有酸素性持久力が20%増加した[155,156]。ピルビン酸-DHA混合物はサイクルエルゴメーター運動で疲労困憊になる時間は脚（下半身）で13分（66分対79分）と長くなり、上半身のアームクランキング運動では27分（133分対160分）増加した。局所筋と全身の主観的運動強度（RPE）はプラセボ群と比較しピルビン酸-DHA混合物を摂取したときのほうがより低値となった[147]。推奨される摂取量は、食事とサプリメントで1日あたり合計2～5 gとされている。

ピルビン酸サプリメントの支持者は、細胞外ピルビン酸の増加が活発な筋にグルコース輸送を増やすと主張している。筋内グリコーゲン貯蔵を節約すると同時に、血液からの増強された"グルコース抽出"は高強度有酸素運動を行うための重要な炭水化物エネルギー源を提供する[81]。食事中の炭水化物（総エネルギーの約55%）が正常レベルなとき、ピルビン酸補充も運動前の筋グリコーゲンレベルを上昇させる[156]。これらの活発な筋によるより高い運動前のグリコーゲンレベルと促進されたグルコース取り込みと酸化の両方は筋の高強度持久性運動に効果があり、それと全く同じように運動前のカーボローディングと運動中のグルコース

補充はそれらのエルゴジェニック効果を与える。研究が待たれる問題は，ピルビン酸摂取が運動中のカーボローディングやグルコース補給より少しは大きなエルゴジェニック効果を提供するかどうかということである。

▼体脂肪喪失

ピルビン酸補充のエルゴジェニック効果を示した同じ研究者による以降の研究は，低エネルギー食に伴って，外因性のピルビン酸の摂取も体脂肪喪失を増やすことを示している。代謝病棟の肥満女性は，1日1000 kcalの食事（68％の炭水化物，22％のタンパク質，10％の脂質）であった。同じエネルギー量のグルコースでの食事の対照群と比較し，3週間毎日20gのピルビン酸ナトリウムと16gのピルビン酸カルシウム（エネルギー摂取の13％）を添加した食事により，大きな体重減少（5.85 kg対4.28 kg）と脂肪喪失（3.96 kg対2.66 kg）が誘発された。これらの所見は，高度に制限された低エネルギー食にDHAとピルビン酸（グルコースのための実効エネルギーとして置換される）を添加することが体重減少と脂肪喪失（窒素喪失が増加することなく）を促進することを示した肥満被検者と，研究者の先行研究を補足する[158]。もともとは成長する動物で観察された3炭素化合物の代用食による体重の抑制と脂肪増加は，ピルビン酸のほうがDHAより大きな効果を生じるかもしれないことを示している[37,154]。体重減少を促進するピルビン酸の正確な役割は，わかっていない。ピルビン酸を摂取することは，エネルギーを二次的に浪費することで，無駄な代謝活性（ATP産生を伴わない代謝）のわずかな増加を刺激する可能性がある。

1日30〜100gのピルビン酸を摂取することで，胃腸がゴロゴロ音を立てることや不快感に加え下痢などの副作用が生じる。他の研究所のさらなる研究により運動能力と体脂肪喪失に関する既存の所見を再確認されるまでは，ピルビン酸補充の効果に注意しなければならない。

グリセロール

グリセロールは，トリアシルグリセロール分子，糖新生基質，細胞のリン脂質形質膜の重要な構成要素で，浸透圧性の活性天然代謝産物の成分である。2炭素グリセロール分子は，浸透圧利尿が生じるのを助長するために，臨床的な悪評（マンニトール，ソルビトール，尿素とともに）がもたらされた。身体の中で水の移動に影響する能力は，グリセロールが脳や眼で液体（水腫）の過剰な蓄積を低下させる効果を有するものとしている。細胞外グリセロールが比較的遅い速度で脳や脳脊髄液，眼の眼房水の組織に入るために，水の移動に対するグリセロールの効果が起こり，これらの組織から液体を引き出す浸透の効果がつくられている。

グリセロール＋水の濃縮混合物を摂取することは，血漿と組織液区画で身体の水分とグリセロール濃度を増加させる。これは，増加した腎臓ろ液と尿からの水分排出を準備する。近位および遠位尿細管はこのグリセロールの多くを再吸収するので，腎臓ろ液の大きな液体区分が著明な多尿を避けるために再吸収される。腎臓再吸収は，マンニトールとソルビトールのように組織脱水を起こさず，真性の浸透圧利尿を生じる。

腎臓は，腎臓ろ液から一般に食物と代謝によるグリセロールのほぼすべてを再吸収する。安静時の正常な血漿グリセロール濃度は，平均で0.05 mmol/Lである。それは，長期間にわたる運動の間，炭水化物欠乏や高い脂肪異化作用に伴ってしばしば0.5 mmol/Lまで上昇する。尿グリセロール濃度の不自然な増大は，おそらく外因性グリセロールの使用を示している。そして，通常体重1 kgにつき1.2 gが摂取されている。

1〜2 Lの水が消費されるとき，主に血漿体液区分において，グリセロールは腸からの吸水を容易にして，細胞外液停留を生じさせる[98,145,188]。増加した発汗率に反映されるように，グリセロール補充の水分過剰効果は，運動の間全体の熱ストレスを減らす[77,111]。これは運動の間，心拍数と体温を低下させて，熱ストレス下で持久性能力を増強する。運動前のグリセロール＋水の補充は水分過剰に対する熱ストレスを減少させ，運動参加者の安全性を増加させる。運動前の体重1 kgあたり1.0 gの典型的に推奨されたグリセロール摂取は，1〜2 Lの水を6時間まで維持できる。

すべての研究が，運動前の真水での水分摂取よりグリセロール摂取のほうが効果的な温度調節または運動能力向上を示すというわけではない[105,112]。例えば，運動前4時間に摂取された500 mLの水で希釈された外因性グリセロールは，体液貯留またはエルゴジェニック効果を高めなかった[80]。また，運動の間，少ない水量でグリセロールをとると，心臓血管系や温度調節性の効用は起こらなかった[121]。外因性のグリセロール摂取の副作用は，嘔気，めまい感，鼓腸，頭がクラクラするなどである。グリセロール補充の支持者は，グリセロール使用に対するどのような禁止もエリートアスリートの致命的な熱射病を含む熱傷リスクを増やすだけだろうと主張している。この領域は，明らかに，さらなる研究が必要である。

まとめ

1. カーボローディングは，長時間にわたる最大運動下で一般に持久力を増加させる。改良型カーボローディングもまた同じように高レベルのグリコーゲンと運動ルーチンを提供する。1日の急速な増量は，より長期間にわたる増量とほとんど同程度の高度なグリコーゲン蓄積を生じる。

2. 除脂肪体重に相当する量の炭水化物を与えられると，男女とも等しい過最大筋グリコーゲンレベルを得ることができる。

3. 骨格筋でタンパク質合成を容易にするホルモン環境をつくるために，多くのレジスタンストレーニングを行うアスリートは，単独または組み合わせで，アミノ酸サプリメントを使う。しかし，アナボリックホルモンのレベルまたは身体組成，筋サイズまたは運動能力には，そのような一般のサプリメントの有益性を示す研究はない。

4. レジスタンストレーニングの回復期の炭水化物-タンパク質補充は，タンパク質合成と筋組織成長（インスリンと成長ホルモンの高い血漿濃度）に寄与するホルモン環境を生じる。こうしたデータは，レジスタンストレーニングの直後に炭水化物やタンパク質の摂取を増やすことがトレーニング効果に利益をもたらすことの間接的なエビデンスとなる。解明が待たれる問題は，一過性の（正であるが）いずれでも同化作用を支持しているホルモン環境で変化する程度であり，そして運動後の食事のとり方に起因する正味のタンパク質合成は，長期間の筋の増強に関与する。

5. 長期の運動または高強度のトレーニングは，細胞内カルニチンレベルに影響を与えない。これは，カルニチン補充についての大部分の研究が，そのエルゴジェニック効果，正の代謝的な変化や体脂肪減少効果を示すことに失敗していることを説明している。

6. ビーポーレンは，多くの重要な栄養分を含んでいるが，それはバランスのとれた食事と比較して優れたエルゴジェニック効果をもたらすわけではない。ビーポーレンは，特定の花粉に敏感な人では，極度のアレルギー性反応を生じる。

7. ホウ素（骨成長と代謝に重要な微量ミネラル）は，ホウ素摂取が不十分な閉経後女性で，テストステロンレベルを上昇させる。ホウ素サプリメントは，十分なホウ素の摂取量でもアナボリックホルモンレベルに影響を及ぼさない。

8. 多くの人は，クロムサプリメント（通常ピコリン酸クロムとして）を脂肪燃焼と筋増強特性があると宣伝する。しかし実験は，食事から十分なクロムを摂取する人での筋力，体格，除脂肪体重または筋量へのトレーニングに伴う変化に関してクロムサプリメントのどのような効果も示されなかった。

9. 過剰なクロムは，身体で鉄の輸送と分布に悪影響を与える。長期間にわたる過剰摂取は，染色体損傷の一因となる可能性さえある。

10. 電子伝達-酸化的リン酸化での役割のため，アスリートは有酸素性能力と循環器動態を改善すると考えられるコエンザイム Q_{10}（CoQ_{10}）を摂取する。健康な人における CoQ_{10} 摂取は，有酸素性能力，持久性，最大下運動での乳酸レベルあるいは循環器動態などにエルゴジェニック効果をもたらさない。

11. サプリメントとして，クレアチンは有意に筋内クレアチンとクレアチンリン酸を増加させ，短期の無酸素性パワーを高め，強度の反復運動からの回復を速める。クレアチン増量は，6日間毎日20gのクレアチン一水和物を摂取することによって起こる。その後，摂取量を1日2gに下げても，高い筋内レベルを維持することができる。

12. グルコースを含む飲料により消費されるクレアチンは，骨格筋でクレアチン摂取と貯蔵を増加させる。これは骨格筋のインスリンによって媒介されるグルコース吸収が生じ，それがクレアチン吸収を容易にするのであろう。

13. 限られた研究ではあるが，有酸素あるいは無酸素運動の間，生理的あるいは運動能力測定において，イノシンサプリメントの効果はなかった。明らかな負の影響は，5日間のサプリメント摂取後，血清尿酸レベルが増加したことである。

14. コリンは，細胞のリン脂質形質膜の一部を形成する。それは，神経伝達物質アセチルコリンの成分でもある。ボディビルダーが脂肪代謝を強化して，"引き締まった"身体を手に入れるためにしばしばコリンを摂取するにもかかわらず，研究はそのような効果を支持していない。

15. エネルギー産生のための比較的急速な消化，同化，異化作用によって，中鎖トリアシルグルセロール（MCT）を消費することが脂肪代謝を強化して，持久性運動の間，グリコーゲンを節約すると考える人がいる。約86gのMCTを摂取することは，さらに2.5%パフォーマンスを上げる。

16. 補充により血漿ヒドロキシクエン酸塩（HCA）の可用性を増加させても，運動には影響を及ぼさない。多量投与による，抗肥満薬効果またはエルゴジェニック増強としてのHCAの有用性は，重大な疑いをもたれている。

17. 微量ミネラルのバナジウムは，ヒトでインスリン様特性を示す。しかし，研究では，エルゴジェニック効果はなく，過剰摂取は毒性を示すとしている。

18. ピルビン酸の補充は，持久性運動能力と脂肪喪失を高める。その持久力効果は，活発な筋に増強された運動前のグリコーゲン蓄積と促進性グルコース輸送によるのであろう。体脂肪喪失は，代謝率を上昇させることに起因する，そのわずかな効果である。ピルビン酸の効果に関する決定的な結論は，他の研究者による確認が必要である。

19. 運動前のグリセロール摂取は水分過剰を促進する。それは高強度の運動の間，おそらく熱ストレスと熱傷害を予防するであろう。

第6部 身体組成，ウェイトコントロール，摂食障害

第13章　身体組成の評価とスポーツ特異性　331
第14章　エネルギーバランス，エクササイズ，ウェイトコントロール　374
第15章　摂食障害　405

第13章
身体組成の評価とスポーツ特異性

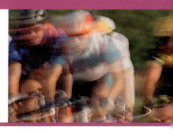

身体組成の評価

　身体組成を正確に評価することは，身体の全体的な栄養のとり方と身体運動を取り入れる包括的なプログラムの作成において重要である．過剰な体脂肪は，運動トレーニングやスポーツ，とりわけ，比較的高度の身体能力（体重あたりの能力で表される）を必要とする運動の妨げとなる．我々はかなりの時間とエネルギーを身体の組成を変えることにあてており，その目指すところは，体脂肪を減らし，理想的な筋肉質の体型，あるいは美的な外観をつくり出すことである．身体組成を評価することが重要である理由が4つある．

1. 身体組成の評価は，体重減少や体重増加についての将来決定への出発点あるいは基準線を提供する．
2. 身体組成の評価は，現実的な目標，すなわち，脂肪成分と非脂肪成分の"理想的"なバランスをもつ身体をつくり上げる最善の方法を提供する．
3. 身体組成の評価は，健康状態の目安となり，その人の健康と体力の目標を目指す生体指標の役割をもつ．
4. 身体組成の評価は，身体の脂肪成分と筋成分のモニターとなり，運動療法の期間や程度の違いでこれらがどのように変化するかを知ることができ，またリハビリテーションプログラムの効果を検証することができる．

　体格を評価する基準としてしばしば**身長-体重表**が用いられるが，これを使用するにあたってはいろいろ注意が必要である．というのは，一般的には"過体重"と"過脂肪"は同じ意味に扱われるが，活発に身体を動かしている男性，女性においては，過体重と過脂肪はしばしば違う意味をもつからである．アスリートを例にとると，彼らは多くが筋肉質であり，体重は性や身長の同じ一般人の平均を超えているか，そうでなければ，脂肪の少ない身体組成をもっている．そしてこのようなアスリートが，自身の体重を減らそうとすれば，それは彼らの運動能力を害することになってしまうだろう．

身長-体重表の限界

　身体組成の測定によって身体の主たる構造成分，すなわち，筋，骨，脂肪を定量的に知ることができる．寿命予測に基づいた身長-体重表は性と骨格の大きさを基準に"過体重"の程度を示すが，しかしこれらの表からは身体の相対的様相についての情報を得ることはできない．

　これらの表は，統計的に得られた25～59歳の男女の，最も低い死亡率を示す体重の幅の目安となる．身長-体重表は死亡原因や死亡前の病気については考慮していない．そこで，多くの表の改良版がつくられ，身体のサイズ，年齢，性別などいくつかの考慮すべき事柄を踏まえて，"好ましい"体重範囲を推奨している．表13-1A，Bは身長-体重基準の2つの例を示す．表Aは年齢区分した成人の推奨すべき体重を示す．表Bは骨格のサイズを考慮した性別の基準であり，Metropolitan Life Insurance Companyによって提案されたものである．表13-1Cは肘幅と身長から骨格サイズを算出する（性別に表示）簡便な方法である．

▼過体重の多くのエリートアスリート

　多くのアスリートが，生命保険会社の身長-体重基準の平均を超える体重であるが，これらの"過剰な"体重は筋量の増大によるものである．表13-1Aによれば，例えば，24歳のプロアメリカンフットボール選手（188 cm，116 kg）の推奨される体重は67.1～88.5

表13-1　身長-体重表と体格

A：成人に対して推奨される体重（NIHによる）[a]

身長[b] (cm)	体重 (kg)[c]		身長[b] (cm)	体重 (kg)[c]	
	19〜34歳	35歳		19〜34歳	35歳
152.4	44.0〜58.1	49.0〜62.6	177.8	59.9〜78.9	66.2〜85.3
154.9	45.8〜59.9	50.3〜64.9	180.3	61.7〜81.2	68.5〜88.0
157.5	47.2〜62.1	52.2〜67.1	182.9	63.5〜83.5	70.3〜90.3
160.0	48.5〜64.0	54.0〜68.9	185.4	65.3〜85.7	72.1〜93.0
162.6	50.3〜66.2	55.3〜71.2	188.0	67.1〜88.5	74.3〜95.3
165.1	51.7〜68.0	57.2〜73.5	190.5	68.9〜90.7	76.2〜98.0
167.6	53.5〜70.3	59.0〜75.7	193.0	70.8〜93.0	78.5〜100.7
170.2	54.9〜72.6	60.8〜78.0	195.6	72.6〜95.7	80.3〜103.4
172.7	56.7〜74.4	62.6〜80.7	198.1	73.4〜98.0	82.6〜106.1
175.3	58.5〜76.7	64.4〜83.0			

[a] 低い数値は女性（筋量と骨量が少ない）に適用される。
[b] 靴なしで
[c] 着衣なしで

B：1983年，性別の標準体重[d]

	男性				女性		
身長 (cm)	小さい体格の人(kg)	中程度の体格の人(kg)	大きい体格の人(kg)	身長 (cm)	小さい体格の人(kg)	中程度の体格の人(kg)	大きい体格の人(kg)
157.5	58.1〜60.8	59.4〜64.0	62.6〜68.0	147.3	46.3〜50.3	49.4〜54.9	53.5〜59.4
160.0	59.0〜61.7	60.3〜64.9	63.5〜69.4	149.9	46.7〜51.3	50.3〜55.8	54.4〜60.8
162.6	59.9〜62.6	61.2〜65.8	64.4〜70.7	152.4	47.2〜52.2	51.3〜57.2	55.3〜62.1
165.1	60.8〜63.5	62.1〜66.2	64.9〜72.6	154.9	48.1〜53.5	52.2〜58.5	56.7〜63.5
167.6	61.7〜64.4	63.0〜68.5	66.2〜74.4	157.5	48.9〜54.9	53.5〜59.9	58.1〜64.9
170.2	62.6〜65.8	64.4〜69.9	67.6〜76.2	160.0	50.3〜56.2	54.9〜61.2	59.4〜66.7
172.7	63.5〜67.1	65.8〜71.2	68.9〜78.0	162.6	51.7〜57.6	56.2〜62.6	60.8〜68.5
175.3	64.4〜68.5	67.1〜72.6	70.3〜79.8	165.1	53.1〜59.0	57.6〜64.0	62.1〜70.3
177.8	65.3〜69.9	68.5〜73.9	71.7〜81.6	167.6	54.4〜60.3	59.0〜65.3	63.5〜72.1
180.3	66.2〜71.2	69.9〜75.3	73.0〜83.5	170.2	55.8〜61.7	60.3〜66.7	64.9〜73.9
182.9	67.5〜72.6	71.2〜77.1	74.4〜85.3	172.7	57.2〜63.0	61.7〜68.0	66.2〜75.7
185.4	68.9〜74.3	72.6〜78.6	76.2〜87.1	175.3	58.5〜64.4	63.0〜69.4	67.6〜77.1
188.0	70.3〜76.2	73.0〜80.7	78.0〜89.4	177.8	59.9〜65.8	64.4〜70.8	68.9〜78.5
190.5	71.7〜78.0	75.4〜82.6	79.8〜91.6	180.3	61.2〜67.1	65.8〜72.1	70.3〜79.8
193.0	73.5〜79.8	77.6〜84.8	82.1〜93.9	182.9	62.6〜68.5	67.1〜73.5	71.7〜81.2

Metropolitan Life Insurance Company の統計報告書より
[d] 最小の死亡率に基づいた25〜59歳の人の体重。重量はkgで，男性は室内着（2.3 kg），2.5 cmの踵の靴を着用，女性は室内着着用

C：肘幅測定による身長別の体格の決定方法

右腕を身体に垂直に前に伸ばし，肘を90度に曲げ，指先は上に，手のひらは身体から離して（横に向ける）。キャリパーを上腕に沿ってスライドさせて最大の幅を計る。これが**肘幅**である。表はさまざまな身長の中程度の体格の男性，女性の肘幅を示す。肘幅の測定値がこの値よりも低い場合は小さい体格，大きい場合は大きい体格を示す。

男性		女性	
2.5 cmの踵の靴を着用した身長	中程度の体格の肘幅 (cm)	2.5 cmの踵の靴を着用した身長	中程度の体格の肘幅 (cm)
157.5〜160.1	6.4〜7.3	147.3〜149.9	5.7〜6.4
162.6〜170.2	6.7〜7.3	152.4〜160.0	5.7〜6.4
172.7〜180.3	7.0〜7.6	162.6〜170.2	6.0〜6.7
182.9〜190.5	7.0〜7.9	172.7〜180.3	6.0〜6.7
>193.0	7.3〜8.3	>182.9	6.4〜7.0

kgであり，同じ体格の若い男性の体重の平均は85 kgである。すなわち，推奨される体重になるには，このフットボール選手は少なくとも27.5 kgの減量をしなければならない。米国の男性の平均に合わせるならば，彼はさらに3.5 kgの減量をしなければならない。

このアメリカンフットボール選手がこれらのガイドラインに従って減量するならば，彼は間違いなくアメリカンフットボール選手として才能を発揮できず，そ

しておそらく，健康を損ねるであろう．比較的大きい体格の人は実際"過体重"の場合が多いが，体重を減らさなくても体脂肪率は正常範囲に入る．このアメリカンフットボール選手は，体重は平均より31 kgも多いのに，体脂肪率は体重の12.7%と低い（トレーニングしていない若者の平均体脂肪率は15.0%）．

1940年代に，海軍の医師であった **Albert Behnke** は25人のプロアメリカンフットボール選手の身体組成を調べた．身長-体重基準表に基づいた評価で，17人が"過体重"状態で，脂肪過多と誤って判定されたため，軍隊への入隊ができなかった[10]．しかし彼らの身体組成を詳細に調べると，過体重は過剰な筋が原因であり，脂肪が多いわけではないことが明らかになった．このことから，"過体重"とは体重が標準，すなわちそれぞれの身長に対する平均体重よりも多いということだけを意味していることが明白になった．すなわちこの表は，たとえ体重が身長-体重表から得られる"平均"，"理想的"，あるいは"好ましい"値を超えていたとしても，だからといって体重を減らせと命令しているわけではない．特に身体活動の活発な人の身体組成の評価にはもっと適切な方法が必要であり，これについて以下に説明する．

▼BMI：身長と体重の適切な用い方

臨床医や研究者は，体重が"正常かどうか"を評価するのに身長と体重から求められるBMI（body mass index）を用いる．BMIは単に身長と体重に基づいたものより，わずかではあるが体脂肪と関連性がある．加えて，最近の過体重と肥満の分類基準では，BMIと体脂肪率の関係は年齢，性別，民族，人種とは関係しないことになっている．しかし，これは正しくない．例えば，あるBMIレベルでアジア人の体脂肪率は白人より高く，そのため，高脂肪に関係する病気のリスクが高い．最近の研究では，ヒスパニック系米国人女性の体脂肪率はヨーロッパ系米国人女性やアフリカ系米国人女性より高いことを示している[44]．このような特性を考慮しないと，体脂肪率の測定による肥満の判定が誤ってしまう[77,120]．

BMI = 体重（kg）÷（身長〈m〉)^2

図 13-1 下段に示した，簡単に得られるBMI指数は，単に肥満を判定するためではなく，この指数と死亡率との関係（曲線関係）に重要性がある．すなわち，BMIが上昇すると，循環器系の障害，高血圧や脳卒中，2型糖尿病，腎臓病などの病気のリスクが高くなる[22,121,129]．上の図は，BMIが5増加するごとのリスクのレベルを表している．最もリスクの低いのはBMIが20～25であり，最もリスクが高いのはBMIが40を超えている場合である．女性では，21.3～22.1が望ましいBMI範囲であり，男性では21.9～22.4が望ましい．血圧や糖尿病，冠動脈疾患はBMIが27.8（男性），27.3（女性）を超えると発生率が上昇する．

身体活動の活発な人でのBMIの限界

BMIは，身長-体重表のように，バランスのとれた身体の組成あるいは**脂肪の分布**と呼ばれる，必要な脂肪の組成について考慮していない．特に，余分な体脂肪以外の因子，すなわち，骨や筋，運動によって増加した血漿量でさえもBMIの式の分子に影響する．体質的に，あるいは運動の結果，筋量が多く，脂肪が比較的低い人のBMI値は高くなる．そのため，これらの人に対して過脂肪という誤った判断をしかねない．運動を定期的に行っている健康な人には，体脂肪の減少と除脂肪体重の増加が運動に伴って生ずるが，これらは体重やBMIの変化に反映されない[54]．

とりわけ大型のフィールド競技の選手やボディビルダー，ウェイトリフティングの選手，重量級のレスリング選手，プロフットボール選手，特に，オフェンシブ・ディフェンシブラインマンはBMI値から誤って過体重と判断される可能性がある．例えば，元のNFLスーパーボウルチームの7人のディフェンシブラインマンの平均BMIは31.9であり（チームの平均は28.7），これらの選手は明らかに過体重に分類され，死亡率のリスクは中程度と判定される．しかし，ディフェンシブラインマンの体脂肪率は18.0%，チーム平均は12.1%であり，BMIでは脂肪が多いと誤って評価されることになる．

このような体脂肪の判断の誤りは1920～1996年の典型的なNFL選手にもあてはまる．**図13-2**は1920～1996年の名簿に登録されている53,333人の平均BMIを示す．1970年代後半から1990年代まで，男性平均体脂肪率は下がっている（**表13-7**参照）．水中体重測定で得られた体脂肪の数値には，ニューヨーク・ジェッツやワシントン・レッドスキンズ，ニューオーリンズ・セインツ，ダラス・カウボーイズのアメリカンフットボール選手のものが含まれていた．平均では，1960年以降，すべての選手が過体重として分類される（生命保険会社の身長-体重表に基づいて）．1989年までは，ラインバッカー，スキルプレーヤー，ディフェンシブバックのBMIは，病気の発生率の"低い"カテゴリーに入り，一方，オフェンシブラインマンとディフェンシブラインマンは病気の発生率が"中程度"のカテゴリーに入っていた．その後，ラインバッカーのBMIは低から中程度に変わり，一方，オフェンシブラインマンとディフェンシブラインマンは"高い"リスクのカテゴリーに入り，そして1991年以来，そ

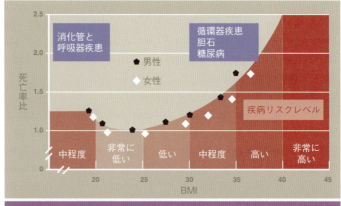

図 13-1 米国がん学会のデータに基づく死亡率と BMI の関係(曲線)。非常に低いから非常に高いまでのリスク分類は,食物摂取量の減少,運動,薬物治療,外科手術などの治療の 1 つを必要とするリスクを表す。(Bray GA. Pathophysiology of obesity. Am J Clin Nutr 1992; 55: 488S. より改変)

	BMI (kg/m²)*												
	19	20	21	22	23	24	25	26	27	28	29	30	35	40
身長(m)	体重(kg)												
1.47	41.0	43.2	45.0	47.3	49.5	51.8	53.6	55.8	58.1	60.3	62.1	64.4	75.2	86.0
1.50	42.3	44.6	46.8	49.1	51.3	53.6	55.8	57.6	59.9	62.1	64.4	66.6	77.9	89.1
1.52	43.7	45.9	48.2	51.5	53.1	55.4	57.6	59.9	63.5	64.4	66.6	68.9	80.6	91.8
1.55	45.0	47.7	50.0	52.2	54.9	57.2	59.4	61.7	64.4	66.6	68.9	71.1	83.3	95.0
1.57	46.8	49.1	51.8	54.0	56.7	59.0	61.2	63.9	66.2	68.9	71.1	73.8	86.0	98.1
1.60	48.2	50.9	53.1	55.8	58.5	60.8	64.8	65.7	68.4	71.1	73.4	76.1	88.7	101.3
1.63	49.5	52.2	54.9	57.6	60.3	63.0	65.3	68.0	70.7	73.4	76.1	78.3	91.8	104.4
1.65	51.3	54.0	56.7	59.4	62.1	64.8	67.5	70.2	72.9	75.6	78.3	81.0	94.5	108.0
1.68	53.1	55.8	58.5	61.2	63.9	66.6	69.8	72.5	75.2	77.9	80.6	83.7	97.2	111.2
1.70	54.5	57.2	60.3	63.0	65.7	68.9	71.6	74.7	77.4	80.1	82.8	86.0	100.4	114.3
1.73	56.3	60.8	63.5	64.8	68.0	71.1	73.8	77.0	79.7	82.8	85.5	88.7	103.5	117.9
1.75	57.6	60.8	63.9	67.1	69.8	72.9	76.1	79.2	81.9	85.1	88.2	91.4	106.2	121.5
1.78	59.4	62.6	65.7	68.9	72.0	75.2	78.3	81.5	84.6	87.8	90.9	93.2	109.4	125.1
1.80	61.2	64.4	67.5	70.7	74.3	77.4	80.6	83.7	86.9	90.0	93.6	96.8	112.5	128.7
1.83	63.0	66.2	69.3	72.9	76.1	79.2	82.4	86.0	89.6	92.7	95.9	99.5	116.1	132.3
1.85	64.8	68.0	71.6	76.4	78.3	81.9	85.1	88.7	91.8	95.4	98.6	102.2	119.3	135.9
1.88	66.6	69.8	73.4	77.0	80.1	83.7	87.3	90.9	94.5	98.1	101.3	104.9	122.4	140.0
1.90	68.4	72.0	75.6	79.2	82.8	86.4	90.0	93.6	97.2	100.8	104.4	108.0	126.0	143.6
1.93	70.2	73.8	77.4	81.0	85.1	88.7	92.3	95.9	99.5	103.5	107.1	110.7	129.2	147.6

*体重と身長の交点から上部に示した BMI (kg/m²) がわかる。

の状況にある。残念ながら,NFL の選手の BMI の最大値(すなわち,オフェンシブラインマンとディフェンシブラインマン)の増加速度は上がり続けている。このような BMI の増加は,健康面から考えて,これらの大型の選手にとってよいことではない。

過体重と肥満の新しい基準

1998 年 6 月 18 日,アメリカ国立衛生研究所(NIH)と国立心臓,肺,血液研究所(National Heart Lung and Blood Institute)によって開催された 24 人の専門家による会議は WHO の単一基準を採択し,成人に対する"過体重"の BMI 区分を 27 から 25 に下げた。図 13-3 は 6 区分(1.52〜1.90 m)の身長に対する肥満の基準値(BMI 30 から判定)を示す。例えば,183 cm,100 kg の男性,168 cm で 84 kg の女性はいずれも BMI が 30 であり,両者ともおよそ 13.5 kg の過体重である。改定された基準では米国人の 64.5% が過体重あるいは肥満のカテゴリーに入り,1994 年の 55.9% から上昇している[50,100,177,194]。米国で初めて,過体重の人(BMI が 25 より大きい)が推奨される体重の人を数で勝った。民族や性別でみると,過体重の人は,明らかに,白人の男性,女性よりも黒人,メキシコ人,キューバ人,プエルトリコ人の男性,女性に多い[49]。第 14 章で,過体重と肥満の全国民的(米国)な広がりについてさらに詳細に説明する。

体重の適切性を判断するのに,以下の BMI に基づく分類を用いる。

正常体重:BMI ≦ 25.0
過体重:25.1〜29.9
肥満:≧ 30.0

BMI の計算例
男性

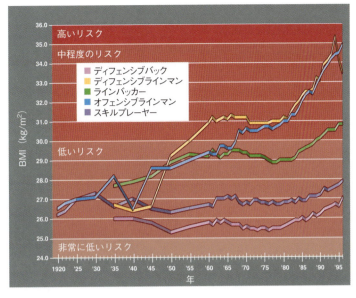

図 13-2　1920〜1996年のすべてのNFL登録選手 (n=53,333) のBMI。区分はオフェンシブラインマン，ディフェンシブラインマン，ラインバッカー，スキルプレーヤー（クォーターバック，レシーバー，バックフィールド），ディフェンシブバックである。色分けした4つの横帯は図13-1のBrayの分類による疾病リスクレベルを表す。1998年の過体重と肥満の識別，評価，治療の米国のガイドラインによると，1980年以降のオフェンシブラインマンとディフェンシブラインマンは肥満に分類される。（データはマサチューセッツ大学 Exercise Science Department の研究〈1996年〉で，K. D. Monahan によって個別に編集されたもの）

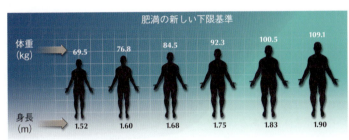

図 13-3　肥満の新しい下限基準。

身長 = 175.3 cm
体重 = 97.1 kg
BMI = $97.1 \div (1.75^3)^2$
BMI = 31.6 kg/m²

この例ではBMIは上限を超えており，この男性は肥満に区分される。

肥満の特異的健康リスク

　1998年6月の国立心臓，肺，血液研究所と国立糖尿病，消化器病，腎臓病研究所 (National Institute of Diabetes, Digestive and Kidney Disease) のガイドラインには，過度の体重と体脂肪が健康障害と関連することから，肥満は顕著な社会的問題であると記載された。肥満児や肥満青年においても耐糖不全と健康障害に関連するQOLの低下の問題がもち上がっている[151,158]。肥満は，米国で予防できる死亡原因の第2位で（1位は喫煙），2000年の肥満に関連する病気にかかる経費は1200億ドルに近づいている。肥満の米国人の25%が1年に1回病院を受診し，1回の受診で60ドルかかるとすると，年8.1億ドル以上の経費がかかることになる。また肥満に起因する年間の死亡数は28万〜32.5万人である[3,22,127]。併存病には，高血圧，高血糖，呼吸不全，喘息や睡眠性無呼吸，精神的問題（うつ，摂食障害を含む），閉経後乳がん，膵臓がん（あるいは他の多様ながん[200]），胆石症を含む消化管疾患，そして総コレステロール値の上昇と高比重リポタンパク質 (HDL) コレステロール値の低下が含まれる。これらのすべては，いかなる体重過剰レベルにおいても，肥満者の病気のリスクを高める。残念ながら，肥満率の上昇が中年女性の冠動脈疾患の減少速度を遅くしている[71]。2つあるいはそれ以上の心疾患リスクファクターを有する肥満者，過体重者は体重を減らすべきである。他のリスクファクターをもたない過体重者は少なくとも，最近のその体重を維持すべきである。中程度の体重減少でも，インスリン感受性を増強し，血液の脂肪組成を改善し，糖尿病ハイリスク者の糖尿病の発生を予防するか遅らせることができる[39,59]。過体重がうっ血性心不全の強力なリスクファクターとなるという疫学的なエビデンスもある[93]。がんのリスクについては，BMIを25未満に維持することで，米国において死亡の原因となる6つのがんのうちの1つが予防され，あるいは毎年9万人のがん死亡

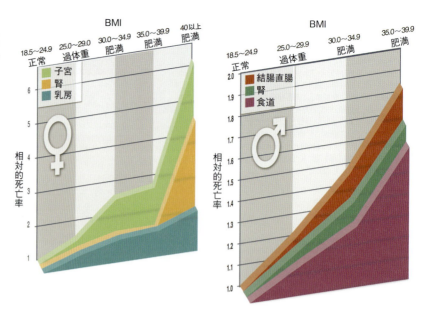

図13-4 男女別の過体重とがんリスク。(Calle EE, et al. Overweight, obesity, and mortality from cancer in a prospectively studied cohort of U.S. adults. N Engl J Med 2003; 348: 1625. より)

が予防されることが報告された[23]。この研究は，これまで最大の規模のものであり，過体重がおそらく，男性ではがん死亡の14％に，女性では20％に関係していると結論した（図13-4）。

運動は肥満の人の病気のリスクを下げる。例えば，過体重ではあるが運動を行っている男性は運動をしていない正常体重やあるいはやせた男性よりも，すべての年齢層で，すべての原因による死亡率が低い[104,105]。このような所見は健康のためにダイエットをするよりも規則的な身体活動を行うことのほうが，過体重の男性，女性の心血管機能を改善することを示唆する。

肥満者は世界中で10億人もいるという最近の疫学データにもかかわらず，体重コントロールについての国の保健リスト優先順位の位置づけは低く，NIHからの基金は他の一般的な疾患に比してはるかに少ない[63,74]。図13-5は肥満関連の医療に対する経済的な負担を示す。1986年の米国の肥満関連費用は563億ドルであり，これは全医療費7150億ドルの7.8％にあたる。1994年までに肥満関連の医療費はおよそ690億ドルあるいは総医療費の1兆ドル強の費用のおよそ10％にまで増大した。さらに5年後，肥満関連医療費は992億ドルに達した。健康維持資源の利用も体脂肪の過剰に比例して増加する[140]。生涯を通して脂肪の少ない身体を維持することは，多様な病気のリスクとこれに伴う経済的負担を明らかに低下させる。

▼病気以外のリスク：成人女性の経済的負担

過体重の女性の経済的負担はきわめて大きく，この負担は年齢とともに増加する。ミシガン大学社会科学研究所の研究者は，1992年と1998年の肥満と非肥満

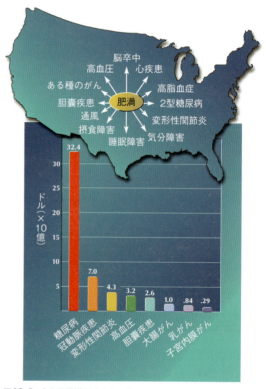

図13-5 主たる肥満関連疾病に対する経費。(Wolf AM, Colditz GA. Current estimates of the economic costs of obesity. Obes Res 1998; 6: 97のデータより改変)

の男性，女性の財産状況を調べた。1992年では，健康状態や婚姻，他の人口統計などの因子を補正した後でも，肥満女性の財産は非肥満女性より40％少なかった。そして1998年には，肥満女性の財産は非肥満女性の財産より60％（135,670ドル）少なくなった。一方男性では，過体重は財産に対して顕著な影響を示さ

なかった。この結果から，魅力的であることが社会的に，男性よりも女性に大きく影響することが推測される。

ヒトの身体組成

身体組成を測定するアプローチの1つは身体を3つの主たる構成成分，すなわち，筋，脂肪，骨に分けることである。Behnkeによって提唱された標準についてみると，測定項目のいくつかに性差があることがわかる（図13-6）。理論上の**標準男性**，**標準女性**を作成するために，多くの市民を対象とした身体測定や軍隊の身体測定から平均を求め，これを標準値とした[9]。

▼標準男性と標準女性

標準男性は標準女性よりも背が高く，体重も重い。標準男性の骨格は重く，筋量は多く，全脂肪量は少ない。脂肪や筋，骨を体重に占めるパーセンテージで表示した場合でも性差が存在する。この差は，とりわけ体脂肪に顕著であり，男性は15%であるのに，女性は27%である。標準とは，男性と女性がこのような組成でなければならないとか，これらが"平均"であるとか，"正常"，"健康体"であることを意味しているわけではない。事実，標準モデルは，多様なアスリートの集団，フィジカルトレーニングプログラムを行っている人，やせている人，肥満の人についての多くの研究から得られるデータの説明や統計的な比較について，便利な標準の枠組み提供している。

▼必須脂肪と貯蔵脂肪

標準モデルでは，体脂肪を2つに分けている。

必須脂肪

体脂肪の1つは**必須脂肪**と呼ばれ，骨髄や心臓，肺，肝臓，脾臓，腎臓，腸管，筋，そして中枢神経の脂肪の多い組織にある。**正常の生理機能にはこれらの脂肪が必須である**。女性では，必須脂肪にはさらに**性特異性必須脂肪**が含まれる。これらの脂肪が代謝エネルギーとなるかどうかはわかっていない。性特異性必須脂肪はおそらく，生物学的に重要な出産とホルモンに関連する機能を担っているのであろう。図13-7は標準女性の体脂肪の分布を示したものである。体重の14～35%の体脂肪量をもつ女性で，5～9%の性特異性必須脂肪のうち，乳房の脂肪は4%以下である[91]。このことは，乳房以外（おそらく身体下部，すなわち，骨盤，殿部，大腿など）に性特異性必須脂肪を備える部位があることを意味している。必須脂肪の量は，そ

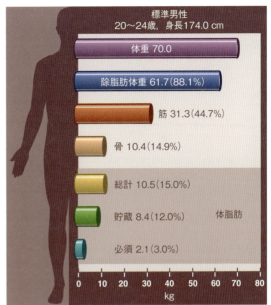

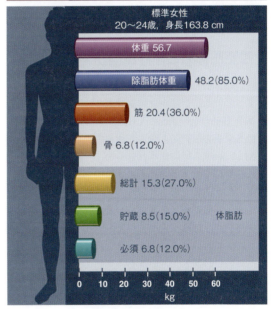

図13-6　Behnkeの標準男性，標準女性の理論的モデル。カッコ内の数値は全体重に占めるパーセンテージを表す。

れ以下では健康を害する危険があり，生物学的にその限界が確立されている。

貯蔵脂肪

もう1つは貯蔵脂肪で，脂肪組織に蓄積されている脂肪である。この栄養（エネルギー）倉庫の構造は，脂肪83%とタンパク質2%，水15%である。貯蔵脂肪は，胸腔や腹腔にあるさまざまな内臓臓器を保護する**内臓脂肪組織**と，さらに大きな部分として，皮膚の下の**皮下脂肪組織**にある。標準男性と標準女性は，同じようなパーセンテージ（男性は体重のおよそ12%，

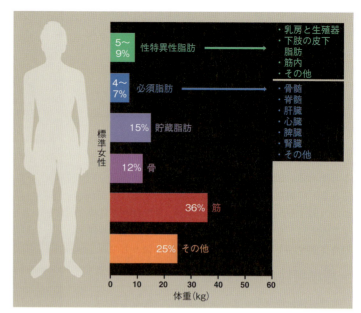

図 13-7　体重が 56.7 kg（身長 163.8 cm），体脂肪率 23.6% の標準女性の体脂肪分布の理論的モデル。(Katch VL, et al. Contribution of breast volume and weight to body fat distribution in females. Am J Phys Anthropol 1980; 53: 93. より)

女性は 15%）で貯蔵脂肪をもっている。

▼除脂肪体重と除貯蔵脂肪体重（男性）

除脂肪体重（fat-free body mass：FFM）は抽出可能なすべての脂肪を除いた体重である。一方，除貯蔵脂肪体重（lean body mass：LBM）は，体重のおよそ 3% に相当する必須脂肪を含んだ体重である。したがって FFM は in vitro で測定されるもので，死体分析に適用されるものであると Behnke は指摘している。一方，LBM は in vivo で得られるものであり，その組成物である水，有機物質，ミネラルの量は，成長した後は生涯を通して，ほぼ一定の値をとる。正常な水分量の健康な成人において，FFM と LBM は骨髄や脳，脊髄，内部臓器に貯蔵されている必須脂肪の分だけ違った値になる。したがって，LBM の計算はわずかな量の必須脂肪を含み，一方，FFM は全脂肪を除いた計算になる（FFM＝体重－脂肪量）。

図 13-6 は男性の LBM と女性の最小体重が主に必須脂肪（女性ではこれに性特異性脂肪が加わる），筋，水，そして骨から構成されていることを示している。体重の 12% の貯蔵脂肪と 3% の必須脂肪をもつ標準男性の体密度は 1.070 g/cm³ であり，FFM 密度は 1.094 g/cm³ である。標準男性の総脂肪量が 15.0%（貯蔵と必須脂肪）であるならば，理論上の脂肪を除いた身体の密度は最大（上限）1.100 g/cm³ になる。

除脂肪体重の上限値

アスリートの FFM は競馬の騎手の 48.1 kg からアメリカンフットボールのオフェンシブラインマンや砲丸投の選手の 100 kg まで，スポーツによってかなりの違いがある。日本の相撲の力士の FFM の平均は 109 kg である。力士は，体重が 159 kg のアメリカンフットボールのプロ選手とともに，世界で最大のアスリートである。この重さの選手の体脂肪率が 15% 未満であるとは考えにくい。体脂肪率 15% であるならば，159 kg の選手の FFM は 135 kg である。しかし，実際には，159 kg の体重のアメリカンフットボール選手は 20～25% の体脂肪をもっている。20% の体脂肪率で，FFM は 127 kg になる。これは確かに，身体組成を測定するためのこれまでの水中体重測定で得られた最高値である。しかしこの値は実証されたものではなく，理論的なものである。きわめて大きな，体重 138.3 kg，身長 210.8 cm のバスケットボール選手でも，体脂肪は 10% 以下，あるいは脂肪重量は 13.8 kg，FFM は 114.2 kg にはならないだろう。この FFM は，この体格のアスリートに対する上限値の意味合いが強いように思われる。

アスリートの FFM の上限値についてのさらなる情報を得るために，我々の研究室の 25 年以上にわたる水中体重測定で得られた身体組成データを調査した。その結果，35 人のアスリートの FFM が 100 kg を超えており，その中の上位 5 人の FFM は，114.3 kg, 109.7 kg, 108.4 kg, 107.6 kg, 105.6 kg であった。上位 3 人の FFM は 2 つの値，すなわち，1969～1971 年のアメリカンフットボールのディフェンシブラインマンの 106.5 kg[9] と他の重量スポーツのアスリート[43]の FFM を超えていた。

きわめて大型のアスリートの身体組成についてのより多くのデータが手に入るまで，これまで報告された相撲の力士の FFM 値 121.3 kg が最大である[98]。し

がって今のところ，この値がアスリートのFFM値の上限値である．最近の調査によると，女性のFFMの最大値は80 kgである[1]．

▼除脂肪体重の最小基準

体重がそれ以下では健康や生理機能を害することになる，体重の生物学的な必要最小値が存在する．

男性

男性の体脂肪の下限値を求めるために，体重から貯蔵脂肪を差し引く（LBM）．標準男性で考えると，LBM（61.7 kg）はおよそ3%（2.1 kg）の必須脂肪を含んでいる．必須脂肪がこれ以下になると，正常の生理機能やさまざまな運動能力に障害が生じる．

低体脂肪値は世界クラスの持久系運動の男性アスリートや熱心な兵役反対論者（彼らは自発的な長期間の半飢餓によって体脂肪貯蔵を減少させる）にみられる[94]．マラソン選手の体脂肪レベルは体重の1〜8%であり，これはおそらく，選手のこのスポーツへ適合した体質と長距離走行の厳しいトレーニングの結果を反映しているのであろう．低い体脂肪レベルは荷重運動に対するエネルギーコストを減少させる．すなわち，体脂肪が少ないことで，運動中に生じた代謝熱を効果的に排出することができる．

表13-2は，"低脂肪"と"過体重"と分類されたプロアスリートの体格と身体組成を示す．これらのグループ間には，体格，体脂肪率，FFM，筋/脂肪比，そしてさまざまな周囲寸法において著明な違いがある．アメリカンフットボールにおけるディフェンシブバックとオフェンシブバックは標準男性（あるいは他の非アスリート）に比較して"低脂肪"である．一方，ラインマンと砲丸投選手は彼らの身長に対して，明らかに"過体重"である．単位身長あたりの体重は非アスリート男性の90%台である．

女性

標準男性の下限体重に含まれる必須脂肪が3%であるのとは対照的に，標準女性の下限体重にはおよそ12%の必須脂肪が含まれる．この理論的な下限値は**最小体重**と呼ばれ，標準女性において48.5 kgである．一般的に，最も脂肪の少ない女性でも，体脂肪は10〜12%以下にはならない．この値は，おそらくほとんどの女性の健康に必要な脂肪量の最小値であろう．12%の必須脂肪をもつ女性におけるBehnkeの理論的な最小体重は，内容的に3%の必須脂肪をもつ男性の除貯蔵脂肪体重に相当する．

低体重とやせ 低体重とやせという言葉は，時々，異なる身体状態を意味する．我々の研究室では明らかに

表13-2 低体脂肪のプロフットボール選手と過体重のプロフットボールのオフェンシブ・ディフェンシブライマンと砲丸投選手の体格と身体組成

項目	4人のディフェンシブバック（最優秀選手）				オフェンシブバック（最優秀選手）(n = 1)	ディフェンシブラインマン（ダラス・カウボーイズ）1977年 (n = 510)	オフェンシブラインマン（ダラス・カウボーイズ）1977年 (n = 5)	砲丸投選手（オリンピック選手）(n = 13)
	1	2	3	4				
年齢（歳）	27.1	30.2	29.4	24.0	32	31	29	24
身長（cm）	184.7	181.9	187.2	181.5	184.7	193.8	197.6	187.0
体重（kg）	87.9	87.1	88.4	88.9	90.6	116.0	116.5	112.3
体脂肪率（%）	3.9	3.8	3.8	2.5	1.4	18.6	13.2	14.8
体脂肪重量（kg）	3.4	3.3	3.4	2.2	1.3	21.6	15.4	16.6
除脂肪体重（kg）	84.5	83.8	85.0	86.7	89.3	94.4	101.1	95.7
除脂肪/脂肪比	24.85	25.39	25.00	39.41	68.69	4.37	6.57	5.77
周囲寸法（cm）								
肩	122.1	119.0	120.5	117.2	121.8	129.5	122.5	133.3
胸	101.6	101.0	99.5	107.5	102.0	116.5	109.9	118.5
腹部	81.8	85.5	81.0	82.6	81.7	102.0	97.0	100.3
殿部	98.0	99.0	101.9	102.0	96.5	112.8	111.5	112.3
大腿	61.0	61.0	58.5	64.0	63.2	66.2	69.3	69.4
膝	39.5	41.3	41.1	38.0	41.0	44.8	45.8	42.9
ふくらはぎ	37.6	38.8	38.8	37.8	41.3	43.5	42.4	43.6
足首	21.8	23.1	23.5	22.4	22.7	25.8	25.7	24.7
前腕	31.8	29.1	31.1	31.8	33.5	33.5	34.8	33.7
上腕二頭筋	38.0	35.8	37.1	37.7	40.4	41.5	41.7	42.2
手首	18.5	17.2	17.4	17.5	18.0	19.3	19.3	18.9

Katch FI, Katch VL. The body composition profile: techniques of measurement and applications. Clin Sports Med 1984; 3: 30, より

"やせている"女性の骨格の特質に焦点を当てて研究してきた[90]。最初に主観的にやせあるいは"やせこけた"とみえる女性を対象として選んだ。対象者は 26 人で，その後，彼女たちは，皮脂厚（皮下脂肪の厚さ），周囲寸法，骨径，水中体重測定による体脂肪率，FFM を含む徹底的な身体測定を受けた。

予想に反して，女性たちの体脂肪率の平均は 18.2% であり，若い標準的女性の平均値である 25〜27% よりもわずか 7% 低いだけであった。もう 1 つの注目すべき所見は，26 人のやせと思われる女性と，174 人の体脂肪率が平均 25.6% の体脂肪の女性，31 人の体脂肪率が平均 31.4% の女性の 3 グループを比較すると，4 つの体幹部（肩，胸，腹部，殿部）と四肢の骨の径は同じであった。したがって，やせてみえる女性は骨格が小さいわけでも，体脂肪が低いわけでもない。

脂肪の少ない身体，運動，月経不順：体重に関する特異な視点

1967 年の職業モデルの体重は米国の平均女性よりも 8% 少ないだけであったが，今日では 23% も低い。第 15 章で説明するように，摂食障害と非現実的に低い体重目標がすべての年齢層の女性の間で一般的になってきており，特に，アスリートにとっては，過度に脂肪の少ない身体をつくることが，成功する（勝利する）ための "必要条件" となってきている。

身体活動の活発な女性，特に，長距離走，ボディビルディング，フィギュアスケート，飛び込み，バレエダンス，体操のような，"軽量"であることが有利な競技，あるいは "外観" を競う競技の選手には月経の始まりが遅れたり（16 歳以降），月経不順（月経過少），あるいは完全な月経の停止（無月経）の生じる可能性が高い[30,187]。無月経は，出産年齢にある女性の 2〜5% に発生するが，アスリートでは 10〜15% に発生し，ある種の競技では最高 40% にもなっている。1 つのグループとしてみて，バレエダンサーは特に体脂肪が少なく，同じ年齢のバレエダンサー以外の女性に比べて，月経異常，摂食障害，初潮の平均年齢がより高い，などの発生率が高い[55,190]。持久系スポーツの女性アスリートの 1/3〜1/2 は月経不順を経験している。月経不順や月経機能の欠如は閉経前の女性の骨喪失や，さまざまな運動での筋骨格系の障害リスクを増す[7,60]。

高レベルで慢性的な身体ストレスは視床下部-下垂体-副腎系（月経機能を変化させる性腺刺激ホルモン分泌ホルモンの分泌を調整する）の機能を崩壊させる（**運動ストレス理論**）。身体は，高い身体ストレスと妊娠を維持するためのエネルギー貯蔵の不足を感知し，このような場合は排卵が停止する，という説が広く受け入れられている（**エネルギー有用性あるいはエネルギー流失説**）。月経の始まりには，少なくとも 17% の体脂肪が必要であり，また，正常な月経サイクルを維持するためには，22% の体脂肪レベルが必要である，と研究者は主張する[55,56]。その理由は，これらのレベル以下の脂肪率では月経に影響するホルモン異常や代謝異常が生じ，それが月経に影響するからである。動物を用いた研究で，体脂肪レベルと食欲の調節（第 14 章参照）に深く関与し，初潮を引き起こす基本的な化学シグナルとしてレプチンが同定された[28,170]。このように，性的な成熟の始まり（そしておそらく，適切な性機能の維持）と貯蔵脂肪の量によって表される貯蔵エネルギーのレベルの間に関連性があると思われる。

▼低い体脂肪率だけが重要な要因ではない

筋と脂肪の比率は，おそらく，アンドロゲンをエストロゲンに変える末梢の脂肪の役割を通して，あるいは，脂肪組織におけるレプチン生成を通して，正常の月経機能に重要な役割を演ずる。身体活動の活発な多くの女性の体脂肪率は考えられる限界レベルである 17% 以下になっているが，正常な月経周期をもち，高いレベルの生理機能，運動機能をもっている。逆に，何人かの無月経のアスリートの体脂肪レベルは平均的である。我々はいずれも体脂肪率が 20% 以下の 30 人のアスリートと 30 人の非アスリートの月経周期を調べた[88]。アスリート 4 人と非アスリートの 3 人が 11〜15% の体脂肪率で，月経周期が規則的であった。一方，7 人のアスリートと 2 人の非アスリートは，不規則な月経周期か無月経であった。全体で，14 人のアスリートと 21 人の非アスリートの月経周期が規則的であった。これらのデータから，正常な月経周期には 17〜22% の臨界的な体脂肪率は必要ないといえる。

月経異常の重要な原因は，身体的，栄養学的，遺伝的，ホルモン性，脂肪分布，心理社会学的，そして環境の因子の複合的な相互作用である[72,112,204]。身体活動の活発な女性では，高強度の運動をすることが反生殖作用をもつ一連のホルモンの分泌を促す。例えば，高強度のまたは長時間持続する運動に伴うコルチゾールや他のストレス関連ホルモンの分泌は，視床下部-下垂体-副腎系への刺激が正常の卵巣機能に影響することを示唆する[33,114]。規則的な高強度の運動が，正常な月経を撹乱するのに十分な累積的なホルモン効果をつくり出すかどうかはわかっていない。この点に関しては，無月経の若いバレエダンサーに障害が起こり，彼女たちが練習できなくなると，たとえ体重がそのままであっても，正常な月経が再開する[190]。身体活動の活

発な女性に影響する生殖内分泌不全に対する主要な疾病素質には，苛酷なトレーニングによるエネルギー欠乏や栄養の不適切性が含まれている[19,30,113,150]。エネルギーバランスを維持すべく適切な栄養を摂取することは，トレーニングの量や質を落とさなくても，アスリートの無月経を予防あるいは無月経から回復させてくれる。この"エネルギー欠乏説"の支持者は，運動によって生じる負のエネルギーバランスが生殖系に有害な影響を及ぼすのであって，運動自体は生殖系に影響しないと考えている[112,197]。おそらく，13～17%の体脂肪率は正常な月経機能に必要な最少脂肪レベルであろう。持続的な無月経の生殖系に及ぼす影響についてはわかっていない。婦人科/内分泌学者は月経異常や正常なサイクルの中止を診断する必要がある。というのは，これらが下垂体あるいは甲状腺の機能異常や未熟な閉経を反映するからである[6,111,157]。我々が第2章で指摘したように，長期間持続した月経異常は骨量を著明に減少させ，それは月経が再開するまで回復しない。

身体組成を測る実験室での共通の方法

ヒトの脂肪量や非脂肪組織の量を測るには，2つの一般的な方法がある。

1. 直接測定法：動物の死骸やヒトの死体の化学分析による。
2. 間接測定法：水中体重測定，単純な身体測定，あるいは他の測定法による。

▼直接測定法

文字どおり，身体を化学溶液に入れて溶かし脂肪と非脂肪の量を測定する。他の方法は，脂肪，無脂肪の脂肪組織，筋，骨の物理的な分離を含む。このような方法を用いた研究は，動物ではいくつかみられるが，ヒトにおいてはほとんどない[52,123]。これらの研究は時間がかかり，特別な研究室での装置を必要とし，さらに，研究用に死体を得ることの倫理的な問題や法律上の問題がある。

身体組成の直接測定法は，全脂肪量には相当な違いがあるものの，骨格量や筋，脂肪組織の組成は比較的一定である。これらの組織の一定性から，研究者は身体の脂肪のパーセンテージを予測する数式を考え出すことができる。

▼間接測定法

身体組成を調べる数多くの間接的方法がある。その1つは，アルキメデスの原理を応用した水中体重測定（デンシトメトリー）を行うものである。この方法は体比重（体容積に対する体重比）から体脂肪のパーセンテージを算出する。体脂肪を測定する他の方法には，皮脂厚（皮下脂肪の厚さ）や周囲寸法の測定，X線，身体の電導性あるいは電気抵抗，近赤外分光測定，超音波，CT，二重エネルギーX線吸収測定法，プレチスモグラフィー，MRIが用いられる。

水中体重測定（アルキメデスの原理）

ギリシャの数学者で発明家のアルキメデス（BC 287～212）は，近年ヒトの身体組成の測定に応用されるようになった基本的原理を発見した。当時の巡回学者はその発見の物語を次のように伝えた。

> シラクサのヒエロン王は，純金でつくるように命じてできあがった王冠に，銀が混じっているのではないかと疑った。そこで王はアルキメデスに，王冠を壊さないで，それが純金かどうかを調べる方法を考えることを命じた。アルキメデスは数週間も考え続けたがその方法をみつけることができなかった。しかしある日，湯で満杯となった風呂に入ったときに，湯が溢れ出たのをみて，閃いた。アルキメデスはすぐに風呂から飛び出して，"ユーレカ，ユーレカ（やった！ やった！），私は王様の冠の疑問を解く方法をみつけたぞ！"と叫びながらシラクサの街を裸で走り回った。

アルキメデスは，金のような物質は重さと比例した体積をもっている（金の重さは容積に比例する）ことを導き出した。そして不正形の物体の体積は，物体を水中に沈ませ，流れ出す水の量を測ることでわかると考えた。アルキメデスは王冠と，王冠と同じ重量をもっている純金と純銀のランプをそれぞれ水に入れて，溢れる水の量を調べた。そして王冠で溢れた水は，純金のランプよりも多く，純銀のランプよりも少ないことがわかった。このことは，王様が疑ったように，王冠は金と銀の合金であることを意味していた。

基本的に，アルキメデスは王冠の比重（王冠の体積と同じ体積の水の重量比）を測定し，金と銀の比重と比較した。アルキメデスはおそらく，水の中にある，あるいは水に浮いている物体は，その物体と置換された（置き換わった）水の量と同じ重さの浮力によって

CASE STUDY
健康，運動と栄養 13-1

BMI から体脂肪率（%）をどのように予測するか

BMI は体重を身長の 2 乗で割ったものであり（kg/m²），25 以上は過体重，30 以上は肥満と判定される。ただし，正常の下限値である 18.5 も気にかけておく必要がある。BMI のガイドラインは，肥満が罹患率と死亡率に密接に関係することに基づいている。BMI から体脂肪率（%）を予測する式がいくつかあり，それらは BMI 単独よりも罹患率や死亡率のよい指標となる。

変数

以下の変数を用いることで，BMI から体脂肪率（%）を予測できる：
- 1.00 ÷ BMI
- 年齢（歳）
- 性：男性，女性
- 人種：白人，アフリカ系米国人，アジア人

式

以下の式を用いて体脂肪率（%）を予測する。

体脂肪率（%）
 = 63.7 − 864 ×（1.00 ÷ BMI）− 12.1 × 性
 + 0.12 × 年齢 + 129 × アジア人 ×（1.00
 ÷ BMI）− 0.091 × アジア人 × 年齢 − 0.030
 × アフリカ系米国人 × 年齢

ここで，男性は 1，女性は 0，アジア人は 1，アフリカ系米国人は 0，年齢は歳，BMI = 体重(kg)/身長(m)²。

事例

事例 1．アフリカ系米国人，男性，30 歳，BMI = 25

体脂肪率（%）
 = 63.7 − {864 ×（1.00 ÷ BMI）} − (12.1 × 性)
 + (0.12 × 年齢) + (129 × アジア人) ×（1.00
 ÷ BMI）− (0.091 × アジア人 × 年齢) − (0.030
 × アフリカ系米国人 × 年齢)
 = 63.7 − (864 × 0.04) − (12.1 × 1) + (0.12
 × 30) + (129 × 0 × 0.04) − (0.091 × 0
 × 30) − (0.030 × 1 × 30)
 = 63.7 − (34.56) − (12.1) + (3.6) + (0) − (0)
 − (0.9)
 = 19.7%

事例 2．アジア人，女性，50 歳，BMI = 30

体脂肪率（%）
 = 63.7 − {864 ×（1.00 ÷ BMI）} − (12.1 × 性)
 + (0.12 × 年齢) + (129 × アジア人) ×（1.00
 ÷ BMI）− (0.091 × アジア人 × 年齢) − (0.030
 × アフリカ系米国人 × 年齢)
 = 63.7 − (864 × 0.0333) − (12.1 × 0) + (0.12
 × 50) + (129 × 1 × 0.0333) − (0.091 × 1
 × 50) − (0.030 × 0 × 50)
 = 63.7 − (28.80) − (0) + (6.0) + (4.295)
 − (4.55) − (0)
 = 40.7%

事例 3．アジア人，男性，70 歳，BMI = 28

体脂肪率（%）
 = 63.7 − {864 ×（1.00 ÷ BMI）} − (12.1 × 性)
 + (0.12 × 年齢) + (129 × アジア人) ×（1.00
 ÷ BMI）− (0.091 × アジア人 × 年齢) − (0.030
 × アフリカ系米国人 × 年齢)
 = 63.7 − (864 × 0.03571) − (12.1 × 1) + (0.12
 × 70) + (129 × 1 × 0.03571) − (0.091 × 1
 × 70) − (0.030 × 0 × 70)
 = 63.7 − (30.853) − (12.1) + (8.4) + (4.61)
 − (6.37) − (0)
 = 25.5%

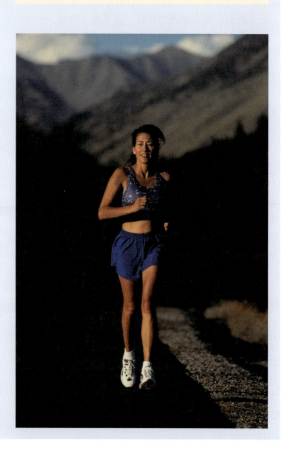

事例4．白人，男性，55歳，BMI ＝ 24.5

体脂肪率（％）
 ＝ 63.7 －｛864 ×（1.00 ÷ BMI）｝－（12.1 × 性）
  ＋（0.12 × 年齢）＋（129 × アジア人）×（1.00
  ÷ BMI）－（0.091 × アジア人 × 年齢）－（0.030
  × アフリカ系米国人 × 年齢）
 ＝ 63.7 －（864 × 0.0408）－（12.1 × 1）＋（0.12
  × 55）＋（129 × 0 × 0.0408）－（0.091 × 0
  × 55）－（0.030 × 0 × 55）
 ＝ 63.7 －（35.25）－（12.1）＋（6.6）＋（0）－（0）
  －（0）
 ＝ 22.9％

正確性

上の式を用いて予測された体脂肪率（％）と測定された体脂肪率（％，体脂肪を測定する4コンパートメントモデルを用いて）の相関係数 r ＝ 0.89，標準誤差± 3.9％，である。この値は，皮脂厚や周囲寸法からの体脂肪予測式で得られる値の相関係数よりも大きい（相関性が高い）。

BMI 値と予測体脂肪率（％）

表1は異なる BMI 値での，人種別，性別の予測体脂肪率（％）を示す。これらのデータは BMI に基づいた健康的な体脂肪率（％）のあり方について，新たなガイドライン作成の手がかりを提供する。

表1 BMI の健康的体重ガイドラインのための，性別，人種別の予測体脂肪率（％）

年齢，BMI	女性			男性		
	アフリカ系米国人	アジア人	白人	アフリカ系米国人	アジア人	白人
20〜39歳						
BMI ＜ 18.5	20％	25％	21％	8％	13％	8％
BMI ≧ 25	32％	35％	33％	20％	23％	21％
BMI ≧ 30	38％	40％	39％	26％	28％	26％
40〜59歳						
BMI ＜ 18.5	21％	25％	23％	23％	13％	11％
BMI ≧ 25	34％	36％	35％	35％	24％	23％
BMI ≧ 30	39％	41％	42％	41％	29％	29％
60〜79歳						
BMI ＜ 18.5	23％	26％	25％	11％	14％	13％
BMI ≧ 25	35％	36％	38％	23％	24％	25％
BMI ≧ 30	41％	41％	43％	29％	29％	31％

Gallagher D, Heymsfield SB, et. al. Healthy percentage body fat ranges: an approach for developing guidelines based on body mass index. Am J Clin Nutr 2000; 72: 694-701. より

浮き上がることを理解した。この浮力は下向きの重力に抗して水中の物体をもち上げる力となる。したがって，物体は水の中では重さを失う。水の中で物体の失う重量はそれが置換した水の体積の重量と等しいので，比重は，空中での重さを水の中で失った重量で割ったものとみなされる。水中で失った重量は空気中の重量から水中での重量を引いたものである。

比重 ＝ 空気中での重量 ÷ 水中で失った重量

現実の問題として，王冠は空気中では2.27 kg で，水中では0.13 kg 少なくなった（水中では2.14 kg）（図13-8）。王冠の重さ（2.27 kg）をそれが水中で失った重量（0.13 kg）で割ると，結果は17.5となり，これが王冠の比重である。金の比重は19.3であるので，この王冠は純金製ではない。そう，これで我々もまた，"ユーレカ！ 王冠は偽物だ！"と結論できる。アルキメデスが発見した物理的な原理を適用して我々は，身体の体積を測定するのに，沈水または液体の密度測定を用いることができる。体重を体積で割ることで身体の密度がわかり（密度 ＝ 重さ ÷ 体積），そしてこれから，体脂肪率の計算が可能となる。

▼体密度の計算

理解しやすくするために，50 kg の人が水に入った（沈水）ときに2 kg になると考えてみよう。アルキメデスの原理によって，水中で失った48 kg の重量は人体と置換された水の量と同じである。我々はさまざまな温度下での水の密度を知っているので，置換された水の量を簡単に計算することができる。例えば，4℃では1 g の水 ＝ 1 cm^3 であり，48 kg の水は48 L，または，48,000 cm^3 になる。したがって，もし4℃の冷たい水の中での測定なら比重の補正は必要ない。しか

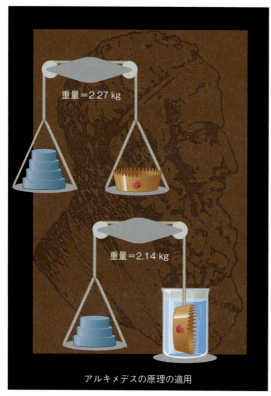

図 13-8 王冠の体積と比重を測ったアルキメデスの浮力の原理。

し実際は，測定にはもっと温かい水を用いるので，その温度での適正な密度を使用する。この人の密度は，重量体積で計算すると $50,000\,g \div 48,000\,cm^3 = 1.0417\,g/cm^3$ となる。次のステップでは体脂肪率（パーセンテージ）と，脂肪量，除脂肪組織量を求める。

▼体脂肪のパーセンテージ，脂肪量，除脂肪組織量の測定

体密度がわかると，式を使って体脂肪率を求めることができる。この式は，脂肪（脂肪細胞と他の体組織から抽出できるすべての脂肪）と FFM（残りの非脂肪組織，水を含む）の密度は一定である（脂肪組織 0.90 g/cm^3，非脂肪組織 $1.10\,g/cm^3$）という前提から導かれた。この前提は全脂肪量と骨や筋の非脂肪組成の割合が大きく違っていても成り立つ。なお FFM 組織の密度は，37℃で水 $0.9937\,g/cm^3$（FFM の 73.8%），ミネラル $3.038\,g/cm^3$（FFM の 6.8%），タンパク質 $1.340\,g/cm^3$（FFM の 19.4%）である。以下の式はバークレーの科学者 William Siri によって導かれたもので，この式から体脂肪率（パーセンテージ）を求めることができる。

Siri の式：
　体脂肪率（パーセンテージ）＝ 495 ÷ 体密度 － 450

体密度 $1.0417\,g/cm^3$ を代入して，先に例とした人の体脂肪率を求めると，

　体脂肪率 ＝ 495 ÷ 1.0417 － 450
　　　　　 ＝ 25.2

これから体脂肪の量は，

　脂肪量（kg）＝ 体重（kg）×［体脂肪率 ÷ 100］
　　　　　　　＝ 50 kg × 0.252
　　　　　　　＝ 12.6

FFM は体脂肪の量を体重から差し引くことによって得られる。

　FFM（kg）＝ 体重（kg）－ 脂肪量（kg）
　　　　　　＝ 50 kg － 12.6 kg
　　　　　　＝ 37.4

この例では，体重 50 kg の 25.2% または 12.6 kg が脂肪であり，残りの 37.4 kg が FFM である。

この方法の限界

一般化された非脂肪（$1.10\,g/cm^3$）と脂肪（$0.90\,g/cm^3$）の密度はそれぞれ若年者と中年者の平均である。しかし，特に FFM の密度と化学的な組成は個人によって異なり，また集団によっても異なる。このような違いから，体密度を用いて予測される体脂肪率の正確性が問題となる。より具体的にみると，黒人（$1.113\,g/cm^3$）やヒスパニック（$1.105\,g/cm^3$）の FFM の密度の平均値は白人（$1.100\,g/cm^3$）よりも明らかに大きい[61,134,149,163,172]。この結果，この式を用いて黒人やヒスパニックの人が体密度から身体組成を計算しようとすると，FFM が"過剰"に出てしまい，体脂肪率が"過小"となってしまう[35,41]。そこで黒人に対しては，以下の Siri の補正式が用いられる[186]。

黒人に対する Siri の補正式：
　体脂肪率 ＝［(4.858 ÷ 体密度) － 4.394］× 100

成長期にある子どもや高齢者に，脂肪と非脂肪の一定の密度の値を適用することもまた，彼らの身体組成について誤った結果を生んでしまう[109]。例えば，成長期には FFM の中の水とミネラルの含有量は変わり続け，また加齢とともに脱ミネラルである骨粗しょう症が発生することがよく知られている。骨密度の低下により幼い子どもや高齢者の除脂肪組織の密度は低下し，一定値である $1.10\,g/cm^3$ よりも低くなり，このため，体脂肪は過大に計算されてしまう。小児期や青年

期にある少年，少女の体脂肪率を予測するのに研究者は補正式をつくった（表13-3）。除脂肪成分の変化は高度のトレーニングを行っているアマチュアやプロのアメリカンフットボール選手や，長距離選手，ボディビルダーにも生じ，全密度からの体脂肪率の評価を誤らせてしまう（下記参照）。

筋が大きく発達している人に対する補正 長期間のレジスタンストレーニングはFFMの密度を変え，そのため体密度から測定する体脂肪率は実際とは違ったものになる[126]。筋のよく発達した白人男性のウェイトリフティング選手のグループと，対照としてトレーニングをしていない人のグループで，体密度，水分量，骨ミネラル含量を測定した。2つのグループの比較には，2コンパートメントモデルを用いた（Siriの式を用いて推量された脂肪組織と非脂肪組織の密度）体脂肪率と，体脂肪と水，ミネラル，タンパク質含有量とそれらの密度を用いた4コンパートメントモデルを用いた体脂肪率が含まれていた。2コンパートメントモデルを用いたSiriの式から得られた体脂肪率は，4コンパートメントモデルを用いて得られたものよりもウェイトリフティング選手で明らかに高い値を示したが，トレーニングをしていない対照者では違わなかった。この矛盾は，4コンパートメントモデルでは，ウェイトリフティング選手のFFMがトレーニングをしていない対照者よりも低い（$1.089\ g/cm^3$対$1.099\ g/cm^3$）ということで説明できる。これは，レジスタンストレーニングをしている人のFFMが，水の割合がより大きく，ミネラルとタンパク質の割合がより少ない組成であることによる。そのため，Siriの式は彼らの体脂肪率を過大評価してしまった。

規則的なウェイトリフティングは，骨量の変化とは比例しないで，筋を増量させる。そのため，彼らのFFMの密度（$1.066\ g/cm^3$，37℃）はSiriの式で用いられた$1.10\ g/cm^3$より低くなる。このため骨量に対して不釣合いな筋量の増加はFFMの密度を$1.10\ g/cm^3$以下に低下させ，Siriの式によって得られる体脂肪率を過大に評価させることになる。

そこで，レジスタンストレーニングを行う白人男性の体脂肪率をより正確に評価するために，研究者はFFMと脂肪の密度をそれぞれ$1.089\ g/cm^3$，$0.9007\ g/cm^3$に改変し，Siriの式を以下のように修正することを推奨している。

> レジスタンストレーニングを行う白人男性に対する修正：
> 体脂肪率 ＝ 521 ÷ 体密度 － 478

▼水中体重測定法による身体の体積測定

水中体重測定法はアルキメデスの原理を用いて身体の体積を測定するものである。身体の体積は大気中で測定された体重（M_a）と水中で（全身を水中に入れて）測定された身体の重量（W_w）の違いから算出される。ここで，"重量"という用語を用いることは正しい。というのは，本来の体重は水中でも変わらないからである［訳注：しかしここでは，水中体重と表記する］。身体の体積は，水中で失った重量を水温で補正した水の比重で換算した体積に等しい。

図13-9に，水中体重測定の方法を示す。まず大気中で，被検者の体重を±50gの誤差範囲で精密に測定する。次に，被検者が水の表面に浮き上がることを予防するために，潜水ベルトを腰に締める。そして，頭を水から出して椅子に座る。頭を水中に押し沈める間に，被検者は努力性の最大呼出を行う。水中での重量（潜水ベルトと椅子の重量を差し引く）を測定する間，数秒間，呼吸を停止する。信頼できる水中の体重量を得るために，この測定を8～12回繰り返す。身体の体積の計算には，水中体重測定の直前，中，直後に測定された努力性の最大呼気の後に肺に残っている空気（残気量）の浮力の影響を差し引く必要がある。肺の中の空気は浮力を生じるので，残気量を考慮しないで算出すると体密度は低くなる。すなわち残気量を考慮しないで得られる体密度を用いて体脂肪率を求めると，被検者を実際より"太った（脂肪の多い）"人にしてしまう。

▼計算の例

2人のプロアメリカンフットボール選手，オフェン

表13-3 年齢および性別の特異的変換定数を用いた体密度（BD）からの体脂肪率（％）の算定。変換定数は，子どもの成長に伴う除脂肪体重密度の変化を調べるために用いる

年齢（歳）	男子	女子
7～9	体脂肪率(%) ＝ (5.38/BD － 4.97) × 100	体脂肪率(%) ＝ (5.43/BD － 5.03) × 100
9～11	体脂肪率(%) ＝ (5.30/BD － 4.89) × 100	体脂肪率(%) ＝ (5.35/BD － 4.95) × 100
11～13	体脂肪率(%) ＝ (5.23/BD － 4.81) × 100	体脂肪率(%) ＝ (5.25/BD － 4.84) × 100
13～15	体脂肪率(%) ＝ (5.08/BD － 4.64) × 100	体脂肪率(%) ＝ (5.12/BD － 4.69) × 100
15～17	体脂肪率(%) ＝ (5.03/BD － 4.59) × 100	体脂肪率(%) ＝ (5.07/BD － 4.64) × 100

Lohman T. Applicability of body composition techniques and constants for children and youth. Exerc Sports Sci Rev 1986; 14: 325. より

シブガードとクォーターバックの体密度，体脂肪率，脂肪重量，FFM を測定するためのデータを示す。

	オフェンシブガード	クォーターバック
体重	110 kg	85 kg
水中体重	3.5 kg	5.0 kg
残気量	1.2 L	1.0 L
水温の補正値	0.996	0.996

水中での喪失重量は身体の体積と等しい。したがって，オフェンシブガードの体積は 110 kg − 3.5 kg = 106.5 kg，または 106.5 L，クォーターバックの体積は 85 kg − 5.0 kg = 80.0 kg，または 80 L となる。体積を水温の補正値 0.996 で割ると体積はいくらか増加する（オフェンシブガード 106.9 L，クォーターバック 80.3 L）。残気量を差し引くことにより，オフェンシブガードの体積は 106.9 L − 1.2 L = 105.7 L，クォーターバックの体積は 80.3 L − 1.0 L = 79.3 L になる。

体密度は，重量÷体積で算出される。したがって，オフェンシブガードの体密度は 110 kg ÷ 105.7 L = 1.0407 kg/L，または 1.0407 g/cm^3，一方，クォーターバックの体密度は 85.0 kg ÷ 79.3 L = 1.0719 kg/L，または 1.0719 g/cm^3 となる。

Siri の式から，体脂肪のパーセンテージは以下のように計算される。

オフェンシブガード：
 495 ÷ 1.0407 − 450 = 25.6%
クォーターバック：
 495 ÷ 1.0719 − 450 = 11.8%

全脂肪重量は以下のように算出される。

オフェンシブガード：
 110 kg × 0.256 = 28.2 kg
クォーターバック：
 85 kg × 0.118 = 10.0 kg

FFM は次のように算出される。

オフェンシブガード：
 110 kg − 28.2 kg = 81.8 kg
クォーターバック：
 85 kg − 10.0 kg = 75.0 kg

身体組成の解析から，オフェンシブガードがクォーターバックに比して 2 倍の体脂肪率（25.6% 対 11.8%），およそ 3 倍の脂肪重量（28.2 kg 対 10.0 kg）を有していることがわかる。主に筋の量を示す FFM もオフェンシブガードのほうがクォーターバックよりも大きい。

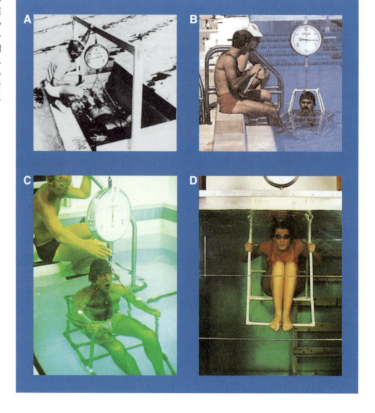

図13-9　水中体重測定。うつ伏せと仰向けの水中体重測定には結果の違いはない。水中の体重測定の直前，中，直後に残気量を測定する。測定は水泳プールで，うつ伏せ（**A**），椅子に座って（**B**），治療用プールで椅子に座って（**C**），実験室にある，前が合成樹脂ガラスでできたステンレスのタンクの中で行われた（**D**）。いずれの方法においても，潜水が心配ならば，被検者はノーズクリップをしてシュノーケルを使うことができる。水中体重の最終計算はそれぞれの方法による。

皮脂厚の測定

いくつかの単純な身体測定の方法によって体脂肪量を予測することができる。これらの中で最も一般的な方法は，皮脂厚（皮下脂肪の厚さ）の測定である。体脂肪量測定のために皮脂厚を測定することの理論的根拠は，以下の3つの因子の関係による。すなわち，(a) 皮膚の直下に直接，貯蔵される脂肪組織の脂肪（皮下脂肪），(b) 内部脂肪，(c) 体密度，である。

▼キャリパー

1930年までには，特製の挟み型（コンパス型）の測定機器であるキャリパーで所定の部位の皮脂厚を正確に測定できるようになった。キャリパーはミクロメーターと同じ原理で2点の間の距離を測定する。皮脂厚の測定には，自然の皮膚線（皮膚のしわ）に合わせて皮膚を掴んで皮下脂肪を親指と人差し指でつまみ，それを皮下の筋組織から引き離す必要がある。皮膚と皮下組織の二重層と接する部位の挟みの口には一定の張力 $10 g/mm^2$ を与える。キャリパーに張力が加えられた後2秒以内に皮下の厚さを mm 単位で記録する。このように時間を限定することは，測定時の過度の皮下圧迫を防ぐ。正確に皮脂厚を測定するには，測定者はこの方法に習熟する必要がある。さまざまな体脂肪の人に対して測定を練習することで，測定の精度，再現性を高めることができる。

部位

皮脂厚測定の最も一般的な部位は，上腕三頭筋，肩甲骨下，上腸骨部，腹部，大腿である（図13-10）。測定者は，被検者が立った状態で，右側のそれぞれの部位を2～3回以上測定する。それらの平均値が皮脂厚となる。

- **上腕三頭筋**：皮膚線は縦。肘は伸ばした状態で，上腕の後ろの中線上で，肩の先端と肘の先端の半分の距離の部位。
- **肩甲骨下**：皮膚線は斜め。肩甲骨の下先端の直下の部位。
- **上腸骨部**：皮膚線はわずかに斜めに走行。腰骨の直上部位。
- **腹部**：皮膚線は縦。臍より 2.5 cm 右の部位。
- **大腿**：皮膚線は縦。大腿の中部で膝蓋骨の中央から腰までの 2/3 の距離の部位。

他の測定部位

- **胸部**（男性）：皮膚線は乳頭に向かって長軸斜め。前腋窩部のできるだけ高位。
- **上腕二頭筋**：皮膚線は縦。上腕の中線後部。
- **中腋窩**：皮膚線は縦。中腋窩線に沿って，胸骨の剣状突起のレベル。

▼皮脂厚スコアの有用性

皮脂厚の測定は，体脂肪とその分布についての重要な情報を提供してくれる。ここで我々は，この皮脂厚の測定結果の利用法について2つの方法を推奨する。第1は測定される皮脂厚スコアの総和を求め，個体間の脂肪量を比較することである。この"皮脂厚の総和"と個々の皮脂厚値は介入プログラムの前と後の体脂肪の変化を正確に反映する。これらの変化を絶対値や，パーセンテージで評価するとよい。

表13-4 に示す22歳の女子学生から得られた16週間の運動プログラム実施前後の皮脂厚データにより，我々は次の結論を導き出すことができる。

- 皮脂厚の最大の変化（絶対値）は上腸骨部と腹部に生じた。
- 上腕三頭筋の皮脂厚は最大の％変化（減少）を示し，肩甲骨下は最少の％変化（減少）を示した。
- 5部位の皮脂厚の合計は 16.6 mm，あるいは運動開始前より 12.6％ 減少した。

皮脂厚測定の2つ目の利用方法は，その値を体密度や体脂肪率を予測する集団特異的な数式に代入することである。数式は，年齢や性別，トレーニング状態，肥満，人種などによって分けてつくられている[16,76,84,137,179]。それぞれに適切な計算式から得られた体脂肪率の値は，水中体重測定による体密度をもとに得られた体脂肪率と3～5％ の違いを示すのみである。表13-5 の第1と第3の皮脂厚の式は，多様な年齢層の男性，女性における体脂肪率を正確に評価する。

我々は，若年男性・女性の体脂肪を予測するために，上腕三頭筋と肩甲骨下の測定値を用いた以下の式を導いた。

若年女性（17～26歳）：
 体脂肪率 = 0.55 [A] + 0.31 [B] + 6.13
若年男性（17～26歳）：
 体脂肪率 = 0.43 [A] + 0.58 [B] + 1.47

なお，上の2つの式において，A は上腕三頭筋の皮脂厚（mm），B は肩甲骨下の皮脂厚（mm）である。

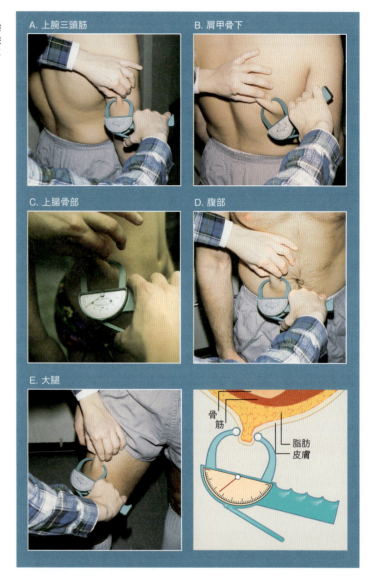

図 13-10 皮脂厚の 5 標準測定部位。右下の図は，皮脂厚を測定するキャリパーの使用法を示す。皮膚と皮下組織の 2 層を測定の間，圧迫する。斜めに挟む肩甲骨下と上腸骨部を除いて，他の部位では縦に挟んで測定する。

表 13-4 若年女性の 16 週間の運動プログラム前後における皮脂厚の変化

測定部位	前 (mm)	後 (mm)	変化量	％変化量
上腕三頭筋	22.5	19.4	−3.1	−13.8
肩甲骨下	19.0	17.0	−2.0	−10.5
上腸骨部	34.5	30.2	−4.3	−12.8
腹部	33.7	29.4	−4.3	−12.8
大腿	21.6	18.7	−2.9	−13.4
合計	131.3	114.7	−16.6	−12.6

この計算式を用いて，我々は表 13-4 に示された若年女性の 16 週間の運動トレーニングの"前"と"後"の体脂肪率を算出した。運動トレーニング前の体脂肪率は，上腕三頭筋（22.5 mm）と肩甲骨下（19.0 mm）の皮脂厚のデータを代入して，24.4％ となった。

$$\begin{aligned}
体脂肪率 &= 0.55\,[A] + 0.31\,[B] + 6.13 \\
&= 0.55\,[22.5] + 0.31\,[19.0] + 6.13 \\
&= 12.38 + 5.89 + 6.13 \\
&= 24.4\%
\end{aligned}$$

次に，運動トレーニング後の上腕三頭筋（19.4 mm）

表 13-5　アスリート用の身体組成予測式

方法	スポーツ	性別	式	参考文献
皮脂厚	全	女性（18～29歳）	Db(g/cc)^a = 1.096095 − 0.0006952（4 SKF）+ 0.0000011（4 SKF）^{2} − 0.0000714（年齢）	(63)
	全	男子（14～19歳）	Db(g/cc)^a = 1.10647 − 0.00162（肩甲骨下SKF）− 0.00144（腹部SKF）− 0.00077（上腕三頭筋SKF）− 0.00071（中腋窩SKF）	(39)
	全	男性（18～29歳）	Db(g/cc)^a = 1.112 − 0.00043499（7 SKF）+ 0.00000055（7 SKF）^{2} − 0.00028826（年齢）	(62)
	レスリング	男子（高校生）	Db(g/cc)^a = 1.0982 − 0.000815（3 SKF）− 0.00000084（3 SKF）^{2}	(149)
生体電気抵抗分析法	全	女性（NR）	FFM(kg) = 0.73（HT^2/R）+ 0.23（X$_c$）+ 0.16（BW）+ 2.0	(59)
	全	女性（大学）	FFM(kg) = 0.73（HT^2/R）+ 0.116（BW）+ 0.096（X$_c$）− 4.03	(102)
	全	男性（大学）	FFM(kg) = 0.734（HT^2/R）+ 0.116（BW）+ 0.096（X$_c$）− 3.152	(102)
	全	男性（19～40歳）	FFM (kg) = 1.949 + 0.701（BW）+ 0.186（HT^2/R）	(117)
	全	女性（18～23歳）	FFM (kg) = 0.757（BW）+ 0.981（頸部C）− 0.516（大腿C）+ 0.79	(107)
人体測定（周囲寸法）	バレエ	女子/女性（11～25歳）	FFM (kg) = 0.73（BW）+ 3.0	(48)
	レスリング	男子（13～18歳）	Db(g/cc)^a = 1.12691 − 0.00357（腕C）− 0.00127（AB C）+ 0.00524（前腕C）	(73)
	アメリカンフットボール	白人男性（18～23歳）	%BF = 55.2 + 0.481（BW）− 0.468（HT）	(55)

Heyward VH, Stolarczyk LM. Applied body composition assessment. Champaign, IL: Human Kinetics, 1996. より
4 SKF：4カ所の皮脂厚測定（上腕三頭筋，上腸骨前部，腹部，大腿）の和（mm），7 SKF：7カ所の皮脂厚測定（胸部，中腋窩，上腕三頭筋，肩甲骨下，腹部，上腸骨前部，大腿）の和（mm），HT：身長（cm），R：抵抗（Ω），Xc：リアクタンス（Ω），BW：体重（kg），C：周囲寸法（cm），殿溝の大腿 C（cm），AB C（cm）：平均腹部周囲 = [（AB$_1$ + AB$_2$）/2]，AB$_1$（cm）：前側の胸骨の剣状突起と臍の中間点と，横は胸郭の下端と腸骨稜の間の腹部周囲，AB$_2$（cm）：臍レベルの腹部周囲，NR：報告なし
^{a}体密度（Db）を％体脂肪（BF）に変換するのに以下の式を用いている．男性：%BF = [（4.95/Db）− 4.50］× 100，女性 %BF = [（5.01/Db）− 4.57］× 100，男子（7～12歳）%BF = [（5.30/Db）− 4.89］× 100，男子（13～16歳）%BF = [（5.07/Db）− 4.64］× 100，男子（17～19歳）%BF = [（4.99/Db）− 4.55］× 100

と肩甲骨下（17.0 mm）の皮脂厚のデータを代入して，22.1%となった．

体脂肪率 = 0.55［19.4］+ 0.31［17.0］+ 6.13
　　　　 = 10.67 + 5.27 + 6.13
　　　　 = 22.1%

このような方法で測定された，運動プログラムあるいは体重減少プログラムの開始前後の体脂肪率の変化から，我々はしばしば体重の変化とは関係しない身体組成の変化を知ることができる．

▼皮脂厚と年齢

若年者においては，皮下脂肪は身体全体の脂肪のおよそ半分を占め，残りは内部や臓器の脂肪である．年齢が進むと，皮下よりも内部により多くの脂肪が蓄積する．したがって，同じ皮脂厚のスコアが同じならば，年齢が高い人は，体脂肪率がより高い．この理由から，高齢の男女では，皮脂厚や周囲寸法から体脂肪を予測するのに年齢補正一般化式を用いる[75,76,175]．

太った，あるいはやせた白人とアフリカ系米国人の子どもには，以下の2つの皮脂厚の式が体脂肪を予測するのに有用である[17]．

体脂肪率 = 9.02 + 1.09［上腕二頭筋（mm）］+ 0.42［ふくらはぎ（mm）］

体脂肪率 = 8.596 + 0.81［上腕二頭筋（mm）］+ 0.40［上腕三頭筋（mm）］+ 0.30［肩甲骨下（mm）］

周囲寸法の測定

周囲寸法の測定には，測定部位に布やプラスチックの巻尺を皮膚の表面に軽く，ぴんと張って，しかし締めつけすぎないように巻く．これは，皮膚を圧迫して正常値よりも短くしてしまうことを避けるためである．2回，同じ部位で測定し，その平均値をスコアとする．図13-11は，人体計測や肥満を評価するために測定する周囲寸法の部位を示す．

- **上腕**（上腕二頭筋）：手のひらを上に，腕をまっすぐにして，身体の前に伸ばす．肩と肘の中間点．
- **前腕**：腕を身体の前に伸ばして，最大の周囲寸法部位．

- **腹部**：臍の2.5 cm上。
- **殿部**：踵をそろえて，最大に飛び出している部位。
- **大腿**：殿部直下の大腿部。
- **ふくらはぎ**：踵と膝の間で最大の周囲寸法部位。

▼周囲寸法測定の有用性

　周囲寸法を用いる体脂肪率の測定の予測値の誤差は比較的小さいので，特に，研究施設に来ることができない人，すなわち，水中体重測定のできない人に有用である。しかし，極端にやせている人，あるいは太っている人，あるいは定期的にスポーツやレジスタンストレーニングを行っている人の肥満を評価するのに用いてはならない。周囲寸法の測定により，体脂肪率の予測とともに，体重減少に伴う脂肪分布の変化を含む，脂肪の分布パターンを分析することができる[81]。

脂肪分布：ウェスト周囲寸法とウェスト/ヒップ比

　ウェスト周囲寸法（腹囲）の測定とウェスト/ヒップ比の測定は，病気のリスクに対して重要な示唆を提供する。しかし，ウェスト/ヒップ比はそれぞれの周囲寸法の測定の特定の効果をうまくとらえてはいない。腹囲とヒップの周囲寸法は，身体組成や脂肪分布についての異なる視点を反映する。それぞれは，循環器疾患のリスクに対して，独立した，またときには逆の効果をもっている。腹囲の測定は，脂肪組織の腹部内部（内臓）への蓄積，いわゆる悪性の肥満についての情報を提供する。このことから，この測定は最近，より詳細な検査が実際的ではないときの[165]，肥満に伴う健康リスクを評価する代表的な臨床検査になっている[64,128,156]。さらに腹囲は，BMIと一緒に用いられる。BMIの広い範囲にわたって，大きい腹囲をもつ男性と女性は，小さい腹囲の人や末梢性肥満の人に比べて，循環器疾患，2型糖尿病，がん，白内障（失明の最大原因）に対して比較的大きなリスクをもっている[80,147]。表13-6は，BMIあるいは腹囲に基づいた，過体重と肥満の人の分類と病気のリスクを示している。102 cmより大きい腹囲の男性と86 cmより大きい腹囲の女性はさまざまな病気の高いリスクがある。腹囲が90 cmの男性と83 cmの女性は過体重（BMI 25）の，腹囲が100 cmの男性と93 cmの女性は肥満（BMI

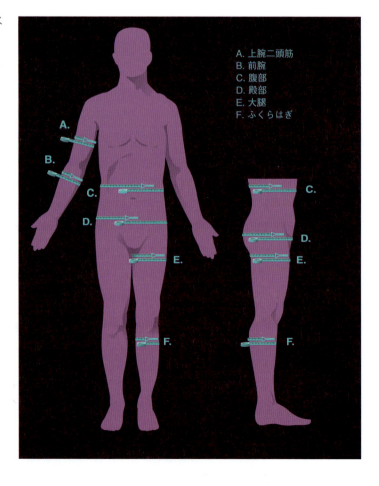

図13-11　周囲寸法を測定する標準6部位（詳しくは本文参照）。

30) のBMI域値に対応している。

定期的に運動することが，特に男性の腹囲を減少させる効果をもつという事実は，なぜ運動が女性よりも男性により効果的に病気のリスクを減ずるかを説明する理由の1つである。身体活動とエネルギーの摂取はどちらも，男性において選択的に，ウェスト/ヒップ比に反映されるが，女性ではそうではない。男性においては，より高いエネルギー摂取とより高いエネルギー消費はそれぞれ，より高い，あるいはより低い，ウェスト/ヒップ比を生ずる（BMIとは関係なく）[176]。

生体電気抵抗分析法

2つの電極の間を流れる小さな交流電流は，脂肪や骨組織を通るよりも，水和した脂肪のない組織や細胞外液をより速く通る。この理由は，脂肪のない組織にはより多くの電解質が含まれている（電気抵抗がより低い）からである。電気の流れに対する抵抗は身体全体の水分含有量と関係する。言い換えれば生体電気抵抗はFFM，体密度，そして体脂肪率に関係する。

生体電気抵抗分析法（BIA）では，被検者は非電導性のシートの上に横たわり，通電電極を足背と手首に装着し，そして検出電極を橈骨と尺骨（茎状突起）の間に，また，内側と外側の外果の間の足首に装着する（図13-12）。痛みを伴わない，局所性の電流（およそ800 μA，50 kHz）を流し，通電電極と検出電極の間を流れる電流に対する抵抗を測定する。抵抗の値を体密度に変換して，体重と身長，性別，年齢，そして時には，人種のファクター，肥満のレベル，いくつかの周囲寸法の測定結果を式に加えて，体脂肪率をSiriの式，あるいは他の密度変換式から計算する。

▼水と周囲の温度の影響

身体の水分量は，運動で起こるたとえ小さな変化であってもBIAの精度に影響し，このため体脂肪量について不正確な情報を与えてしまう[99,131,146]。低あるいは高水分（水分不足や水分過剰）は電解質の濃度を変化させ，それは実際の身体の組成の変化とは関係のない電流の流れに影響する。例えば，運動による汗の喪失や自発的な水制限による水分の喪失は抵抗値を減少させる。これにより，体脂肪率の測定値が下がる。一方，水分過剰は反対の効果を生ずる（体脂肪率がより高くなる）。

皮膚の温度（周囲の状態で影響される）もまた，全身の抵抗に影響し，したがって，体脂肪についてのBIA予測に影響する。暖かい周囲温度では（電流に対して抵抗がより低い），寒い周囲温度よりも体脂肪値がより低くなる[5,27]。

正常の体水分量や周囲温度であっても，BIAによる体脂肪の評価は水中体重測定よりも正確ではない。BIAは脂肪の少ない人やアスリートの体脂肪を過大評価し，肥満の人の体脂肪を過小評価する傾向がある[115,154]。BIAによる体脂肪の測定は周囲寸法の計測や皮脂厚の測定よりも不正確であることが多い[18,40,164]。BIAで，体重が減少している間の身体組成の小さな変化を検出できるかどうかもまた，わからない[102,130,138,145]。皮脂厚の測定や周囲寸法の計測と違って，これまでのBIA法では部位別の脂肪分布を測ることはできない。

BIAの利点は，非侵襲的で安全，そして比較的簡単で，全体水分量を測定することにおいて信頼性が高いことである。適正にBIAを用いるためには，経験を積んだ人が，さまざまな条件，特に電極の装着と被検者の体位，水分状況，測定前の食物や飲み物の摂取量，皮膚の温度，そして最近の身体活動について，これら

表13-6 BMI，腹囲による過体重と肥満の分類と病気のリスク

		病気のリスク[a]（対正常の体重，正常の腹囲の人）	
分類	BMI（kg/m^2）	男性 ≦ 102 cm 女性 ≦ 86 cm	男性 > 102 cm 女性 > 86 cm
低体重	< 18.5	NR	NR
正常[b]	18.5〜24.9	NR	NR
過体重	25.0〜29.9	増加	高い
肥満，クラス			
Ⅰ	30.0〜34.9	高い	非常に高い
Ⅱ	35.0〜39.9	非常に高い	非常に高い
Ⅲ（超肥満）	≧40	極端に高い	極端に高い

[a]病気のリスクは2型糖尿病，高血圧，循環器疾患に対してのリスク。NRはそのBMIレベルではリスクなしと判断されること
[b]腹囲の増大はたとえ正常体重であっても病気リスクを高める
Executive summary of the clinical guidelines on the identification, evaluation, and treatment of overweight and obesity in adults. Arch Intern Med 1998; 158: 1855. より

CASE STUDY
健康，運動と栄養 13-2

ヒスパニックの体脂肪率（％）の予測

ヒスパニックの人口が米国の少数民族の中で2番目に多いにもかかわらず，このグループに対する身体組成予測式についての研究はほとんどない。いくつかの研究からはヒスパニック女性の除脂肪組織の密度は白人と異なることが示唆され，したがって，ヒスパニックの体脂肪率（％）の予測においては，人種特異的な体密度（Db）の体脂肪率（％）への変換式が必要である。

変数

ヒスパニックの男性および女性に，一般的な，Jacksonらの皮脂厚の式を用いることができる[75,76]。皮脂厚測定の7部位は以下のとおりである（これらの部位での皮脂厚の測定には，図13-10と347ページの"部位"の項目参照）。

1. 腹部
2. 大腿
3. 上腕三頭筋
4. 肩甲骨下
5. 上腸骨部
6. 中腋窩
7. 胸部

式

男性および女性に対して：Db＝体密度，g/cm³，∑7 SKFは，胸部＋腹部＋大腿＋上腕三頭筋＋肩甲骨下＋上腸骨部＋中腋窩，それぞれの皮脂厚を合計したもの（mm）。
男性（18～61歳）

$$Db = 1.112 - (0.00043499 \times \Sigma 7\,SKF) + \{0.00000055 \times (\Sigma 7\,SKF)^2\} - (0.00028826 \times 年齢)$$

Dbを体脂肪率（％）に変換するには，

$$体脂肪率（\%） = 495 \div Db - 450$$

女性（18～55歳）

$$Db = 1.0970 - (0.00046971 \times \Sigma 7\,SKF) + \{0.00000056 \times (\Sigma 7\,SKF)^2\} - (0.00012828 \times 年齢)$$

Dbを体脂肪率（％）に変換するには，

$$体脂肪率（\%） = 487 \div Db - 441$$

事例

事例1：ヒスパニック，男性，24歳

皮脂厚データ：胸部＝15.0 mm，腹部＝33.0 mm，大腿＝21.0 mm，上腕三頭筋＝18.0 mm，肩甲骨下＝19.0 mm，上腸骨部＝30.0 mm，中腋窩＝12.0 mm

$$\begin{aligned}Db &= 1.112 - (0.00043499 \times \Sigma 7\,SKF) \\&\quad + \{0.00000055 \times (\Sigma 7\,SKF)^2\} - (0.00028826 \\&\quad \times 年齢) \\&= 1.112 - (0.00043499 \times 148) + (0.00000055 \\&\quad \times 21904) - (0.00028826 \times 24) \\&= 1.112 - 0.064378 + 0.012047 - 0.0069182 \\&= 1.0528\ g/cm^3\end{aligned}$$

$$\begin{aligned}体脂肪率（\%） &= 495 \div Db - 450 \\&= 495 \div 1.0528 - 450 \\&= 20.2\end{aligned}$$

事例2：ヒスパニック，女性，30歳

皮脂厚データ：胸部＝12.0 mm，腹部＝30.0 mm，大腿＝18.0 mm，上腕三頭筋＝20.0 mm，肩甲骨下＝16.0 mm，上腸骨部＝30.0 mm，中腋窩＝15.0 mm

$$\begin{aligned}Db &= 1.0970 - (0.00046971 \times \Sigma 7\,SKF) \\&\quad + \{0.00000056 \times (\Sigma 7\,SKF)^2\} - (0.00012828 \\&\quad \times 年齢) \\&= 1.0970 - (0.00046971 \times 141) + (0.00000056 \\&\quad \times 19881) - (0.00012828 \times 30) \\&= 1.0970 - 0.066229 + 0.011133 - 0.003848 \\&= 1.0381\ g/cm^3\end{aligned}$$

$$\begin{aligned}体脂肪率（\%） &= 487 \div Db - 441 \\&= 487 \div 1.0381 - 441 \\&= 28.2\end{aligned}$$

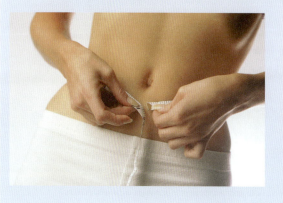

を標準化したうえで測定しなければならない[13,101,132,189]。例えば，連続的に食事を摂取すると，生体電気抵抗は徐々に低下し（おそらく，電解質が増加することと，細胞外液の再分配の組み合わせで），そのため算出される体脂肪率は低くなる[162]。肥満のレベルと人種的な特性もBIAの測定精度に影響する[2,167,184,203]。肥満特異性のBIAの式が肥満や非肥満のアメリカンインディアン，ヒスパニック，そして白人の男性，女性に対して用いられる[164]。なお，これまでの適正な測定から，月経周期はBIAによる身体組成の測定に影響しないことがわかっている[118]。

▼スポーツや運動トレーニングにおけるBIAの適用

コーチやアスリートは，身体組成を評価し，また，カロリー制限や運動トレーニングによる身体組成の変化を知るために，安全で簡単に操作でき，短時間で正しく測定できる方法を必要とする。これらの要求に応えるためには，BIAは，身体組成の小さな変化を感知する感度において問題がある[130,153]。正確で信頼性のあるBIAの測定には，身体活動の活発な人に対する追加的な調整が必要である。例えば，運動における，発汗による水分喪失やグリコーゲン貯蔵の減少（そして付随的なグリコーゲン結合水の喪失）は電流に対する生体電気抵抗を増大させる。電気抵抗（インピーダンス）が増大すると，FFMを過小に評価し，BIAで測定される体脂肪率を過大に評価してしまう。BIA測定で体脂肪率が過大に評価される傾向は黒人アスリートに顕著である[67,153]。研究者は女性アスリートに対してもBIA測定の正確性と信頼性を確立する必要がある。

予備実験のデータから，BIAが身体組織の電気的特性に基づいて行われる筋量の測定に利用できる可能性が示唆される[125]。この種の評価は，運動科学分野において，確かに価値があるであろう。なぜなら，運動には骨格筋の量が中心的役割を果たすからである。しかし，例えば，神経性食欲不振症における場合のように筋量が比較的少ないときは，BIAによる筋量の測定は不正確になる[8]。最近，多くの身体断面像が得られるCTやMRIを用いて筋量を定量化することができるようになった。これらはしかし，費用が高いこと，放射

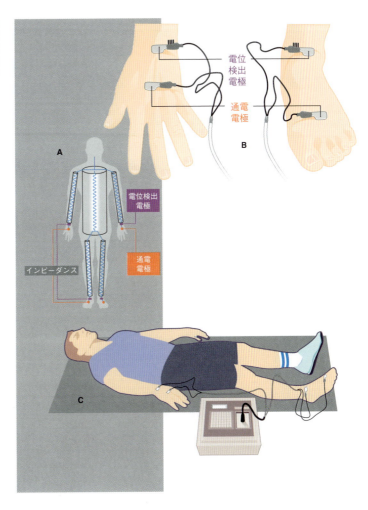

図13-12 生体電気抵抗分析法による身体組成の測定。**A.** 4部位表面電極法：ここでは，1対の電極（通電電極）から通電し，他の1対の電極（検出電極）で，流れた電流で生じた電位を測定する。**B.** 標準的な電極の位置。**C.** 全身抵抗測定時の被検者の適切な体位。

線の被曝があること，装置のある施設が限られていることなど，運動研究に用いるには限界がある。

近赤外分光測定法

近赤外分光測定法（NIR）は，米国農務省によって，家畜の身体組成とさまざまな穀類の脂肪含有量を調べるために開発された。ヒトの身体組成を評価するのに商品化されたものは，光の吸収と反射の原理を用いている。光ファイバープローブ，あるいは光の"杖"が低エネルギー光線である近赤外線の光を利き腕の上腕二頭筋の前中線表面の1点に放出する。同じプローブの中にある検出器が，放射光線の強さを光学濃度として測定する。腕の有機物質と結合すると生じる反射光の波長のずれを予測式に入れると（被検者の体重や身長，計測された骨格のサイズ，性別，身体的活動レベルなども入力する），たちどころに体脂肪率とFFMが算出される。この安全で，もち運び可能な軽い装置は，これを使うのにトレーニングを必要とせず，また，測定中に装置の被検者の身体への接触もない。このような利点から，NIRはヘルスクラブや病院，そして体重減量施設で一般的に使用されるようになった。しかし，NIRの正確性については問題がある。

▼疑問のあるNIRの正確性

動物を用いた初期の研究は，身体のさまざまな部位での分光測定と全身の体水分で評価される身体組成の間に高い関連性のあることを示した[34]。その後のヒトを対象とした研究では，NIRの結果と水中体重測定や皮脂厚の測定結果と比較するなど，NIRの正確性についての確認はされなかった。実際，体脂肪率の測定において，NIRの正確性は皮脂厚測定に劣る[29,62,73,180]。NIRは脂肪の少ない男性と女性に対して体脂肪を過大に評価し，脂肪の多い人では過少に評価する[119]。

図13-13は，体脂肪率の測定において，皮脂厚の測定がNIRと比べてより正確であることを，水中体重測定に基づいたデータから示している。NIRによる測定では，47%以上の人で4%以上の誤差が生じ，超肥満の人で誤差は最大であった。さらに，NIRによる子ども[26]と若いレスリング選手[69]の体脂肪率の評価でも大きな誤差があった。また，NIRでは，大学のアメリカンフットボール選手の体脂肪がきわめて過小に評価された[68]。このように，今日，ヒトの身体組成を正確に測定する方法としてNIRを支持するエビデンスはない。

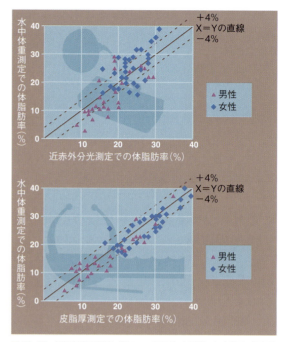

図13-13　近赤外分光測定（Futrex-5000）（**上図**）と皮脂厚（**下図**）による体脂肪率の測定値の比較。（McLean K, Skinner JS. Validity of Futrex-5000 for body composition determination. Med Sci Sports Exerc 1992; 24: 253. より）

CT，MRI，二重エネルギーX線吸収測定法

CTとMRIは身体の断面像を提供してくれる。適切なコンピュータソフトを用いることでCTスキャンは，全組織領域，全脂肪と筋領域，そして臓器の中にある組織の厚さと体積について画像と定量的な情報を与えてくれる[57,124,183]。

図13-14A～Cは，米国50州約18,000 kmを50週で歩き遂げたプロのウォーカーの下腿上部と大腿中央部のCT断面像である。歩き終えた後のCT画像では，大腿中央部の断面像の筋組織は著明に増加し，皮下脂肪は減少していた。

腹部の人体計測（皮脂厚と周囲寸法）と腹部のスライス断面像から測定される内部脂肪組織量の関係を調べるのにCTスキャンが有用であることが，研究によって示された[4,155]。驚くべきことに，腹部の皮下脂肪と内部の腹部脂肪貯蔵の間に，男性でも女性でも，ほとんど関係はなかった。

正確な身体組成の情報を得るのに，より新しい技術であるMRIは速くて安全な手法である[83,106,169]。図13-14Dは30歳の長距離選手の大腿中央部の色調強調MRI断面像を示す。大腿の筋の横断面（青色領域）を計算するために，コンピュータソフトウェアによっ

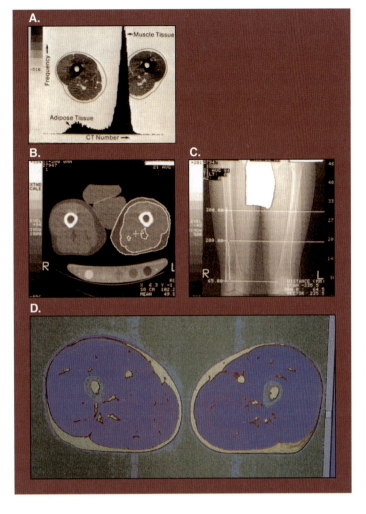

図13-14 CTとMRI。**A.** CT画像。大腿の横断面での脂肪組織と筋組織の存在を示している。他の2つの写真はチャンピオンウォーカーの1年をかけたアメリカ大陸横断歩行に先立って測定された大腿中央部（**B**）の断面像と前面像（**C**）である。**D.** MRI画像。30歳の男性，中距離選手の大腿中央部の画像。（CT画像はニューヨーク St. Luke's Roosevelt Center の Steven Heymsfeld による。MRI画像は米国陸軍省環境医学研究所の J. Staab による）

て脂肪と骨組織（明るい領域）が差し引かれている。MRIでは，電磁気の放射（CTスキャンのような電離放射線ではない）により身体の水分子と脂肪分子の水素原子核を，強力な磁場で励起する。原子核は次いで，コンピュータ制御のもとで身体の組織を視覚的に描写するために再構築されるシグナルを放出する。このようにMRIは，さまざまな程度の肥満の人の全体と皮下の脂肪組織を定量化することができる。MRIでは，筋量の分析と組み合わせて，レジスタンストレーニングや，成長や加齢に伴う筋の赤み成分と脂肪成分の割合の変化[79]，あるいは宇宙飛行に伴う筋量の変化[103]が調べられる。

二重エネルギーX線吸収測定法（DXA）は，身体組成を調べるもう1つの先端技術であるが，この方法では，局所的な脂肪と筋量，身体の深部の骨構造のミネラルの含有量や筋量を定量化することができる[95,97,110,143,196]。そしてこの方法は，脊椎の骨粗しょう症とそれに関連する疾病の評価のために臨床の場で使われている[21,42]。身体組成の分析において，水中体重測定は脂肪と非脂肪組織の生物学的定数を必要とするが，DXAはこれらを必要としない。

DXAでは，2つの違った低エネルギーX線（低い放射線量で短時間の被曝）が骨と軟部組織を通過し，30 cmの深さまで到達する。全体をDXAスキャンするには12分を要する。コンピュータソフトウェアが減弱したX線ビームを再構築して，組織の画像をつくり出し，骨のミネラル含有量，全脂肪量，そしてFFMを定量的に測定する。DXA分析は体幹と四肢領域にも及び，身体組成と病気のリスクとの関係やトレーニングと脱トレーニングの身体組成に対する効果についての詳細な研究のためのデータを提供する[11,70,88,107,116,199]。このように，DXAは多様な人の身体組成とその変化を調べる，感度の高い，非侵襲性の手法である。

BOD POD（体脂肪測定装置）

デンシトメトリー（体密度測定）を用いることで，

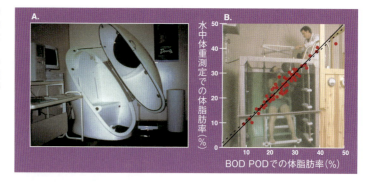

図 13-15　**A**. 人体の体積を測定するための BOD POD（写真はボストンのタフツ大学の Megan McCrony による）。**B**. 水中体重測定での体脂肪率と BOD POD で測定された体脂肪率の相関性。(McCrory MA, et al. Evaluation of a new air displacement plethysmograph for measuring human body composition. Med Sci Sports Exerc 1995; 27: 1686. より)

小児から大学生のレスリング選手，超大型のプロアメリカンフットボール選手やバスケットボール選手まで，さまざまな人の身体の体積を計測することができる[48,117,144,178,205]。この方法は，1800 年代後半に空気置換による体積測定が最初に報告され，1950 年代にはヘリウムを用いたガス置換による測定が用いられるようになった。被検者は BOD POD として商品化されている小さなチェンバー（Life Measurement Instruments, Concord, CA）の中に座る。測定には 2〜5 分を要し，検査値の再現性は高い（r ≧ 0.90，r：再現確率）。

最小 5 g の電子測定計で体重測定を行った後で，被検者は 750 L 容積のダブルチェンバーのガラスファイバーシェルに，リラックスした状態で座る（図 13-15）。前部のシートがユニットを前と後ろに区切る。室の後ろに設置された電子機器は，圧トランスデューサー，呼吸回路，空気循環システムなどである。正確な測定をするために，被検者はタイトな水着を着る。この水着は測定の信頼性，正確性に影響せず，結果は裸で測定するのと同じである[182]。しかし，病院の着衣（病衣）を着た場合，水着を着るよりも体脂肪率をおよそ 9% 少なく評価してしまう[46]。身体の体積はチェンバーの最初の容積から内部の被検者により減少したチェンバー容積を引いたものとなる。被検者の胸郭のガス容量を測定するために，被検者は数回，空気回路の中で呼吸する。そして，測定された体積からその容量を差し引いたものが，実際の身体の体積となる。体密度は体重（大気中で測定された）÷ 身体の体積（BOD POD で測定された）で計算される。Siri の式を用いて体密度を体脂肪率に変換する。図 13-15B は水中体重測定（HW）で得られた体脂肪率と BOD POD で得られた体脂肪率の関係を示す。被検者は，男性 42 人，女性 26 人で，年齢は 21〜56 歳であった。人種は非ヒスパニック白人 47 人，ヒスパニック 10 人，アフリカ系米国人 7 人，アジア系米国人 4 人で，体重は 52〜129 kg，身長は 145〜191 cm であった。水中体重測定と BOD POD 測定による体脂肪率の違いはわずか 0.3%（脂肪単位では 0.2%）で，2 つの方法の測定値の相関係数は r = 0.96 であった。

▼多様な集団に対してより研究が必要である

BOD POD による測定に対する年齢の影響はわかっていない。例えば，BOD POD は 4 コンポーネントモデルでの測定に比して，若年者の体脂肪を過小評価する[47,122]。10〜18 歳の少年，少女においても，BOD POD は，DXA で得られる体脂肪査定に比較して体脂肪を過小評価（− 2.9% 脂肪単位）する[108]。一方，9〜14 歳の小児においては，BOD POD は DXA，全身水分量，デンシトメトリーと同じように，脂肪量を正確に測定する[45]。将来は，極度の肥満の若年男性・女性（すなわち，男性では 10〜20% 以上，女性では 20〜30% 以上の体脂肪率）に対しても，BOD POD は正確に体脂肪の情報を提供するに違いない。これまでのデータでは，脂肪の少ない身体の人に対して，BOD POD は水中体重測定よりも体脂肪率を過大評価することが示されている[181]。なお，水中体重測定法は，過体重の男性と女性の小さなものから中程度の体重減少による身体組成の変化を検出することができる[193]。

大学アメリカンフットボール選手に対して，BOD POD は，信頼できる数値を提供してくれるが，水中体重測定や DXA に比較して，体脂肪率を過小評価する[31]。BOD POD による体脂肪率の過小評価は，年齢，身長，体重，体脂肪率，自己申告身体活動レベル，社会経済的な状況の異なる人を含む黒人男性の異種集団でも生じた[185]。

スポーツ種別の体脂肪の測定

体重別に分けられるスポーツや，身体の見栄えを求められるスポーツ選手の適切な体重を決定するとき，身体組成の評価は正確でなければならない。正確な身体組成の評価（査定）はまた，摂食障害の認知や栄養

評価, 栄養指導に対する重要な最初のステップになる。

皮脂厚や周囲寸法の測定と BIA は, 多様なアスリートグループにおいて, 体密度と体脂肪率を評価してきた。表 13-5 は, (a) 一般化された式 (すべてのスポーツにおけるアスリートに用いる) と, (b) スポーツ特異式 (バレエダンサー, レスリング選手, アメリカンフットボール選手に用いる), を示す。レスリング選手と高校生女子体操選手に用いる特異式は第 14 章に示す。スポーツ特異式が適用できないときは, 年齢別, 性別に作成された一般式を用いて体脂肪を評価すればよい[29,67,75,133,161,171]。表 13-5 の第 3 の皮脂厚の式は成人男性アスリートの身体組成, 第 2 式は青年男性の身体組成の評価に用い, 第 1 式は成人と 10 代の女性アスリートの身体組成の評価に推奨されてきた。

一般人の身体組成の平均値

表 13-7 は米国各地から抽出した男性, 女性の体脂肪率の平均値を示している。平均値±標準偏差の範囲内にある人は全体の 68% である。例として, ニューヨークで抽出した若年男性の平均体脂肪率は 15.0% であり, 全体の 68% に入る人は体脂肪率が 8.9〜21.1% までの人である。言い換えると, 100 人中 68 人の体脂肪率が 8.9〜21.1% にあるということである。残りの 32 人の若年男性のうち, 16 人は 21.1% 以上の体脂肪率を有し, あとの 16 人の体脂肪率は 8.9% 以下である。若年男性の体脂肪率の平均を米国の各州でみると 12〜15% で, 女性では 22〜28% である。比較する意味で, 図 13-17 の挿入表をみてほしい。そこではさまざまなスポーツにおける男性, 女性アスリートの体脂肪率を示している。

体脂肪率は, 通常, 成人の男性, 女性において, 加齢に伴って上昇する。しかし, 活発に運動をしている人では, 平均のあるいは年齢相応脂肪増加速度が遅くなる。加齢とともに身体組成も変化する。すなわち, 老化した骨では脱ミネラルが生じて多孔性になり, そのため骨密度が低下して, 結果的に体密度が低下する。一方, 定期的な運動は, 筋量を保存しながら骨量を維持, または増加させる。運動量の減少は年齢に伴う体脂肪増加の原因の 1 つである。座ったままの時間の多い生活では, たとえ毎日の摂取カロリーが基本的に変わらなくても, 貯蔵脂肪が増し, 筋量が減少する。

体重の目標設定

過量の体脂肪は健康を害して, 体力を低下させ, 運動能力を落としてしまう。個々の人にとって最適な体脂肪や体重がどれくらいなのか, 実際は誰も知らない。遺伝因子が体脂肪の分布に大きく影響し, そしておそらく, 身体の大きさの成長の長期間のプログラミングに関わっている[14,15]。定期的に運動している男性, 女性の体脂肪率は全体平均よりも低い。コンタクトスポーツでは筋力を必要とし, 通常, 体重が重く, 体脂肪の少ない選手が好成績をあげる。反対に, 持続的に荷重する運動では, 体重が軽く, 体脂肪のより少ない選手が有利である。これらの人にとって, 体重を減らすことと, 筋肉質の身体で十分なエネルギー貯蔵のあることは両立しない。**身体活動の活発な人の理想的な体重は, 身体組成 (体重ではなく) の適正な評価が決めてくれる。**アスリートにとって, この**目標体重**はスポーツ特異的な生理機能と運動能力を最大限に発揮するものである。

体重 120 kg, 体脂肪率 24% の砲丸投の選手が, 体脂肪率を 15% に落としたいと望むとしたら, どれだけの脂肪を減らす必要があるだろうか。目標体重を計算してみよう。

目標体重 = 除脂肪体重 ÷ {1.00
　　　　　− (希望する体脂肪率 %)/100}

脂肪量 = 120 kg × 0.24
　　　 = 28.8 kg

除脂肪体重 = 120 kg − 28.8 kg
　　　　　 = 91.2 kg

目標体重 = 91.2 kg ÷ (1.00 − 0.15)
　　　　 = 91.2 kg ÷ 0.85
　　　　 = 107.3 kg

減らすべき脂肪量 = 現在の体重 − 目標体重
　　　　　　　　 = 120 kg − 107.3 kg
　　　　　　　　 = 12.7 kg

この選手が 12.7 kg の体脂肪を減らしたら, 新たな体重 91.2 kg は体重の 15% と等しい量の脂肪を含むことになる。これらの計算は, 減量中に FFM の変化はないものと仮定している。というのは, 中程度のカロリー制限と規則的な運動による毎日のエネルギー消費の増大によって脂肪量は減少するが, 筋組織は保存するからである。第 14 章では, 体脂肪を減らすための, 確実で効果的な方法について説明する。

表 13-7 若年と中高年の男性および女性の体脂肪率の平均値

研究	年齢分布	身長（cm）	体重（kg）	体脂肪率	68% 偏差限界値
若年女性					
ノースカロライナ，1962 年	17〜25	165.0	55.5	22.9	17.5〜28.5
ニューヨーク，1962 年	16〜30	167.5	59.0	28.7	24.6〜32.9
カリフォルニア，1968 年	19〜23	165.9	58.4	21.9	17.0〜26.9
カリフォルニア，1970 年	17〜29	164.9	58.6	25.5	21.0〜30.1
空軍，1972 年	17〜22	164.1	55.8	28.7	22.3〜35.3
ニューヨーク，1973 年	17〜26	160.4	59.0	26.2	23.4〜33.3
ノースカロライナ，1975 年	―	166.1	57.5	24.6	―
陸軍新兵，1986 年	17〜25	162.0	58.6	28.4	23.9〜32.9
マサチューセッツ，1998 年	17〜31	165.2	57.8	21.8	16.7〜27.9
中高年女性					
ミネソタ，1953 年	31〜45	163.3	60.7	28.9	25.1〜32.8
	43〜68	160.0	60.9	34.2	28.0〜40.5
ニューヨーク，1963 年	30〜40	164.9	59.6	28.6	22.1〜35.3
	40〜50	163.1	56.4	34.4	29.5〜39.5
ノースカロライナ，1975 年	33〜50	―	―	29.7	23.1〜36.5
マサチューセッツ，1993 年	31〜50	165.2	58.9	25.2	19.2〜31.2
若年男性					
ミネソタ，1951 年	17〜26	177.8	69.1	11.8	5.9〜11.8
コロラド，1956 年	17〜25	172.4	68.3	13.5	8.3〜18.8
インディアナ，1966 年	18〜23	180.1	75.5	12.6	8.7〜16.5
カリフォルニア，1968 年	16〜31	175.7	74.1	15.2	6.3〜24.2
ニューヨーク，1973 年	17〜26	176.4	71.4	15.0	8.9〜21.1
テキサス，1977 年	18〜24	179.9	74.6	13.4	7.4〜19.4
陸軍新兵，1986 年	17〜25	174.7	70.5	15.6	10.0〜21.2
マサチューセッツ，1998 年	17〜31	178.1	76.4	12.9	7.8〜19.0
中高年男性					
インディアナ，1966 年	24〜38	179.0	76.6	17.8	11.3〜24.3
	40〜48	177.0	80.5	22.3	16.3〜28.3
ノースカロライナ，1976 年	27〜50	―	―	23.7	17.9〜30.1
テキサス，1977 年	27〜59	180.0	85.3	27.1	23.7〜30.5
マサチューセッツ，1993 年	31〜50	177.1	77.5	19.9	13.2〜26.5

まとめ

1．身長-体重表からは，身体組成についての情報は得られない．アスリートについての研究では，過体重が過体脂肪とは一致しないことが示されている．
2．BMI は体脂肪と健康リスクに，単なる体重と身長よりも強く関連する．BMI からはバランスのとれた身体組成について考えることはできない．
3．米国で，はじめて，過体重の人（BMI＞25）が好ましい体重の人を数で上回った．
4．過体重は病気のリスクを高める．これには，高血圧，高血糖，喘息や睡眠性無呼吸を含む呼吸障害，精神障害（うつ病や摂食障害），多様ながん，胆石を含む消化管障害，そして高い総コレステロール値と低い HDL 値が含まれる．
5．体脂肪には必須脂肪と貯蔵脂肪がある．必須脂肪は骨髄や神経組織，器官に存在する．これらは変動する貯蔵エネルギーではなく，正常の生物機能に重要な成分である．貯蔵脂肪はエネルギー貯蔵を代表するもので，主に脂肪組織として皮下や内臓の貯蔵部位に蓄積する．
6．貯蔵脂肪の平均は，男性で体重の 12%，女性で 15% である．必須脂肪の平均は男性で体重の 3%，女性で 12% である．女性で必須脂肪がより多いのは，おそらく，出産とホルモン機能に関係するのであろう．
7．これまで報告された文献でみる限り，相撲の力士の除脂肪体重（FFM）は最も大きい（121.3 kg）．この値はおそらく男性アスリートの上限を表すであろう．一方，女性アスリートの FFM の上限は 80 kg である．
8．過酷なトレーニングをし，低脂肪レベルを維持しているアスリートに，しばしば月経異常が起こる．集中したトレーニングや試合による生理的・精神的ストレスと，ホルモンバランス，エネルギーや栄養の摂取，体脂肪との関連性についての詳細はわかっていない．
9．身体組成を評価する最も一般的な間接的方法は，水中体重測定と皮脂厚，周囲寸法の測定である．水中体重測定は体密度を測定し，同時に体脂肪率を測定する．脂肪

重量を体重から差し引くとFFMになる。
10. 体密度から体脂肪を測定するときに，それが正確かどうかは体脂肪や除脂肪組織の密度に関する定数が適正かどうかにある。定数は，人種や年齢，運動経験によって違う。
11. 身体組成評価には皮脂厚，周囲寸法，体密度，体脂肪率の関係から導かれた予測式が使われる。これらの式は，式を導くのに参加した人の集団の特異性を示すので，それと同じような特性の被検者で最も正確に体脂肪を予測する。
12. 脂肪組織に比較して，水を含む除脂肪体組織と細胞外液は電流をよく通す。それは，除脂肪体組織にはより多くの電解質が含まれているからである。生体電気抵抗分析はこの事実を身体組成の測定に適用している。
13. 近赤外分光測定で身体組成を測定するときは，その正確性について十分な証拠がないので，注意が必要である。
14. CT，MRI，二重エネルギーX線吸収測定法によって，間接的に身体組成を測定することができる。これらの方法は，生きたヒトの身体の構成成分やその変化について，我々の知識を拡大する助けになるが，一方，それぞれに特有な限界もある。
15. BOD POD 空気置換プレチスモグラフィーによって，正確で再現性が高い身体組成の測定ができる。
16. 健康な若年者からのデータによると，体脂肪率の平均は男性ではおよそ15%，女性では25%である。これらの値は，しばしば，個々のアスリートや特殊な運動集団における参考値となる。
17. 目標体重はFFM ÷ {1.00 − (希望する体脂肪率)/100} で算出される。

チャンピオンアスリートの体格

身体組成はアスリートと非アスリートではかなり異なる。体格もまた，アスリートの間においても，たとえ性別が同じでも，著明な違いがある。ここで我々は，スポーツの種別と，競技レベル別に，エリートアスリートの体格について詳しくみてみよう。このような研究によって，いつか，特定のスポーツの一流のパフォーマンスに貢献する（そして，それに不可欠な）身体のサイズと身体組成がみつかるかもしれない。

エリートアスリート

いくつかの異なる人体測定の方法によって，体格についてさまざまな数値が得られてきた。視覚的な測定評価としては，人体を，小さい，中程度，あるいは大きい，あるいはやせている（やせ型），筋肉質（中間型），太っている（肥満型），というように区別する。この方法は体型計測と呼ばれるが，これはその人を，やせているとか筋肉質といったカテゴリーにあてはめることによって，その人の体型を記述するものである。視覚的な評価は胸や肩の大きさや大腿やふくらはぎに比較していかに上腕二頭筋が発達しているかのような体尺を示すことはない。体型計測は，ワールドクラスのアスリートの体型の分析において価値ある情報を提供してきた[25,38]。しかし，ここでは我々は，体脂肪とFFM成分（除脂肪成分）に焦点を当てる。

▼オリンピック選手とエリートアスリート

オリンピック選手についての初期の研究では，体格が競技の高成績に関連していることが明らかになった。表13-8，13-9は1964年の東京と1968年のメキシコシティーで開催されたオリンピックの男子・女子選手の人体測定特質を示す[38,65]。表13-10はオーストラリアのパースで1991年に開催された第6回世界水泳選手権大会の男子および女子競泳，飛び込み，水球選手の身体測定データ（体重，身長，8部位の皮脂厚）を示す。

特定のスポーツでの異なったアスリート集団における体格の違いもまた興味深い。図13-16上は200mおよび400m自由形における上位12人の男子選手の体重，身長，胸囲，上肢と下肢の長さをそれより下位の選手のものとを比較している。下の図では，女子の50m，100m，200m平泳ぎの上位選手とそれ以外の選手の体格を比較している。明らかに上位の男子選手は，トップ12にランクされなかった選手に比較して，より重く，より長身で，より大きな胸，上腕，大腿の周囲寸法，そしてより長い上肢と下肢をもっていた。女子平泳ぎの上位選手は，下位の選手に比べて，体重と身長が大きく，翼幅，足と腕の長さ，手幅と手首幅も大きかった。

性差

表13-8は，男子バスケットボール選手，ボート選手，投てき競技の選手が最も背が高く，体重が重く，さらに，最も大きなFFMと体脂肪率をもっていることを示す。例えば，投てき競技のオリンピック選手の平均体脂肪率は30%であったが，マラソン選手（74人）と長距離選手（133人）の平均体脂肪率は例外的に低く，1.6%であった。東京オリンピックとメキシコシティーオリンピックで，同じ種目で選手の体脂肪率が最も大きく違ったのはレスリングで，東京オリンピックの選手の平均体脂肪率は12.7%であったが，メ

表 13-8 東京オリンピックとメキシコオリンピックに出場した男子選手の年齢，体格，身体組成

競技	種目	オリンピック	数	年齢（歳）	身長 (cm)	体重 (kg)	LBM[a] (kg)	体脂肪[b] (%)
短距離	100 m，200 m，4×100 m，110 m ハードル	東京	172	24.9	178.4	72.2	64.9	10.1
		メキシコシティー	79	23.9	175.4	68.4	62.8	8.2
長距離	3000 m，5000 m，10,000 m	東京	99	27.3	173.6	62.4	61.5	1.4
		メキシコシティー	34	25.3	171.9	59.8	60.1	−0.5
マラソン	42.195 km	東京	74	28.3	170.3	60.8	59.2	2.7
10 種		東京	26	26.3	183.2	83.5	68.5	18.0
		メキシコシティー	8	25.1	181.3	77.5	67.1	13.4
ジャンプ	走り高飛び，走り幅跳び，三段跳び	東京	89	25.3	181.5	73.2	67.2	8.2
		メキシコシティー	14	23.5	182.8	73.2	68.2	6.8
投てき	砲丸投，円盤投，ハンマー投	東京	79	27.6	187.3	101.4	71.6	29.4
		メキシコシティー	9	27.3	186.1	102.3	70.7	30.9
競泳	自由形，平泳ぎ，背泳ぎ，バタフライ，メドレー	東京	450	20.4	178.7	74.1	65.1	12.1
		メキシコシティー	66	19.2	179.3	72.1	65.6	9.0
バスケットボール		東京	186	25.3	189.4	84.3	73.2	13.2
		メキシコシティー	63	24.0	189.1	79.7	73.0	8.4
体操	すべての種目	東京	122	26.0	167.2	63.3	57.0	9.9
		メキシコシティー	28	23.6	167.4	61.5	57.2	7.0
レスリング	バンタム級，フェザー級	東京	29	27.3	163.3	62.3	54.4	12.7
		メキシコシティー	32	22.5	166.1	57.0	56.3	1.2
ボート	シングルスカル，ダブルスカル，ペア，フォア，エイト	東京	357	25.0	186.0	82.2	70.6	14.1
		メキシコシティー	85	24.3	185.1	82.6	69.9	15.4

De Garay, et al. Genetic and anthropological studies of Olympic athletes. New York: Academic Press, 1974. および Hirata K. Physique and age of Tokyo Olympic champions. J Sports Med Phys Fitness 1966；6：207. より改変
[a]Behnke の方法で算出，LBM（除脂肪体重量）＝ h × 0.204（h は身長〈m〉× 10）（参考文献 9 参照）
[b]体脂肪率（%）＝ {（体重 − LBM）÷ 体重} × 100

表 13-9 東京オリンピックとメキシコオリンピックに出場した女子選手の年齢，体格，身体組成

競技	種目	オリンピック	数	年齢（歳）	身長 (cm)	体重 (kg)	LBM[a] (kg)	体脂肪[b] (%)
短距離	100 m，200 m，100 m ハードル	東京	85	22.7	166.0	56.6	49.2	12.4
		メキシコシティー	28	20.7	165.0	56.8	49.0	13.7
ジャンプ	走り高飛び，走り幅跳び，三段跳び	東京	56	23.6	169.5	60.2	51.7	14.1
		メキシコシティー	12	21.5	169.4	56.4	51.7	8.4
投てき	砲丸投，円盤投，ハンマー投	東京	37	26.2	170.4	79.0	52.3	33.8
		メキシコシティー	9	19.9	170.9	73.5	52.5	28.5
競泳	自由形，平泳ぎ，背泳ぎ，バタフライ，メドレー	東京	272	18.6	166.3	59.7	49.8	16.6
		メキシコシティー	28	16.3	164.4	56.9	48.6	14.5
飛び込み	高板飛び込み，高飛び込み	東京	65	18.5	160.9	54.1	46.6	13.9
		メキシコシティー	7	21.1	160.4	52.3	46.3	11.5
体操	すべての種目	東京	102	22.7	157.0	52.0	44.4	14.7
		メキシコシティー	21	17.8	156.9	49.8	44.3	11.0

De Garay, et al. Genetic and anthropological studies of Olympic athletes. New York: Academic Press, 1974. および Hirata K. Physique and age of Tokyo Olympic champions. J Sports Med Phys Fitness 1966；6：207. より改変
[a]Behnke の方法で算出，LBM（除脂肪体重量）＝ h^2 × 0.18（h は身長〈m〉× 10）（参考文献 9 参照）
[b]体脂肪率（%）＝ {（体重 − LBM）÷ 体重} × 100

キシコオリンピックの選手は 1.2% であった。これらの 2 つのグループの年齢，身長，そして FFM はそれぞれ似かよっていたので，体脂肪の差は際立っていた。

女子のオリンピック選手の最も顕著な身体的特徴は（表 13-9），体脂肪率が低いことである。両方のオリンピックの投てき競技の選手（およそ 31% 体脂肪）を除く他のスポーツの全女子選手（676 人）の平均体脂肪率は 13.1% であった。

水上競技のアスリートの皮脂厚は，測定したほとんどの部位で，男子よりも女子が大きかった（表 13-10）。これまでの研究で，競泳選手の体格や身体組成と競技成績の関係が明らかになっている。水泳選手の体型は，水中で身体をもち上げることや，水をかくといった動作に顕著に影響する。表中の計測された項目

表 13-10 第 6 回世界選手権（オーストラリア，パース）の男子および女子の競泳，飛び込み，水球選手の体重，身長，8 カ所の皮脂厚の比較

	体重 (kg)	身長 (cm)	tri[a]	scap	supra	abd	thi	calf	bic	iliac
男子										
競泳	78.4	183.8	7.0	7.9	6.3	9.4	9.6	6.5	3.7	9.2
飛び込み	66.7	170.9	6.8	7.9	6.0	9.6	9.6	6.0	3.8	8.5
水球	86.1	186.5	9.2	9.9	8.2	14.9	12.6	7.9	4.3	13.4
女子										
競泳	63.1	171.5	12.1	8.8	7.3	12.1	19.1	11.4	5.9	9.8
飛び込み	53.7	161.2	11.4	8.5	6.8	11.1	18.2	9.7	4.9	7.9
水球	64.8	171.3	15.3	10.5	9.6	17.6	23.4	13.5	7.1	12.1

Mazza JC, et al. Absolute body size. In: Carter JE, Ackland TR, eds. Kinanthropometry in aquatic sports. A study of world class athletes. Human Kinetics Sport Science Monograph Series, vol. 5. Champaign, IL: Human Kinetics, 1994. より改変

tri：上腕三頭筋，scap：肩甲骨，supra：棘上，abd：腹部，thi：大腿，calf：ふくらはぎ中央部，bic：上腕二頭筋，iliac：腸骨
[a] 略語は皮脂厚測定のもの（mm）

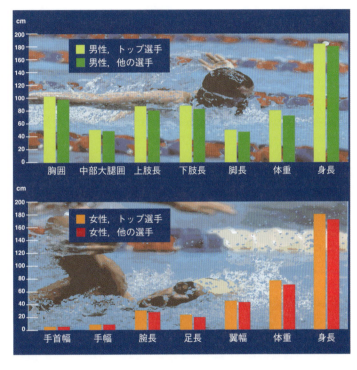

図 13-16 上：男子 200 m および 400 m 自由形のトップ 12 選手と他の選手の，体重，身長，胸囲，中部大腿囲（2 で割った平均値），上肢，下肢の長さの比較．下：女子 50 m，100 m，200 m 平泳ぎのトップ 12 選手と他の選手の体格の比較．Y軸の単位は体重を除いて cm，体重は kg．(Mazza JC, et al. Absolute body size. In: Carter JE, Ackland TR, eds. Kinanthropometry in aquatic sports. A study of world class athletes. Human Kinetics Sport Science monograph series, vol 5. Champaign, IL: Human Kinetics, 1994. より改変)

は，いずれも水泳選手の前方への動きに対する推進力や抵抗力に影響する．ストロークの長さとストロークの回数はともに泳ぐ速さに影響し，これらも選手の身体のサイズと体型に関係がある．よくトレーニングしている自由形の選手では，遺伝的要素が大きい腕の長さと手足のサイズがストロークの長さとストロークの回数に大きく影響する．表 13-11 は，1976 年に開催された夏のモントリオールオリンピックの 5 つの競技（競泳を含む）における男子および女子選手の身体計測結果を比較している．

除脂肪体重と脂肪量の比 図 13-17 は，世界の男子・女子スポーツ選手についてのデータの文献から引き出された除脂肪体重（FFM）と脂肪量（FM）の比を比較している．挿入されている表は，彼らの平均体重，体脂肪率，FFM である．これは，スポーツ種別の選手の体脂肪の違いを理解する助けとなる．FFM/FM 比は男子のマラソン選手と体操選手で最も大きく，一方，アメリカンフットボールのオフェンシブおよびディフェンシブラインマンと砲丸投選手で最も小さい．女子選手の中では，ボディビルダーが最も大きい FFM/FM 比をもち（男子と同じ値），一方，フィールド競技の選手は最も小さい値である．驚くべきことに，女子体操選手とバレエダンサーの FFM/FM 比は，女子スポーツ選手の中で中間に位置している．

スポーツ種別の体脂肪率

図 13-18 は，スポーツ競技を特性別に 6 つに分け，それぞれの分類に入る種目とその種目の男子・女子選

表 13-11　モントリオールオリンピックの5競技の男子および女子選手の身体測定値

測定項目[a]	カヌー 男子	カヌー 女子	体操 男子	体操 女子	ボート 男子	ボート 女子	競泳 男子	競泳 女子	トラック競技 男子	トラック競技 女子
身長	185.4	170.7	169.3	161.5	191.3	174.3	178.6	166.9	179.1	168.5
上肢（L）	82.4	76.0	76.0	72.2	85.2	76.0	80.2	74.7	80.9	74.8
下肢（L）	88.0	81.8	78.9	76.5	91.7	82.3	84.1	78.1	86.9	80.3
肩幅（D）	41.4	36.8	39.0	35.9	42.5	37.4	40.8	37.1	40.2	36.3
腸骨幅（D）	28.1	27.3	25.8	25.0	30.2	28.2	27.9	26.7	27.1	27.2
上腕，伸展（G）	32.2	27.6	30.7	24.3	31.7	27.6	30.6	27.3	29.1	24.5
上腕，屈曲（G）	35.3	29.6	33.9	25.9	34.9	29.3	33.3	28.2	32.2	26.4
前腕（G）	29.3	25.4	27.5	23.2	30.3	25.5	27.4	23.9	27.9	23.3
胸（G）	102.6	88.9	95.1	83.5	103.7	89.6	98.6	88.0	94.3	83.8
腰（G）	80.6	69.8	72.8	63.2	84.0	70.8	79.3	69.4	77.7	67.4
大腿（G）	54.6	54.0	51.0	49.9	60.2	57.5	55.4	52.8	55.0	53.9
ふくらはぎ（G）	37.5	34.9	34.7	33.3	39.3	37.0	36.9	34.0	37.6	34.9

[a]L：長さ，D：径，G：周囲寸法，単位はすべてcm

Carter JE, et al. Anthropometry of Montreal Olympic athletes. In: Carter JEL, ed. Physical structure of Olympic athletes. Part 1: The Montreal Olympic Games Anthropological Project. Basal: Karger, 1982. より改変

手の平均体脂肪率を示す。

人種による違い　人種の違いによる体格の違いは，競技に大きく影響する可能性がある[168]。例えば黒人のスプリンター（短距離選手）や高跳びの選手の四肢は，同じ競技の白人の選手に比べて，より長く，尻幅は小さい。機械工学的にみると，四肢の長さが白人と等しい黒人のスプリンターならば，彼らは白人選手よりも体重が軽く，身長は低く，よりスリムな体型をしており，これだけでも前に飛び出すのに都合がよい。このことは，それぞれのスポーツにおいては，個々の体重で，より有利な身体パワー対体重比があることを意味している。より大きなパワーが出せることは，ジャンプや短距離走で有利となり，それらの競技では，短時間でどれだけのエネルギーが産生できるかが重要である。このように瞬間的に大きなパワーを出せることは，投てき競技においてはそれほど有利とはならない。一方，白人や黒人に比較して，アジア人選手の脚は胴体に比較して短く，このような体型の特質はウェイトリフティングに有利である。事実，他の競技の選手に比べて，優秀なウェイトリフティングの選手の脚や腕は，彼らの身長に対して短い。

▼フィールドアスリート

図13-19はモスクワオリンピックの2年前に，円盤投，砲丸投，やり投，ハンマー投の米国トップ10のアスリートに体密度測定と身体計測を行って得られた平均体脂肪率，脂肪量，FFM，除脂肪体重/脂肪量比を示す。比較のために，国際的なエリート中距離，長距離ランナー（トレッドミルで測定した平均の$\dot{V}O_2max = 76.9$ mL/kg/分）のデータと，Behnkeの標準男性の数値も示している。表13-12は周囲寸法と皮脂厚のデータを示す。砲丸投の選手は，最大の体格（体重と周囲寸法）を有し，これに円盤投，ハンマー投，やり投選手が続いた。

▼女子長距離選手

表13-13は，11人のナショナルクラス，ワールドクラスの女子長距離選手の体重，身長，身体組成のデータを示す。選手の平均体脂肪は15.2%で（水中体重測定），高校のクロスカントリーのランナー[20]やケニヤの女子のエリート長距離選手（彼女たちの体脂肪率は16.0%）[12]とほぼ同じであったが，同じ年齢，身長，体重の座りがちな生活の女性（彼女たちの体脂肪率は26%）と比べて低かった[85]。他の女性アスリートと比べると，女子長距離選手の体脂肪は，大学のバスケットボール選手（20.9%）[159]，体操選手（15.5%）[160]，若年長距離選手（18%）[96]，水泳選手（20.1%）[89]，テニス選手（22.8%）[89]より少なかった。

興味深いことに，女子長距離選手の平均体脂肪の15%という値は，非運動選手の男性の値と同じで，Behnkeの標準女性の必須脂肪量に近い値であった。表13-13に示した，明らかに健康な女子長距離選手の6〜9%の体脂肪レベルは，一流の男子長距離選手の体脂肪率として報告された値に近い。しかしBehnkeの標準女性でみると，最も脂肪の少ない女性でも体重の12〜14%の必須脂肪をもっている。この計測された女子長距離選手の脂肪量と体脂肪の理論的な最小限界の間の矛盾の説明にはさらなる研究を必要とする。なお，1人，比較的高い体脂肪率（35.4%）の優秀な選手が含まれていた。この選手においては，何か他の素質が，過剰な脂肪という長距離選手としてのハンディをカバーしているに違いない。

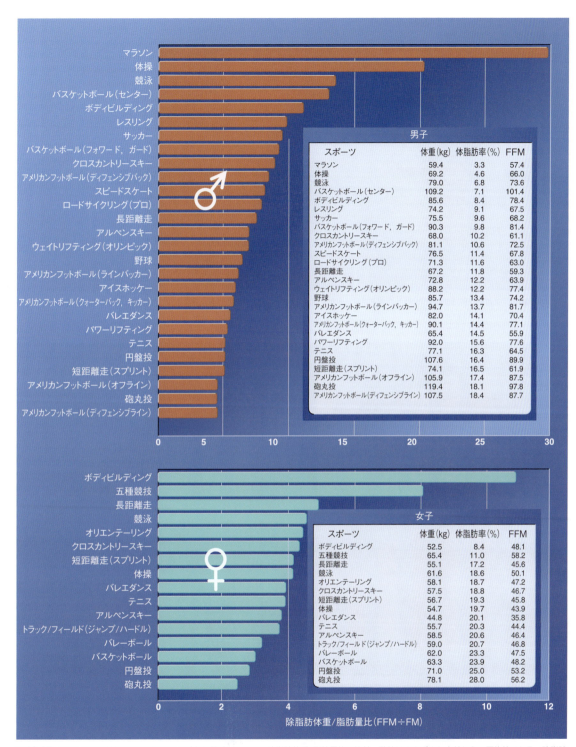

図13-17 いろいろな競技における男子および女子選手についての除脂肪体重/脂肪量比の比較．数値はさまざまな文献からの平均値である．除脂肪体重/脂肪量比は除脂肪体重（FFM〈kg〉）÷脂肪量（FM〈kg〉）である．挿入している表は身体組成の平均値を示す．

▼男子長距離選手

表13-14は10人のエリート中・長距離選手と8人のエリートマラソン選手の身体組成を示す．このグループにはSteve Prefontaine（800 mと1500 mの元の米国の記録保持者），Frank Shorter（1976年のオリンピック，マラソンの金メダリスト）が含まれている．95人の非運動選手，男子大学生のデータが対照とな

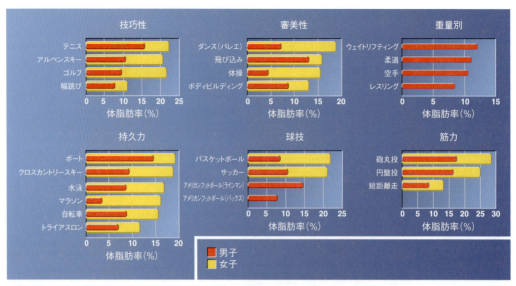

図 13-18 スポーツ別にグループ分けした男子選手（赤色），女子選手（黄色）の体脂肪率。体脂肪率の値は文献からの平均値である。

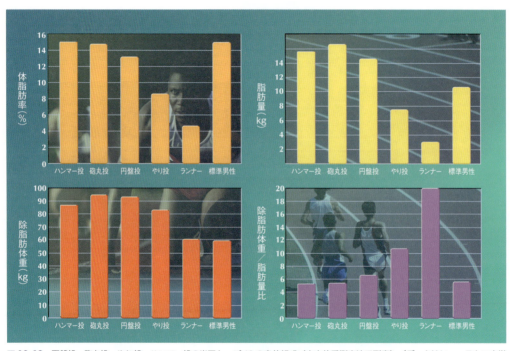

図 13-19 円盤投，砲丸投，やり投，ハンマー投の米国トップ10の身体組成（水中体重測定法で測定）。（データはヒューストン大学で行われた1987年の米国オリンピック投てきミニカップの選手から，本書執筆者の中の2人〈F.KatchとV.Katch〉によって集められた。データには金メダリストのWilkins〈円盤投〉，世界記録保持者のPowell〈円盤投〉が含まれている。国際的な中・長距離選手のデータはPollock ML, et al. Body composition of elite class distance runners. Ann NY Acad Sci 1977; 301: 361. より。標準男性のデータはBehnkモデルによる）

る。

　表からわかるように，中・長距離選手の平均は4.5%，マラソン選手の平均は4.3%と，選手たちはきわめて低い体脂肪率を維持しており，この値は男性の必須脂肪量（体重のおよそ3%）とみなすことができる。またこの値は，最近のケニヤのエリート選手の体脂肪率6.6%（皮脂厚により予測された）に近い値である[12]。このような体脂肪率が低い身体の特質は，しばしば長距離選手の成績に影響する。これは以下の理由で，理に適っている。第1に，過剰な脂肪は熱の放散を妨げるので，脂肪の少ない身体では，走っている間に発生する熱が効果的に放散され熱バランスが維持で

表 13-12 円盤投，砲丸投，やり投，ハンマー投の米国人上位選手の皮脂厚と周囲寸法の測定値

測定項目[a]	円盤投	砲丸投	やり投	ハンマー投	ランナー	標準男性
体重（kg）	108.2	112.3	90.6	104.2	63.1	70.0
身長（cm）	191.7	187.0	186.0	187.3	177.0	174.0
皮脂厚（mm）						
上腕三頭筋	13.0	15.0	11.9	12.7	5.0	—
肩甲骨	18.0	23.8	12.5	21.5	6.4	—
腸骨	24.5	29.6	17.0	27.4	4.6	—
腹部	25.6	31.4	18.4	29.1	7.1	—
大腿	16.4	15.7	13.3	17.3	6.1	—
周囲寸法（cm）						
肩	129.8	133.3	121.5	127.4	106.1	110.8
胸	113.5	118.5	104.6	111.3	91.1	91.8
ウエスト	94.1	99.1	86.6	94.8	74.6	77.0
腹部	97.5	101.5	87.8	98.0	74.2	79.8
殿部	110.4	112.3	102.0	108.7	87.8	93.4
四肢の太さ	66.3	69.4	61.5	67.3	51.9	54.8
膝	41.5	42.9	40.0	41.0	36.2[b]	36.6
ふくらはぎ	42.6	43.6	39.5	41.5	35.4	35.8
かかと	25.4	24.9	24.1	24.3	21.0	22.5
上腕二頭筋	41.8	42.2	37.7	39.9	28.2	31.7
前腕	33.1	33.7	30.8	32.4	26.4	26.4
手首	18.7	18.9	18.2	18.4	16.0	17.3
径（cm）						
肩峰（肩幅）	44.5	43.8	43.2	44.8	39.5	40.6
胸幅	33.1	33.7	30.8	32.6	31.3	30.0
腸骨幅	31.3	31.2	29.6	30.4	28.0	28.6
転子幅	35.5	34.9	33.7	34.8	32.2	32.8
膝幅	10.2	10.5	10.0	10.2	9.5	9.3
手首幅	6.3	6.2	6.0	6.2	5.6	5.6
足首幅	7.6	7.6	7.5	7.4	—	7.0
肘幅	7.6	7.6	7.6	7.2	—	7.0

[a]測定方法の詳細は Katch FI, Katch VL. The body composition profile: techniques of measurement and applications. Clin Sports Med, 1984; 3: 31. より。データは，図 29-7 に示されたアスリートグループと同一である
[b]実測なし。値は標準男性のふくらはぎと膝の比から算出

表 13-13 女子長距離選手の身体組成

選手	年齢（歳）	身長（cm）	体重（kg）	FFM（kg）	体脂肪量（kg）	体脂肪率（%）
1[a]	24	172.7	52.6	49.5	3.1	5.9
2[b]	26	159.8	71.5	46.2	25.3	35.4
3[c]	28	162.6	50.7	47.6	3.1	6.1
4	31	171.5	52.0	47.3	4.7	9.0
5	33	176.5	61.2	50.8	10.4	17.0
6	34	166.4	52.9	44.8	8.1	15.2
7	35	168.4	55.0	48.7	6.3	11.6
8	36	164.5	53.1	44.3	8.8	16.6
9	36	182.9	61.5	50.4	11.1	18.1
10	36	182.9	65.4	55.7	9.7	14.8
11	37	154.9	53.6	44.0	9.6	18.0
平均	32.4	169.4	57.2	48.1	9.1	15.2

Wilmore JH, Brown CH. Physiological profiles of women distance runners. Med Sci Sports 1974; 6: 178. より
[a]マラソンの世界記録，2 時間 49 分 40 秒（1974）
[b]50 マイル（80 km）走の世界記録，7 時間 4 分 31 秒。この身体組成計測の 18 カ月後に記録された
[c]米国の有名な長距離選手。クロスカントリーの 5 年連続ナショナルおよびワールドチャンピオン

表 13-14　エリート中・長距離選手とマラソン選手の身体組成特性

グループ	身長 (cm)	体重 (kg)	体密度 (g/cm³)	体脂肪 (%)	FFM (kg)	脂肪量 (kg)	7部位の皮脂厚の和 (mm)
中・長距離選手							
Brown	187.3	72.10	1.07428	10.8	64.31	7.79	53.0
Castaneda	178.6	63.34	1.09102	3.7	61.00	2.34	32.5
Crawford	171.8	58.01	1.09702	1.2	57.31	0.70	32.5
Geis	179.1	66.28	1.07551	10.2	59.52	6.76	49.0
Johnson	174.6	61.79	1.08963	4.35	9.13	2.66	35.5
Manley	177.8	69.10	1.09642	1.5	68.06	1.04	32.0
Ndoo	169.3	53.97	1.08379	6.7	50.35	3.62	33.5
Prefontaine	174.2	68.00	1.08842	4.8	64.74	3.26	38.0
Rose	175.6	59.15	1.08248	7.3	54.83	4.32	31.5
Tuttle	176.8	61.44	1.09960	0.2	61.32	0.12	31.5
平均	170.5	60.92	1.08916	4.5	58.18	2.74	34.5
(標準偏差)	(5.0)	(5.30)	(0.00832)	(3.5)	(4.90)	(2.38)	(7.4)
マラソン選手							
Cusack	174.6	64.19	1.08096	7.9	59.12	5.07	45.5
Galloway	180.9	65.76	1.08419	6.6	61.42	4.34	43.0
Kennedy	167.0	56.52	1.09348	2.7	54.99	1.53	37.0
Moore	184.1	64.24	1.09193	3.3	62.12	2.12	37.0
Pate	179.6	57.28	1.09676	1.3	56.54	0.74	32.5
Shorter	178.4	61.17	1.09475	2.2	59.82	1.35	45.0
Wayne	172.1	61.61	1.07859	8.9	56.13	5.48	42.5
Williams	177.2	66.07	1.09569	1.8	64.88	1.19	41.5
平均	176.8	62.11	1.08954	4.3	59.38	2.73	40.5
(標準偏差)	(5.6)	(3.66)	(0.00718)	(3.0)	(3.38)	(1.92)	(4.6)

データは，Pollock ML, et al. Body composition of elite class distance runners. Ann NY Acad Sci 1977; 301: 361.より

きる。第2に，過剰の脂肪は"余分な体重成分"であり，その身体を動かすために余分な運動エネルギーが必要になる。

　一般的に，男子長距離選手の周囲寸法と骨径は男性非運動選手に比べて，やや小さい[38]。このような骨格，特に骨径の特徴は，水上競技アスリートの明らかな身体測定的な特徴（図13-16）と同様に，遺伝的な影響によるところが大きい。最高の長距離選手は生まれつき体型だけではなく骨もほっそりとしている。遺伝的に脂肪の少ない，長距離走に向いた体型と，高度に発達した有酸素システム，厳しいトレーニングに耐えられる精神力が，チャンピオンになるための基本的な要素である。

▼トライアスロン選手

　トライアスロンは水泳，自転車，ランニングを合わせた持久系競技で，水泳は3.86 km，自転車は180 km，そしてマラソンは42.195 kmという，過酷な鉄人レースである。選手は毎日平均4時間のトレーニングを行い，1週間の泳ぎ・走行距離の合計は450.6 kmになる。この内訳は，水泳11.6 km（1.6 kmを30分で），自転車445.8 km（29.8 km/時），ランニング72.4 km（1.6 kmを7分42秒で）である[66]。1982年のトライアスロン選手権での男子選手6人，女子選手3人の体脂肪率は，男子は5.0〜11.3%，女性では7.4〜17.2%の範囲にあった。完走したトップ15人の平均体脂肪率は7.1%で，$\dot{V}O_2max$値は72.0 mL/kg/分であった。トライアスロンの選手は，個人でやる他の持久系スポーツのアスリートと同じ体脂肪と呼吸気量をもっている[136]。1984年の鉄人選手権に出場した14人のトライアスロン選手のトレーニングに関する研究から，男子・女子エリートトライアスロン選手の体型はエリート自転車競技選手の体型と似ていることがわかった[135]。また，男子トライアスロン選手の呼吸気量は訓練した水泳選手と，女子トライアスロン選手の$\dot{V}O_2max$値は長距離ランナーの上位選手と同じような値である。

▼水泳（競泳）選手対ランナー

　男子および女子の水泳（競泳）選手は一般的に，長距離ランナーより体脂肪が多い。推測ではあるが，水泳のトレーニング環境である冷たい水が，同等の程度のトレーニングを陸上で行うよりも，選手の身体の中核温度を下げるのかもしれない。中核温度の低下は食

欲減退を予防する．食欲の減退は，陸上での過酷なトレーニングでしばしばみられる．一方，水泳のトレーニングもきわめて苛酷なものであるが，中核温度の低下によって食欲減退がなくなり，水泳選手はより多くのエネルギーを摂取することができると考えられる．

しかし，1日のエネルギー摂取量は男子大学生水泳選手（3380 kcal）と長距離選手（3460 kcal）がほとんど同じであるという報告がある．一方，女子水泳選手は1日平均2490 kcal 摂取し，ランナーの2040 kcal よりも多い[78]．しかし，水泳選手はランナーより多くのエネルギーを消費している．また，水泳選手のエネルギー消費量は，エネルギー摂取量を超えていて，ネガティブバランスの状態である．したがって，水泳選手の体脂肪率（男子12%，女子20%）がランナーの体脂肪率（男子7%，女子15%）に比べて高いのは正のエネルギーバランス（消費よりも摂取エネルギーが大きい）によるという説明は成り立たない．その後，同じ研究室で，エネルギー消費と水泳選手とランナーのそれぞれの練習（45分，70〜80% $\dot{V}O_2max$）とその後2時間の回復においてどれだけエネルギーを使っているかを調べた[51]．研究者は2つの運動モードにおけるホルモン反応と物質異化作用の違いがグループ間の体脂肪の違いに関わるのではないかと考えた．しかし結果は，それぞれの運動におけるエネルギー消費，物質異化，ホルモンレベルにおける違いは小さく，そのためそれらの違いが体脂肪の違いに関係するものではないことが示唆された．

水泳選手とランナーの練習に対する身体反応のどのような違いがそれぞれの種目の選手の身体組成の違いをつくり出すのか，将来の研究が明らかにするだろう．なお，水泳で競争するために，それにふさわしい，比較的高い体脂肪レベルの人が自ら進んで水泳選手になっているということも水泳選手の高い体脂肪率の原因である可能性もある．陸上で走る運動では，過剰な体脂肪は，エネルギーコストと体温調節の面でマイナスとなる．反対に水中で泳ぐ運動では，体脂肪は，浮力として働き，そしておそらく，前進する動きに流体力学的なエネルギーコストの面でプラスとなる．

▼アメリカンフットボール選手

1940年代に行われた，最初のアメリカンフットボールのプロ選手の身体組成の詳細な分析により，身長－体重標準表からその人の最適な体重を決定することが適切ではないことが示された[191]．選手の平均体脂肪は体重のわずか10.4%で，FFM は平均81.3 kg であった．選手の体重は明らかに大きかったが，彼らは太ってはいなかった．最も重いラインマンの体重は118 kg，体脂肪17.4%，FFM 97.5 kg で，最も体脂肪率の大きい（23.2%）ラインマンの体重は115.4 kg であった．ディフェンシブバックの体重は，最も体脂肪率の小さかった（3.3%）選手で82.3 kg，FFM は79.6 kg であった．

表13-15に，大学生とプロフットボール選手の体重，身長，体脂肪率，FFM の数値をポジション別に示す[195,198]．旧プログループは，1942年の最初のプロフットボールチームのワシントン・レッドスキンズの25人の選手からなり，彼らの身体組成が水中体重測定によって調べられた．新プログループは最近のナショナルフットボールリーグ（NFL）の14チームの選手164人（ベテラン選手69%，新人選手31%）である．1976〜1978年のダラス・カウボーイズとニューヨーク・ジェッツの107人の選手が第3のグループである．大学の選手のグループは4つで，ミネソタのセントクラウド州立大学の春の選手権代表選手，マサチューセッツ大学（UMass），3部のゲティスバーグ大学，それに，南カリフォルニア大学（USC）のチームで1973〜1977年のナショナルチャンピオンと2回のローズボウルの参加選手である．水中体重測定で測定された身体組成値は，残気量によって補正された．

表から，新プロ選手の体重は，それぞれのポジションで，大学の代表選手よりも大きいことがわかる．セントクラウドと UMass の選手と比較してではあるが，USC 選手は新プロ選手と同じような体格をしている．ディフェンシブラインマンを除いて，その他のポジションの USC の選手は新プロ選手とほぼ同じ体脂肪率を示した．それぞれのポジションで，FFM が新プロ選手よりも4.4 kg 以上少ない USC の選手はいなかった．NFL のディフェンシブラインマンの FFM の平均値は USC の選手よりわずか2.6 kg だけしか多くなかった．一方，新プロのラインマンの体重は明らかに USC の選手を超えており，その主たる原因は，学生選手の体脂肪率が14.7%であったのに，新プロ選手の体脂肪率が18.2%であったことによる．しかしこれらのデータから，大まかには，一流の大学選手とプロ選手は同じような体格と体組成をもっているということができる．

グループとしてみると，60年前のプロ選手（旧プロ）は最近のプロ選手（新プロ）と比較すると，体脂肪率が低く（10.4%），身長が低く，体重と FFM は軽かった．例外は，ディフェンシブバックとオフェンシブバックとレシーバーであり，彼らの身長と体脂肪（身体組成）は最近の選手とほとんど同じである．体格の最も大きな違いはディフェンシブラインマンにみられ，最近の選手は6.7 cm 長身で，体重が20 kg 重く，体脂肪率が4.2ポイント高く，FFM が12.3 kg 多い．1940年代では，ラインプレーにおいて"大きいこと"

表13-15 大学およびプロのフットボール選手のポジション別の身体組成

ポジション[a]	水準（レベル）	人数	身長（cm）	体重（kg）	体脂肪率（%）	FFM（kg）
ディフェンシブバック	セントクラウド[b]	15	178.3	77.3	11.5	68.4
	UMass[c]	12	179.9	83.1	8.8	76.8
	USC[d]	15	183.0	83.7	9.6	75.7
	ゲティスバーグ[e]	16	175.9	79.8	13.6	68.9
	新プログループ[f]	26	182.5	84.8	9.6	76.7
	旧プログループ[g]	25	183.0	91.2	10.7	81.4
オフェンシブバックとレシーバー	セントクラウド	15	179.7	79.8	12.4	69.6
	UMass	29	181.8	84.1	9.5	76.4
	USC	18	185.6	86.1	9.9	77.6
	ゲティスバーグ	18	176.0	78.3	12.9	68.2
	新プログループ	40	183.8	90.7	9.4	81.9
	旧プログループ	25	183.0	91.7	10.0	87.5
ラインバッカー	セントクラウド	7	180.1	87.2	13.4	75.4
	UMass	17	186.1	97.1	13.1	84.2
	USC	17	185.6	98.8	13.2	85.8
	ゲティスバーグ	—	—	—	—	—
	新プログループ	28	188.6	102.2	14.0	87.6
オフェンシブラインマンとタイトエンド	セントクラウド	13	186.0	99.2	19.1	79.8
	UMass	23	187.5	107.6	19.5	86.6
	ゲティスバーグ	15	182.6	110.4	26.2	81.0
	USC	25	191.1	106.5	15.3	90.3
	新プログループ	38	193.0	112.6	15.6	94.7
ディフェンシブラインマン	セントクラウド	15	186.6	97.8	18.5	79.3
	UMass	8	188.8	114.3	19.5	91.9
	USC	13	191.1	109.3	14.7	93.2
	ゲティスバーグ	11	178.0	99.4	21.9	77.6
	新プログループ	32	192.4	117.1	18.2	95.8
	旧プログループ	25	185.7	97.1	14.0	83.5
すべてのポジション総計	セントクラウド	65	182.5	88.0	15.0	74.2
	UMass	91	184.9	97.3	13.9	83.2
	USC	88	186.6	96.6	11.4	84.6
	ゲティスバーグ	60	178.0	90.6	18.1	73.3
	新プログループ	164	188.1	101.5	13.4	87.3
	旧プログループ	25	183.1	91.2	10.4	81.3
	ダラス・ジェッツ[h]	107	188.2	100.4	12.6	87.7

[a]グループ分けは，Wilmore JH, Haskel WL. Body composition and endurance capacity of professional football players. J Appl Physiol 1972; 33: 564. による
[b]データは，Wickkiser JD, Kelly JM. The body composition of a college football team. Med Sci Sports 1975; 7: 199. より
[c]データは，Coach Robert Stull and F Katch, University of Massachusetts. Data collected during spring practice, 1985; %fat by densitometry. より
[d]データは，Robert Girandola, University of Southern California, Los Angeles, 1978, 1993. より
[e]データは，Kristin Steumple, Department of Exercise and Sport Science, Gettysburg College, Gettysburg, PA, 2000. より
[f]データは，Wilmore JH, et al. Football pros' strengths—and CV weakness—charted. Phys Sportsmed 1976; 4: 45. より
[g]データは，A. R. Behnke. による
[h]データは，Katch FI, Katch, VL. Body composition of the Dallas Cowboys and New York Jets football teams, unpublished, 1978. より

は決して重要な因子ではなかった。このことは，NFLの過去76年間のすべての登録選手（n＝51,333）の平均体重を示した図13-20上をみればわかる。1940年代〜1985年は，ディフェンシブラインマンが最も体重が大きかった。しかし1990年のシーズンから変わり始め，オフェンシブラインマンがディフェンシブと同じ体重となり，その後，彼らを抜いた。その後，ディフェンシブラインマンの体重が124.7kg前後で横ばいであったのに，オフェンシブラインマンの体重は，特に1990〜1995年にかけて，増加し続けた。この期間に，彼らの体重増加量は平均7.3kgで同じ時期のディフェンシブラインマンの体重増加よりも多く，およそ2倍となった。1920〜1995年にオフェンシブラインマンは年に平均して0.6kg重くなっていった。この体重増加の速度でいくと，2007年までに体重は145.1kgになることになる（平均の身長は203.2cm）！このサイズだと，彼らのBMIは35.6になり，疾病リスクが高いグループに入ってしまう（図13-1参照）。2003年のスーパーボウルフットボールチームの28人のオフェンシブラインマンとディフェンシブラインマ

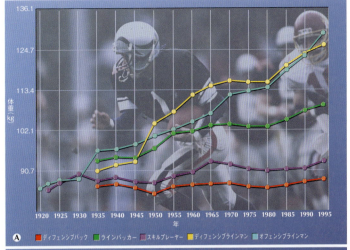

図 13-20 **A**. NFL 選手のポジション別平均体重 (1920〜1995 年)。**B**. 1994 年の NFL オフェンシブ・ディフェンシブラインマンの平均体重。チームのランキングはオフェンシブラインマンの体重の大きいほうから順番に進む（データは 28 の NFL チーム，1994 年の最初のレギュラーシーズンの 9 月 4〜5 日の試合に出場した選手から）。比較データは 1977 年のニューヨーク・ジェッツとダラス・カウボーイズのオフェンシブ・ディフェンシブラインマンから（本書の著者 F.Katch と V.Katch が収集した）。(1942 年のデータは Albert Behnke の Washington Redskins の研究より〈データは NFL による〉）

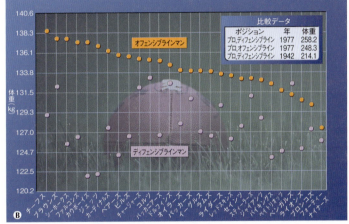

ン（オークランド・ライダーズとタンパベイ・バッカニアーズ）に目を向けてみると，彼らの BMI の平均は 37.4 であり（体重 139.2 kg，身長 193.0 cm），これは，2001 年のスーパーボウルチーム（BMI 38.4）を除いて，これまで報告された最大であり，そして，2007 年の推奨された BMI の値よりもはるかに大きい。

このような，エリートといわれる身体的活動度の高い過体重の男子選手たちの罹患率と死亡率が，他の人たちと比べてどうなるか，これからの研究で明らかになるに違いない。

図 13-20 下に，1994 年シーズンにおける NFL の各チームのオフェンシブラインマンとディフェンシブラインマンの平均体重を示した。オフェンシブラインマンについてはカンザスシティ・チーフス（1970 年スーパーボウル覇者）が最も重く，サンフランシスコ・フォーティーナイナーズ（1990 年と 1995 年のスーパーボウル覇者）の体重が最も軽かった。なお，1994 年のシーズン（データは比較データ，下図に挿入）において，スーパーボウル勝者（ダラス・カウボーイズ）のオフェンシブラインマンの平均体重は 28 チームの上位 5 番目に位置した。

▼習熟していない選手と若い選手にみられる心配

近年の非常に高い BMI は，より下のクラス（エリートではない）の大学生の選手でもみられる。3 部であった 1999 年のゲティスバーグ大学のオフェンシブラインマンの平均 BMI は 33.1（n = 15）（2000 年のオフェンシブラインマンは 29.9，n = 13）[166]，そして他の NCAA 3 部アメリカンフットボールのラインマンの平均 BMI は 31.7（n = 26，1994〜1995 年）で，これらの BMI 値の大きな若者（身長 1.84 m，体重 107.2 kg）の疾病リスクについても心配されている[148]。高校生のレベルでは，1970 年代初頭から 1989 年にかけて，*Parade Magazine* のオールアメリカンフットボールチームの BMI は劇的に増加した。そしてその後さらに増加し，2000 年までには増加速度は速くなっている[188]。図 13-21 のプロットは，BMI についての回帰直線の傾斜が，同年齢の若者を対象に集計された疫学調査の結果はほぼ同じであるのに（赤いライン），フッ

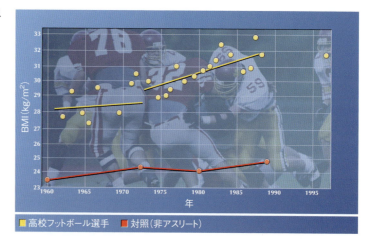

図 13-21　高校フットボール選手と同世代非アスリートの BMI の経年変化。

トボールの選手の直線は 1972 年に明らかに上向きになっていることを示している。これまでの研究から，このような BMI の，より大きなほうへのシフトが，改善された栄養とトレーニング，あるいは筋増強剤（アナボリックステロイド）のようなパフォーマンスを向上させる薬の使用が高校生アスリートにおいても一般的になったことと一致することが明らかになっている。最近のデータで我々を特に不安にさせるのは，高校生のオフェンシブラインマンとディフェンシブラインマンの平均 BMI が 31.8〜33.5 の間にあることである。このような最近の高校生フットボール選手の大きな体重は，学生の疾病リスク（例えば，インスリン抵抗性や 2 型糖尿病）に対する問題を残している。

▼身体のサイズについての他の傾向

エリートアスリートの体格の動向をさらに知るために，我々は 2 つのプロ選手グループ，(a) NBA（Ntional Basketball Association）選手，1970〜1993 年まで（人数は 156 人〜400 人に分布した），(b) メジャーリーグ野球選手，28 チーム，1986，1988，1990，1992，1995 シーズン（5032 人の登録選手）の身長と体重を調べた。

NBA の選手においては（図 13-22A），23 年間に，平均体重は約 4 kg あるいは，4.4% 増加した。一方，同じ 23 年の間に，身長の増加は 2.5 cm だけで（1% 以下），増加速度は比較的ゆっくりとしたものであった。この期間の NBA 選手の BMI は 24.0 から 24.4 になり，0.4 ポイントの増加にとどまった。メジャーリーグの選手（同じ図の赤で示されている）はバスケットボール選手よりもやや BMI が高かった。このように，アメリカのプロおよび大学フットボール選手と比べて，ベースボールとバスケットボールの選手は健康で，死亡と病気のリスクが低いと考えられる BMI の数値を維持してきた。

さて，BMI で表される身体のサイズは競技の成績に関係するのだろうか。図 13-22B のグラフは，ナショナルリーグとアメリカンリーグの新人最優秀投手の 2 年ごとに平均した BMI と防御率を示している。この図から，興味深いことに，ベースボールの最優秀投手においては BMI と成績は関係しないといえる。

▼レスリング選手

レスリング選手は独特な運動選手グループに入る。彼らは激しい練習をし，できるだけ FFM を大きくして，なお，体重を少なく維持しようとする[24,37,141,142,152,173,201]。しかし，彼らのこれまでの習慣，すなわち，急速な減量と体重減少-体重増加の繰り返し（これらは健康に悪影響を与える）をやめさせるために，American College of Sports Medicine（ACSM）と NCAA は体脂肪率に基づいたレスリング選手の体重下限を策定することを推奨した（第 14 章で説明）。最近は，競技シーズンの始まる前に，下限体重が決定されている。

1997 年に，過剰な減量のために 3 人の大学レスリング選手が死亡した（死因の多くは脱水）ことをきっかけに，NCAA は，危険な減量の習慣をやめさせ，そして競技の安全性を高めるために，1998〜1999 年シーズンのルールの変更を行った[32]。下限体重を決めたことに加えて，もう 1 つのルール変更は，身体の水分状態を評価するのに尿の比重（尿の密度と水の密度の比）を測定することである。これによって，体重計測時（証明書の発行）に身体の水分が適切かどうかを確認する。尿の比重が 1.020 以下のアスリートは身体の水分が適切と判断される。一方，尿の比重が 1.020 を超えるアスリートは，そのシーズンの下限体重を決めるのに用いた脂肪率を維持していないと判断される。尿の比重は確かに身体の水分状況を反映するが，しかしこの数値には時間的なラグ（遅れ）があり，急速な脱水の直

▼ウェイトリフティング選手とボディビルダー

男子選手

ボディビルディングやオリンピックのウェイトリフティング，パワーリフティングなどレジスタンストレーニングを行うアスリートは著しく筋が発達し，比較的脂肪の少ない体格をもっている。水中体重測定から得られた体脂肪率の平均は，ボディビルダーが9.3％，パワーリフティング選手が9.1％，オリンピックのウェイトリフティング選手が10.8％であった[92]。このようにいずれのグループの選手もかなり体脂肪は少なかったが，身長−体重表からは19％の選手が過体重と分類された。グループ間では，骨格の大きさ，FFM，皮脂厚，骨径において違いはなかった。ただ違いは，ボディビルダーの肩，胸，上腕二頭筋（伸展，屈曲），前腕のすべての部位の周囲寸法が大きかったことである。ボディビルダー，パワーリフティング選手，オリンピックのウェイトリフティング選手の筋量は，同じ身体のサイズの人で予想されるよりも，それぞれ16 kg，15 kg，13 kg多かった。

女子選手

1970年代後半，米国の女性の間で，ボディビルディングが人気となった。女性が積極的にレジスタンストレーニングを行うのにつれて，競争は激しくなり，到達レベルは著明に上昇した。ボディビルディングの目指すところは，外見がスリムで筋肉質であること，筋がよくわかり，しかも大きく発達していることである。しかし，これらの要求は女性の身体組成についての興味深い疑問を生じさせる。いかにして競技者が脂肪の少ない身体になるか？ そして，果たして彼らの比較的大きな筋量と低い体脂肪は両立するのか？

女子ボディビルダーの10人の選手の身体組成を調べると，体脂肪の平均が13.2％（8.0〜18.3％），FFM

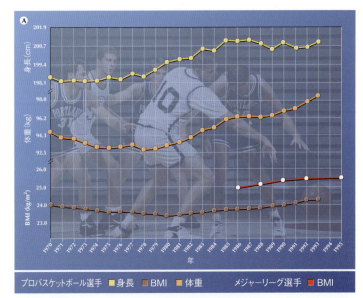

図13-22　**A.** NBA選手のBMI，体重，身長（1970〜1993年）とメジャーリーグ選手のBMI（1986〜1995年）。**B.** アメリカンリーグとナショナルリーグの最優秀投手（サイ・ヤング賞）のBMIと防御率。（データはNBAの選手名簿〈F. Katchによる〉，とメジャーリーグベースボールチーム名簿より〈Mejor League Baseballによる〉）

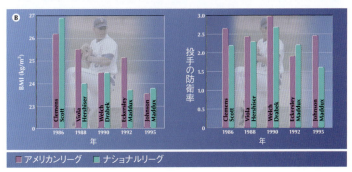

表 13-16　レスリング選手の栄養ガイドライン

- フードガイドピラミッドに従い，複合炭水化物が高く（55〜60％），タンパク質は中程度（20％），脂肪は低い（20〜25％）トレーニング用食事を選ぶ．炭水化物に富む果物，野菜，シリアル，穀類を多く含むバランスのよい食事をとる．
- エネルギー必要量は体格に依存している．最も小さいレスリング選手は，少なくとも1日1700 kcal必要とする．体重が1週間に1〜1.5 kg以上減少するなら，果物，野菜，穀類をもっととる．
- 正常の水分摂取を維持する．これは脱水や試合中の早期の疲労を最小にしてくれる．体重減少量の150％を水で補う．
- バター，油，ドレッシング，揚げ物のような脂肪分の多い食品の摂取を減らす．焼く，煮る，蒸すなどした食品を食べる．
- 身体を潤し，燃料を補給する飲料を摂取する．スポーツドリンクは，これらの目的に合うように，炭水化物（14〜17 g/240 mL）とわずかな塩化ナトリウム（食塩）を含んでいる．
- 体重計測の後に，スポーツドリンクで水分をとる．そして，腹部の不快を生じることなくエネルギーを補給するために，バランスのよい栄養補給ドリンク，あるいは高炭水化物エネルギードリンクを摂取する．
- ファストフードレストランでは，サラダや焼いたサンドイッチ，低脂肪ヨーグルトのようなより脂肪分の少ないものを選ぶ．
- 練習や試合の後に，グリコーゲンを補充するために，炭水化物を多くとる．
- 体重の増減の繰り返しや急速な体重減少を避けることによって筋力の強さとエネルギー貯蔵を維持する．
- 一定のグルコースレベルを維持するために，また"クラッシング"を防ぐために3〜4時間ごとに少量から中程度の量の食事をとる．このことは食欲のコントロールを助け，暴食を減らす．
- 栄養補給飲料を試合の数時間前に摂取することは，消化管の内容量を最小にするのに有用である．またこれを試合の後の食欲が抑制されているときに行うのも有用である．高炭水化物サプリメントは試合と試合，特にトーナメント方式の試合の間にとることが有用である．これは身体のグリコーゲンの貯蔵庫を急速に補充してくれる．スポーツドリンクの摂取は練習や試合の前，練習中，試合中における身体の水分を適切にし，練習や試合の後の水分補給を促進する．

Gatorade Sports Science Institute. Sports Science Exchange Roundtable 41. 2000; 11(3). より改変

表 13-17　男子および女子ボディビルダーの身体組成と身体測定

性	年齢（歳）	体重（kg）	身長（cm）	体脂肪（％）	FFM（kg）	過体重[a]（kg）
男子（n＝18）	27.0	82.4	177.1	9.3	74.6	14.8
女子（n＝10）	27.0	53.8	160.8	13.2	46.6	1.2

	男子		女子		％差異 {（男子−女子）/男子} × 100	
周囲寸法（cm）	実測値[b]	補正値[c]	実測値	補正値	実測値	補正値
肩	123.1	37.1	101.7	36.7	17.4	1.1
胸（胸囲）	106.4	32.1	90.6	32.7	14.9	−1.9
ウエスト	82.0	24.7	64.5	23.3	21.3	5.7
腹部（腹囲）	82.3	24.8	67.7	25.1	15.3	−1.2
殿部	95.6	28.8	87.0	31.4	9.0	−9.0
上腕二頭筋（伸展）	35.9	10.8	25.8	9.3	28.1	13.9
上腕二頭筋（屈曲）	40.4	12.2	28.9	10.4	28.5	14.8
上腕	30.7	9.2	24.0	8.7	21.8	5.4
手首	17.4	5.2	15.1	5.4	13.2	−3.8
大腿	59.6	17.9	53.0	19.1	11.1	−6.7
ふくらはぎ	37.3	11.2	32.4	11.7	13.1	−4.5
足首	22.8	6.9	26.3	7.3	11.0	−5.8

[a] 体重−（身長−体重表から算定された体重）．Abraham S, et al. Weight and height of adults 18 to 74 years of age. United States Vital and Health Statistics, series H, no. 211. Washington, DC: U.S. Government Printing Office, 1979. より
[b] 周囲寸法の実測値
[c] Behnkeの方法による，対体重補正値[9]

の平均が46.6 kgであった[53]．平均体脂肪率が13％の体操のチャンピオン選手を除く他の競技のトップ選手に比べて，ボディビルダーの身長は3〜4％低く，体重は4〜5％軽く，そして体脂肪は7〜10％少なかった．ボディビルダーの身体組成の最も顕著な特徴は7：1という大きなFFM/FM比であり，この値は他の運動競技選手の値4.3：1の2倍に近い．この差は，おそらく（アンケートでの判断），ステロイドの使用なしに生じたものである．興味深いことに，10人のボディビルダーのうち8人は，比較的低い体脂肪率であるにもかかわらず，正常の月経機能があると報告した．

男子選手対女子選手

表13-17は，男子および女子ボディビルダーの身体組成，周囲寸法，過体重量を比較したものである．過体重量は，実際の体重とMetropolitan Life Insurance

の身長-体重表から得られる体重の差である。男子選手における過体重量は 14.8 kg（18％）で，女子は 1.2 kg（2.2％）である。明らかに，これら脂肪の少ないアスリートの過体重量は骨格筋量の増加による FFM の増加を反映している。

　体重の違う人（あるいはグループ）であっても周囲寸法を比較することができる。表から，周囲寸法における性差は，体格に合わせて補正すると（表の"補正値"），かなり小さくなることがわかる。補正値では，女子ボディビルダーは周囲寸法の 12 測定部位のうち 7 部位で男子選手を超えていた。**体格で補正した場合でみると，女子選手はおそらく，男子選手と同じ程度に筋量を変えることができると思われる。**女子選手のより大きな殿部のサイズは，おそらく，この部位におけるより多くの脂肪貯蔵と関係するのだろう。

まとめ

1. 身体組成の評価で，アスリートが特定のスポーツ特有の身体の特質をもっていることが明らかになった。例えば，フィールド競技の選手は大きな除脂肪体重（FFM）と高い体脂肪率をもち，一方，長距離選手の FFM と脂肪率は最も低い。
2. チャンピオンアスリートは，そのスポーツに合致した体格の特質と，それをサポートする発達した生理機能を併せもっている。
3. 男子および女子トライアスロン選手はエリート自転車選手とほとんど同じ身体組成と肺気量をもっている。
4. アメリカンフットボール選手は，すべてのアスリートの中で最も体重が重いが，脂肪の比較的少ない身体組成を維持している。レベルの高い大学選手はプロ選手と同じような体重と体脂肪をもっている。
5. 水泳（競泳）の男子および女子選手の体脂肪率は，一般に長距離ランニング選手より高い。この違いは，おそらく，環境による身体への影響よりも，それぞれの環境で運動のエネルギーを効果的に使うことのできる体質の違いをもとに，その競技が自己選択された結果であろう。
6. レスリング選手は，体脂肪の比較的少ないアスリートの中で独特なグループに入る。彼らは，苛酷なトレーニングを行い，体重の減量-増量のサイクルを短期間に繰り返す。しかし，体脂肪率を 5％ 以下にするような苛酷なトレーニングはしてはならない。
7. 女子ボディビルダーの FFM/FM 比は他の競技のエリート選手の FFM/FM 比を大きく超えている。
8. 女子ボディビルダーはおそらく，男子ボディビルダーと同じ程度に筋量を変えることができると思われる。

第14章
エネルギーバランス，エクササイズ，ウェイトコントロール

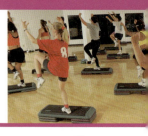

　米国の年間の平均食事摂取量は約900 kgに及び，卵280個，シリアル（コーンフレーク）7 kg，肉84 kg，果物91 kg，野菜114 kg，パン31 kg，ソフトドリンク429本，ワイン8 L，ビール96 L，アルコール飲料8 Lを含む。活動的な人であっても約900 kgの食事から考えると，消費カロリーはその約50%にすぎず，残りの50%は超過カロリーとして脂肪の蓄積につながる。超過が少しでも，長期間にわたれば，甚大な体重の増加となる。例として，毎月ピーナッツを56 g多く食べると，1年間で7.3 kgの体重増加となる。そのようなカロリーの不均衡を防ぐため，エネルギーのインプットとアウトプットは均衡しなければならない。

　無作為な電話の調査では，米国の成人110,000人の70%（男性29%，女性40%）が体重を減らすか，維持することに苦闘している[134]。4500万〜5000万の米国人の1/5が，体重を減らすために1週間に150分の適度な運動と少ないカロリー摂取の推奨された組み合わせを行っている。これらの体重を減らす試みに，2000年には約400億ドルが使われ，2006年には500億ドルに達すると見込まれている。多くの場合，潜在的に害のあるダイエット法や，適正でない薬の利用などを含む[28,126]。およそ200万人の米国人が，インターネットやテレビ，ラジオの通販はいうまでもなく，薬局や健康食品売り場，フィットネスクラブ，スーパーマーケットなどで食欲を抑える薬のために1億2500万ドル以上を使っている。1996〜1998年の間に約1720万の米国人が処方箋のない減量薬を消費し，500万人がフェニルプロパノールアミンを含んだ薬を使い，250万人がマオウを含んだものを消費した[14]。若い肥満女性が25%以上と最も使用率が高く，標準体重の女性の8%にも普及している。減量への試みが増えているにもかかわらず，米国人において，30年前よりも肥満による体重の増加が全国的に広がっている（図14-1）[98,99]。

　世界的には，過去25年間に簡単に使えるダイエット本というようなかたちで一般消費者向けの本が何千冊も刊行されている。これらが真実ならば，単純な方法で"完全"な肉体の大きさを永続的に維持できるはずである。そして，大多数の米国人の太りすぎは簡単に治るはずである。体重の大きく変わる使用前，使用後の比較をするような宣伝をしているダイエット法は，多くの場合ダイエットをしている人の健康を損なうおそれがある。そのようなマイナスの作用がある不適格な減量法は，精神の働きや運動能力の障害につながる可能性がある。

世界規模の伝染病

　米国における肥満や過体重の割合は過去20年で30%増え，1億3000万人にまで増加した（www.obesity.org）。この間に，平均体重は4.5 kg増えた。1999〜2000年の概算では，米国人の男性および女性の64.5%は過体重（BMI 25.0〜29.9）か肥満（BMI ≧ 30）であった。このうちの30.5%（5900万人）が肥満と分類され，1980年のわずか14.5%と比べ2倍になっている[42]。極端な肥満（BMI ≧ 40）も，人口の4.7%と増えた。この極端な肥満は，アフリカ系米国人に多くみられた（6%）[46]。疾病対策予防センターの2004年の報告書によれば，肥満は防ぐことのできる死亡理由の中でタバコに続き僅差の2位だった。50〜69歳の米国人の健康管理費用の14%は肥満に関する問題である。米国人の肥満がこのまま増え続けるとすると，2020年には中年の米国人の健康関連の費用の1/5が肥満によるものとなる。

　似たような肥満が世界中に広がっている。そして，2型糖尿病と循環器疾患に寄与している。このことにより，WHOと国際的肥満タスクフォース（International Obesity Task Force）が世界規模の**肥満伝染病**という声明を出すまでになった[105,145]。図14-2は，老齢において過体重が高齢者の予想される死に甚大な影響

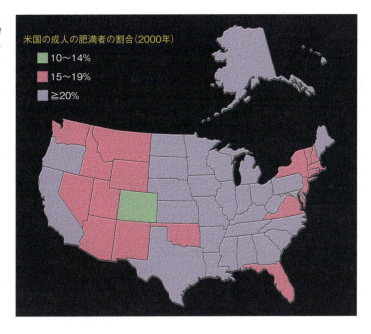

図 14-1 米国における肥満（成人）の疫学。(Mokdad AH, et al. The continuing epidemics of obesity and diabetes in the United States. JAMA 2001; 286: 1195. より)

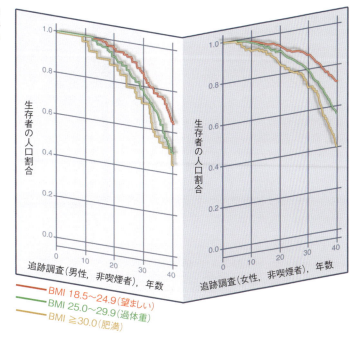

図 14-2 BMI で区分した，男性および女性の生存曲線。(Peeters A, et al. Obesity in adulthood and its consequences for life expectancy. Ann Intern Med 2003; 138: 24. より)

を与えていることを示している。肥満ではない過体重，タバコを吸わない 30 代半ば〜40 代半ばの男女ではおよそ，通常体重の同年齢のグループと比べ 3 年早く死亡する。このリスクは，タバコによる寿命への影響と同等である[108]。肥満の人は，およそ 7 年ほど寿命が短くなると考えてよい。医者は，我々に少なく食べ，運動時間を増やすようにいう。産業化の進んだ国では，経済要因によりこのアドバイスとは逆の作用がもたらされる。すなわち，食べ物がより安くなり，脂質が多くなり，一方で多くの仕事で要求される労力は少なくなっている。

図 14-3 は，過体重（1994 年当時の定義で BMI ≧ 27）の広がりの米国全国調査と，政府のヘルシーピープル 2000 運動の目標を比較したものである。1988〜1991 年に，20〜74 歳の 1/3 が過体重とされた。この増加は，前回に比べ特にヒスパニック，アフリカ系米国人，太平洋の島々の女性，その他の少数グループにおいて劇的に増加していた。最近の推測では，50% 以

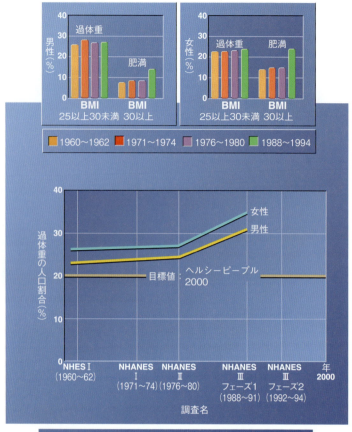

図 14-3 米国人の肥満化。米国における20〜74歳の年齢補正をした過体重の人の割合とヘルシーピープル2000運動の目標。挿入している表は，NHANES Ⅰ（第1次国民健康栄養調査，1971〜1974）とNHANES Ⅱ（第2次国民健康栄養調査，1976〜1980）から得られた，20〜74歳の年齢補正をした過体重と超過体重の人の人種別，性別割合。NHES：National Health Examination Survey（国民健康調査），NHANES：National Health and Nutrition Examination Survey（国民健康栄養調査）。(Kuczmarski RJ, et al. Increasing prevalence of overweight among US adults. JAMA 1994; 272: 205；挿入した表は Kuczmarski RJ, et al. Prevalence of overweight and weight gain in the United States. Am J Clin Nutr 1992; 55: 495S. より）。挿入した図は1960〜1994年の年齢補正（年齢構成を同じに補正）をした過体重と肥満の男性，女性の割合。(National Task Force on the Prevention and Treatment of Obesity. Overweight, obesity, and health risk. Arch Intern Med 2000; 160: 898. より）

上の非ヒスパニックの黒人で40歳以上の女性は，80%以上が肥満である[42]。

2003年12月1日，米国において肥満を防ぐために，政府のアドバイザーグループである肥満予防サービスグループは医者に患者の体重を量るように奨励し，肥満の患者に対しカウンセリングか行動療法を行うように勧告した。細かくは，医者は集中した行動療法を月に2回以上処方（個人，グループセラピーを問わず）するように勧告し，3カ月間，運動専門家，心理学者，歯医者などで構成される健康専門家チームのもとで管理するように勧めた。これらのガイドラインは，通常，診療ケアの基準となるのであるが，健康管理システムがどのように肥満を取り扱うか，また肥満治療による支払いプランなどを大きく変えた。

▼子どもの間にも波及

子どもの間でも大人のように残念な状況がみられる。恐ろしい過体重の分布（BMI >95パーセンタイル，年齢別性別）が広がっているのである[106,142]。米国の若者において過体重は過去15年で2倍となり，細いとみなされている人と，非常に太っているとされている人のギャップが広がっている。悪いことに，1999〜2000年のデータによると，子どもにおける脂肪量の超過は6〜11歳において15.3%増え，12〜19歳では15.5%増えた。そして，2〜5歳では10.4%で，1970年代前半の平均5%より増えている（図14-4）。この速い増加率は，貧困層やマイノリティーの子どもに多くみられ，過剰な体脂肪が最も共通した慢性的な障害となっている[25,41,151]。オーストラリアの7〜15歳

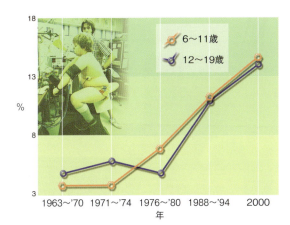

図 14-4　1963〜2000 年の若年で過体重の人の割合。

の子どもにおいても，同様な結果が出ている[15]。1985〜1997 年に，過体重と肥満を合わせると 2 倍に増加し，肥満だけでは 3 倍に増加している。過去 16 年間において最も増加が多い。

子どもあるいは思春期に BMI が高い人は，35 歳時に過体重か肥満のリスクが著しく増え，それは幼いときにそうだった人ほど増加する[53]。5〜10 歳の子どもの 60% 以上が，循環器疾患のリスクを少なくとも 1 つもっている。若いときの過剰な肥満は，成人してからの肥満以上の健康リスクを示す。例えば，成人してからの最終的な体重とは関連なく，子どもあるいは思春期に過体重であると，子どものときに通常体重であった人に比べ幅広い疾病の高いリスクにさらされることになる[52,158]。

遺伝子の体重制御における役割

体重は，単純に食行動への精神的な影響の結果によるものでなく，環境や個人の遺伝的要素などによるさまざま影響の結果として受け止めるべきである。養子，双子，そして特定の区分の人口の研究では，肥満となる原因のリスクは 80% ほどまでは遺伝的要因によるものである。例えば，生まれたときの体重が重い子どもは，父親か，特に母親が過体重でない限り思春期に太った子どもとはならない[47]。幼児のときに母親も父親もともに太っていない限り，肥満の大人となることはほとんどない。しかし 10 歳以下の子どもで，現在の体重に関係なく，少なくとも父か母のどちらかが肥満していれば，肥満の大人となる確率は通常の 2 倍となる。通常体重の思春期前の女子においても，身体組成や，部分的な脂肪の分布などは，両親の身体組成の特徴に関係する[150]。

遺伝子構成が，必ずしも体重超過の原因とは限らな

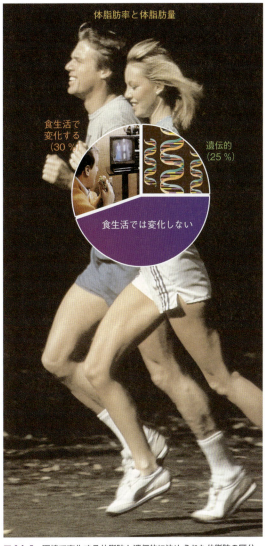

図 14-5　環境で変化する体脂肪と遺伝的に決められた体脂肪の区分。
(Bouchard C, et al. Inheritance of the amount and distribution of human body fat. Int J Obes 1988; 12: 205. より)

い。しかし，甚大な環境の影響がある中では，遺伝子は，体重超過の極点を下げ，そしてカロリーを日々超過して摂取している人にさまざまに影響する[17,18]。遺伝的性質における環境の影響は，過去 25 年の米国における肥満の増加を主として説明する。

違うタイプの比較的多数の近親者の研究では，新陳代謝と食欲に影響する遺伝的要素は，人の体脂肪率と体脂肪量の約 25% の偏差を決定する。偏差の多くの割合が伝達（文化的）影響による（遺伝子より先に存在する不健康な発現パターン，図 14-5）。肥満をつくるような環境（座りがちである，ストレスが多い，多脂肪の食事がすぐにできる）では，遺伝的に肥満の影響を受けやすい人は，おそらく大きく体重が増える[37,50]。体重に深く関連するスポーツにおいては，個

人的に肥満の傾向をもつアスリートは、パフォーマンスのためにたえず最良の体重を維持するよう努力しなければならない。

人種的要素の影響

白人女性（33%）に比べて黒人女性（50%）に肥満が多いことについて、人種的な違いによる食事、運動習慣、身体に対しての態度の違いが起因しているとされている。平均約100 kgの肥満女性を対象とした研究では、安静時の新陳代謝のわずかな違いが肥満の人種的違いを表している[44,70]。黒人女性は平均で100 kcalほど、白人女性に比べ消費が少ない。カロリー消費の量は、体重や体脂肪を考慮しても黒人女性のほうが少ない。黒人女性における運動時の効率のよさは、体重が減った後でも観察され、遺伝的な特徴を反映している[165]。この"人種による"影響は、子どもや思春期にもみられ[143,149]、黒人女性がやせた後にまた太ってしまう傾向を裏づけるものとなっている。1日の新陳代謝量で100 kcal少ないことは1ヵ月で0.45 kgの体脂肪増加となる。このようなデータは、黒人女性アスリートで体重問題を抱えている人は、目標体重を達成し維持することが白人女性に比べより困難であることを示唆する。

体重増加のメカニズム

通常のネズミよりも5倍ほど大きくなるネズミは、体脂肪増加の遺伝的"運命"を証明している[175]。*obese*（あるいは、*ob*）と呼ばれる変異遺伝子は、新陳代謝の制御、脂肪の蓄積、食欲のホルモンの信号を妨害する。このことが、エネルギーバランスを脂肪蓄積へと傾倒させる。

図14-6のモデルは、*ob*遺伝子は動物性脂肪組織の中で活性化し、脂肪の生産信号、ホルモンに類似したタンパク質（1994年にロックフェラー大学で発見された**obタンパク質**あるいは**レプチン**）を刺激し、血流の中へと入っていくことを示している[56,109]。この満腹信号分子は旅をし、視床下部の食欲と新陳代謝をつかさどる部位である腹内側核にいたる。通常、レプチンは、食事摂取が脂肪蓄積を保つときに食欲を抑制する。しかし、感度が抑制されたレプチン受容体は身体の脂肪が不足していると脳へ信号を送り、過食につながる。レプチンは視床下部の限られたニューロンに影響し、(a) 食欲を抑制する物質を刺激するか、(b) 脳の食欲を刺激する化学物質のレベルを減らす。これらのメカニズムは、体脂肪が精神的回路を通してエネルギーバランスを制御する脳（そして食欲）とどのように親密な関係があるかを説明する。ある意味では、脂肪細胞は内分泌腺のような機能をする。脂肪細胞のレ

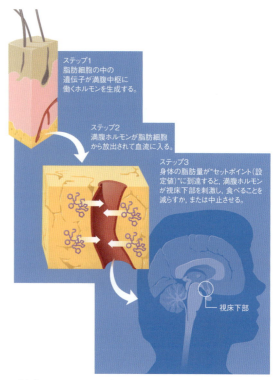

図14-6 肥満の遺伝子モデル。満腹中枢遺伝子の機能障害が満腹ホルモンであるレプチンの生成に影響する（レプチンが分泌されない）。これは体脂肪レベルを決定する中枢である視床下部におけるステップ3で起こる出来事を中断させる（モデルはロックフェラー大学での研究から）。米国における肥満治療の一般的な2つのカテゴリー。I. 食欲を抑えたり、満腹感を増すことによって食物摂取量を減らす方法。これらの治療は食欲減退に関係する伝達物質、例えば、中枢神経におけるノルアドレナリン、セロトニン、ドーパミンなどの分泌を促進する可能性がある。II. 消化管における栄養の吸収量を減らす方法。脂肪とたたかう化学物質であるdexfenfluramin（商品名：Redux）とfenfluramine（商品名：Pondimin）はセロトニンの放出を促し、食欲を減退させる（それらの薬品が心臓の弁に異常をきたすことが判明したため、1997年9月15日にFDAは製薬会社に商品を回収するように命じた）。sibutramine（Meridia）は、伝達物質ノルアドレナリンやセロトニンの再取り込みを阻害することによって、脳化学物質を身体が満腹になったと誤って認識するように変える。orlistat（Xenical）は小腸において脂肪の1/3の吸収を阻害することで、体重減少を促進する。

プチン産生あるいは視床下部のレプチン感受性の遺伝的欠陥により、脳が脂質の状況を十分に評価することができなくなって、食欲が持続するのである。

視床下部-ホルモンコントロール機構は、体脂肪の異常な蓄積を説明するうえで、セットポイントセオリー（p.382参照）と適合する。そして、肥満の人が体脂肪減少を保つことは非常に難しいことも説明している。短期、長期の運動のみでは、ヒトにおいてレプチンレベルは影響を受けない。脂肪の少ない食事と適度な運動の組み合わせが、プラズマレプチンの集中状態を体脂肪の変化による減少以下に減らす[110,120]。

レプチン自体は、肥満を決定するものではなく、また食べたいように食べても太らない人がいることを説明できるものでもない。欠陥のあるレプチン産生に加

BOX 14-1 摂食行動に影響する生物化学物質：消化管と脂肪組織，摂食中枢を結ぶ信号

- **レプチン**：脂肪細胞で生成される。正常レベルのレプチンは視床下部に信号を送り，体重を安定して維持するための食事をとるようにする。正常より低いレベルでは，レプチンは脳に食欲を高めるように刺激するため，体脂肪レベルは増す。レプチンはまた，代謝を促進させる。
- **ペプチドYY-36（PYY）**：食物の摂取に反応して小腸の細胞で生成される。分泌された後，視床下部に到達し，食欲を阻害する。過体重の人は，正常な体重の人よりも満腹信号の生成が少ない。
- **ニューロペプチドY**：神経系のタンパク質伝達物質で食物の摂取を刺激し，代謝と脂肪合成を調節する。
- **グレリン**：レプチンと逆の効果をもつ。強力な食欲刺激ホルモンで（また，エネルギー産生速度を遅くする），胃と小腸で生成される。脳以外で生成される唯一の自然な食欲増進物質である。このホルモンの作用を阻害する薬物は体重の減少を促すのみならず，エネルギーの消費も促進させる。
- **メラノコルチン4**：おそらく，摂食を中止させる信号を提供する。肥満者の10％に，この物質を調節する遺伝子の変異がある。

え，欠陥のある受容体動作（脳細胞のレプチン受容分子を通して）が満腹物質に対する抵抗性を増やす[29]。ある特異的な遺伝子，脱共役タンパク質-2（UCP2）遺伝子がヒトのすべての細胞で活発であり，それがまた肥満問題を難しくしている。UCP2遺伝子は，あるタンパク質を活性化し，それは違うエネルギー消費過程と結びつかずに余分なカロリーを燃やすよう刺激する[43]。この**無意味な代謝**が過大な脂肪蓄積を減らす。遺伝子の活性化の個人差と代謝の違いが，"私が食べた少しだけ余分なものが脂肪になる"という根拠のない共通の信条となる。UCP2遺伝子が熱を発生するタンパク質を生成するような薬を発見することが，余分な脂肪を落とす薬理学上の僥倖となるであろう。食欲を刺激する脳化学物質を抑制する，特定の薬や薬の組み合わせは，太りすぎの長期的な解決策を与える可能性があり，その使い方は糖尿病や高血圧をマネジメントするための薬の使用法に似ている。

身体の活動：体重制御の重要要素

体重を減らすための標準的な食事による方法では，カロリーの摂取を現在の体重を維持できる水準より減らし，一般的に肥満患者は，1週間で0.5 kg体重を落とす[161]。減らした体重を再び増やさないようにすることは難しく，維持できる人は平均で5〜20％である。減量の専門家は，通常の身体の活動はレクリエーションであれ職業的なものであれ，再び体重が増えることを予防するのに寄与し，落とした体重がもとに戻ることを妨げると述べている[69,80,131,168]。例えば，体重が減った人で体重を維持できている人は，体重が再び増えてしまった人に比べ，筋がより強く，またより身体を使う運動などに関わっている[166]。運動行動のバリエーションだけが，再び増えた体重の75％以上を説明できる。そのような発見は，日常的な運動を増やすような戦略をみつけ出すことを奨励する。米国公衆衛生局長官と米国医学研究所は，それぞれ最低でも1日30〜60分の運動を奨励している。我々は，米国人の肥満を解決するために80分以上の運動を奨励している。

高齢の男女で活動的なライフスタイルの人は，成人が脂肪を蓄える通常のパターンに陥りにくい[82,114]。中年ランナーは，座っていることが多い人とは対照的に細いままでいる[170]。青年や中年で日常的に運動をしている人では，体脂肪レベルと運動量は反比例する[59,96]。驚くことに，ランナーの体脂肪レベルとカロリーの摂取とは関連性をみることができなかった。よって，活動的な中年男性の体脂肪レベルは，若くより活動的な男性と比べて，運動の強度が低い結果であり，カロリーを多くとっているからではない。

3カ月〜1歳以後に太った人は，カロリー消費量が通常の乳児よりも平均21％少なかった[121]。6〜9歳の子どもでは，体脂肪率と運動量は男子では反比例したが，女子にはその傾向がみられなかった[9]。思春期前で肥満である子どもは通常の体重の子どもに比べて，一般的に運動する時間が少なく，あるいは従事している身体活動の強度が低い[30,159]。女子が思春期に達するころには，多くは身体を使うレジャーの時間をもたない。女子では，9〜10歳，あるいは15〜16歳において，運動に使う時間が黒人では100％減り，白人では64％減る[78]。16，17歳では，56％の黒人女子と31％の白人女子がレジャータイムの運動を全くしないと報告している。ネイティブ・アメリカンの若年成人の24時間のカロリー出力は，2年間での体重変化と逆に作用した[118]。24時間でエネルギー消費が比較的高い人は，7.5 kg以上体重が増えるリスクが4倍高い。

▼エネルギー出力を増やすことは老化防止となる

18歳以上の男性ランナーで生活習慣を保ち，コンスタントな運動を行っても，中年に向かって体重が増える傾向を止めることにはならない。図14-7は，すべ

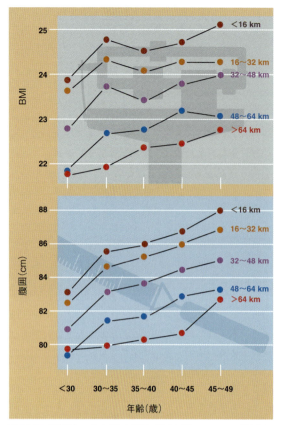

図14-7 定期的に，さまざまな距離（週の合計）のランニングを行っている男性の平均BMI（上），腹囲（下）と年齢の関係。これらの分析から，毎年，1週間の走る距離を2.24 km増やしている男性は中年期の加齢とともに予想される体重の増加を取り消しできることを示唆する。(Williams PT. Evidence for the incompatibility of age-neutral overweight and age-neutral physical activity standards from runners. Am J Clin Nutr 1997; 65: 1391. より)

度に減らすことによって得ることができる。

体重減少：アスリートに特有のジレンマ

多くの過体重となった競技キャリアの終わったアスリートは，適正な体重とよい身体組成を維持することで全体的な健康のよい影響を享受することができる（適切な栄養を摂取しながら）。現在，競技をしているアスリートでは，成功に導くパフォーマンスは，理想的な身体組成と体重を達成できるかによる。フィギュアスケート，バレエダンス，ダイビング，機械体操，そしてボディビルディングなどでは，成功のためには，美しい容姿をもつことをあらかじめ決定づけられる。さらに複雑にする要因として，いくつかの競技において比較的運動強度が低いトレーニングは，脂肪を減らすことにほとんど寄与しない。

▼身体のサイズを小さくすることは運動能力に影響する

体重が関連する競歩，ランニング，クロスカントリースキー，アイススケートなどでは，エネルギーコストは体重に直接関係する。したがって，身体機能と新陳代謝許容を犠牲にしないでできる限り軽量を達成することが能力を改善する。体重によって支えられる水泳などでは，体重を減らすことが能力に大きく影響を与えることはないかもしれないが，小さい身体は水の抵抗を減らすことになる。

抗力，すなわち，アスリートが前に進もうとするときに空気や水によって生じる抵抗は，運動能力において大いに影響する。抗力は，競歩，ランニングで向かい風のとき特に影響を受ける。その影響は，スケート，スキージャンプ，自転車，水泳などで前方への速度が増えるにつれて大きくなり，水からの抗力はきわめて強くなる。身体の姿勢，特別な空気力学や流体力学を考慮した着衣や道具，技術（水泳選手が髪を剃るなど）は抗力を減らし，力の効率を上げるためのものである。

論理的に能力を高める方法として，アスリートによっては体重を減らし，特に脂肪量を減らす。棒高跳びや走り高跳び選手などは，パワー出力と技術を落とさず体重を減らすことが，重力の影響を小さくする。ランナーやスケート選手，サイクリストなどの，スピードを競うスポーツも同様である。体重を減らすことで重力が小さくなるだけでなく，空気や水によって身体の正面から受ける抗力の影響も少なくなる。

ての年代カテゴリーのBMIと腹囲と走る距離の反比例の関係を表している。10年刻みのどの年代カテゴリーでも活動的な男性は，座っていることの多い男性に比べて細い。長い距離を走る人は，短い距離を走っている人よりもやせている。コンスタントに毎週同じ距離を走っている一般的な中年男性では，若い頃に比べ1.5 kg体重が増え，走る距離と関係なくウエストサイズも1.9 cm増える。たとえ，コンスタントに運動をしていても，50歳までに身体的に活発な男性でも20歳時に比べて4.5 kg以上体重が増え，ウエストは5.1 cm増えるだろう。体重が増える傾向と腹囲が増える傾向の理由はわからない。おそらく，テストステロン，成長ホルモンの減少が年齢に伴う体型の変化の原因となり，そして腹部や内臓脂肪の増加となる。研究者は，加齢による体重増加を防止するために30歳以降は1週間の運動量を毎年2.24 kmずつ増やすことを勧めている。また同様な結果は運動量を増やさなくても，栄養価の高い食事の選択をしながらエネルギー摂取を適

▼ 慎重な方法がいちばん効果的

身体のサイズを小さくするため，人は，食事や水分の摂取を制限したり，汗を多く出すことにより体重を短い期間で減らすことができる。このような状況で体重を減らすことは，水分の喪失，筋と肝臓のグリコーゲン貯蓄の枯渇を生じさせる。半飢餓状態によって，長期的な減量をすることは，安静状態の新陳代謝を減らし（続けて体重を落とすことがさらに難しくなる），筋量の喪失を大きくすることになる。例えば，多くの思春期のレスリング選手は，シーズン中，持続的にエネルギーとタンパク質の摂取を制限する。これは，除脂肪組織量，グリコーゲンの貯蔵，筋の強度とパワーを減らす[123]。体重を減らすための過激な脱水は，熱障害のリスクを増やす。適度な食事の抑制と追加の日常の運動の組み合わせが，脂肪を減らすのに最も適切な効果をもたらし，ピーク能力とトレーニングのための栄養を十分に保つことができる。

競技の能力を上げるために体重を減らすことは，少しの減量がパワー，強度，技術に逆に作用しないことを前提としている。これらの重要な能力の決定要因が悪化するのであれば，アスリートのコンディションは悪くなるだけで良くはならない。減量プログラムは決して，毎日のトレーニングに逆効果をもたらしてはならない。減量は長期的にみるべきである。なぜなら，減量が進行している間，エネルギー不足への体脂肪の影響は増えるからである。運動能力と栄養状態と除脂肪体重（FFM）への悪い影響を最小にするために，1週間に0.45〜0.9 kg（体重の約1％程度）以上体重を減らしてはならない。食事構成や適正なコンピュータソフトにより，適正な栄養状態を量り，適量の微量栄養素，タンパク質，炭水化物を摂取することを確実にすべきである。同様に，身体組成調査は減量による身体組成の特徴を評価することができる。

エネルギーバランス式の減量への応用

減量のガイドラインは，一般的に太った人や座りがちな生活の人の研究に基づいている。身体活動の活発な男性や女性あるいはアスリートに明確に推奨できないが，現在の慎重に体脂肪を減らすという合意は，これらの人にも応用されるべきである。第7章で述べたとおり，ヒトは熱力学の法則にそって機能している。食事の1日摂取量エネルギーが消費するエネルギーより多ければ，余分なエネルギーは脂肪として蓄積される。逆にエネルギー消費が摂取より多ければ体重は減る。

3つの方法により，エネルギーバランス式を不均衡にし，減量することができる。

1．カロリー摂取量を1日の必要量よりも少なくする。
2．カロリーの摂取を変えずに，追加の運動によってエネルギーの消費を増やす。
3．摂取量を減らし，日々のエネルギーの消費を増やす

エネルギーバランスに注意を払うならば，1日のカロリー摂取が消費より100 kcal多いと，年間を通して36,500 kcal過多となる。体脂肪454 gは脂質を87％含むので，454 × 0.87 = 395 g × 9 kcal/g = 3555 kcal（約3500 kcal）となり，このカロリーの超過分は1年で4.7 kgの体脂肪となる。対照的に，毎日の食事摂取が100 kcal減り，100 kcalエネルギー消費が上回る（1日1.6 kmあまり走るのに相当する）ならば，年間で9.5 kgの体脂肪分のカロリー不足となる。食事構成で炭水化物を増やすことが，体脂肪の増減に関わるかどうかは，解明されていない[21,65,169]。

▼ 慎重な推奨

肥満治療の目標は過去10年で激的に変わった。以前は，身長と体重に基づく理想体重を目標体重にし，目標体重に到達することが減量プログラムの成功とされた。現在，WHO，全米科学アカデミー医学研究所，国立心臓・肺・血液研究所などは，初期に5〜15％の体重を減らすことを目標とすることを勧めている。このような現実的な減量が，体重関連の併存疾患や高血圧，2型糖尿病，血液脂質異常の合併症を減らし，そして，社会的心理学的な問題によい結果を与える。5〜15％以上の減量目標は患者にとって非現実的で，現在の治療方法では達成できない可能性がある。

エネルギーバランス式を援用したダイエット

多くの人が，食事の脂質によるカロリーが体脂肪を増やすと信じている。これらの人では，脂質の摂取は減らすが，炭水化物やタンパク質の摂取を増やし，全体のカロリー量は変わらないか，増えることにもなる。体重の減量は，エネルギー消費が摂取を超過したときに起こり，食事のどのような組み合わせで栄養をとるかにかかわらず，熱力学の第1法則に則って起こる。慎重なダイエットアプローチは，1日の栄養摂取を500〜1000 kcal分，1日の消費量よりも減らす。適

度に食事の摂取量を減らすことは，エネルギー不足に関して，FFMを減らしてしまう激しいエネルギー制限よりも体脂肪をより多く減らすことができる。加えて，1日に1000 kcal以上のカロリー制限は長期的に耐えられない。このような半飢餓状態は，悪い栄養状態のリスクを増やし，すべての大事なグリコーゲン貯蔵を枯渇させる。食事構成でなく，全エネルギー摂取量が減エネルギー食とともに減量の効果を決定する[48]。

1日に3800 kcal消費する体重80 kgの太った男性が5 kg減量したいと希望し，運動量を保ちながら1日1000 kcalのカロリー不足状態を食事摂取によりつくると仮定してみよう。3800 kcalを消費するかわりに，2800 kcalのカロリーを摂取する。7日間で7000 kcalの不足，0.9 kgの体脂肪に相当する。実際には，彼は最初の1週間で0.9 kg以上減らすこととなる。なぜなら，身体のグリコーゲンがエネルギー不足を補うためである。蓄えられたグリコーゲンは，脂肪に比べ水分を多く含んでいるため，1gあたり少量のカロリーを含んでいる。このことから，短期間のカロリー抑制はダイエットをしている人を勇気づけるが，減量の中身の比率は炭水化物と水分の割合が多く，体脂肪は少ししか減らさない。減量が進むにつれ，エネルギー不足を体脂肪が補うようになる。1.4 kg多く体脂肪を減らすためには，減量する人は2800 kcalのカロリー摂取を10.5日行わなければならない。これによって，理論的に体脂肪は，3.5日間で0.45 kg減ることになる。

▼減量の結果は常に予測できるわけではない

カロリー制限による減量計算はわかりやすいが，結果がいつも伴うわけではない。人は，1日のエネルギー消費量がダイエット中も比較的変化しないと考える。しかし，人によっては脱力感を経験し（グリコーゲンの消費による），このことが1日のカロリー消費量を減らす。体重が減ることにより，消費エネルギーも同様に減ることとなる。したがって，エネルギー式の出力側を小さくすることになる。次の項で述べるように，身体はカロリー摂取が減ることに対して，安静時代謝を減らして身体を守る働きをし，減量の努力の障害になる。

セットポイントセオリー：ダイエットに対してのケース

食べないことにより，短い時間で体重を減らすことができる。しかし，成功は短い期間しか続かず，最終的には，食べたいという衝動に負け，もとに戻る。人によっては，このような失敗は遺伝的に決められた"セットポイント"によると論じる。セットポイントセオリーの賛同者は，誰でも視床下部内部の深くにあらかじめ決められた体重と体脂肪レベルを保つ機能があるとしている。実質的には，これがカロリー計算をしていないときの体重を決定する。運動や薬（例えば，フェンフルラミン，アンフェタミン，ニコチン）がセットポイントを下げるが，ダイエットの努力は効果がない。体脂肪が決められたセットポイントより下がるたびに，内部の抑制や調整機能が変化に対して反応する。例えば，安静時代謝が遅くなり，食べ物に対して執着的になり，食欲が抑制できなくなる。通常レベルよりも体重が増えた場合は，身体が変化に抵抗し，代謝が増え，食べ物に対して興味がなくなる。

安静時代謝減少 安静時代謝は減量によって体重が減るにつれ，ともに下がることが頻繁に起こる[39,89,100,167]。このエネルギー不足による代謝低下は，FFMあるいは体重の減少よりもしばしば超過する。ダイエットによる極端に退行した代謝は，以前にダイエットをしていたか，やせていたか太っていたかにかかわらず，減量する人の特徴である。これは，減量がプラトーになり，それ以上の減量が食事抑制摂取の計算によるものよりかなり少なくなる。

図14-8は，体重変化に対する身体の防御反応を示している。この古典的な研究は，体重と安静時酸素摂取量（安静時代謝量）をモニターしながら，6人の肥満男性のエネルギー摂取を31日間観察した。このダイエット期間で体重と安静時酸素摂取量は，1日3500 kcalの摂取量で安定した。450 kcalの低カロリーダイ

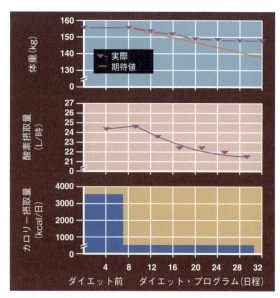

図14-8 カロリー摂取の2つのレベルの体重と安静時酸素摂取量に対する効果。食事制限をしてから体重が期待どおりに減少しないと，ダイエットに挫折したり，中止してしまう。(Bray G. Effect of caloric restriction on energy expenditure in obese subjects. Lancet 1969; 2: 397. より改変)

エットに転換するとFFMと代謝が減少した。代謝量の減った割合は、体重の減る割合よりも多くなった。実線は450kcalで期待される減量を表している。安静時酸素摂取量の低下（中段のグラフ）はエネルギーを節約し、食事が次第により効果的にならない原因になった。半分以上の減量は最初の8日間で生じ、残りは、あとの16日間で生じた。理論的減量曲線のプラトーにより、しばしば減量者はやる気を削がれ、プログラムを途中で諦めてしまうことになる。

さらに、永久的に脂肪を排除したい人には当惑させるような情報がある。肥満の人が体重を減らすと、脂肪細胞が脂肪を保存する酵素、リポタンパク質リパーゼを増やす[79]。不幸なことに、この適応が体脂肪の生成を促進し、太っている人ほど減量前よりも、減量によりリポタンパク質リパーゼの産生が多くなる。この観察は、大脳と体脂肪レベルのフィードバック機能の存在を支持し、太った人がいかに減量を保つことが難しいかを説明している[56,65,173]。

セットポイントセオリーは、セットポイントが高い人には歓迎することができない。幸運なことに、日常的な運動がセットポイントのレベルを下げることもある。同時に、日常的な運動はエネルギーを保存し、FFMを増やし安静時代謝量を増やす（FFMが上昇したならば）。そして、代謝が脂肪分解を促進するように変わる[64,89,100,155]。このような健康的な適応は減量の努力を補完する。初期に太っていた男女は、食事の摂取が日常的な運動とともに減り、最終的には、活動的な生活習慣が続き体脂肪保存が減る。カロリー摂取バランスが必要量と同等になり、体重が低い新しいレベルで安定する。

セットポイント賛同者への異議 いくつかの研究は、体重を減らした人がそれから体重再増加の素因となる最初の代謝低下を維持するとは限らないと異議を唱えている[164]。減量する人が負のエネルギー摂取の時期を維持する場合、疑いなく、エネルギー制限は代謝低下の一時的な段階を生じる。安静時代謝のこの適応可能な下方抑制は、減量中だけであり、それ以外のときはエネルギー摂取がエネルギー消費に等しいバランスを復旧した低体重の状態では維持されない。したがって、エネルギーバランスを減量の後に再設定しない研究は、体重を減らした人はもとの体重に戻るまで長期的な安静状態のエネルギー消費抑制と戦わなければならないというまちがった印象を与えてしまう。これらの所見の再現実験は、安静時代謝の抑制は、減量に必要な特徴ではなく、体重再増加の傾向の主要な原因でないという議論を支持している。

ウェイトサイクリング：どこにも速くは行けない

減量と増量の無益なサイクル（**ヨーヨー効果**）と呼ばれるものは、動物のエネルギー摂取の効率研究から発生した。このテーマには、多くの議論がなされているが[12,60,72,103,116,172]。体重増加のサイクルは減量よりも簡単に起こる。例えば、動物は熱量制限の第2期の間に同じ体重を減量するのに2倍の時間がかかり、もとに戻るのには1/3の時間しかかからない[22]。

肥満は、心臓病のリスクを大きくし、減量した体重を落としたままにできないことはさらなるリスクとなる。初期の報告では、体重の増減を繰り返すことにより、心臓発作の死のリスクを大きくするとある。そのリスクは、体重を減らさずそのままの人に比べ体重を再度増やした人が70％以上高くなる[73]。対照的に、6500人のもともと健康な日系米国人男性のデータから、体重の減少と回復を頻回に繰り返すことは、何の弊害も起こさないことを明らかにした。ダイエットする人に共通してみられる急速な減量と再増は、もともと体重超過あるいは増加している人よりも高血圧のリスクが増えるわけではない[23]。さらに、ダイエットの繰り返しが、ストレスレベル、心配、怒り、うつなど精神への悪影響をもたらすこともない。

ウェイトサイクリングがさらなる健康リスクを高めるのであれば、筋肉質あるいは低体重を必要とする高校や大学のレスリング選手やその他のスポーツ選手に長期的な負の影響があることが予想される。公衆の健康においては、過体重や肥満によるリスクのほうがウェイトサイクリングのリスクよりもずっと高い。肥満の人は、ヨーヨー効果を理由に減量の努力をやめるべきではない。特に、運動量を日常の生活で増やす努力やスポーツ、レクリエーション活動などである。

▼極端なダイエット：活動的な人に対する潜在的なマイナスの影響

いくつかのダイエット行為に専門家の団体は強い反対声明を上げている。特に極端な断食や低い炭水化物摂取、高脂肪と高タンパク質食に対してである。これらの行為は、スポーツ医学と運動生理学の専門家の問題となる。なぜなら、身体的に活発な人に、しばしば奇妙で病的な体重コントロール行為と不健全な食のパターンの報告があるからである。軽卒な食行動は、身体構成、エネルギー蓄積、精神的および身体的な健康状態に悪い影響を与える（第15章参照）。

低炭水化物のケトン食

低炭水化物のケトン食は、炭水化物の制限を強調

し，総カロリーや食事のタンパク質，コレステロール，脂肪酸含有を無視する。"ダイエット革命"と広告され，Robert C. Atkins[8]に擁護されたこのダイエットは，1800年代後半にはじめて奨励され，その後さまざまなかたちで表れてきた。医療機関には長い間信用されなかったが，2週間，炭水化物の1日の摂取量を20g以下程度に保ち，その後しばらく自由にすると，身体が多くの脂肪をエネルギーとして利用するようになると主張する。このことが血漿ケトン体を増やし，この不十分な炭水化物の異化作用による不完全な脂肪分解の副産物が食欲を抑制する。理論的には，尿中に失われたケトン体は使われなかったエネルギーを表し，それがさらなる減量を促進する。賛同者は，尿によるエネルギー喪失が非常に大きく，減量する人は炭水化物だけを食べなければいくらでも食べてよいと主張する。多くの人が食べる炭水化物を含む食べ物を抑制することは，低カロリー食となり減量を生むという事実は，あまり考えられていない。

最高でも，尿中のケトン体放出によるカロリー喪失は，1日100〜150 kcalである[2]。このことは1カ月で0.45 kgのわずかな減量を説明するが，総カロリーの70%ほどが脂質摂取による主食であれば魅力的ではない。初期の減量は腎臓の水分の脱水によるもので，水の排出の増加である。水分喪失は体脂肪を減らさない。低炭水化物ダイエットはグリコーゲン貯蔵を早急に枯渇させ，激しくトレーニングすることやトレーニングを完遂させる能力に影響を及ぼす。このダイエットは，除脂肪組織を多大に減らす要因になる。身体が，アミノ酸を血中のグルコース（糖新生）を保つために利用してしまうからである。脂肪を除去しようとするダイエットの望んでいない結果である。

2003年に2500万〜3000万人の米国人が低炭水化物ダイエットに挑戦したが，ケトン食がよいバランスを保った低カロリーダイエットより効果的であったかどうかはわからない。一般的に減量は，炭水化物を減らすことではなく，主に低いカロリー摂取とその継続期間に関係すると考えられてきた[20]。3つの臨床実験により，Atkinsタイプと，伝統的な低脂肪の低炭水化物食が比較された[45,130,174]。低炭水化物食が，適度に減量を達成し，極端な肥満の人には最も有効であった。心臓の健康度は血中の脂肪を反映していくらか改善し，1年間低炭水化物食を続けた人は血糖の制御も改善した[140]。このような知見は，低炭水化物食を利用することへの信頼性を高め，脂質を多く消費することによる危険性に関する従来の知識に反論するものである。

重要なことにAtkinsタイプ，高脂質低炭水化物食は，長期的（5年ほどまで）で体系的な検査，特に血中脂質の検査が，安全と効果のため必要とされる。その食事は，肉，脂肪，卵，チーズなどに制限をかけないため，潜在的に害がある可能性もある。例えば，低炭水化物で高タンパク質食は，尿酸の度合いを上げ，腎臓結石や電解質濃度の変化による不整脈，腎臓の状態の悪化，グリコーゲン貯蔵の枯渇による疲労，カルシウムバランスの減少，骨の喪失，脱水など起こす可能性がある。この食事は妊娠中には否定されるもので，その理由は炭水化物不足により胎児の発達の遅れとなるからである。

サウスビーチダイエット：より慎重なアプローチ

多くの場合，循環器系の専門家のArthur Agatstonによって主唱された，現在人気のあるサウスビーチダイエットはAtkinsに宣伝された低炭水化物ダイエットプランと変わることはない。どちらも，精製された炭水化物と精白粉が米国の肥満の割合が増えていることに寄与していると信じている。Atkinsダイエットと同じように，サウスビーチダイエットはパンやジャガイモ，他の炭水化物を制限し，脂質の多い肉やチーズ，卵の消費を許容する。支持者は，ほとんどの米国の炭水化物食は高グリセミックで急速に吸収され，血中のグルコース値を上げると論じる。この上昇がインスリンスパイクと低血糖の反動を起こし，より大きな空腹感をもたらし結果的に体重増量につながるより多い食事摂取をさせる。インスリンが増加することにより脂肪の蓄積を増やし，ホルモンに感度があるリパーゼを抑制する。リパーゼは，脂質を減らす。加えて，さらなるインスリンはアセチルCoAカルボキシラーゼを増加させ，そして脂肪の蓄積を促進する。インスリン値を下げることにより，理論的には，エネルギーが脂質からとられるようになる（そして，体重は脂質が減ることにより減少する）。Atkinsダイエットでは，デンプン含有量の低いどのような脂肪過多の食事をも許容するのに対して，Agatstonは，オリーブオイル，魚，ナッツなど，不飽和脂肪の適度な摂取を勧めている。この食事は，バター，マーガリン，ベーコン，あるいは，揚げた物を禁止している。炭水化物は，緩効性で精製されていないものやいろいろな種類が複合したもの（比較的グリセミックインデックス〈GI〉が低い），すなわち多種の穀物からつくられたパン，ワイルドライス，レンズマメ，豆乳などは許容されている。

最初の2週間（フェーズ1）のダイエットは血中のグルコース値を安定させるため，グリセミックインデックスの低いもののみを消費する。食物繊維を多量に含んだ炭水化物や不飽和脂肪酸などは，フェーズ2で徐々に減らし（目標体重に達成するまで），そしてフェーズ3（維持）へと進む。体重の増加が起こったなら，フェーズ1へと戻る。本質的には，サウスビーチダイエットの効果は，カロリーの摂取により，主に

血中のインスリンレベルの大きな揺れを減らすことにより食欲を減らすものである。フェーズ1のダイエットプランを除いては，サウスビーチダイエットはAtkinsダイエットに比べ，より慎重なものとみえる。なぜなら，多種のさまざまな健康的な食事を勧めるからである。よくコントロールされた研究によりこのダイエットの長期的な効果を評価しなければならない。それは，減量の成功と健康全体（例えば，高タンパク質食の腎機能や骨量への影響）を促進するためである。運動能力の高い持久系アスリートに全力レベルの65％ほどでトレーニングさせ，脂肪の多い食事へと変換させることは不適切なアドバイスである。なぜなら，身体がグルコースの血中レベルと，活発な筋および肝臓のグリコーゲンの貯蔵を維持しなければならないからである。60分以上の強度の高い運動による疲労は，炭水化物が多い食事よりも脂肪の多い食事をとるとより早く起こる（第12章参照）。

高タンパク質ダイエット

低炭水化物，**高タンパク質の食事**は短い期間で体重を1〜2 kg落とすことは可能かもしれないが，長い目でみると成功は疑問視され，健康へのリスクをもたらすことがある[38]。そのような食事は，"最後のダイエットのチャンス"など商業的に激賞されている。こうしたものは当初，タンパク質を含んだ液体で"奇跡の液体"と広告された。消費者にはわからないが，そのタンパク質混合液は，すりつぶした動物の蹄や角，豚の皮とそれを"消化しやすい"ように酵素や軟化剤を混ぜたスープを含むものである。そのようなコラーゲンをもとにつくられた液体は，ゼラチンの水分解で生産され（必須アミノ酸が補充されている），質のよいアミノ酸やビタミンやミネラル，特に銅を含んでいない。マイナスの銅バランスは，心電図異常や速い心拍と同時に起こる[40]。高タンパク質食はしばしば，飽和脂肪を多く含み，2型糖尿病や心臓病のリスクを増加させる。動物性タンパク質が必要以上に多い食事は，シュウ酸塩の尿への排出を増やす。シュウ酸塩は，カルシウムと結合し腎臓結石を引き起こす[119]。これらの食事による高レベルの尿カルシウムも，カルシウムバランスの低下と骨喪失のリスクの増加を示す。その食事の安全性は，十分な炭水化物，必須脂肪酸と微量栄養素を増やすことにより高められる[102]。

"専門家"によっては，極度の高タンパク質摂取は，脂肪を動員し，それに伴ってケトン体形成が起こることで食欲を抑えると述べている。加えて，高タンパク質食の高い熱効果と比較的消化がしにくい（特に植物性タンパク質）ことは，最終的にバランスのとれた食事のカロリーに比べ総カロリー量を減らすことになる。この点については一面では正しいが，特に活動的な人については減量プログラムを構成する他の要素を考慮しなければならない。重要な点は，高タンパク質食の，(a) 腎臓と肝臓にかかる負荷と脱水，(b) 電解質のバランスの崩れ，(c) グリコーゲンの枯渇，(d) 筋組織の喪失，(e) 腎臓結石と低いカルシウム吸収，への潜在的な寄与の可能性である。

半飢餓ダイエット

活動的な人は，しばしば体重を減らすために"飢餓状態をつくり出す"。断食療法あるいは**極度にカロリーの低いダイエット（VLCD）**は，体重の40〜50％が体脂肪という臨床においての極度の肥満には利点がある。そのダイエットは，400〜800 kcalの高タンパク質食か液体の食事代替品を与える。食事処方箋はおよそ3カ月ほど続くが，手術などのより極端な医療行為の前の"最後の方案"である。VLCDは監視を必要とし，一般的には病院などで行う。支持者は，極度の食事抑制により従来の食事習慣を絶ち，このことがまた長期的な成功の可能性を上げる。このダイエットは，処方に従うために食欲を抑制する。VLCDにおいて日々使う薬は，炭酸カルシウムか嘔吐のためのアンチヒスタミンや重炭酸ソーダ，塩化カリウムなど身体の保水をするものである。さらに，口臭のためのマウスウォッシュや糖分を含まないガム（高いケトン体による口臭），そして乾燥肌のスキンオイルなどである。手術による腸のバイパス（米国で2002年に6万人，2003年に8万人）は減量のための手段となっているが，それらはBMIが≧40か35〜40の肥満関連の医学的症状がある人にのみ適用となっている。

ほとんどの人には，半飢餓ダイエットは減量のための，"最終的なダイエット"あるいは正しい方策とはならない。なぜならVLCDは，不十分な炭水化物，肝臓と筋のグリコーゲン貯蔵の急速な枯渇をもたらすからである。このことは，高強度の有酸素運動や短時間の無酸素運動に求められる身体的な仕事を妨げることになる。心臓などの重要な器官から不つり合いに起こることがある断食と体重減少による持続的な窒素喪失は，筋組織の喪失を反映し，さらに悪化させる。最後に，成功率は，長期間にわたる絶食のために比較的低いままである。

表14-1は，一般的な減量法の原理や利点，欠点を示したものである。ほとんどのダイエットは，最初の数週間で体重の減少を示すが，それは，身体の水分の喪失によるものである。加えて，ダイエットのみでは，特にVLCDの初期においては，多大な筋組織の喪失がみられる。

表 14-1　いくつかの一般的な減量法の原理，主な利点，欠点

方法	原理	利点	欠点	コメント
外科手術	消化管を操作することで，物質吸収能あるいは量を変える。	カロリー摂取制限はそれほど必要ない。	手術のリスクと術後の合併症で死亡もありうる。	根治的な方法には胃の縫合，小腸の切除がある（空腸-回腸バイパス）。
絶食	エネルギー摂取がゼロとなり，負のエネルギーバランスが確立できる。	急速に減量（これ自体は欠点であろう）できる。誘惑にさらされる機会が減る。	ケトン産生。筋から多くのタンパク質が失われる。栄養不足になる。	医学的管理が必要，入院することが推奨される。
低タンパク質食（絶食の改変）	絶食と同じ。ただし，FFMを維持するためのタンパク質あるいはタンパク質と炭水化物を摂取する。	絶食と同じ。	ケトン産生。栄養不足。ある種の未確定の死亡が報告されている。おそらくK⁺の低下が原因か。	医学的管理が必要。"The Last Chance Diet"（Lin著）により一般に知られている。
ワンフードダイエット	低カロリー摂取で負のエネルギーバランスをつくる。	続けるのが容易であることが，開始するにあたって心理的に魅力となる。	制限しすぎる。おそらく栄養が不足している。同じ食事の繰り返しのため飽きる。	食物ではない，あるいは，脂肪を「燃焼させる」として知られている食物の組み合わせ。例はグレープフルーツと卵ダイエットがある。
低炭水化物／高脂肪食	ケトン体の排泄を促進することで，エネルギー含有物質を身体から取り除く。脂肪の摂取を自主的に減量できる。結果的に低カロリーダイエットになる。	栄養に富んだ食物を含むことが心理的に魅力となる。最初，身体の水分が急速に減少し，体重が減ることでやる気が出る。	ケトン産生。高脂肪摂取は心臓病や糖尿病の患者には禁忌である。栄養不足になる。	"Mayo"，"Drinking Man's"あるいは"Air Force"ダイエットなどと呼ばれる一般的な方法が，TallerとAtkinsによって提供されている。
低炭水化物／高タンパク質食	低カロリー摂取で負のエネルギーバランスをつくる。	最初，身体の水分が急速に減少し，体重が減ることでやる気が出る。タンパク質の熱効果が増す。	費用が高くつき，これを繰り返さなければならないことが，このダイエットを続けるのを困難にする。	肉をとることで，食事の脂肪分を増やすことができる。例はPenningtonダイエット。
高炭水化物／低脂肪食	低カロリー摂取で負のエネルギーバランスをつくる。	賢い食物選択により，栄養的に好ましくなる。	最初の水分貯留が意欲をなくさせる。	例はPritikinダイエット。

Reed PB. Nutrition: an applied science. Copyright 1980 by West-Publishing Co. より改変

適切な食事計画：バランスよく少量で

　減量のためのカロリー計算方法は，必要な栄養を含んだ適切な食事計画を提供するものである。人がカロリー欠乏を維持する場合，食事成分は失われる体重の量に対してほとんど効果を及ぼさない。食事を減らすには，コレステロールと飽和トランス脂肪酸を減らし，推奨された微量元素とタンパク質は含まなければならない。活動的な人では，残りを主に精製されていない，食物繊維の豊富な，複合糖質からとらなければならない。カロリーは重要で，鍵は脂肪を失う割合が日々の制限を超えないことである。

　2つの要因が1日の消費を決定する。（a）安静時エネルギー所要量と，（b）1日の運動によるエネルギー消費量（図14-9参照）である。体重の喪失は，カロリー不足が存在するときに起こり，消費量が摂取量を超えなければならない。短い期間のカロリー抑制はダイエットをしている人には勇気づけとなるが，理想的な体脂肪の減少にはならない。かわりに，体重喪失は水分と炭水化物の身体に対する割合によるものである。減量が進むにつれ，体脂肪利用が食事抑制によるカロリー不足のため大きな割合を占めるようになる。

ダイエットの成功を最大限にする

　我々が食べるのは，2つの理由がある。第1は，空腹感によるものである。このことは我々がエネルギーを保存し，身体の生命活動を可能にし，生活を可能にする。第2は，我々の食欲を満たすためである。米国では通常最低でも3回の食事をとる。人間の摂食行動は，外的（環境）な合図と内的（身体）な合図に密接な関係がある。外的な"食物の合図"は，食べ物のみた目，すなわち包装，ディスプレイ，宣伝，また時間

や身体的環境，味，におい，色，テクスチャー，ポーションサイズなどを含み，それらは過去20年間（図9-4参照）で絶え間なく増大している[125]。

▼自己評価：大事な最初のステップ

食事摂取とエネルギー消費を正しく評価することにより，身体組成や身体を改善するためにエネルギーバランス式の消費側を増やすことが可能になる。

1日の食事摂取内容からカロリー摂取を計算することで，通常，10%の誤差で実際のカロリー摂取を推定することができる。例えば，1日の食事摂取量から計算して，平均で2130 kcalとする。3日間のカロリー摂取の詳細な記録から，1日の消費量は1920～2350 kcalに収まる。

詳細な食事摂取の記録は，次の2つのことを実現する。（a）ダイエットをしている人の実際の消費量（およその推量でなく）の提示，（b）体重制御の過程で重要な食事習慣や好みを自覚させること，である。

摂食行動に影響する心理的な要因

うつ，欲求不満，倦怠，"緊張感"または不安感，罪の意識，悲しみや怒りは，しばしば，食べたいという衝動を引き起こす。食事療法を受けている人は，食事の量と頻度だけではなく，食物摂取とつながる特定の状況など，摂食行動を正確に評価をすることを学ばなければならない。自己分析では，すべての食事摂取に対して鋭い自覚が必要である。一度できると，以前の"望ましくない"食事習慣を新しい適正な食事に変えることができる。

▼行動変様は摂食行動の変更に効果がある

摂食行動の変更の最初の段階は，すぐに食事内容を変えるのではなく，ダイエットをする人の摂食行動を描写することである。その人は，非常に注意深い記録を残して，以下の質問に答える。

- 何時に食事をしたか？
- どのような場所で食べたか？
- ムード，感情，心理状態はどうだったか？
- どのくらいの時間で食べたか？
- どのような行動が食事中にあったか（テレビ観賞，運転，読書，運動の前後）？
- 食事中，誰がいたか？
- 何を食べたか？
- どれだけ食べたか？

この時間がかかり，しばしば面倒な記録を残すことは，個人の摂食行動に関する客観的な情報を提供し，摂食に関連して繰り返される特定のパターンを明らかにする。例えば，ダイエットをする人は，（a）うつであると感じるときにキャンディーを食べる，（b）テレビをみているときスナックを食べる，（c）1日の特定の時刻，または運動後に空腹を感じる，（d）口論の後にアイスクリームを食べすぎる，（e）朝食と昼食をキッチンテーブルで食べたことがない，などのことを発見する可能性がある。この分析により，次の段階では望ましくない行動を新しい行動に変える。

新しい行動への変更

多くの適正な行動は既存の望ましくない行動と置き換えることができる。BOX 13-2は過食と変更できるいくつかの行動を示したものである。多くの推奨される代用行動は，一般の人に普及しているが，いろいろなアスリートにも利用できるものである。この方法の目的の大部分は，新しいポジティブなものを不適切な食行動パターンと置き換えることにある。

摂食を制御するための新技術開発

多くの役立つ技術により，いったん望ましくない環境や習慣が同定され，置き換えや変更がなされるならば，摂食行動を制御することができる。

他の役立つ技術 遅らせる，置き換える，避ける，が好ましくない摂食行動を阻止する3つの行動方法である。

- **遅らせる**：行動連鎖の間に時間や段階を加える。

BOX 13-2　望ましくない食習慣の変更

- 既存の行動パターン
  →代替行動
- キャンディーを食べながらの運転
  →ラジオを聞いて一緒に歌いながら運転
- テレビをみながらの間食
  →縫い物，絵を描く，手紙を書くなどしながらテレビ観賞
- 4：00 PMに空腹感
  →4：00 PMに散歩
- 口論の後のアイスクリーム
  →20回反復の運動
- キッチンテーブルで朝食や昼食を決して食べない
  →朝食と昼食をキッチンテーブルだけで食べる
- テレビコマーシャルの間にキッチンに行く
  →軽いジョギング，腹筋
- 夕食前，帰宅中の夕食の買い物
  →食後にすべての買い物を行う

BOX 13-3　食習慣のさらなる改善

- **摂食行動を儀式とみなす**：食事をする場所を家の中の 1 カ所に限定すること。何を食べるときも，決まった形式に従うこと。例えば，食卓マットを敷き，銀食器でテーブルを用意し，それぞれの食事に同じ皿を使う。これを食事のときも軽食を食べるときにも守る。食事の間に頻繁に間食をとるダイエット中の人が，これらの習慣を義務づけ，食事や軽食のときにもドレスアップするようにしたところ，まもなく食間に軽食をとることがなくなった。パンは 1 枚だけとし，それをトーストする。パンのかたまりの包みを解いて 1 枚スライスする，パンのかたまりをラップしてしまう，スライスをトーストする，そしてそれをテーブルに運んで食べる。"特別な" 食べ物を得るために不便な形式に従わなければならないことは，しばしば食物への熱望を消失させる。
- **より小さな皿を用いる**：食事をすべて食べて終えることの原動力となっているのは食べ物自体ではなく，空になった皿やグラスをみたいという気持ちである。そこで，皿にいくらかの食べ物を残すよう試みる。
- **ゆっくりと食べる**：食事により多くの時間をかけること。速すぎる食事はよくない。食べ物をより小さく切り，それぞれの 1 切れを飲み込む前に 10～15 回噛む。また，2～3 回噛むごとに，ナイフ，スプーン，あるいはフォークをテーブルに戻す，そして飲み込んでから新たに口に入れるのに 1～2 分間，休みをおく。
- **食事の脂肪分を減らす**：同じ食品カテゴリーに入る食べ物の中の，どれを選択するかによって食事でとるカロリーは大きく影響される。表 14-2 は食事から脂肪分をカットするための便利なチェックリストである。また表 14-3 は，さまざまな食品カテゴリーの中での適切な低カロリー代替品を示す。
- **食事プランに従う**：綿密につくられた毎日の食事プラン（何を，いつ，どこで食べるか）に従うことで，高カロリーな食べ物を "衝動的" にとってしまうというリスクを減らしてくれる。

表 14-2　食事中の脂肪を減らすためのチェックリスト

- ボローニャソーセージ，サラミ，あるいは塩漬け牛肉を，28 g あたり 1 g の脂肪のハム類にかえる。
- 高脂肪アイスクリームを 112 g あたり脂肪が 4 g 以下の冷凍ヨーグルトやシャーベットにかえる。
- 油であげたスナック菓子をポップコーンとビスケットにかえる。
- クロワッサンとトウモロコシパンを全粒パンにかえる。
- 高脂肪グラノーラシリアルを多様なシリアルにかえる。
- 高脂肪チーズを，28 g あたり脂肪が 4～5 g 以下のチーズにかえる。
- 卵黄のかわりに卵白を使うか，あるいは乾燥卵代替品を使う。
- レギュラーマヨネーズのかわりに，低脂肪あるいは無脂肪マヨネーズを使う。
- 全乳のかわりに脂肪分が 2% あるいは 1% の牛乳にかえる。
- 高脂肪，あるいはクリーミーなサラダドレッシングのかわりに，多種のハーブ，低カロリーサラダドレッシング，あるいはサルサドレッシングを使う。
- 冷凍野菜にソースをたくさんかけるのはやめる。
- "もも肉" あるいは "脂肪の少ない" と表示されている牛肉や豚肉を買う。
- 低脂肪のケーキミックスを買う。
- パスタ，マカロニ，あるいはオートミールを料理するとき，オイルやバターを水に加えない。
- もも肉あるいはサーロインのひき肉でハンバーガーをつくる。
- 卵焼きには，全卵 1 個（卵白と卵黄）のかわりに，2 個の卵白を使う。
- レシピにクリームとあるところはスキムミルクにかえる。
- 好きなレシピの脂肪の 1/4 をアップルソースにかえる。

- 食べるペースをゆっくりにする。
- 遠回りをしてキッチンに行く。
- 予定していない食事をできる限り遅らせる。手紙の発送，読書，芝刈り，腹筋や腕立てをする。
- **置き換える**：食べることとは両立しない行為で，行動の連鎖を断ち切る。
  - 楽しい行動：読書，散歩，音楽鑑賞，趣味，ネットサーフィン。
  - やらなければならないこと：家計の計画，料金の支払い，使い走り，掃除。
- **避ける**：食べ物がみえたり，簡単に手に入る状況をつくらない。
  - キッチンや似たような場所を避ける。
  - 食事と読書，テレビ観賞，運転，運動といったような他の行動を混ぜない。
  - 食後，テーブルから皿や食物を片づける。
  - 必要以上の食べ物を廃棄する。

表14-3 低脂肪の代替食品

下のチャートは，あなたがガイドラインに従いながら健康な生活を送るための食事のプランをつくるときに役立つはずである。リストの中からいちばん左の列の食品を選べば，低脂肪あるいは高食物繊維の食事をとることになる。

食品のタイプ	最も頻回に選択	中程度に選択	最も少なく選択
動物タンパク質	牛肉／豚肉の赤身 サーモン，カレイ（焼いた） ツナ缶詰（ノンオイル） 鶏肉（皮なし） タマゴ カニ	脂を除いていない牛肉と豚肉 ツナ缶詰（油漬け） 鶏肉（皮つき） ロブスター，エビ カナディアン・ベーコン	脂肪分の多い牛肉，ラム，豚肉 缶詰加工肉／ホットドッグ フライドチキン フライドフィッシュ レバー，腎臓
乳製品	無脂肪ヨーグルト 無脂肪ミルク（あるいは1/2％） スキムミルク 無脂肪冷凍ヨーグルト	低脂肪チーズと部分脱脂チーズ 低脂肪カッテージチーズ 低脂肪牛乳 低脂肪ヨーグルト 95％除脂肪冷凍ヨーグルト	全乳チーズ（チェダー，ムンステール） 全乳 サワークリーム，アイスクリーム クリーム，牛乳とクリームの混合
植物タンパク質	乾燥マメ類とエンドウマメ 豆腐	生のあるいは焙煎したナッツや種子 ピーナッツや他のバター製品（中程度の量）	油で加工したナッツあるいはバターソース
野菜	新鮮な野菜（生） いくらか調理した野菜（新鮮あるいは冷凍）	缶詰の野菜 缶詰のトマトまたは野菜ジュース	油で揚げた野菜 甘味のある野菜
果物	生の果物（新鮮） ドライフルーツ 新鮮な果物ジュース（冷凍）	缶詰の果物（ジュースの中に入っている） 缶詰の果物ジュース 冷凍果物	フルーツ味の飲料 缶詰の果物（シロップ漬け） アボカド オリーブ
穀物	シュレッドウィート（シリアルの一種），エンバク 全粒穀物シリアル 全粒穀物パン 玄米 小麦フスマ，エンバクフスマ ベーグル フィッグバー	精製されたシリアル 強化白パン 精製されたパスタ 白米 グラノーラ マーガリンつきトースト プレーンクッキー	クッキー，ケーキ，パイ 甘いシリアル トルティーヤチップス 油で加工したクラッカー クリームたっぷりのドーナツ クロワッサン，ドーナツ
その他	ポップコーン（油で揚げてない）	低脂肪サラダドレッシング 低脂肪マヨネーズ プレッツェル	脂肪分の多いサラダドレッシング マヨネーズ グレービーソース，クリームソース ポテトチップス

Wardlaw GM, et al. Contemporary nutrition issues and insights. 2nd ed. St. Louis, MO: Mosby, 1992. より

体重コントロールのための運動

座りがちな生活様式は，成人，青年，子どもにおいて体重増加へとつながる大きな要因として常にあげられる。

▼体重増加：単純に大食いが問題ではない

従来の考え方では，食事を多くとりすぎることが過大肥満の主な原因であった。多くの人は不必要な脂肪を落とすためには，カロリーを減らすことが必要だと信じている。このような極度に単純化しすぎた方法は，食事の摂取に論点をおいているので，長期的に体重を減らし維持するうえで惨憺たる結果となる[58,135]。

米国においては，1人あたりのカロリー摂取は前世紀からの体重の増加（身長1.8mの男性で13.5kgの増加）を説明できない。過去10年において，1日のカロリー摂取量が，20世紀初頭のレベルより増加した。過大に太った人は，やせた人とほぼ同じ量かそれ以下しか食べていないという観察は，多くの幅広い年齢の活動的でなくなった過大に太った成人にあてはまる。過大な体重の増加は，しばしば活動が減ったことに伴って生じ，カロリーの摂取が増えたことだけによるものではない。現在の推定では，米国の成人の27％は日々全く運動をせず，また別の28％は定期的な身体運動をしていない[99]。活発な持久性トレーニングをしている男性は，体脂肪はエネルギー消費と反比例し（低

い体脂肪量，高いエネルギー消費量），食事摂取と体脂肪との間に関連性はみられない[96]。驚くことに，いちばん食べる活動的な人ほど体重が軽く，そして最もよい健康状態を示している。

過大な食事摂取は，子どもの肥満が増えたことの説明とはならない。肥満の乳児は，特徴となるほどカロリー摂取が多くなく，標準的な食事を超えることはない。4〜6歳の子どもでは，その年齢で推奨されるカロリー摂取量ではなく運動量の低下が25% 低いエネルギー消費量の主な説明となる[24]。詳細をみると，米国の50% の男子，75% の女子は週3回以上の適度な運動を行っていない。6〜17歳の子どもでは，過去20年間でカロリー消費が4% 少なくなっているが，子どもの肥満が増え続けている。一方，活動的な子どもは，逆に細くなっている。幼稚園児においては，食事の中のエネルギー摂取量，脂肪，炭水化物，タンパク質と体脂肪率に関係はみられなかった[7]。小学生の動画撮影をしてみると，太った子どもは標準体重の子どもに比べて活動的ではなく，食事摂取が体重と関連していなかった。過大に太った高校生の男女は，太っていない同級生と比べ，カロリー消費が少なかった[75,124]。過大な肥満と2型糖尿病は，テレビ観賞（動かないことの象徴）の時間の長さとどの年齢でも比例した[4,67]。例えば，1日3時間のテレビ観賞は，2倍肥満の原因となり，50% の糖尿病増加へとつながる[67]。1日2時間のテレビ観賞は，肥満のリスクを23%，糖尿病のリスクを14% 増やす。長時間のテレビ観賞，ビデオゲーム，身体を動かさない状態は，米国のマイノリティーの10代に特徴的である[49,122]。このような行動を最小限にすることで，子どもの肥満増加を防ぐことになる。

▼総エネルギー消費量

総エネルギー消費量（TDEE）は，体中で起こるすべての同化と異化の化学反応の合計からなる。図14-9はTDEEに影響を及ぼす3つの要因をあげている。

第1因子：安静時代謝量は，安静時においてのバランス調整と正常な身体維持のための代謝を合計したもので，基礎代謝と睡眠時代謝に加え，覚醒時の代謝コストを加えたものである。安静時代謝量は，日単位の運動量にもよるが，TDEEの60〜75% を占める。

第2要因：食事誘発生産熱（TEF〈thermic effect or food〉，日本ではDIT〈diet induced thermogenesis〉またはSDA〈specific dynamic action〉という）は，エネルギー代謝に関しての食事の影響である。TEFは2つの要素からなる。1つの要素は，栄養成分を消費，吸収，同化するための産熱である（強制的な熱発生）。2つ目は，通性の熱発生で，食物摂取と代謝に対する刺激的な効果による交感神経の活性化から生ずる[132]。

第3要因：身体運動と回復期のエネルギー消費は，TDEEの個人の変動制に影響を与える。ワールドクラスのアスリートは，3〜4時間の激しいトレーニングで1日の消費エネルギーを2倍にしてしまう。ほとんどの人が，"大きな筋"を使う運動，ランニングや早歩き，サイクリング，水泳などの運動中，安静時代謝量の10倍にすることができる。通常の環境では，身体活動はTDEEの15〜30% を占める。

▼エネルギー消費量増加の効率

定期的な身体活動は，体重増加を抑えるのに中心的な役割をする。男女問わず，活動的な生活習慣をもっている人は，身体組成においてよい値を示している。

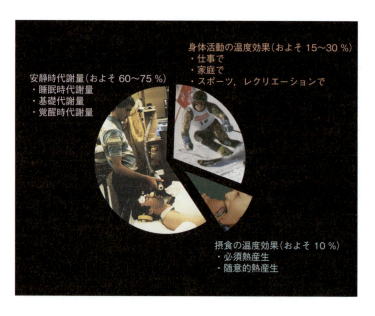

図14-9　1日のエネルギー消費区分。

太りすぎの成人女性は，運動量と長期的な体重減少との間に量と作用の相関がみられる[71]。肥満の思春期の若者と成人では，循環器系を改善する定期的な中程度の身体活動またはより活発な運動により身体組成と内臓脂肪分布の改善がみられた[54,92,95]。肥満の少年と少女では，最も好ましい身体組成の変化がみられたのは，(a) 低い強度の長い運動，(b) 有酸素運動と反復のレジスタンストレーニングを組み合わせた運動，(c) 行動変容を伴う運動プログラム，である[54,92]。体重を減らした人では，定期的な運動は，単にダイエットだけに依存しているプログラムよりよく，体重減少維持を容易にする[1,3,81,107,138,172]。定期的な運動が，エネルギー制限だけによって体重が減る人での典型的減量後の脂肪酸化の低下に反対に作用するので，この正の効果が部分的に起こるのである[154]。

現在，活動的な人でもさらなる運動はエネルギーバランス式を体重減少へと傾け，身体組成や体脂肪の分布を変え[85,127,128,147]，より健康な状態にする[13,128,152]。定期的な運動により得られる副次的効果として，(a) 年齢による筋喪失の緩慢化，(b) 肥満による障害の改善，(c) 死亡率の低下，(d) 慢性的な病気に対してのよい影響，などがある[19,57,88,93,141,153,163]。

定期的な運動は，日々のエネルギー消費量を増加させる

体脂肪を減らすために甚大な運動量をこなす必要があるという印象は，いくらかの真実を含んでいる。統計値はまさしく，0.45 kgの体脂肪を燃焼するには，10時間の木の伐採，20時間のゴルフ，22時間の軽い徒手体操，28時間の卓球，32時間のバレーボール，56 kmのランニングが必要であることを明らかにしている。当然ながら，そのような運動の実行は，10～15 kgの体重を減らそうとしている人を閉口させるだろう。長期的な視点でいえば，ある人が5.6 km歩く（約350 kcal）ことを週2回（約700 kcal）5週間，あるいは10日行うと0.45 kgの体脂肪（3500 kcal）を減らせる。食事摂取量が変化しないのであれば，1年間歩き続けると考えると，週2回のウォーキングで4.5 kgの体脂肪を減らすことができる。運動は，カロリー消費の累積効果を生じる。0.45 kgの体脂肪の減少は，それが急速にか，それとも時間とともにシステマチックに起こるかには関係なく，カロリーの不足が3500 kcalと同等になると起こる。

軽度から中程度の運動（多くの体重調整をする人が行う運動）の間，回復は迅速に行われるので，回復代謝（いわゆる超回復）は，運動のエネルギー消費量に対して最小の値を示す。加えて，定期的な運動は運動後のエネルギー調整を速くするようになり，回復のための酸素消費を減らす[136]。身体運動で燃焼したカロリーは全運動エネルギー消費量で最も重要な要因であり，回復に使われるカロリーではない。

▼理想：筋を保全し脂肪を減少させる

定期的な運動は，食事制限があろうとなかろうと体重増加への防御となり，身体組成と体重によい影響を及ぼす[31,32,127]。これは，運動トレーニングが貯蔵脂肪からの脂肪動員を増強して，活動的な筋による脂肪分解を増やすからである[94]。加えて，運動は筋による骨格の保護を維持し（窒素バランスを保つ），それと同時に，タンパク質の分解を遅らせる。定期的な運動によるタンパク質の節約効果は，食事制限のみの減量プログラムより運動を利用するプログラムのほうが，なぜ脂肪の体重減少への寄与が大きいのかを部分的に説明する。より大きい量の過大な脂肪がある人は，よりやせた人よりも体重も脂肪も減るのが速い[10]。食事制限をしなくても，運動はFFMを増やすか保持し，体脂肪を減らすことで身体組成を好ましいものにする正の"スピンオフ"をもたらす。

最もよいタイプの身体運動

体重を減らすため運動を行うときには，FITTの頭文字を考慮する。すなわち，運動のFrequency（頻度），Intensity（強度），Time（時間）とType（タイプ）である。理想的な有酸素運動でカロリー消費が適度から

表14-4 エネルギー消費量が上位12位の運動（消費kcal/分）

kcal/分	運動
25.9	ローラースキー，V字スケートテクニック，18 km/時，対象は熟練アスリート
23.3	インラインスキー，ダブルポールテクニック，18 km/時，対象は熟練アスリート
22.0	スキー，クロスカントリー，硬い雪，上り坂（5°勾配），最大努力，対象は熟練者
19.3	水泳，ミニジムスウィムベンチ，45ストローク/分（自由選択）
18.2	ボート，機械ブレーキつきローイングエルゴメーター，ストローク回数28～32/分，1750 kg·m/分，アスリート
18.1	ボート，ローイングエルゴメーター上で6分間"全力で"
18.0	ランニング，17.5 km/時（1.6 km 5分30秒のペース）
18.0	競歩，競技，13.6 km/時，男子
17.2	マラソン，1.6 km 5分3秒のペース，熟練者
17.1	ランニング，浅い水中（1.3 mの深さ），胴衣なし，最大努力
17.0	森林での斧による伐採，速く
16.0	スキンダイビング，激しく

Katch FI, et al. Calorie expenditure charts. Fitness Technologies Press. 1132 Lincoln Avenue. Ann Arbor MI, 1996. より

高いものは，早歩きやハイキング，ランニング，縄跳び，スキップ，階段ステップ，サーキット運動，サイクリング，水泳などである．表14-4はエネルギー消費量が上位12位の運動を示した．多くのレクリエーションスポーツやゲームも有効にカロリーを消費し体重を減らすが，これらの活動では正確な数値化やエネルギー消費量を決めることは難しい．ランニング，ウォーキング，サイクリングの特定の効果は存在しないが，それぞれ効果的にカロリーを燃焼し，身体組成を変える．衝撃の小さな運動である歩行では，手首あるいは足首に重りを加えるか，競歩の技術を使うことでエネルギー消費量を増加させることができる．1日30分の適度なジョギングを行うことで，1日に300 kcal余分に消費することができる．理論的には，12日間で0.45 kgの脂肪を喪失することができ，1年間では13.6 kgの体脂肪のエネルギーに相当する消費となる．

レジスタンストレーニング レジスタンストレーニングは，体重減少と体重維持のための重要な補助的手段を有酸素性トレーニングに提供する．サーキットレジスタンストレーニング（低い抵抗で反復する継続的な運動）で消費されるエネルギーは，平均で1分につき9 kcalである．したがって，この運動様式では30〜60分の通常の運動で，膨大なカロリーを消費する．より少ないエネルギー消費の従来のレジスタンストレーニングでさえ，食事抑制のみによるプログラムより，筋とFFMに明らかな影響を与える[11,157]．高い筋力レベルを維持している人は，筋力の弱い人よりも体重が増えにくい[87]．加えて，標準のレジスタンストレーニングを定期的に行うことで，冠動脈心疾患のリスクを減らし，血糖コントロール，リポタンパク質状態を改善し，安静時代謝（FFMが増えるのであれば）を増やす[112,113,115,144]．表14-5は，ダイエットをしていない若い男性の12週間に及ぶ，持久性トレーニングまたはレジスタンストレーニングの効果を表したものである．持久性トレーニングは，体脂肪量を減らす（1.6 kg減，FFMに変化なし）ことで体脂肪率を減らし，レジスタンストレーニングでは，体脂肪量を大きく減らし（2.4 kg減），FFMを増加させた（2.5 kg増）．FFMを維持あるいは増加させることは，年齢とは関係なく，安静時代謝をより高くする[16,34,35,90,129,171]．このことは，身体のカロリーを蓄える傾向を弱め，体重減少プログラムの効率を増強する．アスリートでは，減量中にFFMを維持することは，運動能力に関して体重減少の潜在的負の影響を緩和する．

▼用量反応の相関関係

主な初期のエネルギー源が炭水化物である高強度の身体運動と比較して，軽い有酸素運動は総消費エネルギーにおいてより大きな脂肪燃焼があるので，より有効な体重減少を誘発するという考えがある．脂肪燃焼において，軽い有酸素運動と高強度の有酸素運動では，軽いほうが大きな割合を占める（第5章参照）．しかし，より大きな量の脂肪燃焼は，同じ時間では高強度の有酸素運動で起こる．運動エネルギーの欠乏をもたらす消費されるエネルギーの総量は，三大栄養素の酸化した割合ではなく，減量においての運動効率で決定される．

直接の用量反応の相関は，費やした時間と減った量の間に存在する．歩いて運動する人は，運動時間を伸ばすことで膨大な量のカロリーを消費できる．さらに，比例関係は歩行と体重のように体重負荷運動の効率に依存する．太りすぎの人は歩いているとき，標準体重の人と比べて多くのカロリーを消費する．

運動量の増加により成功の可能性を最大にする：運動行動の変容

人は，運動期間を延長するだけの身体活動によって，おそらく低い強度でさらなるカロリーを燃焼する．もう1つの有効なカロリー燃焼の戦略は，非活動的な日々の期間をより大きなエネルギー消費を必要とする付加的な身体活動に置き換えることである．

表14-5 12週のレジスタンストレーニングまたは持久性トレーニングによる身体組成の変化

項目（変数）	対照		レジスタンストレーニング		持久性トレーニング	
	トレーニング前	トレーニング後	トレーニング前	トレーニング後	トレーニング前	トレーニング後
体脂肪率（%）	20.1±8.5	20.2±8.5	21.8±6.2	18.7±6.6[a]	18.4±7.9	16.5±6.4[a]
脂肪重量（kg）	16.2±10.8	16.3±10.5	17.2±7.6	14.8±6.2[a]	14.4±7.9	12.8±7.1[a]
FFM（kg）	64.3±5.4	64.4±6.6	61.9±8.3	64.4±9.0[a]	64.1±8.2	64.7±8.6
全体重（kg）	80.5±8.1	80.7±8.5	79.1±8.3	79.2±7.6	78.5±8.2	77.5±7.9

Broeder CE, et al. Assessing body composition before and after resistance or endurance training. Med Sci Sports Exerc 1997; 29: 705. より
[a]トレーニング前と後の値の間に有意差あり（$P<0.05$）
数値はすべて，平均±標準偏差

BOX 13-4　運動する習慣をつける

- 学校に，仕事に，あるいはジム（体育館）に車で行くときは，目的地の2.4 km前で駐車し，残りの距離を歩く。毎日，週に5日，車から，あるいは車まで元気に歩くと，1年間で3.2 kgの体脂肪に相当するカロリーを消費することになる。
- 公共交通機関を用いるときは，数駅前で降りて，残りを歩く。
- 比較的短い距離を移動するときは，車のかわりに，歩くか，ジョギングするか，あるいは自転車を使う。
- 昼食にはレストランに行くのを避け，そのかわり，弁当にして，昼食後15〜30分の運動をする。
- 1時間早く起床する。そして，朝食前に，元気に歩くか，自転車，ボートこぎ，ローラーブレード（インラインスケート）あるいは水泳をする。
- カクテル（食前酒）を飲む時間，あるいは夕方のビールを飲む時間を20分間の運動の時間に置き換える。
- コーヒーブレイクをエクササイズブレイクに変える。
- 仕事中あるいは学校では，1時間ごとに階段を上り下りする。
- 家やアパート，寮の前の歩道を掃く。
- 外出するときは，運動の時間をもつ。目的地の手前で車を降りて，家族（友人）に車を運転してもらい，あなたは目的地まで歩くかジョギングする。
- スポーツの中断中，食べるのではなく，スタジアムやアリーナの中を歩き回る。エレベーターやエスカレーターを使わずに，階段を上ったり下りたりする。
- 以下の作業を，人を雇わずに，自分でする。
  ガーデニング
  芝刈り
  ペンキ塗り
  洗車およびワックスがけ
  落葉掃き
  雪かき
- テレビのコマーシャルのときは，その場で走ったり，縄跳び，階段の上り下り，強度の柔軟体操をする。

▼変容のための行動について

日単位の運動行為の概要を変えるには，1日の行動行為を正確に記録することが必要である。**運動行動変容の第1段階**は，眠る，食べる，洗面所に行く，入浴するという最小限の要求を含む身体活動の日々のパターンを決定することである。次のステップは，エネルギー消費が少ない行動をより活動的な運動に置き換えることである。

▼選択行動の置換

1日の習慣の中でさまざまなエネルギー消費量を増やす選択がある。考慮すべき重要な点は，いつどのように別の運動行動に変えるかである。

▼成功を最大化する

減量のための運動を行うにあたり，成功を最大にするにはいくつかのテクニックがある。

- **ゆるやかな進行**：運動を徐々に加えていく。時間とともに，身体的な活動を加えるためのより多くの機会が明瞭になる。
- **多様性の含有**：同じ運動をいつも同じ時間に繰り返すより，反復や変更を取り入れる。アスリートであるなら，体重減少のための付加的な身体活動は，特定のスポーツである必要はない。
- **目標志向**：身体活動を増加させる特定のおよび現実的な目標を設定する。行動目標志向をもった運動を増やすための3つの方法は，(a) 一定の時間の運動をする，(b) 決めた回数か距離に達するまで運動を続ける，(c) 運動時間や回数，距離を操作することである。
- **系統的に**：日中運動する一定の時間をとる。他の因子（例えば，テレビ鑑賞，買い物，家事）に日々の身体活動を妨害させない。

食事制限プラス運動量増加

過剰な体脂肪の減量は困難ではあるが，その成功の話は存在する[62,81]。慎重なカロリー制限，行動変容，グループサポートと適度な運動を推奨する商業ベースの減量プログラム団体の終身メンバーでは，2年後に1/2が減量目標を維持し，5年後では，1/3以上が保っている[97]。カロリーバランスをマイナスにするために運動と精製されていない低グリセミックインデックスの炭水化物およびより少ない脂質などの食事制限を組み合わせることにより，食事制限か運動行為の一方のみよりも適応しやすくなる[34,36,63,86,101,117,160]。週0.9 kgの体脂肪減少は許容範囲内であるが，週0.23〜0.45 kgの体脂肪の減量のほうが理想的である。

▼現実的なターゲットの設定

20週間で9 kgの脂肪喪失を達成すると仮定する。この目標では，1週間に3500 kcalのエネルギーを不足

させることが必要で，1日平均500 kcal（3500÷7＝500）となる。ダイエットでは，1日500 kcalの摂取量低下を5カ月続けると9 kgの脂肪の減量できる。しかし，減量する人が，350 kcalに相当する30分の運動を週3日したとすると，1週間のカロリー不足量は，1050 kcal（3×350 kcal）増えることになる。その結果，週0.45 kg減らすための1週間の食事からの摂取カロリーの減少は，3500 kcalでなく2400 kcal（1日約350 kcal）でよいことになる。運動をする日を週に3日から5日にすることで，1日の食事で250 kcal減らすだけでよいことになる。週5日の運動時間を30分から1時間にすると，理想的な減量が食事制限をせずに達成できる。なぜなら，運動が3500 kcalの不足をつくり出すからである。

週5日1時間の運動強度を，10％増やすとすると（32 km/時のかわりに35.2 km/時のサイクリング，1.6 kmのランニングを10分から9分に，45 mの泳ぎを60秒から54秒に），1週間の運動で消費されるカロリーは350 kcal増えることになる（3500 kcal×10％）。この新しい3850 kcal，あるいは1日550 kcalは，1日の食事で50 kcal増やしてよいだけでなく，1週間で0.45 kgの脂肪を減らすことができる。これは，明らかな"食べて，体重を少なく"の例である。

効果的な身体活動の利用，あるいはゆるい食事の制限は，エネルギーの均衡を崩し，体重の減少をもたらす。この組み合わせによる方法は，劇的な空腹感と心理的ストレスをカロリー制限のみで行うよりやわらげる。さらに長期的なダイエットは，さまざまな栄養不足を生み出す可能性もあり，運動トレーニングや競技力低下にもつながる可能性がある。運動と減量を組み合わせることで，安静時の血圧を上げるような強度の身体活動や感情的に困難な状況でも望ましい血圧の減少をもたらす[139]。

スポット減量は有効でない

スポット減量の考え方は，筋に近い脂肪組織は筋の使用によって活用されるという信念からきている。異なる筋群を同じ熱量強度で鍛えるより，特定の身体領域だけを鍛えることは，その領域からより多くの脂肪を選択的に減少させる。このスポット減量の提唱者は，きわめて多い回数の腹筋やサイドベンドを，腹囲に脂肪の多い人に推奨する。スポット減量は美しさや健康リスクへの有用性を提供するが，この有効性を支持する研究によるエビデンスはない。

このスポット減量を検証するため，研究者は，テニスプレーヤーの左右の前腕の周囲寸法と皮下脂肪の蓄積を調べた[55]。予測されたように，利き手の周囲寸法は，適度な筋肥大により利き手でないほうよりも大きかった。皮脂厚計測によると，長年テニスをプレーしてきたことは，利き手の皮下脂肪を減らしてはいなかったのである。別の研究では，腹部，肩回り，殿部において27日間の運動の前と後に生体組織検査を行った[76]。1日の腹筋回数は，第1週の終わりの140回から最終日には336回に増えたが，腹囲の脂肪細胞は使われてない殿部や肩回りより少しも小さくなっていなかった。

運動が身体中に貯蔵された脂肪に作用するホルモン類によって脂肪酸の動員を刺激するので，定期的な運動を通してもたらされた負のエネルギーバランスは，まちがいなく総脂肪を減少させる。最大の体脂肪濃度あるいは脂質を活性化させる酵素活性の多い部位がこのエネルギーを最も供給する。選択的な運動により，活動している筋の上の皮下脂肪から有意により多くの脂肪酸が利用されることはない。

▼身体のどの部分で脂肪減少は生じるか

14週間にわたり2.3 kgの体重喪失が増進する肥満女性の体脂肪量と脂肪分布の変化は，よく聞かれる次のような疑問を投げかける。"体重が失われているとき，身体のどこで脂肪減少は起こっているのか？"というものである。カロリー制限と週3回45分の運動は減量に影響を与えた[79]。図14-10は，体重を2.3 kg，4.5 kg，9.1 kg減らした3つのサブグループの身体組成，皮脂厚，周囲寸法の変化を示す。4.5 kgの体重減少は，2.3 kgの体重減少と比べて全体的な身体組成に2倍の変化があった（上段のグラフ）。体重減少が2倍となる4.5 kgと9.1 kgでは，身体組成の対応する変化はほぼ3倍になった。体幹部分の皮脂厚（中段のグラフ）と周囲寸法（下段のグラフ）は，四肢のそれらの2倍以上減少した。運動トレーニングあるいはカロリー制限による体脂肪の減少は，殿部や大腿部の脂肪貯蔵からではなく，優先的に上半身の皮下脂肪と深い胴部の脂肪で起こるのである[31,33,83,104]。

減量における運動の効果の性別による差異の可能性

興味深い疑問は，定期的な運動の性別による反応の違いに関することである[85,165]。53のメタ解析研究から，男性は減量のための運動に女性よりも良好に反応すると結論づけている[10]。1つの説明として，性別差による脂肪の分布によるとしている。トリアシルグリセロールのエネルギーへの最大活用力は，解剖学的局在

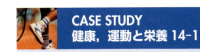

CASE STUDY
健康，運動と栄養 14-1

周囲寸法から肥満の人の体脂肪率（％）をどのように予測するか

　肥満の人の体脂肪率（％BF）を皮脂厚の測定で評価することには問題が多い。というのは，皮下の脂肪が多いために，正確な測定，また繰り返しての測定ができないからである。それに，体脂肪量が多くなるにつれて総脂肪に対する皮下脂肪の比率が変わり，皮脂厚と体密度（BD）の関係が変わってくる。以下の理由で，皮脂厚計測は肥満の人の体脂肪率の予測に適切ではない。

1．測定部位の選択，身体の目印の触知が難しい。
2．皮脂厚は，おそらく，キャリパーの開口部の長さを超える。
3．脂肪組織の組成の変化が皮脂厚測定を行う際の圧縮率に影響する（数値が不正確になる）。
4．体脂肪が増えるにつれて，皮脂厚測定の客観性が乏しくなる。

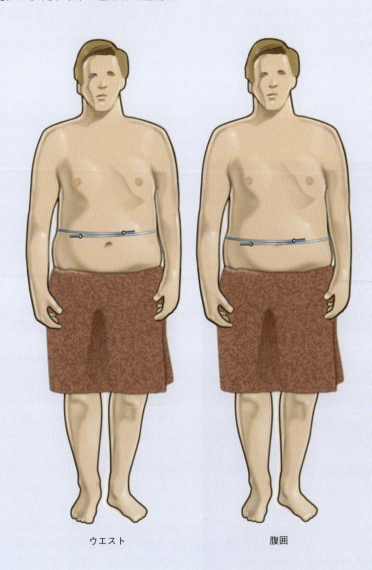

ウエスト　　　　　　　腹囲

体脂肪率の予測

肥満（＞30%BF）の女性（20〜60歳）と男性（24〜68歳）の体脂肪率（%）の予測に以下の式を用いる。

女性

%BF = 0.11077（ABDO）− 0.17666（HT）
　　　＋ 0.14354（BW）＋ 51.03301

男性

%BF = 0.31457（ABDO）− 0.10969（BW）＋ 10.8336

ここで，ABDO ＝（a）ウエスト ＋（b）腹囲。なお，（a）ウエストは前からみて胴の最も細い部分で測定，（b）腹囲は腹部の最も広がった部位，通常は，臍のレベルで水平に測定。2回測定し，その平均を求める。BW ＝ 体重（kg），HT ＝ 身長（cm）。

事例

1：肥満女性

データ：ウエスト 115 cm，腹囲 121 cm，身長 165.1 cm，体重 97.5 kg。

%BF = 0.11077（ABDO）− 0.17666（HT）
　　　＋ 0.14354（BW）＋ 51.03301
　　＝ 0.11077 {(115 ＋ 121)/2} − 0.17666（165.1）
　　　＋ 0.14354（97.5）＋ 51.03301
　　＝ 13.07 − 29.17 ＋ 13.995 ＋ 51.03301
　　＝ 48.9

2：肥満男性

データ：ウエスト 131 cm，腹囲 136 cm，体重 135.6 kg。

%BF = 0.31457（ABDO）− 0.10969（BW）＋ 10.8336
　　＝ 0.31457 {(131 ＋ 136)/2} − 0.10969（135.6）
　　　＋ 10.8336
　　＝ 41.995 − 14.873 ＋ 10.8336
　　＝ 37.9

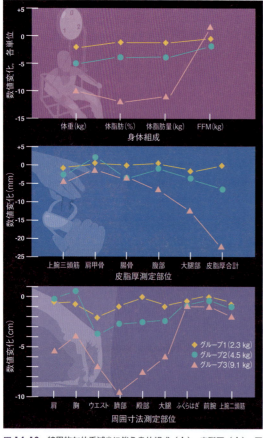

図14-10 特異的な体重減少に伴う身体組成（上），皮脂厚（中），周囲寸法（下）の変化。なお，測定部位は図13-11に示されている。(King AC, Katch FI. Changes in body density, fatfolds and girths at 2.3 kg increments of weight loss. Hum Biol 1986; 58: 708. より)

によるものである。腹部と上半身に分布した脂肪は，交感神経の刺激により活発な脂肪分解を行い，運動中のエネルギーに優先的に活用される[6,133,162]。男性における脂肪組織の上半身への分布が女性より多いことが，男性が定期的な運動による脂肪燃焼の反応感度が大きいことに寄与している可能性がある。この疑問に対する最終的な解答には，さらなる研究が必要となる。

減量時の食事と運動の身体組成への影響

表14-6に，減量における運動の利益をまとめる。減量プログラムに運動を加えることは，より脂肪減少を増やす方向にプログラムの構成を変える[11,31,32]。この分野の先駆的な研究では，3つのグループの成人女性が1日500 kcalのカロリー不足で16週間の減量に臨んだ[176]。食事群は，1日の食事摂取を500 kcalに減らし，運動群の女性は，管理されたウォーキングと調整されたトレーニングを行ってエネルギー出力を500 kcal増やし，摂取エネルギーは変更しなかった。食事と運動の両者を合せたプログラムでは，食事摂取を250 kcal減らし，運動のエネルギー出力を250 kcal増やし，日々の500 kcalの欠乏をもたらした。減量については，3つのグループで有意差は認められなかった。それぞれのグループはおよそ5 kg減量した。方法に関係なく熱量欠乏が体重を減らすこの発見は，カロリー

表14-6 体重減少のための食事制限に運動を加えることの利点

- エネルギー不足を増やす。
- 脂肪，特に内臓脂肪の動員，酸化を促進する。
- FFMを維持しながら，体脂肪量を減らす。
- FFMを維持するか，むしろ増やすことにより，体重減少にしばしば伴われる安静時代謝量の低下を少なくする。
- エネルギー不足をつくり出すためのカロリー制限への依存を低下させる。
- 体重減少の努力を長期にわたって続けることができるようになる。
- 食欲を抑えるかもしれない。

不足によりエネルギーバランスを崩すどのダイエット法を使用しても，体重は減るということを強調している。減量について興味深い観察はFFMに関するものである。運動群はFFMを0.9 kg増加，組み合わせ群はFFMを0.5 kg増加したが，食事群は，筋組織を1.1 kg失った。このことから，体脂肪を減らすためにはダイエットと運動の組み合わせが最も有効であると判明した。

図14-11は，40人の肥満女性を次の4つのグループに分け，身体組成を示したものである。(a) 運動とダイエットともになしの対照群，(b) ダイエットのみ，運動なし（DO），(c) ダイエットとレジスタンス運動（D＋E），(d) レジスタンス運動のみ，ダイエットなし（EO）。これらの運動群は週3日のトレーニングを8週間続け，8つの筋力トレーニングを3セットずつ，10回行った。EO群（＋0.5 kg）およびコントロール群（－0.4 kg）と比較して，DO群（－4.5 kg）およびD＋E群（－3.9 kg）の体重が有意に減少した。重要なことは，EO群ではFFMが増え（＋1.1 kg），DO群は0.9 kgのFFMを失ったことである。カロリー制限プログラムとレジスタンス運動は明らかに，FFMを食事制限のみよりも増加させている。

レスリング選手や他のパワーアスリートに推奨される減量

ウェイトリフティング，体操などの競技で体重に対して大きな筋力を必要とするアスリートは，運動能力を下げずに体脂肪を減らさなければならない。これらのアスリートでは競技能力を上げるためには，短時間で最大のパワーを出力する能力を増大させ，相対的な筋力を強くしなければならない。以下の考察は，レスリング選手に焦点を当てたものであるが，運動機能，安全，健康に悪い影響を与えずに体脂肪を減らしたいすべての人にあてはまるものである。

短期あるいは長期の減量や脱水によるけがや病気を

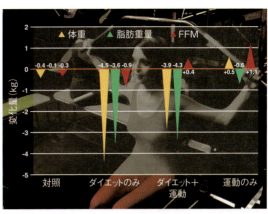

図14-11 レジスタンス運動（筋力運動）とダイエットに伴う肥満女性の身体組成の変化。(Ballor DI, et al. Resistance weight training during caloric restriction enhances lean body weight maintenance. Am J Clin Nutr 1988; 47: 190. より)

減らすために，米国スポーツ医学会（ACSM），全米大学体育協会（NCAA），米国医師会（AMA）は個々のレスリング選手の身体組成を調べることを推奨している。この検査は競技シーズンの始まる数週間前に行い，最低のレスリング体重を体脂肪から決定する。レスリングにおいては，安全な競技を行うために，5％の体脂肪（水中体重法または集団に特有の皮下脂肪方程式を使用して決定される）が最低許容レベルである[26,146]。

16歳以下のレスリング選手では，7％の体脂肪レベルが推奨される下限である。表14-7は，最低のレスリング体重を決定する実践的手法を概説し，適正な階級を決めたものである。ACSMは加えて，減量は週0.45～0.9 kgを超えず，ゆるやかに行うことを勧めている。同時に，アスリートは栄養価の高い食事を摂取しなければならない。

▼思春期の女子体操選手

レスリング選手と同様に，コーチは女子の体操選手のために安全な最低体重を設定しなければならない。そして，彼女たちの多くは体重減少（第15章参照）を達成するために，混乱した摂食行動をしている。体脂肪率を決定するために11カ所の皮脂厚の交差妥当性分析をもとにしたp.399の式が高校生女子体操選手において正確に身体組成を推定することができる。この予測式はシーズン前（推定値の1標準誤差は±2.4％の体脂肪と同じ）に身体組成を計測する。女子体操選手では，体重は体脂肪が14～16％以下になってはならない。

表 14-7　身体測定式を用いたレスリングの下限体重の設定と競技の体重クラスの選択

A：体密度（BD）を予測するのに，以下の式の1つを使う（それぞれの皮脂厚は，少なくとも3回の測定の平均である。単位はmm）。
　1．Lohman の式[a]
　　BD = 1.0982 － [0.00815 × {皮脂厚（上腕三頭筋 ＋ 肩甲骨下 ＋ 腹部）} ＋ 0.00000084 × {皮脂厚（上腕三頭筋 ＋ 肩甲骨下＋腹部）^{2}}]
　2．Katch と McArdle の式[b]
　　BD = 1.09448 －（0.00103×上腕三頭筋皮脂厚）－（0.00056×肩甲骨下皮脂厚）－（0.00054 × 腹部皮脂厚）
　3．Behnke と Wilmore の式[c]
　　BD = 1.05721 －（0.00052×腹部皮脂厚）＋（0.00168×腸骨幅）＋（0.00114 × 頸囲）＋（0.00048 × 胸囲）＋（0.00145 × 腹囲）
　4．Thorland の式[d]
　　BD = 1.0982 － {0.000815 ×（上腕三頭筋皮脂厚 ＋ 腹部皮脂厚）} ＋ {0.00000084 ×（上腕三頭筋皮脂厚 ＋ 腹部皮脂厚）}
B：体脂肪率（％）を求めるのに Brožek の式を使う。
　％体脂肪 =（4.570 ÷ BD － 4.142）× 100
C：FFM と下限体重を設定するのに，以下の例に従う。
　1．Jonathan，15歳のレスリング選手，体重は60 kg，体密度は1.075 g/cm^3，彼は54 kgのクラスで戦いたいと希望している。
　2．Jonathan の体脂肪率は（4.570 ÷ 1.075 － 4.142）× 100 = 10.9％
　3．Jonathan の脂肪重量と FFM は，
　　a．60 kg × 0.109 = 6.5 kg（脂肪重量）
　　b．60 kg － 6.5 kg = 53.5 kg（FFM）
D：レスリング下限体重を計算するのに，
　1．推奨される下限体重，15歳以下の少年には最小で7％の体脂肪と93％の FFM が要求されることを理解する。
　2．下限体重を求めるのに，Jonathan の FFM を最大許容除脂肪体重率（93％）で割る。
　　53 kg ÷（93/100）= 53 ÷ 0.93 = 56.9 kg
E：2％の誤差を許容することとして，以下の計算をする。
　1．57 kg（下限体重）× 0.02 = 1.13 kg　許容誤差範囲
　2．57 kg － 1.13 kg = 55.87 kg 下限レスリング体重
F：結論：Jonathan は54 kgの体重クラスで試合に出ることはできない。彼は57 kgクラスで戦わなければならない。

Tipton CM. Making and maintaining weight for interscholastic wrestling. Gatorade Sports Science Exchange. 1990；2(22). より
[a] Lohman TG. Skinfolds and body density and their relationship to body frames: a review. Hum Biol 1981：53：181.
[b] Katch FI, McArdle WD. Prediction of body density from simple anthropometric measurements in college-age men and women. Hum Biol 1973；145：445.
[c] Behnke AR, Wilmore JH. Evaluation and regulation of body build and composition. Englewood Cliffs, NJ. Prentice Hall. 1974.
[d] Thorland W, et al. New equations for prediction of a minimal weight in high school wrestlers. Med Sci Sports Exerc 1989；21：S72.

表 14-8　減量を希望するハイパワーアスリート（高筋力アスリート）への勧め

多くのアスリートが彼らのスポーツの中で，筋力やパワーを増しながら何らかの方法で体重を減らすことを試みる。この表で勧めることは，アスリートが，健康に対する悪影響のリスクを最小にし，競技とトレーニングの能力を最大にして，なお減量することを助けるものである。
1．以下のことをするのに，資格のある専門家（運動生理学者，栄養士，医師，アスレチックトレーナー）に依頼する。
　a．体脂肪率（％）と FFM の決定。
　b．5％（男性）または12％（女性）の脂肪での最小体重の計算。
　　現在の体重と計算された最小体重の差が減量すべき体重量である。
2．競技シーズンが始まる前に早めに減量を始める。そしてゆっくりと進行し，最大の脂肪喪失まで，筋と水分の喪失を最小にする。減量の最大速度は0.5〜1.0 kg/週であるべきである。
3．競技シーズンの前やシーズンの早期に，少なくとも週2回，有酸素性トレーニングを行うことによってエネルギー消費を増やす。
4．食事の中の脂肪，タンパク質，炭水化物を減らすことで，カロリーの摂取量を減らす。しかし，これらの1つを完全に除去してはならない。ビタミンとミネラル欠乏を予防するために，少なくとも1日1500 kcal を摂取する。具体的には以下のようにする。
　a．デザート，バター，マーガリン，ソース，グレイビーソース，ドレッシングをやめる。
　b．複合糖質を多く含むものを食べる（果物，野菜，全粒シリアル）。
　c．食材はあぶるか，焼くか，蒸すこと。揚げてはならない。
5．体水分の喪失を知るために，それぞれの運動コース（セッション）の前後に体重を測る。特に，以下のことに気をつける。
　a．過酷な暑い環境でのトレーニングの間は飲水を制限しない。
　b．その運動コースで失った体重の少なくとも80％を復元する（補う）ために，運動の後に，水やスポーツドリンク，あるいは果物をとる。
　c．低カロリーの飲料を飲む（例えば，全乳のかわりにスキムミルク）。

Horswill CA. Does rapid weight loss by dehydration adversely affect high-power performance? Gatorade Sports Science Exchange 1991；3(30). より

高校生女子体操選手
体脂肪 % ＝ 〔457 ÷ 1.0987 − 0.00122 {上腕後部
　　　　　＋ 肩甲骨下部 ＋ 臍横部皮脂厚（mm）}
　　　　　＋ 0.00000263 {上腕後部 ＋ 肩甲骨下部
　　　　　＋ 臍横部皮脂厚（mm）}〕² − 414.2

体重増加：活動的な人特有のジレンマ

表14-8は，健康，安全性および運動能力とトレーニング反応を危うくすることなく体重（特に体脂肪）を減らそうとするアスリートのためのガイドラインを表している．これらの推奨は，元来ハイパワースポーツのアスリートのためにつくられたものであるが，どのようなアスリートにも適用できる．

筋力の強さとパワー，あるいは容姿の美しさを求める運動において，身体組成と運動能力を強化するために体重を増やすことは，簡単な問題でない．多くの人が，体重を減らすために脂肪を減らし，全体の健康と容姿を改善することに重きをおく．体重の増量は摂取カロリーを消費より増やすことで誰にでも起こることである．活動的な人のための体重増加は，筋重量と付随的な結合組織の増加を意味しなければならない．通

表14-9 体力増強を目指す人（STI）のための栄養サプリメント

栄養サプリメント	効能（宣伝用）	STIに効果的であるとする研究データ
タンパク質サプリメント	筋の増強，体重増加に適切なタンパク質を供給する	タンパク質サプリメントが自然なタンパク質源より効果があるという信頼できるデータはない．STIには体重1 kgあたり1.5〜2.0 gのタンパク質が必要．これは健康的な食事で容易にとることができる（例えば，肉の赤身，スキムミルク，相補的植物性タンパク質）
アルギニン，リシン，オルニチン	ヒト成長ホルモン（hGH），インスリンの分泌を促進する．筋の成長を促進する	hGHの分泌を促進する可能性がある．しかし，hGHそれ自体はSTIの運動能力を高める作用はない．研究では筋の成長や体力の増強に効果はないことを示唆
クレアチン	筋中のクレアチンリン酸を増やす．エネルギー源を増し筋の成長を促す	予備的研究により，短期間の過酷な運動でパワーが増大することが報告された．体重が増加，収縮タンパク質かあるいは水分量の増加
イノシン	ATP生成を促進する．体力を増強し，体力の回復を促進する	信頼できるデータはない
コリン	アセチルコリンあるいはレシチンを増やし，体力増強させる，あるいは体脂肪の低下を促進する	信頼できるデータはない
ヨヒンビン	血漿のテストステロン値を上昇させる．筋の成長，体力を増強させる．抗α₂-アドレナリン受容体作用．体脂肪を減らす	信頼できるデータはない．体重減少に効果的とする，さらなる研究が必要
腺組織：副腎，下垂体，精巣	ヒトにある類似の腺組織の機能を促進する	信頼できるデータはない
ビタミンB₁₂	DNA合成を促進する．筋の成長を促進	研究では，筋の成長，体力の増強に効果なし
抗酸化ビタミン：ビタミンC，ビタミンE，βカロテン	筋の酷使によって生じる，酸化による筋の損傷を予防	抗酸化物質の筋損傷を予防する作用についてはさらに研究が必要
カルニチン	酸化作用のため脂肪酸のミトコンドリアへの輸送を促進する．体脂肪を減らす	体重減少，運動能力向上の効果について信頼できるデータはない
クロム	インスリンの作用を増強する．アミノ酸の取り込み促進により筋の成長を促進	研究データはこの効果に同意しない．他の研究では，身体組成，体力に効果なし
ボロン	血漿のテストステロン値を上昇させる．筋の成長，体力を増強させる	研究データでは，血漿テストステロン値，筋量，体力に効果なし
マグネシウム	タンパク質生成，あるいは筋の収縮性を促進する．筋の成長促進，体力を増強させる	研究データははっきりしないが，運動能力向上に効果なしが妥当
中鎖脂肪酸トリグリセリド	熱効果を促進する．体脂肪を減らす	体脂肪，体重減少の効果について信頼できるデータはない
ω3脂肪酸	hGHの分泌を促進する	運動能力向上の効果について信頼できるデータはない
γ-オリザノール	血漿のテストステロンとhGH値を上昇させる．筋の成長を促進	運動能力向上の効果について信頼できるデータはない
スミラックス	血漿のテストステロン値を上昇させる．筋の成長促進，体力を増強させる	運動能力向上の効果について信頼できるデータはない

Williams MH. Nutritional supplements for strength trained athletes. Gatorade Sports Science Exchange 1993; 6(30); Barron R, Vanscov G. Natural products and the athlete: facts and folklore. Ann Pharmacother 1993; 27: 607; Grunewald K, Bailey R. Commercially marketed supplements for bodybuilding athletes. Sports Med 1993; 15: 90; Short S, Marquart L. Sports nutrition fraud. NY State J Med 1993; 93: 112; Williams M. Nutrition for fitness and sport. Dubuque, IA: Brown & Benchmark, 1992. より

常,レジスタンス運動プログラムを伴う場合,さらなるカロリー摂取（十分なエネルギー源としての炭水化物と組織を合成する基本単位のアミノ酸を供給するタンパク質）が体重増加をもたらす。

筋量を増やそうと考えている人は,健康食品とサプリメント製造者の"有効性が高く,組織を構築する"物質（クロム,ホウ素,硫酸バナジル,β-ヒドロキシ-β-メチル酪酸塩,および多数のタンパク質とアミノ酸混合物）という言葉の餌食になりやすい。しかし,どれも確実に筋量を増やすものではない（表14-9参照）。健康やボディビルディングの文献で運動能力を高めるとして注目されている何百もの製品のほとんどは,筋を増強することに集中している[51,111]。第11,12章で,これらの合成物質の有効性について述べている。商業的に加工されたパウダータンパク質,アミノ酸,あるいは,特別な高品質タンパク質"カクテル"は,バランスのよくとれた食事以上に筋の成長を促進するものではない[27]。アスリートが,生活習慣,食習慣,トレーニングや競技の時間などの理由で通常の食事で必要なタンパク質を摂取できない場合は,高品質

筋をつくるための手堅い方法

ハードにトレーニングする
　専門家やトレーナーの指導のもと,精力的なレジスタンストレーニングプログラムに従う。
　トレーニングの経験から考えて,重い負荷を少ない回数もち上げるのではなく,比較的軽い負荷を多くの回数もち上げることから始めたほうがよい。
　経験のある指導者がどのタイプのレジスタンストレーニングが適切かを決定し,早期に重すぎる負荷をもち上げることで生じるけがのリスクを減らしてくれる。

適切な食事をとる
　バランスのとれた（フードガイドピラミッドに従って）普通の食事をする。それは十分なエネルギー（カロリー）と,タンパク質,炭水化物,脂肪（ほとんど不飽和脂肪）がバランスよく含まれている。

エネルギー
　体重を1週間に0.5～1.0 kg増やし,なおトレーニングに必要なエネルギーを供給するために,体重を安定的に維持するために必要なカロリーに加えて,1日700～1000 kcal をとる。1週間に約0.9 kg増やしたいと考えるなら,1000 kcal を余分に摂取しなければならない。ほとんどのアスリートはこの余分なエネルギーを通常の食事を多くとることで補っている。しかし,高エネルギータンパク質/炭水化物"体重増加サプリメント"製品または,食品代替飲料を用いるならば,その余分なエネルギー摂取はより容易にできる。

タンパク質
　毎日,体重1 kgあたり1.6 gのタンパク質を摂取する。タンパク質は通常の食品からとる。最適な筋の成長のために,ほとんどのアスリートはタンパク質サプリメントを必要とはしない。

炭水化物
　毎日,体重1 kgあたり8～10 gの炭水化物を摂取する。炭水化物源としてはシリアル,果物,野菜がよい。その理由は,それらは砂糖や菓子よりも多くの栄養を含んでいるからである。

脂肪
　1日に,体重1 kgあたり0.45～0.9 gの脂肪を摂取する。この脂肪のほとんどは,不飽和脂肪であるべきである（例えば,オリーブオイル,キャノーラ油,アマ油）。

奇跡を期待しない
　適切なトレーニングと栄養のプログラムで,最初の数カ月,筋は相当程度に増加するが,次いで,筋量の増加速度は低下する。これは正常なことである。ハードなトレーニングと適切な栄養管理を続けながら,1年以上かけて筋を増加することを期待すべきである。短期間に,簡単に筋を大きくし,強い肉体をつくる方法などない。

栄養を食事サプリメントに頼らない
　筋を簡単に増やすことを夢見て,高額を"筋増強"サプリメントに費やすという落とし穴にはまってはならない。筋を増やすのに,厳しいレジスタンストレーニング（筋力トレーニング）と適切な栄養管理という方法にかわるものはない。多くのサプリメントが筋肉強剤として商品化されているが,それらのほとんどは,少なくとも筋量を増やす効果はない。科学的に効果が証明されているほんのわずかのものも,長期間トレーニングを行っているエリートアスリートに効果があるのみである。エリートでないアスリートにとっては,これらの効果は,適切なトレーニングと栄養管理には比べたら,わずかなものである。さらに,ある種のサプリメントには,重篤な副作用を呈する危険性がある。

サプリメントを考える場合は,専門家に意見を求める
　高度なトレーニングを行っているアスリートが,サプリメントの使用を考えるならば,知識のある運動生理学者や,サプリメントに詳しいスポーツドクター,あるいはスポーツ栄養士に相談すべきである。

図 14-12 レジスタンストレーニング（筋力トレーニング）によって効果的に筋を獲得するための栄養ガイドライン。

のタンパク質は効果がある。

▼脂肪でなく，筋を増やす

　持久性トレーニングはFFMを少しだけ増加させるものであるが，体重をカロリー燃焼によって減らすと，運動の種類によっては食欲を抑制する。逆に適正なエネルギー摂取とタンパク質摂取を伴うレジスタンストレーニングでの大きな筋への過重負荷は，筋量とパワーを増加させる。そのようなトレーニングの間の適切なエネルギー摂取は，エネルギー不足によるタンパク質の異化作用が起こらないことを保証する。激しい有酸素運動は，筋を増強する運動とともに行うべきではない[61,81]。ほとんどの場合，有酸素運動とレジスタンストレーニングを同時に行うことにより，増えたエネルギー需要が，レジスタンストレーニングによる筋成長を阻害することとなる。慎重な勧告は，レジスタンストレーニング中に，体重1 kgにつき1.6 gのタンパク質摂取を勧めている[91]。さまざまな種類の，植物性や動物性のタンパク質を消費すべきである。動物性のタンパク質（飽和脂肪酸とコレステロール分が高い）のみに傾倒することは，心臓病のリスクを高めることになる。

　レジスタンストレーニングに必要以上のカロリーすべてが筋の成長を支えるのであれば，2000〜2500 kcal超過が，0.5 kgの筋増加をもたらす。実質的には，700〜1000 kcalのバランスのよい食事が1週間で0.5〜1.0 kgの筋の増強とトレーニングに必要な増えたエネルギーを支えることができた。理想的な状況は，すべての余分なカロリーが筋組織になると前提している。図14-12は，レジスタンストレーニング時の筋サイズと強さで増強を刺激する栄養的なガイドラインである。

どれくらいの筋組織の増加を期待できるか

　エネルギーバランス，運動プログラムの種類，個人の遺伝子の性質などのさまざまな要因がレジスタンストレーニングの筋組織の成長を増大させる。1年の高強度のレジスタンストレーニングは若いアスリートにおいて，体重を20%ほど増やし，それは主に筋組織によるものである。筋組織の増加速度は，1年目以降急

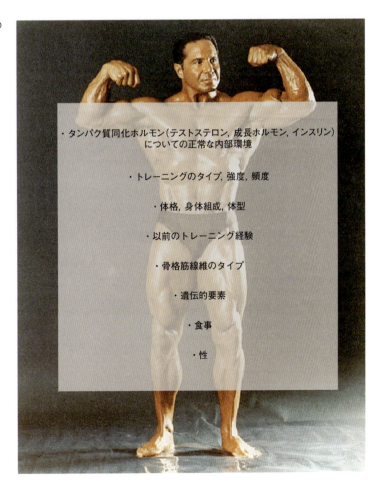

図14-13　レジスタンストレーニングに伴う筋の合成に影響する特異的ファクター。

速に安定水準に達する。女性アスリートでは，最初の年の筋線維の増加は平均で男性の絶対的な数値の50〜75％になるが，これは女性の筋量が少ないことによると思われる。1日あたりの体タンパク質に取り込まれる窒素量の個人差は，筋線維の増加を制限する可能性があり，そしてそれはレジスタンストレーニングによる筋の増加量の個人差の説明になる。図14-13は，レジスタンストレーニングにおける筋組織合成の反応に影響を及ぼしている特異因子を示している。

比較的高いアンドロゲン/エストロゲン比率をもつ人と急激に収縮する筋線維を多くもつ人は，おそらくレジスタンストレーニングの筋線維増加に対して最大に反応するだろう。筋量増加は，相対的なFFM（身長と体脂肪で調整されたFFM）が大きい人の初期のトレーニング段階で容易に起こる[156]。定期的な体重と体脂肪を監視することで，トレーニングと食事の摂取の組み合わせにより筋組織が増加し，脂肪は増加していないことを証明することができる。

CASE STUDY
健康，運動と栄養 14-2

体重減少（減量）と運動処方

毎年，およそ30万の成人の米国人が肥満に関係する病気で死亡している。過剰な体重と不十分な有酸素運動は，心疾患，高血圧，そして2型糖尿病の発症につながる。定期的に有酸素運動を行うと，ある種の病気のリスクを50％以上減らすことができる。

肥満の人における体重減少（減量）のための運動処方では，毎日，45〜60分の運動を行うことが強調される。運動の強さをどのようにするかは，そのレベルで十分な減量に到達するかどうか，そのレベルが循環器機能に適切であるかどうかから考える必要がある。

運動処方

体重減少（減量）に対する適切な運動処方の第1の焦点は，比較的低い強度の運動で徐々に運動量（そしてエネルギー消費量）を増やしていくことである。ウォーキングやランニングはスピードを上げることでエネルギー消費も比例して増加する。例えば，体重70 kgの人が5.6 km/時（1.6 kmを17分のペース）で歩くと，1分間に3.3 kcal消費し，このレベルは安静時の消費レベルよりも高い。同じ人が11.3 km/時（1.6 kmを8.5分のペース）で，同じ時間走ったとすると，カロリー消費は4倍となる。この理由は，走った場合は1.6 kmにつき2倍のカロリー消費があり，また同じ時間では2倍の距離を進むからである。これらの計算は安静時の消費量も含む総エネルギー消費量ではなく，正味のエネルギー消費量，すなわち，運動自体によるエネルギー消費を求めるものである。体重（あるいは脂肪）の減量には安静時のエネルギー消費量はカウントすべきではない。なぜなら，これらのエネルギーは，運動をしてもしなくても，消費されるからである。

興味深いことに，ランニングとウォーキングでは，それが同じ距離ならば，ほとんど同じエネルギー消費量になる（体重70 kgの人で，1.6 kmあたりおよそ100 kcal）。しかしこれは全体のエネルギー消費量であり，正味のエネルギー消費量ではない。同じ距離を進むのに，ウォーカーはランナーより長い時間を必要とし，彼らはより多くの安静時エネルギーを消費するので，結果的に1.6 kmあたりの消費エネルギーは等しくなる。しかし体重減少（減量）という目的のためには，運動による正味のエネルギー消費のみが重要である。さらに，スピードを増すことと，運動の時間（および，または回数）を増すことのどちらが正味のエネルギー消費量を増やすために適切かを評価する必要がある。実際には，トレーニングしていない肥満の人に対する適切な運動処方は，特にプログラムの初期の段階において，運動の時間と回数を増やすことである。

事例のデータとこれまでの経過

女性，独身，子どもなし。喫煙（10年間）。大きなオフィスの秘書。家族歴：糖尿病（父，2型糖尿病），心臓病（母，祖母）。

年齢：35歳
体重：90.3 kg
身長：167.6 cm
BMI：32.1
体脂肪率：37％
脂肪重量：33.4 kg
除脂肪体重（FFM）：56.9 kg
身体所見：膝の問題が歩行やランニングを難しくしている。他に医学的な問題はない。
運動経験：過去10年間，時折週末に自転車に乗ることを楽しんでいる。それ以外，運動はしていない。ウォーキングやランニング，水泳を好まない。生活は座りがちで，家族も身体活動はしていない。
検査所見
　脂肪値：正常
　血糖値：正常
　カロリー摂取量：およそ3200 kcal
　高脂肪摂取（脂肪が全摂取カロリーの>38％）
　血圧：正常
総合印象：4つのリスク因子（座りがちの生活，肥満，喫煙，心臓病の家族歴）をもつ肥満女性。この女性は生活習慣を変える必要がある。

症例問題

1. どのように事前の評価を行うか。
2. どのように推奨される目標体重を求めるか。
3. どのように適切な運動処方をつくるか。

解答

1. 座っていることが多い肥満女性（特に症状はない）は，体脂肪を減らす必要がある。この女性は4つの心臓病のリスクファクターももち，中程度から高度のリスクカテゴリーに入る。彼女は生活習慣を変える必要があり，この中には，運動プログラムを開始すること，摂取カロリーを減らすこと，食事のタイプを変えること，禁煙することが含まれる。

2. はじめに，この女性に，5～10週間かけて4.5kg減量するよう促す必要がある。このような減量ができれば，病気のリスクが低下し，そして実際に体重を減らすことができるということを実感でき，これにより元気づけられるだろう。長い時間かけて体重を減らし，体脂肪率を28%にすることが目標である。

目標体重 = FFM ÷ [1.00 − {目標体脂肪率（%）}/100]
  = 56.8 ÷ (1.00 − 0.28)
  = 56.8 ÷ 0.72
  = 78.9

目標脂肪減量 = 現在の体重 − 目標体重
  = 90.3 − 78.9
  = 11.4 kg

3. a．運動プログラムを始める前に，それが可能かどうか，主治医あるいは健康管理者のチェックを受ける必要がある。最初の運動として静止自転車エルゴメーターを選択する。短時間の運動を1週3～5回するという適応期間を2週間過ごした後，運動の頻度を1週間6回に，1セッションの運動を60分にセットする。
   b．運動の強度を，予備心拍数法を用いて50%（低レベル）から70%（高レベル）の間にセットする。

安静時心拍数（HR_{rest}〈回/分〉）：朝，起床前に測定。85回/分

最大心拍数（HR_{max}〈回/分〉）：以下の式を用いて算出。

HR_{max} = 200 − 0.5 × （年齢〈歳〉）
  = 200 − 0.5 × (35)
  = 183 回/分

c．予備心拍数法を用いて，目標心拍数を以下のように計算する。

目標心拍数 =（運動強度〈%〉）（HR_{max} − HR_{rest}）+（HR_{rest}）
低レベル目標心拍数 =（0.5）（183 − 85）+（85）
  = 134 回/分
高レベル目標心拍数 =（0.7）（183 − 85）+（85）
  = 154 回/分

75ワット（450 kg·m/分）の自転車エルゴメーターを用いた運動を最初の数セッション行っている間に，心拍数が140と147回/分の間にあって，運動を快適に行っていることを見定める。この値（75ワット）が，最初に設定される運動の強度になる。

   d．運動による正味のエネルギー消費量を以下のように求める。

運動による全体の酸素消費量（$\dot{V}O_2$）

運動による全体の $\dot{V}O_2$, mL/kg/分
  = 7 + {1.8（作業速度, kg·m/分）÷ {体重（kg）}
  = 7 + {1.8（450）÷ 90.3}
  = 16.1 mL/kg/分

運動による正味の酸素消費量（$\dot{V}O_2$）

運動による正味の $\dot{V}O_2$, mL/kg/分
  =（運動による全体の $\dot{V}O_2$, mL/kg/分 − (安静時 $\dot{V}O_2$)
  = 3.5 mL/kg/分
  = 16.1 − 3.5
  = 12.6 mL/kg/分

カロリー換算

運動による正味の $\dot{V}O_2$（mL/kg/分）に体重（kg）を掛けて（mL/分）にする。
  = 12.6 × 90.3
  = 1138 mL/分

1000で割って，L/分にする。
  = 1138 ÷ 1000
  = 1.14 L/分

この値に5を掛けて，酸素消費量をkcalにする（1 L $\dot{V}O_2$ = 5 kcal）。
  = 1.14 × 5.0
  = 5.7 kcal/分

5.7 kcal/分 × 60分 = 運動セッションあたり 342 kcal

この女性は1運動セッションあたり約342 kcalを消費し，1週間では268gの脂肪を運動のみで失うことになる（342 kcal × 6日 = 2052 kcal，2052 kcal ÷ 3500 kcal = 0.59）。またこのことは，毎日500～750 kcalのエネルギーの摂取制限を行っていることに相当する。そして，ダイエットと運動を組み合わせることにより，1週間に907 g減量できる。

まとめ

1. わずかであっても，長期間の過剰なカロリー摂取は確実に体重増加を引き起こす。このようなカロリー摂取過剰を予防するために，エネルギーの摂取と消費のバランスがとられなければならない。
2. およそ70%の米国人（29%が男性，40%が女性）は体重を減らすべく奮闘している。しかし，推奨される組み合わせ，すなわち，より少ない量を食べることと定期的に運動すること，を実行しているのはわずか1/5にすぎない。
3. 米国人の65%は過体重（BMI 25.0～29.9）か肥満（BMI ≧ 30）に区分される。このうち，肥満とされるのは30.5%である。肥満は2型糖尿病，がん，循環器疾患のリスクを高める。
4. 米国の若年者の中で，肥満の人は最近の15年間で2倍以上になっており，太っていると思われる人とやせている人の体重の差がだんだん広がっている。体脂肪の過剰は，とりわけ貧困者と少数民族の子どもたちに多くみられる。
5. 過剰に体脂肪が蓄積することに占める遺伝的要素は約25%である。
6. 遺伝的要素は必ずしも肥満の原因ではないが，肥満をつくる環境があれば，遺伝的素質のある人の体脂肪が増えてしまう。近年，世界中で劇的に肥満が増えていることを遺伝子の変化（それには100万年もかかる）で説明することはできない。
7. 脂肪細胞のレプチン産生の遺伝子の欠如，あるいは視床下部のレプチン感受性の欠如（それに他の化学物質の生成や感受性の欠如）があると，脳は脂肪組織の状態を適正に評価することができない。これがエネルギーバランスを慢性的にプラスの状態にしてしまう（肥満になる）。
8. 体重減少（減量）の標準的な食事療法，すなわち，カロリー摂取量を現在の体重を維持するのに必要な量以下に減らすことで，肥満の人は1週間に0.5 kg減量できる。しかし，リバウンドしない人の割合は低く，減量する人の5～20%にすぎない。一般的に，失った体重の1/3～2/3は1年以内に，そしてほとんどすべてが5年以内に戻ってしまう。
9. 体脂肪を減らすことは，一般的に，運動能力を向上させる。その理由は，減量が直接，相対的な（体格あたりの）筋力とパワー，有酸素性能力の増大を引き起こすからである。また，減量による空気抵抗（大気中でも水中でも身体の前への動きに抗する）の減少は，運動能力に対しプラスの効果を表す。
10. 体重減少（減量）のためにエネルギーバランスをマイナスにするには3つの方法がある。(a) 毎日の消費量より少ないエネルギー量を摂取する，(b) 正常のエネルギー摂取量を維持しながら消費量を増やす，(c) エネルギー摂取量を減らし，消費量を増やす。
11. ダイエットあるいは運動によって3500 kcalを失うと，0.45 kgの脂肪を燃焼したことになる。
12. 食事と運動習慣を適切に改良することが体重減少（減量）を成功させる。
13. 堅実なダイエットが，効果的に減量を促進させる。減量のために半飢餓状態にすることには，FFM（筋量）の減少，無気力（だるさ），栄養失調，安静時代謝量の減少（エネルギー不足が続く間）などを引き起こす欠点がある。
14. 体重減少-体重増加を繰り返す（ヨーヨー効果）ことにより，脂肪が身体にたまりやすくなることがある。これによって，次にまたダイエットを試みるときに，その効果は小さくなってしまう。しかし，公衆衛生の観点から，肥満で生ずるリスクは減量-増加のサイクルを繰り返すことによるリスクをはるかに超える。
15. 1日のエネルギー消費は，安静時代謝量，体温産生，運動に必要としたエネルギーの総和である。運動量の違いがエネルギー消費のばらつきに最も大きく影響する。
16. 運動によるカロリー消費量は加算される。定期的に運動を続けることで，負のエネルギーバランスがつくられる。
17. 食欲の減退あるいは促進における運動の役割はわかっていない。しかし座りがちな生活の過体重の人が適度の強さで運動すると，食欲が落ち，この結果エネルギーの摂取量が減ることが考えられる。ほとんどのアスリートはトレーニングで増えたエネルギー消費を埋め合わせるために，時に，十分なカロリーを摂取する。
18. カロリー制限と運動の組み合わせは，融通がきいて，効果的な体重減少（減量）の方法である。運動は脂肪の動員と異化を促進する。定期的な有酸素運動で，非脂肪組織（筋組織）の喪失を防ぐことができる。一方，レジスタンストレーニング（筋力トレーニング）はFFMを増やす。
19. 摂取カロリー制限による最初の数日間の急速な体重減少（減量）は主に，体水分量と貯蔵グリコーゲンの減少をもたらす。さらにカロリー制限を続けるならば，減量に伴って脂肪が喪失される。
20. 身体の部位の局所的な脂肪の喪失を目指して，その部位を選択的に運動させることは，一般的な運動を行うことよりも効果がない。その部位を運動させるにもかかわらず，多くの脂肪の蓄積している部位，あるいは，脂肪動員酵素活性の高い部位から，運動に必要なエネルギーが供給される（動かした部位からではない）。
21. 運動で生ずる体重減少（減量）が性別で違うことは，体脂肪の分布が性別で違うことから，部分的ではあるが，説明できる。殿部や大腿部に蓄積した脂肪（女性型肥満）よりも，上体や腹部に蓄積した脂肪が神経性，ホルモン性の刺激に反応し，運動に動員される。
22. 身体活動の活発な人は，非脂肪組織（筋）を増やす必要がある。これには，適度のカロリー摂取量の増加とレジスタンストレーニングが有効である。
23. レジスタンストレーニングで1週間に0.5～1.0 kgの筋量を増加するには，1日に700～1000 kcalの余分なカロリー摂取が必要である。身体的な特性の差とトレーニングの内容の違いで，得られる筋量は違ってくる。

第15章
摂食障害

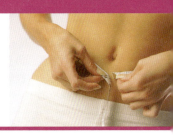

体重への過度の傾注

　摂食障害は，習慣，態度，対処方法，感情，体型や体重への病的な執着などの多岐にわたる広い行動に関連している。摂食行動における過度の偏執（カロリー，プロテインおよび/または脂質制限，病的な体重管理や過食症，拒食症などを含む）は，人間関係における成功や魅力を反映する細い身体を重要視し，食への過度の耽溺などに執着する産業的に発達した文明に特有なものである。米国においては800万人が摂食障害をもち，中流階級の女子や女性が多く約90％を占める。

　米国の3000人の中学生女子の身体のイメージと食事についての研究において，8年生の55％が肥満と信じ（実質的には肥満は13％），50％がダイエットをしていた。男子では，28％が肥満だと考え（実質13％），15％がダイエットをしていた。オーストラリアの14～17歳の女子869人のうち335人に，最低でも1つの摂食障害が報告され，毎月8％が過食したり，27％が嘔吐していた[28]。表15-1は，これらの10代の女子の毎月の不健康で極端な減量習慣の有病率を示す。このグループのうち，57％が"不健康なダイエット"を行い，36％が極端とみなされるダイエット習慣（速成のダイエット，絶食と，やせ薬，利尿薬，緩下薬，タバコの使用）を行っていた。

　図15-1は，女子の実際の体重区分（BMIで決められる）と認識している体重の関係を示している。客観的な体重区分に関連なく，やせている女子の19％と普通の女子の56％を含む，すべての女子の47％が体重を減らそうと試みている。現在の体重を尋ねられたとき，63％が過体重と答えたが，実質は16％であった。55％が適正体重であるのに対し，適正と答えたのは28％であった。そして，30％がやせているのに，やせていると答えたのは9％であった。先行するダイエットの試みがしばしば本格的な摂食障害に発達するので，そのような所見は付加的な有意性を証明している。

表15-1　10代の不健康または極端な減量行動の割合

行動（月間）	割合（%）
乳製品抜き[a]	16
食事抜き[a]	18
炭水化物抜き[a]	13
減量ビスケット使用	15
減量飲物使用	11
欠食行動	46
ダイエット食品使用	14
"速成の"ダイエット[b]	22
絶食[b]	21
やせ薬の使用	5
利尿促進剤の使用[b]	2
緩下薬の使用[b]	5
タバコ使用[b]	12

Grigg M, et al. Disordered eating and unhealthy weight-reduction practices among adolescent females. Prevent Med 1996; 25: 745. より

[a] これらの食品はバランスのとれた食事のために除去されたり補正されたものである（例えば，バランスのとれた菜食）
[b] "速成の"ダイエット，絶食と，やせ薬，利尿剤，緩下薬，タバコの使用などの極端なダイエット

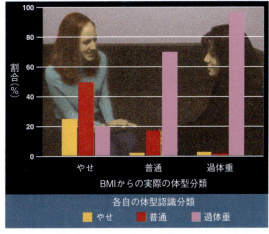

図15-1　BMIで測定した851人の10代女子の現在の体重と実際の体重分類認知の違い。(Grigg M, et al. Disordered eating and unhealthy weight-reduction practices among adolescent females. Prevent Med 1996; 25: 745. より)

摂食障害は，一般的に15～35歳の女性に発症する。米国では，30代，40代，50代の女性が摂食障害の1/3を占めている。一般集団の有病率は，女子高校生および女子大学生の1～5％，大学院や医療系学生においては12～15％である[16,32,33,71]。細い身体への先入観と社会的な圧力が，思春期の女子が摂食障害を生じる重大な因子となっている[92]。強迫性人格を示す児童形質も，重要な危険因子であるように思われる[2]。思春期の女子で肉体的あるいは性的暴行を受けた経験のある女子は，異常な体重管理習性（嘔吐や下剤の使用など）を高い比率で示している[64,76]。多くの医療従事者の考えとは異なり，アフリカ系米国人は摂食障害を免れない。アフリカ系米国人で大学出身の女性の調査は，白人女性と同程度の結果を示した。2％が完全な摂食障害であり，23％がなんらかの摂食障害の症状を示した。文化による魅力の差異（やせているアフリカ系米国人は魅力的でない）という概念がアフリカ系米国人の過食症の原因となっている[55]。

▼ミス・アメリカとBMI：栄養失調のモデル

1967年には，一般米国人女性とプロのモデルとの体重差は8％程度だった。今日，モデルの体重は，平均より約10.4 kg低い（180 cm，52.6 kgに対し163 cm，63.0 kg）。現在，ファッションモデルのBMIは，全米女性のBMIより2％以上低い。特にミス・アメリカのコンテスト参加者において細さへの固執は明らかである。

ミス・アメリカへの参加者の多くは，美しさ，優雅さ，才能を兼ね備えていると考えられている。それぞれの参加者が厳しい地域予選を勝ち残り，最終審査の審査員を満足させる"理想的な資質"をもっているとされる。このミス・アメリカの完全な身体的イメージが，ある程度，社会の一般的な女性の理想像をつくっている。そしてこのコンテストがテレビで放映され，全米に再認識させる。しかし，これらの映像は，コンテストの女性を模倣しようとする女性に，非健康的なメッセージを送っているのだろうか。

図15-2は1922～1999年（1927～1933年を除く）のミス・アメリカのBMIを示している。下の白の点線は，WHOによる栄養不足のカットオフ値であるBMI 18.5を示している[100]。上の黒の点線はBehnkeの標準女性のデータを示している（図13-6：背1.638 m，体重56.7 kg，BMI 21.1）。1922年から1999年へ右下がりに退行している黄色の線は，年を経るに従って栄養不足状態が助長されていく傾向を示している。WHOの基準を使うと，47人のミス・アメリカ優勝者の30％（14人）のBMIが18.5以下である。BMIの基準を19にまで上げると，さらに18人の女性が加わり，優勝者の48％が好ましくない数値にいたる。およそ優勝者の24％が，BMIの数値の20.0～21.0で分布し，その値では1924年以降，標準女性と同等の優勝者はいない。

1965年は，興味深いことに周囲寸法が公式プレス・リリースや新聞で公表された最後の年となった。我々はミス・アメリカの周囲寸法の平均と標準女性（右下の表のいちばん下の行）とを比較した。ミス・アメリカのバスト，ウエスト，ヒップの平均値（それぞれ89.2 cm，61.0 cm，89.9 cm）は，標準女性よりバストでは3％（−2.5 cm），ウエストでは21％（−16 cm），ヒップでは4％（−3.6 cm）少なかった。残念ながら，1966～1999年のデータがなく，近年のミス・アメリカのデータを歴史的なデータと比べることができない。ミス・アメリカコンテストが理想的な女性のサイズと体型を絶妙に推奨するものとして利用されるのであれば，潜在的に負の栄養的なおよび長期の健康的な影響に関係なく，影響を受けやすいティーンエイジャーに，"細いのがよい"という誇張したメッセージを送ることとなる[21]。

▼女性アスリートのより大きいリスク

アスリートの摂食障害を記した大部分の研究は，踏み込んだ面接調査より比較的データの少ない匿名のアスリート自身による報告や個人調査票に頼っている。多くの概論が，アスリートの技術レベル，経験，実績などを考慮しない高校のチームや学生アスリートをもとにしたもので，その時点での"スナップショット"である。それらの研究の限界にもかかわらず，女性アスリートは，明らかに彼女らを障害がある摂食行動に陥らせる特有な環境に接していることが示されている。体脂肪は少ないほうがよいというアスリートの強い思い込みと，過剰な体脂肪が内包する否定的な審美感が混ざり合って，摂食障害行動が進展するのである。23年前，女性の機械体操選手は，現在よりも9.5 kg以上体重があった。あるスポーツ医学の医師は次のように述べている。"機械体操においてのみ，思春期が敵となる。女子が脂肪をつけて体型が変化すると成績が落ちる"（1996年のオリンピック女性体操選手の平均値は以下のとおりである。米国：体重41.9 kg，身長153 cm，年齢17.7歳。ロシア：体重38.1 kg，身長149.2 cm，年齢16.6歳。中国：体重35.6 kg，身長140.3 cm，年齢16.6歳）。これらのデータは，米国が機械体操において理想的な体重になったことを示す。1992年のオリンピックにおいては，平均の体重37.6 kg，身長140.3 cm，年齢15.9歳であったので，人によってはこれらのデータは米国の体操選手がより適切

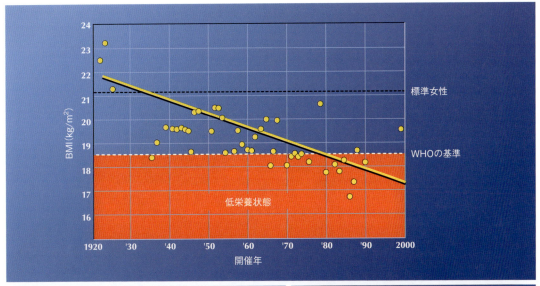

図 15-2 1922〜1999 年の 47 人のミス・アメリカコンテスト優勝者の BMI。上の水平の黒点線は，Behnke の標準女性の BMI（21.1）を示す。下の水平の白点線は，WHO の BMI の境界を示し，これより下は低栄養状態を示す。下の左の表は，コンテスト優勝者の年齢，身長，体重のデータ。下の右の表は，1926〜1965 年の 24 人のミス・アメリカ優勝者の身体各部の周囲寸法。

な体型へと進歩してきたことを示していると主張している。

臨床的な観察では，他よりリスクが高い一部のアスリートでは，障害がある食事パターンは 15〜60% に広まっていることを示している。さらに特定すると，不規則な食事パターンおよび現実的でない目標体重（自分の体重に対する不満）は，美しさを競うスポーツ（例えば，バレエ，ボディビルディング，飛び込み，フィギュアスケート，チアリーディング，機械体操）で，特に女性アスリートに多くみられる。それは，そうした競技でのやせ細りの傾向と一致する[9,26,30,34,37,62,69,86,95,103]。思春期の女性競泳選手には，食事に対する不摂生な先入観もみられる[5,17]。長距離ランナーにおいては，摂食障害について議論がなされているが[12,61,96,97]，最近のデータでは，摂食障害調査票で高い点数を示す障害が 26% に広がっていることが示されている[13]。

コーチもしばしば問題を悪化させている[78]。大学生の女子体操選手の 67% は，過体重だとコーチにいわれたことがあるという報告がある。そして，75% が体重を減らすために，嘔吐や利尿剤，下剤などを使用している[72]。減量は，女性では 85%，体重階級別競技の男子では 93% が試みている[22]。体重階級別競技，持久系スポーツ，美を追求する競技において，他のスポーツが 5% であるのに比べ，27〜37% の女性アスリートが月経異常を経験している。不幸なことに，通常レベル

CASE STUDY
健康，運動と栄養 15-1

理想（推奨）体重の計算方法

個人の身体組成を決定する大きな目的は，"理想"体重（IBW）の推奨に関係する。通常これは，健康維持，職業や運動能力の向上に必要な推奨された最適体重，またはただ単にみた目（外見に基づく自己評価）での評価に関係している。IBW 計算は，最適または"理想的な"体脂肪率（%BF）との比較に基づいて行われる。決定された %BF は主観的で，年齢，健康度，民族性または他のいかなる変数も絶対の標準としない。参照分類されたいくつかの身体組成は，年齢別に定められた %BF の設定にはガイドラインを用いればよい（表1）。選択した %BF は，現在の体脂肪量や彼または彼女の健康/適応度を反映しなければならない。

表1 研究の典型的なデータからの各年齢の体脂肪率（%BF）による身体組成分類

年齢	平均以下	平均	平均以上
男性			
≦19	12〜17	17〜22	22〜27
20〜29	13〜18	18〜23	23〜28
30〜39	14〜19	19〜24	24〜29
40〜49	15〜20	20〜25	25〜30
≧50	16〜20	21〜26	26〜31
女性			
≦19	17〜22	22〜27	27〜32
20〜29	18〜23	23〜28	28〜33
30〜39	19〜24	24〜29	29〜34
40〜49	20〜25	25〜30	30〜35
≧50	21〜26	26〜31	31〜36

計算方法

1. 体重（BW，kg）と利用可能な妥当なテクニックによる体脂肪率を決める。
2. 体脂肪量（FW，kg）の計算。

$$FW = BW \times \%BF$$

%BF：小数のかたちで示す（例えば 23.0% なら 0.23）。

3. 除脂肪体重（FFM，kg）を決める。

$$FFM = BW - FW$$

4. 理想的な体脂肪率（小数のかたちで示す。例えば，15.0% なら 0.15）を選ぶ。
5. 理想（推奨）体重（kg）の計算。

$$IBW = FFM \div (1.00 - \%BF)$$

計算例

19歳女性，体重 66.0 kg，水中体重よりの %BF 30.0%（小数のかたちでは 0.30），理想的な体脂肪率 25.0%（0.25）。

FW を計算する（kg）

$$\begin{aligned} FW &= BW \times \%BF \\ &= 66.0 \text{ kg} \times 0.30 \\ &= 19.8 \text{ kg} \end{aligned}$$

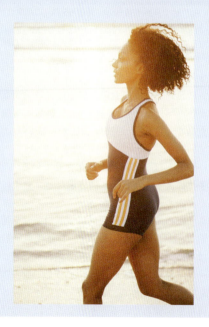
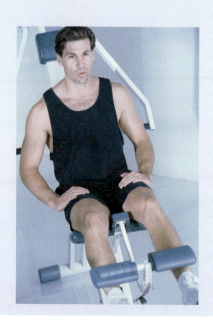

除脂肪体重（kg）を決める。

$$FFM = BW - FW$$
$$= 66.0\,kg - 19.8\,kg$$
$$= 46.2\,kg$$

理想的な体脂肪率（小数のかたちでの表記）を選ぶ。

$$\%BF = 0.25$$

理想体重（kg）の計算。

$$IBW = FFM \div (1.00 - \%BF)$$
$$= 46.2\,kg \div (1.00 - 0.25)$$
$$= 61.6\,kg$$

推奨される脂肪減少量の計算

上の計算から，理想体重（体脂肪率として25.0%を選んだとき）に達するための体脂肪減少量。

$$脂肪減少量 = BW - IBW$$
$$= 66.0\,kg - 61.6\,kg$$
$$= 4.4\,kg$$

よりも体重を大きく落とすことは，栄養摂取不足も同時に生じる[44]。

アスリートで，摂食障害を発症するリスクのある者は，92%が拒食症，精神性過食症または摂食障害アスリートの基準を満たしている（p.6, 13, 14参照）[88]。対照群の27%と比較して，アスリートは85%がダイエットをしていた。思春期のダンサーやフィギュアスケート選手は，アスリートでない群や他のアスリート群に比べ，より大きい頻度で障害のある摂食のパターンがみられる[8]。大学生の女子アスリートへの調査で，14%が自ら嘔吐し，16%が体重コントロールに下剤を使用していた[73]。大学生の女子体操選手は，全員がダイエットに挑戦し，25%が自ら嘔吐していた[72]。他の研究でも，女子体操選手は障害のある摂食行動の高い発生率を示していた[57,63,65,96]。しかし，その分布割合は同年齢の非アスリートの対照群と変わらなかった。

アスリートの不規則な食事へのリスク要因は以下のとおりである[91]。

- パフォーマンスの最大化および/または外見の改造のためのプレッシャー。
- 心理的要因（例えば，低い自尊感情，弱い対処技能，コントロール喪失の認識，完全主義，強迫観念）—衝動的な素質，うつ，不安，性的/身体的な虐待の履歴。
- 基礎的な熱量使用に関する慢性疾患（糖尿病など）。

肯定的な注目点として，大学生の女子体操選手の体重への先入観による摂食障害の傾倒は，競技をやめた後に弱まる[5]。表15-2は，元大学生女子体操選手の競技引退約15年後の摂食障害の症状を示すデータである。これらの女性は，計測された各変数においてすべて通常平均値よりも低い点数を示した。非アスリートの対照群と体操選手は同じような点数であったが，禁

表15-2 基準者，元体操選手，被験者対象群の摂食障害項目表得点

	基準者 (n=205)	体操選手 (n=22)	対象群 (n=22)
やせ願望	5.5	3.3	4.0
過食症	1.2	0.6	1.0
体型不満	12.2	7.9	14.1*
無力感	2.3	1.2	2.3
完全主義	6.2	5.0	4.3
対人不信	2.0	1.6	2.5
内面の気づき	3.0	0.9	1.4
成熟恐怖	2.7	1.8	2.0
禁欲主義	3.4	2.4	4.5*
衝動の統制	2.3	0.7	0.9
不安定な対人関係	3.3	1.4	3.1

*体操選手と比較して有意な差（$p \leq 0.05$）
O'Connor PJ, et al. Eating disorder symptoms in former female college gymnasts: relations with body composition. Am J Clin Nutr 1996; 64: 840.より

欲と体型への不満の項目において体操選手のほうが低い値を示した。元体操選手は加えて，推奨栄養摂取を保ち，複数の身体部分で非アスリートの対照群に比べ骨密度が高かった[44]。しかし，15～25年前の体操選手の所見を，現在の体操選手に適応できるかみきわめなければならない。なぜなら，現在においては，小さな身体構造と極端なやせが競技の成功において重要な役割を果たしているようだからである。

表15-3に，アスリートの食事パターンについての23の研究の調査結果を要約した。概して，障害がある摂食行動の発生率は，非アスリートの比較群または一般集団よりアスリートのほうが多く見受けられる。今後の研究として，中学・高校生の女子アスリートにおいて，どの程度障害がある摂食行動パターンが浸透しているか調査すべきである。

全米大学体育協会（NCAA）との共同研究では，女性アスリートは同じ競技の男性アスリートと比較して，摂食障害が広く蔓延している[36]。女子において，

表 15-3 アスリートの摂食行動の障害に関するいくつかの研究の要約

文献 No	スポーツ	対象	測定[a]	結果
6	8競技の男女アスリート	8競技の695人（女性55%）。平均年齢19歳（16～25歳）	米国中西部の21大学のコーチへの41項目のアンケート調査（郵送）：コーチがアスリートの調査を行った	59%が過度の運動によって体重を減らし，24%は1日600 kcal以下の食事，12%は絶食，11%は一時的流行のダイエット法，6%が嘔吐，4%が下剤を，1%が浣腸を使用していた。いくらかの性差がみられるが，男子は運動で，女子はダイエットにより減量する傾向がある
7	7競技の女性アスリート	79人の脂肪が少ないことを強調するスポーツ（バレエ，ボディビルダー，チアリーディング，体操）または強調しないスポーツ（水泳，陸上，バレーボール）の女性アスリート，および101人の非アスリート	EDI	アスリートと対照群では全体的に相違はない。脂肪が少ないことを強調しているアスリートのほうが他のスポーツのアスリートより高いスコアの割合をもっていた
9	バレエダンサー	全米または地域代表クラスの55人の女性ダンサー	EAT-26	33%が過去に拒食症あるいは過食症をもっていた。普通の月経サイクルの女性の13%が拒食症であったのと比べ，無月経被検者では50%であった
15	さまざまなスポーツアスリート	64人の細身の女性アスリート（例えば，体操選手），62人の普通体型のアスリート（例えば，バレーボール），64人の女子大生の対照群	EDI	全体的にグループ間でEDIスコアに差はなかった。細身のアスリートは普通体型のアスリートと比較し，体重が軽いにもかかわらず，体重，体型，ダイエットに大きな関心を示した
17	水泳選手	9～18歳の487人の女子と468人の男子競泳合宿参加者	ダイエットと体重管理法に関するアンケート	15.4%の女子（初経を終えた女子の24.8%）と3.6%の男子は病気を引き起しかねない減量法を行っている。女子のほうが男子より自らの体重を重く認識する傾向が強かった
19	レスリング選手，水泳選手，ノルディックスキー選手	26人の男子レスリング選手，21人の男子競泳選手とクロスカントリースキー選手	EAT-40，制限質問紙，ボディイメージ査定	レスリング選手のより高いEATスコアは体重変動とダイエットによる。ボディサイズの評価は全体的に差は認められなかった。制約とEATスコアの高いレスリング選手の小さなグループはボディサイズに対して歪曲されたイメージをもっている
20	ダンサー	21人の女子大学生のダンサーと29人の一般女子大学生	ETA-40	ダンサーの33%と対照群の14%はEATで症候的な拒食症の範囲であったが，全体的にEATスコアは有意差がなかった
23	バレエダンサー	疲労骨折をした10人の女性ダンサー，骨折していない10人のダンサー，および10人の非ダンサーの対照群	ETA-26，DMS-IIIのカテゴリーの摂食障害者への面談調査	疲労骨折をしたダンサーは，他の2つのグループと比較してEATスコアが高い傾向はなかった。疲労骨折をしたグループでは，摂食障害の発生率が高かった
26	バレエダンサー	11～14歳の35人の女性ダンサー，2～4年追跡	EDI	追跡調査で，被検者の26%が拒食症，14%が過食症あるいは"部分的な症候群"にかかっていた。EDIの"痩身願望"や"身体への不満"のスコアは追跡調査における摂食障害の予測となった
30	バレエダンサー	全米または地域代表クラスの55人の白人および11人の黒人女性ダンサー（平均年齢24.9歳）	EAT-26	白人ダンサーの15%は拒食症，19%は過食症であると報告されているが，黒人ダンサーにはいずれもなかった
31	バレエダンサー	米国の4つのバレエ団の32人の女性ダンサーと中国の国立バレエ団の17人のダンサー（平均年齢24.6歳）	摂食障害の記述があるあるいは問題を抱えている被検者のEAT-26の変動	少数のバレエ団から選抜された米国のダンサーは，広範囲に選択された米国や中国のダンサーと比較して，多くの摂食の問題や拒食行動や肥満の問題をもっている
34	バトンガール	11の大学の代表選手	標準化されていない24時間の摂食，体重記録	臨床的知見より，すべての被検者は低い体重水準によりボディイメージを歪めている。被検者は体重測定，高強度の運動，サウナ，やせ薬，利尿剤を使うより前に，数日の間ほとんど食べたり飲んだりしないと報告した

（つづく）

表15-3 アスリートの摂食行動の障害に関するいくつかの研究の要約（つづき）

文献No	スポーツ	対象	測定[a]	結果
未公開データ	ランナー	Runner's World誌の調査に協力した4551人（女性1911人，男性2640人）	食事と食事に関することについてのEAT-26アンケート	平均EATスコア：男子9.0，女子14.1。男子8%と女子24%がEATスコア20以上。走ることが少ない男子のスコア20以上が7%であるのに対して，45分/週以上走っているスコア20以上の男子は15%，走ることが少ない女性のスコア20以上が23%であるのに対して，40分/週以上走る女性のスコア20以上は24%である
41	ジョッキー	英国の10人の男性ジョッキー（平均年齢22.9歳，平均体重49.2 kg）	EDI, EAT-26	テスト項目への回答率が非常に低い（56項目に対し10しか答えていない）。平均EATスコアは14.9であった。若い男性は予想以上に高かった。大部分の人は食物回避，サウナ，下剤乱用，食欲抑制剤を使っていると報告している。大食は普通であるが，嘔吐は稀であった
45	不特定のスポーツのアスリート	126人の不特定のスポーツの女性アスリートと他のグループから590人（女子学生社交クラブやクラス）	摂食障害診断質問によるEDIアンケート	アスリートは他のグループと比べ，すべての摂食障害基準において一般的に低いスコアを示した。しかし，統計的な処理は行われていない
51	さまざまなスポーツの女性アスリート	陸上，水泳，体操，バレエの87人の女性アスリート，41人の摂食障害のある女性，120人の中学生・高校生女子	ダイエット，嘔吐，摂食障害に関する自己報告書	頻繁なダイエット，嘔吐，自己評価による拒食症は，一般の対照群に比べアスリートは多い。しかし摂食障害よりは少ないが，統計的な検証はされていない
62	職業ランナーとウェイトリフティング選手	職業ランナーとウェイトリフティング選手および座りがちな生活の人の対照群のそれぞれのグループで男女とも15人	EDIの3つの下位尺度からのボディサイズの推定	ランナーとウェイトリフティング選手は対照群より摂食障害をもっていた。女性は男性より摂食病態をもっていた
72	体操選手	42人の大学生女子体操選手	ダイエットと体重管理法に関するアンケート	すべての被検者はダイエットしていた（50%は容姿のため，残り50%は運動能力のため）。62%は少なくとも1つの病気を引き起こしかねない減量法（例えば，嘔吐，やせ薬，絶食）を行っていた。66%が，コーチから体重が重すぎるといわれていた
73	10競技のさまざまなレベルの女性アスリート	182人のさまざまな競技の女性アスリート	ダイエットと体重管理法に関するアンケート	32%は少なくとも1つの病気を引き起こしかねない体重コントロールを行っていた。14%が嘔吐，16%が下剤，25%がやせ薬，5%が利尿剤を使用，20%が大食，8%が過度の減量である
74	アイススケート選手	中央アトランティックトレーニング施設の17人の男性（平均年齢21.1歳），23人の女性フィギュアスケート選手（平均年齢17.6歳）	EAT-40	平均EATスコアは女性と10人の男性では29.3で，女性の48%は拒食症の範囲（>30）のEATスコアであった
80	レスリング選手	63人の大学男子レスリング選手と378人の高校生レスリング選手	ダイエットと体重管理法に関するアンケート	大学生の63%と高校生の43%は，シーズン中は食物のことで頭がいっぱいだった（シーズンオフでは，大学生は19%で高校生は14%）。大学生の41%と高校生の29%は試合の間コントロールができなくて食べてしまったと報告していた。大学生の52%と高校生の26%は，少なくとも週1回は断食をしたと報告した
96	7競技の女性アスリート	体操，バスケットボール，ゴルフ，バレーボール，水泳，テニスの82人の女性アスリートと52人の一般学生の対照群	EAT-40, EDI	アスリートのいずれも障害範囲の得点を示さず，アスリートと対照群の間に全体的な相違は認められなかった。対照群と比較して，クロスカントリー選手はより少なく，体操選手はより多く摂食障害を示したが，それはただ選択されたスケール上のことだけであった
97	ランナー	125人の女性長距離選手と25人の一般対照群	EAT-26, EDI	対照群と比較し，ランナーはそれほど大きな摂食に関する問題を呈さなかった。エリートランナーは他のランナーと比べ問題をもつ傾向があった

Brownell KD, Rodin J. Prevalence of eating disorders in athletes. In: Brownell KD, et al., eds. Eating, body weight and performance in athletes. Philadelphia: Lea & Febiger, 1992. より

[a]EAT-40：40の質問からなる摂食態度テスト。各質問は6点スケールで調査される。EAT-26：EAT-40を改変した26の質問からなる調査。EDI：ボディイメージに関連する行動と態度を査定する8つの下位尺度からなる64の質問の摂食障害項目表調査

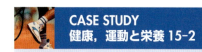

CASE STUDY
健康，運動と栄養 15-2

体脂肪予測に関するQ＆A

27歳の女性が2番目の子どもを生んだ1年後に地元のヘルスクラブに加入した。彼女のパーソナルトレーナーは3カ所の皮脂厚の方程式を使って彼女の身体組成を評価した。その結果は，ショックなものであった。トレーナーから体脂肪が33.4％で，およそ8.1 kgの減量が必要であるといわれたのである。目標体重は64.3 kg，体脂肪は26％にするよう努力しなさいといわれた。推薦された介入方法を話し合うためにトレーナーに会ったとき，彼女は身体組成結果について次の質問をした。

Q：体脂肪のパーセンテージはどのように決定しましたか？

A：体脂肪率の予測のために，皮脂厚を使いました。**三頭筋**と呼ばれる腕の後ろと，**腹部**と呼ばれる胃の部分，**肩甲骨下部**と呼ばれる背中の上の部分の3カ所を測定し，それらの値を方程式に入れて，体脂肪率を計算しました。

Q：方程式とは何ですか？

A：研究者が，皮脂厚測定のどのような組み合わせが最もよく人の体脂肪を予測するかを決定するために，さまざまなスポーツ科学の研究施設で多くの研究をしました。方程式は，これらの皮脂厚測定と体脂肪率の間の数学的な関係を示しています。専門的には，**重回帰分析**といわれます。

Q：皮膚をつまんで得た測定値を使う方程式が，どのように体脂肪を予測することができるのか，全く理解できません。

A：私が言及した実験で，それぞれの被検者の皮脂厚が，もう1つの体脂肪の"本当の"値を与える基準変数とともに測定されました。基準の方法の1つとして**水中体重測定法**があります。これは古代ギリシャのアルキメデスが発見した水置換に基づいたテクニックを適用しています。より太った被検者は浮き，そしてより高密度の被検者は沈みます。研究者は，水中に入れられたとき，どれくらい沈むか，あるいは浮かぶ傾向があるかを人の脂肪量に関連づける方法を発見しました。実際，研究者は，人が水面下に入ったときに溢れ出る水の量を計測しました。その人の空気中での体重を測り，置換された水の重量と比較することにより，体密度を計算しました。体密度の小さい人はより多くの脂肪をもっていて（浮かぶ傾向がある），他方，密度のより大きい人はより少ない脂肪をもっています（沈む傾向がある）。全身の密度の測定値は，体脂肪率を意味しています。

Q：水中に沈めて体脂肪を求めることが，なぜ3カ所の皮脂厚を測定することによって体脂肪を求めることにつながるのか，まだ理解できません。

A：回帰あるいは予測する方程式とは何でしょうか。研究者は，体脂肪率を予測する方程式を開発するために，何百という人たちを予測する方法（皮脂厚）と基準となる方法（水中体重）の2つの方法で測定しました。それは非常に科学的で，ほとんどの人の予測値は正確でした。

Q：方程式はどれくらい正確ですか？

A：いい質問です。そのプロセスは**妥当性検査**と呼ばれています。研究者は，体脂肪の予測値が"真の"値となるかについて，異なった人々のグループについて方程式をテストしました。一般に，方程式は"真"あるいは基準方法によって求められる体脂肪のおよそ±2.5～4.0％以内の正確な値を示しました。

Q：これは，正確には何を意味していますか？

A：では，あなたの33.4％の体脂肪を例にしてみましょう。上限の4％の"誤差"があるとすると，あなたの真の体脂肪率は33.4％−4％（29.4％），または33.4％＋4％（37.4％）の範囲にあるということを意味しています。

Q：それでは，私の体脂肪率は本当にこの％なのでしょうか？

A：絶対的に確かであるとはいいきれませんが，方程式が33.4％と計算したことは，あなたの本当の肥満について最もよい見積もりがなされたといえるでしょう。たとえより低い見積もりの29.4％を使うとしても，まだあなたの年齢の平均的な女性の体脂肪率である約26％と比較して，過度に太っています。

Q：皮脂厚測定はどれくらい正確ですか？ ミスの可能性はありますか？

A：きわめて誠実に，私は"はい"と答えなければならないでしょう。私が測定をするたびに，結果として得られるスコアは一定の"エラー"を含んでいます。正確な場所で皮脂厚を測定しなかったかもしれませんし，あまりにも長い間キャリパーの先端をつけておき，皮膚の下からより多くの水を押し出したかもしれません。そして，キャリパーのダイアルを正確に読まなかったかもしれません。

Q：このような"エラー"はどのくらいだと見積もることができますか？

A：最初に，皮脂厚を測定した経験がない人は，それぞれの部位で±100％またはそれ以上の誤りがあるといわなければならないでしょう！ パーソナルトレーナーによっては，ほとんど経験をもっていません。それで私は，彼らの結果について用心深くなるのです。私の技術が可能な限りよかったことを保証するためにしたことがあります。私は，50人のクラブメンバーと一緒にミニ実験を行い，それぞれの皮脂厚部位において3回のテストと再テストを行ったのです。そこで私の測定値はほぼ一定の値を示し，私の計測の信頼性が

高かったことが示されました。私の皮脂厚の測定値の変動は非常に少なく，1.2 mm 以内でした。その値を体脂肪方程式に入力しても，それは体脂肪のパーセンテージに影響を与えませんでした。

Q：それであなたは，私が本当に8.1 kg を減らす必要があるといっているのですか？

A：はい，私はこの結果の正確さに自信があります。たとえ数％違っていたとしても，私は，あなたの目標減量は少なくとも6.8 kg であるというでしょう。私があなたに勧める目標は，新しい体脂肪率26％を達成することです。あなたが減量を運動プログラムと一緒に続けるなら，26％の目標を達成できるでしょう。現在，あなたはおよそ24.3 kg の脂肪をもっていて，除脂肪体重と呼ばれる重量は48.2 kg です。潜水によって，脂肪の重量と除脂肪重量から筋と脂肪の比率が得られます。あなたの比率は48.2/24.3（1.98）です。脂肪の割合を減らせば，この比率は増加します。6.8 kg の脂肪を減らせば，新しい比率は約2.74に上がります！ それは，脂肪を減らして，筋と脂肪の比率を増加させ，そして望ましい脂肪の少ない身体組成を得る目標の1つです。

1.1％が過食症の臨床基準を満たしているが，拒食症は基準を満たさなかった。しかし，9.2％は無症状過食症と無症状拒食症を示した。男性のアスリートでは，いずれも拒食症，過食症または無症状拒食症の診断基準を満たさなかった。そして，わずかに0.01％が無症状過食症を呈した。さらなる研究により摂食障害の性別によるギャップに光を当てられるだろう。それは社会文化の期待とスポーツに特有の要求が性差に反映されるものなのか，あるいは，単に男性による摂食障害が報告されていないだけなのだろうか。

アスリート拒食症

アスリートの人格特性は，しばしば臨床的な摂食障害患者と共通するところが多い。優れたアスリートになるために必要な特徴（きまじめ，成功に対して意欲的，全か無か思考，完全主義，負けず嫌い，従順，自己動機をもっている）は，摂食障害のリスクを増やす[82]。最もリスクが高いのは，スポーツにおける"理想的な"身体のサイズや容姿と，遺伝子的に決められたものとが大きく違う場合である。**アスリート拒食症**という用語は，1つでも不健康な体重コントロールを行っている身体的に活発な人で，本当の摂食障害の基準には満たない準臨床的な接続領域の行動を示す[57,58]。これは，断食，嘔吐（減量のために用いられるとき，"自発的嘔吐"という），やせ薬，下剤，利尿剤などの使用を含む。

ノルウェーの12～35歳の女性エリートアスリートを対象とした研究で，リスク要因と摂食障害の引き金について調査した[88]。表15-4は，アスリート拒食症の判断の基準である。摂食障害調査票（EDI）に基づき，522人中117人のアスリートが"危険な状態にある"と分類され，このサブグループの追跡調査で，拒食症（n＝7），過食症（n＝42）そしてアスリート拒食症（n＝43）だった。表15-5は，スポーツの区分ごとの摂食障害をもった92人のアスリートについて

表15-4 アスリート拒食症を確認するための基準

一般的な特徴	アスリート拒食症
体重減少[a]	＋
思春期遅発症[b]	（＋）
月経機能障害[c]	（＋）
胃腸病の訴え	＋
体重減少を説明する医学的疾患または情動障害の欠如	＋
ボディイメージの歪み	（＋）
太ることへの極度の恐怖心	＋
浄化行動[d]	（＋）
過食[d]	（＋）
強迫的に運動すること[d]	（＋）
制限されたカロリー摂取[e]	＋

＋：すべてのアスリートが満たさなければならない基準，（＋）：リストの基準のうち1つ以上の合致でアスリート拒食症
[a] 期待される体重の95％以下
[b] 16歳で月経なし（原発性無月経）
[c] 原発性無月経，続発性無月経，または希発月経
[d] DSM-Ⅲ-R (1) での定義
[e] 1200 kcal またはそれ以下の食事

示したもので，スコアの高いサブグループの割合と週のトレーニング量もあわせて示している。興味深いことに，アスリートは自分の摂食障害を以下の3つの要因のいずれかによるとしている。すなわち，(a) 長期間のダイエットと体重の変化（37％），(b) 新しいコーチ（30％），(c) けがや病気（23％），である。アスリートと対照群（適切な食事をしているアスリート）全員は，運動能力を強化するためにダイエットをした。摂食障害のあるアスリートの67％は，コーチのアドバイスによりダイエットをし，対照群の75％のアスリートはコーチの影響によりダイエットをした。不適切な摂食行動をしている，していないにかかわらず，ほとんどの女性アスリートは，コーチのいうとおりにすることでよい印象を与えるために，不適切な食事行動をとってしまう。

多くのアスリートにとって，不規則な食事パターン

表15-5 異なる運動群での摂食障害のアスリートの特徴

30例の対照被検者は，年齢，居住の地方，スポーツに関して整合された摂食障害調査票（EDI）で，高いスコアを示していない無作為抽出されたアスリートである。危険な状態の被検者はEDI下位尺度のやせ願望と体型不満で食欲不振の患者の平均より上のEDIスコアによって分類された。

運動群[a]	人数	年齢[b]	BMI	トレーニング量（km/週）	高EDIの割合（%）[c]
技術的運動群	13	19（14〜30）	21（17〜26）	14（12〜19）	21
持久運動群	24	22（15〜28）	20（15〜22）	21（19〜26）	20
美的運動群	22	17（12〜24）	18（15〜21）	18（17〜23）	40
体重制限運動群	11	21（15〜23）	21（17〜23）	14（11〜16）	37
ボールゲーム運動群	21	20（17〜27）	21（19〜27）	15（12〜17）	14
全サンプル	92	20（13〜28）	21（15〜27）	17（12〜26）	22
対象運動群	30	20（13〜28）	22（18〜24）	15（10〜22）	0

Sundgot-Borgen J. Eating disorders in female athletes. Sports Med 1994；17：176.より

[a] 技術的：アルペンスキー，ボーリング，ゴルフ，走高跳び，乗馬，幅跳び，ライフル射撃，スカイダイビング．持久：バイアスロン，クロスカントリースキー，自転車，中・長距離走，オリエンテーリング，競歩，漕艇，スピードスケート，水泳．美的：飛び込み，フィギュアスケート，体操，新体操，スポーツダンス．体重制限：柔道，空手，レスリング．ボールゲーム：バドミントン，バンディ（アイスホッケー），野球，サッカー，卓球，ハンドボール，テニス，バレーボール，水中ラグビー．
[b] 年齢，BMI，トレーニング量の値は，カッコ内の範囲の平均値で示されている
[c] 522人のデータに基づいている

は競技シーズン中に起こり，シーズンが終わると減退する。彼らにとって，体重への優先志向は病的な可能性を反映するものではなく，最適な競技状況と身体機能を達成しようとする願望の反映である。ただし，少数のアスリートでは，シーズンは決して終わることなく，臨床的な摂食障害を引き起こすことになる。

▼摂食障害は男性をも苦しめる

多くの人が摂食障害は女性特有のものと考えがちであるが，男性の間にも広がってきている。これは，男性が今までより治療に行くのが増えたせいか，病状が増えた結果であるかは答えようがない。ニューヨークのある病院で，摂食障害の患者が1988年の4%から，1995年の13%へと一定の割合で増加した。現在，男性の摂食障害は6〜10%で，モデルやダンサー，子どものときに虐待を受けた人，ゲイなどが大きな割合を占める。

体重の階級制スポーツ，例えばレスリング，競馬，ボート，長距離走，ボディビルディングなどが，不摂生な食事の要因（特に下剤使用）となる可能性がある[19,41,81]。25人の軽い階級の大学生レスリング選手（BMI 21.1）と59人の軽量ボート選手（BMI 21.0）で52%が過食を報告し，8%のボート選手と16%のレスリング選手が病的なEDIプロフィールを示した[93]。この52%は平均的な男性よりも約2倍の数値である。ミシガンの高校における調査では，72%がシーズン中，少なくとも1つの害のある体重軽減手法を学年や競技成功実績などと関係なく行った経験があった[42]。体重軽減の初期においては，絶食とさまざまな方法による脱水によって急速に体重が失われる。レスリング選手で毎週体重を減らした者は，過食を行う傾向があった。50%のレスリング選手が2.25 kg体重を減らし，27%が4.5 kg減らした。2%のレスリング選手が毎週，下剤，やせ薬，利尿剤などを使い，他の2%が嘔吐などを減量目的で行っている。シーズン中の減量においてのルール改正により，これらの行為は普及することはないだろう。

筋異形症：理想的男性像の変化

男性の理想的な身体に対する視点が変わってきている。オーストリア，フランス，米国においては，12.6 kg以上の筋量が理想像と示している[68]。このまちがった認識は，タンパク質同化ステロイドを使用して，摂食障害を経験し，身体への強迫観念で苦しむ男性の増加と一致した。身体への強迫観念の重要な構成要素は，**筋異形症**または"アドニス・コンプレックス"（理想の体型を目指し運動をしすぎたり無理なダイエットを行うこと，筋肉質への病理学的傾倒）に関するものである。彼らは，自分たちを小さくて脆弱であると考えているが，実際は多くが大きく筋肉質である。

筋異形症と拒食症は多くの共通した特徴がある。心配性，うつ，超社会的なボディイメージの誇張，自己破壊的な行為，自分の身体を恥ずかしく思う意識などである。食欲不振や筋異形症のグループは，生活をコントロールするために，彼らの身体を主体に行動する。彼らは，しばしば容姿を変えるために，運動のやりすぎ，規定以上のサプリメントや栄養摂取，過食や下剤の常用，ステロイド乱用と過度の依存などで，健康を危険にさらしている[4,52]。これらの男性の多くが，不摂生な食事，低脂肪，高タンパク質な食事に固執している。筋異形症のボディビルダーは以下の傾向がある[59,75]。

- 自分の身体に満足してないという考え
- 情緒不安，心配性か摂食障害の高い割合
- 1日に3時間以上自分の筋について考える
- 人との接触や行動を，身体的欠陥のせいで避ける
- 衝動的な食事パターンやウェイトリフティングのコントロールがほとんどできない
- 以前楽しんでいた行為の放棄

筋異形症の危険がある人を診断する正式な基準はない。表15-6は摂食障害の患者の若干の特徴的な所見を示したものである。

過度の運動—運動中毒

文化的な影響が，運動中毒症状と拒食症の間にいくらかの類似点を生み出している。摂食障害の女性のおよそ50％が，衝動的に過度の運動をしている。運動を過度にする人は，**運動中毒**や運動依存と呼ばれるが，さらに運動をするために時間をつくろうとする。毎日の規則的な運動スケジュールは，多くの場合，家族，職業，人間関係を犠牲にしている。満足感は行った運動量と密接な関係があり，価値観は，達成される運動量と密接に結びつく。毎日の運動ができないと，一般的な禁断症状を生ずる。心配，落ち着きのなさ，情緒不安などで，これらの特徴は運動をしないと軽減されない。運動依存的な人で典型的にみられるのは，早朝や午後のランニング，夜のエアロビクス教室，そして週末の2つ以上のエアロビクス教室への参加である。計画どおりにいかないと極端な挫折感を生じ，結果的に食事制限となる。その結果，高レベルの運動を行うために生活を保つことが難しくなる。強迫的に運動する人は，しばしば過食症患者や拒食症患者と同じ心理的特徴を示す。一部の臨床医は，**運動中毒者**を別の診断分類に区分する必要性を感じた。運動中毒者を，摂食障害に入れることにより，摂食障害による害のある可能性のある精神的態度を見出すことができる。

図15-3は，女性ダンサー，マラソン，ウルトラマラソン，フィールドホッケー選手の運動依存についてのスコアを比較したものである。主となる比較要素（負の中毒スケール）は，過度な運動依存を反映する。そのスケールは，14の平均的に配分された割合のモチベーション，感情，ランニングに対する態度の要素から構成される。ダンサーとランナーは，フィールドホッケー選手に比べ運動への依存度は有意に高値を示し，ダンサーが最も高いスコアを示した。研究者は結果として，運動依存のアスリート，特にダンサーは，多くの自滅的な習性を呈すると結論した。これらの所見は，習慣性の運動行動（図15-4参照）が上記の正常レベルでスポーツに参加する女性を慎重にモニタリングする必要があること強調している。競争のために"理想的な体格"を達成する関心事と連結した強迫的運動行為は，臨床的介入の専門的なカウンセリングを求める"モーニング・コール"として用いるべきである。

▼単に競技の問題ではない

我々の研究室の1つが，大学のスポーツ施設に登録している非アスリートの女性を，6つの選択肢がある26項目の摂食行動調査票（EAT-26）で調査した。EATのスコアで20以上を記録した女性は，次のいずれかの症状が認められる。(a) 厳しい診断基準を満たす摂食障害，(b) 顕著な食事制限，体重への過剰な関心，やりすぎること，嘔吐そして他の臨床的な症状など，摂食障害の診断基準のすべては満たさない"部分的な症候群"，(c) 容姿や体重への心配をしているが，"部分症状"をもつ個人ほど逸脱した徴候をもたない"強迫観念的な"または"体重に気をとられている"人で食事療養者。100人の女性で24人がEATにおいて高

表15-6　筋異形症の徴候と症状

- 筋骨たくましいにもかかわらず，身体が貧弱なのではないかという不安にとらわれている。これに関連した習性は，頻繁な体重計測，鏡などでの外見の恒常的なチェック，体重・サイズ・体型の執拗な評価，体型を目立たせない大き目の衣服の着用，または逆に，筋肉質を強調するため衣類を修正する（例えば，袖がきつく見えるようにボタンを加える）。
- 以下の少なくとも2つによって示されるように，たくましさへの執着は，臨床的に重要な苦痛あるいは，社会的・職業的生活機能（例えば，個人的な関係）の他の重要な分野における障害を引き起こす。
  1. 運動と食事法を維持する強迫観念のため，しばしば重要な社会的，職業的，あるいはレクリエーションの活動をあきらめる。
  2. 身体が他にさらされる状況（例えば，海辺やプールで）を回避するか，あるいは著明な苦痛または強度の不安を伴いながらそのような状況に耐える。
  3. 体型が貧弱だという思い込みは，社会的，職業的，他の重要な分野で，臨床的に重要な苦痛または障害を引き起こす。
  4. 運動，ダイエット，あるいは身体的および心理的に良くないと知りつつ運動能力向上薬/サプリメントの使用を続ける。
- 過激な運動をするか，食物への傾倒を示すか，極端な食事法（例えば，特定の食品を避け，極端に低脂肪であったり高タンパク質の食事）に従うか，ステロイドおよび/または栄養補助食品，特に，筋肉を増やす物質（例えば，クレアチン，HMB，DHEA，アンドロステンジオン）や体脂肪を減少させる物質（エフェドリン，マオウ，ガラナ）などを乱用する。

Pope HG Jr, et al. Muscle dysmorphia: an unrecognized form of body dysmorphic disorder. Psychosomatics 1997; 38: 548.より

いスコアを示した（平均30.5点，BMI 22.2）。残りの76人は平均が6.8点（BMI 22.4）であった。

図15-4は，高いスコアと低いスコアのグループの運動習慣に関する質問への回答における有意な違いを示している。高いEATスコアをもつ女性は，より極端な運動習慣に傾注している。懸念される側面は，EATにおいて高いか低い数値を示した"非アスリート"女性の比較的高い割合である。彼女らは体操選手，ダンサーに類似した強迫的運動習慣を示し，摂食と体重管理にも高い関心を示す。運動中毒症は競技アスリートのみでなく，大学生の女性の多くにも影響を及ぼしているだろう。

臨床的な摂食障害

精神科医は，伝統的に，摂食障害の定義を健康に悪影響を及ぼす行為か治療が必要なものに制限していた。拒食症と過食症は，米国精神医学会の『精神障害の診断・統計マニュアル』（DSM-Ⅳ）に含まれる2つの正式な摂食障害である。

▼拒食症

拒食症は，不健康な肉体的および精神的な状態を意味する。この"神経性の食欲不振"は，思春期から若い女性に広く浸透し，4つの要因が特徴とされる。すなわち，(a) 身体についてのねじれたイメージ，(b) 身体のサイズに対する強迫観念，(c) ダイエットと細さへの傾倒，(d) 最低限の体重を保つために必要な食事の拒否，である。終わりのない細さの追求（全人口の約1〜2%に出現）は，重篤な低栄養，脂肪と除脂肪体重（FFM）の消耗によって特徴づけられる身体組成の変化や，女性の無月経などをもたらす。体重は，年齢と身長による通常の値以下に減少している。拒食症

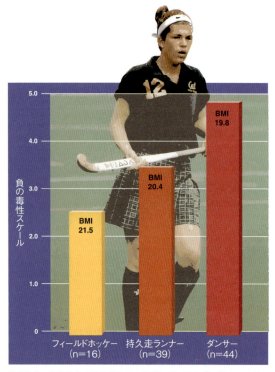

図15-3 大学生の女性のバレエ・モダンダンスのダンサー，マラソン・ウルトラマラソン（80 kmを超える距離）ランナー，フィールドホッケー選手の運動依存スコアの比較。ダンサーは，ランナーより有意に高いスコアを示した。フィールドホッケー選手は，他の2群と比べ運動依存は有意に低かった。興味深いことに，ダンサーの平均BMI（19.8）は最低であり，続いてランナー（20.4），フィールドホッケー選手（21.5）であった。重大な外傷，優先されるべき他の身体活動，有意な気分障害があるにもかかわらずトレーニングを続けようとすることは，自傷行動に含まれる。

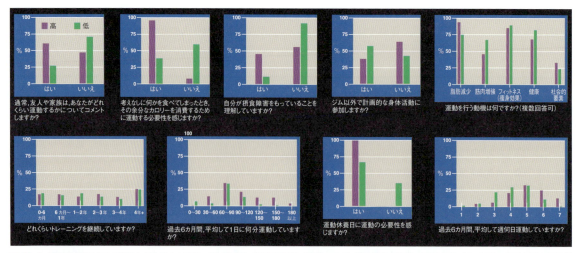

図15-4 運動習慣のスコアが高い（20以上：平均＝30.5）群と20を下回る（平均＝6.8）群の反応の比較。EATのハイスコアは，摂食行動で両極端に向かう傾向を示す。（データはUniversity of Massachusetts, Amherst, by D. Canter, Department of Exercise Science, University of Massachusetts, Amherst.による）

は，15〜19歳の女子の内科疾患で3位を占めている。拒食症をわずらう人は，やせているにもかかわらず太っていると認識している。そのまちがった認識は，回復に向かうのを拒むことが多く，極端に不適格であるという思いや傷つきやすい思いを生ずる[39]。否定や秘密が問題の大きな部分を占めるようになる。多くの拒食症患者は自分が飢餓で苦しんでいるとは考えていない。彼らは食べはするが，エネルギー出納を維持するよりはるかに少ない食事をとるだけである。

強迫的運動習慣は，拒食症と手と手を取り合っている[11,98]。飢えたり嘔吐したりするよりはむしろ，拒食症患者は熱狂的に，身体活動を通してできるだけ多くのカロリーを消費する。拒食症患者についての一般の誤解は，彼らの空腹感の状態に関するものである。実際は，彼らはしばしばたえず空腹なままである。食べる衝動を克服するそれらの能力は，自制心と制御の感覚による。治療を受けなければ，6〜21%が成人する前に自殺，心臓病，感染症などで死んでしまう。約1/3の患者が慢性的になり，しばしば再発し，入院を必要とするような特徴をもつ[66]。表15-7は，拒食症の診断基準を示したものである。

拒食症において，主要な治療目的は太らせることである。興味深いことに，入院，通院のどちらでも体重を増やした患者において，再び増えた体重は，約70%まで四肢ではなく胴部に脂肪としてつく[35,60,104]。例えば，治療の終わりに11.9 kg増えた場合（治療前体脂肪9.8%，治療後22.6%），除脂肪体重/脂肪重量の平均的比率は3.4：1で，増えた体重の55%が脂肪である[70]。

9カ月間の経時的研究では，通院の食欲不振の女性で連続的に身体組成を計測した[29]。患者は，通常の女性の対照群に比べ，体重が少ない拒食中や体重増加後でも異常な身体組成を示した。体重が少ない状態の拒食症女性は全体重の脂質割合の体幹部の脂肪は通常女性と同様であったが，四肢の脂肪の割合が通常の女性より少なかった。適切な4.1 kgの増加の後に四肢の脂肪割合はほぼ変化がみられなかったのに対し，体幹部の割合は有意に増加した。他のグループの女性と対照的に，エストロゲン療法は拒食症女性の体幹部への自発的な脂肪増加を防ぐことはなかった。回復時の体重増加（特に腹部脂肪）について最も困惑している拒食症患者が，体幹と四肢の脂肪の最高の比をもつのか，あるいは体幹部で脂肪増加量が最も多いのかはわかっていない[53]。

拒食症で入院した思春期の女子は，身体組成（表15-8）に反映される極端に低い体脂肪と低い除脂肪体重によって示されているように，かなりのるい痩状態であった[40]。上腕三頭筋の皮脂厚は，体脂肪率を推測する最も優れた指標である。これらの患者において体重が正確に身体組成，そしてタンパク質の枯渇を示すとき，この皮脂厚測定は体脂肪の変化量の68%を説明した。

拒食症の身体への影響

拒食症患者の7%が10年以上に及ぶ長期的な飢餓により死にいたり，18〜20%が30年間で死にいたる。心臓異常（例えば，不整脈，心臓ブロック），電解質障害，腎臓機能障害，骨密度低下，胃腸機能不全（例えば，出血，潰瘍，鼓脹，便秘）あるいは貧血など，他の重大な身体の種々の病気も起こる。標準以下の基礎代謝率やレプチン濃度の低下など身体組成の変化で十分に説明できない多くの影響は[67]，長期的なカロリー不足に対してカロリーを保全しようとする身体の防衛反応から予想できる結果の反映である。図15-5は，拒食症の潜在的な身体的，医学的な影響を示している。

危険信号と徴候 拒食症は通常，ダイエットによる減量の試みから始まる。ダイエットが進むにつれ，全く食べなくなるまでになる。拒食症の人は食事制限が

表15-7 拒食症の臨床診断基準

A. 年齢と身長からみた正常体重の下限を下回る低体重（体重が減少した，あるいは成長期に体重が増えなかったことにより，正常体重の85%以下の体重となる）。
B. 体重が低いにもかかわらず，体重増加または肥満になることに対する強い恐怖。
C. 自分の体重または体型に関する体験における障害，自己評価に対する体重や体型の不相応な影響，または現在の低体重の深刻さに対する認識の持続的欠如。
D. 初潮後の女性の無月経。すなわち，少なくとも3カ月間の月経周期の欠如（ホルモン〈例えば，エストロゲン〉投与の後だけ月経が起こる場合，無月経であると考えられる）。

American Psychiatric Association's diagnostic criteria for anorexia nervosa and bulimia. In: Diagnostic and statistical manual of mental disorders. 4th ed. (DSM-IV) Washington, DC: American Psychiatric Association, 1994: 544-555.より

表15-8 拒食症の若年女性と健常な若年女性の身体組成の比較

	年齢	体重（kg）	BMI	%脂肪	%TBN	FFM（kg）	胴体部脂肪（kg）	脚部脂肪（kg）
拒食症	15.5	40.2	15.3	13.8	73	34.5	2.1	2.6
健常対象者	15.1	57.3	21.2	26.3	75	41.2	6.6	7.1

Kerrvish KP, et al. Body composition in adolescents with anorexia nervosa. Am J Clin Nutr 2002; 75: 31.より
%TBN：年齢から推測した身体組成の割合，FFM：除脂肪体重

図15-5 拒食症の身体的および医学的影響。

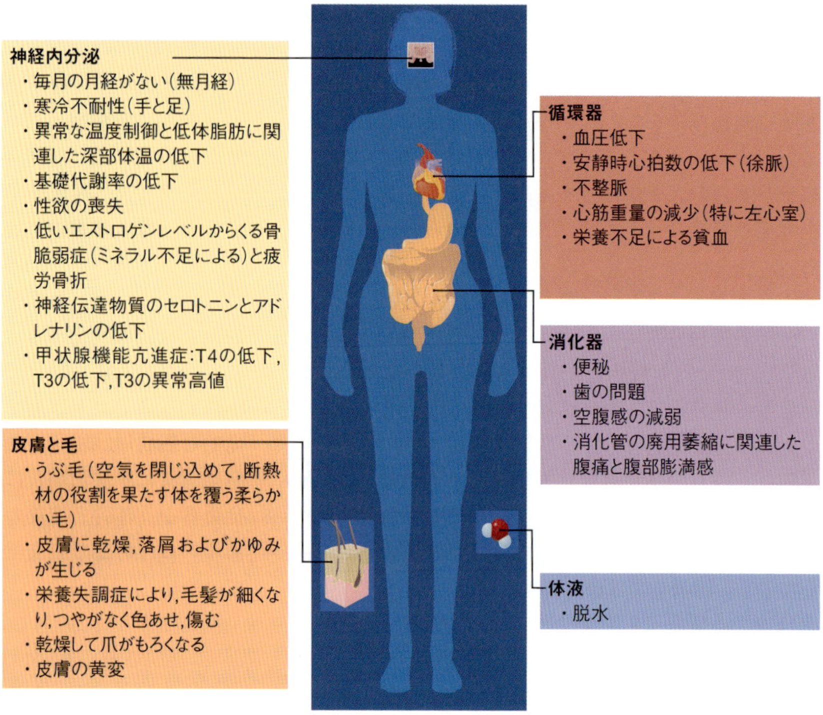

神経内分泌
- 毎月の月経がない（無月経）
- 寒冷不耐性（手と足）
- 異常な温度制御と低体脂肪に関連した深部体温の低下
- 基礎代謝率の低下
- 性欲の喪失
- 低いエストロゲンレベルからくる骨脆弱症（ミネラル不足による）と疲労骨折
- 神経伝達物質のセロトニンとアドレナリンの低下
- 甲状腺機能亢進症：T4の低下，T3の低下，T3の異常高値

循環器
- 血圧低下
- 安静時心拍数の低下（徐脈）
- 不整脈
- 心筋重量の減少（特に左心室）
- 栄養不足による貧血

消化器
- 便秘
- 歯の問題
- 空腹感の減弱
- 消化管の廃用萎縮に関連した腹痛と腹部膨満感

皮膚と毛
- うぶ毛（空気を閉じ込めて，断熱材の役割を果たす体を覆う柔らかい毛）
- 皮膚に乾燥，落屑およびかゆみが生じる
- 栄養失調症により，毛髪が細くなり，つやがなく色あせ，傷む
- 乾燥して爪がもろくなる
- 皮膚の黄変

体液
- 脱水

表15-9 拒食症の警告標識

- 正常体重であるにもかかわらず"太っている"と思い込む
- 月経がない（無月経）
- 体重または体型についてしばしばコメントする
- 有意な体重減少
- 競技パフォーマンスを発揮するためには低すぎる体重
- ダイエット，カロリー計算，料理，摂食に対する過度の関心
- 再発する疲労骨折
- 減量後でも体重，大きさと体型に対する過剰な懸念
- 食物を前にしたときの無力感
- 激しい気分の変化
- 摂食に対する罪の意識
- 特定のスポーツのトレーニング要件を上回る，連続した活発な身体活動を強迫的に行う
- "やせこけた"（適正体重の85％以下）スタイルを維持する
- 一人で食べるのを好む
- 体重が増えるために食べることを拒絶する
- 細い外見を偽るために大き目の衣服を着る
- 散発性の過食と自己誘発性嘔吐や下剤乱用などの浄化行動
- 胴体や四肢（脂肪がついたあるいは太ったと思うさまざまな部位）についての不満

最終的に強迫観念となり，どれだけ多くの体重減少があっても満足できなくなって，減量が進むにつれ極端な痩身であることを認めなくなる。また拒食症の人によっては食物の欠如を無視できなくなり，これは二次的な過食と，そして下剤を利用する症状を発生する。表15-9に示す徴候は，コーチやトレーナーが拒食症をみつける助けとなるだろう。

▼過食症

過食症を意味するbulimiaは"牛の空腹感"という意味で，"がつがつ食う"ことや，"飽くことのない食欲"を意味する。一時は，過食症が2つの症状で類似点と重なりのある拒食症の徴候を反映すると考えられていたこともある。例えば，一部の過食症患者は拒食症症状を発現し，若干の拒食症患者は過食症発症を経験する。しかし，1970年代に行われた研究によって，過食症は拒食症と区別されるようになった。拒食症よりもよくみられるこの病気は，瀉下，下剤の乱用，絶食，極度の運動，恥や罪の強い感情を伴う不摂生な食事に特徴づけられる。全人口のうちの思春期および成

人の約 2〜4％（大学生の女性約 5％ を含む主に女性）は，過食症である。肥満の割合が多く，何らかのダイエットプログラムに属していることが多い。おそらく性別によって，食物を過剰摂取する感情の引き金に違いがあるのだろう。男性と比べ，体重問題を抱えている女性では，不安，欲求不満，うつまたは怒りなど負の感情のときに過食の可能性が高い[90]。

拒食症の半飢餓状態とは違い，過食症は，カロリーの高い食物を摂取する。しばし夜間に，そして数時間の間に 1000〜10,000 カロリーという過食をする。絶食，意図的な嘔吐，下剤や利尿剤の使用，激しい運動は，主に体重を過食の後に増やさないためである[24,48]。拒食症患者は，食事のコントロールをしながら，理想の完全な身体に執着する。対照的に，過食症患者はコントロールを失う。彼らは，自分の食事行動を異常とみなしている。極度に多量の食事を摂取することは，しばしストレスを軽減することを意味し，下剤の使用が自発的に食事をするのをやめられない衝動をコントロールすることになる。過食をするときには，さまざまな種類の食が存在する。一部の過食症患者は，しばしば健康的な食事でダイエットを試みるが，大量の健康に悪い，"禁制"食品（クッキー，フライドポテト，チョコレート）を食べすぎる。定期的に，しかし極端な量の食品を摂取する人もいる。またある人は，低カロリー食やダイエット食を選び，または何を食べようと関係なく食後に下剤を使う。過食症患者は，**正常体重と過体重（あるいは過体重の既往）の両方にわたっている**。これは，拒食症患者と過食症患者の著しい違いを示す。拒食が明らかな身体的特徴を示すのに対して，過食は行動によって特徴づけられる。

ほとんどの過食症患者はうつ病の基準，すなわち興味喪失，集中力低下，途絶する睡眠パターン，自殺願望などを満たしている。過食症患者も，一般集団より高い率で，アルコールと薬を濫用する。表 15-10 は，過食症の診断基準を示したものである。

過食症の身体的な結末

図 15-6 は過食症で苦しむ患者の身体のさまざまな症状を表している。

危険信号と徴候 過食症は気がつくような徴候もなく，多くの過食症患者は職分をよく果たしているので診断が難しい。過食症患者は，何をどれほど食べるか多くの場合意識していて，公共の場所では食べすぎることはない。多くの場合，彼らは，完全主義的な態度，うつ，低い自尊感情，コントロールの喪失，そして身体のサイズや容姿への不満などを表す。しばしば，過食症に近い人は，問題に気がついていない。過食症のもう 1 つの懸念される側面は，薬物の乱用である。拒食症の女性に比較して，過食症の女性はアルコール，アンフェタミン，催眠剤，マリファナ，精神安定剤やコカインを乱用している[99]。拒食症または過食症のどちらかの診断であるかにかかわらず，（a）極端なカロリーの制限はアンフェタミンの使用を，（b）重度の過食は精神安定剤の使用を，（c）重度の瀉下はアルコール，コカイン，タバコの使用を予測する。表 15-11 に，過食症の危険信号を示す。

▼過食摂食障害

過食摂食障害（BED） は，1959 年に最初に記述され，減量の治療を受けている肥満患者に特有の食事行動をみつけ出した。BED は現在 DSM-IV のリスト中に掲載されているが暫定的な診断で，さらなる研究を必要とする。この病気の特徴は，過食の繰り返し経験である。過食症と拒食症で一般的にみられる，過食の埋め合わせとしての下剤の使用などはみられない。精神科医はこの過食の定義として，少なくとも 6 ヵ月で 1 週間に 2 回以上の過食があることと定義し，そして，そのことが感情に大きなストレスとなることとしている。BED の人は，通常よりも速く食べ，それ以上食べられない状態まで摂食する。そのような高レベルの食物摂取は，空腹感の生理的欲求を上回る。機能障害と非公式に認識されているこの過食は，罪の意識，

表 15-10 過食症の臨床診断基準

A．過食の繰り返し経験。過食は以下の両方の特徴をもっている。
　（1）不連続の時間の食事（例えば，2 時間以内），食事の量は明らかに一般の人が同じ時間内で食べるよりも多い。
　（2）過食を経験している間，コントロールが欠けている（例えば，どれほど食べても，食べることをコントロールしたり食べるのをやめられないという感覚）。
B．体重を増やさないように正しくない方法で補おうとする態度。自分で起こす嘔吐，利尿剤や下剤，浣腸，その他の薬の使用，断食，過度の運動。
C．過食と適正でない埋め合わせ行動が，平均で少なくとも週 2 回ほど 3 ヵ月にわたって生じる。
D．体重や容姿によって不当に自己評価が影響される。
E．拒食症の間には全く過食の障害は起こらない。

American Psychiatric Association's diagnostic criteria for anorexia nervosa and bulimia. In: Diagnostic and statistical manual of mental disorders. 4th ed. (DSM-IV) Washington, DC: American Psychiatric Association, 1994: 544-555. より

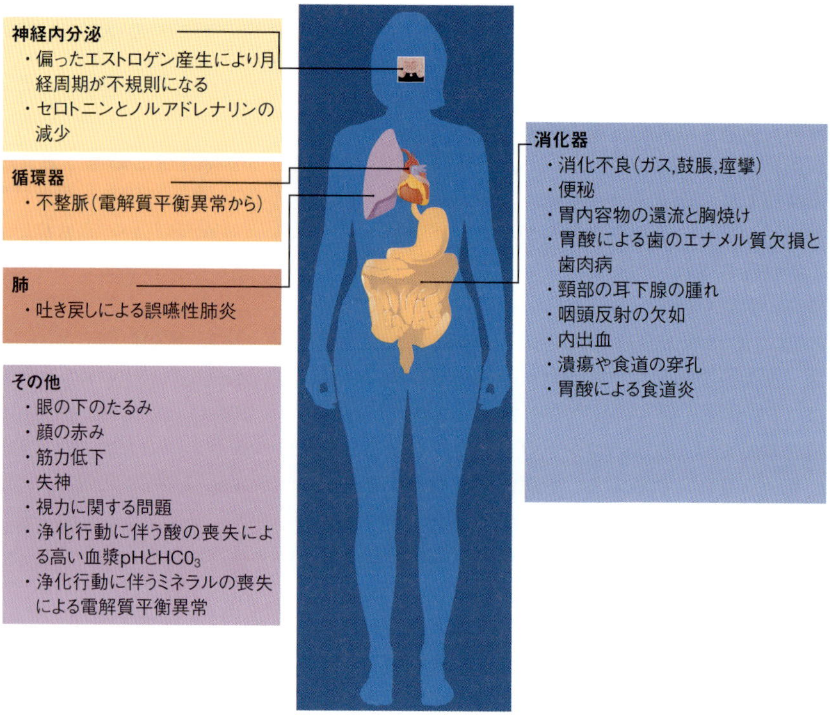

図 15-6　過食症の身体的および医学的影響。

神経内分泌
- 偏ったエストロゲン産生により月経周期が不規則になる
- セロトニンとノルアドレナリンの減少

循環器
- 不整脈（電解質平衡異常から）

肺
- 吐き戻しによる誤嚥性肺炎

その他
- 眼の下のたるみ
- 顔の赤み
- 筋力低下
- 失神
- 視力に関する問題
- 浄化行動に伴う酸の喪失による高い血漿pHとHCO₃
- 浄化行動に伴うミネラルの喪失による電解質平衡異常

消化器
- 消化不良（ガス，鼓脹，痙攣）
- 便秘
- 胃内容物の還流と胸焼け
- 胃酸による歯のエナメル質欠損と歯肉病
- 頸部の耳下腺の腫れ
- 咽頭反射の欠如
- 内出血
- 潰瘍や食道の穿孔
- 胃酸による食道炎

表 15-11　過食症の警告標識

- 体重，体型，身体組成に対する過剰な懸念
- 頻繁な体重の増減
- 食後洗面所に行く
- 摂食を制御できない心配
- 気分が落ちこむと食べてしまう
- 不摂生後の強迫的なダイエット
- 激しい気分の変化（抑うつ，孤独感）
- 人前では食べすぎていないが，隠れて不摂生な食事をする
- 自分の身体サイズと体型の頻繁なあら捜し
- アルコールや薬に関する個人や家族の問題の体験
- 月経不順（希発月経）

うつ病または自己嫌悪の感情により起こる。このような過食者は，自己への怒り，恥ずかしさ，コントロールできないことなどで，肥満体の過食症でない人より欲求不満で悩んでいる[49]。また，一般の人に比べて比較的大きい割合で，性的あるいは身体的な虐待，同僚からのいじめなどを受けた経験が多い[83]。1980 代初頭に行われた研究では，肥満患者の 20～50％で BED がみられた[27,48]。これらの個人は，過食に困難を示すだけでなく，他の過食症でない肥満の人よりも速く体重がもとに戻り，治療が失敗することが多い[50]。先行の研究をもとに，1990 年代初頭に BED の発見を助ける診断基準が設けられた（表 15-12）。

BED を拒食症や過食症から区別している特徴は，BED の治療を求めている人がしばしば重量超過であるか太りすぎであるということである。米国の人口の約 2％（100 万～200 万人）および肥満を治療している米国人の約 30％は BED を経験しているが[56]，その出現率はその有病率を評価するためのアンケートよりもむしろインタビュー形式で行ったほうが割合が少ない[84]。現在の研究は，少数民族が BED からどうも"保護されていた"という初期の考えを支持してはいない[77]。例えば，白人と少数民族の女性の比較では，摂食障害症候群と一般の精神病理学の計測において，同程度のスコアを示した[46]。

商業的ダイエットプログラムに加入している肥満の人の 10～15％は，BED の基準を満たしている。理想体重を 20％上回る体重の人は，BED の高い有病率を示し，BED でない肥満群と比べ若い年齢で肥満を発生した割合が高い。女性は，男性よりも 50％高い確率で BED を経験する。さらに女性は，負の感情（例えば，不安，怒り，欲求不満，うつ）による過食の経験が多い。男性も女性も，BED の治療スコアでは，過食性障害，体型，体重懸念，対人的な問題と自尊心などで同じような点数を示し，男性は，感情的な問題よりも精神的な問題が多い[79]。

BED の原因は，わかっていない。過食者の最高 50％はうつ病をわずらう。そして，それは障害の一因となる可能性がある。BED をもつ人は，大うつ病，恐慌性障害，過食症，境界性人格障害や回避性人格障害などをわずらう割合が高い[102]。BED をもつ軽度の肥満の男性と女性は，BED でない男性と女性に比べ，精神病をわずらうリスクが大きい[101]。

表15-12　過食性障害の診断基準

A．反復する過食エピソード。過食のエピソードは以下の2つによって特徴づけられる
  1. 他とはっきり区別される時間帯（例えば，任意の2時間）に，ほとんどの人が同様の状況，同様の時間内に食べる量よりも明らかに多い食物を食べる
  2. そのエピソードの間は，食べることを制御できないという感覚（例えば，食べるのを止めることができない，または，食べる物の種類や量を制御できないという感覚）

B．過食エピソードは，以下のうち3つ（またはそれ以上）のことと関連している
  1. 通常よりずっと速く食べる
  2. 苦しいくらい満腹になるまで食べる
  3. 身体的に空腹を感じていないときに大量の食物を食べる
  4. どんなに多く食べているか恥ずかしく感じるため1人で食べる
  5. 後になって，自己嫌悪，抑うつ気分，または強い罪悪感を感じる

C．過食に関して明らかな苦痛が存在する

D．過食は，平均して3カ月にわたって少なくとも週1回生じている

E．その過食は，過食症の場合のように反復する不適切な代償行動とは関係せず，過食症または拒食症の経過の期間のみに起こるものではない

American Psychiatric Association's diagnostic criteria for anorexia nervosa and bulimia. In: Diagnostic and statistical manual of mental disorders. 4th ed. (DSM-IV) Washington, DC: American Psychiatric Association, 1994: 731.より

過食を抑制する精神療法と行動療法は，障害を逆転させる手助けとなる。BED治療を受けた女性の1年後の追跡調査では，グループ認知行動療法と減量プログラムを受けた女性で，過食をやめた人は1年間4.0 kgの減量を保った。逆に，女性で過食をやめられなかった人は，3.6 kgの増量がみられた。

運動に加え，行動療法介入は補助となる

BEDの治療において，運動と行動療法の役割を調べるために，6カ月間全く同じ運動プログラムに2つのグループの女性が参加した[47]。1つのグループは行動療法も受けた。治療前後の評価では，うつ症状と過食の頻度，運動レベルを調べた。結果は，BEDの運動に加えて行動療法を受けたグループのほうがよかった。治療後では，81％の被検者が過食をしなくなり，さらに毎週頻繁に運動し，エネルギーをより多く消費した。

▼将来の研究

1990年初頭より，BED関連分野の研究が拡大した。学際的なアプローチは，現在では薬理学，精神医学，心理学，社会学と上述の運動介入の見地を含んでいる[1,18,79]。将来の研究では，BEDの心理的，神経生理学的に相互に関連する運動（頻度，時間，強度等）の異なる方法の影響についてアスリートと非アスリートを調べる必要性がある。

原因か効果か？
摂食障害における運動の役割

ある特定のスポーツのトレーニングへの専念が摂食障害の発現を導き出すのか，身体の大きさや体型への病的な心配がスポーツへ導くのか。スポーツ魅了仮説では，摂食障害をもった人（あるいは，摂食障害を発生するリスクが高い人）は，極端に細い容姿を求める美を重視するスポーツに参加することにより満足感を得ると主張する。トレーニングが人生の早い段階において始まった場合（バレエや機械体操など）は，スポーツ魅了仮説をあてはめるのは難しい。これらの女性の摂食障害は，おそらくスポーツに求められている身体の大きさと，遺伝子による体型と構造が元来一致しないものであると気がつくことから進んでいく。研究によって，多くのアスリートの不適正な関心事が，最終的に過食症や拒食症へと誘う段階的で連続した変化の心理的不安を反映するものなのか，判断しなければならない。

表15-13は，体重コントロール，食事計画，食物選択などにおいて，人がどれほど制限を感じるかの簡単な質問である。しばしば，障害がある食事パターンの傾向がある人は，彼らが何を食べるか，そして，それがどのように体重に影響を及ぼすか極度の懸念を示す。彼らが，誘惑に負け，体重が増えると思われる食事をとったと信じると，そのストレスを減らすために過度の運動や下剤を使用する。表15-13の質問は，摂食障害があるかないか判断しないが，最終的に摂食障害につながる食事の制限パターンや態度についての意識を高める。

摂食障害が運動能力に与える影響

摂食障害をもつアスリートはパラドックスに出会う。スポーツで成功を収めるために必要な体重（半飢

表15-13 食事制限についてどう評価しますか

1. どれくらいの頻度でダイエットしますか
   - 0 = 全くない
   - 1 = 稀に
   - 2 = 時々
   - 3 = 頻繁に
   - 4 = いつも
2. 1カ月で最大に減った体重（kg）はどれくらいですか？
   - 0 = 0〜2.2
   - 1 = 2.3〜4.4
   - 2 = 4.5〜6.7
   - 3 = 6.8〜8.9
   - 4 = 9.0 以上
3. 1週間で最大に増えた体重（kg）はどれくらいですか？
   - 1 = 0.50〜0.94
   - 2 = 0.95〜1.39
   - 3 = 1.40〜2.29
   - 4 = 2.30 以上
4. 1週間で体重（kg）がどれくらい増減しますか？
   - 0 = 0〜0.49
   - 1 = 0.50〜0.94
   - 2 = 0.95〜1.39
   - 3 = 1.40〜2.29
   - 4 = 2.30 以上
5. 体重変化は生活に影響を及ぼしますか？
   - 0 = 全く及ぼさない
   - 1 = 少し
   - 2 = 適度に
   - 3 = 大きく
6. 人前では普通に食べ，1人のときは大量に食べますか？
   - 0 = 全くない
   - 1 = 稀に
   - 2 = 頻繁に
   - 3 = いつも
7. 食事や食事について考えることに多くの時間を費やしますか？
   - 0 = 全くない
   - 1 = 少し
   - 2 = 頻繁に
   - 3 = いつも
8. 食べすぎたときに罪悪感を感じますか？
   - 0 = 全くない
   - 1 = 稀に
   - 2 = 頻繁に
   - 3 = いつも
9. 食事で何を食べているかどれくらい認識していますか？
   - 0 = 全く認識していない
   - 1 = 少し
   - 2 = 適度に
   - 3 = 極度に
10. 最大体重のときに理想的体重からどれくらい重かったですか（kg）？
    - 0 = 0〜0.45
    - 1 = 0.45〜2.6
    - 2 = 2.7〜4.9
    - 3 = 5.0〜9.4
    - 4 = 9.5 以上

丸をつけたすべての数字を合計して，以下のどのカテゴリーに入るかを参照してください．
- 0〜15　比較的制限している
- 16〜23　適度に制限している
- 24〜35　高度に制限している

Herman CP, Policy J. Restrained eating. In: Stunkard AJ, ed. Obesity. Philadelphia: WB Saunders, 1980. より

餓，下剤の使用や過度の運動により得る）は，反対に健康，エネルギーの蓄え，身体機能，そして最大レベルでの訓練や競技に悪影響を及ぼす．第14章では，アスリートが体重に関連するパフォーマンスの出力を改善するためと，水や空気中の推力を妨害する抵抗力を減らすために脂肪を減らすことに注目した．摂食障害をもっている人，慢性的なエネルギー摂取の制限あるいは下剤によるエネルギーの能力低下は，グリコーゲンの蓄積を急速に消失する．ここで全体を通じて強調されるように，正常に蓄えられた筋と肝臓のグリコーゲンは高強度の無酸素および有酸素運動時に急速にエネルギーを提供する．その結果，短い期間であってもグリコーゲンを消失する．そして，それはトレーニング機能と回復に悪影響を及ぼす．障害がある摂食行動によるタンパク質（そして，炭水化物）の摂取量の減少は，筋線維の喪失につながる．エネルギー代謝および組織の成長と修復のために要求されるビタミンとミネラルの摂取量が標準以下になると，運動能力が低下してけがの原因を増やす．

摂食障害が骨密度に与える影響

　二重エネルギーX線吸収測定法（DXA，第13章参照）により，拒食症の患者の骨格および局所の身体組成の特徴を評価した．ある研究では，10人の拒食症の女性の平均体重は，44.4 kgであった．図15-7は，拒食症の体脂肪率が25%で体重が56.7 kgの典型的女性（左2例の画像）を示している．拒食症の女性のFFM（除脂肪体重）は，健常女性の平均43.0 kgに近いが，体脂肪は7.5%と通常女性の約3倍低い値となった．これらの女性は，最低1年以上拒食で，無月経が平均で3.1年以上続いた（1〜8年の範囲）．挿入された表は，拒食症の女性と健常体重で年齢20〜40歳の一般女性287人の骨密度（BMD, g/cm^2）を比較している．右欄に示されているのは拒食症の女性と健常女性の

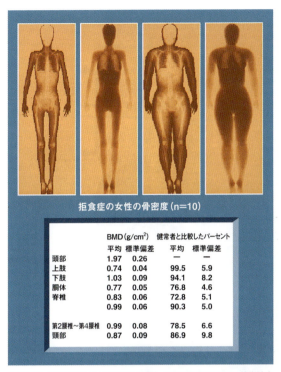

図15-7 拒食症の女性（左の2つの像）の例と体重56.7kg, 体脂肪率の平均25%の典型的女性（右の2つの像）。平均的な食欲不振の被験者は体重44.4kgで，腕，脚，胴体領域での脂肪割合からDXAによって推定した体脂肪は7.5%であった。表の右の列の値は，20〜40歳の287人の健康な女性と比較した拒食症患者群の異なる部分の領域の骨密度（BMD）のパーセントを示している。（写真はR. B. Mazes, Department of Medical Physics, University of Wisconsin, Madison, WI, およびLunar Radiation Corporation, Madison, WI. データはMazes RB, et al. Skeletal and body composition effects of anorexia nervosa. Paper presented at the international symposium on in vivo body composition studies, June 20-23, Toronto, Ontario, Canada, 1989.より）

BMDの比率である。全身のBMDは10%低く，腰椎のL2〜L4部位は27%低く，大腿骨頸部は13%低かった。若い拒食症の女性の脊柱は70歳の女性の平均値と同等の骨密度であった。拒食症により低下したBMDは，骨格の大きさを減らすことに加えて，比較的若齢でこれらの若い女性に骨粗しょう症性骨折を惹起する可能性がある。

アスリートにおける摂食障害の管理

摂食障害行動は放置しておいても改善しない。原因は単純ではなく，簡単な答えはない。摂食障害は，問題を表すだけでなく，問題解決の試みをも表す。最も軽い症状は，栄養に対する知識不足に起因する。放置すると，慢性的な摂食障害へとつながる。また家族の影響によるところも大きく，親族に摂食障害がみられる人も，リスクは高い[48]。また一般集団より高いうつ

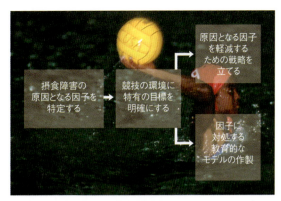

図15-8 アスリートの摂食障害に対処するための典型的な介入（Ryan R. Management of eating problems in athletic settings. In: Brownell KD, et al., eds. Eating, body weight and performance in athletes. Philadelphia: Lea & Febiger, 1992.より）

病と強迫性障害の率を示す。

摂食障害行動は，しばしば栄養問題だけでなく，過食症の患者では嘔吐時の酸による歯のエナメル質の欠損もみられる。効果的な治療は，精神的領域に焦点を当て，摂食障害行動の負の影響をもとに戻す試みである。患者の年齢，障害重症度と健康や幸福へのその影響によって，治療法は通院か入院の形態をとる。10代のアスリートは両親とともに受診しなければならない。障害がある食事パターンをもつ人は，しばしば介入と治療の試みに抵抗する。この摂食障害を治すたった1つの方法というものは存在しない。成功するとみえる多くの治療方法は，逆の効果を引き起こすことも頻繁にある。例えば，スタンフォード大学で使われた摂食障害を予防する方法で，以前に拒食症をわずらった人が他の学生と話をすることで，問題が再燃した。グループセッションに参加している学生は，以前より多くの障害がある摂食行動の事例を示した。成功する治療は多くの場合，家族の補助，栄養，医療，精神セラピーなどのチームによってなされる。図15-8に，アスリートの摂食障害行動への介入モデルの概要を示した。そのプロセスは4つの段階がある。

- ステップ1：原因を特定し区別する。
- ステップ2：予防と介入の目標を設定する。
- ステップ3：長期的な戦略を立てる。
- ステップ4：解決のため長期的なプログラムを始める。

図15-9は，アスリートの摂食障害において先駆的であるテキサス大学オースチン校の集学的アプローチによるアスリートの摂食障害管理の方法を示している。大学のI部の女性チームのコーチたちは，女性アスリートが体重や身体組成を計測することを禁止して

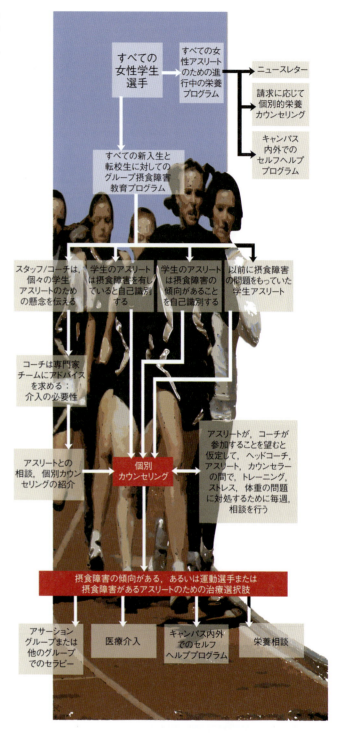

図 15-9　摂食障害を防止して，摂食障害で苦しむアスリートにサービスを提供するフローチャート。(Ryan R. Management of eating problems in athletic settings. In: Brownell KD, et al., eds. Eating, body weight and performance in athletes. Philadelphia: Lea & Febiger, 1992.より)

いる。これらの責任は，スポーツ医療スタッフの責任となる。大切な構成要素は以下のとおりである．

- 摂食障害とその結果に関する情報を提供する**教育**
- 現在の摂食行動とパターンの明白な理解を提供する**自己管理**
- 健康的な食事パターンの樹立と摂食パターンをコントロールできるようにする**食事計画**

コーチとトレーナーの摂食障害に関する常識的なガイドライン

摂食障害のアスリートの生活において，コーチやト

レーナーは大きな役割を果たす。以下のガイドラインをできるだけ守ることが，大きな違いを生む。

- アスリートに食事を促さないこと，食事をとるのをみないこと，食事に関連することや体重について話題にしないこと。コーチが食事や体重について関わることは，アスリートがコーチやトレーニングスタッフを"操る"方法を提供することである。それはアスリートに体重と食事についての関心を再認識させる。
- アスリートの体重あるいは食事に対する態度や行動についての罪の意識には関わらない。摂食障害を治すことは，最終的にはアスリート自身の問題である。あなたの役割はサポートすることであり，もし適切であるならカウンセリングを勧めることである。コーチとトレーナーは，身体のサイズや食事に関することに配慮しないことは許されないが，外部のカウンセリングの必要性について助言することにとどめるべきである。
- コーチとトレーナーは摂食障害においてカウンセリングすべきではない。それらの役割は，精神科医，心理学者など，摂食障害に関するトレーニングを受けた他の専門家のものである。
- 摂食障害をもったアスリートに特別な注意を払ってはならない。それは，体重や食事に関する問題解決にならず症状を悪化させる。
- アスリートの食事や体重に関することについて無関心でいる準備をしておくこと。そのアスリートの摂食障害について特別な注意が払われているとチームメイトが気づいてしまうような介入をしてはならない。
- 摂食障害を乗り越えて成功したアスリートや友人の話をしてはいけない。どのように感じるか，今日の体重はどうか，朝食をおいしく食べたか，十分に食べているかなどの質問をしてはならない。
- 自分の価値感をまねするように勧めず，アスリートが自分の基準をつくることを信用する。
- アスリートが主導権を握り，自立し，自己判断できることを奨励する。選択を与え，問題解決方法を与えない。これは，自立と自主性を奨励する。
- 摂食障害の症状をみせるアスリートには，特別忍耐強くならなければならない。早期の治癒や回復はあり得ず，そして期待してはならない。
- 摂食障害を示すアスリートを見捨てない。厳しく公平に扱う。忍耐強くではあるが決断力をもって，尊敬を示し，蔑みや非難を示してはならない。

摂食障害の治療方法

さまざまな方法が摂食障害を治療し，そして患者にバランス感覚，目的と未来を与える。その1つである**認識行動療法**は特に過食症に有効であり，患者の不摂生を少なくし，中心的な信念を変え，管理，発見をするよう教えることに焦点を当てている。そして，社会的責任と通常の空腹感を"再訓練する"[18,85,89]。このセラピー手法の大事な要素は，勘違いや論理のまちがいを教え，ストレスに対する機能障害性応答を変える戦略を教えることである。

人間関係療法は，患者および家族が問題領域によい影響を与えるように対人関係を調べるのを助ける。セラピストは，月経の回復と性機能の正常化のために体脂肪の重要性を強調する。若年患者には，セラピストは成熟，成長と骨量の上で低い体重の影響を強調する。逆に，セラピストは体脂肪の正常化が患者の脂肪恐怖症を増加させる可能性があることを認識する必要がある。それが，最初に患者を極端な痩身へと導いたものである[71]。

薬理学的治療（例えば，プロザック〈フルオキセチン〉と他の抗抑うつ剤）は，一部の人に役立つ。気分を改善して，拒食症の患者の体重を増やす向精神性の薬物の多様な種類の試験は，一般的にほとんど効果を示さなかった[3,53]。精神科医は，2つの薬ゾニサミドとトピラマート（てんかんと片頭痛を治療するために承認された）を過食が過食性障害の基準を満たす人に対して処方した。これらの薬は，使用に注意を払わなければならないが，ある患者において過食の頻度を減らした[54]。このように広く普及している薬を使用をする治療は，さらなる研究が必要である。

1つだけでよいという治療方法は，現在存在しない。精神医学，摂食障害，身体イメージの問題，薬剤と栄養の領域の専門知識をもつ専門家による治療方法が最も効果的である。再発と後退をしながらゆっくり改善する。以下の人には，成功を保つことが難しい。すなわち，(a) 長期にわたり摂食障害をもっている人，(b) 以前治療に失敗したことがある人，(c) 順応性が低く，家族関係がよくない人，である。

▼身体活動は過食症の治療に役に立つ可能性がある

最近の研究で，過食症の治療において，16週間に及ぶ通常の身体活動と認識行動療法または栄養カウンセリングと同等の時間を比較評価した[89]。通常の体重の過食症の女性を，ランダムにコントロール群と治療群に分けた。2つ目のコントロール群は，健康的な女性

を含んだ。栄養カウンセリングは，過食とダイエットの関係，栄養の必要性，栄養の正しい原理の教育をした。認識行動療法は患者が以下の項目を認識するようになることに焦点を当てた。すなわち，(a) 過食をしたときの感情と出来事をみつけ出し，どのように感情状態に影響を与えたか，(b) 過食症の行動を引き起こす中心にある信念の発見と変更，(c) 過食症と戦うための行動変容の技術の適用，心配となる感情や考えに対応するための健康的な方針の開発，(d) 一般的な問題解決能力の技能，である。運動は体力を増強し，肥満であるという感覚の減弱，よりよい身体イメージづくり，下剤の使用や不摂生を防ぐため，毎週1時間，中等度の身体活動のグループ・セッションからなった。これらの被検者は，単独で週に2回少なくとも35分訓練するよう勧められもした。図15-10は，EDIのサブスケール，"体型不満"，"過食"，"やせ願望"に相応している，治療前後の6カ月，18カ月のフォローアップをした，異なる治療方法を比較したものである。最も著しいのは，身体活動の効果と，下剤の常用，不摂生の頻度，身体へ不満などを減らすための認識行動療法との比較である。栄養カウンセリングが，認識行動療法より効果的であるとは証明できなかった。身体活動に伴う自己制御の増大は，過食症の患者の身体の緊張を減らし，ストレス耐性を改善するだろう。

アスリートは中から変わらなければならない

以下の引用は，運動競技，スポーツ医学，運動栄養の分野の専門家の積極的な役割があるスポーツにおいて，参加者の摂食障害に寄与するネガティブな影響の可能性を示したものである[25]。

> 最終的に，いくつかのスポーツにおいて発展している理想の体型や体重について，手短にコメントすることは重要である。特に，容姿に大きな価値があったり，審判員が容姿を重視するスポーツ（飛び込み，フィギュアスケート，機械体操，ダンスなど）における，容姿や体重についての有害な可能性のある基準は，スポーツコミュニティー内から疑問が呈されなければならない。これらの基準が体質的にやせているごく一部の人を除いて健康や幸福を深刻に損なうのであれば，そのスポーツに関わる全員にとって深刻な問題であろう。

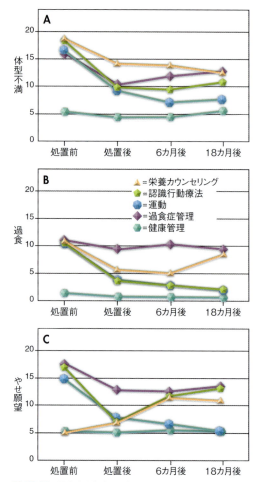

図15-10 過食症を治療する際の運動，認識行動療法と栄養カウンセリング。A. 処置前，処置後，6カ月後，18カ月後のEDIの下位尺度"体型不満"の平均得点。B. 処置前，処置後，6カ月後，18カ月後のEDIの下位尺度"過食"の平均得点。C. 処置前，処置後，6カ月後，18カ月後のEDIの下位尺度"やせ願望"の平均得点。(Sundgot-Borgen J, et al. The effect of exercise, cognitive therapy, and nutritional counseling in treating bulimia nervosa. Med Sci Sports Exerc 2002; 34: 190. より)

将来の研究

表15-4は，アスリートにおける摂食と体重管理習慣についての10分野における将来の研究を示したものである[10]。大きなサンプルによるより焦点を当てた注意深い調査，優れた測定器具，長期にわたる取り組みは，アスリートの摂食障害，特に特定のスポーツグループにおける明瞭な理解を与えてくれるだろう。適正な研究デザインは，運動への参加と摂食障害との因果関係を決めるにあたり重要になるだろう。問題に遭遇する最大の可能性をもつ男性と女性のより良好なプロファイリングには，以下の因子についての知識が必要である。すなわち，(a) スポーツ特有の役割と相互

作用のリスク，(b) 年齢のリスク，(c) 性別のリスク，(d) トレーニングのリスク，(e) 技能レベルと効率性のリスク，(f) 遺伝的なリスク，(g) 心理社会的なリスク，である。集中的な教育は，コーチをしているスタッフの知識を向上させることに焦点を当てなければならない。これらの専門家は，アスリートの摂食障害の徴候と症状に継続した注意を払い続けなければならないのである。

図15-11は，アスリートを摂食障害へといたらせるスポーツ特有のリスクと一般的な要因をまとめたものである。両親，コーチ，アスレチックトレーナー，チームメイトは，7つの"高いリスク"要因を探すべきである。我々は，コーチが健康と競技の成功の間のバランスをよりよい健康のほうに傾けることを勧める。彼らは，望ましいサイズと体型を形づくることについて，明瞭で現実的な認識を発展させるべきである。しばしば身体組成（例えば，現実的な体脂肪率，理想的なFFM〈除脂肪体重〉と筋/脂肪比率，健康的なBMIと現在の摂食行動の適切な評価）に関する客観的な情報をもたずにアスリートに忠告することは，失敗のもとである。機械体操とクラシックバレエにおいて，参加者の健康と安全を考えても，極度に細い身体を目標とすべきではない。もちろん，適当なアプローチの"象牙の塔"は，美的およびパフォーマンス・パラメータに関する，優先権について再調整を必要とする。クラシックバレエのように，やせていることで報われる理想を競い合う絶え間ない努力は，しばしば急性および慢性の医学的問題の原因となる。

まとめ

1. 摂食障害は，複雑な習慣，核心的な態度，対処方法や感情に基づいた体重や体型への病的な執着などの幅広い領域を説明する。およそ800万人の米国人が摂食障害を示し，90%が女性である。
2. ミス・アメリカコンテストの参加者は極端に痩身である。優勝者の30%がWHOの栄養不足のカットオフ値（BMI < 18.5）以下である。BMIのカットオフ値を19.0にすると18人が入り，優勝者の48%が不適当な数値を示す。優勝者の約24%が20.0～21.0であり1924年以降の優勝者でBMIが標準女性と同等であることはな

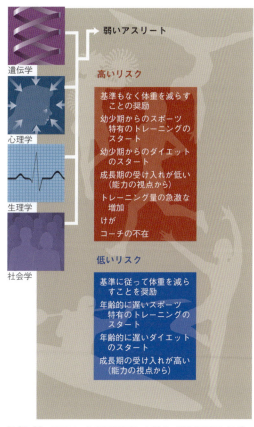

図15-11　アスリートを摂食障害へと導く一般的な要因とスポーツ特有の要因。（Sundgot-Borgen J. Eating disorders in female athletes. Sports Med 1994; 17: 176. より改変）

表15-14　アスリートにおける摂食障害の蔓延に関する必要な研究

- 大きな規模で，広い地域に広がる首尾一貫した測定を使う，さまざまなアスリート人口における摂食障害の蔓延を特定する研究。
- 適正なコントロール群をもった蔓延の研究。これらは，体重を重要視することが少なく同等のトレーニングをしている種々のスポーツのアスリートを含めなければならない。
- 摂食の乱れに関する行動の幅と態度に加えて，拒食症と過食症の研究。
- 食事と体重の問題に最もリスクの高いスポーツの発見。
- 個々のアスリートをリスクにさらす精神的要因の発見。
- アスリートをリスクにさらす精神的要因の発見。例えば，重い遺伝的特性，低い新陳代謝，あるいは，極端なエネルギー効率などである。
- 性差による摂食障害の進展と蔓延についての調査。これは，男性女性ともに体重を重要視するスポーツが対照となる（機械体操，フィギュアスケート，長距離走）。
- 同様のスポーツで，トレーニングレベルと熟達度が違うレベルの調査。
- 若年層のアスリートによるリスク因子を発見する研究。
- アスリートの自己評価測定を有効なものとし，自己評価した項目で最も正確に摂食の乱れがみられる症状を特定する。

Brownell KD, Rodin J. Prevalence of eating disorders in athletes. In: Brownell KD, et al., eds. Eating, body weight and performance in athletes. Philadelphia: Lea & Febiger, 1992. より

かった。
3. アスリートは，摂食障害を生じやすい特有の環境に直面している。これらの行動は，体脂肪は少ないほうがよいというアスリートの強い思い込みと，過剰な体脂肪が内包する否定的な審美感が混ざり合って摂食障害行動が進展する。
4. 特に極端な痩身が成功に関連する美しさを競うスポーツ（バレエ，ボディビルディンク，飛び込み，フィギュアスケート，機械体操）において，摂食障害は大きな蔓延を示し，女性アスリートの摂食障害は15～60%に広がっていると見積もられている。
5. アスリート拒食症は，1つの非健康的な体重コントロールを行っている身体的に活発な人で，本当の摂食障害の基準には満たない準臨床的な接続領域の行動を示す。
6. 不健康な体重管理習慣には，絶食，嘔吐とやせ薬，下剤または利尿薬の使用などがある。
7. 多くの男性が，現在より約12.6 kg多く筋をつけた身体が理想的だと考えている。このまちがった認識は，タンパク質同化ステロイドを使用して，摂食障害を経験し，身体への強迫観念で苦しむ男性の増加と一致した。
8. 身体への強迫観念は身体イメージに関する幅広い範囲を含んでいるが，重要な構成要素は筋異形症または筋肉質への病理学傾倒に関するものである。
9. 摂食障害をもつ女性の約50%は衝動的に過度の運動を行う。運動中毒とは，運動をするための時間を無理にでもつくろうとする人を示す。
10. 拒食症（全人口の約1～2%で出現している）は，身体のサイズについての強い強迫観念，ダイエットとやせていることへの傾倒，最低限の体重を維持するのに必要な食物を食べることに対する拒否，である。
11. 拒食症患者は通常の年齢と身長の人と比較して体重が極端に減り，しばしば死にいたることもある。
12. 頻繁な大食とそれに続く浄化行動，罪の意識または恥の強い感情は，過食症を特徴づける。全人口のうちの思春期および成人の約2～4%は過食症に悩んでいる。
13. 過食摂食障害（BED）は，体重減少のために治療を受けている肥満患者の間で，しばしば起こる。
14. 摂食障害（半飢餓，下剤，過度の運動）は，審美的なスポーツにおいて成功を収める体重を達成するために使われる。
15. アスリートにおける摂食障害への4つの介入手法は，(a) 原因を特定し区別する，(b) 介入と予防のために適切な目標を設定する，(c) 問題を解決するために長期的な戦略を立てる，(d) 解決に向け長期的なプログラムを始める，である。
16. 認識行動療法，人間関係療法，薬理学的治療は，摂食障害を治療し，患者にバランス感覚，目的と未来を与える。1つだけでよいという治療法は存在しない。精神医学，摂食障害，身体イメージの問題，薬剤と栄養の専門知識をもつ専門家による混合性アプローチは，最も効果的である。

◆ 文　献 ◆

はじめに

1. Grivetti LE, Applegate EA. From Olympia to Atlanta: a cultural-historical perspective on diet and athletic training. J Nutr 869S, 1997.
2. Available at: http://www.newswisw.com//articles/Diet.AMA.html
3. Henry FM. Physical education: An academic discipline. Proceedings of the 67th Annual Meeting of the National College Physical Education Association for Men, AAHPERD, Washington DC, 1964.

第1章

文献

1. Adler AJ, Holub BJ. Effect of garlic and fish-oil supplementation on serum lipid and lipoprotein concentrations in hypercholesterolemic men. Am J Clin Nutr 1997;67:445.
2. Agus MS, et al. Dietary composition and physiologic adaptations to energy restriction. Am J Clin Nutr 2000;71:901.
3. Albert CM, et al. Fish consumption and risk of sudden cardiac death. JAMA 1998;279:23.
4. Albert CM, et al. Blood levels of long-chain n-3 fatty acids and risk of sudden death. N Engl J Med 2002;346:1113.
5. Anderson JW, et al. Meta-analysis of the effects of soy protein intake on serum lipids. N Engl J Med 1995;333:276.
6. Anderson JW, et al. Cholesterol-lowering effects of psyllium intake adjunctive to diet therapy in men and women with hypercholesterolemia: meta-analysis of 8 controlled trials. Am J Clin Nutr 2000;71:472.
7. Andrews TC, et al. Effect of cholesterol reduction on myocardial ischemia in patients with coronary disease. Circulation 1997;95:324.
8. Aro A, et al. Stearic acid, *trans* fatty acids, and dairy fat: effects on serum and lipoprotein lipids, apolipoproteins, lipoprotein (a), and lipid transfer proteins in healthy subjects. Am J Clin Nutr 1997;65:1419.
9. ASCN/AIN Task Force on Trans Fatty Acids: position paper on trans fatty acids. Am J Clin Nutr 1996;63:663.
10. Barnard RJ, et al. Diet-induced insulin resistance precedes other aspects of the metabolic syndrome. J Appl Physiol 1998;84:1311.
11. Bingham SA, et al. Dietary fibre in food and protection against colorectal cancer in the European Prospective Investigation into Cancer and Nutrition (EPIC): an observational study. Lancet. 2003;361:1496.
12. Braaten JT, et al. Oat B-glucan reduces blood cholesterol concentration in hypercholesterolemic subjects. Eur J Clin Nutr 1994;48:465.
13. Brown I, et al. Cholesterol-lowering effects of dietary fiber: a meta-analysis. Am J Clin Nutr 1999;69:30.
14. Burkitt D. Dietary Fiber. In: Medical applications of clinical nutrition. New Canaan, CT: Keats, 1983.
15. Buyken AE, et al. Glycemic index in the diet of European outpatients with type 1 diabetes: relations to glycated hemoglobin and serum lipids. Am J Clin Nutr 2001;73:574.
16. Caggiula AW, Mustak VA. Effects of dietary fat and fatty acids on coronary artery disease risk and total and lipoprotein cholesterol concentrations: epidemiologic studies. Am J Clin Nutr 1997;65(suppl):1597S.
17. Carraro F, et al. Effect of exercise and recovery on muscle protein synthesis in human subjects. Am J Physiol 1990;259:E470.
18. Carraro F, et al. Alanine kinetics in humans during low-intensity exercise. Med Sci Sports Exerc 1994;26:48.
19. Chandalia M, et al. Beneficial effects of high dietary fiber intake in patients with type 2 diabetes mellitus. N Engl J Med 2000;342:1392.
20. Christensen HN. Role of amino acid transport and counter transport in nutrition and metabolism. Physiol Rev 1990;70:43.
21. Connor WE. Do the n-3 fatty acids from fish prevent deaths from cardiovascular disease? Am J Clin Nutr 1997;66:188.
22. Connor WE. Importance of n-3 fatty acids in health and disease. Am J Clin Nutr 2000;71 (suppl):171S.
23. Conner WE, et al. The plasma lipids, lipoproteins, and diet of the Tarahumara Indians of Mexico. Am J Clin Nutr 1978;31:1131.
24. Consolazio CF, et al. Protein metabolism during intensive physical training in the young adult. Am J Clin Nutr 1975;28:29.
25. Daly ME, et al. Dietary carbohydrates and insulin sensitivity: a review of the evidence and clinical implications. Am J Clin Nutr 1997;66:1072.
26. Daviglus ML, et al. Fish consumption and the 30-year risk of fatal myocardial infarction. N Engl J Med 1997;336:1046.
27. Davy BM, et al. High-fiber oat cereal compared with wheat cereal consumption favorably alters LDL-cholesterol subclass and particle numbers in middle-aged and older men. Am J Clin Nutr 2002;76:351.
28. Dewailly E, et al. N-3 Fatty acids and cardiovascular disease risk factors among the Inuit of Nunavik. Am J Clin Nutr 2001;74:474.
29. Dietschy JM. Theoretical considerations of what regulates low-density-lipoprotein and high-density-lipoprotein cholesterol. Am J Clin Nutr 1997;65(suppl):1581S.
30. Dreon DM, et al. Change in dietary saturated fat intake is correlated with change in mass of large low-density-lipoprotein particles in men. Am J Clin Nutr 1998;67:828.
31. Drexel H, et al. Plasma triglycerides and three lipoprotein cholesterol fractions are independent predictors of the extent of coronary arteriosclerosis. Circulation 1994;90:2230.
32. Fernandez ML, et al. Guar gum effects on plasma low-density lipoprotein and hepatic cholesterol metabolism in guinea pigs fed low-and high-cholesterol diets: a dose-response study. Am J Clin Nutr 1995;61:127.
33. Food and Nutrition Board, Institute of Medicine. Dietary reference intakes: a risk assessment model for establishing upper intake levels for nutrients. Washington, DC: National Academy Press, 1998.
34. Food and Nutrition Board, Institute of Medicine. Dietary reference intakes for energy, carbohydrates, fiber, fat, protein and amino acids. Washington, DC: National Academy Press, 2002.
35. Food and Nutrition Board. Recommended Dietary Allowances. 11th ed. Washington, DC: National Academy of Sciences, 1999.
36. Ford ES, et al. Prevalence of the metabolic syndrome among US adults. Findings from the Third National Health and Nutrition Examination Survey. JAMA 2002;287:356.
37. Frick MH, et al. Helsinki Heart Study: primary-prevention trial with gemfibrozil in middle-aged men with dyslipidemia. Safety of treatment, changes in risk factors, and incidence of coronary heart disease. N Engl J Med 1987;317:3217.
38. Friedman, MI. Fuel partitioning and food intake. Am J Clin Nutr 1998;67(suppl):513S.
39. Fuchs CF, et al. Dietary fiber and risk of colorectal cancer and adenoma in women N Engl J Med 1999;440:169.
40. Fung TT, et al. Whole-grain intake and risk of type-2 diabetes: a prospective study in men. Am J Clin Nutr 2002;76:535.
41. Grundy SM, Denke MA. Dietary influences of serum lipids and lipoproteins. Am J Clin Nutr 1994;60 (suppl):986S.
42. Harris WS. Fish oils and plasma lipid and lipoprotein metabolism: a critical review. J Lipid Res 1989;30:785.
43. Heyward VH, et al. Anthropometric, body composition and nutritional profiles of bodybuilders during training. J Appl Sports Sci Rev 1989;3:22.

44. Hickson JF, Wolinsky I. Research directions in protein nutrition for athletes. In: Wolinsky I, Hickson JF Jr, eds. Nutrition in exercise and sport. Boca Raton, FL: CRC Press, 1994.
45. Hickson JF, et al. Nutritional profile of football athletes eating from a training table. Nutr Res 1987;7:27.
46. Hickson JF, et al. Repeated days of body building exercise do not enhance urinary nitrogen excretions from untrained young males. Nutr Res 1990;10:723.
47. Howarth NC, et al. Dietary fiber and weight regulation. Nutr Res 2001;59:129.
48. Howell WM, et al. Plasma lipid and lipoprotein responses to dietary fat and cholesterol: a meta-analysis. Am J Clin Nutr 1997;65:1747.
49. Hu FB, et al. Dietary fat intake and the risk of coronary heart disease in women. N Engl J Med 1997;337:1491.
50. Hu FB, et al. Fish and omega-3 fatty acid intake on risk of coronary heart disease in women. 2002;287:1815.
51. Iribarren C, et al. Serum total cholesterol and mortality: compound factors and risk modification in Japanese-American men. JAMA 1995;273:1926.
52. Iso H, et al. Intake of fish and omega-3 fatty acids and risk of stroke in women. JAMA 2001;285:304.
53. Jenkins DJ, et al. Effects of high- and low-isoflavone soyfoods on blood lipids, oxidized LDL, homocysteine, and blood pressure in hyperlipidemic men and women. Am J Clin Nutr 2002;76:365.
54. Jenkins DJ, et al. Soluble fiber intake at a dose approved by the US Food and Drug Administration for a claim of health benefits: serum lipid risk factors for cardiovascular disease assessed in a randomized controlled crossover trial. Am J Clin Nutr 2002;75:834.
55. Kinosian B, et al. Cholesterol and coronary heart disease: predicting risk by levels and ratios. Ann Intern Med 1994;121:641.
56. Kirby RW, et al. Oat-bran intake selectively lowers serum low-density lipoprotein cholesterol concentrations of hypercholesterolemic men. Am J Clin Nutr 1981;34:824.
57. Klag MJ, et al. Serum cholesterol in young men and subsequent cardiovascular disease. N Engl J Med 1993;328:313.
58. Krauss RM, et al. AHA dietary guidelines revision 2000: a statement for health care professionals from the Nutrition Committee of the American Heart Association. Circulation 2000;102:2284.
59. Krauss WE, et al. Effect of the amount and intensity of exercise on plasma lipoproteins. N Engl J Med 2002;347:1483.
60. Laidlaw M, Holub BJ. Effects of supplementation with fish-oil derived n-3 fatty acids and γ-linoleic acid on circulating plasma lipids and fatty acid profiles in women. Am J Clin Nutr 2003;77:37.
61. Lakka HM, et al. The metabolic syndrome and total and cardiovascular disease mortality in middle-aged men. JAMA 2002;288:2709.
62. Lamartiniere CA. Protection against breast cancer with genistein: a component of soy. Am J Clin Nutr 2000;73:172.
63. Lambert EV, et al. Enhanced endurance in trained cyclists during moderate intensity exercise following 2 weeks adaptation to a high fat diet. Eur J Appl Physiol 1994;69:287.
64. Lauber RP, Sheard NF. The American Heart Association dietary guidelines for 2000: a summary report. Nutr Rev 2001;59:298.
65. Lemaitre RN, et al. n-3 Poly unsaturated fatty acids, fatal ischemic heart disease, and nonfatal myocardial infarction in obese adults. Am J Clin Nutr 2003;77:319.
66. LeMura LM, et al. Lipid and lipoprotein profiles, cardiovascular fitness, body composition, and diet during and after resistance, aerobic and combination training in young women. Eur J Appl Physiol 2000;82:451.
67. Lipid Research Clinics Program: The Lipid Research Clinics Coronary Primary Prevention Trial results. I. Reduction in incidence of coronary heart disease. JAMA 1984;251:351.
68. Lipid Research Clinics Program: The Lipid Research Clinics Coronary Primary Prevention Trial results. II. The relationship of reduction in incidence of coronary heart disease to cholesterol lowering. JAMA 1984;251:365.
69. Liu S, et al. A prospective study of dietary glycemic load, carbohydrate intake, and risk of coronary heart disease in US women. Am J Clin Nutr 2000;71:1455.
70. Liu S, et al. Dietary glycemic load assessed by food-frequency questionnaire in relation to plasma high-density-lipoprotein cholesterol and fasting triacylglycerols in postmenopausal women. Am J Clin Nutr 2001;73:560.
71. Liu S, et al. Is intake of breakfast cereals related to total and cause-specific mortality in men? Am J Clin Nutr 2003;77:594.
72. Ludwig DS, et al. Dietary fiber, weight gain, and cardiovascular disease risk factors in young adults. JAMA 1999;275:486.
73. Marques-Lopes I, et al. Postprandial de novo lipogenesis and metabolic changes induced by a high-carbohydrate, low-fat meal in lean and overweight men. Am J Clin Nutr 2001;73:253.
74. McArdle WD, et al. Thermal adjustment to cold-water exposure in resting men and women. J Appl Physiol 1984;56:1565.
75. McIntosh M, Miller C. A diet containing food rich in soluble and insoluble fiber improves glycemic control and reduces hyperlipidemia among patients with type 2 diabetes. Nutr Revs 2001;59:52.
76. McKeown NM, et al. Whole-grain intake is favorably associated with metabolic risk factors for type 2 diabetes and cardiovascular disease in the Framingham Offspring Study. Am J Clin Nutr 2002;76:390.
77. Mensink RP, et al. Effects of dietary fatty acids and carbohydrates on the ratio of serum total to HDL cholesterol and on serum lipids and apolipoproteins: a meta-analysis of 60 controlled trials. Am J Clin Nutr 2003;77:1146.
78. Meridith CN, et al. Dietary protein requirements and body protein metabolism in endurance-trained men. J Appl Physiol 1989;66: 2850.
79. Meyer KA, et al. Carbohydrates, dietary fiber, and incident type 2 diabetes in older women. Am J Clin Nutr 2000;71:921.
80. Miller VC, et al. Adaptations to high-fat diet that increase exercise endurance in male rats. J Appl Physiol 1984;56:78.
81. Mittendorfer B, Sidossis L. Mechanism for the increase in plasma triacylglycerol concentration after consumption of short-term, high-carbohydrate diets. Am J Clin Nutr 2001;73:892.
82. Montonen J, et al. Whole-grain and fiber intake and the incidence of type 2 diabetes. Am J Clin Nutr 2003;77:622.
83. Morris KL, Zemel MB. Glycemic index, cardiovascular disease, and obesity. Nutr Revs 1999;55:273.
84. Mozaffarian D, et al. Cereal, fruit, and vegetable fiber intake and risk of cardiovascular disease in elderly individuals. JAMA 2003;289:1659.
85. National Institutes of Health. Third report of the National Cholesterol Education Program Expert Panel on Detection, Evaluation, and Treatment of High Blood Cholesterol in Adults (Adult Treatment Panel III). Bethesda, MD: National Institutes of Health; 2001. NIH publication 01-3670.
86. Nestle P, et al. The n-3 fatty acids eicosapentaenoic and docosahaenoic acid increase systemic arterial compliance in humans. Am J Clin Nutr 2002;76:326.
87. NIH Consensus Conference. Triglyceride, high-density lipoprotein, and coronary heart disease. JAMA 1993;269:505.
88. Noakes M, Clifton PM. Changes in plasma lipids and other cardiovascular risk factors during 3 energy-restricted diets differing in total fat and fatty acid composition. Am J Clin Nutr 2000;71:706.
89. Ornish D, et al. Intensive lifestyle changes for reversal of coronary heart disease. JAMA 1998;280:2001.
90. Parks EJ, Hellerstein MK. Carbohydrate induced hypertriacylglycerolemia: historical perspective and review of biological mechanisms. Am J Clin Nutr 2000;71:412.
91. Peters U, et al. Dietary fibre and colorectal adenoma in a colorectal cancer early detection programme. Lancet. 2003;361:1491.
92. Poppitt SD, et al. Long-term effects of ad libitum low-fat, high-carbohydrate diets on body weight and serum lipids in overweight subjects with metabolic syndrome. Am J Clin Nutr 2002;75:11.
93. Pugh LGCE, Edholm OG. The physiology of channel swimmers. Lancet 1955;2:761.
94. Raeini-Sarjaz M, et al. Comparison of the effect of dietary fat restriction with that of energy restriction on human lipid metabolism Am J Clin Nutr 2001;73:262.
95. Rimm EB, et al. Vegetable, fruit, and cereal fiber intake and risk of coronary heart disease among men. JAMA 1996;275:447.
96. Roche HM, et al. Effect of long-term olive oil dietary intervention on postprandial triacylglycerol and factor VII metabolism. Am J Clin Nutr 1998;68:552.
97. Salmerón JE, et al. Dietary fiber, glycemic load, and risk of non-insulin-dependent diabetes mellitus in women. JAMA 1997;277: 472.
98. Salmerón J.E, et al. Dietary fat intake and risk of type 2 diabetes in women. Am J Clin Nutr 2001;73:1019.
99. Schaefer EJ. Lipoproteins, nutrition, and heart disease. Am J Clin Nutr 2002;75:191.
100. Shahar E, et al. Dietary n-3 polyunsaturated fatty acids and smoking-related chronic obstructive pulmonary disease. N Engl J Med 1994; 331:228.
101. Simonen P, et al. Introducing a new component of the metabolic syndrome; low cholesterol absorption. Am J Clin Nutr 2000;72:82.
102. Sims EAH, Danforth E Jr. Expenditure and storage of energy in man (perspective). J Clin Invest 1987;79:1019.
103. Stamler J, et al. Is the relationship between serum cholesterol and risk of premature death from coronary heart disease continuous or graded? Findings in 356,222 primary screenees of the Multiple Risk Factor Intervention Trial (Mr. Fit). JAMA 1986;256:2823.

104. Starc TJ, et al. Greater dietary intake of simple carbohydrate is associated with lower concentrations of high-density-lipoprotein cholesterol in hypercholesterolemic children. Am J Clin Nutr 1998;67:1147.
105. Stark KD, et al. Effect of fish-oil concentrate on serum lipids in postmenopausal women receiving and not receiving hormone replacement therapy in a placebo-controlled, double-blind trial. Am J Clin Nutr 2000;72:389.
106. Stefanick ML, et al. Effects of diet and exercise in men and postmenopausal women with low levels of HDL cholesterol and high levels of LDL cholesterol. N Engl J Med 1998;339:12.
107. Tarnopolosky MA, et al. Influence of protein intake and training status on nitrogen balance and lean body mass. J Appl Physiol 1988;64:187.
108. Tarnopolosky MA, et al. Effect of bodybuilding exercise on protein requirements. Can J Sport Sci 1990;15:225.
109. Teixeira SR, et al. Effects of feeding 4 levels of soy protein for 3 and 6 wk on blood lipids and apolipoproteins in moderately hypercholesterolemic men. Am J Clin Nutr 2000;71:1077.
110. Terry PD, et al. Intakes of fish and marine fatty acids and the risk of cancers of the breast and prostate and of other hormone-related cancers: a review of the epidemiologic evidence. Am J Clin Nutr 2003;77:532.
111. Tiollotson JL, et al. Relation of dietary carbohydrates to blood lipids in the special intervention and usual care groups in the Multiple Risk Factor Intervention Trial. Am J Clin Nutr 1997;65(suppl):3214S.
112. Trumbo P, et al. Dietary reference intakes: vitamin A, vitamin K, arsenic, boron, chromium, iodine, manganese, molybdenum, nickel, silicon, vanadium, and zinc. J Am Diet Assoc 2001;101:294.
113. Van Wijk JPH, et al. Effects of different nutrient intakes on daytime triacylglycerolemia in healthy, normolipemic, free-living men. Am J Clin Nutr 2001;74:171.
114. Vidon C, et al. Effects of isoenergetic high-carbohydrate compared with high-fat diets on human cholesterol synthesis and expression of key regulatory genes of cholesterol metabolism. Am J Clin Nutr 2001;73:878.
115. Wangen KE, et al. Soy isoflavones improve plasma lipids in normocholesterolemic and mildly hypercholesterolemic post menopausal women. Am J Clin Nutr 2001;73:225.
116. Weggemans RM, et al. Dietary cholesterol from eggs increases the ratio of total cholesterol to high-density lipoprotein cholesterol in humans: a meta-analysis. Am J Clin Nutr 2001;73:885.
117. Willett WC, Ascherio A. Trans fatty acids: are the effects only marginal? Am J Public Health 1994;84:722.
118. Williams BD, et al. Alanine and glutamine kinetics at rest and during exercise. Med Sci Sports Exerc 1998;30:1053.
119. Williams PT. High-density lipoprotein cholesterol and other risk factors for coronary heart disease in female runners. N Engl J Med 1996;334:1298.
120. Wolfe RR. Metabolic interactions between glucose and fatty acids in humans. Am J Clin Nutr 1998;67(suppl):519S.
121. Wolk A, et al. Long-term intake of dietary fiber and decreased risk of coronary heart disease among women. JAMA 1999;281:1998.
122. Wynder EL, et al. High fiber intake: indicator of a healthy lifestyle. JAMA 1996;275:486.

追加文献

Ardern CI, et al. Race and sex similarities in exercise-induced changes in blood lipids and fatness. Med Sci Sports Exerc 2004;36:161.
Barr SI, Rideout CA. Nutritional considerations for vegetarian athletes. Nutrition 2004;20:696.
Boisseau N, et al. Protein intake and nitrogen balance in male non-active adolescents and soccer players. Eur J Appl Physiol 2002;88:288.
Burke DG, et al. Effect of creatine and weight training on muscle creatine and performance in vegetarians. Med Sci Sports Exerc 2003;35:1946.
Collaku A, et al. A genome-wide linkage scan for dietary energy and nutrient intakes: The Health, Risk Factors, Exercise Training, and Genetics (HERITAGE) Family Study. Am J Clin Nutr 2004;79:881.
Hinton PS, et al. Nutrient intakes and dietary behaviors of male and female collegiate athletes. Int J Sport Nutr Exerc Metab 2004;14:389.
Luca-Moretti M, et al. Master amino acid pattern as substitute for dietary proteins during a weight-loss diet to achieve the body's nitrogen balance equilibrium with essentially no calories. Adv Ther 2003;20:282.
Nawrocki A, Gorski J. Effect of plasma free fatty acid concentration on the content and composition of the free fatty acid fraction in rat skeletal muscles. Horm Metab Res 2004;36:601.
Phillips SM. Protein requirements and supplementation in strength sports. Nutrition 2004;20:689.
Wang JS, Chow SE. Effects of exercise training and detraining on oxidized low-density lipoprotein-potentiated platelet function in men. Arch Phys Med Rehabil 2004;85:1531.
Wells AM, et al. Comparisons of vegetarian and beef-containing diets on hematological indexes and iron stores during a period of resistive training in older men. J Am Diet Assoc 2003;103:594.

第2章

文献

1. Al-Delaimy WK, et al. A prospective study of calcium intake from diet and supplements and risk of ischemic heart disease among men. Am J Clin Nutr 2003;72:814.
2. American College of Sports Medicine. Position stand on physical activity and bone health. Med Sci Sports Exerc 2004;36:1985.
3. American College of Sports Medicine, American Dietetic Association and Dietitians of Canada. Joint position statement. Nutrition and athletic performance. Med Sci Sports Exerc 2000;32:2130.
4. Andreoli A, et al. Effects of different sports on bone density and muscle mass in highly trained athletes. Med Sci Sports Exerc 2001;33:507.
5. Apple LJ, et al, A clinical trial of the effects of dietary patterns on blood pressure: DASH Collaborative Research Group. N Engl J Med 1997;336:1117.
6. Arab L, Steck S. Lycopene and cardiovascular disease. Am J Clin Nutr 2000;71:1691S.
7. Asheden MJ, et al. The haematological response to an iron injection amongst female athletes. Int J Sports Med 1998;19:474.
8. Ashizawa N, et al. Tomographical description of tennis-loaded radius: reciprocal relation between bone size and volumetric BMD. J Appl Physiol 1999;86:1347.
9. Bailey DA, et al. Growth, physical activity, and bone mineral acquisition. Exerc Sport Sci Rev 1996;24:233.
10. Beard J, Stoltzfus R. Forward. J Nutr 2001;131(suppl):563S.
11. Beek EJ van der. Vitamin supplementation and physical exercise performance. Sports Sci 1991;9:77.
12. Benson J, et al. Inadequate nutrition and chronic calorie restriction in adolescent ballerinas. Phys Sportsmed 1985;13:79.
13. Boot AM, et al. Bone mineral density in children and adolescents: relation to puberty, calcium intake and physical activity. J Clin Endocrinol Metab 1997;82:57.
14. Bostom AG, et al. Nonfasting plasma total homocysteine levels and all-cause and cardiovascular disease mortality in the elderly Framingham men and women. Arch Intern Med 1999;159:1077.
15. Brilla L, Haley T. Effect of magnesium supplementation on strength training in humans. J Am Coll Nutr 1992;11:326.
16. Brownlie T IV, et al. Marginal iron deficiency without anemia impairs aerobic adaptation among previously untrained women. Am J Clin Nutr 2002;75:734.
17. Brune M, et al. Iron loss in sweat. Am J Clin Nutr 1986;43:438.
18. Brutsaert TD, et al. Iron supplementation improves progressive fatigue resistance during dynamic knee extensor exercise in iron-depleted, nonanemic women. Am J Clin Nutr 2003;77:441.
19. Cabet J, et al. High femoral bone mineral content and density in male football (soccer) players. Med Sci Sports Exerc 2001;33:1682.
20. Cassell C, et al. Bone mineral density in elite 7-9-yr-old female gymnasts and swimmers. Med Sci Sports Exerc 1996;28:1243.
21. Cauley JA, et al. Effects of estrogen plus progestin on risk of fracture and bone mineral density. JAMA 2003;290:1729.
22. Clarkson P M, Haymes EM. Exercise and mineral status of athletes: calcium, magnesium, phosphorus, and iron. Med Sci Sports Exerc 1995;27:831.
23. Cobb KL, et al. Disordered eating, menstrual irregularity, and bone mineral density in female runners. Med Sci Sports Exerc 2003;35:711.
24. Conlin PR, et al. The effect of dietary patterns on blood pressure control in hypertensive patients: results from the Dietary Approaches to Stop Hypertension (DASH) Trial. Am J Hypertens 2000;13:949.
25. Conroy BP, et al. Bone mineral density in elite junior Olympic weight lifters. Med Sci Sports Exerc 1993;25:1103.
26. Creighton DL, et al. Weight-bearing exercise and markers of bone turnover in female athletes. J Appl Physiol 2001;90:565.

27. Cullen DM, et al. Bone-loading response varies with strain magnitude and cycle number. J Appl Physiol 2001;91:1971.
28. Cummings SR, et al. Endogenous hormones and the risk of hip and vertebral fractures among older women. N Engl J Med 1998;339:733.
29. Cussler EC, et al. Weight lifted in strength training predicts bone change in postmenopausal women. Med Sci Sports Exerc 2003;35:10.
30. Derstine JL, et al. Iron status in association with cardiovascular disease risk in 3 controlled feeding studies. Am J Clin Nutr 2003;77:56.
31. Deugnier Y, et al. Increased body iron stores in elite road cyclists. Med Sci Sports Exerc 2002;34:876.
32. Deuster PA, et al. Nutritional survey of highly trained women runners. Am J Clin Nutr 1986;45:954.
33. Diaz MN, et al. Antioxidants and atherosclerotic heart disease. N Engl J Med 1997;337:408.
34. Dook JE, et al. Exercise and bone mineral density in mature female athletes. Med Sci Sports Exerc 1997;29:291.
35. Drinkwater BL, et al. Menstrual history as a determinant of current bone density in young athletes. JAMA 1990;263:545.
36. Dueck CA, et al. A diet and training intervention program for the treatment of athletic amenorrhea. Int J Sports Nutr 1996;6:134.
37. Duncan CS, et al. Bone mineral density in adolescent female athletes: relationship to exercise type and muscle strength. Med Sci Sports Exerc 2002;34:286.
38. Dwyer JH, et al. Dietary calcium, calcium supplementation, and blood pressure in African American adolescents. Am J Clin Nutr 1998;68: 648.
39. Eichner ER. Fatigue of anemia. Nutr Revs 2001;59:S17.
40. Eikelboom JW, et al. Homocyst(e)ine and cardiovascular disease: a critical review of epidemiologic evidence. Ann Intern Med 1999; 131:362.
41. Ely DL. Overview of dietary sodium effects on and interactions with cardiovascular and neuroendocrine functions. Am J Clin Nutr 1997; 65(suppl):594S.
42. Erp-Bart van AMJ, et al. Nationwide survey on nutritional habits in elite athletes. Part 1. Energy, carbohydrate, protein and fat intake. Int J Sports Med 1989;10(suppl 1):S3.
43. Faulkner RA, et al. Strength indices of the proximal femur and shaft in prepubertal female gymnasts. Med Sci Sports Exerc 2003;35:513.
44. Fehling PC, et al. A comparison of bone mineral densities among female athletes in impact loading and active loading sports. Bone 1995;17:205.
45. Feskanich D, et al. Walking and leisure-time activity and risk of hip fracture in postmenopausal women. JAMA 2002;288:2300.
46. Finstad EW, et al. The effects of magnesium supplementation on exercise performance. Med Sci Sports Exerc 2001;33:493.
47. Fleet J. How well you absorb calcium is important for limiting hip fracture risk. Nutr Revs 2001;59:338.
48. Flemming DJ, et al. Dietary factors associated with the risk of high iron stores in the elderly Framingham Heart Study cohort. Am J Clin Nutr 2002;76:1375.
49. Friedmann B, et al. Effects of iron repletion on blood volume and performance capacity in young athletes. Med Sci Sports Exerc 2001;33:741.
50. Gale CR. Antioxidant vitamin status and carotid atherosclerosis in the elderly. Am J Clin Nutr 2001;74:402.
51. Ganji V, Kafi MR. Demographic, health, lifestyle, and blood vitamin determinants of serum total homocysteine concentrations in the third National Health and Nutrition Examination Survey. Am J Clin Nutr 2003;77:826.
52. Giguere Y, Rousseau F. The genetics of osteoporosis: "complexities and difficulties." Clin Genet 2000:57:161.
53. Gledhill N, et al. Haemoglobin, blood volume, cardiac function, and aerobic power. Can J Appl Physiol 1999;24:54.
54. Green HJ, et al. Training induced hypervolemia: lack of an effect on oxygen utilization during exercise. Med Sci Sports Exerc 1987;19:202.
55. Gremion G, et al. Oligo-amenorrheic long-distance runners may lose more bone in spine than in femur. Med Sci Sports Exerc 2001;33:15.
56. Haymes EM. Vitamin and mineral supplementation to athletes. Int J Sports Nutr 1991;1:146.
57. Haymes EM, et al. Training for cross-country skiing and iron status. Med Sci Sports Exerc 1986;18:162.
58. Heaney R, Rafferty K. Carbonated beverages and urinary calcium excretion. Am J Clin Nutr 2001;74:343.
59. Hegarty VM, et al. Tea drinking and bone mineral density in older women. Am J Clin Nutr 2000;71:1003.
60. Helge EW, Kanstrup I-L. Bone density in female elite gymnasts: impact of muscle strength and sex hormones. Med Sci Sports Exerc 2002;34:174.
61. Hennekens CH, et al. Lack of effect of long-term supplementation with beta carotene on the incidence of malignant neoplasm and cardiovascular disease. N Engl J Med 1996;334:1145.
62. Hinton PS, et al. Iron supplementation improves endurance after training in iron-depleted, nonanemic women. J Appl Physiol 2000;88:1103.
63. Hodis HN, et al. Serial coronary angiographic evidence that antioxidant vitamin intake reduces progression of coronary artery disease. JAMA 1995;273:1849.
64. Huang H-Y, et al. Effects of vitamin C and vitamin E on in vivo lipid peroxidation: results of a randomized controlled trial. Am J Clin Nutr 2002;76:549.
65. Hunt JR, Roughead ZK. Adaptation of iron absorption in men consuming diets with high or low iron bioavailability. Am J Clin Nutr 2000;71:95.
66. Hunt SC, et al. Angiotensinogen genotype, sodium reduction, weight loss, and prevention of hypertension. Trials of Hypertension Prevention, Phase II. Hypertension 1998;32:393.
67. Jacques PF, et al. Determinants of plasma total homocysteine concentration in the Framingham Offspring cohort. Am J Clin Nutr 2001;73:613.
68. Janz KF, et al. Everyday activity predicts bone geometry in children: The Iowa Bone Development Study. Med Sci Sports Exerc 2004; 36:1124.
69. Jiang Q, et al. γ-Tocopherol, the major form of vitamin E in the US diet, deserves more attention. Am J Clin Nutr 2001;74:714.
70. Kahn K, et al. Does childhood and adolescence provide a unique opportunity for exercise to strengthen the skeleton? J Sci Med Sport 2000;3:150.
71. Kalkwarf HJ, et al. Milk intake during childhood and adolescence, adult bone density, and osteoporotic fractures in US women. Am J Clin Nutr 2003;77:257.
72. Karlsson MK, et al. Exercise during growth and young adulthood is associated with reduced fracture risk in old ages. J Bone Miner Res 2002;17(suppl 1):S297.
73. Keith ME, et al. A controlled clinical trial of vitamin E supplementation in patients with congestive heart failure. Am J Clin Nutr 2001; 73:219.
74. Kemmler W, et al. Exercise effects on fitness and bone mineral density in early postmenopausal women: 1-year EFOPS results. Med Sci Sports Exerc 2002;34:2115.
75. Kerr D, et al. Exercise effects on bone mass in postmenopausal women are site-specific and load-dependent. J Bone Min Res 1996; 11:218.
76. Kirchner EM, et al. Effect of past gymnastics participation on adult bone mass. J Appl Physiol 1996;80:226.
77. Klipstein-Grobusch K, et al. Dietary antioxidants and risk of myocardial infarction in the elderly: the Rotterdam Study. Am J Clin Nutr 1999;69:261.
78. Kohrt WM, et al. HRT preserves increases in bone mineral density and reductions in body fat after a supervised exercise program. J Appl Physiol 1998;84:1506.
79. Konyulsinrn D, et al. Good maintenance of exercise-induced bone gain with decreased training of female tennis and squash players: a prospective 5-year follow-up study of young and old starters and controls. J Bone Miner Res 2001;16:195.
80. Kritchevsky SB, et al. Provitamin A carotenoid intake and carotid artery plaques: the Atherosclerosis Risk in Communities Study. Am J Clin Nutr 1998;68:726.
81. Kushi LH, et al. Dietary antioxidant vitamins and death from coronary heart disease in postmenopausal women. N Engl J Med 1996;334:1156.
82. Layne JE, Nelson ME. The effects of progressive resistance training on bone density: a review. Med Sci Sports Exerc 1999;31:25.
83. LeBoff MS, et al. Occult vitamin D deficiency in postmenopausal US women with acute hip fracture. JAMA 1999;281:1505.
84. Lee EJ, et al. Variations in bone status of contralateral and regional sites in young athletic women. Med Sci Sports Exerc 1995;27:1354.
85. Levine M, et al. Criteria and recommendations for vitamin C intake. JAMA 1999;281:1485.
86. Lin Y, et al. Estimating the concentration of β-carotene required for maximal protection of low-density lipoproteins in women. Am J Clin Nutr 1998;67:837.
87. Lindsay R, et al. Effect of lower doses of conjugated equine estrogens with and without dedroxyprogesterone acetate on bone in early postmenopausal women. JAMA 2002;287:2668.
88. Lima F, et al. Effect of impact load and active load on bone metabolism and body composition of adolescent athletes. Med Sci Sports Exerc 2001;33:1318.
89. Livshits G, et al. Genes play an important role in bone aging. Hum Biol 1998;10:421.
90. Looker A, et al. Prevalence of iron deficiency in the United States. JAMA 1997;277:973.

91. Luft GS, Weinberger MH. Heterogeneous responses to changes in dietary salt intake: the salt-sensitivity paradigm. Am J Clin Nutr 1997;65(suppl):626S.
92. Lyle RM, et al. Iron status in exercising women: the effect of oral iron therapy vs increased consumption of muscle foods. Am J Clin Nutr 1992;56:1099.
93. Mackelvie KJ, et al. Lifestyle risk factors for osteoporosis in Asian and Caucasian girls. Med Sci Sports Exerc 2001;33:1818.
94. Malinow MR, et al. Plasma homocysteine and graded risk for myocardial infarction: findings in two populations at contrasting risk for coronary heart disease. Atherosclerosis 1996;126:27.
95. Malinow MR, et al. Reduction of plasma homocysteine levels by breakfast cereals fortified with folic acid in patients with coronary heart disease. N Engl J Med 1998;15:1009.
96. Martinez ME, et al. Physical activity, body mass index, and prostaglandin E_2 levels in rectal mucosa. J Natl Cancer Inst 1999;91:950.
97. McCabe ME, et al. Gastrointestinal blood loss associated with running a marathon. Dig Dis Sci 1986;31:1229.
98. McKenna AA, et al. Zinc balance in adolescent females consuming a low- or high-calcium diet. Am J Clin Nutr 1997;65:1460.
99. McLean JA, et al. Dietary restraint, exercise, and bone density in young women: are they related? Med Sci Sports Exerc 2001;33:1292.
100. Mennen LI, et al. Homocysteine, cardiovascular disease risk factors, and habitual diet in the French Supplementation with Antioxidant Vitamins and Minerals Study. Am J Clin Nutr 2002;76:1279.
101. Meydani M. Vitamin E and prevention of heart disease in high-risk patients. Nutr Revs. 2000;58:278.
102. Michaels KB, et al. Prospective study of fruit and vegetable consumption and incidence of colon and rectal cancers. J Natl Cancer Inst 2000;92:1740.
103. Michaëlsson K, et al. Serum retinol levels and the risk of fracture. N Engl J Med 2003;348:287.
104. Micklesfield LK, et al. Bone mineral density in mature, premenopausal ultramarathon runners. Med Sci Sports Exerc 1995;27:688.
105. Midgley JP, et al. Effect of reduced dietary sodium on blood pressure: a meta-analysis of randomized controlled trials. JAMA 1996;275:1590.
106. Modlesky CM, Lewis RD. Does exercise during growth have a long-term effect on bone health? Exerc Sport Sci Rev 2002;30:171.
107. Moffatt RJ. Dietary status of elite female high school gymnasts: inadequacy of vitamin and mineral intake. J Am Diet Assoc 1984;84:1361.
108. Morris D, et al. Serum carotenoids and coronary heart disease: the Lipid Research Clinics Coronary Prevention Trial and Follow-up Study. JAMA 1994;272:439.
109. Morris MS, et al. Hyperhomocysteinemia associated with poor recall in the third National Health and Sport Science Review Nutrition Examination Survey. Am J Clin Nutr 2001;73:927.
110. Mortensen L, Charles P. Bioavailability of calcium supplements and the effect of vitamin D: comparisons between milk, calcium carbonate, and calcium carbonate plus vitamin D. Am J Clin Nutr 1996;63:354.
111. Myburgh KH, et al. Low bone mineral density at axial and appendicular sites in amenorrheic athletes. Med Sci Sports Exerc 1993;25:1197.
112. Myers ER, Wilson SE. Biomechanics of osteoporosis and vertebral fracture. Spine 1997;22:25S.
113. Nachtigall D, et al. Iron deficiency in distance runners. A reinvestigation using ^{59}Fe-labeling and non-invasive liver iron quantification. Int J Sports Med 1996;17:473.
114. Nakayama MM, et al. T^{-786} mutation in the 5'-flanking of the region of the endothelial nitric oxide synthase gene is associated with coronary spasm. Circulation 1999;99:2855.
115. Nappo F, et al. Impairment of endothelial functions by acute hyperhomocystinemia and reversal by antioxidant vitamins. JAMA 1999;281:2113.
116. Nelson DA, Bouxsein ML. Exercise maintains bone mass, but do people maintain exercise? J Bone Miner Res 2001;16:202.
117. Nelson RL. Iron and colorectal cancer risk: human studies. Nutr Res 2001;59:140.
118. New SA, et al. Dietary influences on bone mass and bone metabolism: further evidence of a positive link between fruit and vegetable consumption and bone health. Am J Clin Nutr 2000;71:142.
119. Nichols DL, et al. Relationship of regional body composition to bone mineral density in college females. Med Sci Sports Exerc 1995;27:178.
120. Nickols-Richardson SM, et al. Premenarcheal gymnasts possess higher bone mineral density than controls. Med Sci Sports Exerc 2000;32:62.
121. Nielsen P, Nachtigall D. Iron supplementation in athletes: current recommendations. Sports Med 1998;26:207.
122. Nieves JN, et al. Calcium potentiates the effect of estrogen and calcitonin on bone mass: review and analysis. Am J Clin Nutr 1998;67:18.
123. Nygård O, et al. Major lifestyle determinants of plasma total homocysteine distribution: The Horland Homocysteine Study. Am J Clin Nutr 1998;67:263.
124. Obarzanek E, et al. Effects on blood lipids of a blood pressure-lowering diet: the Dietary Approaches to Stop Hypertension (DASH) Trial. Am J Clin Nutr 2001;74:80.
125. Omenn GS, et al. Effects of a combination of beta carotene and vitamin A on lung cancer and cardiovascular disease. N Engl J Med 1996;334:1150.
126. O'Toole ML, et al. Hemolysis during triathlon races: its relation to race distance. Med Sci Sports Exerc 1988;20:172.
127. Pescatello LS, et al. Daily physical movement and bone mineral density among a mixed racial cohort of women. Med Sci Sports Exerc 2002;34:1966.
128. Pizza FX, et al. Serum haptoglobin and ferritin during a competitive running and swimming season. Int J Sports Med 1997;18:233.
129. Praticò D, et al. Vitamin E suppresses isoprostane generation in vivo and reduces atherosclerosis in apoE-deficient mice. Nature Med 1998;4:1189.
130. Proctor KL, et al. Upper-limb bone mineral density of female collegiate gymnasts versus controls. Med Sci Sports Exerc 2002;34:1830.
131. Raiz LG. The osteoporosis revolution. Ann Intern Med 1997;126:458.
132. Rajaram S, et al. Effects of long-term moderate exercise on iron status in young women. Med Sci Sports Exerc 1995;27:1105.
133. Ramakrishnan V, et al. Iron stores and cardiovascular disease risk factors in women of reproductive age in the United States. Am J Clin Nutr 2002;76:1256.
134. Ravaglia G, et al. Homocysteine and cognitive function in healthy elderly community dwellers in Italy. Am J Clin Nutr 2003;77:668.
135. Ray JG, Laskin CA. Folic acid and homocyst(e)ine metabolic defects and the risk of placental abruption, pre-eclampsia and spontaneous pregnancy loss: a review. Placenta 1999;20:519.
136. Reid IR, et al. Effect of calcium supplementation on bone loss in postmenopausal women. N Engl J Med 1993;328:460.
137. Rencken ML, et al. Bone density at multiple skeletal sites in amenorrheic athletes. JAMA 1996;276:238.
138. Ridker PM, et al. Homocysteine and risk of cardiovascular disease among postmenopausal women. JAMA 1999;281:1817.
139. Rimm EB, et al. Folate and vitamin B_6 from diet and supplements in relation to risk of coronary heart disease among women. JAMA 1998;279:359.
140. Ripple MO, et al. Effect of antioxidants on androgen-induced AP-1 and NF-kB DNA-binding activity in prostate carcinoma cells. J Natl Cancer Inst 1999;91:1227.
141. Risser WL, et al. Iron deficiency in female athletes: its prevalence and impact on performance. Med Sci Sports Exerc 1988;20:116.
142. Robertson JO, et al. Fecal blood loss in response to exercise. Br Med J 1987;295:303.
143. Robinson TL, et al. Gymnasts exhibit higher bone mass than runners despite similar prevalence of amenorrhea and oligomenorrhea. J Bone Miner Res 1995;10:26.
144. Robling AG, et al. Recovery periods restore mechanosensitivity to dynamically loaded bone. J Exp Biol 2001;204:3389.
145. Robling AG, et al. Shorter, more frequent mechanical loading sessions enhance bone mass. Med Sci Sports Med 2002;34:196.
146. Rokitzk L, et al. Assessment of vitamin B_6 status of strength and speed power athletes. J Am Coll Nutr 1994;13:87.
147. Ross EA, et al. Lead content of calcium supplements. JAMA 2000;284:1425.
148. Roughead ZK, Hunt JR. Adaptation in iron absorption: iron supplementation reduces nonheme-iron but not heme-iron absorption from food. Am J Clin Nutr 2000;72:946.
149. Sacks FM, et al. Rationale and design of the dietary approaches to stop hypertension trial (DASH): a multicenter controlled feeding study of dietary patterns to lower blood pressure. Ann Epidemiol 1995;108:118.
150. Sacks FM, et al. Effects on blood pressure of reduced dietary sodium and the Dietary Approaches to Stop Hypertension (DASH) diet. DASH-Sodium Collaborative Research Group. N Engl J Med 2001;344:3.
151. Salonen JT, et al. High stored iron levels are associated with excess risk of myocardial infarction in eastern Finnish men. Circulation 1992;86:803.
152. Saw S-M, et al. Genetic, dietary, and other lifestyle determinants of plasma homocysteine concentrations in middle-aged and older Chinese men and women in Singapore. Am J Clin Nutr 2001;73:232.

153. Sawka MN, Coyle EF. Influence of body water and blood volume on thermoregulation and exercise performance in the heat. Exerc Sport Sci Rev 1999;27:167.
154. Schnyder G, et al. Effect of homocysteine lowering therapy with folic acid, vitamin B_{12} and vitamin B_6 on clinical outcome after percutaneous coronary intervention. JAMA 2002;288:973.
155. Schumacher YO, et al. Hematological indices and iron status in athletes of various sports and performances. Med Sci Sports Exerc 2002;34:869.
156. Selhub J, et al. B vitamins, homocysteine and neurocognitive function in the elderly. Am J Clin Nutr 2000;71(suppl):614S.
157. Sempos CT, et al. Body iron stores and risk of coronary heart disease. N Engl J Med 1994;330:1119.
158. Sempos CT, et al. Do body iron stores increase the risk of developing coronary heart disease? Am J Clin Nutr 2002;76:501.
159. Shoemaker JD, et al. Relationships between fluid and electrolyte hormones and plasma volume during exercise with training and detraining. Med Sci Sports Exerc 1998;30:497.
160. Singh R, et al. Maintenance of bone mass and mechanical properties after short-term cessation of high impact exercise in rats. Int J Sports Med 2002;23:77.
161. Siris E, et al. Identification and fracture outcomes of undiagnosed low bone mineral density in postmenopausal women: results from the National Osteoporosis Risk Assessment. JAMA 2001;286:2815.
162. Snow CM, et al. Bone gains and losses follow seasonal training and detraining in gymnasts. Calcif Tissue Int 2001;69:7.
163. Snyder AC, et al. Importance of dietary iron source on measures of iron status among female runners. Med Sci Sports Exerc 1989;21:7.
164. Specker BL. Should there be dietary guidelines for calcium intake? North Am J Clin Nutr 2000;71:663.
165. Stear SJ, et al. Effect of calcium and exercise intervention on the bone mineral status of 16–18-y-old adolescent girls. Am J Clin Nutr 2003;77:985.
166. Stamler J. The INTERSALT study: background, methods, findings, and implications. Am J Clin Nutr 1997;65(suppl):626S.
167. Steinberg D. Low density lipoprotein oxidation and its pathobiological significance. J Biol Chem 1997;272:20963.
168. Steinberg FM, Chait A. Antioxidant vitamin supplementation and lipid peroxidation in smokers. Am J Clin Nutr 1998;68:319.
169. Stock JL, et al. Dynamic muscle strength is decreased in postmenopausal women with low bone density. J Bone Miner Res 1987;2:338.
170. Stolzenberg-Solomon RZ, et al. Association of dietary protein intake and coffee consumption on serum homocysteine concentrations in an older population. Am J Clin Nutr 1999;69:467.
171. Suominen H, Rahkila P. Bone mineral density of the calcaneus in 70- to 81-yr-old male athletes and a population sample. Med Sci Sports Exerc 1991;23:1227.
172. Svetkey LP, et al. Effects of dietary patterns on blood pressure: subgroup analysis of the dietary approaches to Stop Hypertension (DASH) Randomized Clinical Trial. Arch Intern Med 1999;159:285.
173. Taaffle DR, et al. Differential effects of swimming versus weight bearing activity on bone mineral status of eumenorrheic athletes. J Bone Miner Res 1995;10:586.
174. Terry P, et al. Fruit, vegetables, dietary fiber, and risk of colorectal cancer. J Natl Cancer Inst 2001;93:525.
175. The Heart Outcomes Prevention Evaluation Study Investigators. Vitamin E supplementation and cardiovascular events in high-risk patients. N Engl J Med 2000;342:154.
176. The Homocysteine Studies Collaboration. Homocysteine and risk of ischemic heart disease. JAMA 2002;288:2015.
177. Thomas MK, et al. Hypovitaminosis D in medical inpatients. N Engl J Med 1998;338:784.
178. Tice JA, et al. Cost-effectiveness of vitamin therapy to lower plasma homocysteine levels for the prevention of coronary heart disease. Effect of grain fortification and beyond. JAMA 2001;286:936.
179. Tomten SE, et al. Bone mineral density and menstrual irregularities. A comparative study of cortical and trabecular bone structures in runners with alleged normal eating behavior. Int J Sports Med 1998;19:87.
180. Treblance S, et al. Failure of magnesium supplementation to influence marathon running performance or recovery in magnesium-replete subjects. Int J Sports Nutr 1992;2:154.
181. Trumbo B, et al. Dietary reference intakes: vitamin K, arsenic, boron, chromium, copper, iodine, manganese, molybdenum, nickel, silicon, vanadium, and zinc. Am Diet Assoc 2001;101:294.
182. Tucker KL. Eat a variety of healthful foods: old advice with new support. Nutr Rev 2001;59:156.
183. Turner CH, Robling AG. Designing exercise regimens to increase bone strength. Exerc Sport Sci Rev 2003;31:45.
184. Ueland PM, et al. The controversy over homocysteine and cardiovascular risk. Am J Clin Nutr 2000;72:324.
185. Ulrich CM, et al. Bone mineral density in mother-daughter pairs: relations to lifetime exercise, lifetime milk consumption, and calcium supplements. Am J Clin Nutr 1996;63:72.
186. Villareal DT, et al. Bone mineral density response to estrogen replacement in frail elderly women. A randomized controlled trial. JAMA 2001;286:815.
187. Vincent KR, Braith RW. Resistance exercise and bone turnover in elderly men and women. Med Sci Sports Exerc 2002;34:17.
188. Vollset SE, et al. Plasma total homocysteine and cardiovascular and noncardiovascular mortality: the Hordaland Homocysteine Study. Am J Clin Nutr 2001;74:130.
189. Weight LM, et al. Sports anemia: a real or apparent phenomenon in endurance-trained athletes. Int J Sports Med 1992;13:344.
190. Weisburger JH. Approaches for chronic disease prevention based on current understanding of underlying mechanisms. Am J Clin Nutr 2000;71(suppl):1710S.
191. Welch GN, Loscalzo J. Homocysteine and atherothrombosis. N Engl J Med 1999;338:1042.
192. Whelton PK, et al. Sodium reduction and weight loss in the treatment of hypertension in older persons: a randomized controlled trial of nonpharmacologic interventions in the elderly (TONE). JAMA 1998;279:839.
193. Whelton PK, et al. Primary prevention of hypertension: clinical and public health advisory from the National High Blood Pressure Prevention Program. JAMA 2002;288:1882.
194. Winters K, et al. Bone density and cyclic ovarian function in trained runners and active controls. Med Sci Sports Exerc 1996;28:776.
195. Wood D. Established and emerging cardiovascular risk factors. Am Heart J 2001;141(2 Pt 2).
196. Wood RJ, Zheng JJ. High dietary calcium intakes reduce zinc absorption and balance in humans. Am J Clin Nutr 1997;65:1803.
197. Writing Group for the Women's Health Initiative Investigators. Risk and benefits of estrogen plus progestin in healthy postmenopausal women: principal results from the women's Health Initiative Randomized Controlled Trial. JAMA 2002;288:321.
198. Yusuf S, et al. Vitamin E supplementation and cardiovascular events in high-risk patients. The Heart Outcomes Prevention Evaluation Study investigators. N Engl J Med 2000;342:154.
199. Zanker CL, Cooke CB. Energy balance, bone turnover, and skeletal health in physically active individuals. Med Sci Sports Exerc 2004;36:1372.

追加文献

Aguilo A, et al. Antioxidant diet supplementation influences blood iron status in endurance athletes. Int J Sport Nutr Exerc Metab 2004;14:147.
Barr SI, Rideout CA. Nutritional considerations for vegetarian athletes. Nutrition 2004;20:696.
Christ M, et al. Effects of a weight reduction program with and without aerobic exercise in the metabolic syndrome. Int J Cardiol 2004;97:115.
Deruisseau KC, et al. Iron status of young males and females performing weight-training exercise. Med Sci Sports Exerc 2004;36:241.
Gropper SS, et al. Copper status of collegiate female athletes involved in different sports. Int J Sport Nutr Exerc Metab 2003;13:343.
Lean ME, Hankey CR. Aspartame and its effects on health. BMJ 2004;329:755.
Leiper JB, Maughan RJ. Comparison of water turnover rates in young swimmers in training and age-matched non-training individuals. Int J Sport Nutr Exerc Metab 2004;14:347–357.
Peake JM. Vitamin C: Effects of exercise and requirements with training. Int J Sport Nutr Exerc Metab 2003;13:125–151.
Ramel A, et al. Plasma antioxidants and lipid oxidation after submaximal resistance exercise in men. Eur J Nutr 2004;43:2.
Reid SA, et al. Study of hematological and biochemical parameters in runners completing a standard marathon. Clin J Sport Med 2004;14:344.
Shirreffs SM, et al. Fluid and electrolyte needs for preparation and recovery from training and competition. J Sports Sci 2004;22:57.
Tsalis G, et al. Effects of iron intake through food or supplement on iron status and performance of healthy adolescent swimmers during a training season. Int J Sports Med 2004;25:306.
Von Duvillard SP, et al. Fluids and hydration in prolonged endurance performance. Nutrition 2004;20:651.
Wang JS, Chow SE. Effects of exercise training and detraining on oxidized low-density lipoprotein-potentiated platelet function in men. Arch Phys Med Rehabil 2004;85:1531.

第 3 章

一般参考文献

Boyle M. Personal nutrition. 4th ed. Belmont, CA: Wadsworth Publishing, 2001.
Brody T. Nutritional biochemistry. 2nd ed. New York: Academic Press, 1999.
Brown J. Nutrition now. Belmont, CA: Wadsworth Publishing, 1999.
Campbell MK. Biochemistry. 3rd ed. Philadelphia: WB Saunders, 1999.
Emken EA. Metabolism of dietary stearic acid relative to other fatty acids in human subjects. Am J Clin Nutr 1994;60(suppl):1023S.
Fox SI. Human physiology. 7th ed. New York: McGraw-Hill, 2002.
Groff JL, Gropper SS. Advanced nutrition and human metabolism. 3rd ed. Belmont, CA: Wadsworth Publishing, 1999.
Guthrie HA, ed. Introductory nutrition. 7th ed. St. Louis: CV Mosby, 1988.
Guyton AC. Textbook of medical physiology. 10th ed. Philadelphia: WB Saunders, 2000.
Kraut J. How do enzymes work? Science 1988;242:533.
Mahan LK, Escott-Stump S. Krause's food, nutrition, & diet therapy. Philadelphia: WB Saunders, 2000.
Marieb EN. Essentials of human anatomy and physiology. 7th ed. Menlo Park, CA. Pearson Education: Benjamin Cummings, 2003.
Powers HJ Riboflavin (vitamin B-2) and health. Am J Clin Nutr 2003;77:1352.
Jennifer, Shils ME, et al. Modern nutrition in health and disease. 10th ed. Baltimore: Lippincott Williams & Wilkins, 2005.
Vander AJ, et al. Human physiology: the mechanisms of body function. 7th ed. New York: McGraw-Hill, 1997.
Whitney EN, Rolfes SR. Understanding nutrition (with InfoTrac). 9th ed. Stamford, CT: Thomson/Wadsworth, 2002.

追加文献

Albi E, Viola Magni MP. The role of intranuclear lipids. Biol Cell 2004;96:657.
Armas LA, et al. Vitamin D2 is much less effective than Vitamin D3 in humans. J Clin Endocrinol Metab 2004;89:5387.
Borsheim E, et al. Effect of carbohydrate intake on net muscle protein synthesis during recovery from resistance exercise. J Appl Physiol 2004;96:674.
Chan MA, et al. Influence of carbohydrate ingestion on cytokine responses following acute resistance exercise. Int J Sport Nutr Exerc Metab 2003;13:454.
Jeanes YM, et al. The absorption of Vitamin E is influenced by the amount of fat in a meal and the food matrix. Br J Nutr 2004;92:575.
Jeukendrup AE. Carbohydrate intake during exercise and performance. Nutrition 2004;20:669.
Korach-Andre M, et al. Glucose appearance in the peripheral circulation and liver glucose output in men after a large 13C starch meal. Am J Clin Nutr 2004;80:881.
Lancaster GI, et al. Effect of pre-exercise carbohydrate ingestion on plasma cytokine, stress hormone, and neutrophil degranulation responses to continuous, high-intensity exercise. Int J Sport Nutr Exerc Metab 2003;13:436.
Vuorilehto K, et al. Indirect electrochemical reduction of nicotinamide coenzymes. Bioelectrochemistry 2004;65:1.
Wasserman RH. Vitamin D and the dual processes of intestinal calcium absorption. J Nutr 2004;134:3137.

CASE STUDY 3-1

Evans-Stoner N. Nutritional assessment. A practical approach. Nurs Clin North Am 1997;32:637.
Johansson L, et al. Under- and over-reporting of energy intake related to weight status and lifestyle in a nationwide sample. Am J Clin Nutr 1998; 68:266.
Mascarenas MR, et al. Nutritional assessment in pediatrics. Nutrition 1998;14:105.
Schaefer EJ, et al. Lack of efficacy of food frequency questionnaire in assessing dietary macronutrient intakes in subjects consuming diets of known composition. Am J Clin Nutr 2000;71:746.

第 4 章

文献

1. Balban RS. Regulation of oxidative phosphorylation in the mammalian cell. Am J Physiol 1990;258:C377.
2. Campbell MK. Biochemistry. Philadelphia, WB Saunders, 1991.
3. Carins SP, et al. Role of extracellular [Ca^{2+}] in fatigue of isolated mammalian skeletal muscle. J Appl Physiol 1998;84:1395.
4. Chasiotis D. Role of cyclic AMP and inorganic phosphate in the regulation of muscle glycogenolysis during exercise. Med Sci Sports Exerc 1988;20:545.
5. Coppack SW, et al. In vivo regulation of lipolysis in humans. J Lipid Res 1994;35:177.
6. Febbario MA, et al. Effect of epinephrine on muscle glycogenolysis during exercise in trained men. J Appl Physiol 1998;84:465.
7. Fox SI. Human physiology. 7th ed. New York: McGraw-Hill, 2002.
8. Greenhaff PL, Timmons JA. Interaction between aerobic and anaerobic metabolism during intense muscle contraction. Exerc Sport Sci Rev 1998;26:1.
9. Hogan MC, et al. Increased [lactate] in working dog muscle reduces tension development independent of pH. Med Sci Sports Exerc 1995; 27:371.
10. Hultman E, et al. Energy metabolism and fatigue. In: Taylor AW, et al., eds. Biochemistry of exercise VII. Champaign, IL: Human Kinetics, 1990
11. Jacobs I, et al. Effects of prior exercise or ammonium chloride ingestion on muscular strength and endurance. Med Sci Sports Exerc 1993; 25:809.
12. Kiens B, et al. Skeletal muscle substrate utilization during submaximal exercise in man: effect of endurance training. J Physiol 1993; 469:459.
13. Mainwood GW, Renaud JM. The effect of acid-base on fatigue of skeletal muscle. Can J Physiol Pharmacol 1985;63:403.
14. Murray R, et al. Physiological responses to glycerol ingestion during exercise. J Appl Physiol 1991;71:144.
15. Nybo L. CNS fatigue and prolonged exercise: effect of glucose supplementation. Med Sci Sports Exerc 2003;35:589.
16. Richter EA. Interaction of fuels in muscle metabolism during exercise. In: Intergration of Medical and Sports Sciences. Basal: Karger, 1992.
17. Romijn JA, et al. Regulations of endogenous fat and carbohydrate metabolism in relation to exercise intensity and duration. Am J Physiol 1993;265:E380.
18. Sahlin K, Broberg S. Tricarboxylic acid cycle intermediates in human muscle during prolonged exercise. Am J Physiol 1990;259:C834.
19. Seip RL, Semenkovich CF. Skeletal muscle lipoprotein lipase: molecular regulation and physiological effects in relation to exercise. Exerc Sport Sci Rev 1998;26:191.
20. Shepherd RE, Bah MD. Cyclic AMP regulation of fuel metabolism during exercise: regulation of adipose tissue lipolysis during exercise. Med Sci Sports Exerc 1988;20:531.
21. Stefanick ML, Wood PD. Physical activity, lipid and lipoprotein metabolism, and lipid transport. In: Bouchard C, et al., eds. Physical activity, fitness, and health. Champaign, IL: Human Kinetics, 1994.
22. Stryer L. Biochemistry. 4th ed San Francisco: WH Freeman, 1995.
23. Sumida KD, Donovan CM. Enhanced hepatic gluconeogenic capacity for selected precursors after endurance training. J Appl Physiol 1995; 79:1883.
24. Sumida KD, et al. Enhanced gluconeogenesis from lactate in perfused livers after endurance training. J Appl Physiol 1993;74:782.
25. Thompson DL, et al. Substrate use during and following moderate- and low-intensity exercise: implications for weight control. Eur J Appl Physiol 1998;78:43.
26. Trump ME, et al. Importance of muscle phosphocreatine during intermittent maximal cycling. J Appl Physiol 1996;80:1574.
27. Turcoatte LP, et al. Impaired plasma FFA oxidation imposed by extreme CHO deficiency in contracting rat skeletal muscle. J Appl Physiol 1994;77:517.
28. Vusse van der GJ, et al. Lipid metabolism in muscle. Handbook of physiology, section 12: Exercise: regulation and integration of multiple systems. New York: Oxford Press, 1996.

一般参考文献

Bodner GM. Metabolism: Part I. Glycolysis, or the Embden-Meyerhof pathway. J Chem Educ 1986;63:566.
Bodner GM. The tricarboxylic acid (TA), citric acid, Krebs cycle. J Chem Educ 1986;63:673.

Brooks GA, et al. Exercise physiology: human bioenergetics and its applications. 3rd ed. Mountain View, CA: Mayfield, 2000.

Cerretelli P. Energy sources for muscular exercise. Int J Sports Med 1992;13(suppl 1):S106.

Hargreaves M. Interactions between muscle glycogen and blood glucose during exercise. Exerc Sport Sci Rev 1997;25:21.

Marieb EN. Human anatomy and physiology. 3rd ed. Redwood City, CA: Benjamin Cummings, 1999.

Nelson DL, Cox MM. Lehninger's principles of biochemistry. 3rd ed. New York: Worth Publishers, 2000.

Nicklas BJ. Effects of endurance exercise on adipose tissue metabolism. Exerc Sport Sci Rev 1997;25:77.

Shils ME, et al. Modern nutrition in health and disease. 9th ed. Baltimore: Lippincott Williams & Wilkins, 1999.

Stryer L. Biochemistry. 4th ed. San Francisco: WH Freeman, 1995.

Vander AJ, et al. Human physiology: the mechanisms of body function. 7th ed. New York: McGraw-Hill, 1997.

追加文献

Christ-Roberts CY, et al. Exercise training increases glycogen synthase activity and GLUT4 expression but not insulin signaling in overweight nondiabetic and type 2 diabetic subjects. Metabolism 2004;53:1233.

Cox KL, et al. Independent and additive effects of energy restriction and exercise on glucose and insulin concentrations in sedentary overweight men. Am J Clin Nutr 2004;80:308.

de Glisezinski I, et al. Aerobic training improves exercise-induced lipolysis in SCAT and lipid utilization in overweight men. Am J Physiol Endocrinol Metab 2003;285:E984

Holmes AG, et al. Suppressing lipolysis increases interleukin-6 at rest and during prolonged moderate-intensity exercise in humans. J Appl Physiol 2004;97:689.

Jeukendrup AE. Modulation of carbohydrate and fat utilization by diet, exercise and environment. Biochem Soc Trans 2003;31:1270

Mittendorfer B, et al. Excess body fat in men decreases plasma fatty acid availability and oxidation during endurance exercise. Am J Physiol Endocrinol Metab 2004;286:E354.

Richterova B, et al. Effect of endurance training on adrenergic control of lipolysis in adipose tissue of obese women. J Clin Endocrinol Metab 2004;89:1325.

Roepstorff C, et al. Regulation of plasma long-chain fatty acid oxidation in relation to uptake in human skeletal muscle during exercise. Am J Physiol Endocrinol Metab 2004;287:E696.

Schmitt B, et al. Transcriptional adaptations of lipid metabolism in tibialis anterior muscle of endurance-trained athletes. Physiol Genomics 2003;15:148.

Watt MJ, et al. Reduced plasma FFA availability increases net triacylglycerol degradation, but not GPAT or HSL activity, in human skeletal muscle. Am J Physiol Endocrinol Metab 2004;287:E120.

Zderic TW, et al. Manipulation of dietary carbohydrate and muscle glycogen affects glucose uptake during exercise when fat oxidation is impaired by β-adrenergic blockade. Am J Physiol Endocrinol Metab 2004;287:E1195.

Zderic TW, et al. High-fat diet elevates resting intramuscular triglyceride concentration and whole body lipolysis during exercise. Am J Physiol Endocrinol Metab 2004;286:E217.

第5章

文献

1. Achten J, et al. Determination of the exercise intensity that elicits maximal fat oxidation. Med Sci Sports Exerc 2002;34:92.
2. Ball D, et al. The acute reversal of diet-induced metabolic acidosis does not restore endurance capacity during high-intensity exercise in man. Eur J Appl Physiol 1996;73:105.
3. Bergman BC, Brooks GA. Respiratory gas-exchange ratios during graded exercise in fed and fasted trained and untrained men. J Appl Physiol 1999;86:479.
4. Bowtell JL, et al. Modulation of whole body protein metabolism, during and after exercise, by variation of dietary protein. J Appl Physiol 1998;85:1744
5. Braun B, Horton T. Endocrine regulation of exercise substrate utilization in women compared to men. Exerc Sport Sci Rev 2001;29:149.
6. Deleted.
7. Deleted.
8. Deleted.
9. Carraro F, et al. Effect of exercise and recovery on muscle protein synthesis in human subjects. Am J Physiol 1990;259:E470.
10. Carraro F, et al. Alanine kinetics in humans during low-intensity exercise. Med Sci Sports Exerc 1994;26:48.
11. Coggan AR. Plasma glucose metabolism during exercise: effect of endurance training in humans. Med Sci Sports Exerc 1997;29:620,
12. Coggan AR, et al. Endurance training increases plasma glucose turnover and oxidation during moderate-intensity exercise in men. J Appl Physiol 1990;68:990.
13. Coggan AR, et al. Plasma glucose kinetics in subjects with high and low lactate thresholds. J Appl Physiol 1992;73:1873.
14. Coggan AR, et al. Isotopic estimation of CO_2 production before and after endurance training. J Appl Physiol 1993;75:70.
15. Costill DL, et al. Effects of repeated days of intensified training on muscle glycogen and swimming performance. Med Sci Sports Exerc 1988;20:249.
16. Coyle EF, et al. Fatty acid oxidation is directly regulated by carbohydrate metabolism during exercise. Am J Physiol 1997;273(Endocrinol Metab 36):E268.
17. De Glisezinski I, et al. Effects of carbohydrate ingestion of adipose tissue lipolysis during long-lasting exercise in trained men. J Appl Physiol 1998;84:1627.
18. Felig P, Wahren J. Fuel homeostasis in exercise. N Engl J Med 1975; 293:1078.
19. Felig P, et al. Hypoglycemia during prolonged exercise in normal men. N Engl J Med 1982;306:895.
20. Friellander AL, et al. Training induced alterations in carbohydrate metabolism in women: women respond differently than men. J Appl Physiol 1998;85:1175.
21. Fujimoto T, et al. Skeletal muscle glucose uptake response to exercise in trained and untrained men. Med Sci Sports Exerc 2003;35:777.
22. Hargreaves M. Interactions between muscle glycogen and blood glucose during exercise. Exerc Sport Sci Rev 1997;25:21.
23. Hawley JA. Effect of increased fat availability on metabolism and exercise capacity. Med Sci Sports Exerc 2002;34:1485.
24. Deleted.
25. Horton TJ, et al. Fuel metabolism in men and women during and after long-duration exercise. J Appl Physiol 1998;85:1823.
26. Howlett K, et al. Effect of increased blood glucose availability on glucose kinetics during exercise. J Appl Physiol 1998;84:1423.
27. Jansson E. Sex differences in metabolic response to exercise. In: Saltin B, ed. Biochemistry of exercise, VI. Champaign, IL: Human Kinetics, 1986.
28. Jansson E, Kaijser L. Substrate utilization and enzymes in skeletal muscle of extremely endurance-trained men. J Appl Physiol 1987;62:999.
29. Jeukendrup AE, et al. Exogenous glucose oxidation during exercise in endurance-trained and untrained subjects. J Appl Physiol 1997;83:835.
30. Kiens B, et al. Skeletal muscle substrate utilization during submaximal exercise in man: effects of endurance training. J Physiol 1993; 469:459.
31. Kiens B. Effect of endurance training on fatty acid metabolism: local adaptations. Med Sci Sports Exerc 1997;29:640.
32. King G, et al. Relationship of leisure-time physical activity and occupational activity to the prevalence of obesity. Int J Obes 2001;25: 606.
33. Klein S, et al. Fat metabolism during low intensity exercise in endurance-trained and untrained men. Am J Physiol 1993;267:E708.
34. Lambert EV, et al. Enhanced endurance in trained cyclists during moderate intensity exercise following a 2 week adaptation to a high fat diet. Eur J Appl Physiol 1994;69:26.
35. Martin WH. Effect of acute and chronic exercise on fat metabolism. Exerc Sport Sci Rev 1996;24:203.
36. Martin WH III. Effect of endurance training on fatty acid metabolism during whole body exercise. Med Sci Spots Exerc 1997;29:635.
37. Martin WH III, et al. Effect of endurance training on plasma free fatty acid turnover and oxidation during exercise. Am J Physiol 1993;265: E708.
38. Mudio DM. Effect of dietary fat on metabolic adjustments to maximal VO_2 and endurance in runners. Med Sci Sports Exerc 1994;26:81.
39. Nicklas BJ. Effects of endurance exercise on adipose tissue metabolism. Exerc Sport Sci Revs 1997;25:77.
40. Rennie MJ, et al. Physical activity and protein metabolism. In: Bouchard C, et al., eds. Physical activity, fitness, and health. Champaign, IL: Human Kinetics, 1994.

41. Romijn JA, et al. Regulation of endogenous fat and carbohydrate metabolism in relation to exercise intensity and duration. Am J Physiol 1993;265:E380.
42. Romijn JA, et al. Relationship between fatty acid delivery and fatty acid oxidation during strenuous exercise. J Appl Physiol 1995;79: 1939.
43. Deleted.
44. Sherman WM. Metabolism of sugars and physical performance. Am J Clin Nutr 1995;62(suppl):228S.
45. Spirit LL. Regulation of skeletal muscle fat oxidation during exercise in humans. Med Sci Sports Exerc 2002;34:1477.
46. Stallknecht B, et al. Effect of training on epinephrine-stimulated lipolysis determined by microdialysis in human adipose tissue. Am J Physiol 1995;265:E1059.
47. Tarnopolosky MA, et al. Effect of bodybuilding exercise on protein requirements. Can J Sport Sci 1990;15:225.
48. Deleted.
49. Vusse, van der GJ, et al. Lipid metabolism in muscle. Handbook of physiology, section 12: Exercise: regulation and integration of multiple systems. New York: Oxford Press,1996.
50. Wagenmakers AJM. Muscle amino acid metabolism at rest and during exercise: role in human physiology and metabolism. Exerc Sport Sci Rev 1998;26:287.
51. Wier L, et al. Determining the amount of physical activity needed for long-term weight control. Int J Obes 2001;25:613.
52. Winder WW. Malonyl-CoA—Regulator of fatty acid oxidation in muscle during exercise. Exerc Sport Sci Rev 1998;26:117.
53. Wolfe R.R, et al. Role of changes in insulin and glucagon in glucose homeostasis in exercise. J Clin Invest 1986;77:900.

追加文献

Achten J, Jeukendrup AE. Optimizing fat oxidation through exercise and diet. Nutrition 2004;20:716.
Barnett C, et al. Muscle metabolism during sprint exercise in man: Influence of sprint training. J Sci Med Sport 2004;7:314.
Bishop D, et al. Induced metabolic alkalosis affects muscle metabolism and repeated-sprint ability. Med Sci Sports Exerc 2004;36:807.
De Feo P, et al. Metabolic response to exercise. J Endocrinol Invest 2003;26:851.
Dietrich Mde O, et al. Serum S100B protein: What does it mean during exercise? Clin J Sport Med 2004;14:368.
Duffield R, et al. Energy system contribution to 100-m and 200-m track running events. J Sci Med Sport 2004;7:302.
Fischer CP, et al. Endurance training reduces the contraction-induced interleukin-6 mRNA expression in human skeletal muscle. Am J Physiol Endocrinol Metab 2004;287:E1189.
LeBlanc PJ, et al. Effects of aerobic training on pyruvate dehydrogenase and pyruvate dehydrogenase kinase in human skeletal muscle. J Physiol 2004;1;559.
Peters SJ, Leblanc PJ. Metabolic aspects of low carbohydrate diets and exercise. Nutr Metab (Lond) 2004;1:7.
Pilegaard H, et al. Transcriptional regulation of pyruvate dehydrogenase kinase 4 in skeletal muscle during and after exercise. Proc Nutr Soc 2004;63:221.
Trappe TA, et al. Human soleus muscle protein synthesis following resistance exercise. Acta Physiol Scand 2004;182:189.
van Loon LJ. Use of intramuscular triacylglycerol as a substrate source during exercise in humans. J Appl Physiol 2004;97:1170.

第 6 章

文献

1. Atwater WO, Rosa EB. Description of a new respiration calorimeter and experiments on the conservation of energy in the human body. US Department of Agriculture, Office of Experiment Stations, bulletin no. 63. Washington, DC: Government Printing Office, 1899.
2. Conway JM, et al. Comparison of energy expenditure estimates from doubly labeled water, a physical activity questionnaire, and physical activity records. Am J Clin Nutr 2002;75:519.
3. Crandall CG, et al. Evaluation of the Cosmed K2 portable telemetric oxygen uptake analyzer. Med Sci Sports Exerc 1994;26:108.
4. Ekelund U, et al. Energy expenditure assessed by heart rate and doubly labeled water in young athletes. Med Sci Sports Exerc 2002;34:1360.
5. Ekelund U, et al. Physical activity but not energy expenditure is reduced in obese adolescents: a case-controlled study. Am J Clin Nutr 2002;76:935.
6. Fogelholm M, et al. Assessment of energy expenditure in overweight women. Med Sci Sports Exerc 1998;30:1191.
7. Gunn SM, et al. Determining energy expenditure during some household and garden tasks. Med Sci Sports Exerc 2002;34:895.
8. Health and Welfare Canada. Nutrient value of some common foods. Ottawa, Canada: Health Services and Promotion Branch, Health and Welfare Canada, 1988.
9. Hill RJ, Davies PS. Energy intake and energy expenditure in elite lightweight female rowers. Med Sci Sports Exerc 2002;34:1823.
10. Katch FI. U.S. government raises serious questions about reliability of U.S. Department of Agriculture's food composition tables. Int J Sports Nutr 1995;5:62.
11. Koffranyi E, Michaelis HF. Ein tragbarer Apparat zur Bestimmung des Gasstoffwechsels. Arbeitsphysiologie 1940;11:148.
12. Krogh A, Lindhard J. The relative value of fat and carbohydrate as sources of muscular energy. Biochem J 1920;14:290.
13. Montoye HJ, et al. Measuring physical activity and energy expenditure. Boca Raton, FL: Human Kinetics, 1996.
14. Mudambo KS, et al. Adequacy of food rations in soldiers during exercise in hot, day-time conditions assessed by double labeled water and energy balance methods. Eur J Appl Physiol 1997;76:346.
15. Rumpler WW, et al. Energy value of moderate alcohol consumption by humans. Am J Clin Nutr 1996;64:108.
16. Speakman JR. The history and theory of the doubly labeled water technique. Am J Clin Nutr 1998;68(suppl):932S.
17. Speakman JR, et al. Revised equations for calculating CO_2 production from doubly labeled water in humans. Am J Physiol 1993;61:1200.
18. Starling RD, et al. Energy requirements and physical activity in free-living older women and men: a doubly labeled water study. J Appl Physiol 1998;85:1063.
19. Stroud MA, et al. Energy expenditure using isotope-labeled water ($^2H^{18}O$), exercise performance, skeletal muscle enzyme activities and plasma biochemical parameters in humans during 95 days of endurance exercise with inadequate energy intake. Eur J Appl Physiol 1997;76:243.
20. Westerterp KR, et al. Comparison of doubly labeled water with respirometry at low-and high-activity levels. J Appl Physiol 1988;65:53.
21. Withers RT, et al. Energy metabolism in sedentary and active 49- to 70-yr-old women. J Appl Physiol 1998;84:1333.

一般参考文献

Atwater WO, Woods CD. The chemical composition of American food materials. USDA bulletin no. 28. Washington, DC: USDA, 1896.
Boyle M. Personal nutrition. 4th ed. Belmont, CA: Wadsworth Publishing, 2001.
Brody T. Nutritional biochemistry. New York: Academic Press, 1998.
Brooks GA, et al. Exercise physiology: human bioenergetics and its applications. 2nd ed. Mountain View, CA: Mayfield, 2000.
Gibson RS. Principles of nutritional assessment. New York: Oxford University Press. 1990.
Guyton AC. Textbook of medical physiology. 10th ed. Philadelphia: WB Saunders, 2000.
Hamilton EM, et al. Nutrition: concepts and controversies. 5th ed. St. Paul, MN: West, 1991.
Health and Welfare Canada. Nutrient value of some common foods. Ottawa, Canada: Health Services and Promotion Branch, Health and Welfare, 1988.
Mahan IK, Escott-Stump S. Krause's food, nutrition, & diet therapy. Philadelphia: WB Saunders, 2000.
McCance A, Widdowson EM. The composition of foods. 5th ed. London: Royal Society of Chemistry. Ministry of Agriculture, Fisheries and Food, 1991.
Pennington JAT, Church HN. Bowes and Church's food values of portions commonly used. 15th ed. Philadelphia: JB Lippincott, 1989.
Shils ME, et al. Modern nutrition in health and disease. 9th ed. Baltimore: Lippincott Williams & Wilkins, 1999.
U.S. Department of Agriculture. *Composition of foods—raw, processed, and prepared.* no. 8. Washington, DC: U.S. Department of Agriculture, 1963–1987.

追加文献

Ainslie P. Estimating human energy expenditure: A review of techniques with particular reference to doubly labeled water. Sports Med 2003;33:683.

Bosy-Westphal A, et al. Effect of organ and tissue masses on resting energy expenditure in underweight, normal weight and obese adults. Int J Obes Relat Metab Disord 2004;28:72.

Donahoo WT, et al. Variability in energy expenditure and its components. Curr Opin Clin Nutr Metab Car 2004;7:599.

Ekelund U, et al. Body movement and physical activity energy expenditure in children and adolescents: How to adjust for differences in body size and age. Am J Clin Nutr 2004;79:851.

Gibney ER, et al. Measurement of total energy expenditure in grossly obese women: Comparison of the bicarbonate-urea method with whole-body calorimetry and free-living doubly labeled water. Int J Obes Relat Metab Disord 2003;27:641.

Hukshorn CJ, Saris WH. Leptin and energy expenditure. Curr Opin Clin Nutr Metab Care 2004;7:629.

Kien CL, Ugrasbul F. Prediction of daily energy expenditure during a feeding trial using measurements of resting energy expenditure, fat-free mass, or Harris-Benedict equations. Am J Clin Nutr 2004;80:876.

King GA, et al. Comparison of activity monitors to estimate energy cost of treadmill exercise. Med Sci Sports Exerc 2004;36:1244.

Levine JA. Nonexercise activity thermogenesis (NEAT): Environment and biology. Am J Physiol Endocrinol Metab 2004;286:E675.

Moran DS, et al. Metabolic rate monitoring and energy expenditure prediction using a novel actigraphy method. Med Sci Monit 2004;10:MT117.

Westerterp KR, Plasqui G. Physical activity and human energy expenditure. Curr Opin Clin Nutr Metab Care 2004;7:607.

Westerterp KR. Impacts of vigorous and non-vigorous activity on daily energy expenditure. Proc Nutr Soc 2003;62:645.

第7章

文献

1. Abrahams A. The nutrition of athletes. Br J Nutr 1948;2:266.
2. Aleisso HM, et al. Generation of reactive oxygen species after exhaustive aerobic and isometric exercise. Med Sci Sports Exerc 2000;32:1576.
3. American College of Sports Medicine: Position statement on prevention of heat injuries during distance running. Med Sci Sports Exerc 1984;16:ix.
4. Anderson RA, et al. Strenuous running: acute effects on chromium, copper, zinc, and selected variables in urine and serum of male runners. Biol Trace Element Res 1984;6:327.
5. Ardawi MN, Newsholme EA. Metabolism in lymphocytes and its importance in the immune response. Essays Biochem 1985;21:1.
6. Baum M, et al. Moderate and exhaustive endurance exercise influences the interferon-levels in whole-blood culture supernatants. Eur J Appl Physiol 1997;76:165.
7. Bazzano LA, et al. Fruit and vegetable intake and risk of cardiovascular disease in US adults: the first National Health and Nutrition Examination Survey Epidemiologic Follow-up Study. Am J Clin Nutr 2002;76:93.
8. Beaton BJ, et al. Contraction-induced muscle damage is unaffected by vitamin E supplementation. Med Sci Sports Exerc 2002;34:L798.
9. Blanchard MA, et al. The influence of diet and exercise on muscle and plasma glutamine concentrations. Med Sci Sports Exerc 2001;33:69.
10. Brouns F. Nutritional needs of athletes. New York: John Wiley & Sons, 1993.
11. Carraro F, et al. Urea kinetics in humans at two levels of exercise intensity. J Appl Physiol 1993;75:1180.
12. Castell LM, et al. Does glutamine have a role in reducing infections in athletes? Eur J Appl Physiol 1996;73:488.
13. Castell LM, et al. Some aspects of the acute phase response after a marathon race, and the effects of glutamine supplementation. Eur J Appl Physiol 1997;75:47.
14. Chandra .K. Nutrition and the immune system: an introduction. Am J Clin Nutr 1997;60(suppl):460S.
15. Clancy SP, et al. Effects of chromium picolinate supplementation on body composition, strength, and urinary chromium loss in football players. Int J Sport Nutr 1994;4:142.
16. Clark LC, et al. Effects of selenium supplementation for cancer prevention in patients with carcinoma of the skin: a randomized trial. JAMA 1996;276:1957.
17. Clarkson PM. Minerals: exercise performance and supplementation in athletes. J Sports Sci 1991;9:91.
18. Clarkson PM, Haymes EM. Trace mineral requirements for athletes. Int J Sports Nutr 1994;4:104.
19. Clarkson PM, Haymes EM. Exercise and mineral status of athletes: calcium, magnesium, phosphorus, and iron. Med Sci Sports Exerc 1995;27:831.
20. Clarkson PM, Thompson HS. Antioxidants: what role do they play in physical activity and health? Am J Clin Nutr 2000;72:637.
21. Connor WE, et al. The plasma lipids, lipoproteins, and diet of the Tarahumara Indians of Mexico. Am J Clin Nutr 1978;31:1131.
22. Coombes JS, et al. Effect of vitamin E deficiency on fatigue and muscle contractile properties. Eur J Appl Physiol 2002;87:272.
23. Couzy DL, et al. Zinc metabolism in the athlete: influence of training, nutrition and other factors. Int J Sports Med 1990;11:263.
24. Davis JM, et al. Exercise, alveolar macrophage function, and susceptibility to respiratory infection. J Appl Physiol 1997;83:1461.
25. Dawson B, et al. Effect of vitamin C and vitamin E supplementation on biochemical and ultrastructural indices of muscle damage after a 21 km run. Int J Sports Med 2002;23:10.
26. DeLorgeril M, et al. Mediterranean diet, traditional risk factors, and the rate of cardiovascular complications after myocardial infarction. Circulation 1999;99:779.
27. De Souza MJ, et al. Menstrual status and plasma vasopressin, renin activity, and aldosterone exercise responses. J Appl Physiol 1989;67:736.
28. Dressendorfer RH, et al. Plasma mineral levels in marathon runners during a 20-day road race. Phys Sportsmed 1982;10:113.
29. Eaton CB, et al. Cross-sectional relationship between diet and physical activity in two southeastern New England communities. Am J Prev Med 1995;11:238.
30. Fahlman M, et al.: Effects of endurance training on selected parameters of immune function in elderly women. Gerontology 46:97, 2000.
31. Fleshner M. Exercise and neuroendocrine regulation of antibody production: protective effect of physical activity of stress-induced suppression of the specific antibody response. Int J Sports Med 2000;21(suppl 1):S214.
32. Fogelholm GM, et al. Dietary and biochemical indices of nutritional status in male athletes and controls. J Am Coll Nutr 1992;11:181.
33. Food and Nutrition Board, Institute of Medicine. Dietary reference intakes for energy, carbohydrates, fiber, fat, protein and amino acids. Washington, DC: National Academy Press, 2002.
34. Friedenreic CM. Physical activity and cancer: lessons learned from nutritional epidemiology. Nutr Rev 2001;59:349.
35. Fung TT, et al. Whole-grain intake and risk of type-2 diabetes: a prospective study in men. Am J Clin Nutr 2002;76:535.
36. Gabriel HA, et al. Circulating leukocyte and lymphocyte subpopulations before and after intensive endurance exercise to exhaustion. J Appl Physiol 1991;63:449.
37. Ginsburg GS, et al. Effects of a single bout of ultraendurance exercise on lipid levels and susceptibility of lipids to peroxidation in triathletes. JAMA 1996;276:221.
38. Gleeson M, Bishop NC. Elite athlete immunology: importance of nutrition. Int J Sports Nutr 2000;21(suppl 1):S44.
39. Goldfarb AH, et al. Antioxidants: role of supplementation to prevent exercise-induced oxidative stress. Med Sci Sports Exerc 1993;25:232.
40. Goldfarb AH, et al. Vitamin E effects on indexes of lipid peroxidation in muscle from DHEA-treated and exercised rats. J Appl Physiol 1994;76:1630.
41. Goldfarb AH, et al. Vitamin E attenuates myocardial oxidative stress induced by DHEA in rested and exercised rats. J Appl Physiol 1996;80:486.
42. Grandjean AC. Macronutrient intakes of U.S. athletes compared with the general population and recommendations made for athletes. Am J Clin Nutr 1989;49:1070.
43. Gratt JM, et al. Effect of daily vitamin E and multivitamin-mineral supplementation on acute respiratory tract infections in elderly persons. JAMA 2002;288:715.
44. Guilland JC, et al. Vitamin status of young athletes including the effects of supplementation. Med Sci Sports Exerc 1989;4:441.
45. Hann CS, et al. Validation of the Healthy Eating Index with use of biomarkers in a clinical sample of healthy women. Am J Clin Nutr 2001;74:479.
46. Hansen JB, et al. Biphasic changes in leukocytes induced by strenuous exercise. Eur J Appl Physiol 1991;62:157.

47. Haraldsdottir J, Andersen LB. Dietary factors related to fitness in young men and women. Prev Med 1994;23:490.
48. Haub MD, et al. Effect of protein source on resistive-training-induced changes in body composition and muscle size in older men. Am J Clin Nutr 2002;76:511.
49. Haymes EM. Vitamin and mineral supplementation to athletes. Int J Sport Nutr 1991;1:146.
50. Helge JW, et al. Interaction of training and diet on metabolism and endurance during exercise in man. J Physiol 1996;492:1.
51. Hellsten Y, et al. Effect of sprint cycle training on activities of antioxidant enzymes in human skeletal muscle. J Appl Physiol 1996;81:1484.
52. Hemilüa H. Vitamin C and common cold incidence: a review of studies with subjects under heavy physical stress. Int J Sports Med 1996;17:379.
53. Henson DA, et al. Carbohydrate supplementation and lymphocyte proliferative response to long endurance running. Int J Sports Med 1998;19:574.
54. Hickson RC, et al. Glutamine prevents down-regulation of myosin heavy-chain synthesis and muscle atrophy from glucocorticoids. Am J Physiol 1995;31:E730.
55. Hill RJ, Davies PS. Energy expenditure during 2 wk of an ultra-endurance run around Australia. Med Sci Sport Exerc 2001;33:148.
56. Hill RJ, Davies PS. Energy intake and energy expenditure in elite lightweight female rowers. Med Sci Sports Exerc 2002;34:1823.
57. Hoffman-Goetz L, Pedersen BK. Exercise and the immune system: a model of the stress response? Immunol Today 1994;15:382.
58. Hu FB, Willett WC. Optimal diets for prevention of coronary heart disease. JAMA 2002;288:2569.
59. Hu FB, et al. Prospective study of major dietary patterns and risk of coronary heart disease in men. Am J Clin Nutr 2001;72:912.
60. Inal M, et al. Effect of aerobic and anaerobic metabolism on free radical generation in swimmers. Med Sci Sports Exerc 2001;33:564.
61. Itoh H, et al. Vitamin E supplementation attenuates leakage of enzymes following 6 successive days of running training. Int J Sports Med 2000;21:369.
62. Jeng KCG, et al. Supplementation with vitamins C and E enhances cytokine production by peripheral blood mononuclear cells in healthy adults. Am J Clin Nutr 1996;64:960.
63. Ji LL. Exercise and oxidative stress: role of the cellular antioxidant systems. Exerc Sport Sci Rev 1995;23:135.
64. Jimenez K, et al. Exercise does not induce oxidative stress in trained heart transplant recipients. Med Sci Sports Exerc 2001;32:2018.
65. Jonsdottir IH, et al. Voluntary chronic exercise augments in vivo natural immunity in rats. J Appl Physiol 1997;80:1799.
66. Jonsdottir IH, et al. Enhancement of natural immunity seen after voluntary exercise in rats. Role of central opioid receptors. Life Sci 2000;66:1231.
67. Joshipura KJ, et al. Fruit and vegetable intake in relation to risk of ischemic stroke. JAMA 1999;282:1233.
68. Jula A, et al. Effects of a diet and simvastatin on serum lipids, insulin and antioxidants in hypercholesterolemic men. A randomized controlled trial. JAMA 2002;287:598.
69. Kant AK. Consumption of energy-dense, nutrient-poor foods by adult Americans: the third National Health and Nutrition Examination Survey, 1988–1994. Am J Clin Nutr 2000;72:929.
70. Kanter MM. Free radicals and exercise: effects of nutritional antioxidant supplementation. Exerc Sport Sci Rev 1995;23:375.
71. Kanter MM, et al. Effects of an antioxidant vitamin mixture on lipid peroxidation at rest and postexercise. J Appl Physiol 1993;74:965.
72. Khoo C-S, et al. Nutrient intake and eating habits of triathletes. Ann Sports Med 1987;3:144.
73. Kleiner SM, et al. Metabolic profiles, diet and health practices of championship male and female body builders. J Am Diet Assoc 1990;90:962.
74. Kohut ML, et al. Prolonged exercise suppresses antigen-specific cytokine response to upper respiratory infection. J Appl Physiol 2001;90:678.
75. Koppel M, et al. Effects of elevated plasma noradrenaline concentration on the immune system in humans. Eur J Appl Physiol 1998;79:93.
76. Kosta T, et al. The symptomatology of upper respiratory tract infections and exercise in elderly. Med Sci Sports Exerc 2000;32:46.
77. Krauss RM, et al. AHA dietary guidelines revision 2000: a statement for health care professionals from the Nutrition Committee of the American Heart Association. Circulation 2000;102:2284.
78. Krebs JM, et al. Zinc and copper balances in healthy adult males during and after 17 wk of bed rest. Am J Clin Nutr 1993;58:897.
79. Krzywkowski K, et al. Effect of glutamine and protein supplementation on exercise-induced decreases in salivary IgA. J Appl Physiol 2001;91:832.
80. Lambert CP, et al. Influence of acute submaximal exercise on T-lymphocyte suppressor cell function in healthy young men. Eur J Appl Physiol 2000;82:151.
81. Lane HW. Some trace elements related to physical activity: zinc, copper, selenium, chromium and iodine. In: Hickson JE, Wolinski I, eds. Nutrition in exercise and sport. Boca Raton, FL: CRC Press, 1989.
82. Lasheras C, et al. Mediterranean diet and age with respect to overall survival in institutionalized, nonsmoking elderly people. Am J Clin Nutr 2000;71:987.
83. Lauber RP, Sheard NF. The American Heart Association dietary guidelines for 2000: a summary report. Nutr Rev 2001;59:298.
84. Leaf DA, et al. The effect of exercise intensity on lipid peroxidation. Med Sci Sports Exerc 1997;29:1036.
85. Liu S, et al. Fruit and vegetable intake and risk of cardiovascular disease: the Women's Health Study. Am J Clin Nutr 2000;72:922.
86. Lönnerdal B. Bioavailability of copper. Am J Clin Nutr 1996;63(suppl):821S.
87. Lukaski HC. Magnesium, zinc, and chromium nutriture and physical activity. Am J Clin Nutr 2000;72(suppl):585S.
88. Mackinnon LT. Future directions in exercise and immunology: regulation and integration. Int J Sports Med 1998;19:S205.
89. Manore MM. Vitamin B_6 and exercise. Int J Sport Nutr 1994;5:89.
90. Manore MM. Effects of physical activity on thiamine, riboflavin, and vitamin B_6 requirements. Am J Clin Nutr 2000;72(suppl):598S.
91. Manore MM, Leklem JE. Effect of carbohydrate and vitamin B_6 on fuel substrates during exercise in women. Med Sci Sports Exerc 1988;20:233.
92. Matthews CE, et al. Relationship between leisure-time physical activity and selected dietary variables in the Worcester Area Trial for Counseling in Hyperlipidemia. Med Sci Sports Exerc 1997;29:1199.
93. Matthews CE, et al. Physical activity and risk of upper-respiratory tract infection. Med Sci Sports Exerc 2000;32:S292.
94. Matthews CE, et al. Moderate to vigorous physical activity and risk of upper-respiratory tract infection. Med Sci Sports Exerc 2002;34:1242.
95. McBride JM, et al. Effect of resistance exercise on free radical production. Med Sci Sports Exerc 1998;30:67.
96. Meydani SN, et al. Vitamin E supplementation and in vivo immune response in healthy elderly subjects. JAMA 1997;277:1380.
97. Miyazaki H, et al. Strenuous endurance training in humans reduces oxidative stress following exhausting exercise. Eur J Appl Physiol 2001;84:1.
98. Montain SJ, et al. Aldosterone and vasopressin response in the heat: hydration level and exercise intensity effects. Med Sci Sports Exerc 1997;29:661.
99. Müuns G, et al. Impaired nasal mucociliary clearance in long-distance runners. Int J Sports Med 1995;16:209.
100. Mudio DM, et al. Effect of dietary fat on metabolic adjustments to maximal VO_2 and endurance in runners. Med Sci Sports Exerc 1994;26:81.
101. National Research Council, Committee on Diet and Health: Health implications for reducing chronic disease risk. Washington, DC: National Academy Press, 1989.
102. Nehlsen-Cannarella S, et al. Carbohydrate and cytokine response to 2.5 hr of running. J Appl Physiol 1997;82:1662.
103. Nieman B, et al. Supplementation patterns in marathon runners. J Am Diet Assoc 1989;89:1615.
104. Nieman DC. Physical activity, fitness, and infection. In: Bouchard C, et al, eds. Physical activity, fitness, and health. Champaign, IL: Human Kinetics, 1994.
105. Nieman DC. Immune response to heavy exertion. J Appl Physiol 1997;82:1385.
106. Nieman DC, Pedersen BK. Nutrition and exercise immunology. Boca Raton, FL: CRC Press, 2000.
107. Nieman DC, et al. Physical activity and immune function in elderly women. Med Sci Sports Exerc 1993;25:823.
108. Nieman D., et al. Natural killer cell cytotoxic activity in weight trainers and sedentary controls. J Strength Condit Res 1994;8:251.
109. Nieman DC, et al. Carbohydrate supplementation affects blood granulocyte and monocyte trafficking but not function following 2.5 hours of running. Am J Clin Nutr 1997;66: 153.
110. Nieman DC, et al. Influence of mode and carbohydrate on the cytokine response to heavy exertion. Med Sci Sports Exerc 1998;30:671.
111. Nieman DC, et al. Cytokine changes after a marathon race. J Appl Physiol 2001;91:109.
112. Novas A, et al. Total daily energy expenditure and incidence of upper respiratory tract infection symptoms in young females. Int J Sports Med 2002;23:465.
113. Pedersen BK. Influence of physical activity on the cellular immune system: mechanism of action. Int J Sports Med 1991;12:S23.

114. Pedersen BK, Hoffman-Goetz L. Exercise and the immune system: regulation, integration, and adaptation. Physiol Rev. 2000;80:1055.
115. Pedersen BK, et al. Exercise and the immune system—influence of nutrition and aging. J Sci Sports Med 1999;2:234.
116. Pedersen BK, et al. Training and natural immunity: effects of diets rich in fat or carbohydrate. Eur J Appl Physiol 2000;82:98.13.
117. Pendergast DR, et al.: The role of dietary fat on performance, metabolism and health. Am J Sports Med 1996;24:s53.
118. Peters EM, et al. Vitamin C supplementation reduces the incidence of postrace symptoms of upper-respiratory-tract infection in ultramarathon runners. Am J Clin Nutr 1993;57:170.
119. Peters EM, et al. Attenuation of the increase in circulating cortisol and enhancement of the acute phase response in vitamin C-supplemented ultramarathon runners. Int J Sports Med 2001;22:120.
120. Peters EM, et al. Vitamin C supplementation attenuates the increases in circulating cortisol, adrenaline and anti-inflammatory polypeptides following ultramarathon running. Int J Sports Med 2001;22:537.
121. Peters-Futre EM. Vitamin C, neutrophil function, and URTI risk in distance runners: the missing link. Exerc Immunol Rev 1997;3:32.
122. Pincemail J, et al.: Pentane measurement in man as an index of lipoperoxidation. Bioelectrochem Bioenerg 1987;18:117.
123. Popkin BM, et al. A comparison of dietary trends among racial and socioeconomic groups in the United States. N Engl J Med 1996;335:716.
124. Position of the American Dietetic Association. Nutrition for physical fitness and athletic performance for adults. ADA Reports 1987;87:933.
125. Rennie MJ, et al. Physical activity and protein metabolism. In: Bouchard C, et al., eds. Physical activity, fitness, and health. Champaign, IL: Human Kinetics, 1994.
126. Rodriguez Tuya I, et al. Evaluation of the influence of physical activity on plasma concentrations of several trace metals. Eur J Appl Physiol 1996;23:299.
127. Rohde T, et al. Competitive sustained exercise in humans, lymphokine activated killer cell activity, and glutamine—an intervention study. Eur J Appl Physiol 1998;78:448.
128. Rohde T, et al. Effect of glutamine supplementation on changes in the immune system induced by repeated exercise. Med Sci Sports Exerc 1998;30:856.
129. Rokitzke L, et al. Acute changes in vitamin B_6 status in endurance athletes before and after a marathon. Int J Sports Nutr 1994;4:154.
130. Rokitzki L, et al. α-Tocopherol supplementation in racing cyclists during extreme endurance training. Int J Sports Nutr 1994;4:255.
131. Rokitzki L, et al. Assessment of vitamin B_2 status in performance athletes of various types of sports. J Nutr Sci Vitaminol 1994;40:11.
132. Rokitzki L, et al. Dietary, serum and urine ascorbic acid status in male athletes. Int J Sports Med 1994;15:435.
133. Rokitzki L, et al. Lipid peroxidation and antioxidative vitamins under extreme endurance stress. Acta Physiol Scand 1994;151:149.
134. Rosen O, et al. Leukocyte counts and lymphocyte responsiveness associated with repeated bouts of strenuous endurance exercise. J Appl Physiol 2001;91:425.
135. Rowbottom DG, et al. The emerging role of glutamine as an indicator of exercise stress and overtraining. Sports Med 1996;21:80.
136. Scanga CB, et al. Effects of weight loss and exercise training on natural killer cell activity in obese women. Med Sci Sports Exerc 1998;30:1668.
137. Scharhag J, et al. Mobilization and oxidative burst of neutrophils are influenced by carbohydrate supplementation during prolonged cycling in humans. Eur J Appl Physiol 2002;87:584.
138. Senturk UK, et al. Exercise-induced oxidative stress affects erythrocytes in sedentary rats but not exercise-trained rats. J Appl Physiol 2001;91:1999.
139. Sharp NCC, Koutedakis Y. Sport and the overtraining syndrome: immunological aspects. Br Med Bull 1992;48:518.
140. Shephard RJ, et al. The impact of exercise on the immune system: NK cells, interleukins 1 and 2, and related responses. Exerc Sport Sci Rev 1995;23:215.
141. Shewchuk LD, et al. Dietary L-glutamine does not improve lymphocyte metabolism or function in exercise-trained rats. Med Sci Sports Exerc 1997;29:474.
142. Singh A, et al. Chronic multivitamin-mineral supplementation does not enhance physical performance. Med Sci Sports Exerc 1992;24:726.
143. Singh A, et al. Neuroendocrine response to running in women after zinc and vitamin E supplementation. Med Sci Sports Exerc 1999;31:536.
144. Sjödin AM, et al. Energy balance in cross-country skiers: a study using doubly labeled water. Med Sci Sports Exerc 1994;26:720.
145. Smith DJ, Norris SR. Changes in glutamine and glutamate concentrations for tracking training tolerance. Med Sci Sports Exerc 32:684, 2000.
146. Solfrizzi V, et al. High monounsaturated fatty acid intake protects against age-related cognitive decline. Neurology 1999;52:1563.
147. Stark AH, Madar Z. Olive oil as a functional food: epidemiology and nutritional approaches. Nutr Rev 2002;60:170.
148. Steensberg A, et al. Strenuous exercise decreases the percentage of type 1 T cells in the circulation. J Appl Physiol 2001;91:1708.
149. Sundgot-Borgen J. Prevalence of eating disorders in elite female athletes. Int J Sports Nutr 1993;3:30.
150. Tarnopolosky MA, et al. Influence of protein intake and training status on nitrogen balance and lean body mass. J Appl Physiol 1988:64:187.
151. Telford R, et al. The effect of 7 to 8 months of vitamin/mineral supplementation on athletic performance. Int J Sports Nutr 1992;2:135.
152. Tessier F, et al. Selenium and training effects on the glutathione system and aerobic performance. Med Sci Sports Exerc 1995;27:390.
153. Tiidus PM, Houston ME. Vitamin E status and response to exercise training. Sports Med 1995;26:12.
154. Trappe TA, et al. Energy expenditure of swimmers during high volume training. Med Sci Sports Exerc 1997;29:950.
155. Trichopoulou A, et al. Adherence to a Mediterranean diet and survival in a Greek population. N Engl J Med. 2003;348:2599.
156. Uusitalo AL, et al. Overtraining: making a difficult diagnosis and implementing targeted treatment. Phys Sportsmed 2001;29(5):35.
157. Van Remmen H, et al. Oxidative damage to DNA and aging. Exerc Sport Sci Rev 2003;31;149.
158. Variyam JN, et al. USDA's Healthy Eating Index and nutrition information. Washington, DC: USDA, 1998.
159. Vasankari TJ, et al. Increased serum and low-density-lipoprotein antioxidant potential after antioxidant supplementation in endurance athletes. Am J Clin Nutr 1997;65:1052.
160. Viquie CA, et al. Antioxidant status and indexes of oxidative stress during consecutive days of exercise. J Appl Physiol 1993;75:566.
161. Volek JS, et al. Testosterone and cortisol in relationship to dietary nutrients and resistance exercise. J Appl Physiol 1997;82:49.
162. Wagenmakers A.JM, et al. Carbohydrate supplementation, glycogen depletion, and amino acid metabolism. Am J Physiol 1991;260:E883.
163. Walsh NP, Blannin AK. Effect of oral glutamine supplementation on human neutrophil lipopolysaccharide-stimulated degranulation following prolonged exercise. Int J Sport. Nutr Exerc Metab 2000;1:39.
164. Webster MJ, et al. The effect of a thiamin derivative on exercise performance. Eur J Appl Physiol 1997;75:520.
165. Weidner TG, et al. The effect of exercise training on the severity and duration of viral upper respiratory illness. Med Sci Sports Exerc 1998;30:1578.
166. Weinstock C, et al. Effect of exhaustive exercise stress on the cytokine response. Med Sci Sports Exerc 1997;29:345.
167. Whiteside TL, Herberman RB. Short analytical review: the role of natural killer cells in human diseases. Clin Immunol Immunopathol 1989;53:1.
168. Wolfe RR. Protein supplements and exercise. Am J Clin Nutr 2000;72(suppl):551S.
169. Wolfe RR, et al. Isotopic analysis of leucine and urea metabolism in exercising humans. J Appl Physiol 1982;52:458.
170. Woods JA, et al. Exercise and cellular innate immune function. Med Sci Sports Exerc 1999;31:57.

捕足文献

Akobundu UO, et al. Vitamins A and C, calcium, fruit, and dairy products are limited in food pantries. J Am Diet Assoc 2004;104:811.
Bloomer RJ, et al. Effects of antioxidant therapy in women exposed to eccentric exercise. Int J Sport Nutr Exerc Metab 2004;14:377.
Brooks GA, et al. Chronicle of the Institute of Medicine physical activity recommendation: How a physical activity recommendation came to be among dietary recommendations. Am J Clin Nutr 2004;79:921S.
Campbell WW, Geik RA. Nutritional considerations for the older athlete. Nutrition 2004;20:603.
Cavas L, Tarhan L. Effects of vitamin-mineral supplementation on cardiac marker and radical scavenging enzymes, and MDA levels in young swimmers. Int J Sport Nutr Exerc Metab 2004;14:133.
Cotton PA, et al. Dietary sources of nutrients among US adults, 1994 to 1996. J Am Diet Assoc 2004;104:921.
Feskanich D, et al. Modifying the Healthy Eating Index to assess diet quality in children and adolescents. J Am Diet Assoc 2004;104:1375.
Goldberg JP, et al. The obesity crisis: Don't blame it on the pyramid. J Am Diet Assoc 2004;104:1141.
Hinton PS, et al. Nutrient intakes and dietary behaviors of male and female collegiate athletes. Int J Sport Nutr Exerc Metab 2004;14:389.

Lukaski HC. Vitamin and mineral status: Effects on physical performance. Nutrition 2004;20:632.

Tande DL, et al. The associations between blood lipids and the Food Guide Pyramid: Findings from the Third National Health and Nutrition Examination Survey. Prev Med 2004;38:452.

Unnithan VB, Goulopoulou S. Nutrition for the pediatric athlete. Curr Sports Med Rep 2004;3:206.

Viitala PE, et al. The effects of antioxidant vitamin supplementation on resistance exercise induced lipid peroxidation in trained and untrained participants. Lipids Health Dis 2004;3:14.

Weinberg LG, et al. Nutrient contributions of dairy foods in the United States, Continuing Survey of Food Intakes by Individuals, 1994-1996, 1998. J Am Diet Assoc 2004;104:895.

第8章

文献

1. Anantaraman R, et al. Effects of carbohydrate supplementation on performance during 1 hour of high-intensity exercise. Int J Sports Med 1995;16:461.
2. Ball TC, et al. Periodic carbohydrate replacement during 50 min of high-intensity cycling improves subsequent sprint performance. Int J Sports Nutr 1995;5:151.
3. Beckers EJ, et al. Comparison of aspiration and scintigraphic techniques for the measurement of gastric emptying rates in man. Gut 1992;33:115.
4. Below PR, et al. Fluid and carbohydrate ingestion independently improve performance during 1 h of intense exercise. Med Sci Sports Exerc 1995;27:200.
5. Brand-Miller J, et al. The G.I. factor: the glycaemic index solution. Sydney, Australia: Hodder & Stoughton, 1996.
6. Brouns F, Beckers E. Is the gut an athletic organ? Sports Med 1993;15:242.
7. Brown R., Cox CM. Effects of high fat versus high carbohydrate diets on plasma lipids and lipoproteins in endurance athletes. Med Sci Sports Exerc 1998;30:1677.
8. Burelle Y, et al. Oxidation of an oral [^{13}C] glucose load at rest and prolonged exercise in trained and sedentary subjects. J Appl Physiol 1999;86:52.
9. Burke LM, et al. Muscle glycogen storage after prolonged exercise: effect of the glycemic index on carbohydrate feedings. J Appl Physiol 1993;74:1019.
10. Burke LM, et al. Effect of coingestion of fat and protein with carbohydrate feedings on muscle glycogen storage. J Appl Physiol 1995;78:2187.
11. Burke LM, et al. Muscle glycogen storage after prolonged exercise: effect of the frequency of carbohydrate feeding. Am J Clin Nutr 1996;64:115.
12. Burke LM, et al. Effect of fat adaptation and carbohydrate restoration on metabolism and performance during prolonged cycling. J Appl Physiol 2000;89:2413.
13. Burstein R, et al. Glucose polymer ingestion—effect on fluid balance and glycemic state during a 4-d march. Med Sci Sports Exerc 1994;26:360.
14. Carey AL, et al. Effects of fat adaptation and carbohydrate restoration on prolonged endurance exercise. J Appl Physiol 2001;91:225.
15. Choi D, et al. Effect of passive and active recovery on the resynthesis of muscle glycogen. Med Sci Sports Exerc 1994;26:992.
16. Coggan AR, Coyle EF. Metabolism and performance following carbohydrate ingestion late in exercise. Med Sci Sports Exerc 1989;21:59.
17. Coyle EF. Timing and method of increased carbohydrate intake to cope with heavy training, competition and recovery. J Sports Sci 1991;9:29.
18. Coyle EF. Substrate utilization during exercise in active people. Am J Clin Nutr 1995;61(suppl):968S.
19. Coyle EF, Coggan AC. Effectiveness of carbohydrate feeding in delaying fatigue during prolonged exercise. Sports Med 1984;1:446.
20. Coyle EF, et al. Muscle glycogen utilization during prolonged strenuous exercise when fed carbohydrate. J Appl Physiol 1986;61:165.
21. Cox CM, et al. The effects of high-carbohydrate versus high-fat dietary advice on plasma lipids, lipoproteins, apolipoproteins, and performance in endurance trained cyclists. Nutr Metab Cardiovasc Dis 1996;6:227.
22. DeMarco HD, et al. Pre-exercise carbohydrate meals: application of the glycemic index. Med Sci Sports Exerc 1999;31:164.
23. Duchman SM, et al. Upper limit for intestinal absorption of a dilute glucose solution in men at rest. Med Sci Sports Exerc 1997;29:482.
24. Febbraio MA, Stewart, KL. CHO feeding before prolonged exercise: effect of glycemic index on muscle glycogenolysis and exercise performance. J Appl Physiol 1996;81:1115.
25. Foster C, et al. Effects of pre-exercise feedings on endurance performance. Med Sci Sports 1979;11:1.
26. Foster-Powell K, et al. International table of glycemic index and glycemic load values: 2002. Am J Clin Nutr 2002;76:5.
27. Gisolfi CV, et al. Human intestinal water absorption: direct vs indirect measurements. Am J Physiol 1990;258:G216.
28. Gisolfi CV, et al. Intestinal water absorption from select carbohydrate solutions in humans. J Appl Physiol 1992;7:2142.
29. Gisolfi CV, et al. Effect of sodium concentration in a carbohydrate-electrolyte solution on intestinal absorption. Med Sci Sports Exerc 1995;27:1414.
30. Goodpaster BH, et al. The effects of pre-exercise starch ingestion on endurance performance. Int J Sports Med 1996;17:366.
31. Guezennec CY, et al. The role of type and structure of complex carbohydrates on response to physical exercise. Int J Sports Nutr 1993;14:224.
32. Hargreaves M, Briggs CA. Effect of carbohydrate ingestion on exercise metabolism. J Appl Physiol 1988;65:1553.
33. Hargreaves M, et al. Effect of fructose ingestion on muscle glycogen usage during exercise. Med Sci Sports Exerc 1985;17:360.
34. Hargreaves M, et al. Influence of sodium on glucose bioavailability during exercise. Med Sci Sports Exerc 1994;26:365.
35. Hawley JA, et al. Carbohydrate, fluid, and electrolyte requirements of the soccer player: a review. Int J Sports Med 1994;4:221.
36. Helge JW, et al. Interaction of training and diet on metabolism and endurance during exercise in man. J Physiol 1996;492:293.
37. Helge JW, et al. Impact of a fat-rich diet on endurance in man: role of the dietary period. Med Sci Sports Exerc 1998;30:456.
38. Horswill CA. Weight loss and weight cycling in amateur wrestlers: implications for performance and resting metabolic rate. Int J Sports Nutr 1993;3:245.
39. Jenkins DJ, et al. Glycemic index: an overview of implications in health and disease. Am J Clin Nutr 2002;76(suppl):266S.
40. Jentiens RL, et al. Oxidation of combined ingestion of glucose and fructose during exercise. J Appl Physiol 2004;96:1277.
41. Jeukendrup AE, et al. Carbohydrate-electrolyte feedings improve 1 h time trial cycling performance. Int J Sports Med 1997;18:125.
42. Jeukendrup AE, et al. Exogenous glucose oxidation during exercise in endurance-trained and untrained subjects. J Appl Physiol 1997;83:835.
43. Jozsi AC, et al. The influence of starch structure on glycogen resynthesis and subsequent cycling performance. Int J Sports Med 1996;17:373.
44. Keizer HA, et al. Influence of liquid and solid meals on muscle glycogen resynthesis, plasma fuel hormone response, and maximal physical working capacity. Int J Sports Med 1987;8:99.
45. Lambert EV, et al. Enhanced endurance in trained cyclists during moderate intensity exercise following 2 weeks adaptation to a high fat diet. Eur J Appl Physiol 1994;69:287.
46. Lambert GP, et al. Simultaneous determination of gastric emptying and intestinal absorption during cycle exercise in humans. Int J Sports Med 1996;17:48.
47. Leddy J, et al. Effect of a high or a low fat diet on cardiovascular risk factors in male and female runners. Med Sci Sports Exerc 1997;29:17.
48. Leiper JB, et al. Effect of intermittent high-intensity exercise on gastric emptying in man. Med Sci Sports Exerc 2001;33:1270.
49. Liu S, et al. A prospective study of dietary glycemic load, carbohydrate intake, and risk of coronary heart disease in US women. Am J Clin Nutr 2000;71:1455.
50. Marmy-Conus N, et al. Preexercise glucose ingestion and glucose kinetics during exercise. J. Appl. Physiol 1996;81:853.
51. Massicotte D, et al. Effect of metabolic rate on the oxidation of ingested glucose and fructose during exercise. Int J Sports Med 1994;15:177.
52. Massicotte D, et al. Lack of effect of NaCl and/or metoclopramide on exogenous (^{13}C)-glucose oxidation during exercise. Int J Sports Med 1996;17:165.
53. Maughan RJ, Lieper JB. Sodium intake and post-exercise rehydration in man. Eur J Appl Physiol 1995;71:311.
54. Maughan RJ, et al. Restoration of fluid balance after exercise-induced dehydration: effect of food and fluid intake. Int J Appl Physiol 1996;73:317.
55. McConell G, et al. Effect of timing of carbohydrate ingestion on endurance exercise performance. Med Sci Sports Exerc 1996;28:1300.

56. Millard-Stafford ML, et al. Carbohydrate-electrolyte replacement improves distance running performance in the heat. Med Sci Sports Exerc 1992;24:934.
57. Mudio DM. Effect of dietary fat on metabolic adjustments to maximal VO_2 and endurance in runners. Med Sci Sports Exerc 1994;26:81.
58. Nicholas CW, et al. Influence of ingesting a carbohydrate-electrolyte solution on endurance capacity during intermittent, high intensity shuttle running. J Sports Sci 1996;13:283.
59. Noakes TD, et al. The importance of volume in regulating gastric emptying. Med Sci Sports Exerc 1991;23:307.
60. Pabkin JAM, et al. Muscle glycogen storage following prolonged exercise: effect of timing of ingestion of high glycemic index food. Med Sci Sports Exerc 1997;29:220.
61. Piehl Aulin K, et al. Muscle glycogen resynthesis rate in humans after supplementation of drinks containing carbohydrates with low and high molecular masses. Eur J Appl Physiol 2000;81:347.
62. Pi-Sunyer X. Glycemic index and disease. Am J Clin Nutr 2002; 76(suppl): 290S.
63. Pogliaghi S, Veicsteinas A. Influence of low and high dietary fat on physical performance in untrained males. Med Sci Sports Exerc 1999; 31:149.
64. Ramires PR, et al. Oral glucose ingestion increases endurance capacity in normal and diabetic (type I) humans. J Appl Physiol 1997; 83:608.
65. Rankin JW, et al. Effect of weight loss and refeeding diet composition on anaerobic performance in wrestlers. Med Sci Sports Exerc 1996;28:1292.
66. Rehrer NJ. The maintenance of fluid balance during exercise. Int J Sports Med 1994;15:122.
67. Riddell MC, et al. Substrate utilization during exercise with glucose and glucose plus fructose ingestion in boys ages 10-14 yr. J Appl Physiol 2001;90:903.
68. Robinson TM, et al. L-Arginine ingestion after rest and exercise: effects on glucose disposal. Med Sci Sports Exerc 2003:35:1309.
69. Roy LP, et al. Addition of protein and amino acids to carbohydrates does not enhance postexercise muscle glycogen synthesis. J Appl Physiol 2001;91:839.
70. Roy LP, et al. High oxidation rates from combined carbohydrates ingested during exercise. Med Sci Sports Exerc 2004;36:1551.
71. Sears B, Lawren W. The zone. New York: Harper Collins, 1995.
72. Shi X, Gisolfi CV. Fluid and carbohydrate replacement during intermittent exercise. Sports Med 1998;25:157.
73. Shi X, et al. Effects of carbohydrate type and concentration and solution osmolality on water absorption. Med Sci Sports Exerc 1995;27:1607.
74. Simard C, et al. Effect of carbohydrate intake before and during and ice hockey match on blood and muscle energy substrates. Res Q Exerc Sport 1988;59:144.
75. Spendiff O, Campbell IG. The effect of glucose ingestion on endurance upper-body exercise and performance. Int J Sports Med 2002;23:142.
76. Stepto NK, et al. Effect of short-term fat adaptation on high-intensity training. Med Sci Sports Exerc 2002;34:449.
77. Swensen T, et al. Adding polylactate to a glucose polymer solution does not improve endurance. Int J Sports Med 1994;15:430.
78. Thomas DE, et al. Plasma glucose levels after prolonged strenuous exercise correlate inversely with glycemic response to food consumed before exercise. Int J Sports Nutr 1994;4:361.
79. Tsintzas O-K, et al. Carbohydrate ingestion and glycogen utilization in different muscle fibre types in man. J Physiol (Lond) 1995;489: 243.
80. Tsintzas O-K, et al. Carbohydrate ingestion and single muscle fiber glycogen metabolism during running in men. J Appl Physiol 1996;81:801.
81. Tsintzas O-K, et al. Influence of carbohydrate supplementation early in exercise on endurance running capacity. Med Sci Sports Exerc 1996;28:1373.
82. Utter AC, et al. Effect of carbohydrate ingestion on ratings of perceived exertion during a marathon. Med Sci Sports Exerc 2002;24:1779.
83. van Loon KJC. Plasma insulin responses after ingestion of different amino acid or protein mixtures with carbohydrate. Am J Clin Nutr 2000;72:2000.
84. van Loon KJC, et al. Maximizing postexercise muscle glycogen synthesis: carbohydrate supplementation and the application of amino acid or protein hydrolysate mixtures. Am J Clin Nutr 2000;72:106.
85. Venkatraman JT, Pendergast D. Effects of the level of dietary fat intake and endurance exercise on plasma cytokines in runners. Med Sci Sports Exerc 1998;30:1198.
86. Venkatraman JT, et al. Influence of the level of dietary lipid intake and maximal exercise on the immune status in runners. Med Sci Sports Exerc 1997;29:333.
87. Vogt M, et al. Effects of dietary fat on muscle substrates, metabolism, and performance in athletes. Med Sci Sports Exerc 2003;35:952.
88. Wagenmakers AJ. Carbohydrate feedings improve 1 h time trial cycling performance. Med Sci Sports Exerc 1996;28:S37.
89. Wagenmakers AJ, et al. Oxidation rates of orally ingested carbohydrates during prolonged exercise in men. J Appl Physiol 1993;75:2274.
90. Walton P, Rhodes EC. Glycaemic index and optimal performance. Sports Med 1997;33:164.
91. Welsh RS, et al. Carbohydrates and physical/mental performance during intermittent exercise to fatigue. Med Sci Sports Exerc 2002;34;723.
92. Wilk B, Bar-Or O. Effect of drink flavor and NaCl on voluntary drinking and hydration in boys exercising in the heat. J Appl Physiol 1996;80:1112.
93. Wolever T, et al. The glycemic index: methodology and clinical implications. Am J Clin Nutr 1991;54:846.
94. Wolever TMS, et al. Glycaemic index of 102 complex carbohydrate foods in patients with diabetes. Nutr Res 1994;14:651.
95. Yannick C, et al. Oxidation of corn starch, glucose, and fructose ingested before exercise. Med Sci Sports Exerc 1989;21:45.
96. Yaspelkis BB III, et al. Carbohydrate supplementation spares muscle glycogen during variable intensity exercise. J Appl Physiol 1993;75:1477.
97. Zawadzki KM, et al. Carbohydrate-protein complex increases the rate of muscle glycogen storage after exercise. J Appl Physiol 1992;72:1584.

追加文献

Billat V, et al. Training effect on performance, substrate balance and blood lactate concentration at maximal lactate steady state in master endurance-runners. Pflugers Arch 2004;447:875.
Campbell WW, Geik RA. Nutritional considerations for the older athlete. Nutrition 2004;20:603.
Chen KT, Yang RS. Effects of exercise on lipid metabolism and musculoskeletal fitness in female athletes. World J Gastroenterol 2004;10:122.
Clark SA, et al. Intensified exercise training does not alter AMPK signaling in human skeletal muscle. Am J Physiol Endocrinol Metab 2004;286:E737.
Gomez JE. ATHENA (Athletes Targeting Healthy Exercise and Nutrition Alternatives): A promising program up against stiff competition. Arch Pediatr Adolesc Med 2004;158:1084.
Kemmler W, et al. Benefits of 2 years of intense exercise on bone density, physical fitness, and blood lipids in early postmenopausal osteopenic women: Results of the Erlangen Fitness Osteoporosis Prevention Study (EFOPS). Arch Intern Med 2004;24;164:1084.
Koopman R, et al. Combined ingestion of protein and carbohydrate improves protein balance during ultra-endurance exercise. Am J Physiol Endocrinol Metab 2004;287:E712.
Lange KH. Fat metabolism in exercise—with special reference to training and growth hormone administration. Scand J Med Sci Sports 2004;14:74.
Leiper JB, Maughan RJ. Comparison of water turnover rates in young swimmers in training and age-matched non-training individuals. Int J Sport Nutr Exerc Metab 2004;14:347.
McCarty MF. An elevation of triglycerides reflecting decreased triglyceride clearance may be not pathogenic—relevance to high-carbohydrate diets. Med Hypotheses 2004;63;1065.
Viitala PE, et al. The effects of antioxidant vitamin supplementation on resistance exercise induced lipid peroxidation in trained and untrained participants. Lipids Health Dis 2004;22;3:14.
Watson TA, et al. Antioxidant restricted diet reduces plasma non-esterified fatty acids in trained athletes. Asia Pac J Clin Nutr 2004;13(Suppl):S81.
Yanai H, Morimoto M. Significant association between fluctuations in serum urate and high density lipoprotein cholesterol during exhaustive training. Br J Sports Med 2003;37:370.
Yanai H, Morimoto M. Effect of ascorbate on serum lipids and urate metabolism during exhaustive training. Clin Sci (Lond) 2004;106:107.

CASE STUDY 8-1

Human Nutrition Information Service. The food guide pyramid. Home and Garden Bulletin no. 252. Hyattsville, MD: Human Nutrition Information Service. U.S. Department of Agriculture, 1992, rev 1996.

USDA's Food and Nutrition Information Center <www.nal.usda.gov/fnic/dga/index.html> National Center for Nutrition and Dietetics, the American Dietetic Association, ADAF, 1997.

Hadedad EH, et al. Vegetarian food guide pyramid: a conceptual framework. Am J Clin Nutr 1999;70(suppl):6152.

Russell RM, et al. Modified food guide pyramid for people over seventy years of age. J Nutr 1999;129:751.

第9章

文献

1. Angell M, Kassirer JP. Alternative medicine—the risks of untested and unregulated remedies. N Engl J Med 1998;339:831.
2. Caspersen CJ, et al. Changes in physical activity patterns in the United States, by sex and cross-sectional age. Med Sci Sports Exerc 2000;32:1601.
3. Fisher JO, et al. Children's bite size and intake of an entrée are greater with large portions than with age-appropriate or self-selected portions. Am J Clin Nutr 2003;77:1164.
4. Green GA, et al. Analysis of over-the-counter dietary supplements. Clin J Sports Med 2001;11:254.
5. Kamber M, et al. Nutritional supplements as a source for positive doping cases? Int J Sport Nutr Exerc Metab 2001;11:258.
6. Nielsen SJ, Popkin BM. Patterns and trends in food portion sizes, 1977-1998. JAMA 2003;289:450.
7. Physical activity trends—United States, 1990-1998. MMWR 2001;March 9:166.
8. Popkin BM, et al. A comparison of dietary trends among racial and socioeconomic groups in the United States. N Engl J Med 1996;335:716.
9. Sarubin A. Government regulation of dietary supplements. Chapter 1 in The health professional's guide to dietary supplements, Chicago: The American Dietetic Association, 1999.
10. U.S. Department of Health and Human Services. Healthy people 2000 midcourse review and 1995 revisions. Washington, DC: U.S. Government Printing Office, 1996.

追加文献

Burton A. Fewer colds with increased Vitamin E intake. Lancet Infect Dis 2004;4:600.

Conway JM, et al. Commercial portion-controlled foods in research studies: How accurate are label weights? J Am Diet Assoc 2004;104:1420.

Eigenmann PA, Haenggeli CA. Food colourings and preservatives—allergy and hyperactivity. Lancet 2004;364:823.

Jacobson MF. High-fructose corn syrup and the obesity epidemic. Am J Clin Nutr 2004;80:1081.

Mehlman MJ, Binstock RH, Juengst ET, Ponsaran RS, Whitehouse PJ. Anti-aging medicine: can consumers be better protected? Gerontologist 2004;44:304.

Leary TB. The ongoing dialogue between the Food and Drug Administration and the Federal Trade Commission. Food Drug Law J 2004;59:209.

Licence K. Promoting and protecting the health of children and young people. Child Care Health Dev 2004;30:623.

Lin CT, et al. Do dietary intakes affect search for nutrient information on food labels? Soc Sci Med 2004;59:1955.

Macon JF, et al. Food label use by older Americans: Data from the Continuing Survey of Food Intakes by Individuals and the Diet and Health Knowledge Survey 1994-1996. J Nutr Elder 2004;24:35.

Perls TT. Anti-aging quackery: Human growth hormone and tricks of the trade—more dangerous than ever. J Gerontol A Biol Sci Med Sci 2004;59:682.

Roefs A, Jansen A. The effect of information about fat content on food consumption in overweight/obese and lean people. Appetite 2004;43:319.

Sitzman K. Expanding food portions contribute to overweight and obesity. AAOHN J 2004;52:356.

Vos E. Nuts, omega-3s and food labels. CMAJ 2004;171:829.

第10章

文献

1. American College of Sports Medicine: American College of Sports Medicine position stand on heat and cold illnesses during distance running. Med Sci Sports Exerc 1996;28(12):1.
2. Adrogué HJ, Madias NE. Hyponatremia. N Engl J Med 2000;342:1581.
3. Armstrong LE, Pandolf KB. Physical training, cardiorespiratory physical fitness and exercise-heat tolerance. In: Pandolf KB, et al., eds. Human performance physiology and environmental medicine at terrestrial extremes. Indianapolis, IN: Benchmark Press, 1988.
4. Armstrong L.E, et al.: Symptomatic hyponatremia during prolonged exercise in heat. Med Sci Sports Exerc 1993;25:543.
5. Ayus JC, et al. Hyponatremia, cerebral edema, and noncardiogenic pulmonary edema in marathon runners. Ann Intern Med 2000;132:711.
6. Bar-Or O. Temperature regulation during exercise in children and adolescents. In: Gisolfi CV, Lamb DR, eds. Perspectives in exercise science and sports medicine. Vol. 2. Indianapolis, IN: Benchmark Press, 1989.
7. Costrini A. Emergency treatment of exertional heatstroke and comparison of whole body cooling techniques. Med Sci Sports Exerc 1990;22:15.
8. Cunningham JJ. Is potassium needed in sports drinks for fluid replacement during exercise? Int J Sport Nutr 1997;7:154.
9. Donaldson GC, et al. Cardiovascular responses to heat stress and their adverse consequences in healthy and vulnerable human populations. Int J Hyperthermia 2003;19:225.
10. Falk B. Exercise in the pediatric population—effects of thermal stress. In: Doubt T, ed. Environmental and exercise physiology. Champaign, IL: Human Kinetics, 1997.
11. Falk B, et al. Thermoregulatory responses of pre-, mid-, and late pubertal boys to exercise in dry heat. Med Sci Sports Exerc 1992;24:688.
12. Frye AJ, Kamon E. Responses to dry heat of men and women with similar capacities. J Appl Physiol 1981;50:65.
13. Gardner JW, et al. Risk factors predicting exertional heat illness in male Marine Corps recruits. Med Sci Sports Exerc 1996;28:939.
14. Gardner JW. Death by water intoxication. Milit Med 2002;5:432.
15. Haymes EM. Physiological responses of female athletes to heat stress: a review. Phys Sportsmed 1984;12:45.
16. Hew TD, et al. The incidence, risk factors, and clinical manifestations of hyponatremia in marathon runners. Clin J Sports Med 2003;13:41.
17. Horstman DH, Christensen E. Acclimatization to dry heat: active men vs. active women. J Appl Physiol 1982;52:825.
18. Hsieh M, et al. Hyponatremia in runners requiring on-site medical treatment at a single marathon. Med Sci Sports Exerc 2002;34:185.
19. Irving RA, et al. Evaluation of renal function and fluid homeostasis during recovery from exercise induced hyponatremia. J Appl Physiol 1991;70:342.
20. Kenney WL, Chiu P. Influence of age on thirst and fluid intake. Med Sci Sports Exerc 2001;332:1524.
21. Kenney WL, Ho C-W. Age alters regional distribution of blood flow during moderate-intensity exercise. J Appl Physiol 1995;79:1112.
22. Maughan RJ, Leiper JB. Post-exercise rehydration in man: effects of voluntary intake of four different beverages. Med Sci Sports Exerc 25(suppl):S2, 1993.
23. Maughan RJ, Leiper JB. Fluid replacement requirements in soccer. J Sports Sci 1994;12(special issue):S29.
24. Maughan R.J, Lieper JB. Sodium intake and post-exercise rehydration in man. Eur J Appl Physiol 1995;71:311.
25. Maughan RJ, et al. Influence of menstrual status on fluid replacement after exercise dehydration in healthy young women. Br J Sports Med 1996;30:41.
26. Maughan RJ, et al. Restoration of fluid balance after exercise-induced dehydration: effect of food and fluid intake. Eur J Appl Physiol 1996;73:317.
27. McCullough EA, Kenney WL. Thermal insulation and evaporative resistance of football uniforms. Med Sci Sports Exerc 2003;35:832.
28. Meyer F, et al. Sweat electrolyte loss during exercise in the heat: effects of gender and maturation. Med Sci Sports Exerc 1992;24: 776.
29. Montain SJ, et al. Hyponatremia associated with exercise: risk factors and pathogenesis. Exerc Sport Sci Rev 2001;2:113.
30. Noakes D. Fluid replacement during exercise. Exerc Sports Sci Rev 1993;21:297.

31. Noakes TD, et al. The danger of an inadequate water intake during prolonged exercise. A novel concept re-visited. Eur J Appl Physiol 1988;57:210.
32. Noakes TD, et al. The incidence of hyponatremia during prolonged ultraendurance exercise. Med Sci Sports Exerc 1990;22:165.
33. Porter AM. Collapse from exertional heat illness: implications and subsequent decisions. Milit Med 2003;168:76.
34. Rasch W, Cabanac M. Selective brain cooling is affected by wearing headgear during exercise. J Appl Physiol 1993;74:1229.
35. Rehrer NJ. The maintenance of fluid balance during exercise. Int J Sports Nutr 1996;15:122.
36. Rico-Sanz J, et al. Effects of hyperhydration on total body water, temperature regulation and performance of elite young soccer players in a warm climate. Int J Sports Med 1996;17:85.
37. Rozycki TJ. Oral and rectal temperatures in runners. Phys Sportsmed 1984;12:105.
38. Scott JR, et al. Acute weight gain in collegiate wrestlers following a tournament weigh-in. Med Sci Sports Exerc 1994;26:1181.
39. Sheffield-Moore M, et al. Thermoregulatory responses to cycling with and without a helmet. Med Sci Sports Exerc 1997;29:755.
40. Shi X, et al. Effects of carbohydrate type and concentration and solution osmolality on water absorption. Med Sci Sports Exerc 1995;27:1607.
41. Shirreffs SM, Maughan RJ. Rehydration and recovery of fluid balance after exercise. Exerc Sport Sci Rev. 2000;28:27.
42. Shirreffs SM, et al. Post-exercise rehydration in man: effects of volume consumed and drink sodium content. Med Sci Sports Exerc 1996;28:1260.
43. Speedy DB, et al. Hyponatremia and weight changes in an ultradistance triathlon. Clin J Sport Med 1997;7:180.
44. Speedy DB, et al. Weight changes and serum sodium concentrations after an ultradistance multisport triathlon. Clin J Sport Med 1997;7:100.
45. Speedy DB, et al. Hyponatremia in ultradistance triathletes. Med Sci Sports Exerc 1999;31:809.
46. Stephenson LA, Kolka MA. Thermoregulation in women. Exerc Sport Sci Rev 1993;21:231.
47. van Niewenhoven MA, et al. Effect of dehydration on gastrointestinal function at rest and during exercise in humans. Eur J Appl Physiol 2000;83:578.
48. Wilk B, Bar-Or O. Effect of drink flavor and NaCl on voluntary drinking and hydration in boys exercising in the heat. J Appl Physiol 1996;80:1112.

追加文献

Charkoudian N, Joyner MJ. Physiologic considerations for exercise performance in women. Clin Chest Med 2004;25:247.
Coyle EF. Fluid and fuel intake during exercise. J Sports Sci 2004;22:39.
Fowkes Godek S, et al. Thermal responses in football and cross-country athletes during their respective practices in a hot environment. J Athl Train 2004;39:235.
Hue O, et al. Effects of 8 days acclimation on biological and performance response in a tropical climate. J Sports Med Phys Fitness 2004;44:30.
Kilduff LP, et al. The effects of creatine supplementation on cardiovascular, metabolic, and thermoregulatory responses during exercise in the heat in endurance-trained humans. Int J Sport Nutr Exerc Metab 2004;14:443.
Levine JA. Nonexercise activity thermogenesis (NEAT): Environment and biology. Am J Physiol Endocrinol Metab 2004;286:E675.
Maughan RJ, et al. Fluid and electrolyte intake and loss in elite soccer players during training. Int J Sport Nutr Exerc Metab 2004;14:333.
Morgan RM, et al. Acute effects of dehydration on sweat composition in men during prolonged exercise in the heat. Acta Physiol Scand 2004;182:37.
Murray B, Eichner ER. Hyponatremia of exercise. Curr Sports Med Rep 2004;3:117.
Passe DH, et al. Palatability and voluntary intake of sports beverages, diluted orange juice, and water during exercise. Int J Sport Nutr Exerc Metab 2004;14:272.
Shirreffs SM, et al. Fluid and electrolyte needs for preparation and recovery from training and competition. J Sports Sci 2004;22:57. Review.
Von Duvillard SP, et al. Fluids and hydration in prolonged endurance performance. Nutrition 2004;20:651.
Walsh NP, et al. Saliva parameters as potential indices of hydration status during acute dehydration. Med Sci Sports Exerc 2004;36:1535.
Waterhouse J, et al. Thermoregulation during mild exercise at different circadian times. Chronobiol Int 2004;21:253.

第 11 章

文献

1. Agbenyega ET, Warham AC. Effect of clenbuterol on normal and denervated muscle growth and contractility. Muscle Nerve 1990;13:199.
2. Ahlberg A, et al. Effect of phosphate loading on cycle ergometer performance. Med Sci Sports Exerc (abstr) 1986;18:S11.
3. Ajayi AAL, et al. Testosterone increases human platelet thromboxane A_2 receptor density and aggregation responses. Circulation 1995;91:2742.
4. Allen JD, et al. Ginseng supplementation does not enhance healthy young adults peak aerobic exercise performance. J Am Coll Nutr 1998;17:462.
5. American Academy of Pediatrics. Adolescents and anabolic steroids: a subject review. Pediatrics 1997;99:904.
6. American College of Sports Medicine. The use of alcohol in sports. Med Sci Sports Exerc 1982;14:481.
7. American College of Sports Medicine. The use of anabolic-androgenic steroids in sports. Sports Med Bull 1984;19:13.
8. Angell M, Kassirer JP. Alternative medicine—the risks of untested and unregulated remedies. N Engl J Med 1998;339:831.
9. Anselme F, et al. Caffeine increases maximal anaerobic power and blood lactate concentration. Eur J Appl Physiol 1992;65:188.
10. Anshel MH, Russel KG. Examining athletes' attitudes toward using anabolic steroids and their knowledge of the possible effects. J Drug Educ 1997;27:121.
11. Antonio J, Street C. Glutamine: a potentially useful supplement for athletes. Can J Appl Physiol 1999;24:1.
12. Araghiniknam M, et al. Antioxidant activity of dioscorea and dehydroepiandrosterone (DHEA) in older humans. Life Sci 1996;59:11.
13. Audran M, et al. Effects of erythropoietin administration in training athletes and possible indirect detection in doping control. Med Sci Sports Exerc 1999;31:639.
14. Baer DJ, et al. Moderate alcohol consumption lowers risk factors for cardiovascular disease in postmenopausal women fed a controlled diet. Am J Clin Nutr 2002;75:593.
15. Bahrke M, Morgan WP. Evaluation of the ergogenic properties of ginseng. Sports Med 2000;29:113.
16. Bell DG, Jacobs I. Combined effects of caffeine and ephedrine ingestion improves run times of Canadian Forces Warrior Test. Aviat Space Environ Med 1999;70:325.
17. Bell DG, McLellan TM. Effect of repeated caffeine ingestion on repeated exhaustive exercise endurance. Med Sci Sports Exerc 2003;35:1348.
18. Bell DG, et al. Effects of caffeine, ephedrine and their combination on time to exhaustion during high-intensity exercise. Eur J Appl Physiol 1998;778:427.
19. Bell DG, et al. Effect of caffeine and ephedrine ingestion on anaerobic performance. Med Sci Sports Exerc 2001;33:1399.
20. Bell DG, et al. Effect of ingesting caffeine and ephedrine on 10-km run performance. Med Sci Sports Exerc 2002;34:344.
21. Benson DW, et al. Decreased myofibrillar protein breakdown following treatment with clenbuterol. J Surg Res 1991;50:1.
22. Blackman MR, et al. Growth hormone and sex steroid administration in healthy aged women and men: a randomized controlled trial. JAMA 2002;288:2282.
23. Blanchard MA, et al. The influence of diet and exercise on muscle and plasma glutamine concentrations. Med Sci Sports Exerc 2001;33:69.
24. Bracken ME, et al. The effect of cocaine on exercise endurance and glycogen use in rats. J. Appl Physiol 1988;64:884.
25. Braiden RW, et al. Effects of cocaine on glycogen metabolism and endurance during high intensity exercise. Med Sci Sports Exerc 1994;26:695.
26. Brown GA, et al. Effect of oral DHEA on serum testosterone and adaptations to resistance training in young men. J Appl Physiol 1999;87:2274.
27. Brown GA et al. Endocrine response to chronic androstenedione intake in 30- to 56-year-old men. J Clin Endocrinol Metab 2000;85:4074.
28. Browne A, et al. The ethics of blood testing as an element of doping control in sport. Med Sci Sports Exerc 1999;31:497.
29. Bruce CR, et al. Enhancement of 2000-m rowing performance after caffeine ingestion. Med Sci Sports Exerc 2000;32:1958.
30. Bucci LR. Selected herbals and human exercise performance. Am J Clin Nutr 2000:72(suppl):624S.

31. Buckley WE, et al. Estimated prevalence of anabolic steroid use among male high school seniors. JAMA 1988;260:3441.
32. Burke LM, et al. Effect of alcohol intake on muscle glycogen storage after prolonged exercise. J Appl Physiol 2003 95:983.
33. Candow DG, et al. Effect of glutamine supplementation combined with resistance training in young adults. Eur J Appl Physiol 2001;86:142.
34. Caruso JF, et al. The effects of albuterol and isokinetic exercise on the quadriceps muscle group. Med Sci Sports Exerc 1995;27:1471.
35. Casaburi R, et al. Androgen effects on body composition and muscle performance. In: Bhasin S, et al., eds. Pharmacology, biology, and clinical applications of androgens: current status and future prospects. New York: Wiley-Liss, 1996.
36. Casal DC, Leon AS. Failure of caffeine to affect substrate utilization during prolonged exercise. Med Sci Sports Exerc 1985;17:174.
37. Deleted.
38. Castell LM, et al. Some aspects of the acute phase response after a marathon race, and the effects of glutamine supplementation. Eur J Appl Physiol 1997;75:47.
39. Catlin DH, et al. Trace contamination of over-the-counter androstenedione and positive urine test results for nandrolone metabolite. JAMA 2000;285:2618.
40. Catlin P, et al. Assessing the threat of anabolic steroids. Phys Sportsmed 1993;21(8):37.
41. Cheng W, et al. Beta-hydroxy-beta-methyl butyrate increases fatty acid oxidation by muscle cells. FASEB J 1997;11(3):A381.
42. Chester N, et al. Physiological, subjective and performance effects of pseudoephedrine and phenylpropanolamine during endurance running exercise. Int J Sports Med 2003;24:3.
43. Chin ER, Allen DG. The contribution of pH-dependent mechanisms to fatigue at different intensities in mammalian single muscle fibres. J Physiol (Lond) 1998;512:831.
44. Clarkson P. Nutritional ergogenic aids: caffeine. Int J Sports Nutr 1993;3:103.
45. Cohen BS, et al. Effects of caffeine ingestion on endurance racing in heat and humidity. Eur J Appl Physiol 1996;73:358.
46. Cohen LI, et al. Lipoprotein (a) and cholesterol in body builders using anabolic androgenic steroids. Med Sci Sports Exerc 1996;28:176.
47. Collomp K, et al. Effects of salbutamol and caffeine ingestion on exercise metabolism and performance. Int J Sports Med 2002;23:549.
48. Conlee RK, et al. Effect of cocaine on plasma catecholamine and muscle glycogen concentrations during exercise in the rat. J Appl Physiol 1991;70:1323.
49. Costill DL, et al. Acid-base balance during repeated bouts of exercise: influence of HCO_3. Int J Sports Med 1984;5:228.
50. Crist DM, et al. Body composition response to exogenous GH during training in highly conditioned adults. J Appl Physiol 1988;65:579.
51. Criswell DS, et al. Clenbuterol-induced fiber type transition in the soleus of adult rats. Eur J Appl Physiol 1996;74:391.
52. Curry LA, et al. Qualitative description of the prevalence and use of anabolic androgenic steroids by United States powerlifters. Percept Mot Skills 1999;88:224.
53. Davis MJ, et al. Effects of moderate alcohol intake on fasting insulin and glucose concentrations and insulin sensitivity in postmenopausal women: a randomized controlled trial. JAMA 2002;287:2559.
54. Daynes RA, Araneo BA. Prevention and reversal of some age-associated changes in immunologic responses by supplemental dehydroepiandrosterone sulfate therapy. Aging Immunol Infect Dis 1992;3:135.
55. DeCree C. Androstenedione and dehydroepiandrosterone for athletes. Lancet 1999;354:779.
56. Delbeke FT, et al. The abuse of doping agents in competing body builders in Flanders (1988–1993). Int J Sports Med 1995;16:60.
57. DeMeersman R, et al. Sympathomimetics and exercise enhancement: all in the mind? Pharmacol Biochem Behav 1987;28:361.
58. Deyssig R, et al. Effect of growth hormone treatment on hormonal parameters, body composition and strength in athletes. Acta Endocrinol 1993;128:313.
59. Dickerman RD, et al. Echocardiography in fraternal twin bodybuilders with one abusing anabolic steroids. Cardiology 1997;88:50.
60. Dodd SL, et al. The effects of caffeine on graded exercise performance in caffeine naive versus habituated subjects. Eur J Appl Physiol 1991;62:424.
61. Dodd SL, et al. Caffeine and exercise performance. Sports Med 1993;15:14.
62. Dodd SL, et al. Effects of clenbuterol on contractile and biochemical properties of skeletal muscle. Med Sci Sports Exerc 1996;28:669.
63. Doherty M, et al. Caffeine is ergogenic after supplementation of oral creatine monohydrate. Med Sci Sports Exerc 2002;34:1785.
64. Donato T. Alcohol consumption among high school students and young athletes in north Italy. Rev Epidemiol Sante Publique 1994;42:198.
65. Dupont-Versteegdn EE. Exercise and clenbuterol as strategies to decrease progression of muscular dystrophy in mdx rats. J Appl Physiol 1995;80:734.
66. Durant RH, et al. Use of multiple drugs among adolescents who use anabolic steroids. N Engl J Med 1993;328:922.
67. Earnst DP, et al. In vivo 4-androstene-3,17-dione and 4-androstene-3β,17β-diol supplementation in young men. Eur J Appl Physiol 2000;81:229.
68. Eich DM, et al. Inhibition of accelerated coronary atherosclerosis with dehydroepiandrosterone in the heterotropic rabbit model of cardiac transplantation. Circulation 1993;87:261.
69. Ekblom B, Berglund B. Effect of erythropoietin administration on maximal aerobic power in man. Scand J Med Sci Sports 1991;11:88.
70. Engels HJ, et al. No ergogenic effects of ginseng (Panax ginseng C.A. Meyer) during graded maximal aerobic exercise. J Am Diet Assoc 1997;97:1110.
71. Faigenbaum A, et al. Anabolic androgenic steroid use by 11- to 13-yearold boys and girls: knowledge, attitudes, and prevalence. J Strength Cond Res (abstr) 1996;10:285.
72. Ferenclick GS, Adelman S. Myocardial infarction associated with anabolic steroid use in a previously healthy 37-year-old weightlifter. Am Heart J 1992;124:507.
73. Fogelholm M, et al. Healthy lifestyles of former Finnish world class athletes. Med Sci Sports Exerc 1994;26:224.
74. Fomous CM, et al. Symposium: conference on the science and policy of performance-enhancing products. Med Sci Sports Exerc 2002;34:1685.
75. Forbes GB, et al. Sequence of changes in body composition induced by testosterone and reversal of changes after drug is stopped. JAMA 1992;267:397.
76. Forgo I, Kirchdorfer AM. The effect of different ginsenoside concentrations on physical work capacity. Notabene Medici 1982;12:721.
77. Forman ES, et al. High-risk behaviors in teenage male athletes. Clin J Sports Med 1995;5:36.
78. Franke WW, Berendonk B. Hormonal doping and androgenization of athletes: a secret program of the German Democratic Republic government. Clin Chem 1997;43:1262.
79. French C, et al. Caffeine ingestion during exercise to exhaustion in elite distance runners. J Sports Med Phys Fitness 1991;31:425.
80. Fuchs GS, et al. Alcohol consumption and mortality among women. N Engl J Med 1995;332:1245.
81. Gallagher PM, et al. β-Hydroxy-β-methylbutyrate ingestion. Part I: effects on strength and fat free mass. Med Sci Sports Exerc 2000;32:2116.
82. Gallagher PM, et al. β-Hydroxy-β-methylbutyrate ingestion. Part II: effects on hematology, hepatic and renal function. Med Sci Sports Exerc 2000;32:2116.
83. Galloway SDR, et al. The effects of acute phosphate supplementation in subjects of different aerobic fitness levels. Eur J Appl Physiol 1996;72:224.
84. Gaziano JM, et al. Moderate alcohol intake, increased levels of high-density lipoprotein and its subfractions, and decreased risk of myocardial infarction. N Engl J Med 1993;329:1829.
85. Gazvani M, et al. Conservative management of azoospermia following steroid abuse. Hum Reprod 1997;12:1706.
86. Gillies H, et al. Pseudoephedrine is without ergogenic effects during prolonged exercise. J Appl Physiol 1996;81:2611.
87. Girondola RN, et al. Effects of pangamic acid (B_{15}) ingestion on metabolic response to exercise. Biochem. Med 1980;24:218.
88. Goldberg L, et al. Effects of a multidimensional anabolic steroid prevention intervention: the Adolescents Training and Learning to Avoid Steroids (ATLAS) Program. JAMA 1996;276:1555.
89. Goldberg L, et al. Drug testing athletes to prevent substance abuse: background and pilot study results of the SATURN (Student Athlete Testing Using Random Notification) Study. J Adolesc Health 2003;32:16.
90. Goldfinch J, et al. Induced metabolic alkalosis and its effects on 400-m racing time. Eur J Appl Physiol 1988;57:45.
91. Gordon GB, et al. Reduction of atherosclerosis by administration of DHEA. J Clin Invest 1988;82:712.
92. Graham TE, Spriet LL. Performance and metabolic responses to a high caffeine dose during exercise. J Appl Physiol 1991;71:2292.
93. Graham TE, Spriet LL. Metabolic, catecholamine and exercise performance responses to varying doses of caffeine. J Appl Physiol
94. Graham TE, et al. Metabolic and exercise endurance effects of coffee and caffeine ingestion. J Appl Physiol 1998;85:883.

95. Graja TE, Spirit LL. Metabolic, catecholamine, and exercise performance responses to various doses of caffeine. J Appl Physiol 1995;78:867.
96. Granier PL, et al. Effect of $NaHCO_3$ on lactate kinetics in forearm muscles during leg exercise in man. Med Sci Sports Exerc 1996;28:692.
97. Gray ME, Titlow LW. B_{15}: myth or miracle? Phys Sportsmed 1982;10(1):107.
98. Green GA, et al. Analysis of over-the-counter dietary supplements. Clin J Sports Med 2001;11:254.
99. Green GA, et al. NCAA study of substance use and abuse habits of college student-athletes. Clin J Sports Med 2001;11:56.
100. Gutgesell M, et al. Reported alcohol use and behavior in long-distance runners. Med Sci Sports Exerc 1996;28:1063.
101. Hallfrisch J, et al. Physical conditioning status and diet intake in active and sedentary older men. Nutr Res 1994;14:817.
102. Harburg E, et al. Using the Short Michigan Alcoholism Screening Test to study social drinkers: Tecumseh, Michigan. J Stud Alcohol 1988;49:522.
103. Harburg E, et al. Psychosocial factors, alcohol use and hangover signs among social drinkers: a reappraisal. J Clin Epidemiol 1993;46:413.
104. Harkey MR, et al. Variability in commercial ginseng products: an analysis of 25 preparations. Am J Clin Nutr 2001;73:1101.
105. Hartgens F, et al. Body composition and anthropometry in bodybuilders: regional changes due to nandrolone deconate administration. Int J Sports Med 2001;22:235.
106. Hartgens F, et al. Misuse of androgenic-anabolic steroids and human deltoid muscle fibers: differences between polydrug regimes and single drug administration. Eur J Appl Physiol 2002;86:233.
107. Hausswirth C, et al. Sodium citrate ingestion and muscle performance in acute hypobaric hypoxia. Eur J Appl Physiol 1995;71:362.
108. Hickson RC, et al. Glutamine prevents down-regulation of myosin heavy-chain synthesis and muscle atrophy from glucocorticoids. Am J Physiol 1995;31:E730.
109. Hintz RL, et al. Effect of growth hormone treatment on adult height of children with idiopathic short stature. N Engl J Med 1999;340:502.
110. Hodges AN, et al. Effects of pseudoephedrine on maximal cycling power and submaximal cycling efficiency. Med Sci Sports Exerc 2003;35:1316.
111. Hollidge-Horvat MG, et al. Effect of induced metabolic alkalosis on human skeletal muscle metabolism during exercise. Am J Physiol 2000;278:E316.
112. Huie MJ. An acute myocardial infarction occurring in an anabolic steroid user. Med Sci Sport Exerc 1994;26:408.
113. Hurley BF, et al. High density lipoprotein cholesterol in body builders vs. power-lifters. Negative effects of androgen use. JAMA 1984;252:4.
114. Ingalls CP, et al. Interaction between clenbuterol and run training: effects on exercise performance and MLC isoform control. J Appl Physiol 1996;80:795.
115. Ivy JL. Food components that may optimize physical performance: an overview. In: Marriott BM, ed. Food components to enhance performance. Committee on Military Nutrition Research. Washington, DC: National Academy Press, 1994.
116. Jackman MP, et al. Metabolic, catecholamine and endurance responses to caffeine during intense exercise. J Appl Physiol 1996;81:1658.
117. Jacobs I, et al. Effects of ephedrine, caffeine, and their combination on muscular endurance. Med Sci Sports Exerc 2003;35:987.
118. Jakaubowicz D, et al. Effect of dehydroepiandrosterone on cyclic-guanosine monophosphate in men of advancing age. Ann NY Acad Sci 1995;774:312.
119. Jepson MM, et al. Relationship between glutamine concentration and protein synthesis in rat skeletal muscle. Am J Physiol 1988;255(Endocrinol Metab 18):E166.
120. Johansen KL, et al. Anabolic effects of nandrolone decanoate in patients receiving dialysis. A randomized controlled trial. JAMA 1999;281:1275.
121. Johnson CE, et al. Alcohol lowers the vasoconstriction threshold in humans without affecting core cooling rate during mild cold exposure. Eur J Appl Physiol 1996;74:293.
122. Jowko E, et al. Creatine and beta-hydroxy-beta-methylbutyrate (HMB) additively increase lean body mass and muscle strength during a weight training program. Nutrition 2001;17:558.
123. Juel C. Lactate-proton cotransport in skeletal muscle. Physiol Rev 1997;77:321.
124. Kamber M, et al. Nutritional supplements as a source for positive doping cases? Int J Sport Nutr Exerc Metab 2001;11:258.
125. Kantor MA, et al. Androgens reduce HDL_2-cholesterol and increase hepatic triglyceride lipase activity. Med Sci Sports Exerc 1985;17:462.
126. Kearns CF, McKeever J. Clenbuterol diminishes aerobic performance in horses. Med Sci Sports Exerc 2002;34:1976.
127. Kearns CF, et al. Chronic administration of therapeutic levels of clenbuterol acts as a repartitioning agent. J Appl Physiol 2001;91:2064.
128. Kelbaek H, et al. Acute effects of alcohol on left ventricular function in healthy subjects at rest and during upright exercise. Am J Cardiol 1985;55:164.
129. Kelbaek H, et al. Left ventricular function during alcohol intoxication and autonomic nervous blockade. Am J Cardiol 1987;59:685.
130. Kelly KP, et al. Cocaine and exercise: physiological responses of cocaine-conditioned rats. Med Sci Sports Exerc 1995;27:65.
131. King DS, et al. Effect of oral androstenedione on serum testosterone and adaptations to resistance training in young men. JAMA 1999;281:2020.
132. Kitaura T, et al. Inhibited longitudinal growth of bones in young male rats by clenbuterol. Med Sci Sports Exerc 2002;34:267.
133. Kokotailo PK, et al. Substance use and other health risk behaviors in collegiate athletes. Clin J Sport Med 1996;6:183.
134. Kovacs EM, et al. The effect of ad libitum ingestion of caffeinated carbohydrate-electrolyte solution on urinary caffeine concentration after 4 hours of endurance exercise. Int J Sports Med 2002;23:237.
135. Kreider RB, et al. Effects of phosphate loading on oxygen uptake, ventilatory anaerobic threshold, and run performance. Med Sci Sports Exerc 1990;22:250.
136. Kreider R.B, et al. Effects of phosphate loading on metabolic and myocardial responses to maximal and endurance exercise. Int J Sports Nutr 1992;2:20.
137. Kreider RB, et al. Effects of calcium beta-hydroxy-beta-methylbutyrate (HMB) supplementation during resistance training on markers of catabolism, body composition, and strength. Int J Sports Med 1999;20:503.
138. Lang RM, et al. Adverse cardiac effects of alcohol ingesting in young adults. Ann Intern Med 1985;102:742.
139. Laseter JT, Russell JA. Anabolic steroid-induced tendon pathology: a review of the literature. Med Sci Sports Exerc 1991;23:1.
140. Leder BZ, et al. Oral androstenedione administration and serum testosterone concentrations in young men. JAMA 2000;283:779.
141. Leichlliter JS, et al. Alcohol use and related consequences among students with varying levels of involvement in college athletics. J Am School Health 1998;46:257.
142. Lemmer JT, et al. The effects of albuterol on power output in non-asthmatic athletes. Int J Sports Med 1995,16:243.
143. Lieberman HR. The effects of ginseng, ephedrine, and caffeine on cognitive performance, mood and energy. Nutr Rev 2001;50:91.
144. Linossier M-T, et al. Effect of sodium citrate on performance and metabolism of human skeletal muscle during supramaximal cycling exercise. Eur J Appl Physiol 1998;76:48.
145. Liow RYL, Tavares S. Bilateral rupture of the quadriceps tendon associated with anabolic steroids. Br J Sports Med 1995;29:77.
146. Lopes JM, et al. Effect of caffeine on skeletal muscle function before and after fatigue. J Appl Physiol 1983;54:1303.
147. Lukas SE. CNS effects and abuse liability of anabolic-androgenic steroids. Annu Rev Pharmacol Toxicol 1996;36:333.
148. Lutekemeier MJ, et al. Anabolic-androgenic steroids: prevalence, knowledge, and attitudes in junior and senior high school students. J Health Educ 1995;26:4.
149. MacIntosh BR, Wright BM. Caffeine ingestion and performance of a 1500-meter swim., Can J Appl Physiol 1995;20:168.
150. MacLennan PA, Edwards RHT. Effects of clenbuterol and propranol on muscle mass. Biochem J 1989;264:573.
151. Mannix ET, et al. Oxygen delivery and cardiac output during exercise following oral glucose phosphate. Med Sci Sports Exerc 1990;22:341.
152. Martineau L, et al. Salbutamol, a β-agonist, increases skeletal muscle strength in young men. Clin Sci 1992;83:615.
153. Matson LG, Tran ZV. Effects of sodium bicarbonate ingestion on anaerobic performance: a meta-analytic review. Int J Sports Nutr 1993;3:2.
154. Matvienko OA, et al. A single dose of soybean phytosterols in ground beef decreases total serum cholesterol and LDL cholesterol in young, mildly hypercholesterolemic men. Am J Clin Nutr 2002;76:57.
155. Maughan RJ, et al. Rehydration and recovery after exercise. Sports Sci Exchange, Gatorade Sports Science Institute 1996;9(3).
156. Max SR. Glucocorticoid-mediated induction of glutamine synthetase in skeletal muscle. Med Sci Sports Exerc 1990;22:325.

157. Max SR, Rance NE. No effect of sex steroids on compensatory muscle hypertrophy. J Appl Physiol 1984;56:1589.
158. McNaughton LR. Sodium citrate and anaerobic performance: implications of dosage. Eur J Appl Physiol 1990;61:392.
159. McNaughton LR, Cedaro R. Sodium citrate ingestion and its effects on maximal anaerobic exercise of different durations. Eur J Appl Physiol 1992;64:36.
160. McNaughton LR, et al. Effect of sodium bicarbonate ingestion on high intensity exercise in moderately trained women. J Strength Cond Res 1997;11:98.
161. McNaughton L, et al. Effects of chronic bicarbonate ingestion on the performance of high-intensity work. Eur J Appl Physiol 1999;80:333.
162. McNaughton L, et al. Sodium bicarbonate can be used as an ergogenic aid in high-intensity, competitive cycle ergometry of 1 h duration. Eur J Appl Physiol 1999;80:64.
163. Melchert RB, Lelder AA. Cardiovascular effects of androgenic-anabolic steroids. Med Sci Sports Exerc 1995;27:1252.
164. Milner JA. Functional foods: the US perspective. Am J Clin Nutr 2000;71 (suppl):1654S.
165. Mohr T, et al. Caffeine ingestion and metabolic responses of tetraplegic humans during electrical cycling. J Appl Physiol 1998;85:979.
166. Monteleone P, et al. Effects of phosphatidylserine on the neuroendocrine response to physical stress in humans. Neuroendocrinology 1990;52:243.
167. Monteleone P, et al. Blunting by chronic phosphatidylserine administration of the stress-induced activation of the hypothalmo-pituitary-adrenal axis in healthy men. Eur J Clin Pharmacol 1992;41:385.
168. Morris AC, et al. No ergogenic effects of ginseng ingestion. Int J Sport Nutr 1996;6:263.
169. Mortola J, Yen SSC. The effects of oral dehydroepiandrosterone on endocrine-metabolic parameters in postmenopausal women. J Clin Endocrinol Metab 1990;71:696.
170. Moskowitz H, et al. Skills performance at low blood alcohol levels. J Stud Alcohol 1995;46:482.
171. Mukamal KJ. Prior alcohol consumption and mortality following acute myocardial infarction. JAMA 2001;285:1965.
172. Murphy RJ, et al. Clenbuterol has a greater influence on untrained than previously trained skeletal muscle in rats. Eur J Appl Physiol 1996;73:304.
173. Nativ A, Puffer JC. Lifestyles and health risks of collegiate athletes. J Fam Pract 1991;33:585.
174. Nativ A, et al. Lifestyle and health risks of collegiate athletes: a multi-center study. Clin J Sport Med 1997;7:262.
175. Nelson TF, Wechsler H. Alcohol and college athletes. Med Sci Sports Exerc 2001;33:43.
176. Nigdikar SV, et al. Consumption of red wine polyphenols reduces susceptibility of low-density lipoproteins to oxidation in volunteers. Am J Clin Nutr 1998;68:258.
177. Nishijima Y, et al. Influence of caffeine ingestion on autonomic nervous system activity during endurance exercise in humans. Eur J Appl Physiol 2002;87:475.
178. Nissen S, et al. Effect of leucine metabolite β-hydroxy-β-methylbutyrate on muscle metabolism during resistance-exercise training. J Appl Physiol 1996;81:2095.
179. Norris SR, et al. The effect of salbutamol on performance in endurance cyclists. Eur J Appl Physiol 1996;73:364.
180. Nuotto EJ, Korttila KT. Evaluation of a new computerized psychomotor test battery: effects of alcohol. Pharmacol Toxicol 1991;68:360.
181. Nutrition and Your Health: Dietary Guidelines for Americans. 4th ed. Washington, DC: U.S. Department of Agriculture and U.S. Department of Health and Human Services, 1995.
182. Oler M.J, et al. Depression, suicidal ideation, and substance use among adolescents. Are athletes at less risk? Arch Fam Med 1994;3:791.
183. Ostaszewksi P, et al. The effect of the leucine metabolite 3-hydroxy 3-methyl butyrate (HMB) on muscle protein synthesis and protein breakdown in chick and rat muscle. J Anim Sci 1996;74(suppl):138A.
184. O'Toole M., et al. Hematocrits of triathletes: is monitoring useful? Med Sci Sports Exerc 1999;31:372.
185. Overmann SJ, Terry T. Alcohol use and attitudes: a comparison of college athletes and non-athletes. J Drug Educ 1991;2:107.
186. Panton LB, et al. Nutritional supplementation of the leucine metabolite beta-hydroxy-beta-methylbutyrate (HMB) during resistance training. Nutrition 2000;16:734.
187. Papadakis MA, et al. Growth hormone replacement in healthy older men improves body composition but not functional ability. Ann Inter Med 1996;124:708.
188. Pasman WJ, et al. The effect of different dosages of caffeine on endurance performance time. Int J Sports Med 1995;16:225.
189. Paton CD, et al. Little effect of caffeine ingestion on repeated sprints in team-sport athletes. Med Sci Sports Exerc. 2001;33:822.
190. Percheron G, et al. Effect of 1-year oral administration of dehydroepiandrosterone to 60- to 80-year-old individuals on muscle function and cross-sectional area: a double-blind placebo-controlled trial. Arch Intern Med 2003;163:720.
191. Perry PJ, et al. Detection of anabolic steroid administration: ratio of urinary testosterone to epitestosterone vs the ratio of urinary testosterone to luteinizing hormone. Clin Chem 1997;43:731.
192. Plaskett CJ, Cafarelli E. Caffeine increases endurance and attenuates force sensation during submaximal isometric contractions. J Appl Physiol 2001;91:1535.
193. Potteiger JA, et al. Sodium citrate ingestion enhances 30 km cycling performance. Int J Sports Med 1996;17:7.
194. Price M, et al. Effects of sodium bicarbonate ingestion on prolonged intermittent exercise. Med Sci Sports Exerc 2003:35:1303.
195. Ransone J, et al. The effect of beta-hydroxy beta-methylbutyrate on muscular strength and body composition in collegiate football players. J Strength Cond Res 2003; 17:34.
196. Raymer GH, et al. Metabolic effects of induced Alkaloids during progressive forearm exercise to fatigue. J Appl Physiol 2004;96:2050.
197. Rasmussen BB, et al. Androstenedione does not stimulate muscle protein anabolism in young healthy men. J Clin Endocrinol Metab 2000;85:55.
198. Rhode T, et al. Competitive sustained exercise in humans, lymphokine activated killer cell activity, and glutamine—an intervention study. Eur J Appl Physiol 1998;78:448.
199. Rhode T, et al. Effect of glutamine supplementation on changes in the immune system induced by repeated exercise. Med Sci Sports Exerc 1998;30:856.
200. Rifici VA, et al. Red wine inhibits the cell-mediated oxidation of LDL and HDL. J Am Coll Nutr 1999;18:137.
201. Roberfroid MB. Concepts and strategy of functional food science: the European perspective. Am J Clin Nutr 2000;71(suppl):1660S.
202. Robertson RJ, et al. Effect of induced alkalosis on physical work capacity during arm and leg exercise. Ergonomics 1987;30:19.
203. Rogozkin V. Metabolic effects of anabolic steroids on skeletal muscle. Med Sci Sports 1979;11:160.
204. Rowbottom DG, et al. The emerging role of glutamine as an indicator of exercise stress and overtraining. Sports Med 1996;21:80.
205. Roy BD, et al. An acute oral dose of caffeine does not alter glucose kinetics during prolonged dynamic exercise in trained endurance athletes. Eur J Appl Physiol 2001;85:280.
206. Russell G, et al. Effects of prolonged low dosage of recombinant human erythropoietin during submaximal and maximal exercise. Eur J Appl Physiol 2002;86:442.
207. Sacco RL, et al. The protective effect of moderate alcohol consumption on ischemic stroke. JAMA 1999;28:913.
208. Sachtleben TR, et al. The effects of anabolic steroids on myocardial structure and cardiovascular fitness. Med Sci Sports Exerc 1993;25:1240.
209. Sachtleben TR, et al. Serum lipoprotein patterns in long-term anabolic steroid users. Res Q Exerc Sport 1997;68:110.
210. Saini J, et al. Influence of alcohol on the hydromineral hormone responses to exercise in a warm environment. Eur J Appl Physiol 1995;72:32.
211. Schabort EJ, et al. Dose-related evaluations in venous pH with citrate ingestion do not alter 40-km cycling time-trial performance. Eur J Appl Physiol 2000;83:320.
212. Schumacher YO, et al. Artificial oxygen carriers—the new doping threat in endurance sport? Int J Sports Med 2001;22:566.
213. Schwartz AG, et al. A new class of cancer chemo-preventive agents. Adv Cancer Res 1988;51:391.
214. Shekelle PG, et al. Efficacy and safety of ephedra and ephedrine for weight loss and athletic performance: a meta-analysis. JAMA 2003;289:1463.
215. Deleted.
216. Shirreffs SM, Maughan RJ. The effect on alcohol consumption on fluid retention following exercise-induced dehydration in man. J Physiol 1995;489:33P.
217. Shirreffs SM, Maughan RJ. The effect of alcohol consumption on the restoration of blood and plasma volume following exercise-induced dehydration in man. J Physiol 1996;491:64P.
218. Signorile JF, et al.: Effects of acute inhalation of the bronchodilator, albuterol, on power output. Med Sci Sports Exerc 1992;24:638.
219. Signorile JF, et al. The effects of the chronic administration of metaproterenol on muscle size and function. Arch Phys Med Rehab 1995;76:55.
220. Sinclair CI, Geiger JD. Caffeine use in sports. J Sports Med Phys Fitness 2000;40:71.

221. Slater B, et al. Beta-hydroxy-beta-methylbutyrate (HMB) supplementation does not affect changes in strength or body composition during resistance training in trained men. Int J Sport Nutr Exerc Metab 2001;11:384.
222. Sleeper MM, et al. Chronic clenbuterol, administration negatively alters cardiac function. Med Sci Sports Exerc 2002;34:643.
223. Soe LJ, et al. Liver pathology associated with the use of anabolic-androgenic steroids. Liver 1992;12:73.
224. Spriet LL, et al. Caffeine ingestion and muscle metabolism during prolonged exercise in humans. Am J Physiol 1992;262:E891.
225. Stark AH, Madar Z. Olive oil as a functional food: epidemiology and nutritional approaches. Nutr Rev 2002;60:170.
226. Stephens TJ, et al. Effect of sodium bicarbonate on muscle metabolism during intense endurance cycling. Med Sci Sports Exerc 2002;34:614.
227. Strauss RH, et al. Anabolic steroid use and perceived effects in ten weight-trained women athletes. JAMA 1985;253:2871.
228. Strawford A, et al. Resistance exercise and supraphysiologic androgen therapy and supraphysiologic androgen therapy in eugonadal men with HIV-related weight loss. A randomized controlled trial. JAMA 1999;281:1282.
229. Street C, et al. Androgen use by athletes: a reevaluation of the health risks. Can J Appl Physiol 1996;21:421.
230. Su TP, et al. Neuropsychiatric effects of anabolic steroids in male normal volunteers. JAMA 1993;269:2760.
231. Supinski GS, et al. Caffeine effect on respiratory muscle endurance and sense of effort during loaded breathing. J Appl Physiol 1986;60:2040.
232. Swain RA, et al. Do pseudoephedrine or phenylpropanolamine improve maximum oxygen uptake and time to exhaustion? Clin J Sports Med 1997;7:168.
233. Tagarakis CV, et al. Anabolic steroids impair the exercise-induced growth of the cardiac capillary bed. Int J Sports Med 2000; 21:412.
234. Tarnopolsky MA, et al. Physiological responses to caffeine during endurance running in habitual caffeine users. Med Sci Sports Exerc 1989;21:418.
235. Tjønneland A, et al. Wine intake and diet in a random sample of 48,763 Danish men and women. Am J Clin Nutr 1999;69:49.
236. Toner MM, et al. Metabolic and cardiovascular responses to exercise with caffeine. Ergonomics 1982;25:1175.
237. Trice I, Haymes EM. Effects of caffeine ingestion on exercise-induced changes during high-intensity, intermittent exercise. Int J Sports Nutr 1995;5:37.
238. Tricker R, Connolly D. Drugs and the college athlete: an analysis of the attitudes of student athletes at risk. J Drug Educ 1997;27:105.
239. Ungerleider S. Faust's gold. New York: St. Martin's Press, 2001.
240. US Department of Health and Human Services: Healthy People 2010 (conference ed, 2 vol). Washington, DC: Department of Health and Human Services, 2000.
241. Valmadrid CT, et al. Alcohol intake and risk of coronary heart disease mortality in persons with older-onset diabetes mellitus. JAMA 1999;282:239.
242. Vandenberghe K, et al. Caffeine counteracts the ergogenic action of creatine loading. J Appl Physiol 1996;80:452.
243. Van Gammeren D, et al. The effects of supplementation with 19-nor-4-androstene-3,17-dione and 19-nor-4-androstene-3,17-diol on body composition and athletic performance in previously weight-trained male athletes. Eur J Appl Physiol 2001;84:426.
244. Van Soeren MH, et al. Caffeine metabolism and epinephrine responses during exercise in users and nonusers. J Appl Physiol 1994;75:805.
245. Van Soeren MH, et al. Acute effects of caffeine ingestion at rest in humans with impaired epinephrine responses. J Appl Physiol 1996;80:999.
246. Van Soeren MH, Graham TE. Effect of caffeine on metabolism, exercise endurance, and catecholamine responses after withdrawal. J Appl Physiol 1998;85:1493.
247. Van Vollenhoven RF, et al. An open study of dehydroepiandrosterone in systemic lupus erythematosus. Arthritis Rheum 1994;37:1305.
248. Varnier M, et al. Stimulatory effect of glutamine on glycogen accumulation in human skeletal muscle. Am J Physiol 1995;269:E309.
249. Villareal DT, Holloszy JO. Effect of DHEA on abdominal fat and insulin action in elderly women and men. JAMA 2004;292:2243.
250. Vogler BK, et al. The efficacy of ginseng. A systematic review of randomized clinical trials. Eur J Clin Pharmacol 1999;55:567.
251. Vukovich MD, et al. Body composition in 70-year-old adults responds to dietary beta-hydroxy-beta-methylbutyrate similarly to that of young adults. J Nutr 2001;131:2049.
252. Vuksan V, et al. American ginseng (*Panex quinquefolius* L.) attenuates postprandial glycemia in a time-dependent but not dose-dependent manner in healthy individuals. Am J Clin Nutr 2001;73:753.
253. Wagman DF, et al. An investigation into anabolic androgenic steroid use by elite U.S. powerlifters. J Strength Cond Res 1995;9:149.
254. Wallace MB, et al. Effects of dehydroepiandrosterone vs androstenedione supplementation in men. Med Sci Sports Exerc 1999;31:1788.
255. Walsh NP, Blannin AK. Effect of oral glutamine supplementation on human neutrophil lipopolysaccharide-stimulated degranulation following prolonged exercise. Int J Sport. Nutr Exerc Metab 2000; 1:39.
256. Wannamethee SG, et al. Alcohol and diabetes risk. Arch Intern Med 2003;163:1329.
257. Webb OL, et al. Severe depression of high density lipoprotein cholesterol levels in weight lifters and body builders by self-administered exogenous testosterone and anabolic-androgenic steroids. Metabolism 1984;33:11.
258. Webster MJ, et al. Effect of sodium bicarbonate ingestion on exhaustive resistance exercise performance. Med Sci Sports Exerc 1993;25:960.
259. Weir J, et al. A high carbohydrate diet negates the metabolic effects of caffeine during exercise. Med Sci Sports Exerc 1987;19:100.
260. Wemple R.D, et al. Caffeine vs caffeine-free sports drinks: effects on urine production at rest and during prolonged exercise. Int J Sports Med 1997;18:40.
261. Wernerman J, et al. Glutamine and ornithine-α-ketoglutarate but not branched-chain amino acids reduce the loss of muscle glutamine after surgical trauma. Metabolism 1989;38(suppl1):63.
262. Williams PJ. Interactive effects of exercise, alcohol, and vegetarian diet on coronary artery disease risk factors in 9242 runners: The National Runners' Health Study. Am J Clin Nutr 1997;66:1197.
263. Windsor R, Dumitrv D. Prevalence of anabolic steroid use by male and female adolescents. Med Sci Sports Exerc 1989;21:494.
264. Wroblewska A-M. Androgenic-anabolic steroids and body dysmorphia in young men. J Psychosom Res 1997;42:225.
265. Yang YT, McElligott MA. Multiple actions of β-adrenergic agonists on skeletal muscle and adipose tissue. Biochem J 1989;261:1.
266. Yanovski SZ, Yanovski JA. Drug therapy: Obesity. N Engl J Med 2002;346:591.
267. Yarasheski KE, et al. Effect of growth hormone and resistance exercise on muscle growth in young men. Am J Physiol 1992;262: E261.
268. Yarasheski KE, et al Short-term growth hormone treatment does not increase muscle protein synthesis in experienced weight lifters. J Appl Physiol 1993;74:3073.
269. Yesalis CE, et al. Anabolic-androgenic steroid use in the United States. JAMA 1993;270:1217.
270. Zeman RJ, et al. Clenbuterol, a $β_2$-agonist, retards wasting and loss of contractility in irradiated dystrophic *mdx* muscle. Am J Physiol 1994;267:C865.

追加文献

Bahrke MS, Yesalis CE. Abuse of anabolic androgenic steroids and related substances in sport and exercise. Curr Opin Pharmacol 2004;4:614.

Dalgaard M, et al. Effects of one single bout of low-intensity exercise on postprandial lipaemia in type 2 diabetic men. Br J Nutr 2004;92:469.

Doherty M, et al. Caffeine lowers perceptual response and increases power output during high-intensity cycling. J Sports Sci 2004;22:637.

Fiala KA, et al. Rehydration with a caffeinated beverage during the nonexercise periods of 3 consecutive days of 2-a-day practices. Int J Sport Nutr Exerc Metab 2004;14:419.

Foster ZJ, Housner JA. Anabolic-androgenic steroids and testosterone precursors: Ergogenic AIDS and sport. Curr Sports Med Rep 2004;3:234.

Hartgens F, Kuipers H. Effects of androgenic-anabolic steroids in athletes. Sports Med 2004;34(8):513.

Hunter AM, et al. Caffeine ingestion does not alter performance during a 100-km cycling time-trial performance. Int J Sport Nutr Exerc Metab 2002;12:438.

Magkos F, Kavouras SA. Caffeine and ephedrine: Physiological, metabolic and performance-enhancing effects. Sports Med 2004;34:871.

Minuto F, et al. Indirect evidence of hormone abuse. Proof of doping? J Endocrinol Invest 2003;26:919.

Morrison LJ, et al. Prevalent use of dietary supplements among people who exercise at a commercial gym. Int J Sport Nutr Exerc Metab 2004;4:481.

Motl RW, et al. Effect of caffeine on perceptions of leg muscle pain during moderate intensity cycling exercise. J Pain 2003;4:316.

Noakes TD. Tainted glory-doping and athletic performance. N Engl J Med 2004;351:847–849.

Stafford SJ, Jenkins MG. The hidden dangers of dietary supplements. Emerg Med J 2004;21:754.

Tokish JM, et al. Ergogenic AIDS: A review of basic science, performance, side effects, and status in sports. Am J Sports Med 2004;32:1543.

Trout GJ, Kazlauskas R. Sports drug testing—an analyst's perspective. Chem Soc Rev 2004; 33:1.

CASE STUDY 11-1

Marks DB, et al. Basic medical biochemistry. Baltimore: Williams & Wilkins, 1996.

Mayfield D, et al. The CAGE questionnaire: validation of a new alcoholism instrument. Am J Psychiatry 1974;131:1121.

Suter PM. Effects of alcohol on energy metabolism and body weight regulation: is alcohol a risk factor for obesity. Nutr Rev 55:157, 1997.

第 12 章

文献

1. Almada A, et al. Effects of ingesting a nutritional supplement containing chromium picolinate & boron on body composition during resistance training. FASEB J 1995;9(4):A1015.
2. Althuis MD, et al. Glucose and insulin responses to dietary chromium supplements: a meta-analysis. Am J Clin Nutr 2002;76:148.
3. Auclair E, et al. Metabolic effects of glucose, medium chain triglyceride and long chain triglyceride feeding before prolonged exercise in rats. Eur J Appl Physiol 1988;57:126.
4. Balsom PD, et al. Creatine supplementation and dynamic high-intensity intermittent exercise. Scand J Med Sci Sports 1993;3:143.
5. Balsom PD, et al. Creatine supplementation per se does not enhance endurance exercise performance. Acta Physiol Scand 1993;149:521.
6. Balsom PD, et al. High-intensity exercise and muscle glycogen availability in humans. Acta Physiol Scand 1999;168:357.
7. Bemben MG. Effects of creatine supplementation on isometric force-time curve characteristics. Med Sci Sports Exerc 2001;33:1876.
8. Bemben MG, et al. Creatine supplementation during resistance training in college football athletes. Med Sci Sports Exerc 2001;33:1667.
9. Berardi JM, Ziegenfuss TN. Effects of ribose supplementation on repeated sprint performance in men. J Strength Cond Res 2003; 17:47.
10. Bergstrom J, et al. Diet, muscle glycogen and physical performance. Acta Physiol Scand 1967;71:140.
11. Bermon S, et al. Effects of creatine monohydrate ingestion in sedentary and weight-trained older adults. Acta Physiol Scand 1998;164:147.
12. Bhanot S, McNeil JH. Vanadyl sulfate lowers plasma insulin and blood pressure in spontaneously hypertensive rats. Hypertension 1994;24:625.
13. Biolo G, et al. An abundant supply of amino acids enhances the metabolic effect of exercise on muscle protein. Am J Physiol 1997;273:E122.
14. Birch R, et al. The influence of dietary creatine supplementation on performance during repeated bouts of maximal isokinetic cycling in man. Eur J Appl Physiol 1994;69:268.
15. Bogandis GC, et al. Contribution of phosphocreatine and aerobic metabolism to energy supply during repeated sprint exercise. J Appl Physiol 1996;80:876.
16. Brannon TA, et al. Effects of creatine loading and training on running performance and biochemical properties of rat skeletal muscle. Med Sci Sports Exerc 1997;29:489.
17. Brass EP. Supplemental carnitine and exercise. Am J Clin Nutr 2000;72(suppl):618S.
18. Brass EP, et al. Effect of intravenous L-carnitine on carnitine homeostasis and fuel metabolism during exercise in humans. Clin Pharmacol Ther 1994;55:681.
19. Braun B, et al. The effect of coenzyme Q10 supplementation on exercise performance, $\dot{V}O_2$ max, and lipid peroxidation in trained cyclists. Int J Sport Nutr 1991;1:353.
20. Bucci L, et al. Ornithine supplementation and insulin release in bodybuilders. Int J Sports Nutr 1992;2:287.
21. Burke LM, et al. Oral creatine supplementation does not improve sprint performance in elite swimmers. Med Sci Sports Exerc 1995;27:S146.
22. Burke LM, et al. Carbohydrate loading failed to improve 100-km cycling performance in a placebo-controlled trial. J Appl Physiol 2000;88:1284.
23. Campbell WW, et al. Chromium picolinate supplementation and resistive training by older men: effects on iron-status and hematologic indexes. Am J Clin Nutr 1997;66:944.
24. Campbell WW, et al. Effects of resistance training and chromium picolinate on body composition and skeletal muscle in older men. J Appl Physiol 1999;86:29.
25. Casey A, et al. Creatine ingestion favorably affects performance and muscle metabolism during maximal exercise in humans. Am J Physiol 1996;271:E31.
26. Casey A, et al. Metabolic response of type I and II muscle fibers during repeated bouts of maximal exercise in humans. Am J Physiol 1996;271:E38.
27. Cerretelli P, Marconi C. L-Carnitine supplementation in human. The effects on physical performance. Int J Sports Med 1990;11:1.
28. Chandler J, Hawkins J. The effect of bee pollen on physiological performance. Int J Biosoc Res 1984;6:107.
29. Chandler RM, et al. Dietary supplements affect the anabolic hormones after weight-training exercise. J Appl Physiol 1994;76:839.
30. Chrsuch MJ, et al. Creatine supplementation combined with resistance training in older men. Med Sci Sports Exerc 2001;33:2111.
31. Clancy S, et al. Effects of chromium picolinate supplementation on body composition, strength, and urinary chromium loss in football players. Int J Sports Nutr 1994;4:142.
32. Coggan AR, et al. Endurance training increases plasma glucose turnover and oxidation during moderate-intensity exercise in men. J Appl Physiol 1990;68:990.
33. Cohen N, et al. Oral vanadyl sulfate improves hepatic and peripheral insulin sensitivity in patients with non-insulin-dependent diabetes mellitus. J Clin Invest 1995;95:2501.
34. Colombani P, et al. Effects of L-carnitine supplementation on physical performance and energy metabolism of endurance-trained athletes—a double-blind crossover field study. Eur J Appl Physiol 1996;73:434.
35. Constantin-Teodosiu D, et al. Carnitine metabolism in human muscle fiber types during submaximal dynamic exercise. J Appl Physiol 1996;80:1061.
36. Cooke WH, et al. Effect of oral creatine supplementation on power output and fatigue during bicycle ergometry. J Appl Physiol 1995;78:670.
37. Cortez MY, et al. Effects of pyruvate and dihydroxyacetone consumption on the growth and metabolic state of obese Zucker rats. Am J Clin Nutr 1991;53:847.
38. Costill DL, et al. Effects of repeated days of intensified training on muscle glycogen and swimming performance. Med Sci Sports Exerc 1988;20:249.
39. Décombaz J, et al. Energy metabolism of medium-chained triglycerides versus carbohydrates during exercise. Eur J Appl Physiol 1983;52:9.
40. Décombaz J, et al. Muscle carnitine after strenuous endurance exercise. J Appl Physiol 1992;72:423.
41. Décombaz J, et al. Effect of L-carnitine on submaximal exercise metabolism after depletion of muscle glycogen. Med Sci Sports Exerc 1993;25:773.
42. DeLany JP, et al. Differential oxidation of dietary fatty acids in humans. Am J Clin Nutr 2000;72:905.
43. Demopoulous H, et al. Free radical pathology: Rationale and toxicology of antioxidants and other supplements in sports medicine and exercise science. In: Katch FI, ed. Sport, health, and nutrition. Champaign, IL: Human Kinetics, 1996.
44. Deutekom M, et al. No acute effects of short-term creatine supplementation on muscle properties and sprint performance. Eur J Appl Physiol 2000;82:223.
45. Earnest CP, et al. The effect of creatine monohydrate ingestion on anaerobic power indices, muscular strength and body composition. Acta Physiol Scand 1995;153:207.
46. Emken EA. Metabolism of dietary stearic acid relative to other fatty acids in human subjects. Am J Clin Nutr 1994;60(suppl):1023S.
47. Engelhardt M, et al. Creatine supplementation in endurance sports. Med Sci Sports Exerc 1998;30:1123.
48. Esmarck B, et al. Timing of postexercise protein intake is important for muscle hypertrophy with resistance training in elderly humans. J Physiol 2001;535:301.
49. Evans GW. The effect of chromium picolinate on insulin controlled parameters in humans. Int J Biosoc Med Res 1969;11:163.
50. Faff J, Frankiewicz-Józko A. Effect of ubiquinone on exercise-induced lipid peroxidation in rat tissues. Eur J Appl Physiol 1997;75: 413.
51. Fairchild TJ, et al. Rapid carbohydrate loading after a short bout of near maximal-intensity exercise. Med Sci Sports Exerc 2002;34:980.
52. Finn JP, et al. Effect of creatine supplementation on metabolism and performance in humans during intermittent sprint cycling. Eur J Appl Physiol 2001;84:238.

53. Fleck SJ, et al. Anaerobic power effects of an amino acid supplement containing no branched amino acids in elite competitive athletes. J Strength Cond Res 1995;9:132.
54. Fogelholm GM, et al. Low-dose amino acid supplementation: no effects on serum human growth hormone and insulin in male weight lifters. Int J Sports Nutr 1993;3:290.
55. Francaux M, Poortmans JR. Effects of training and creatine supplement on muscle strength and body mass. Eur J Appl Physiol 1999;80:165.
56. Friedlander AL, et al. Training induced alterations of carbohydrate metabolism in women: women respond differently than men. J Appl Physiol 1998;85:1175.
57. Friolet R, et al. Relationship between the coenzyme A and the carnitine pools in human skeletal muscle at rest and after exhaustive exercise under normoxic and acutely hypoxic conditions. J Clin Invest 1994;94:1490.
58. Fry A, et al. Endocrine and performance responses to high volume training and amino acid supplementation in elite junior weightlifters. Int J Sports Nutr 1993;3:306.
59. Giamberardino MA, et al. Effect of prolonged L-carnitine administration on delayed muscle pain and CK release after eccentric effort. Int J Sports Med 1996;17:320.
60. Godard MP, et al. Oral amino-acid provision does not affect muscle strength or size gains in older men. Med Sci Sports Exerc 2002;34:1126.
61. Goforth HW Jr, et al. Persistence of supercompensated muscle glycogen in trained subjects after carbohydrate loading. J Appl Physiol 1997;82:342.
62. Gotshalk LA, et al. Creatine supplementation improves muscular performance in older men. Med Sci Sports Exerc 2002;34:537.
63. Grant KE, et al. Chromium and exercise training: effect on obese women. Med Sci Sports Exerc 1997;29:992.
64. Green AL, et al. The influence of oral creatine supplementation on metabolism during sub-maximal incremental treadmill exercise. Proc Nutr Soc 1993;53:84A.
65. Green AL, et al. Carbohydrate ingestion augments skeletal muscle creatine accumulation during creatine supplementation in humans. Am J Physiol 1996;271:E821.
66. Greenhauf PL. Creatine and its application as an ergogenic aid. Int J Sports Nutr 1995;5:S100.
67. Greenhauf PL, Timmons JA. Interaction between aerobic and anaerobic metabolism during intense muscle contraction. Exerc Sport Sci Rev 1998;26:1.
68. Greenhaff PL, et al. Effect of oral creatine supplementation on skeletal muscle phosphocreatine resynthesis. Am J Physiol 1994;266:E725.
69. Halberstam M, et al. Oral vanadyl sulfate improves insulin sensitivity in NIDDM but not in obese nondiabetic subjects. Diabetes 1996;45:659.
70. Hallmark MA, et al. Effects of chromium and resistive training on muscle strength and body composition. Med Sci Sports Exerc 1996;28:139.
71. Hargreaves M, et al. Effect of muscle glycogen availability on maximal exercise performance. Eur J Appl Physiol 1997;75:188.
72. Harris RC, et al. The effect of oral creatine supplementation on running performance during maximal short term exercise in man. J Physiol 1993;467:74P.
73. Harris RK, et al. Elevation of creatine in resting and exercised muscle of normal subjects by creatine supplementation. Clin Sci 1992;83:367.
74. Hasten DL, et al. Effects of chromium picolinate on beginning weight training students. Int J Sports Nutr 1992;2:343.
75. Hawley JA. Effect of increased fat availability on metabolism and exercise capacity. Med Sci Sports Exerc 2002;34:1485.
76. Heymsfield SB, et al. Garcinia cambogia (hydroxycitric acid) as a potential antiobesity agent: a randomized controlled trial. JAMA 1998;280:1596.
77. Hitchins S, et al. Glycerol hyperhydration improves cycle time trial performance in hot humid conditions. Eur J Appl Physiol 1999;80:494.
78. Horton TJ, et al. Fuel metabolism in men and women during and after long-duration exercise. J Appl Physiol 1998;85:1823.
79. Hultman E, et al. Muscle creatine loading in men. J Appl Physiol 1996;81:232.
80. Indner WJ, et al. The effect of glycerol and desmopressin on exercise performance and hydration in triathletes. Med Sci Sports Exerc 1998;30:1263.
81. Ivy JL. Effect of pyruvate and dehydroxyacetone on metabolism and aerobic endurance capacity. Med Sci Sports Exerc 1998;6:837.
82. Ivy JL, Portman R. Nutrient timing: the future of sports nutrition. New Jersey: Basic Health Publications, Inc., 2004.
83. Izquierdo M, et al. Effects of creatine supplementation on muscle power, endurance, and sprint performance. Med Sci Sports Exerc 2002;34:332.
84. Jakobi JM, et al. Neuromuscular properties and fatigue in older men following acute creatine supplementation. Eur J Appl Physiol 2001;84:321.
85. James AP, et al. Muscle glycogen supercompensation: absence of a gender-related difference. Eur J Appl Physiol 2001;85:533.
86. Janssen G, et al. Muscle carnitine level in endurance training and running a marathon. Int J Sports Med 1989;10:S153.
87. Jansson E. Sex differences in metabolic response to exercise. In: Saltin B, ed. Biochemistry of exercise VI. Champaign, IL: Human Kinetics,1986.
88. Jeejeebhoy K. The role of chromium in nutrition and therapeutics and as a potential toxin. Nutr Res 1999;57:328.
89. Jenkins RR. Exercise, oxidative stress, and antioxidants: a review. Int J Sports Nutr 1993;3:356.
90. Jeukendrup AE, et al. Metabolic availability of medium-chain triglycerides coingested with carbohydrate during prolonged exercise. J Appl Physiol 1995;79:756.
91. Jeukendrup AE, et al. Effect of endogenous carbohydrate availability on oral medium chain triglyceride oxidation during prolonged exercise. J Appl Physiol 1996;80:949.
92. Jeukendrup AE, et al. Effect of medium-chain triacylglycerol and carbohydrate ingestion during exercise on substrate utilization and subsequent cycling performance. Am J Clin Nutr 1998;67:397.
93. Jowko E, et al. Creatine and beta-hydroxy-beta-methylbutyrate (HMB) additively increase lean body mass and muscle strength during a weight training program. Nutrition 2001;17:558.
94. Juhn MS, Tarnopolsky M. Potential side effects of oral creatine supplementation: a critical review. Clin J Sports Med 1998;8:298.
95. Kaats GR, et al. A randomized, double-masked, placebo-controlled study of the effects of chromium picolinate supplementation on body composition: a replication and extension of a previous study. Curr Ther Res 1998;57:747.
96. Kenney J, Carlberg KA. The effect of choline and myo-inositol on liver and carcass fat levels in aerobically trained rats. Int J Sports Med 1995;16:114.
97. Kilduff LP, et al. Effects of creatine on isometric bench-press performance in resistance-trained humans. Med Sci Sports Exerc 2002;34:1176.
98. Koenigsberg PS, et al. Sustained hyperhydration with glycerol ingestion. Life Sci 1995;57:645.
99. Kraemer WJ, et al. Hormonal responses to consecutive days of heavy-resistance exercise with or without nutritional supplementation. J Appl Physiol 1998;85:1544.
100. Kreider RB, et al. Effects of creatine supplementation on body composition, strength, and sprint performance. Med Sci Sports Exerc 1998;30:73.
101. Kreider RB, et al. Effects of oral d-ribose supplementation on anaerobic capacity and selected metabolic markers in healthy males. Int J Sport Nutr Exerc Metab 2003;13:87.
102. Kreider RB, et al. Long-term creatine supplementation does not significantly affect clinical markers of health in athletes. Mol Cell Biochem 2003;244:95.
103. Kriketos AD, et al. (-)-Hydroxycitric acid does not affect energy expenditure and substrate oxidation in adult males in a post-absorptive state. Int J Obes Relat Metab Disord 1999;23:867.
104. Laaksonen R, et al. Ubiquinone supplementation and exercise capacity in trained young and older men. Eur J Appl Physiol 1995;72:95.
105. Latzka WA, et al. Hyperhydration: tolerance and cardiovascular effects during uncompensable heat stress. J Appl Physiol 1998;84:1858.
106. Levenhagen DK, et al. Post-exercise nutrient intake is critical to recovery of leg glucose, and protein homeostasis in humans. Am J Physiol Endocrinol Metab 2001;280:E982.
107. Levenhagen DK, et al. Postexercise protein intake enhances whole-body and leg protein accretion in humans. Med Sci Sports Exerc 2002;34:828.
108. Lieberman HR, et al. Carbohydrate administration during a day of sustained aerobic activity improves vigilance, as assessed by normal ambulatory monitoring device, and mood. Am J Clin Nutr 2002;76:120.
109. Lukaski HC, et al. Chromium supplementation and resistance training effects on whole body and regional composition, strength, and trace element status of men. Am J Clin Nutr 1996;63:954.
110. Lynch NJ, et al. Effects of moderate dietary manipulation on intermittent exercise performance and metabolism in women. Eur J Appl Physiol 2000;81:197.
111. Lyons TP, et al. Effects of glycerol-induced hyperhydration prior to exercise in the heat on sweating and core temperature. Med Sci Sports Exerc 1990;22:477.
112. Magal M, et al. Comparison of glycerol and water hydration regimens on tennis-related performance. Med Sci Sports Exerc 2003;35:150.

113. Maher TJ. Safety concerns regarding supplemental amino acids: results of a study. In: Marrtiott BM, ed. Food components to enhance performance. Washington, DC: Committee on Military Nutrition Research. National Academy Press, 1994.
114. Malm C, et al. Supplementation with ubiquinone-10 causes cellular damage during intense exercise. Acta Physiol Scand 1996;157:511.
115. Massicotte D, et al. Oxidation of exogenous medium-chain free fatty acids during prolonged exercise: comparison with glucose. J Appl Physiol 1992;73:1334.
116. Maughan RJ. Creatine supplementation and exercise performance. Int J Sport Nutr 1995;5:94.
117. Metges CC, Wolfram G. Medium- and long-chain triglycerides labeled with ^{13}C: A comparison of oxidation after oral or parenteral administration in humans. J Nutr 1991;121:31.
118. Mihic S, et al. Acute creatine loading increases fat-free mass, but does not affect blood pressure, plasma creatine, or DK activity in men and women. Med Sci Sports Exerc 2000;32:291.
119. Miller SL, et al. Independent and combined effects of amino acids and glucose after resistance exercise. Med Sci Sports Exerc 2003;35:449.
120. Mujika I, et al. Creatine supplementation does not improve sprint performance in competitive swimmers. Med Sci Sports Exerc 1996;28:1435.
121. Murray R, et al. Physiological responses to glycerol ingestion during exercise. J Appl Physiol 1991;71:144.
122. Nakai M, et al. Mechanism of insulin-like action of vanadyl sulfate: studies on interaction between rat adipocytes and vanadium compounds. Biol Pharm Bull 1995;18:719.
123. Nakatani A, et al. Effect of endurance exercise training on muscle glycogen supercompensation in rats. J Appl Physiol 1997;82: 711.
124. Nielsen F. Facts and fallacies about boron. Nutr Today 1992;27:6.
125. Nielsen F. Controversial chromium: does the superstar mineral of the mountebanks receive appropriate attention from clinicians and nutritionists? Nutr Today 1996;31:266.
126. Odland LM, et al. Effect of oral creatine supplementation on muscle [PCr] and short-term maximum power output. Med Sci Sports Exerc 1997;29:216.
127. Op't Eijnde B, Hespel P. Short-term creatine supplementation does not alter the hormonal response to resistance training. Med Sci Sports Exerc 2001;33:449.
128. Op't Eijnde B, et al. No effects of oral ribose supplementation on repeated maximal exercise and de novo ATP resynthesis. J Appl Physiol 2001;91:2275.
129. Oyono-Enguelle S, et al. Prolonged submaximal exercise and L-carnitine in humans. Int J Appl Physiol 1988;58:53.
130. Palmer GS, et al. Carbohydrate ingestion immediately before exercise does not improve 20 km time trial performance in well trained cyclists. Int J Sports Med 1998;19:415.
131. Parise G, et al. Effects of acute creatine monohydrate supplementation on leucine kinetics and mixed-muscle protein synthesis. J Appl Physiol 2001;91:1041.
132. Pitsiladis YP, Maughan RJ. The effects of alterations in dietary carbohydrate intake on the performance of high-intensity exercise in trained individuals. Eur J Appl Physiol 1999;79:433.
133. Poortmans JR, Francaux M. Long-term oral creatine supplementation does not impair renal function in healthy athletes. Med Sci Sports Exerc 1999;31:1108.
134. Porter DA, et al. The effect of oral coenzyme Q_{10} on the exercise tolerance of middle-aged, untrained men. Int J Sports Med 1995;16:421.
135. Prevost MC, et al. Creatine supplementation enhances intermittent work performance. Res Q Exerc Sport 1997;68:233.
136. Pritchard NR, Kaira PA. Renal dysfunction accompanying oral creatine supplements. Lancet 1998;351:1252.
137. Raben AB, et al. Serum sex hormones and endurance performance after a lacto-ovo-vegetarian and mixed diet. Med Sci Sports Exerc 1992;24:1290.
138. Rasmussen BB, Phillips SM. Contractile and nutritional regulation of human muscle growth. Exerc Sport Sci Rev 2003;31;127.
139. Rasmussen BB, et al. An oral essential amino acid-carbohydrate supplement enhances muscle protein anabolism after resistance exercise. J Appl Physiol 2000;88:386.
140. Rawson ES, Clarkson PM. Acute creatine supplementation in older men. Int J Sports Med 2000;21:75.
141. Rawson ES, et al. Effects of 30 days of creatine ingestion in older men. Eur J Appl Physiol 1999;80:139.
142. Redondo D, et al. The effect of oral creatine monohydrate supplementation on running velocity. Med Sci Sports Exerc 1994;26:S23.
143. Reed MJ, et al. Dietary lipids: an additional regulator of plasma levels of sex hormone binding globulin. J Clin Endocrinol Metab 1987;64:1083.
144. Rennie MJ, Tipton KD. Protein and amino acid metabolism during and after resistance exercise and the effects of nutrition. Annu Rev Nutr 2000;20:457.
145. Riedesel ML, et al. Hyperhydration with glycerol solutions. J Appl Physiol 1987;63:2262.
146. Roberts J. The effect of coenzyme Q10 on exercise performance. Med Sci Sports Exerc 1990;22:S87.
147. Robertson RJ, et al. Blood glucose extraction as a mediator of perceived exertion during prolonged exercise. Eur J Appl Physiol 1990;61:100.
148. Robinson TM, et al. Role of submaximal exercise in promoting creatine and glycogen accumulation in human skeletal muscle. J Appl Physiol 1999;87:598.
149. Romer LM, et al. Effects of oral creatine supplementation on high intensity, intermittent exercise performance in competitive squash players. Int J Sports Med 2001;24:546.
150. Roy BD, et al. Effect of glucose supplement timing on protein metabolism after resistance training. J Appl Physiol 1997; 82:1882.
151. Roy BD, et al. Macronutrient intakes and whole body protein metabolism following resistance exercise. Med Sci Sports Exerc 2000;32:1412.
152. Shomrat A, et al. Effects of creatine feeding on maximal exercise performance in vegetarians. Eur J Appl Physiol 2000;82:321.
153. Snow RJ, Murphy RM. Factors influencing creatine loading into human skeletal muscle. Exerc Sport Sci Rev 2003;31: 154.
154. Stanko RT, et al. Inhibition of lipid accumulation and enhancement of energy expenditure by the addition of pyruvate and dihydroxyacetone to a rat diet. Metabolism 1986;35:182.
155. Stanko RT, et al. Enhanced leg-exercise endurance with a high-carbohydrate diet and dihydroxyacetone and pyruvate. J Appl Physiol 1990;69:1651.
156. Stanko RT, et al. Enhancement of arm-exercise endurance capacity with dihydroxyacetone and pyruvate. J Appl Physiol 1990; 68:119.
157. Stanko RT, et al. Body composition, energy utilization, and nitrogen metabolism with a 4.25-MJ/d low-energy diet supplemented with pyruvate. Am J Clin Nutr 1992;56:630.
158. Stanko RT, et al. Body composition, energy utilization and nitrogen metabolism with a severely restricted diet supplemented with dihydroxyacetone and pyruvate. Am J Clin Nutr 1992;55:771.
159. Starling RD, et al. Relationships between muscle carnitine, age and oxidative status. Eur J Appl Physiol 1995;71:143.
160. Starling RD, et al. Effect of inosine supplementation on aerobic and anaerobic cycling performance. Med Sci Sports Exerc 1996; 28:1193.
161. Stensrud T, et al. L-Tryptophan supplementation does not improve running performance. Int J Sports Med 1992;13:481.
162. Stevenson SW, Dudley GA. Dietary creatine supplementation and muscular adaptation to resistive overload. Med Sci Sports Exerc 2001;33:1304.
163. Suminski R, et al. The effect of amino acid ingestion and resistance exercise on growth hormone responses in young males. Med Sci Sports Exerc (abstr) 1993;25:S77.
164. Tarnopolsky MA, et al. Carbohydrate loading and metabolism during exercise in men and women. J Appl Physiol 1995;78:1360.
165. Tarnopolsky MA, et al. Gender differences in carbohydrate loading are related to energy intake. J Appl Physiol 2001;91:225.
166. Tegelman R, et al. Effects of a diet regimen on pituitary and steroid hormones in male ice hockey players. Int J Sports Med 1992;13:424.
167. Thompson KH, et al. Studies of vanadyl sulfate as a glucose-lowering agent in STZ-diabetic rats. Biochem Biophys Res Commun 1993;197:1549.
168. Tipton KD, et al. Acute response of net muscle protein balance reflects 24-h balance after exercise and amino acid ingestion. Am J Physiol 2003;284:E76.
169. Trappe SW, et al. The effects of L-carnitine supplementation on performance during swimming. Int J Sports Med 1994;15:181.
170. Trent LK, Thieding-Cancel D. Effects of chromium picolinate on body composition in a remedial conditioning program. NHRC publ 94-20, 1995.
171. Trump ME, et al. Importance of muscle phosphocreatine during intermittent maximal cycling. J Appl Physiol 1996;80:1574.
172. Vandenberghc K, et al. Caffeine counteracts the ergogenic action of creatine loading. J Appl Physiol 1996;80:452.
173. Vandenberghe K, et al. Long-term creatine intake is beneficial to muscle performance during resistance training. J Appl Physiol 1997;83:2055.
174. Vandenberghe K, et al. Phosphocreatine resynthesis is not affected by creatine loading. Med Sci Sports Exerc 1999;31:236.
175. VanLeemputte M, et al. Shortening of muscle relaxation time after creatine loading. J Appl Physiol 1999;86:840.

176. van Loon LJC, et al. Effects of acute (—)-hydroxycitrate supplementation on substrate metabolism at rest and during exercise in humans. Am J Clin Nutr 2000;72:1445.
177. van Zyl CG, et al. Effects of medium-chain triglyceride ingestion on fuel metabolism and cycling performance. J Appl Physiol 1996;80:2217.
178. Vasankari TJ, et al. Increased serum and low-density-lipoprotein antioxidant potential after antioxidant supplementation in endurance athletes. Am J Clin Nutr 1997;65:1052.
179. Vierck JL, et al. The effects of ergogenic compounds on myogenic satellite cells. Med Sci Sports Exerc 2003;35:769.
180. Volek JS. Influence of nutrition on responses to resistance training. Med Sci Sports Exerc 2004;36:689.
181. Volek JS, et al. Response of testosterone and cortisol concentrations to high-intensity resistance exercise following creatine monohydrate supplementation. J Strength Cond Res 1996;10:292.
182. Volek JS, et al. Testosterone and cortisol in relationship to dietary nutrients and resistance exercise. J Appl Physiol 1997;82:49.
183. Volek JS, et al. Performance and muscle fiber adaptations to creatine supplementation and heavy resistance training. Med Sci Sports Exerc 1999;31:1147.
184. Volek JS, et al. Physiological responses to short-term exercise in the heat after creatine loading. Med Sci Sports Exerc 2001;33:1101.
185. Vukovich MD, et al. Carnitine supplementation: effect on muscle carnitine and glycogen content during exercise. Med Sci Sports Exerc 1994;26:1122.
186. Walker LJ, et al. Dietary carbohydrate, muscle glycogen content, and endurance performance in well-trained women. J Appl Physiol 2000;88:2151.
187. Walker LS, et al. Chromium picolinate effects on body composition and muscular performance in wrestlers. Med Sci Sports Exerc 1998;30:1730.
188. Wapnir PA, et al. Enhancement of intestinal water absorption and sodium transport by glycerol in rats. J Appl Physiol 1996;81:2523.
189. Williams AG, et al. Effects of resistance exercise volume and nutritional supplementation on anabolic and catabolic hormones. Eur J Appl Physiol 2002;86:315.
190. Williams MM, et al. Effect of inosine supplementation on 3-mile treadmill run performance and $\dot{V}O_2$ peak. Med Sci Sports Exerc 1990;22:517.
191. Willoughby DS, Rosene J. Effects of oral creatine and resistance training on myosin heavy chain expression. Med Sci Sports Exerc 2001;33:1674.
192. Willoughby DS, Rosene J. Effects of oral creatine and resistance training on myogenic regulatory factors expression. Med Sci Sports Exerc 2003;35:923.
193. Wiroth JB, et al. Effects of oral creatine supplementation on maximal pedaling performance in older adults. Eur J Appl Physiol 2001;84:533.
194. Woodhouse M, et al. The effects of varying doses of orally ingested bee pollen extract upon selected performance variables. Athletic Training 1987;22:26.
195. Wolfe RR. Regulation of muscle protein by amino acids. J Nutr 2002;132:3219S.
196. Wyss M, Kaddurah-Daouk R. Creatine and creatinine metabolism. Physiol Rev 2000;60:1107.
197. Wyss V, et al. Effects of L-carnitine administration on $\dot{V}O_2$ max and the aerobic-anaerobic threshold in normoxia and acute hypoxia. Eur J Appl Physiol 1990;60:1.
198. Yan Z, et al. Effect of low glycogen on glycogen synthase in human muscle during and after exercise. Acta Physiol Scand 1992;145:345.
199. Yuen VG, et al. Comparison of the glucose-lowering properties of vanadyl sulfate and bis (maltolato) oxovanadium (IV) following acute and chronic administration. Can J Physiol Pharmacol 1995;73:55.
200. Zuliani U, et al. The influence of ubiquinone (CoQ10) on the metabolic response to work. J Sports Med Phys Fitness 1989;29:57.

追加文献

Bacurau RF, et al. Does exercise training interfere with the effects of L-carnitine supplementation? Nutrition 2003;19:337.
Branch JD. Effect of creatine supplementation on body composition and performance: A meta-analysis. Int J Sport Nutr Exerc Metab 2003;13:198.
Brudnak MA. Creatine: Are the benefits worth the risk? Toxicol Lett 2004;150:123.
Candow DG, et al. Effect of ceasing creatine supplementation while maintaining resistance training in older men. J Aging Phys Act 2004;12:219.
Earnest CP, et al. Effects of a commercial herbal-based formula on exercise performance in cyclists. Med Sci Sports Exerc 2004;36:504.
Eckerson JM, et al. Effect of two and five days of creatine loading on anaerobic working capacity in women. J Strength Cond Res 2004;18:168.
Hellsten Y, et al. Effect of ribose supplementation on resynthesis of adenine nucleotides after intense intermittent training in humans. Am J Physiol Regul Integr Comp Physiol 2004;286:R182.
Jentjens RL, et al. High oxidation rates from combined carbohydrates ingested during exercise. Med Sci Sports Exerc 2004;36:1551.
Karlic H, Lohninger A. Supplementation of L-carnitine in athletes: Does it make sense? Nutrition 2004;20:709.
Koopman R, et al. Combined ingestion of protein and carbohydrate improves protein balance during ultra-endurance exercise. Am J Physiol Endocrinol Metab 2004;287:E712.
Mujika I, et al. Physiological changes associated with the pre-event taper in athletes. Sports Med 2004;34:891.
Paddon-Jones D, et al. Potential ergogenic effects of arginine and creatine supplementation. J Nutr 2004;134(Suppl):2888S.
Saldanha Aoki M, et al. Carnitine supplementation fails to maximize fat mass loss induced by endurance training in rats. Ann Nutr Metab 2004;48:90.
Shimomura Y, et al. Exercise promotes BCAA catabolism: effects of BCAA supplementation on skeletal muscle during exercise. J Nutr 2004;134(Suppl):1583S.
Vincent JB. The potential value and toxicity of chromium picolinate as a nutritional supplement, weight loss agent and muscle development agent. Sports Med 2003;33:213.
Watson P, et al. The effect of acute branched-chain amino acid supplementation on prolonged exercise capacity in a warm environment. Eur J Appl Physiol 2004. In Press

第13章

文献

1. Abe E, et al. Gender differences in FFM accumulation and architectural characteristics. Med Sci Sports Exerc 1998;30:1066.
2. Ainsworth BE, et al. Predictive accuracy of bioimpedance in estimating fat-free mass of African-American women. Med Sci Sports Exerc 1997;29:781.
3. Allison DB, et al. Annual deaths attributable to obesity in the United States. JAMA 1999;282:1530.
4. Ashwell M, et al. Obesity: new insight into the anthropometric classification of fat distribution shown by computed tomography. Br Med J 1985;290:1692.
5. Baumgartner RN, et al. Bioelectric impedance for body composition. In: Pandolf KB, Holloszy JO, eds. Exercise and sport sciences reviews. Vol 18. Baltimore: Williams & Wilkins, 1990.
6. Beals KA, Manore MM. Behavioral, psychological, and physical characteristics of female athletes with subclinical eating disorders. Int J Sport Nutr Exerc Metab 2000;10:128.
7. Beckvid Henriksson G, et al. Women with menstrual dysfunction have prolonged interruption of training due to injury. Gynecol Obstet Invest 2000;49:41.
8. Bedogni G, et al. Comparison of bioelectrical impedance analysis and dual-energy x-ray absorptiometry for the assessment of appendicular body composition in anorexic women. Eur J Clin Nutr 2003;57:1068.
9. Behnke AR, Wilmore JH. Evaluation and regulation of body build and composition. Englewood Cliffs, NJ: Prentice Hall, 1974.
10. Behnke AR, et al. The specific gravity of healthy men. JAMA 1942;118:495.
11. Bemben DA, et al. Musculoskeletal responses to high- and low-intensity resistance training in early postmenopausal women. Med Sci Sports Exerc 2000;32:1949.
12. Billat V, et al. Training and bioenergetic characteristics in elite male and female Kenyan runners. Med Sci Sports Exerc 2003;35:297.
13. Bioelectrical impedance analysis in body composition measurement: National Institutes of Health technology assessment conference statement. Am J Clin Nutr 1996;64(suppl):524S.
14. Bouchard C. Long-term programming of body size. Nutr Rev 1996;54:58.
15. Bouchard C, et al. Inheritance in the amount and distribution of human body fat. Int J Obes 1988;12:205.

16. Brandon LJ. Comparison of existing skinfold equations for estimating body fat in African American and white women. Am J Clin Nutr 1998;67:1115.
17. Bray GA, et al. Evaluation of body fat in fatter and leaner 10-y-old African American and white children: the Baton Rouge Children's Study. Am J Clin Nutr 2001;73:687.
18. Broeder CE, et al. Assessing body composition before and after resistance or endurance training. Med Sci Sports Exerc 1997;29:705.
19. Brooks-Gunn J, et al. The relation of eating problems and amenorrhea in ballet dancers. Med Sci Sports Exerc 1987;19:41.
20. Butts NK. Physiological profile of high school female cross-country runners. Phys Sportsmed 1983;10:103.
21. Cadarette SM, et al.: Evaluation of decision rules for referring women for bone densitometry by dual-energy x-ray absorptiometry. JAMA 2001;286:57.
22. Calle EE, et al. Body-mass index and mortality in a prospective cohort of U.S. adults. N Engl J Med 1999;341:1097.
23. Calle EE, et al. Overweight, obesity, and mortality from cancer in a prospectively studied cohort of U.S. adults. N Engl J Med 2003;348:1625.
24. Carey D. The validity of anthropometric regression equations in predicting percent body fat in collegiate wrestlers. J Sports Med Phys Fitness 2000;40:254.
25. Carter JEL, Ackland TR. Kinanthropometry in aquatic sports. A study of world class athletes. In: Carter JE, Ackland TR, eds. Human Kinetics Sport Science Monograph Series, vol. 5. Champaign, IL: Human Kinetics, 1994.
26. Cassady SL, et al. Validity of near infrared body composition analysis in children and adolescents. Med Sci Sports Exerc 1993;25:1185.
27. Caton JR, et al. Body composition by bioelectrical impedance: effect of skin temperature. Med Sci Sports Exerc 1988;20:489.
28. Chehab FF, et al. Early onset of reproductive function in normal female mice treated with leptin. Science 1997;275:88.
29. Clark RR, et al. A comparison of methods to predict minimal weight in high school wrestlers. Med Sci Sports Exerc 1993;25:1541.
30. Cobb KL, et al. Disordered eating, menstrual irregularity, and bone mineral density in female runners. Med Sci Sports Exerc 2003;35:711.
31. Collins MA, et al. Evaluation of the BOD POD for assessing body fat in collegiate football players. Med Sci Sports Exerc 1999;31:1350.
32. Committee refines wrestling safety rules. NCAA News 1998;35:1.
33. Constantine NW, Warren MP. Physical activity, fitness, and reproductive health in women: Clinical observations. In: Bouchard C, et al., eds. Physical activity, fitness, and health. Champaign, IL: Human Kinetics, 1994.
34. Conway JM, et al. A new approach for the estimation of body composition: infrared interactance. Am J Clin Nutr 1984;40:1123.
35. Côté KD, Adams WC. Effect of bone density on body composition estimates in young adult black and white women. Med Sci Sports Exerc 1993;25:290.
36. Cureton TK. Physical fitness of champion athletes. Urbana, IL: University of Illinois Press, 1951.
37. Dale KS, Landers DM. Weight control in wrestling: eating disorders or disordered eating? Med Sci Sports Exerc 1999;31:1382.
38. DeGaray AL, et al. Genetic and anthropological studies of olympic athletes. New York, Academic Press, 1974.
39. Diabetes Prevention Research Group. Reduction in the incidence of type 2 diabetes with lifestyle intervention or metformin. N Engl J Med 2002;346:393.
40. Eliakim A, et al. Assessment of body composition in ballet dancers: correlation among anthropometric measurements, bio-electrical impedance analysis, and dual-energy x-ray absorptiometry. Int J Sports Med 2000;21:598.
41. Ellis KJ, et al. Body composition of a young, multiethnic female population. Am J Clin Nutr 1997;65:724.
42. Engelen MP, et al. Dual-energy x-ray absorptiometry in the clinical evaluation of body composition and bone mineral density in patients with chronic obstructive pulmonary disease. Am J Clin Nutr 1998;68:1298.
43. Fahey T, et al. Body composition and V̇O2max of exceptional weight-trained athletes. J Appl Physiol 1975;39:559.
44. Fernández JR, et al. Is percentage body fat differentially related to body mass index in Hispanic Americans, African Americans, and European Americans. Am J Clin Nutr 2003;77:71.
45. Fields DA, Goran MI. Body composition techniques and the four-compartment model in children. J Appl Physiol 2000;89:613.
46. Fields DA, et al. Validation of the BOD POD with hydrostatic weighing: influence of body clothing. Int J Obes Relat Metab Disord 2000;24:200.
47. Fields DA, et al. Comparison of BOD POD with the four-compartment model in adult females. Med Sci Sports Exerc 2001;33:1605.
48. Fields DA, et al. Body-composition assessment via air-displacement plethysmography in adults and children: a review. Am J Clin Nutr 2002;75:453.
49. Flegal KM, Troiano RP. Changes in the distribution of body mass index of adults and children in the US population. Int J Obes Relat Metab Disord 2000;24:807.
50. Flegal KM, et al. Prevalence and trends in obesity among US adults, 1999-2000. JAMA 2002;288:1723.
51. Flynn ML, et al. Fat storage in athletes: metabolic and hormonal responses to swimming and running. Int J Sports Med 1990;11:433.
52. Forbes RM, et al. The composition of the adult human body as determined by chemical analysis. J Biol Chem 1953;203:349.
53. Freedson PS, et al. Physique, body composition, and psychological characteristics of competitive female bodybuilders. Phys Sportsmed 1983;11:85.
54. Friedl KE, et al. Evaluation of anthropometric equations to assess body-composition changes in young women. Am J Clin Nutr 2001;73:268.
55. Frisch RE, et al. Delayed menarche and amenorrhea in ballet dancers. N Engl J Med 1980;303:17.
56. Frisch RE, et al. Lower lifetime occurrence of breast cancer and cancers of the reproductive system among former college athletes. Am J Clin Nutr 1987;45:328.
57. Goodpaster BH, et al. Composition of skeletal muscle evaluated with computed tomography. Ann NY Acad Sci 2000;904:18.
58. Gore CJ, et al. Skinfold thickness varies directly with spring coefficient and inversely with jaw pressure. Med Sci Sports Exerc 2000;32:540.
59. Gower BA, et al. Effects of weight loss on changes in insulin sensitivity and lipid concentrations in premenopausal African American and white women. Am J Clin Nutr 2002;76:923.
60. Hetland ML, et al. Running induces menstrual irregularities but bone mass is unaffected, except in amenorrheic women. Am J Med 1993;95:53.
61. Heyward VH, Stolarczyk LM. Applied body composition assessment. Champaign, IL: Human Kinetics, 1996.
62. Hicks VL, et al. Validation of near-infrared interactance and skinfold methods for estimating body composition of American Indian women. Med Sci Sports Exerc 2000;32:531.
63. Hill JO, Peters JC. Environmental contributions to the obesity epidemic. Science 1998;280:1371.
64. Hiura Y, et al. Hypertriglyceridemic waist as a screening tool for CVD risk in indigenous Australian women. Ethn Dis 2003 13(1):80, 2003.
65. Hirata K. Physique and age of Tokyo Olympic champions. J Sports Med Phys Fitness 1966;6:207.
66. Holly RG, et al. Triathlete characterization and response to prolonged competition. Med Sci Sports Exerc 1986;18:123.
67. Hortobagyi T, et al. Comparison of four methods to assess body composition in black and white athletes. Int J Sports Nutr 1992;2:60.
68. Houmard JA, et al. Validity of a near-infrared device for estimating body composition in a college football team. J Appl Sport Sci Res 1991;5:53.
69. Housh TJ, et al. Validity of near-infrared interactance instruments for estimating percent body fat in youth wrestlers. Pediatr Exerc Sci 1996;8:69.
70. Houtkooper LB, et al. Comparison of methods for assessing body-composition changes over 1 y in postmenopausal women. Am J Clin Nutr 2000;72:401.
71. Hu FB, et al. Trends in the incidence of coronary heart disease and changes in diet and lifestyle in women. N Engl J Med 2000;343:530.
72. Hunter GR, et al. Fat distribution, physical activity, and cardiovascular risk factors. Med Sci Sports Exerc 1997;29:362.
73. Israel RG, et al. Validity of near-infrared spectrophotometry device for estimating human body composition. Res Q Exerc Sport 1989;60:379.
74. Istook E Jr. Research funding on major disease is not proportionate to taxpayers' needs. J NIH Res 1997;9:26.
75. Jackson AS, Pollock ML. Generalized equations for predicting body density of men. Br J Nutr 1978;40:497.
76. Jackson AS, et al. Generalized equations for predicting body density of women. Med Sci Sports 1980;12:175.
77. Jackson AS, et al. The effect of sex, age and race on estimating percentage body fat from body mass index: The Heritage Family Study. Int J Obes 2002;26:789.
78. Jang KT, et al. Energy balance in competitive swimmers and runners. J Swim Res 1987;3:19.
79. Janssen I, et al.: Skeletal muscle mass and distribution in 468 men and women aged 18-88 yr. J Appl Physiol 2000;89:81.
80. Janssen I, et al. Body mass index and waist circumference independently contribute to prediction of nonabdominal, abdominal subcutaneous, and visceral fat. Am J Clin Nutr 2002;75:683.

81. Johnston FE. Body fat deposition in adult obese women. I. Patterns of fat distribution. Am J Clin Nutr 1988;47:225.
82. Jurimae T, et al. Relationships between plasma leptin levels and body composition parameters measured by different methods in postmenopausal women. Am J Hum Biol 2003;15:628.
83. Kamba M, et al. Proton magnetic resonance spectroscopy for assessment of human body composition. Am J Clin Nutr 2001;73:172.
84. Katch FI, Katch VL. Measurement and prediction errors in body composition assessment and the search for the perfect prediction equation. Res Q Exerc Sport 1980;51:249.
85. Katch FI, McArdle WD. Prediction of body density from simple anthropometric measurements in college-age men and women. Hum Biol 1973;45:445.
86. Katch FI, McArdle WD. Validity of body composition prediction equations for college men and women. Am J Clin Nutr 1975;28:105.
87. Katch FI, Michael ED. Prediction of body density from skinfold and girth measurements of college females. J Appl Physiol 1968;25:92.
88. Katch FI, Spiak DL. Validity of the Mellits and Cheek method for body-fat estimation in relation to menstrual cycle status in athletes and non-athletes below 22 percent fat. Ann Hum Biol 1984;11:389.
89. Katch FI, et al. Effects of physical training on the body composition and diet of females. Res Q 1969;40:99.
90. Katch FI, et al. The underweight female. Phys Sportsmed 1980;8:55.
91. Katch VL. Contribution of breast volume and weight to body fat distribution in females. Am J Phys Anthropol 1980;53:93.
92. Katch VL, et al. Muscular development and lean body weight in body-builders and weightlifters. Med Sci Sports 1980;12:340.
93. Kenchaiah S, et al. Obesity and the risk of heart failure. N Engl J Med 2002;347:305.
94. Keys A, et al.: The biology of human starvation. Minneapolis, University of Minnesota Press, 1950.
95. Kim J, et al. Total-body skeletal muscle mass: estimation by a new dual-energy x-ray absorptiometry method. Am J Clin Nutr 2002;76:378.
96. Kohlrausch W. Zusammenhang von Korperform und Leistung. Ergebnisse der anthropometrischen Messungen an der Athletern der Amsterdamer Olympiade. Int Z Angrew Physiol 1970;2:187.
97. Kohrt WM. Preliminary evidence that DEXA provides an accurate assessment of body composition. J Appl Physiol 1998;84:372.
98. Kondo M, et al. Upper limit of fat-free mass in humans: A study of Japanese sumo wrestlers. Am J Hum Biol 1994;6:613.
99. Koulmann N, et al. Use of bioelectrical impedance analysis to estimate body fluid compartments after acute variations of the body hydration level. Med Sci Sports Exerc 2000;32:857.
100. Kuczmarski RJ, Flegal KM. Criteria for definition of overweight in transition: background and recommendations for the United States. Am J Clin Nutr 2000;72:1074.
101. Kushner RF, et al. Clinical characteristics influencing bioelectrical impedance analysis measurements. Am J Clin Nutr 1996;64(suppl):423S.
102. Kyle UG, et al. Physical activity and fat-free and fat mass by bioelectrical impedance in 3853 adults. Med Sci Sports Exerc 2001;33:576.
103. LeBlanc A, et al. Muscle volume, MRI relaxation times (T2), and body composition after spaceflight. J Appl Physiol 2000;89:2158.
104. Lee CD, et al. Cardiorespiratory fitness, body composition, and all-cause and cardiovascular disease mortality in men. Am J Clin Nutr 1999;69:373.
105. Lee I-M, et al. U.S. weight guidelines: is it also important to consider cardiorespiratory fitness? Int J Obes 1998;22:S2.
106. Lee RC, et al. Total-body skeletal muscle mass: development and cross-validation of anthropometric prediction models. Am J Clin Nutr 2000;72:796.
107. Lehtonen-Veromaa M, et al. Influence of physical activity on ultrasound and dual-energy x-ray absorptiometry bone measurements in peripubertal girls: a cross-sectional study. Calcif Tissue Int 2000;66:248.
108. Lockner DW, et al. Comparison of air-displacement plethysmography, hydrodensitometry, and dual-energy x-ray absorptiometry for assessing body composition of children 10 to 18 years of age. Ann NY Acad Sci 2000;904:72.
109. Lohman TG, Going SB. Multicomponent models in body composition research: opportunities and pitfalls. Basic Life Sci 1993;60:53.
110. Lohman TG, et al. Assessing body composition and changes in body composition. Another look at dual-energy x-ray absorptiometry. Ann NY Acad Sci 2000;904:45.
111. Long TD, et al. Lack of menstrual cycle effects on hypothalamic-pituitary-adrenal axis response to insulin-induced hypoglycaemia. Clin Endocrinol (Oxf) 2000;52:781.
112. Loucks AB. Energy availability, not body fatness, regulates reproductive function in women. Exerc Sport Sci Rev 2003;31:144.
113. Loucks AB. Callister R. Induction and prevention of low-T3 syndrome in exercising women. Am J Physiol 1993;264:R924.
114. Loucks AB, et al. Hypothalamic-pituitary-thyroidal function in eumenorrheic and amenorrheic athletes. J Clin Endocrinol Metabol 1992;75:514.
115. Lukaski HC. Methods for the assessment of human body composition: traditional and new. Am J Clin Nutr 1987;46:537.
116. Maddalozzo GF, Snow CM. High intensity resistance training: effects on bone in older men and women. Calcif Tissue Int 2000;66:399.
117. McCrory MA, et al. Evaluation of a new air displacement plethysmograph for measuring human body composition. Med Sci Sports Exerc 1995;27:1686.
118. McKee JE, Cameron N. Bioelectrical impedance changes during the menstrual cycle. Am J Hum Biol 1997;9:155.
119. McLean K, Skinner JS. Validity of the Futrex-5000 for body composition determination. Med Sci Sports Exerc 1992;24:253.
120. Mei Z, et al. Validity of body mass index compared with other body-composition screening indexes for the assessment of body fatness in children and adolescents. Am J Clin Nutr 2002;75:978.
121. Meyer HE, et al. Body mass index and mortality: the influence of physical activity and smoking. Med Sci Sports Exerc 2002;34:1065.
122. Millard-Stafford ML, et al. Use of air displacement plethysmography for estimating body fat in a four-component model. Med Sci Sports Exerc 2001;33:1311.
123. Mitchell HH, et al. The chemical composition of the adult human body and its bearing on the biochemistry of growth. J Biol Chem 1945;158,625.
124. Mitsiopoulos N, et al. Cadaver validation of skeletal muscle measurement by magnetic resonance imaging and computerized tomography. J Appl Physiol 1998;85:115.
125. Miyatani M, et al. Validity of bioelectrical impedance and ultrasonographic methods for estimating the muscle volume of the upper arm. Eur J Appl Physiol 2000;82:391.
126. Modlesky CM, et al. Density of the fat-free mass and estimates of body composition in male weight trainees. J Appl Physiol 1996;80:2085.
127. Must A, et al. The disease burden associated with overweight and obesity. JAMA 1999;282:1523.
128. National Institutes of Health, National Heart, Lung, and Blood Institute. Clinical guidelines on the identification, evaluation and treatment of overweight and obesity in adults—the Evidence Report. Obes Res 1998;6(suppl):51S.
129. National Task Force on the Prevention and Treatment of Obesity. Obesity, overweight and health risk. Arch Intern Med 2000;160:898.
130. Nelson ME, et al. Analysis of body composition techniques and models for detecting change in soft tissue with strength training. Am J Clin Nutr 1996;63:678.
131. O'Brien C, et al. Bioelectrical impedance to estimate changes in hydration status. Int J Sports Med 2002;23:361.
132. Oppliger RA, et al. Bioelectrical impedance prediction of fat-free mass for high school wrestlers validated. Med Sci Sports Exerc 1991;23:S73.
133. Oppliger RA, et al. Body composition of collegiate football players: Bioelectrical impedance and skinfolds compared to hydrostatic weighing. J Orthop Sports Phys Ther 1992;15:187.
134. Ortiz O, et al. Differences in skeletal muscle and bone mineral mass between black and white females and their relevance to estimates of body composition. Am J Clin Nutr 1992;55:8.
135. O'Toole ML. Training for ultraendurance triathletes. Med Sci Sports Exerc 1989;21:209.
136. O'Toole M., et al. The ultraendurance triathlete: a physiological profile. Med Sci Sports Exerc 1987;19:45.
137. Peterson MJ, et al. Development and validation of skinfold-thickness prediction equations with a 4-compartment model. Am J Clin Nutr 2003;77:1186.
138. Phillips SM, et al. A longitudinal comparison of body composition by total body water and bioelectrical impedance in adolescent girls. J Nutr 2003;133(5):1419.
139. Popowski LA, et al. Blood and urinary measures of hydration status during progressive acute dehydration. Med Sci Sports Exerc 2001;33:747.
140. Quesenberry CP, et al. Obesity, health services use, and health care costs among members of a health maintenance organization. Arch Intern Med 1998;158:466.
141. Roemmich JN, Sinning WE. Weight loss and wrestling training: effects of nutrition, growth, maturation, body composition, and strength. J Appl Physiol 1997;82:1751.

142. Sady SP, et al. Physiological characteristics of high-ability pre-pubescent wrestlers. Med Sci Sports Exerc 1984;16:72.
143. Salamone LM, et al. Measurement of fat mass using DEXA: a validation study in elderly adults. J Appl Physiol 2000;89:345.
144. Sardinha LB, et al. Comparison of air displacement plethysmography with dual-energy absorptiometry and 3 field methods for estimating body composition in middle-aged men. Am J Clin Nutr 1998;68:786.
145. Sartorio A, et al. Changes of bioelectrical impedance after a body weight reduction program in highly obese subjects. Diabetes Nutr Metab 2000;13:186.
146. Saunders MJ, et al. Effects of hydration changes on bioelectrical impedance in endurance trained individuals. Med Sci Sports Exerc 1998;30:885.
147. Schaumberg DA, et al. Relations of body fat distribution and height with cataract in men. Am J Clin Nutr 2000;72:1495.
148. Schmidt WD. Strength and physiological characteristics of NCAA division III American football players. J Strength Cond Res 1999;13:210.
149. Schutte JE, et al. Density of lean body mass is greater in blacks than whites. J Appl Physiol 1984;56:1647.
150. Schweiger V, et al. Caloric intake, stress, and menstrual function in athletes. Fertil Steril 1988;49:447.
151. Schwimmer JB, et al. Health-related quality of life of severely obese children and adolescents. JAMA 2003;289:1851.
152. Scott JR, et al. Acute weight gain in collegiate wrestlers following a tournament weigh-in. Med Sci Sports Exerc 1994;26:1181.
153. Segal KR. Use of bioelectrical impedance analysis measurements as an evaluation for participating in sports. Am J Clin Nutr 1996;64(suppl):469S.
154. Segal K, et al. Lean body mass estimation by bioelectrical impedance analysis: a four-site cross-validation study. Am J Clin Nutr 1988;47:7.
155. Seidell JC, et al. Abdominal fat depots measured with computed tomography: effects of degree of obesity, sex, and age. Eur J Clin Nutr 1988;42:805.
156. Seidell JC, et al. Waist and hip circumferences have independent and opposite effects on cardiovascular disease risk factors: the Quebec Family Study. Am J Clin Nutr 2001;74:315.
157. Shangold MM, et al. Evaluation and management of menstrual dysfunction in athletes. JAMA 1990;262:1665.
158. Sinha R, et al. Prevalence of impaired glucose tolerance among children and adolescents with marked obesity. N Engl J Med 2002;346:802.
159. Sinning WE. Body composition, cardiorespiratory function, and rule changes in women's basketball. Res Q 1973;44:313.
160. Sinning WE, Lindberg GD. Physical characteristics of college age women gymnasts. Res Q 1972;43:226.
161. Sinning WE, et al. Validity of "generalized" equations for body composition analysis in male athletes. Med Sci Sports Exerc 1985;17:124.
162. Slinde F, Rossander-Hulthén L. Bioelectrical impedance effect of 3 identical meals on diurnal impedance variation and calculation of body composition. Am J Clin Nutr 2001;74:474.
163. Stolarczyk LM, et al. Predictive accuracy of bioelectrical impedance in estimating fat-free mass of Hispanic women. Med Sci Sports Exerc 1995;27:1450.
164. Stolarczyk LM, et al. The fatness-specific bioelectrical impedance analysis equations of Segal et al: are they generalizable and practical? Am J Clin Nutr 1997;66:8.
165. Stollk RP, et al. Ultrasound measurements of intraabdominal fat estimate the metabolic syndrome better than do measurements of waist circumference. Am J Clin Nutr 2003;77:857.
166. Stuempfle KJ, et al. Body composition relates poorly to performance tests in NCAA division III football players. J Strength Cond Res 2003;17:238.
167. Sun SS, et al. Development of bioelectrical impedance analysis prediction equations for body composition with the use of a multicomponent model for use in epidemiologic surveys. Am J Clin Nutr 2003;77:331.
168. Tanner JM. The physique of the Olympic athlete. London: Allen & Unwin, 1964.
169. Thomas EL, et al. Magnetic resonance imaging of total body fat. J Appl Physiol 1998;85:1778.
170. Thong FS, et al. Plasma leptin in female athletes: relationship with body fat, reproductive, nutritional, and endocrine factors. J Appl Physiol 2000;88:2037.
171. Thorland WG, et al. Midwest wrestling study: prediction of minimal weight for high school wrestlers. Med Sci Sports Exerc 1991;23:1102.
172. Thorland WG, et al. Estimation of body composition in black adolescent male athletes. Pediatr Exerc Sci 1993;5:116.
173. Tipton C.M, Oppliger RA. Nutritional and fitness considerations for competitive wrestlers. In: Simopoulos AP, Pavlou KN, eds. Nutrition and fitness for athletes. World Rev Nutr Diet. 1993;71:84.
174. Tran ZV, Weltman A. Predicting body composition of men from girth measurements. Hum Biol 1988;60:167.
175. Tran ZV, Weltman A. Generalized equation for predicting body density of women from girth measurements. Med Sci Sports Exerc 1989;21:101.
176. Trichopoulou A, et al. Physical activity and energy intake selectively predict the waist-to-hip ratio in men but not in women. Am J Clin Nutr 2001;74:574.
177. US Department of Agriculture and US Department of Health and Human Services. Nutrition and your health: dietary guidelines for America. Washington, DC: US Government Printing Office, 2000 (Home and Garden bulletin no. 232.)
178. Utter AC, et al. Evaluation of air displacement for assessing body composition of collegiate wrestlers. Med Sci Sports Exerc 2003;35:500.
179. van der Ploeg GE, et al. Use of anthropometric variables to predict relative body fat determined by a four-compartment body composition model. Eur J Clin Nutr 2003;57(8):1009.
180. Vehrs P, et al. Reliability and concurrent validity of Futrex and bioelectrical impedance. Int J Sports Med 1998;19:560.
181. Vescovi JD, et al. Evaluation of the BOD POD for estimating percentage body fat in a heterogeneous group of human adults. Eur J Appl Physiol 2001;85:326.
182. Vescovi JD, et al. Effects of clothing on accuracy and reliability of air displacement plethysmography. Med Sci Sports Med 2002;34:282.
183. von Eyben FE, et al. Intra-abdominal obesity and metabolic risk factors: a study of young adults. Int J Obes Relat Metab Disord 2003;27(8):941.
184. Wagner DR, et al. Predictive accuracy of BIA equations for estimating fat-free mass of black men. Med Sci Sports Exerc 1997;29:969.
185. Wagner DR, et al. Validation of air displacement plethysmography for assessing body composition. Med Sci Sports Exerc 2000;32:1339.
186. Wagner DR, et al. Validity of two component models for estimating body fat of black men. J Appl Physiol 2001;90:649.
187. Walberg JL, Johnston CS. Menstrual function and eating behavior in female recreational weight lifters and competitive body builders. Med Sci Sports Exerc 1991;23:30.
188. Wang MQ, et al. Changes in body size of elite high school football players: 1963-1989. Percept Mot Skills 1993;76:379.
189. Ward IC, et al. Reliability of multiple frequency bioelectrical impedance analysis: an intermachine comparison. Am J Hum Biol 1997;9:63.
190. Warren MP. The effects of exercise on pubertal progression and reproductive function. J Clin Endocrinol Metab 1980;51:1150.
191. Welham WC, Behnke AR. The specific gravity of healthy men. JAMA 1942;118:498.
192. Weltman A, et al. Accurate assessment of body composition in obese females. Am J Clin Nutr 1988;48:1179.
193. Weyers AM, et al. Comparison of methods for assessing body composition changers during weight loss. Med Sci Sports Exerc 2002;34:497.
194. Wickelgren I. Obesity: how big a problem? Science 1998;280:1364.
195. Wickkiser JD, Kelly JM. The body composition of a college football team. Med Sci Sports 1975;7:199.
196. Williams MJ, et al. Regional fat distribution in women and risk of cardiovascular disease. Am J Clin Nutr 1997;65:855.
197. Williams NL. Lessons from experimental disruptions of the menstrual cycle in humans and monkeys. Med Sci Sports Exerc 2003;35:1564.
198. Wilmore JH, Haskell WL. Body composition and endurance capacity of professional football players. J Appl Physiol 1972;33:564.
199. Winters KM, Snow CM. Detraining reverses positive effects of exercise on the musculoskeletal system in premenopausal women. J Bone Miner Res 2000;15:2495.
200. Wolk A, et al. A prospective study of obesity and cancer risk. Cancer Causes and Control 2001;12:2001.
201. Wroble RR, Moxley DP. Acute weight gain and its relationship to success in high school wrestlers. Med Sci Sports Exerc 1998;30:949.
202. Wroble RR, Moxley DP. Weight loss patterns and success rates in high school wrestlers. Med Sci Sports Exerc 1998;30:625.
203. Yanovski JA, et al. Differences in body composition of black and white girls. Am J Clin Nutr 1996;64:833.
204. Yeager KK, et al. The female athlete triad: disordered eating, amenorrhea, and osteoporosis. Med Sci Sports Exerc 1993;25:775.

205. Yee AJ, et al. Calibration and validation of an air-displacement plethysmography method for estimating body fat in an elderly population: a comparison among compartmental methods. Am J Clin Nutr 2001;74:637.
206. Zhu S, et al. Waist circumference and obesity-associated risk factors among whites in the third National Health and Nutrition Examination Survey: Clinical action thresholds. Am J Clin Nutr 2002;76: 743.

追加文献

Aleman Mateo H, et al. Determination of body composition using air displacement plethysmography, anthropometry and bio-electrical impedance in rural elderly Mexican men and women. J Nutr Health Aging 2004;8:344.

Aleman-Mateo H, et al. Body composition by three-compartment model and relative validity of some methods to assess percentage body fat in Mexican healthy elderly subjects. Gerontology 2004;50:366.

Bo M, et al. Body fat is the main predictor of fibrinogen levels in healthy non-obese men. Metabolism 2004;53:984.

Driscoll SD, et al. Effects of exercise training and metformin on body composition and cardiovascular indices in HIV-infected patients. AIDS 2004;18:465.

Garnett SP, et al. Relation between hormones and body composition, including bone, in prepubertal children. Am J Clin Nutr 2004;80:966.

Green JS, et al. The effects of exercise training on abdominal visceral fat, body composition, and indicators of the metabolic syndrome in postmenopausal women with and without estrogen replacement therapy: The HERITAGE family study. Metabolism 2004;53:1192.

Larssoln I, et al. Body composition in the SOS (Swedish Obese Subjects) reference study. Int J Obes Relat Metab Disord 2004;28:1317.

Lim S, et al. Body composition changes with age have gender-specific impacts on bone mineral density. Bone 2004;35:792.

Neovius MG, et al. Sensitivity and specificity of classification systems for fatness in adolescents. Am J Clin Nutr 2004;80:597.

Paillard T, et al. Effects of brisk walking on static and dynamic balance, locomotion, body composition, and aerobic capacity in ageing healthy active men. Int J Sports Med 2004;25:539.

Phares DA, et al. Association between body fat response to exercise training and multilocus ADR genotypes. Obes Res 2004;12:807.

Ruhl CE, et al. Serum leptin concentrations and body adipose measures in older black and white adults. Am J Clin Nutr 2004;80:576.

Sartorio A, et al. Body mass reduction markedly improves muscle performance and body composition in obese females aged 61–75 years: Comparison between the effects exerted by energy-restricted diet plus moderate aerobic-strength training alone or associated with rGH or nandrolone undecenoate. Eur J Endocrinol 2004;150:511.

Slattery ML, et al. Energy balance and rectal cancer: An evaluation of energy intake, energy expenditure, and body mass index. Nutr Cancer 2003;46:166

St-Onge MP, et al. Dual-energy x-ray absorptiometry-measured lean soft tissue mass: Differing relation to body cell mass across the adult life span. J Gerontol A Biol Sci Med Sci 2004;59:796.

van Marken Lichtenbelt WD, et al. Body composition changes in bodybuilders: A method comparison. Med Sci Sports Exerc 2004;36:490.

Whalley GA, et al. Association of fat-free mass and training status with left ventricular size and mass in endurance-trained athletes. J Am Coll Cardiol 2004;44:892.

第14章

文献

1. American College of Sports Medicine: Position statement on proper and improper weight loss programs. Med Sci Sports Exerc 1993;15:9.
2. American Medical Association: A critique of low-carbohydrate ketogenic weight and reduction regimens (a review of Dr. Atkins' diet revolution). JAMA 1973;224:1418.
3. Anderson JW, et al. Long-term weight-loss maintenance: a meta-analysis of US studies. Am J Clin Nutr 2001;74:579.
4. Anderson RE, et al. Relationship of physical activity and television watching with body weight and level of fatness among children. JAMA 1998;279:938.
5. Arner P, et al. Adrenergic regulation of lipolysis in situ at rest and during exercise. J Clin Invest 1991;32:423.
6. Arner P, et al. Expression of lipoprotein lipase in different human subcutaneous adipose tissue regions. J Lipid Res 1991;32:423.
7. Atkin L-M, Davies PSW. Diet composition and body composition in preschool children. Am J Clin Nutr 2000;72:15.
8. Atkins RC. Dr Atkins' new diet revolution. New York: Avon, 1997.
9. Ball EJ, et al. Total energy expenditure, body fatness, and physical activity in children aged 6-9 Y. Am J Clin Nutr 2001;74:524.
10. Ballor DL, Keesey RE. A meta-analysis of the factors affecting changes in body mass, fat mass and fat-free mass in males and females. Int J Obes 1991;15:717.
11. Ballor DL, Poehlman ET. Exercise training enhances fat-free mass preservation during diet-induced weight loss: a meta-analytical finding. Int J Obes 1994;18:35.
12. Blackburn GL, et al. Weight cycling: the experience of human dieters. Am J Clin Nutr 1989;49:1105.
13. Blair SN, et al. Influences of cardiorespiratory fitness and other precursors on cardiovascular disease and all-cause mortality in men and women. JAMA 1996;276:205.
14. Blank HM, et al. Use of nonprescription weight loss products: results from a multistate survey. JAMA 2001;286:930.
15. Booth ML, et al. Changes in the prevalence of overweight and obesity among young Australians, 1969-1997. Am J Clin Nutr 2003:77:29.
16. Bouchard C, et al. Long-term exercise training with constant energy intake. 1: Effect on body composition and selected metabolic variables. Int J Obes 1990;14:57.
17. Bouchard C, et al. The response to long term feeding in identical twins. N Engl J Med 1990;322:1477.
18. Bouchard C, et al. The response to exercise with constant energy intake in identical twins. Obes Res 1994;2:400.
19. Boule NG, et al. Effect of exercise on glycemic control and body mass in type 2 diabetes mellitus: A meta-analysis of controlled clinical trials. JAMA 2001;286:1218.
20. Bravata DM, et al. Efficacy and safety of low-carbohydrate diets: a systematic review. JAMA 2003;289:1767.
21. Bray GA, Popkin BM. Dietary fat intake does affect obesity! Am J Clin Nutr 1998;68:1157.
22. Brownell KD, et al. The effects of repeated cycles of weight loss and regain in rats. Physiol Behav 1986;38:459.
23. Byers T, et al. Weight cycling, weight gain, and risk of hypertension in women. Am J Epidemiol 1999;150:573.
24. Carpenter WH, et al. Total energy expenditure in 4 to 6 year old children. Am J Physiol 1993;27:E706.
25. Centers for Disease Control and Prevention. Update: prevalence of overweight among children, adolescents, and adults: United States, 1988-1994. MMWR 1997;46:199.
26. Clark RR, et al. Multicomponent cross-validation of minimum weight predictions for college wrestlers. Med Sci Sports Exerc 2003;35:342.
27. Clarkson M. Dietary supplements and pharmaceutical agents for weight loss and gain. In: Lamb DR, Murray R, eds. Perspectives in exercise science and sports medicine. Vol 10. Exercise, nutrition, and weight control. Carmel, IN: Cooper Publishing, 1998.
28. Cleland R, et al. Commercial weight loss products and programs: what consumers stand to gain and lose. Washington, DC: Federal Trade Commission, Bureau of Consumer Protection, 1998.
29. Considine RV, et al. Serum immunoreactive-leptin concentrations in normal-weight and obese humans. N Engl J Med 1996;334:292.
30. DeLany JP, et al. Energy expenditure in preadolescent African American and white boys and girls: The Baton Rouge Children's Study. Am J Clin Nutr 2002;75:705.
31. Dengel DR, et al. Effects of weight loss by diet alone or combined with aerobic exercise on body composition in older obese men. Metabolism 1994;43:867.
32. Després J-P. Physical activity and adipose tissue. In: Bouchard C, et al. eds. Physical activity, fitness, and health. Champaign, IL: Human Kinetics, 1994.
33. Després J-P, et al. Loss of abdominal fat and metabolic response to exercise training in obese women. Am J Physiol 1991;261:E159.
34. DiPietro L. Physical activity, body weight, and adiposity: an epidemiologic perspective. Exerc Sport Sci Rev 1995;23:275.
35. Dolezal BA, Potteiger JA. Concurrent resistance and endurance training influence basal metabolic rate in nondieting individuals. J Appl Physiol 1998;85:695.
36. Ebbeling CB, Rodriguez NR. Effect of exercise combined with diet therapy on protein utilization in obese children. Med Sci Sports Exerc 1999;31:378.
37. Eck Clemens LH, et al. The effect of eating out on quality of diet in premenopausal women. J Am Diet Assoc 1999;99:4421.

38. Eisenstein J, et al. High-protein weight loss diets: are they safe and do they work? A review of the experimental and epidemiological data. Nutr Rev 2002;60:189.
39. Elliot DL, et al. Sustained depression of the resting metabolic rate after massive weight loss. Am J Clin Nutr 1989;49:93.
40. Fisler JS. Cardiac effects of starvation and semi-starvation diets: Safety and mechanisms of action. Am J Clin Nutr 1992;56:230S.
41. Flegal KM, Troiano RP. Changes in the distribution of body mass index of adults and children in the US population. Int J Obes Relat Metab Disord 2000;24:807.
42. Freedman CS, et al. Trends and correlates of class 3 obesity in the United States from 1990 through 2000. JAMA 2002;288:1758.
43. Fleury C, et al. Uncoupling protein-2: a novel gene linked to obesity and hyperinsulinemia. Nat Genet 1997;15:269.
44. Foster GD, et al. Resting energy expenditure in obese African American and Caucasian women. Obes Res 1997;5:1.
45. Foster GD, et al. A randomized trial of a low-carbohydrate diet for obesity. N Engl J Med 2003;348:2082.
46. French SA, et al. Predictors of weight change over two years among a population of working adults: the Healthy Worker Project. Int J Obes 1994;18:145.
47. Frisancho AR. Prenatal compared with parental origins of adolescent fatness. Am J Clin Nutr 2000;72:1186.
48. Golay A, et al. Similar weight loss with low- or high-carbohydrate diets. Am J Clin Nutr 1996;63:174.
49. Gordon-Larsen, P, et al. Adolescent physical activity and inactivity vary by ethnicity: the National Longitudinal Study of Adolescent Health. J Pediatr 1999;135:301.
50. Grundy SM. Multifactorial causation of obesity: implications for prevention. Am J Clin Nutr 1998;67(suppl):563S.
51. Grunewald K, Bailey R. Commercially marketed supplements for bodybuilding athletes. Sports Med 1993;15:90.
52. Gunnell DJ, et al. Childhood obesity and adult cardiovascular mortality: a 57-y follow-up study based on the Boyd Orr cohort. Am J Clin Nutr 1998;67:1111.
53. Guo SS, et al. Predicting overweight and obesity in adulthood form body mass index values in childhood and adolescence. Am J Clin Nutr 2002;76:653.
54. Gutin B, et al. Effect of exercise intensity on cardiovascular fitness, total body composition, and visceral adiposity of obese adolescents. Am J Clin Nutr 2002;75:818.
55. Gwinup G, et al. Thickness of subcutaneous fat and activity of underlying muscles. Ann Intern Med 1971;74:408.
56. Halaas JL, et al. Weight-reducing effects of the plasma protein encoded by the obese gene. Science 1995;269:543.
57. Hansen RD, Allen BJ. Habitual physical activity, anabolic hormones, and potassium content of fat-free mass in post menopausal women. Am J Clin Nutr 2002;75:314.
58. Harnack LJ, et al. Temporal trends in energy intake in the United States: an ecologic perspective. Am J Clin Nutr 2000;71:1478.
59. Heath GW, et al. A physiological comparison of younger and older endurance-trained athletes. J Appl Physiol 1981;51:634.
60. Heitmann BL, Garby L. Composition (lean and fat tissue) of weight changes in adult Danes. Am J Clin Nutr 2002;75:834.
61. Hennessy LC, Watson AWS. The interference effects of training for strength and endurance simultaneously. J Strength Cond Res 1994;8:12.
62. Heshka S, et al. Weight loss with self-help compared with a structured commercial program: a randomized trial. JAMA 2003;289:1792.
63. Hill JO, et al. Evaluation of an alternating-calorie diet with and without exercise in the treatment of obesity. Am J Clin Nutr 1989;50:248.
64. Hill JO, et al. Exercise and moderate obesity. In: Bouchard C, et al., eds. Physical activity, fitness, and health. Champaign, IL: Human Kinetics, 1994.
65. Hirsch J, et al. Diet composition and energy balance in humans. Am J Clin Nutr 1998;67(suppl):551S.
66. Housh TJ, et al. Validity of skinfold estimates of percent fat in high school female gymnasts. Med Sci Sports Exerc 1996;28:1331.
67. Hu F, et al. Television watching and other sedentary behaviors in relation to risk of obesity and type 2 diabetes mellitus in women. JAMA 2003;289:1785.
68. Iribarren C, et al. Association of weight loss and weight fluctuation with mortality among Japanese American men. N Engl J Med 1995;333:686.
69. Jakicic JM, Gallagher KI. Exercise considerations for the sedentary, overweight adult. Exerc Sport Sci Rev 2003;31:91.
70. Jakicic JM, Wing RR. Differences in resting energy expenditure in African American versus Caucasian overweight females. Int J Obes 1998;22:236.
71. Jakicic JM, et al. Effects of intermittent exercise and use of home exercise equipment on adherence, weight loss, and fitness in overweight women. JAMA 1999;282:1554.
72. Jeffery RW. Does weight cycling present a risk? Am J Clin Nutr 1996;63(suppl):452S.
73. Jeffrey R, et al. Weight cycling and cardiovascular risk factors in obese men and women. Am J Clin Nutr 1992;55:641.
74. Johnson MJ, et al. Loss of muscle mass is poorly reflected in grip strength performance in healthy young men. Med Sci Sports Exerc 1994;26:235.
75. Johnson ML, et al. Relative importance of inactivity and overeating in energy balance in obese high school girls. Am J Clin Nutr 1986;44:779.
76. Katch FI, et al. Effects of situp exercise training on adipose cell size and adiposity. Res Q Exerc Sport 1984;55:242.
77. Kern PA, et al. The effects of weight loss on the activity and expression of adipose-tissue lipoprotein lipase in very obese humans. N Engl J Med 1990;322:1053.
78. Kimm S, et al. Decline in physical activity in black and white girls during adolescence. N Engl J Med 2002;347:709.
79. King AC, Katch FI. Changes in body density, fatfolds and girths at 2.3 kg increments of weight loss. Hum Biol 1986;58:708.
80. King G, et al. Relationship of leisure-time physical activity and occupational activity to the prevalence of obesity. Int J Obes 2001;25:606.
81. Klem ML, et al. A descriptive study of individuals successful at long-term maintenance of substantial weight loss. Am J Clin Nutr 1997;66:239.
82. Kohrt WM, et al. Body composition of healthy sedentary and trained, young and older men and women. Med Sci Sports Exerc 1992;24:832.
83. Kohrt WM, et al. Exercise training improves fat distribution patterns in 60- to 70-year-old men and women. J Gerontol 1992;47:M99.
84. Kraemer WJ, et al. Compatibility of high-intensity strength and endurance training on hormonal and skeletal muscle adaptations. J Appl Physiol 1995;78:976.
85. Kraemer WJ, et al. Influence of exercise training on physiological and performance changes with weight loss in men. Med Sci Sports Exerc 1999;31:1320.
86. Lahti-Koski M, et al. Associations of body mass index and obesity with physical activity, food choices, alcohol intake, and smoking in the 1982-1997 Finrisk Studies. Am J Clin Nutr 2002;75:809.
87. Larew K, et al. Muscle metabolic function, exercise performance, and weight gain. Med Sci Sports Exerc 2003;35:230.
88. Lee I-M, et al. Physical activity and coronary heart disease in women: is "no pain no gain" passé? JAMA 2001;285:1447.
89. Leibel R, et al. Changes in energy expenditure resulting from altered body weight. N Engl J Med 1995;332:621.
90. Lemmer JT, et al. Effects of strength training on resting metabolic rate and physical activity: age and gender comparisons. Med Sci Sports Exerc 2001;33:532.
91. Lemon PWR. Do athletes need more dietary protein and amino acids? Int J Sports Nutr 1995;5:S39.
92. LeMura LM, Maziekas MT. Factors that alter body fat, body mass, and fat-free mass in pediatric obesity. Med Sci Sports Exerc 2002;34:487.
93. Manson JE, et al. Walking compared with vigorous exercise for the prevention of cardiovascular events in women. N Engl J Med 2002;347:716.
94. Martin WA. Effect of acute and chronic exercise on fat metabolism. Exerc Sport Sci Rev 1996;24:203.
95. Mayo MJ, et al. Exercise-induced weight loss preferentially reduces abdominal fat. Med Sci Sports Exerc 2003;35:207.
96. Meredith CN, et al. Body composition and aerobic capacity in young and middle-aged endurance-trained men. Med Sci Sports Exerc 1987;19:557.
97. Miller-Kovach K, et al. Weight maintenance among Weight Watchers lifetime members. FASEB J 1998;282:1519.
98. Mokdad AH, et al. The spread of the obesity epidemic in the United States, 1991-1998. JAMA 1999;282:1519.
99. Mokdad AH, et al. The continuing epidemics of obesity and diabetes in the United States. JAMA 2001;286:1195.
100. Molé PA, et al. Exercise reverses depressed metabolic rate produced by severe caloric restriction. Med Sci Sports Exerc 1989;21:29.
101. National Institutes of Health, National Heart, Lung, and Blood Institute. Obesity evaluation initiative, clinical guidelines and the identification, evaluation, and treatment of overweight and obesity in adults. Bethesda, MD: National Institutes of Health, June, 1998.
102. National Task Force on the Prevention and Treatment of Obesity. Very-low-calorie diets. JAMA 1993;270:976.
103. National Task Force on the Prevention and Treatment of Obesity. Weight cycling. JAMA 1994;272:1196.

104. Nicklas BJ. Effects of endurance exercise on adipose tissue metabolism. Exerc Sport Sci Rev 1997;25:77.
105. Obesity: preventing and managing the global epidemic: report of a WHO consultation. Geneva, Switzerland: World Health Organization; 2000. WHO Technical Report series, 894.
106. Ogden CL, et al. Prevalence and trends in overweight among US children and adolescents, 1999-2000. JAMA 2002;288:1728.
107. Pavlou KN, et al. Exercise as an adjunct to weight loss and maintenance in moderately obese subjects. Am J Clin Nutr 1989;49:1115.
108. Peeters A, et al. Obesity in adulthood and its consequences for life expectancy. Ann Intern Med 2003;138:24.
109. Pellymounter MA, et al. Effects of the *obese* gene product on body weight reduction in ob/ob mice. Science 1995;269:540.
110. Pérusse L, et al. Acute and chronic effects of exercise on leptin levels in humans. J Appl Physiol 1997;83:5.
111. Philen RD, et al. Survey of advertising for nutritional supplements in health and bodybuilding magazines. JAMA 1992;268:1008.
112. Poehlman ET, Melby C. Resistance training and energy balance. Int J Sports Nutr 1998;8:143.
113. Poehlman ET, et al. Effect of resistance training and endurance training on insulin sensitivity in nonobese, young women. J Clin Endocrinol Metab 2000;85:2463.
114. Pollock ML, et al. Twenty-year follow-up of aerobic power and body composition of older track athletes. J Appl Physiol 1997;82:1508.
115. Prabhakaran B, et al. Effect of 14 weeks of resistance training on lipid profile and body fat percentage in premenopausal women. Br J Sports Med 1999;33:190.
116. Prentice AM, et al. Effects of weight cycling on body composition. Am J Clin Nutr 1992;56:209S.
117. Racette SB, et al. Effects of aerobic exercise and dietary carbohydrate on energy expenditure and body composition during weight reduction in obese women. Am J Clin Nutr 1995;61:486.
118. Ravussin E, et al. Reduced rate of energy expenditure as a risk factor for body-weight gain. N Engl J Med 1988;318:467.
119. Reddy ST, et al. Effect of low-carbohydrate, high-protein diets on acid-base balance, stone-forming propensity, and calcium metabolism. Am J Kidney Dis 2002;40:265.
120. Reseland JE, et al. Effect of long-term changes in diet and exercise on plasma leptin concentrations. Am J Clin Nutr 2001;73:240.
121. Roberts SB, et al. Energy expenditure and intake in infants born to lean and overweight mothers. N Engl J Med 1988;318:461.
122. Robinson TN. Reducing children's television viewing to prevent obesity: a randomized clinical trial. JAMA 1999;282:1562.
123. Roemmich JN, Sinning WE. Weight loss and wrestling training: effects of nutrition, growth, maturation, body composition, and strength. J Appl Physiol 1997;82:1751.
124. Rolland-Cachera MF, Bellisle F. No correlation between adiposity and food intake: why are working class children fatter? Am J Clin Nutr 1986;44:779.
125. Rolls BJ, et al. Portion size of food affects energy intake in normal-weight and overweight men and women. Am J Clin Nutr 2002;76:1207.
126. Rosenbaum M, et al. Obesity. N Engl J Med 1997;337:396.
127. Ross R, et al. Exercise alone is an effective strategy for reducing obesity and related comorbidities. Exerc Sport Sci Rev 2000;28:165.
128. Ross R, et al. Reduction in obesity and related comorbid conditions after diet-induced weight loss or exercise-induced weight loss in men. Ann Intern Med 2000;133:92.
129. Ryan SS, et al. Resistive training increases fat-free mass and maintains RMR despite weight loss in postmenopausal women. J Appl Physiol 1995;79:818.
130. Samaha FF, et al. A low-carbohydrate as compared with a low-fat diet in severe obesity. N Engl J Med 2003;348:2074.
131. Schoeller D, et al. How much physical activity is needed to minimize weight gain in previously obese women? Am J Clin Nutr 1997;66:551.
132. Schoeller DA, et al. The importance of clinical research: the role of thermogenesis in human obesity. Am J Clin Nutr 2001;73:511.
133. Schwartz RS, et al. The effect of intensive endurance exercise training on body fat distribution in young and older men. Metabolism 1991;40:545.
134. Serdula MK, et al. Prevalence of attempting weight loss and strategies for controlling weight. JAMA 1999;282:1359.
135. Shepard TY, et al. Occasional physical inactivity combined with a high-fat diet may be important in the development and maintenance of obesity in human subjects. Am J Clin Nutr 2001;73:703.
136. Short KR, Sedlock DA. Excess postexercise oxygen consumption and recovery rate in trained and untrained subjects. J Appl Physiol 1997;83:153.
137. Simkin-Silverman L, et al. Lifetime weight cycling and psychological health in normal-weight and overweight women. Int J Eating Disord 1998;24:175.
138. Skender MI, et al. Comparison of 2-year weight loss trends in behavioral treatments of obesity: diet, exercise, and combination interventions. J Am Diet Assoc 1996;96:342.
139. Steffen PR, et al. Effects of exercise and weight loss or blood loss on blood pressure during daily life. Med Sci Sport Exerc 2001;33:1635.
140. Stern L, et al. The effects of low-carbohydrate versus conventional weight loss diets in severely obese adults: one-year follow-up of randomized trial. Arch Intern Med 2004;140:778.
141. Stewart KJ. Exercise training and the cardiovascular consequences of type 2 diabetes and hypertension: plausible mechanisms for improving cardiovascular health. JAMA 2002;288:1622.
142. Strauss RS, Pollack HA. Epidemic increase in childhood overweight, 1986–1998. JAMA 2001;286:2845.
143. Sun M, et al. A longitudinal study of resting energy expenditure relative to body composition during puberty in African American and white children. Am J Clin Nutr 2001;73:308.
144. Tanasescu M, et al. Exercise type and intensity in relation to coronary heart disease in men. JAMA 2002;288:1994.
145. Taubes G. As obesity rates rise, experts struggle to explain why. Science 1998;280:1367.
146. Tcheng T, Tipton CM. Iowa wrestling study: anthropometric measurements and the prediction of a "minimal" body weight for high school wrestlers. Med Sci Sports 1973;5:1.
147. Technology Assessment Conference Panel. Methods for voluntary weight loss and control. Technology Assessment Conference statement. Ann Intern Med 1992;116:942.
148. Thorland WG, et al. Estimation of body density in adolescent athletes. Hum Biol 1984;56:439.
149. Torshakovec AM, et al. Age, sex, ethnicity, body composition, and resting energy expenditure of obese African American children and adolescents. Am J Clin Nutr 2002;75:867.
150. Treuth MS, et al. Familial resemblance of body composition in prepubertal girls and their biological parents. Am J Clin Nutr 2001;74:529.
151. Troiano RP, Flegal KM. Overweight children and adolescents: description, epidemiology, and demographics. Pediatrics 1998;101:497.
152. Tuomilehto J, et al. Prevention of type 2 diabetes mellitus by changes in lifestyle among subjects with impaired glucose tolerance. N Engl J Med 2001;344:1343.
153. US Department of Health and Human Services. Physical activity and health: a report of the Surgeon General. Atlanta, GA: Centers for Disease Control and Prevention, 1996.
154. VanAnggel-Leijssen DPC, et al. Short term effects of weight loss with or without low-intensity exercise training on fat metabolism in obese men. Am J Clin Nutr 2001;73:523.
155. VanDale D, Saris WHM. Repetitive weight loss and weight regain: effects on weight reduction, resting metabolic rate, and lipolytic activity before and after exercise and/or diet treatment. Am J Clin Nutr 1989;49:409.
156. VanEtten LMLA, et al. Effect of body build on weight-training-induced adaptations in body composition and muscular strength. Med Sci Sports Exerc 1994;26:515.
157. VanEtten LMLA, et al. Effect of an 18-wk weight-training program on energy expenditure and physical activity. J Appl Physiol 1997;82:298.
158. VanHorn L, Greenland P. Prevention of coronary artery disease is a pediatric problem. JAMA 1997;278:1779.
159. Vincent SD, et al. Activity levels and body mass index of children in the United States, Sweden, and Australia. Med Sci Sports Exerc 2003;35:1367.
160. Wadden TA. Characteristics of successful weight loss maintenance. In: PiSunyer FX, Allison DB, eds. Obesity treatment: establishing goals, improving outcomes, and establishing the research agenda. New York: Plenum Press, 1995.
161. Wadden TA, Foster GD. Behavioral treatment of obesity. Med Clin North Am 2000;84:441.
162. Wahrenberg H, et al. Adrenergic regulation of lipolysis in human fat cells during exercise. Eur J Clin Invest 1991;21:534.
163. Wei M, et al. Relationship between low cardiorespiratory fitness and mortality in normal-weight, overweight, and obese men. JAMA 1999;282:1547.
164. Weinsier RL, et al. Do adaptive changes in metabolic rate favor weight regain in weight-reduced individuals? An examination of the set-point theory. Am J Clin Nutr 2000;72:1088.
165. Weinsier RL, et al. Energy expenditure and free-living physical activity in black and white women: comparison before and after weight loss. Am J Clin Nutr 2000;71:138.
166. Weinsier RL, et al. Free-living activity energy expenditure in women successful and unsuccessful at maintaining a normal body weight. Am J Clin Nutr 2002;75:499.

167. Weyer C, et al. Energy metabolism after 2 y of energy restriction: the Biosphere 2 experiment. Am J Clin Nutr 2000;72:946.
168. Wier L, et al. Determining the amount of physical activity needed for long-term weight control. Int J Obes 2001;25:613.
169. Willett WC. Is dietary fat a major determinant of body fat? Am J Clin Nutr 1998;67(suppl):555S.
170. Williams PT. Relationship of distance run per week to coronary heart disease risk factors in 8,283 male runners. The National Runners" Health Study. Arch Intern Med 1997;157:191.
171. Wilmore JH. Increasing physical activity: alterations in body mass and composition. Am J Clin Nutr 1996;63(suppl):456S.
172. Wing RR. Weight cycling in humans: a review of the literature. Ann Behav Med 1992;14:113.
173. Wroble RR, Moxley DP. Weight loss patterns and success rates in high school wrestlers. Med Sci Sports Exerc 1998;30:625.
174. Yancy WS Jr, et al. A low-carbohydrate, ketogenic diet versus a low-fat diet to treat obesity and hyperlipidemia: a randomized, controlled trial. Ann Intern Med 2004;140:769.
175. Zhang Y, et al. Positional cloning of the mouse obese gene and its human homologue. Nature 1994;372:425.
176. Zuti WB, Golding LA. Comparing diet and exercise as weight reduction tools. Phys Sportsmed 1976;4:49.

追加文献

Ardern CI, et al. Race and sex similarities in exercise-induced changes in blood lipids and fatness. Med Sci Sports Exerc 2004;36:1610.
Booth DA, et al. Patterns of eating and movement that best maintain reduction in overweight. Appetite 2004;43:277.
Datar A, Sturm R. Physical education in elementary school and body mass index: Evidence from the early childhood longitudinal study. Am J Public Health 2004;94:1501.
de Castro JM. Genes, the environment and the control of food intake. Br J Nutr 2004;92(Suppl)1:59.
Deibert P, et al. Weight loss without losing muscle mass in pre-obese and obese subjects induced by a high-soy-protein diet. Int J Obes Relat Metab Disord 2004;28:1349.
Flodmark CE, et al. New insights into the field of children and adolescents' obesity: The European perspective. Int J Obes Relat Metab Disord 2004;28:1189.
Green JS, et al. The effects of exercise training on abdominal visceral fat, body composition, and indicators of the metabolic syndrome in postmenopausal women with and without estrogen replacement therapy: The HERITAGE family study. Metabolism 2004;53:1192.
Gustafson Dr, et al. A 24-year follow-up of body mass index and cerebral atrophy. Neurology 2004;63:1876.
Gustafson Dr, et al. Body mass index and white matter lesions in elderly women: A 18-year longitudinal study. Int Psychogeriate 2004;16:327.
Hill AJ. Does dieting make you fat? Br J Nutr 2004;92(Suppl)1:15.
Hines SE. Words into action--promoting successful weight loss in overweight patients. JAAPA 2004;17:19.
Keim NL, et al. America's obesity epidemic: Measuring physical activity to promote an active lifestyle. J Am Diet Assoc 2004;104:1398.
Kruger J, et al. Attempting to lose weight: Specific practices among U.S. adults. Am J Prev Med 2004;26:402
Kruskall LJ, et al. The Yale Physical Activity Survey for older adults: Predictions in the energy expenditure due to physical activity. J Am Diet Assoc 2004;104:1251.
Linne Y, et al. Long-term weight development in women: A 15-year follow-up of the effects of pregnancy. Obes Res 2004;12:1166.
Lowe MR, Timko CA. Dieting: Really harmful, merely ineffective or actually helpful? Br J Nutr 2004;92(Suppl)1:19.
McCaffree J. What you should know about calorie restriction. J Am Diet Assoc 2004;104:1524.
Moore MS, et al. Short-term appetite and energy intake following imposed exercise in 9- to 10-year-old girls. Appetite 2004;43:127.
Prentice A, Jebb S. Energy intake/physical activity interactions in the homeostasis of body weight regulation. Nutr Rev 2004;62:S98.

CASE STUDY 14-1

Weltman A, et al.: Accurate assessment of body composition in obese females. Am J Clin Nutr 1988;48:1179.
Tran ZV, Weltman A. Predicting body composition of men from girth measurements. Hum Biol 1988;60:167.

CASE STUDY 14-2

Franklin BA, et al. ACSMs guidelines for exercise testing and prescription. 6th ed. Baltimore: Lippincott Williams & Wilkins, 2000:214.
Miller WC, et al. Predicting max HR and the HR–VO_2 relationship for exercise prescription in obesity. Med Sci Sports Exerc 1993;25:1077.

第15章

文献

1. Agras WS. One-year follow-up of cognitive-behavioral therapy for obese individuals with binge eating disorder. J Consult Clin Psychol 1997;65:343.
2. Anderluh MB, et al. Childhood obsessive-compulsive personality traits in adult women with eating disorders: defining a broader eating disorder phenotype. Am J Psychiatry 2003;160:242.
3. Attia E, et al. Does fluoxetine augment the inpatient treatment of anorexia nervosa? Am J Psychiatry 1998;155:548.
4. Beals KA. Disordered eating among athletes: a comprehensive guide for health professionals. Human Kinetics, Champaign IL, 2004.
5. Benson JE, et al. Eating problems and calorie intake levels in Swiss adolescent athletes. Int J Sports Med 1990;11:249.
6. Black DR, Burckes-Miller ME. Male and female college athletes: use of anorexia nervosa and bulimia nervosa weight loss methods. Res Q 1988;59:252.
7. Borgen JS, Corbin CB. Eating disorders among female athletes. Phys Sportsmed 1987;15:89.
8. Brooks-Gunn H, et al. Attitudes toward eating and body weight in different groups of female adolescent athletes. Int J Eating Disord 1988;7:748.
9. Brooks-Gunn JM, et al. The relation of eating problems and amenorrhea in ballet dancers. Med Sci Sports Exerc 1987;19:41.
10. Brownell KD, Rodin J. Prevalence of eating disorders in athletes. In: Brownell KD, et al., eds. Eating, body weight and performance in athletes. Philadelphia: Lea & Febiger, 1992.
11. Casper RC, et al. Total daily energy expenditure and activity level in anorexia nervosa. Am J Clin Nutr 1991;53:1143.
12. Clark N, et al. Nutrition education for elite female runners. Phys Sportsmed 1988;16:124.
13. Cobb KL, et al. Disordered eating, menstrual irregularity, and bone mineral density in female runners. Med Sci Sports Exerc 2003;35:711.
14. Dale KS, Landers DM. Weight control in wrestling: eating disorders or disordered eating? Med Sci Sports Exerc 1999;31:1382.
15. Davis C, Cowles M. A comparison of weight and diet concerns and personality factors among female athletes and non-athletes. J Psychosom Res 1989;33:527.
16. Drewnowski A, et al. Bulimia in college women: incidence and recovery rates. Am J Psychol 1988;145:753.
17. Dummer GD, et al. Pathogenic weight control behavior of young, competitive swimmers. Phys Sportsmed 1987;15:75.
18. Eldredge KL. The effects of extending cognitive-behavioral therapy for binge eating disorder among initial treatment nonresponders. Int J Eating Disord 1997;21:347.
19. Enns MP, et al. Body composition, body size estimation and attitudes toward eating in male college athletes. Psychosom Med 1987;49:56.
20. Evers CL. Dietary intake and symptoms of anorexia nervosa in female university dancers. J Am Diet Assoc 1987;87:66.
21. Field AE, et al. Exposure to mass media and weight concerns among girls. Pediatrics 1999;103:E36.
22. Fogelholm M, Hilloskorpi H. Weight and diet concerns in Finnish female and male athletes. Med Sci Sports Exerc 1999;31:229.
23. Frusztajer NT, et al. Nutrition and the incidence of stress fractures in ballet dancers. Am J Clin Nutr 1990;51:79.
24. Garfinkel PE. Kaplan AS. Anorexia nervosa: diagnostic conceptualizations. In: Brownell KD, Foreyt JP, eds. Handbook of eating disorders. New York: Basic Books, 1986.
25. Garner DM, Rosen LW. Eating disorders among athletes: research and recommendations. J Appl Sports Sci Res 1991;5:100.
26. Garner DM, et al. A prospective study of eating disturbances in the ballet. Psychother Psychosom 1987;48:170.
27. Gormally J, et al. The assessment of binge eating severity among obese persons. Addict Behav 1982;7:47.
28. Grigg M, et al. Disordered eating and unhealthy weight reduction practices among adolescent females. Prevent Med 1996;25:745.

29. Grinspoon S, et al. Changes in regional fat redistribution and the effects of estrogen during spontaneous weight gain in women with anorexia nervosa. Am J Clin Nutr 2001;73:865.
30. Hamilton LH, et al. Sociocultural influences on eating disorders in professional female ballet dancers. Int J Eating Disord 1985;4:465.
31. Hamilton LH, et al. The role of selectivity in the pathogenesis of eating problems in ballet dancers. Med Sci Sports Exerc 1988;20: 560.
32. Herzog DB, et al. Eating disorders and social maladjustment in female medical students. J Nerv Ment Disord 1985;173:734.
33. Herzog DB, et al. Frequency of bulimic behaviors and associated social maladjustments in female graduate students. J Psychol Res 1986; 20:355
34. Humphries LL, Gruber JJ. Nutrition behaviors of university majorettes. Phys Sportsmed 1986;14:91.
35. Iketani T, et al. Altered body fat distribution after recovery of weight in patients with anorexia nervosa. Int J Eating Disord 1999;26:275.
36. Johnson C, et al. Athletes and eating disorders: the national collegiate athletic association study. Int J Eating Disord 1999;26:179.
37. Joy E. Team management of the female athlete triad. Phys Sportsmed 1997;25:95.
38. Kaye WH, et al. Caloric intake necessary for weight maintenance in anorexia nervosa: nonbulimics require greater caloric intake than bulimics. Am J Clin Nutr 1986;44:443.
39. Kerr J. Characteristics common to females who exhibit anorexic or bulimic behavior: a review of current literature. J Clin Psychol 1991;47:846.
40. Kerrvish KP, et al. Body composition in adolescents with anorexia nervosa. Am J Clin Nutr 2002;75:31.
41. King MB, Mezey G. Eating behavior of male racing jockeys. Psychol Med 1987;17:249.
42. Kiningham RB, Gorenflo DW. Weight loss methods of high school wrestlers. Med Sci Sports Exerc 2001;33:810.
43. Kinoy BP. Eating disorders: new directions in treatment and recovery. New York: Columbia University Press, 1994.
44. Kirchner EM, et al. Bone mineral density and dietary intake of female college gymnasts. Med Sci Sports Exerc 1995;27:543.
45. Kurtzman FD, et al. Eating disorders among selected female student populations at UCLA. J Am Diet Assoc 1989;89:45.
46. Le Grange D, et al. Eating and general psychopathology in a sample of Caucasian and ethnic minority subjects. Int J Eating Disord 1997;21:285.
47. Levine MD, et al. Exercise in the treatment of binge eating disorder. Int J Eating Disord 1996;19:171.
48. Lilenfeld D, et al. A controlled family study of anorexia nervosa and bulimia nervosa: psychiatric disorders in first-degree relatives and effects of proband comorbidity. Arch Gen Psychiatry 1998;55:603.
49. Marcus MD. Binge eating in obesity. In: Fairburn CG, Wilson GT, eds. Binge eating: nature, assessment, and treatment. New York: Guilford Press, 1993.
50. Marcus MD, et al. Binge eating and dietary restraint in obese patients. Addict Behav 1985;10:163.
51. Mallick MJ, et al. Behavioral and psychological traits of weight-conscious teenagers: a comparison of eating-disordered patients and high- and low-risk groups. Adolescence 1987;22:157.
52. Marzano-Parisoli MM. The contemporary construction of a perfect body image: bodybuilding, exercise addiction, and eating disorders. Quest 2001;53:216.
53. Mayer L. Body composition and anorexia nervosa: does physiology explain psychology? Am J Clin Nutr 2001;73:851.
54. McElroy SL, et al. Topiramate in the treatment of binge eating disorder. Am J Psychiatry 2003;160:255.
55. Mulholland AM, Mintz LB Prevalence of eating disorders among African American women. J Consult Psychol 2001;48:111.
56. National Institutes of Health. Binge eating disorders. NIH Publication. no. 94-3589. Washington, DC: U.S. Department of Health and Human Services, 1993.
57. O'Conner P, et al. Eating disorder symptoms in female college gymnasts. Med Sci Sports Exerc 1995;26:550.
58. O'Connor PJ, et al. Eating disorder symptoms in former female college gymnasts: relations with body composition. Am J Clin Nutr 1996;64:840.
59. Olivardia R, et al. Muscle dysmorphia in male weightlifters: a case-control study. Am J Psychiatry 2000;157:1291.
60. Orphanidou CI, et al. Changes in body composition and fat distribution after short-term weight gain in patients with anorexia nervosa. Am J Clin Nutr 1997;65:1034.
61. Owens RG, Slade PD. Running and anorexia nervosa: an empirical study. Int J Eating Disord 1987;6:771.
62. Pasman L, Thompson JK. Body image and eating disturbance in obligatory runner, obligatory weightlifter, and sedentary individuals. Int J Eating Disord 1988;7:759.
63. Patton GC. The spectrum of eating disorder in adolescence. J Psychosom Res 1988;32:579.
64. Perkins DF, Luster T. The relationship between sexual abuse and purging: findings from community-wide surveys of female adolescents. Child Abuse Negl 1999;23:371.
65. Petrie TA, Stoever S. The incidence of bulimia nervosa and pathogenic weight control behaviors in female collegiate gymnasts. Res Quart Exerc Sport 1993;64:238.
66. Pike KM. Long-term course of anorexia nervosa: response, relapse, remission, and recovery. Clin Psychol Rev 1998;18:447.
67. Polito A, et al. Basal metabolic rate in anorexia nervosa: relation to body composition and leptin concentrations. Am J Clin Nutr 2000;71: 1495.
68. Pope HG Jr, et al. Body image perception among men in three countries. Am J Psychiatry 2000;157;1297.
69. Powers P, Johnson C. Targeting eating disorders in elite athletes. Part 1. Eating Disord Rev 1996;7:4.
70. Probst M, et al. Body composition of anorexia nervosa patients assessed by underwater weighing and skinfold-thickness measurements before and after weight gain. Am J Clin Nutr 2001;73:190.
71. Pyle RL, et al. Maintenance treatment and 6-month outcome for bulimic patients who respond to initial treatment. Am J Psychiatry 1990;147:871.
72. Rosen LW, Hough DO. Pathogenic weight control behaviors among female gymnasts. Phys Sportsmed 1988;16:140.
73. Rosen LW, et al. Pathogenic weight control behavior in female athletes. Phys Sportsmed 1986;14:79.
74. Rucinski A: Relationship of body image and dietary intake of competitive ice skaters. J Am Diet Assoc 1989;89:98.
75. Schnirring L. When to suspect muscle dysmorphia: bringing the "Adonis complex" to light. Phys Sportsmed 2000;28(12):19.
76. Silverman JG, et al. Dating violence against adolescent girls and associated substance use, unhealthy weight control, sexual risk behavior, pregnancy, and suicidality. JAMA 2001;286:572.
77. Smith DE. Binge eating in ethnic minority groups. Addict Behav 1995;20:695.
78. Sossin K. Nutrition beliefs, attitudes, and resource use of high school wrestling coaches. Int J Sport Nutr 1997;7:219.
79. Spurrell EB, et al. Age of onset for binge eating: are there different pathways to binge eating? Int J Eat Disord 1997;21:55.
80. Steen SN, Brownell KD. Current patterns of weight loss and regain in wrestlers: has the tradition changed? Med Sci Sports Exerc 1990;22:762.
81. Steen SN, McKinney S. Nutrition assessment of college wrestlers. Phys Sportsmed 1986;14:100.
82. Striegel-Moore RH. Risk factors for eating disorders. Ann NY Acad Sci 1997;817:98.
83. Striegel-Moore RH, et al. Abuse, bullying, and discrimination as risk factors for binge eating disorder. Am J Psychiatry 2002;159:1902.
84. Stunkard AJ, et al. Binge eating disorder and the night-eating syndrome. Int J Obes Relat Metab Disord 1996;20:1.
85. Sunday SR, Halmi KA. Micro- and macroanalyses of patterns within a meal in anorexia and bulimia nervosa. Appetite 1996;26:21.
86. Sundgot-Borgen J. Eating disorders among female athletes. Phys Sportsmed 1987;15:89.
87. Sundgot-Borgen J. Eating disorders in female athletes. Sports Med 1994;17:176.
88. Sundgot-Borgen J. Risk and trigger factors for the development of eating disorders in female elite athletes. Med Sci Sports Exerc 1994;26:414.
89. Sundgot-Borgen J, et al. The effect of exercise, cognitive therapy, and nutritional counseling in treating bulimia nervosa. Med Sci Sport Exerc 2002;34:190.
90. Tanofsky MB, et al. Comparison of men and women with binge eating disorder. Int J Eating Disord 1997;21:49.
91. Team Physician Consensus Statement. Female athlete issues for the team physician: a consensus statement. Med Sci Sports Exerc 2003;35:1785.
92. The McKnight Investigators. Risk factors for the onset of eating disorders in adolescent girls: Results of the McKnight Longitudinal Risk Factor Study. Am J Psychiatry 2003;160:248.
93. Thiel A, et al. Subclinical eating disorders in male athletes. A study of the low weight category in rowers and wrestlers. Acta Psychiatry Scand 1993;88:259.
94. Thompson RA, Sherman RT. Helping athletes with eating disorders. Champaign, IL: Human Kinetics Publishers, 1993.
95. Tofler IR, et al. Physical and emotional problems of elite female gymnasts. N Engl J Med 1996;335:281.
96. Warren BJ, et al. Disordered eating patterns in competitive female athletes. Int J Eating Disord 1990;9:565.

97. Weight L, Noakes T. Is running an analog of anorexia? A survey of the incidence of eating disorders in female distance runners. Med Sci Sports Exerc 1987;19:213.
98. Wichmann S, Martin DR. Eating disorders in athletes: weighing the risks. Phys Sportsmed 1993;21:126.
99. Wiederman MW, Pryor T. Substance use among women with eating disorders. Int J Eating Disord. 1996;20:163.
100. World Health Organization. Obesity: preventing and managing the global epidemic. Report of a WHO consultation presented at the World Health Organization; June 3–5, 1997; Geneva, Switzerland. Publication WHO/NUT/NCD/98.1.
101. Yannovski SV. Binge eating disorder: current knowledge and future directions. Obes Res 1993;1:306.
102. Yanovski SZ, et al. Association of binge eating disorder and psychiatric comorbidity in obese subjects. Am J Psychiatry 1993;50:1472.
103. Yeager KK, et al. The female athlete triad—disordered eating, amenorrhea and osteoporosis. Med Sci Sports Exerc 1993;25:775.
104. Zamboni M, et al. Body fat distribution before and after weight gain in anorexia nervosa. Int J Obes 1997;21:33.

追加文献

Becker AE, et al. Secondary prevention for eating disorders: The impact of education, screening, and referral in a college-based screening program. Int J Eat Disord 2004;36:157.

Breen HB, Espelage DL. Nutrition expertise in eating disorders. Eat Weight Disord 2004;9:120.

Chua JL, et al. Negative mood-induced overeating in obese binge eaters: An experimental study. Int J Obes Relat Metab Disord 2004;28:606.

Elliot DL, et al. Preventing substance use and disordered eating: Initial outcomes of the ATHENA (Athletes Targeting Healthy Exercise and Nutrition Alternatives) program. Arch Pediatr Adolesc Med 2004;158:1043.

Hopkinson RA, Lock J. Athletics, perfectionism, and disordered eating. Eat Weight Disord 2004;9:99.

Lantz CD, et al. Eating attitudes, exercise identity, and body alienation in competitive ultramarathoners. Int J Sport Nutr Exerc Metab 2004;14:406.

Lombardo C, et al. Internal consistency, convergent validity and reliability of a brief questionnaire on disordered eating (DEQ). Eat Weight Disord 2004;2:91.

Mathieu J. Disordered eating across the life span. J Am Diet Assoc 2004;104:1208.

Neumark-Sztainer D, et al. Are family meal patterns associated with disordered eating behaviors among adolescents? J Adolesc Health 2004;35:350.

Saules KK, et al. Effects of disordered eating and obesity on weight, craving, and food intake during ad libitum smoking and abstinence. Eat Behav 2004;5:353.

Sundgot-Borgen J. Disordered eating and exercise. Scand J Med Sci Sports 2004;14:205.

Sundgot-Borgen J, et al. Sexual harassment and eating disorders in female elite athletes—a controlled study. Scand J Med Sci Sports 2003;13:330.

Sundgot-Borgen J, Torstveit MK. Prevalence of eating disorders in elite athletes is higher than in the general population. Clin J Sport Med 2004;14:25.

Tanofsky-Kraff M, Yanovski SZ. Eating disorder or disordered eating? Non-normative eating patterns in obese individuals. Obes Res 2004;12:1361.

Thome J, L Espelage D. Relations among exercise, coping, disordered eating, and psychological health among college students. Eat Behav 2004;5:337.

◆ 和文索引 ◆

● 省略可能な語は [ ] 内に，言い換え可能な語は ( ) 内に示した。

あ

亜鉛 97
亜鉛の吸収 182
悪玉コレステロール 23
アクチン 37
アシドーシス 83, 295
アスリート拒食症 413
アスリートの摂食障害 406
アセスメント 165
アセチル CoA 118, 123
アセチル CoA カルボキシラーゼ 384
アセチルコリン 87
アデニン 105
アデノシン 105
アデノシン 3′, 5′-サイクリック-リン酸 120
アデノシン三リン酸 (ATP) 105, 107, 126
アデノシン二リン酸 (ADP) 106, 114
アテローム性動脈硬化 27
アトウォーター係数 140
アドニス・コンプレックス 414
アドレナリン 115, 128
アナボリック (タンパク質同化) ステロイド 261, 268, 270, 274, 308, 414
アナボリックステロイドの副作用および医学的リスク 273
アナボリック男性ホルモン性ステロイド 274
アナボリックホルモン 308
アミノ基転移 123
アミノ基転移反応 37
アミノ酸 31, 32, 95, 169, 170
アミロース 6, 197, 200, 201
アミロペクチン 6, 197, 200
アラニン 32
アラニン-グルコースサイクル 38
アルカローシス 83, 295
アルキメデスの原理 341, 345
アルコール 290, 291
アルコール代謝 291
アルコール耐性 292
アルコール，タバコ，火器および爆発物取締局 (ATF) 216
アルコール中毒 292
アルコールデヒドロゲナーゼ 291
アルドステロン 70, 242
アルブテロール 274, 275
アルブミン排泄率 319
安静時代謝 382
安静時代謝量 390
安全食品認定 (GRAS) 222
安全性 215

い

アンチエイジング 276
安定同位元素 146
アンドロステンジオール 280
アンドロステンジオン 277, 278, 280, 281
アンフェタミン 282
アンフェタミンの効果 283

胃 86
異化作用 310
位置エネルギー 103
一価不飽和脂肪酸 19, 28, 29, 171
遺伝子 377
イノシン 322
衣服 242
胃抑制ペプチド 90, 94
胃リパーゼ 94
インスリン 12, 194, 196, 198, 199, 201, 384
インスリン欠乏 14
インスリン抵抗性 14

う

ウィンゲートテスト 275, 289
ウェイトコントロール 374
ウェイトサイクリング 383
ウェイトリフティング 397
ウェスト周囲寸法 350
ウェスト/ヒップ比 350
うつ病 423
ウルトラマラソン 185, 186
運動依存 415
運動エネルギー 103
運動後 199
運動後の回復期 194
運動後のグリコーゲン補給 198
運動処方 402
運動ストレス理論 340
運動中 194
運動中毒 415
運動中の炭水化物摂取 195
運動直後 199
運動能力向上 303
運動の効果 394
運動前 194
運動前の炭水化物摂取 194

え

エイコサペンタエン酸 (EPA) 20
栄養カウンセリング 426
栄養価指数 (INQ) 225, 227

栄養基準量 220
栄養失調 406
栄養情報 218, 226
栄養推奨量 220
栄養成分表 215, 218
栄養成分表示 211, 218
栄養素密度 225
栄養素量 220, 225
栄養素割合 225
栄養表示 212
栄養表示教育法 (NLEA) 216
栄養不良 187
栄養補助食品健康教育法 (DSHEA) 214
栄養補助食品に対する規則 214
エキソサイトーシス 82
液体濃度 202
エストロゲン 56
エストロゲン療法 417
エチルアルコール 290
エナント酸テストステロン 271
エネルギー 138
エネルギー価 139, 142
エネルギー構成 126
エネルギー消費量 156, 183, 186, 391
エネルギー消費量増加 390
エネルギー摂取 230
エネルギー摂取量 156, 183
エネルギー通貨 106
エネルギー伝達 126
エネルギーバランス 155, 156, 183, 186, 381
エネルギーフェーズ 310
エネルギー保存 102
エフェドリン 289
エポエチン (EPO) 300
エムデン-マイヤーホフ経路 115
エリスロポエチン 300
エルゴジェニック 261
エルゴジェニック薬剤 268
塩化第二クロム 315
塩基 83
エンドサイトーシス 82

お

横行結腸 88
オーガニック 217
オーガニック農法 218
オーガニックプログラム (NOP) 217
オーバートレーニング症候群 172
オーバーユース障害 111
オボラクトベジタリアンの食事 34

オメガ-3　20
オリゴ糖　5
オレイン酸　21
温度の影響　351

か

塊状輸送　82
回腸　87
解糖　114, 115
解糖系　127
回復　199
回復期　199, 200
開放回路式呼吸測定法　144
海綿骨　55
改良型カーボローディング　306
カイロミクロン　23, 95
化学的仕事　103
鍵穴と鍵　78
核心温　239, 243
獲得免疫　178
下行結腸　88
過少月経　61
過食　426
過食症　405, 413, 418
過食症の臨床診断基準　419
過食摂食障害（BED）　419
加水分解　76
ガスクロマトグラフィー-マススペクトロメトリー　267
ガストリン　87, 90, 95
過体重　331, 334, 374, 375
活性型ビタミンD　54
果糖　195
カフェイン　284, 321
カフェイン耐性　287
カフェイン中毒　288
カーボローディング　303
ガラクトース　4
カリウム　250
カルシウム　54, 97
カルシトニン　57
カルニチンアシルCoAトランスフェラーゼ　121
カルニチン補充　311
カロテン　40
カロリー　138
カロリーフリー　220
がん　178
換気による緩衝　85
還元　104
緩衝　84
緩衝剤　84
緩衝溶液　295
間接測定法　341
間接熱量測定［法］　144
汗腺　253
感染症　178
完全タンパク質　33
肝臓　85
肝臓紫斑病　273
管理栄養士　180

き

飢餓　17
機械的仕事　103
基質　78
基準となる1日の摂取量（RDI）　215, 220
偽性貧血　68
機能性食品　141, 262
キャリパー　347
球状タンパク質　37
共役輸送　82
強迫性障害　423
強迫的運動習慣　417
極度にカロリーの低いダイエット（VLCD）　385
拒食症　405, 413, 414, 416, 418
拒食症の臨床診断基準　417
巨人症　276
許容上限摂取量（UL）　43
キロカロリー（kcal）　138
筋異形症　414
筋グリコーゲン　172
筋収縮　103
近赤外分光測定法（NIR）　354

く

空腸　87
クエン酸回路　117
クエン酸ナトリウム　296
口　85
グリコーゲン　11, 115, 127, 128, 155, 167, 169, 171, 172, 175, 190, 194, 195, 197, 199, 201, 203, 205
グリコーゲン合成酵素　304
グリコーゲン再合成　200
グリコーゲン再補充　200
グリコーゲン消耗　200
グリコーゲン超回復　303, 306
グリコーゲン貯蔵　130, 303, 307
グリコーゲン分解　12, 15, 115
グリコーゲン補充　199, 200
グリコーゲンホスホリラーゼ　115, 128
グリセミックインデックス　14, 194, 197, 199～201
グリセミック負荷　14, 198
グリセロール　18, 121, 327
グルカゴン　12, 128
グルコース　3, 4, 194, 195, 197～203
グルコース6-リン酸　115
グルコース異化作用　306
グルコース生成　123
グルコース代謝　203
グルコース輸送　80
グルタミン　180, 298
クレアチン　315
クレアチン一水和物（CrH₂O）　316
クレアチン喪失率　320
クレアチン補充　307, 316
クレアチンリン酸（PCr）　107, 126, 316
クレアチンローディング　317, 320
クレブス回路　117
グレリン　379

クレンブテロール　274
グロビンタンパク質　37
クロム　97, 313
クロム補充の効果　314

け

経口水分補給用飲料　201～203
形質転換栄養補強食品　264
携帯呼吸測定法　145
計量前　200
血液ドーピング　300
月経異常　61, 340
月経過少　340
月経不順　340
血漿浸透圧　249
血漿リポタンパク質　273
血漿量　244
血清フェリチン濃度　68
血中乳酸蓄積開始点（OBLA）　312
結腸　88
血糖　201
血糖上昇　194
血糖値　197
ケトーシス　17
ケトン　15
ケトン食　383
ケトン体　17, 384
ケトン体生成性　123
嫌気的解糖　116
健康　162, 163
健康強調表示　212, 223, 224
健康的な食事　159
減量　394, 402
減量のガイドライン　381

こ

公益科学センター（CSPI）　232
高エネルギー結合　106
高エネルギーリン酸　107
高エネルギーリン酸塩　316
高エネルギーリン酸化合物　106
口渇感　248
口渇機構　249
好気的解糖　116
光合成　102
広告宣伝　208, 209, 211
抗コルチゾール化合物　298
抗酸化　44
抗酸化酵素　177
抗酸化剤　215
抗酸化作用　176, 177
抗酸化ビタミン　176, 177
抗酸化物質　175, 177, 180
高脂血症　24
高脂肪食　205, 206
酵素　77, 83
構造タンパク質　37
酵素-基質複合体　78
高炭水化物食　199, 205, 304
高炭水化物/低脂肪食　386
高タンパク質ダイエット　385

高張　81
行動療法　421
高比重リポタンパク質（HDL）　23
肛門管　88
抗利尿ホルモン（ADH）　242
抗力　380
高齢者　191
コエンザイム Q_{10}（CoQ_{10}）　177, 315
呼吸　102
呼吸交換比（R, RER）　150
呼吸鎖　104
呼吸商（RQ）　147
国立がん研究所（NCI）　177
国連食糧農業機関　164
骨芽細胞　54
骨粗しょう症　54〜56, 423
骨軟化症　55
骨密度（BMD）　55, 63, 422
古典的なカーボローディングの方法　303
コリ回路　117, 123
コリン　324
コルチゾール　298, 299, 340
コレシストキニン（CCK）　90, 94
コレステロール　23, 26, 27, 48, 335
混合食　149
献立計画　159
コンディション　179, 186

さ

サイクリック AMP　120
最小体重　338
サイトカイン　179
細胞外液　73
細胞呼吸　102
細胞内液　73
サウスビーチダイエット　384
サービングサイズ　160, 218
サプリメント　141, 155, 170, 173, 176,
　　　177, 179, 193, 208〜211, 214, 399
サルブタモール　274, 275
サルメテロール　274
酸　83
酸-塩基濃度　83
酸塩基平衡　150
酸化　104
酸化-還元反応　105
酸化ストレス　45, 175
酸化的リン酸化　109
三価鉄　66
産生熱量　138
酸素-18　146
三大栄養素　126, 139
三大栄養素必要量　166

し

試合前　191
試合前の食事　190
持久性トレーニング　392
糸球体ろ過速度　319
自己評価　387
脂質　18, 139, 171

脂質過酸化　315
脂質生成　123
視床下部　240
自然免疫　178
舌リパーゼ　91
湿球黒球温度（WBGT）　254
疾病対策予防センター（CDC）　230
シトクロム　65, 108
ジペプチド　31, 95
脂肪過酸化　45
脂肪含有量　233
脂肪減少　394
脂肪減少量　409
脂肪細胞　120, 378
脂肪酸　15, 18, 89, 95, 121, 171
脂肪酸酸化　121, 311
脂肪代謝　135
脂肪動員　133, 391
脂肪燃焼　135
脂肪の RQ　148
脂肪分解　134
脂肪分布　350
脂肪量（FM）　344, 357, 361
周囲寸法　395
周囲寸法測定の有用性　350
自由エネルギー　77
重回帰分析　412
重水素　146
重炭酸　84
重炭酸塩　295
重炭酸緩衝系　84
重炭酸ナトリウム　84
十二指腸　87
絨毛　87
縮合　76
受動輸送　79, 80
授乳婦　191
主要ミネラル　50
ジュール（J）　138
循環　242, 254
消化管　85
消化吸収率　140
消化時間　190
上気道感染　175, 178〜180
上行結腸　88
脂溶性ビタミン　31, 41, 96
小腸　87
小児　191
蒸発　241, 242, 254
蒸発性熱放散　241
蒸発性冷却　253
食塩　70
食塩感受性高血圧　70
食事既往調査法　92
食事計画　190, 191, 386
食事指針　158, 161, 162
食事摂取　183
食事摂取基準（DRI）　42, 163
食事摂取頻度調査法　92
食事日記　92
食事の質　165

食習慣　163, 208, 388
食習慣調査の報告　228
食習慣の変更　387
食事誘発生産熱（TEF）　390
食道　85
食道括約筋　86
食品安全・応用栄養センター（CFSAN）　213
食品安全調査局（FSIS）　216
食品消費量の傾向　229
食品添加物　141, 213, 222
食品の安全性　212
食品表示　216, 225
食物エネルギー　138
食物繊維　6, 91, 198
除脂肪組織量　344
除脂肪体重（FFM）　338, 344, 357, 359,
　　　361
除脂肪体重の最小基準　339
除脂肪体重の上限値　338
除脂肪体重密度　345
除脂肪量　183
女性アスリート　183, 406
女性アスリートの三徴候　62
女性化乳房　272
女性の三徴候　61, 62
除貯蔵脂肪体重（LBM）　338
暑熱馴化　251, 253, 254
暑熱障害　254
暑熱ストレス　253, 254, 256
人種的要素　378
人種による体格の違い　362
腎性機能不全　319
腎臓による緩衝　85
心臓病　27
身体活動　159
身体組成　155, 183, 337, 396, 408
　アメリカンフットボール選手　367
　ウェイトリフティング選手　371
　女子長距離選手　362
　水泳選手　366
　男子長距離選手　363
　トライアスロン選手　366
　フィールドアスリート　362
　ボディビルダー　371
　レスリング選手　370
身体組成の評価　331
身体組成の平均値　357
身体への強迫観念　414
身長-体重表　331
浸透　81
浸透圧　81, 198, 202, 203

す

膵アミラーゼ　91
推奨体重　408
推奨量（RDA）　35, 43
水素イオン（H^+）　83
膵臓　88
水中体重測定［法］　341, 345, 412
推定平均必要量（EAR）　43
水分　155

水分過剰　245
水分摂取　201，202
水分喪失　201，204，243
水分の温度　201
水分補給　190，203，245，246，248
水溶性繊維　8
水溶性ビタミン　41，44，96
膵リパーゼ　94
スクラーゼ　76，91
スクロース　5，202，203
ズーケミカル　131，141
スタチン　27
スタッキング　268
ステロイド　268
ステロイドのリスク　271
ストレス　179，180
スーパオキシドジスムターゼ　45
スポーツ種別の体脂肪［率］　356，361
スポット減量　394
スポーツドリンク　203，249，251
スポーツ貧血　67
スポーツ魅了仮説　421

せ

性差　130，359
生殖内分泌不全　341
生体電気抵抗分析法（BIA）　351
成長ホルモン　380
性特異性必須脂肪　337
製品ラベル　214
生物価　33
生物学的利用能　54
成分表示　223
セクレチン　90，94
絶食　386
摂食行動調査票　415
摂食行動の変更　387
摂食障害　340，405，406，421
摂食障害調査票（EDI）　407，410，413
摂食障害のアスリートの特徴　414
摂食障害の治療方法　425
セットポイントセオリー　378，382
ゼナドリン RFA-1　290
セレン　177
善玉コレステロール　26
蠕動　86

そ

総エネルギー消費量（TDEE）　390
相互汚染　262
相対湿度　241
促進拡散　80
続発性無月経　61
ソマトトロピン　276
ソルビトール　327

た

体液喪失　244
体液平衡　203
ダイエタリーサプリメント　214
ダイエット　381

体温調節　201，239，240
体温調節における性差　254
体型計測　359
体型不満　426
体脂肪喪失　327
体脂肪測定装置　355
体脂肪［率の］予測　396，412
体脂肪率　254，340，342，344，345，359，395，408
体脂肪率による身体組成分類　408
体脂肪率の平均値　358
代謝水　74
代謝ミル　124
体重　156，193，200
体重維持　392
体重管理　211
体重減少　380，392
体重コントロール　389
体重制御　377，379
体重制限　200
体重増加　389，399
体重増加のメカニズム　378
体操選手　397
大腸　88
耐熱性　253
体熱平衡　239
体表面積の割合　254
体密度　345
体密度測定　355
体密度の計算　343
対流　241
唾液 α-アミラーゼ　90
唾液アミラーゼ　91
唾液腺　90
多価不飽和脂肪酸　19，28，29
ダグラスバッグ　145
脱アミノ化　37，123
脱共役タンパク質　379
脱水　205，370
脱水効果　294
脱水症　201，243
脱水症状　200，202
脱水素酵素補酵素　108
妥当性検査　412
多糖類　3
炭酸　84
胆汁　88
単純拡散　80
単純脂質　18
単純糖質　4，198
炭水化物　3，114，127，139，169，171，172，179，187，190，191，194，197〜199，206
炭水化物基質　202
炭水化物摂取　194，203
炭水化物代謝　130
炭水化物-タンパク質補充　308
炭水化物-電解質飲料　203
炭水化物の RQ　148
炭水化物溶液　203
男性化　274

男性ホルモン　268
炭素　3
単糖［類］　3，4，201
胆嚢　88
タンパク質　31，32，139，165，167，170
タンパク質合成　136
タンパク質同化（アナボリック）ステロイド　261，268，270，274，308，414
タンパク質の RQ　148
タンパク質分解　136
タンパク質分解酵素　78

ち

地中海料理のピラミッド　165
窒素排泄量　169
窒素平衡　37
遅発性筋痛症（DOMS）　312
チャンピオンアスリートの体格　359
中間型　359
中鎖脂肪酸（MCFA）　324
中鎖トリアシルグリセロール（MCT）　95，324
中性脂肪　18，165
腸管膜　85
長鎖脂肪酸　95
長鎖トリアシルグリセロール　324
チョウセンニンジン　288
超低比重リポタンパク質（VLDL）　23，123
直接測定法　341
直接熱量測定［法］　138，143
直腸　88
貯蔵グリコーゲン　191，200
貯蔵脂肪　337，391

て

低栄養状態　200
低エネルギー　222
低血糖　15，17，123，128，194，201
低脂肪食　205
低体重　339
低炭水化物　17，383
低炭水化物/高脂肪食　386
低炭水化物/高タンパク質食　386
低炭水化物状態　169
低炭水化物食　304，384
低タンパク質食　386
低張　81
低ナトリウム血症　71，201，250
低比重リポタンパク質（LDL）　23
デカン酸ナンドロロン　271
デキストロ硫酸アンフェタミン　282
デキセドリン　282
デザイナードラッグ　269
テストステロン　262，268，309，380
鉄　65，69，97
鉄欠乏　175
鉄欠乏性貧血　65，315
テトラヒドロゲストリノン（THG）　267，269
デヒドロエピアンドロステロン（DHEA）　277，278
テルブタリン　274
電解質　181，201

電子　104
電子伝達　104，108
デンシトメトリー　341，355
伝導　240
デンプン　6，197，200，201，203

と

同化作用　310
同化作用フェーズ　310
糖脂質　22
糖新生　4，123
等張　81
糖尿病　14，16
ドコサヘキサエン酸（DHA）　20
トランス脂肪酸　19
トランスフェリン　65
トリアシルグリセロール　18，30，89，120，127，133，324，327
トリアムテレン　267
トリプシノーゲン　78，96
トリプシン　78，96
トリペプチド　32，95

な

ナイアシン　123
内臓脂肪　23
内臓脂肪組織　337
ナトリウム　70，202，248
ナトリウム-カリウム（Na-K）ポンプ　81
ナトリウム制限　222
ナトリウム誘発型の高血圧　70
ナンドロロン　262

に

二価鉄　66
ニコチンアミドアデニンジヌクレオチド（NAD$^+$）　79，104，108，119
二重エネルギーX線吸収測定法（DXA）　355，422
二重標識水法　146，183，186
二重盲検　265
二糖類　3，4
乳酸　104，116，150
乳酸脱水素酵素　117
乳酸蓄積　311
乳糖不耐性　91
乳び管　87
ニューロペプチドY　379
尿産生　202
尿素（H$_2$NCOH$_2$）　37，327
人間関係療法　425
認識行動療法　425
妊婦　191

ね

熱痙攣　181，256
熱産生　239
熱指数　255
熱射病　181，257
熱中症　181，256
熱疲労　181，257

熱放散　239，241
熱力学第一法則　102，156

の

能動輸送　79，81
濃度勾配　80
ノルアドレナリン　128
ノルアンドロステンジオール　280

は

バイオアベイラビリティ　54
ハイパワーアスリート　398
破骨細胞　54
発育フェーズ　311
発汗　181，253，254
バッグ法　145
バナジウム　326
ハーブ　210
パフォーマンス　190，195
パーフルオロカーボンエマルジョン　301
パラトルモン　298
バランス　157，180
バルビツール　283
パルミチン酸　123
パワーアスリート　397
パンガミン酸　295
半飢餓ダイエット　385
反動性低血糖症　194
パントテン酸　123

ひ

ビオチン　123
皮下脂肪　30
皮下脂肪組織　337
ビーガン　33
ピコリン酸クロム　313
皮脂厚スコア　347
皮脂厚と年齢　349
皮脂厚の測定　347
皮質骨　55
肘幅測定　332
糜粥　87
ヒスパニックの体脂肪率　352
ビタミン　40，96，173
ビタミンA　41
ビタミンB　79
ビタミンB$_6$　47
ビタミンB$_{15}$　295
ビタミンB群　47
ビタミンC　41，42，175
ビタミンE　41，174～176
ビタミンK　41
ビタミンサプリメント　173
非タンパク質RQ　149
必須アミノ酸　33，171
必須脂肪　337，362
必須脂肪酸　22
ヒト成長ホルモン（GH）　276
ヒドロキシアパタイト　64
ヒドロキシクエン酸（HCA）　325
ヒドロコルチゾン　298

非必須アミノ酸　33，180
非ヘム鉄　66，67
ビーポーレン　312
肥満　15，374，375
肥満型　359
肥満関連医療費　336
肥満に関連する病気　335
肥満の基準値　334
肥満の特異的健康リスク　335
肥満の分類基準　333
標準女性　337
標準体重　332
標準男性　337
ピラミッディング　268
微量栄養素　40，164
微量元素　177，181
微量ミネラル　50
ピルビン酸　104，117，326
疲労　129，178，197，206
貧血　68
品質管理　215

ふ

ファイトケミカル　131，132，141
ファストフード　231
ファストフード産業　226
フェリチン　65
不感蒸泄　75
不完全タンパク質　33
複合脂質　18，22
複合糖質　198
輻射　240
副腎皮質刺激ホルモン（ACTH）　298
プソイドエフェドリン　289
フードガイドピラミッド　158，159，161～163，191
不飽和脂肪酸　19，171，175
不溶性繊維　8
プラーク　27
プラセボ効果　264
プラセボ制御　265
フラビンアデニンジヌクレオチド（FAD）　104，108，119
フリーラジカル　44，175，176
フルクトース　4，202
フルクトース 6-リン酸　115
プロテアーゼ　76
プロビタミン　40
プロホルモン化合物　277
分岐鎖アミノ酸　123，136

へ

米国アンチドーピング機関（USADA）　267，269
米国栄養士会　209
米国厚生省（DHHS）　213
米国食品医薬品局（FDA）　193，208，213，222，225
米国心臓協会（AHA）　161，165
米国人の食習慣　230
米国人のための食事指針　166

米国スポーツ医学会（ACSM） 269
米国農務省（USDA） 160, 161, 215, 217, 222
閉鎖回路式呼吸測定法 144
壁細胞 87
ベジタリアン 33, 66, 173
ベジタリアンの食事のピラミッド 165
ベビーフード 222
ペプシノーゲン 95
ペプシン 78, 95
ペプチド YY-36（PYY） 379
ペプチド結合 31, 77
ヘマトクリット 65
ヘム鉄 66, 67
ヘモグロビン 65
ヘモグロビン濃度 68
ヘモグロビン量 68
ヘモクロマトーシス 70
ヘモジデリン 65
ペルミアーゼ 80
ヘルメット 243
ベンズドリン 282

ほ
ホウ素 312
飽和脂肪酸 19, 28, 29
補酵素 79
ポーションサイズ 160, 230
ホスファチジルセリン（PS） 298
ホスホフルクトキナーゼ（PFK） 115
骨の形成 54
骨の健康 59
ホモシステイン 48
ポリペプチド 32, 89
ホルモン 90
ホルモン感受性リパーゼ 120
ホルモン調節 242
ボンブ熱量計 138

ま
マオウ（麻黄） 289
マーガリン 19
マグネシウム 65, 97
末端巨大症 276
マルターゼ 76, 91
マルトース 5
マルトデキストリン 200, 202
マンニトール 327

み
ミオグロビン 65
ミオシン 37
ミクロソームエタノール酸化系（MEOS） 291

ミシガン習慣性飲酒スクリーニングテスト（MAST） 293
水 73, 97
水中毒 250
ミセル 94
ミトコンドリア 104
ミネラル 50, 96
ミネラル喪失 181

む
無月経 61, 62, 340
無作為化 265
無酸素性 101
無酸素性代謝 114

め
メガビタミン 175
メタプロテレノール 275
メタボリックシンドローム 14, 307
メテノロン 267
メトアンドロステノロン 268
目安量（AI） 43
メラノコルチン4 379
免疫 179, 180, 183
免疫反応 178, 180

も
目標体重 357
モノグリセリド 89, 95
門脈 85
門脈循環 91

や
薬理学的治療 425
やせ 339
やせ型 359
やせ願望 426

ゆ
有機バナジウム複合体（BMOV） 326
有機物 3
有酸素運動 401
有酸素性 101
有酸素性代謝 114
誘導脂質 18, 26
遊離脂肪酸（FFA） 120, 133
輸送 103
輸送担体 80
ユビキノン 315

よ
葉酸 47
ヨウ素 50

容量オスモル濃度 81
ヨーヨー効果 383

ら
ラクターゼ 76, 91
ラクトース 5
ラクトベジタリアン 34
ラベル表示 215, 224

り
理想体重（IBW） 408
理想的男性像 414
利尿作用 201
利尿薬 245
リノレン酸 21
リバウンド低血糖 15
リパーゼ 76
リボース 105, 322
リポタンパク質 22
リポタンパク質リパーゼ 23, 95, 120, 383
リモデリング 54
リン 64, 97
リン酸 105, 114
リン酸塩 297
リン酸化 108
リン酸カルシウム 64, 297
リン酸負荷 297
リン脂質 22
リン脂質複合体 65
リンパ管 87

れ
冷却 254
冷却療法 245
レジスタンストレーニング 310, 392, 400, 401
レシチン 22
レスリング選手 397
レドックス 104
レプチン 340, 378, 379, 417
連邦食品医薬局法および連邦食肉検査法 212
連邦取引委員会（FTC） 209, 211

ろ
ロイシン 309
老化防止 379
ろ過 81

わ
ワンフードダイエット 386

欧文索引

● 省略可能な語は [ ] 内に，言い換え可能な語は（ ）内に示した。

数字

1日の栄養推奨量に対する割合　220
1日の基準値（DRV）　220
3-メチルヒスチジン　309
17β-hydroxysteroid dehydrogenase　280
17β-ヒドロキシステロイドデヒドロゲナーゼ　280
19-ノルアンドロステロン　262
24時間思い出し法　92

ギリシャ文字

α-トコフェロール　47
α-リノレン酸　21
β_2アドレナリン作動薬　274
βカロテン　47
β-酸化　121
β-ヒドロキシ-β-メチル酪酸（HMB）　299
γ-トコフェロール　47

A

acromegaly　276
ACSM　269
ACTH　298
adequate intake（AI）　43
ADH（antidiuretic hormone）　242
ADP　106，114
AHA　161，165
AI（adequate intake）　43
albuterol　275
American Dietetic Association　209
antidiuretic hormone（ADH）　242
ATF（Bureau of Alcohol, Tobacco and Firearms）　216
Atkins ダイエット　384
ATP　105，107，126
ATP 再合成　322

B

BED　419
Behnke の標準女性の BMI　407
Behnke の理論的モデル　337
BIA　351
BMD　422
BMI（body mass index）　333，334，342，406
BMOV　326
BOD POD　355
body mass index（BMI）　333，334，342，406
bulimia　418
Bureau of Alcohol, Tobacco and Firearms（ATF）　216

C

CCK　90，94
CDC　230
Center for Food Safety and Applied Nutrition（CFSAN）　213
CFSAN（Center for Food Safety and Applied Nutrition）　213
clenbuteol　274
ConsumerLab　215
CoQ_{10}　315
CrH_2O　316
CSPI　232
CT　354

D

daily reference value（DRV）　220
DASH 食　71
dehydroepiandrosterone（DHEA）　277，278
Department of Health and Human Services（DHHS）　213
DHA　20
DHEA（dehydroepiandrosterone）　277，278
DHHS（Department of Health and Human Services）　213
Dietary Supplement Health and Education Act（DSHEA）　214
diet induced thermogenesis（DIT）　390
Diet Quality Index　165
DIT（diet induced thermogenesis）　390
DMS-Ⅲ　410
DOMS　312
DRI　42
DRV（daily reference value）　220
DSHEA（Dietary Supplement Health and Education Act）　214
DSM-Ⅳ　419
DXA　355，422

E

EAR（estimated average requirement）　43
EAT　415
EAT-26　410，415
EAT-40　410
EDI　410，413
EDI のサブスケール　426
EPA　20
Ephedra sinica　289
EPO（epoietin）　300
epoietin（EPO）　300
erythropoietin　300
estimated average requirement（EAR）　43

F

FAD　104，108，119
$FADH_2$　109
fat-free body mass（FFM）　338，344，359，361
FDA（Food and Drug Administration）　193，208，213，222，225
FDA ガイドライン　212
Federal Trade Commission（FTC）　209，211
FFA　120，133
FFM（fat-free body mass）　338，344，359，361
FITT　391
FM　361
Food and Drug Administration（FDA）　193，208，213，222，225
Food Safety and Inspection Service（FSIS）　216
FSIS（Food Safety and Inspection Service）　216
FTC（Federal Trade Commission）　209，211

G

GH　276
GH サプリメント　276
gigantism　276
glutamine　298
GRAS　222

H

H^+　83
H_2NCOH_2　37
HCA　325
HDL　23
HDL コレステロール　165
Healthy Eating Index（HEI）　166
HEI（Healthy Eating Index）　166
hGH　276
HMB　299

I

IBW　408
INQ　225，227

J

J　138

K

kcal　138
Krebs 回路　117

L

L-3-ヒドロキシトリメチルアミノブタノエート 311
LBM（lean body mass） 338
LDL 23
LDL コレステロール 21, 27, 165, 307
lean body mass（LBM） 338
L-カルニチン 311

M

MAST 293
MCFA 324
MCT 324
MEOS 291
metaproterenol 275
methandrostenolone 268
methenolone 267
MRI 354

N

n-3 脂肪酸 21
NAD^+ 79, 104, 108, 119
NADH 108, 109
Na-K ATP アーゼ 81
Na-K（ナトリウム-カリウム）ポンプ 81
nandrolone decanoate 271
National Cancer Institute（NCI） 177
National Organic Program（NOP） 217
NCI（National Cancer Institute） 177
NIR 354
NK 細胞 179
NLEA（Nutrition Labeling and Education Act） 216
NOP（National Organic Program） 217
Nutrition Labeling and Education Act（NLEA） 216

O

OBLA 312
ob 遺伝子 378
ob タンパク質 378

P

Panax ginseng 288
pangamic acid 295
parathormone 298
PCr（phosphocreatine） 107, 126, 316
pep pill 282
perfluorocarbon emulsion 301
PFK 115
pH 83
phosphocreatine（PCr） 107, 126, 316
P-R-I-C-E 112
prohormone compound 277
PS 298
PYY 379

R

R 150
RDA（recommended dietary allowance） 35, 43
RDI（reference daily intake） 215, 220
recommended dietary allowance（RDA） 35, 43
reference daily intake（RDI） 215, 220
RER 150
RQ 147
　混合食の RQ 149
　脂肪の RQ 148
　炭水化物の RQ 148
　タンパク質の RQ 148
　非タンパク質 RQ 149

S

salbutamol 275
SDA（specific dynamic action） 390
Siri の式 344
Siri の補正式 344
sodium citrate 296
somatotropin 276
specific dynamic action（SDA） 390
Supplement Facts 215
S 状結腸 88

T

TDEE 390
TEF（thermic effect or food） 390
testosterone enanthate 271
tetrahydrogestrinone（THG） 267, 269
thermic effect or food（TEF） 390
THG（tetrahydrogestrinone） 267, 269
tolerable upper intake level（UL） 43
transgenic nutraceuticals 264
triamterene 267
T 細胞 179

U

UCP2 遺伝子 379
UL（tolerable upper intake level） 43
United States Department of Agriculture（USDA） 160, 161, 215, 217, 222
USADA 267, 269
USDA（United States Department of Agriculture） 160, 161, 215, 217, 222

V

VLCD 385
VLDL 23, 123

W

WBGT（wet bulb-globe temperature） 254
Weir 法 148
wet bulb-globe temperature（WBGT） 254

【監訳者】
● 井川　正治（いがわ・しょうじ）　日本体育大学体育学部健康学科 教授
● 中屋　　豊（なかや・ゆたか）　　　徳島大学名誉教授

カラー
スポーツ・運動栄養学大事典　健康生活・医療に役立つ

2018 年 2 月 15 日　初版第 1 刷発行

著　者　　ウィリアム・マッカードル　フランク・カッチ　ビクター・カッチ
監訳者　　井川正治　中屋　豊
発行人　　西村正徳
発行所　　西村書店
　　　　　東京出版編集部
　　　　　〒 102-0071 東京都千代田区富士見 2-4-6
　　　　　Tel.03-3239-7671　Fax.03-3239-7622
　　　　　www.nishimurashoten.co.jp
印　刷　　三報社印刷株式会社
製　本　　株式会社難波製本

本書の内容を無断で複写・複製・転載すると，著作権および出版権の侵害となることがありますので，ご注意下さい。

ISBN978-4-89013-483-0